临床超声医学

主　编　顾　鹏　李明星　刘　健
副主编　余进洪　李　玲　王　洁　夏纪筑

编　委（以姓氏拼音为序）

曹礼庭（川北医学院）
冯元元（川北医学院）
顾　鹏（川北医学院）
李　玲（川北医学院）
梁　艳（成都医学院）
刘　健（成都医学院）
罗志建（西南医科大学）
唐雪梅（川北医学院）
王文渊（西南医科大学）
杨　涛（西南医科大学）
余进洪（川北医学院）
岳文胜（川北医学院）
赵亚西（川北医学院）
陈丽君（川北医学院）
苟　博（成都医学院）
蒋冰蕾（川北医学院）
李明星（西南医科大学）
刘　慧（西南医科大学）
刘晓玲（成都医学院）
马宁帅（川北医学院）
王　洁（成都医学院）
夏纪筑（西南医科大学）
游岚岚（成都医学院）
袁红梅（川北医学院）
张　煜（西南医科大学）
周丽红（西南医科大学）

绘　图

王瑞琪（川北医学院）
周旭冉（滨州医学院）

科 学 出 版 社

北　京

内 容 简 介

本书共十五章，主要讲述了超声医学的概念、临床应用价值、超声物理原理和显像技术、超声在人体各个系统器官疾病的声像图和诊断价值。在系统器官疾病超声诊断章节中，以器官的解剖、疾病的病理和临床表现为引导，重点阐述疾病的超声图像，并配以丰富的图片，最后落脚到超声医学在疾病诊断中的临床应用价值。本书图文并茂，内容丰富全面，理论联系实际，注重超声医学的实用性、科学性和系统性。同时还兼顾一定的先进性，如超声医学在胃肠、介入、神经、肌骨、颅脑、造影、术中和远程会诊等的应用。

本书主要用于医学影像技术和临床医学类专业的超声医学课程教材，也可作为在职超声专业人员的培训用书及临床医生了解超声临床应用的参考用书。

图书在版编目（CIP）数据

临床超声医学/顾鹏，李明星，刘健主编．—北京：科学出版社，2022.6
ISBN 978-7-03-072113-6

Ⅰ．①临… Ⅱ．①顾… ②李… ③刘… Ⅲ．①超声波诊断 Ⅳ．①R445.1

中国版本图书馆 CIP 数据核字（2022）第 065310 号

责任编辑：朱 华 钟 慧 / 责任校对：杨 赛
责任印制：赵 博 / 封面设计：陈 敬

科学出版社 出版
北京东黄城根北街 16 号
邮政编码：100717
http://www.sciencep.com
北京中科印刷有限公司印刷
科学出版社发行 各地新华书店经销
*
2022 年 6 月第 一 版 开本：787 × 1092 1/16
2025 年 8 月第四次印刷 印张：28 1/4
字数：816 000

定价：158.00 元

（如有印装质量问题，我社负责调换）

序

随着生物医学技术、电子技术和信息科学等学科的发展，超声医学也得到迅猛发展，超声检查的领域和范围大幅扩增，已成为临床疾病诊断中必不可少的检查手段，用作疾病的治疗前诊断、治疗中监测和治疗后疗效评估。随着超声医学的新技术和亚学科的发展，超声造影、引导穿刺和术中监测等技术已成为临床精细化诊断、微创治疗、精准手术的有力保障和引领学科发展的重要工具。

国内各级医院对可以从事超声医学岗位的医学院校本科生和研究生需求量都很大，所以作为人才培养的要求，超声医学也是医学影像技术专业、临床医学专业的重要课程之一。学生通过学习这门课程，可以掌握超声医学的基本理论、基本操作技能和初步诊断知识，为毕业后从事超声医学工作奠定扎实的基础。在教学中需要一本贴合超声医学课程教学内容的系统、规范、全面的教材。顾鹏、李明星和刘健等超声医学专家，长期从事影像医学技术和超声医学课程教学，积累了丰富的教学经验，充分了解教学中学生的需求、教学内容的安排、临床医学类专业教学的重点和难点以及学科的发展前沿。该书正是他们根据多年的教学经验、精心设计编写大纲、组织一线教师联合编写而成。

全书共十五章，内容涵盖了超声医学的概念、临床应用价值和各个系统器官疾病的超声诊断。从临床应用出发，以常见病和多发病为重点，以器官的解剖、疾病的病理和临床表现为引导，重点展开疾病的超声图像阐述，并配以丰富的图片，最后落脚到超声医学在疾病诊断中的临床应用价值。其内容符合医学影像技术和临床医学类专业本科生的基本教学需求，又具有一定的新知识和新技术，适合医学院校本科生教学使用。同时该书阐述了超声医学的临床应用价值，也可作为在职超声专业人员的培训用书及临床医生了解超声临床应用的参考用书。

最后，希望该书能在培养医学院校本科生的超声医学知识、临床医生了解超声医学的临床价值中发挥更大的作用。

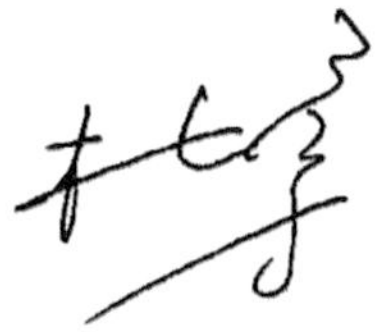

川北医学院院长

2022 年 2 月

前　　言

超声医学是当今发展较快的影像学科之一，先进的超声设备、种类繁多的应用软件和强大的图像存储传输系统，大大拓展了超声医学的临床应用，已成为疾病诊断中必不可少的检查手段，用作疾病的治疗前诊断、治疗中监测和治疗后的疗效评估。同时新技术和亚专业的不断发展，又为临床的精细化诊疗提供了有力保障。

这种新形势对超声医学的从业人员提出了更高的要求。医学院校担负培养专业人才的重任，超声医学是医学影像技术专业和临床医学类专业本科生学习的重要课程之一，为了配合本科教学中超声医学的基本理论、基础知识和新知识、新技术的学习，本书邀请了长期工作在教学一线的专家和教师编写，编写的大纲要求、内容安排都经过了精心的准备。本书共计15章，包括超声图像和解剖示意图700多幅。本书从超声医学的概念出发，延伸至超声诊断的内容、优势和不足，落脚到超声诊断的主要临床应用价值，系统全面讲解超声的检查流程、声像图与病理的关系、临床应用价值和报告解读。同时选择一些常见的疾病，结合简要的病因、病理和临床表现，重点阐述疾病的超声图像和诊断要点，引领学生系统学习超声医学知识，做到知其然、知其所以然，更加增进学生对超声知识的掌握和学习兴趣。

本书的特点是在总论和每个疾病诊断后都有超声在该疾病诊断中应用价值的阐述，能为学生正确选择超声检查提供参考，也可促进他们进一步了解超声诊断的应用范围和适应证。所以本书既适合医学影像技术专业、临床医学类专业学生的学习，还适合作为在职专业人员的培训及临床医生了解超声临床应用的参考用书。

本书主编顾鹏、李明星和刘健等超声医学专家，长期从事医学院校的医学影像技术专业和临床医学类专业本科生的超声医学课程教学，积累了丰富的教学经验，具有完成此书的良好专业基础。以顾鹏教授带领的川北医学院专家团队参与编写约31万字，以李明星教授带领的西南医科大学专家团队参与编写约20万字，以刘健教授带领的成都医学院专家团队参与编写约20万字。他们联合主编的这本《临床超声医学》教材，正是根据多年的教学经验，经过精心设计编写大纲、组织教学一线教师编写而成。

由于编者的知识水平和写作能力有限，书中难免有不足之处，恳请读者批评指正！

顾　鹏

2022年2月

目　　录

第一章　总　论

第一节　超声医学概论

一、超声医学的概念

超声医学包括超声诊断学、超声治疗学和生物医学超声工程。其中，超声诊断学在临床医疗中应用最广泛，是一种常规的诊断手段。超声诊断学（ultrasound diagnostics）是以解剖学、病理学为基础，通过超声波在人体中入射、反射和散射等原理，利用现代电子医学工程的研究成果，并与临床医学密切结合，获得人体组织器官病理形态学的切面或三维立体图像，达到诊断疾病目的的一门影像学科。超声诊断学的临床应用主要分为形态学检测、功能性检测和介入性超声。

二、超声医学的内容

（一）器官、病变形态学研究

1. 正常脏器的位置、形态、大小、边缘、内部结构及毗邻关系。
2. 病变的位置、形态、大小、边缘、内部结构及毗邻关系。

（二）器官的功能研究

1. 心脏收缩、舒张功能。
2. 胆囊收缩功能。
3. 胃、膀胱排空功能。
4. 超声造影剂的微循环显像。

（三）血流动力学研究

利用超声多普勒效应研究心脏、血管内或病灶内血流的速度、方向、时期、性质，为疾病的诊断提供更多、更有价值的信息。

（四）介入超声

介入超声是指在超声实时引导、监视下，全程显示穿刺进针点及穿刺针走行，保证实时、精准、安全地操作，且无辐射，协助完成穿刺活检和治疗，是目前临床最常用的介入引导方法。介入超声应用超声图像可“直视脏器”，且具备操作简单的特点，既可引导穿刺，与病理细胞学及组织学相结合，确定病变的性质，提高诊断的准确性，也可用于超声引导下介入治疗，如抽液引流、药物导入、射频微波消融、高强度聚焦超声（HIFU）肿瘤治疗等，常配用穿刺探头、血管内超声探头。

三、超声诊断的优势与不足

（一）超声诊断优势

1. 软组织图像分辨率较高，图像层次丰富清晰。
2. 实时、动态、多角度切面显像，病灶显示良好。
3. 灰阶超声结合多普勒超声，提供丰富的血流动力学和血流形态学信息。
4. 具备造影、弹性等多种成像模式及腔内探查、穿刺等多种检查形式。
5. 操作灵活，可获得连续的多个切面，定位准确。
6. 无创伤或微创，短时间内可多次重复检查，获取结果及时。
7. 超声检查费用比 CT（计算机断层扫描）、MRI（磁共振成像）、核素检查相对低廉，患者易于接受。
8. 便携式超声仪，可方便床旁、救护车载、手术间灵活应用。

（二）超声诊断不足

1. 对含气体的器官显像效果较差，如肺部、胃肠道。
2. 对高密度的物质穿透力及显像较差，如骨骼。
3. 部分疾病不能作出病因和病理的诊断，如肿瘤、积液、炎症等。
4. 弥补不足的方法

（1）在进行超声检查时尽量避开气体的干扰及骨骼的遮挡。

（2）行胃、十二指肠检查时可以口服胃肠超声助显剂，同时可以使胰腺及其他腹膜后组织显像更清楚。

（3）应空腹检查肝、胆、胰、脾等器官，减少胃肠气体干扰。经腹壁检查盆腔器官时，可以适度充盈膀胱，以利于超声的穿透。

四、超声影像诊断总的发展趋势

19 世纪末至 20 世纪初，物理学上发现了压电效应与逆压电效应，利用电子学技术产生超声波的瓶颈得以突破，从此迅速揭开了发展与推广超声技术的历史篇章。自 1949 年乔治・路德维希系统介绍了利用超声脉冲回声技术实现人体内部器官和病变定位与探测的方法，此后经过众多学者 70 余年的不断探索、改进，超声影像有了长足发展。

（一）发展方向

1. 从一维显像到二维、三维显像。
2. 从静态图像到实时动态显像。
3. 图像分辨率越来越高。
4. 从单一切面显像发展到与多普勒血流显像相结合。
5. 探头形状的多样化、探头频率的多样化，适合全身不同部位探查。
6. 新技术层出不穷，如三维超声、超声引导下介入诊疗、能量多普勒、多普勒组织成像、声学定量、血管内超声显像、斑点追踪、二次谐波技术、超声造影及弹性成像等，为超声的多模态和精细化诊断提供技术支撑。

（二）发展年代及技术

20 世纪 40 年代：A 型超声（脉冲反射式超声），可用于探测颅脑液体性疾病。

20 世纪 50 年代：静态 B 型超声。

20 世纪 50 年代后期：动态 B 型超声，可用于诊断多种疾病。

20 世纪 80 年代：在实时动态切面显像基础上发展到彩色多普勒血流显像，用于探测心脏、大血管疾病。

20 世纪 80 年代至今：除了常规的 B 型超声+M 型超声+多普勒血流显像用于疾病的诊断外，许多新技术的应用，增加了超声诊断的准确性和应用范围。

第二节 超声医学的临床应用价值

一、临床诊断价值

超声检查的应用范围非常广泛，在对疾病的诊断中，根据不同的检查器官和不同的病变，其诊断的价值不同。

（一）确定性的诊断

超声对很多疾病有确定性的诊断价值，但诊断准确率均达不到 100%。确定有无肿瘤的价值很高，但对肿瘤定性较困难，需要结合造影、超声介入穿刺活检等手段。

1. 腹部和浅表器官疾病 如结石、囊肿、肿瘤、积液、畸形、肠扭转及肠套叠，超声可以做出有或无这些疾病的诊断，但是超声检查难以确定肿瘤性质和明确积液的病因。

2. 心脏疾病 超声可以确诊瓣膜病、先天性心脏病、心包积液、心脏肿瘤、肥厚型心肌病、心肌梗死及室壁瘤等心脏疾病，但对心脏肿瘤和心包积液定性比较困难。

3. 血管疾病 明确动脉血管有无斑块、血栓和狭窄，静脉内有无血栓和有无周围的压迫，明确有无动脉夹层和动脉壁增厚，确定有无血管畸形。

（二）推论性的诊断

超声对一些疾病不能作出非常确定性的诊断，需要结合临床表现、相关实验室的检查和其他影像检查，作出推论性的诊断。

1. 腹部及浅表器官疾病 对炎症或中毒等疾病诊断，必要时结合实验室检查、临床表现和治疗效果等进行综合评价和推论性的诊断。

2. 心脏疾病 对冠心病、高血压性心脏病、肺源性心脏病、心肌病等疾病诊断，须结合病史及其他相关检查才能作出推论性的诊断。

（三）描述性的诊断

对一些疾病，没有明确的病史和可供参考的其他临床资料，超声发现一些改变，仅能作出描述性的诊断。

1. 腹部及浅表器官疾病 如脏器的肿大、回声不均匀等。

2. 心脏疾病 如房室增大，心肌变薄或变厚、心肌节段性运动异常、瓣膜反流等。

二、超声诊断报告的内容

（一）一般项目

一般项目包括患者姓名、性别、年龄、住院信息、联系方式、检查日期、症状、体征等。其他包括检查地点、检查仪器、检查方法、储存方式、图像质量、检查者和审核者。

（二）超声图像

超声图像的基本要求是典型、清晰、具有代表性，特别是重要的阳性结果，一定要有图像记录，应显示异常，清晰易懂，衬托评价，支撑结论。

（三）超声描述

应对检查结果进行客观描述，包括脏器或病变的位置、形态、大小，其内均质或不均质、实质性或液性病变，病变或脏器的比邻关系及其周围有无浸润或转移，脏器或病变的动脉和静脉血流情况等，超声报告的描述要具有真实性、系统性、准确性、客观性和科学性，争取发现异常、依据充足，描述完整、层次清晰、术语准确、重点突出。

1. 病变解剖信息的描述

（1）病变部位：如病灶位于肝左叶或者肝右叶，腹腔内还是腹膜后，位于哪个心房或心室、血管的哪一段、乳腺的哪个象限等。

（2）病变形态、大小、数目及邻近结构：病灶多发还是单发，散在还是弥漫分布；测量病变三个径线的长度；病灶的形态描述，也可用一些形象化术语描述，如分叶状、球形、彗星尾征、熊猫眼征、牛眼征、双筒枪征等；与邻近器官组织的关系，有无推移、受压、浸润、粘连。

2. 声像图特征描述

（1）病变回声特点：边缘回声，回声均匀与否；边界回声特征，即光滑、整齐或模糊、粗糙等；是否有独特的表现，如牛眼征、假肾征、星花征等。

（2）内部回声：有无、多少、粗细、强弱及均匀程度等。

（3）后方回声：衰减、增强、声影等。

（4）病变动态表现：呼吸或者外力推压时病变能否移动，包括与邻近的脏器、血管、腹壁及肠管等之间有无相对移动，变换体位时其内部的回声特点有无改变。

（5）重要的阴性报告描述：如患者急腹症就诊时，需描述腹腔有无游离液体；胆总管扩张时肝内胆管有无扩张，以供鉴别诊断时参考。

（四）超声结论

超声结论中应包含定位（解剖部位）、定性（物理性状）、病理、病因等内容。前两者是超声诊断中应比较肯定或明确的，病理、病因则依据检查结果作方向性提示，如考虑、不排除、注意等。在某些特殊情况下提示病理、病因困难的，可作声学特征结论。例如，肝右叶实性肿物，考虑肝癌或肝右叶胆囊旁不规则低回声区，不均匀性脂肪肝可能性大，建议复查。

许多疾病的发生、发展及其病理改变过程是极其复杂的、多变的，有典型与不典型、一般与特殊的区别，有单纯或复杂以及是否伴并发症的不同，由此决定了超声诊断的复杂性和多样性。由于事物的复杂性，有的结论很明确或比较明确，有的是不明确或很不明确，有的则是一部分明确而另一部分不够明确。因此，有必要认真加以区分。

1. 明确的超声结论 声像图具有高度特异性、准确性和可重复性，往往由此可得出明确的超声诊断结论，如肝囊肿、无脑畸形、胆囊结石、腹水、瓣膜疾病、先天性心脏病等。

2. 部分明确的超声结论 “同影异病”和“同病异影”是超声临床工作中经常遇到的现象，从而使超声诊断变得不完全肯定或难以充分肯定，此为声像图表现的非特异性。例如，肝右叶实性占位性病变，即明确的解剖部位诊断和物理性质诊断。当进一步判定这一占位性病变属于哪一种特定的疾病时，则面临诸多选择，如肝癌、肝增生结节、肝腺瘤、肝炎性假瘤等，即病理学或病因学诊断，此时超声结论往往并不是完全明确，需要结合超声造影、超声引导的介入穿刺活检。

3. 不明确的超声结论 如果声像图表现异常但又不典型，很难得出肯定结论，此时在超声结论中可对声像图所见作客观描述，并结合临床作出恰当的推断。在超声检查报告中，超声诊断的结论是临床医生最关注的部分，也是进一步临床处置的重要依据。进行超声诊断时，既要突出表现超声技术的优势，又要尽量避免其不足，作出适当的、客观的、科学而准确的超声结论。

三、超声医学在各系统疾病诊断中的临床应用价值

（一）腹部器官

自20世纪50年代赫尔姆斯和唐纳德将超声技术用于诊断腹部疾病以来，随着仪器性能的逐步提高、检查技术的日益完善和诊断经验的不断积累与丰富，腹部超声已迅速发展成为超声医学的一个重要分支，它不仅可在应用范围、实用价值等方面同X线、CT、MRI、核医学等影像技术相媲美，而且凭借安全无害、检查快速、反映客观、可重复检测和床旁检查等优势已成为腹部疾病诊断中首选的检查方式。超声扫查获取腹部各脏器的断层图像，以病变产生的组织声学变化和解剖形态学改变以及两者在声像图上的联系为基础，作出病变的定位和定性诊断。结合超声造影、超声引导介入穿刺活检等手段，使得超声能更进一步确定部分腹部疾病的性质。

腹部超声可应用于肝脏、胆道、脾脏、胰腺、肾脏及输尿管、肾上腺、膀胱、前列腺、腹膜后等脏器的形态、大小、位置的判断；用于诊断腹部脏器的囊性及实质占位性病变，如肝脏的囊肿或肿瘤，并查找肿块来源，部分提示良、恶性性质；用于诊断具有明显超声衰减的病灶如胆道、肾、膀胱及腮腺内的结石；用于诊断急性炎症性病变如急性胆囊炎、胰腺炎、肝脓肿；用于诊断腹腔内大血管病变如动脉瘤、血管栓塞；用于扫查腹膜腔以及腹膜后病变如腹水、积血、肾及肾上腺占位。

（二）浅表小器官

高分辨率、高频探头的出现，多种成像技术的发展以及造影剂的应用使超声在浅表器官病变诊断中的敏感性和特异性不断提高。超声应用于浅表器官疾病诊断，灵敏度高，可对病灶进行多角度观察，能较准确判断浅表病变大小、形态、与周围组织毗邻关系及彩色多普勒血流显像情况，为多种疾病的病因分析提供科学可信的依据。人体软组织、眼球、涎腺、甲状腺、乳房及男性生殖器官等浅表小器官常选用高频超声（5.0～15MHz）检查，高频超声波长短，穿透力较弱，而分辨率高，更有利于浅表小器官病变的清晰显示。

以甲状腺为例，甲状腺疾病的超声诊断包括功能性病变如甲状腺功能亢进或减退；炎性病变如急性或亚急性甲状腺炎、慢性淋巴细胞性甲状腺炎（桥本病）；占位性病变如结节性甲状腺肿、甲状腺腺瘤或癌。不同病变有其特征性声像图改变，均利于诊断。结节性甲状腺肿结节内部回声不均匀，可发生钙化和液化，结节之间可有散在的回声条或回声点。甲状腺腺瘤声像图呈边界清楚、光滑规整的圆形或椭圆形结节，为实性低、中等回声，多数内部回声均匀；病史长时，结节回声强弱不等、分布不均甚至有局灶性低回声或无回声区，可发生囊性变、出血及钙化。此外，腺瘤周围可

见晕环征，多数腺瘤内部血流信号丰富。甲状腺恶性肿瘤往往形态不规则，边界不清，边缘成角，内部回声不均匀，可见微钙化，内部彩色血流紊乱，并常伴颈部淋巴结形态结构异常。

（三）心脏

超声心动图（echocardiography，Echo）是应用超声原理诊断心血管疾病的技术，应用 M 型、B 型和多普勒等多种技术对心脏进行检查，以明确心内结构、血流情况及心脏功能，达到对心脏疾病诊断的目的。20 世纪 70 年代末，二维超声和多普勒相结合，超声心动图在心血管疾病诊断中的地位大大提高。在此之前心脏疾病的诊断主要依据病史、体征、X 线、心电图、心血管造影、心功能及放射线核素等，现 X 线地位已被超声心动图取代。相较于 X 线显示心影即心脏外形而言，超声心动图能够清晰显示心包、心肌、心内膜、心瓣膜、乳头肌、房室间隔、心腔及大血管等心脏内部结构，并且能动态观察心脏各切面和心肌运动，评价心内结构解剖的连续性、空间关系及其在心动周期中的实时活动，如房室舒缩、瓣膜启闭及血流动力学。超声心动图无创伤，与心血管造影和心导管相比，更安全、易行、廉价。此外，超声心动图可自由操作探头、不影响分辨率，没有呼吸和心电门控的严格要求，对心脏疾病的临床诊断具有独一无二的优势。

检查方式有经胸超声心动图、经食管超声心动图、心腔内超声。检测内容：①心脏形态及结构（心脏位置，心房、心室及大动脉关系，心腔大小，心肌厚度及运动，房室间隔连续性，心瓣膜形态及运动等）；②血流动力学（心房、心室及大动脉水平分流，心脏、大血管及瓣口血流，瓣膜是否反流、狭窄，有无跨瓣或跨隔、跨导管压差，分流量、反流量等）；③心功能测定（心脏整体及局部收缩、舒张功能，心脏泵血功能）。临床应用主要包括 4 个方面：先天性心脏病的诊断、获得性心脏病的诊断、心脏介入手术的诊断监测及手术前后心功能评价。

（四）血管

血管超声检查准确性高、重复性好，是一种快速、安全、无创的检查手段，易被患者接受。血管超声检查主要用于颈部血管、腹部血管、四肢血管、颅内血管以及全身各组织、器官血管的疾病诊断。灰阶超声结合多普勒超声检查可以清晰显示血管的解剖结构、管腔内径，有无动脉硬化易损斑块以及评价血流动力学。经颅多普勒超声为连续实时的彩色显像和定量分析技术，可测定颅内深度为 8～10cm 的大、中动脉的血流动力学状态，用以检测脑梗死、蛛网膜下腔出血、脑血管痉挛、脑动脉瘤以及脑动静脉畸形等疾病。

超声在动脉血管中的临床应用有：动脉炎，如血栓闭塞性脉管炎、多发性大动脉炎；粥样硬化症，如动脉闭塞狭窄、动脉瘤或夹层动脉瘤；动脉栓塞和动脉血栓形成；动脉创伤，如断裂、假性动脉瘤；肿瘤性疾病，如血管瘤、软组织肿瘤；先天性发育异常，如先天性动-静脉瘘；动脉受压疾病，如胸廓出口综合征、动脉压迫综合征；某些动脉功能性疾病，如 Raynaud 病（雷诺病）；动脉手术后随访观察。超声在静脉血管的临床应用有：静脉炎；静脉血栓形成；不明原因肢体肿胀的鉴别诊断；静脉瓣膜功能不全和浅静脉曲张；肿瘤浸润、压迫或其他原因的外界压迫，如髂静脉受压综合征等；先天性静脉发育异常、缺如或瘤样扩张；静脉瘤和海绵状血管瘤；静脉手术或非手术治疗后的随访观察。

（五）妇科

相较于经腹超声，经阴道超声检查（ultrasound scanning by vagina）无须充盈膀胱，可提供更清晰的子宫、附件形态结构图像，结合彩色多普勒血流成像（color Doppler flow imaging，CDFI）提供子宫附件血管的血流动力学及血流形态学信息，实现“形态学-血流动力学”的联合诊断。超声造影、三维超声成像和介入超声等新技术的应用，进一步拓宽了超声在妇科的应用范围，提高诊断水平，使得超声已成为妇科临床必不可少的一种检查方法。妇科超声造影可增强多普勒血流信号和灰阶信号，用于观察子宫内膜及宫腔内病变情况，也可了解输卵管通畅程度及周围粘连情况等；三维超声可获取二维不易获得的冠状面回声信息，并可达到量化标准，有助于子宫畸形病变和盆腔肿物的确诊；介入超声可微创诊断、治疗多种妇科疾病。

盆底功能障碍性疾病已成为我国妇女最常见的慢性病之一，主要临床表现为压力性尿失禁和盆腔器官脱垂。盆底以往主要依靠 MRI 检查，现在盆底超声已成为新兴的诊断工具，因其无创性、实时动态、可重复及费用低廉等优势，被广泛应用于盆底功能障碍性疾病的诊断及治疗后的疗效评估。盆底超声通过三维容积数据采集，增加盆底的观察切面，提供更清晰的图像，实时观察及定量评估，可充分认识盆底解剖及功能，为临床疾病的诊断提供可靠依据。

（六）产科

早期妊娠可采用经腹部或经阴道超声检查，声像图可见妊娠囊、卵黄囊、胚芽、羊膜、胎心、胎动及胎盘等，阴道超声可检查的妊娠囊最小直径约 2mm。检查的主要内容包括：确认宫内妊娠，有无异常妊娠；判断妊娠囊及胚胎个数，观察胚胎情况，有无胎芽、胎心；确定胚胎孕周；检测胎儿早期器官结构；观察胎盘；有无妇科并发症等。中晚期妊娠通过扫查胎儿头颅、脊柱、胸腹及四肢等，筛查胎儿有无先天性异常畸形；测量双顶径、头围、腹围及股骨长度等指标，观测胎儿生长发育情况；检查附属物，为评估胎儿生理功能提供依据。此外，灵活的三维、四维立体成像，在一定程度上弥补了二维超声的不足，可直观显示胎儿颜面、中枢神经系统及脊柱，为临床提供了更加丰富的诊断信息，对明确胎儿畸形、提高诊断的准确性起着重要作用。

在产程监测中，超声自动化技术的推广为保护、促进和支持自然分娩保驾护航。通过采集胎儿的三维超声图像，观察胎头下降、旋转及仰升的情况，对位置、下降距离、仰升及旋转的角度进行量化评估，可以更方便、快捷、有效地获得指诊所得到的各种参数，直观判断产程的进展，减少指诊的主观性，指导临床医生迅速作出恰当诊治。此外，超声检查可通过囟门对新生儿大脑内结构异常、出血、脑室扩大或脑积水以及缺氧损伤等病变进行基本评估。

（七）超声引导下介入诊断及治疗

介入超声是在超声成像基础上为进一步满足临床诊断和治疗而发展起来的一门新技术。借助实时超声监视引导，将特质的诊断或治疗器械准确介入靶目标，完成活检、造影、抽吸、引流、插管、消融及术中辅导等操作，可以避免某些外科手术，达到在活体获得病理学或分子生物学水平的诊断信息。在超声引导下，清晰显示介入路径，定位准确、效率高、创伤小及痛苦小，可避免邻近大血管及脏器的副损伤，安全性高、无辐射、操作灵活、费用低廉等也是其优势。特别是近年来利用自动活检装置进行超声引导下自动活检技术，提高了穿刺效率以及活检标本的质与量，减少了手动操作可能引起的损伤和并发症，具有极高的准确性和安全性。

诊断性介入超声适应证：①穿刺抽液化验检查；②穿刺抽吸细胞学检查；③穿刺切割组织病理学检查；④穿刺和置管后注药行 X 线检查。

治疗性介入超声适应证：①抽液；②引流（单纯、清洗或加注药）；③药物注入（乙醚、抗生素、血凝剂、抗肿瘤药及免疫制剂等）；④物理能量导入（射频、微波、核素、冷冻、高强聚焦超声及激光等）。

介入超声禁忌证：①灰阶超声显示病灶或目标不明确、不清楚或不稳定者；②严重出血倾向者；③穿刺路径无法避开大血管及重要脏器者；④化脓性感染病灶，如脓肿，可能因穿刺途径而污染胸膜腔或腹膜腔。常见的临床应用有超声引导组织穿刺活检、超声引导穿刺治疗、超声引导射频消融。

（八）肌骨神经中的应用

肌骨超声具有操作简便、价格低廉、无创等特点，短期内可多次重复，对于细微组织结构可以清晰显示，与健侧对照检查能发现损伤或病变的部位、范围及其与周围组织的关系，并实时动态观察和评估运动状态下肌肉、肌腱和神经等情况，在软组织疾病和肌肉骨骼临床诊断中具有重要的参考价值。高频超声能精细分辨肌肉、韧带和浅表神经等解剖结构，可提供 MRI 所得到的全部信息。对肌骨超声损害康复的随访更具有实用性，连续的超声检查可以评价恢复的程度和阶段、观察病灶的变化，为康复训练提供有用建议，降低重复损伤，大幅提高治疗效果。

肌骨超声中不同组织成分的显像特点：皮肤呈线状强回声；脂肪回声强弱不同，层状分布的脂肪呈低回声，肿瘤组织中的脂肪与其他组织成分混杂分布时呈强回声；纤维组织与其他成分交错分布时呈强回声，排列均匀的纤维瘤回声则较弱，一般纤维组织的衰减程度较明显；肌肉回声较脂肪组织强且粗糙；骨组织或钙化回声很强，后方伴声影；神经组织在上肢近端呈低回声，在上肢远端及下肢呈现高回声蜂窝状结构。临床常用于肌腱断裂、肌肉撕裂、慢性劳损、周围神经炎、类风湿关节炎、痛风等累及关节的病变以及肌肉骨骼系统肿瘤的诊断等，可与骨科、内分泌科、风湿科、康复科、疼痛科等开展多学科临床及科研协作。

（九）重症中的应用

临床工作中，危急重症的快速评估、早期判断和及时干预是临床医生需要面临的挑战，因此临床医生不仅应具备丰富的临床知识，还需要掌握一定的临床技能和技术，以获取更多诊治依据。随着超声技术的发展和普及，特别是肺部超声的突破，床旁超声为临床医生诊治危急重症提供了越来越多的临床信息，也因此受到广泛认可和关注。以下针对几种常见危急重症超声影像特征，介绍重症超声的临床应用。

1. 心脏室壁运动异常 室壁运动幅度降低、消失，甚至矛盾运动，伴室壁运动同步失调，常见于缺血性心肌病、心肌炎或心肌梗死。

2. 左心室充盈减少 收缩末期左室乳头肌短轴切面可见两个乳头肌贴近，称为亲吻征，提示左心室充盈欠佳、血容量不足，见于低血容量性休克。

3. 心包无回声区 当心包腔出现环绕无回声区，伴有右心腔塌陷、右心房压力升高和（或）心脏摆动（钟摆征）时，提示心脏压塞。

4. 胸腔无回声区 胸膜腔出现无回声区，提示胸腔积液。超声能检测到的最少液体量为 20ml，敏感度高于胸部 X 线片。

5. 胸膜滑动征消失 胸膜线随呼吸往复运动消失，M 型超声下表现为沙滩征被条码征取代，多见于气胸。沙滩征与条码征的交点称为肺点，同样提示气胸诊断。

6. 动脉 升主动脉根部直径＞40mm 或腹主动脉内径＞25mm 提示主动脉扩张，常见于主动脉瘤、急性主动脉综合征、马方综合征等。主动脉被带状高回声分为真、假两腔，可考虑主动脉夹层。

7. 静脉 超声检查下腔静脉内径及其随呼吸的变异率等，不但能提供患者容量状态信息，有时还能评估液体反应性。

8. 腹水、积气 超声可识别腹腔游离液体并定量评估以及查找潜在病因。空腔脏器穿孔时，腹腔气体表现为点状高回声或彗星尾状高回声。

9. 腹部实质脏器 灰阶超声探查实质脏器解剖结构，多普勒超声对实质脏器大血管进行评估，都能在一定程度上提示病理变化，如急性肝衰竭。

（十）麻醉中的应用

超声引导下行神经阻滞等麻醉处理，是超声治疗的主要应用之一。超声引导下行神经阻滞，可以观察到目标神经和进针的位置以及局麻药的扩散，能及时调整进针方向，使药液包绕目标神经，避免损伤血管、神经，大大提高阻滞成功率；可明显减少术中全麻药的使用，有利于术后早期苏醒和早期拔管；并且可以使患者在快速康复过程中减少损伤，保护及促进器官功能恢复。超声也可用于引导中心静脉和（或）动脉插管以及术中生命体征监测等。此外，神经麻醉医生常用经颅超声来获得患者大脑基底血管的血流信息。

超声可以协助麻醉科医生对患者进行更精准的评估，可用于手术麻醉过程中的快速诊断，如腹水、积血、血容量、胃内容量及膀胱容量等，此外还可以监测颅内压、眼内压，观察膈肌运动等。手术麻醉过程中，胃内容物误吸发生率往往比想象中高，且可能发生于围术期任一阶段，借助超声判断手术患者是否存在胃内容物，可以成为降低误吸发生率的有效手段，并且可以帮助麻醉医生改变操作习惯。可运用超声测量胃内横截面积（CSA）来判断胃内容量，或使用 Perlas（柏拉斯）评分进行评估。手术操作如长时间腹腔镜手术，可伴发高碳酸血症；患者特殊病情如合并青光眼、肥胖等，不合理使用阿托品等麻醉用药，患者体位影响都可能导致患者颅内压、眼内压升高。因此超声监测显得尤为重要，可减少各种并发症的发生。

（顾 鹏）

第二章　超声波物理

超声波是一种高频声波，它是由振源在弹性介质中做机械振动所引起的能量的传播。超声波具有频率高、波长短、指向性好、能量大且危害小等特点，被广泛应用于临床超声诊断和治疗。

本章主要介绍超声波的基本性质、传播规律、超声成像的基本原理以及超声效应等。

第一节　超声诊断的物理原理

一、超声波的定义

一般来讲，我们把物体在平衡位置附近的往复运动称为机械运动，当物体在弹性介质中机械振动时，弹性介质中的某个质点会因为外界的扰动而引起振动，邻近质点在弹性力的作用下，也将会随之振动起来，邻近质点又将带动周围的其他质点振动，这样依次带动，使振动以一定的速度在弹性介质中由近及远地传播出去就形成机械波。机械波就是机械振动在弹性介质中的传播，我们常见的水波、声波都属于机械波。当声振动的频率在 20～20 000Hz 时，其在弹性介质中传播形成的机械波称为可听声波，当声波频率低于 20Hz 时称为次声波，当声波频率大于 20 000Hz 时称为超声波。超声波与可听声波、次声波在物理本质和数学描述上没有任何差别，都属于机械波，超声波具有频率高、波长短的特点。

产生超声波有两个必要条件：一要有高频振动的声源，二要有传播高频波动即超声波的介质。产生超声波的方法有很多，如电声转换法、激光法、机械法等。在医学中常采用压电式换能法来实现超声波的发射和接收，即通过压电换能器将高频交流电能量转换为机械能（超声波），产生超声波信号；同时将超声波振动的能量转换为电能，通过信号处理，完成超声波的接收。实现超声波发射和接收的器件称为超声探头。

（一）压电效应

某些特殊材料，当受到外力的作用产生形变时，材料内部原来无序排列的电偶极子会在表面产生电荷的聚集而形成电压，这种将机械能转换为电能的现象叫作压电效应，如图 2-1 所示。医用超声换能器正是利用压电效应来接收从人体反射回来的反射波，并将其转化为电能。

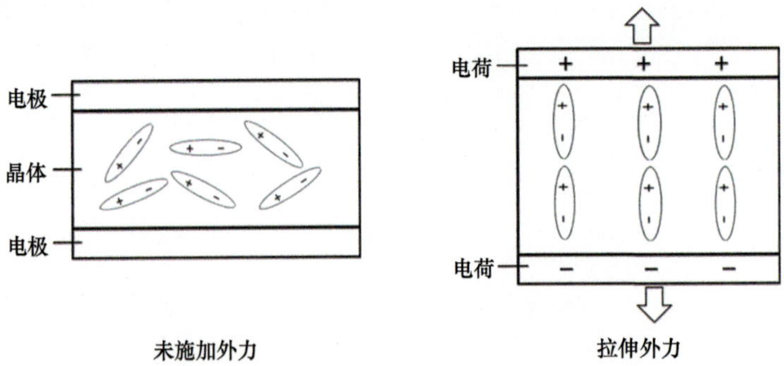

图 2-1　压电效应——外力使晶体产生电荷

（二）逆压电效应

压电效应的逆作用即为逆压电效应，是由电场作用引起材料内部正负电荷重心发生相对位移，使材料内部产生应力导致宏观的几何形变，这种将电能转化为机械能的现象称为逆压电效应，也叫作电致伸缩效应，如图 2-2 所示。医用超声换能器就是利用电致伸缩效应（逆压电效应）来实现电压向声压的转化，从而向人体发射超声波。

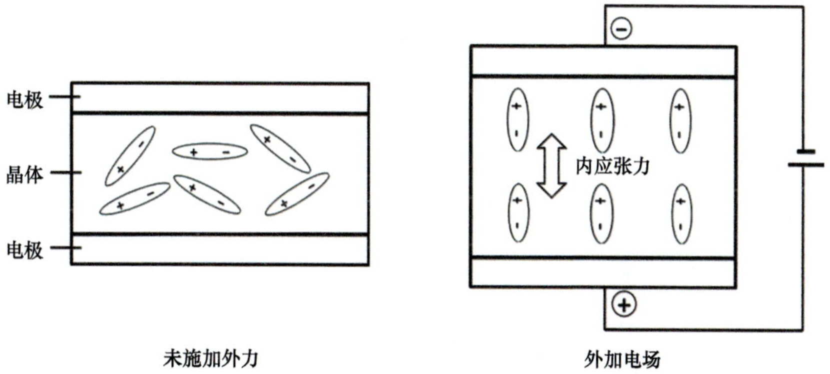

图 2-2　逆压电效应——外加电场使晶体产生形变

（三）压电材料

具有压电效应的材料称为压电材料。常见的压电材料包括天然的石英晶体、压电陶瓷和压电高分子聚合物聚偏二氟乙烯（PDVF）等。压电陶瓷和 PDVF 是一种多晶体材料，须用强直流电进行极化后才具有压电效应。如果温度发生变化，晶体内部结构也会随之产生变化，当温度高于某一临界值 T 时，多晶体极化后得到的电畴结构解体，压电效应也会消失，这一温度的临界值称为居里点（居里温度）。一般用居里点作为衡量压电晶体好坏的一个参数。

（四）压电参数

超声换能器是实现超声波发射和接收的一种器件，一般用压电材料制造而成。压电材料性能的优劣对超声换能器的工作性能具有直接的影响，除了居里点以外，还有一些压电参数可以用来衡量压电材料的性能好坏。

1. 压电应变常数（d）　表示电场不变时，单位应力所引起的电位移的变化；或应力恒定时，单位场强所引起的应变的变化。通常又将 d 称为发射常数，它反映了压电材料的逆压电效应，d 值越大，单位场强所引起的形变越大。对于发射型的超声换能器，应该选用 d 值较大的压电材料。

2. 压电电压常数（g）　表示电位移恒定时，单位应力所引起的压电材料的电场强度的变化；或应力不变时，单位电位移变化所引起的应变的改变，单位是（$V \cdot m$）/N 或 m^2/C。g 反映了接收性能的好坏，通常叫作接收系数。接收型换能器应选择 g 值较大的压电材料。

二、超声波的物理量

（一）超声波的波形

超声波由于传播方式、振动方式的不同可以分为不同的波形。

1. 按照传播方式分类　通常将超声波分为纵波和横波。纵波是质点振动方向与超声波传播方向一致的波，纵波有时也称为疏密波，纵波可以在气体、液体和固体中传播。横波是媒质质点振动和纵波传播方向相垂直的一种波动现象，又称为切变波。

由于人体软组织无切变弹性，横波在人体软组织中不能传播，而只能以纵波的方式传播，所以超声诊断和治疗常用的是纵波。

2. 按照振动方式分类 超声波可以分为连续波和脉冲波。

连续波：振源连续不断振动，辐射发出的波为连续波，如图 2-3 所示。

脉冲波：振源振动时间很短，间隙辐射发出的波为脉冲波，如图 2-4 所示。

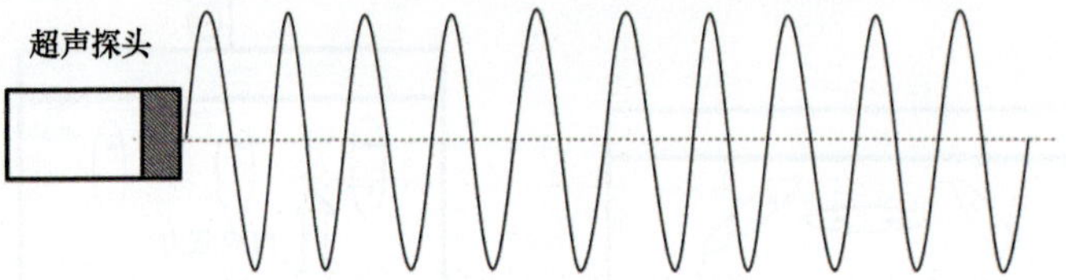

图 2-3　连续波

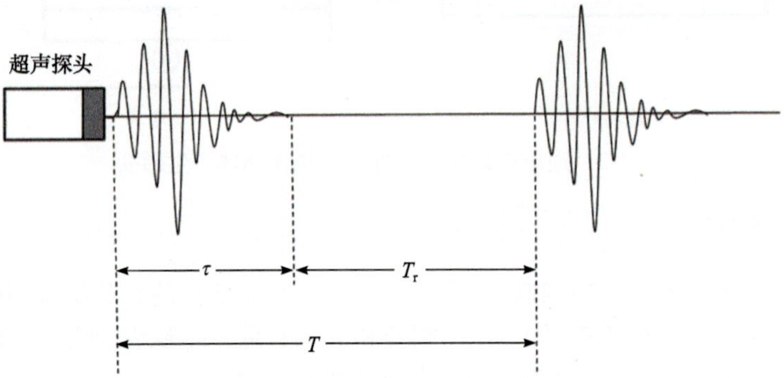

图 2-4　脉冲波

对于脉冲波来说，一般用以下几个特征参量对其进行描述：

（1）脉冲宽度（τ）：即脉冲持续时间，具体指每个脉冲占据的时间。

（2）脉冲周期（T）：指相邻两个脉冲前沿间隔的时间。

（3）脉冲重复频率（F_P）：每秒内脉冲出现的次数，即脉冲周期的倒数。脉冲重复频率的选取受探测深度和受检者运动波形最高频率的影响。

（4）脉冲间隔（T_r）：超声探头发射相邻脉冲之间的间歇时间。

（二）超声波的传播速度

超声波的传播速度是指在单位时间内，超声波在弹性介质中传播的距离。超声波在介质中的传播速度与介质的弹性模量和介质的密度有关。不同介质中，超声波的传播速度是不一样的；同一介质中，不同类型的波（纵波和横波）的传播速度也不一样。

由于人体软组织的平均密度和声速与水比较接近，通常将人体软组织作为水一样的弹性介质进行处理。超声波在水中的传播速度可用式（2-1）来近似表示。当温度为 t 时，超声波的声速 c(m/s) 为

$$c = 1445 + 4.46t - 0.0615t^2 \qquad (2\text{-}1)$$

式（2-1）中，1445m/s 是 0℃时超声波在水中的传播速度，可以看出，温度每升高 1℃，超声波在水中的声速增加约 4.5m/s。蒸馏水中超声波传播的速度与温度的关系，如图 2-5 所示。

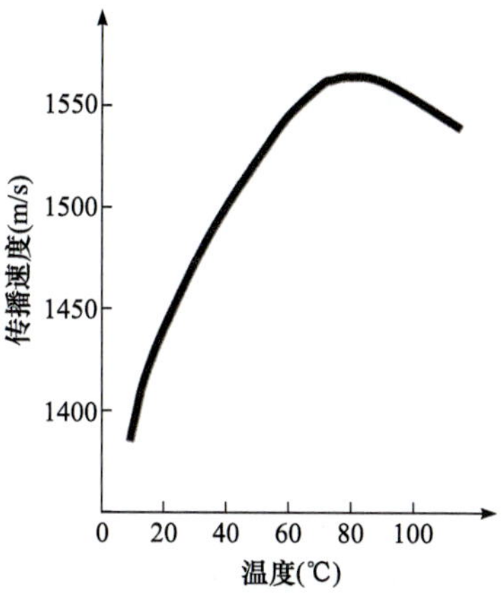

图 2-5　蒸馏水在标准大气压下声速与温度变化曲线

通常认为超声波在软组织中以平面纵波的形式传播，横波的影响在水中可以忽略不计。在临床应用时，超声波在软组织中的传播速度近似取 1500m/s，在骨骼中的传播速度是在软组织中的 3 倍。

（三）声压、声强、声阻抗

1. 声压　超声波在弹性介质中的传播即声振动能量的传播过程，组成介质的微粒受到声波的作用会出现有规律的运动，造成弹性介质的密度出现变化，从而使该处的瞬时压强（P）发生改变。我们把瞬时压强（P）与无超声传播时的静压强（P_0）之差称为声压（p）。三者关系为：

$$p = P - P_0 \tag{2-2}$$

当有纵波传播时，媒质会出现周期相间的稠密与稀疏状态。在稠密区，瞬时压强（P）大于无超声传播时的静压强（P_0），即声压为正值；在稀疏区，瞬时压强（P）小于静压强（P_0），声压为负值。因此，媒质的声传播可表现为声压（p）随时间（或空间）的周期变化。结合声波的动力学方程，可以推导出声压的一维数学表达式：

$$p = p_{\mathrm{m}} \cos\left[\omega\left(t - \frac{x}{\mathrm{c}}\right) + \frac{\pi}{2}\right] \tag{2-3}$$

$$p_{\mathrm{m}} = A\rho c\omega \tag{2-4}$$

式（2-4）中，p_{m} 是声压振幅，A 是声振动振幅，ρ 是介质密度，c 是超声波声速，ω 是超声波的圆频率。声压可以通过仪器测量出来，仪器上读出的是有效声压（P_{e}）。通常用声压大小反映超声波的强弱。

$$P_{\mathrm{e}} = \frac{p_{\mathrm{m}}}{\sqrt{2}} \tag{2-5}$$

2. 声强　声波在单位时间内通过与声波传播方向垂直的单位面积的能量称为声波强度，简称声强，通常以 I_0 表示，平面连续波的强度 I 为

$$I = \frac{1}{2} A\rho c\omega^2 \tag{2-6}$$

$$I = \frac{p_{\mathrm{e}}^2}{2\rho c} \tag{2-7}$$

从式（2-7）可以看出声强与有效声压平方成正比。

3. 声压级和声强级　在医用超声诊断中，发射的超声波强度和接收的超声波强度相差很大，

达到了几百倍的差距，如此大的能量变化直接用大小表示不方便；而且在日常生活中，对于声波能量强弱的变化，人的感觉更接近于对数值，所以在声学中，普遍采用声压级（L_P）和声强级（L_I）来描述声能量变化的大小，单位均用分贝（dB）表示。以 1000Hz 纯音为基准。

声压级表达式：

$$L_P = 20\lg\frac{P_i}{P_0} \tag{2-8}$$

声强级表达式：

$$L_I = 10\lg\frac{I_i}{I_0} \tag{2-9}$$

日常生活中，人耳的听觉强度范围在 0～120dB，分辨能力大于 0.5dB。在临床应用中，常用声强级的概念表示仪器探测灵敏度。

$$H = 10\lg\frac{I_1}{I_2} \tag{2-10}$$

式（2-10）中，I_1 为探头发出的始波强度，I_2 为仪器可探测的最小强度。

4. 声阻抗和声特性阻抗 介质的声阻抗（Z_a）是声介质的力学量，以复数形式表示，实数部分 R_a 为声阻，虚数部分 X_a 为声抗，声阻抗的单位是声欧姆。

$$Z_a = R_a + jX_a \tag{2-11}$$

介质的声阻抗率为媒质中某点处的声压与该处质点振动速度的比。在均匀介质中，当平面行波的声压和振动速度同相时，介质的声阻抗率是一个实数，我们将其称为声特性阻抗（Z），即

$$Z = \frac{p}{v} = \rho c \tag{2-12}$$

由式（2-12）可以看出，声特性阻抗完全由介质自身的性质决定，更能反映介质的声学特性，声特性阻抗的单位为瑞利（rayls）。式（2-12）也同样适用于水和生物体软组织等似水介质，对于生物软组织，声特性阻抗与水的相近，约为 1.5×10^5rayls。在讨论声波传播问题时，$Z=\rho c$ 是一个极其重要的声学参量。

三、超声波的传播特性

超声波在介质中传播，其传播的状态和介质的声学参量即声特性阻抗有关。在声学里，介质的划分是以声特性阻抗为标准的。假设两种声介质具有不同的物理性质或分子结构，但是具有相同的声特性阻抗，则认为它们是声学里的同种介质。只有当两种声特性阻抗不同的介质相接触时才会出现声学界面，根据界面的尺寸与超声束直径、声波波长的关系，界面又可以分为大界面和小界面。

大界面：界面线度远大于超声束直径和声波波长时的声学界面。

小界面：界面线度小于等于超声束直径和声波波长时的声学界面。

超声波在传播过程中，遇到大界面一般会发生反射和透射，遇到小界面一般会发生散射和衍射。

（一）反射和透射

超声波具有频率高、波长短、指向性强等特点，使其有类似于光线的特性，超声波在介质中的传播可以遵循几何声学的原则：①超声波在均匀介质里沿直线传播；②超声波在介质中传播，当遇

到大界面时发生反射和透射。超声波在介质中的传播如图 2-6 所示。

1. 反射 超声波在介质中传播时，在声学界面会发生反射现象，且射向界面的入射角等于反射角，即 $\theta_i = \theta_r$。超声在不同介质中反射能量的大小可由反射系数来衡量。

声压反射系数：

$$r_p = \frac{p_r}{p_i} \tag{2-13}$$

当声波垂直入射界面时，根据声学界面上的边界连续条件，可以计算出声压反射系数：

$$r_p = \frac{Z_2 - Z_1}{Z_2 + Z_1} \tag{2-14}$$

对式（2-14）进行讨论：

（1）当 $Z_2 \gg Z_1$ 时（如声波从空气中入射到水中），$r_p \approx 1$，声波几乎全反射，无透射。

（2）当 $Z_2 = Z_1$ 时，$r_p = 0$，声波在声学界面产生全透射，无反射。

2. 全反射 当声波在界面发生全反射时的入射角称为全反射临界角 b，它与超声波在产生全反射界面两边的介质中的传播速度有关，即

$$b = \sin^{-1}\left(\frac{c_1}{c_2}\right) \tag{2-15}$$

全反射现象在超声诊断中有可能出现，但是全反射现象对于超声诊断来说没有意义，应当尽量避免，所以实际应用中探头的探测角度一般不超过 ± 24°，这样既可以减少信号强度损失，也能够避免产生透射伪像及全反射现象。

3. 透射 超声波在介质中传播，在遇到大界面时，除了要发生反射现象还会出现透射现象，一般用透射系数来衡量超声在不同介质中透射能量的大小。声压透射系数（t_p）为透射声压（p_r）和入射声压 p_i 之比，即

$$t_p = \frac{p_r}{p_i} \tag{2-16}$$

当声波垂直入射界面时

$$t_p = \frac{2Z_2}{Z_2 + Z_1} \tag{2-17}$$

对式（2-17）进行讨论：

（1）当 $Z_1 \gg Z_2$ 时，$t_p \to 0$，表示超声强烈反射无透射。

（2）当 $Z_1 \approx Z_2$ 时，$t_p \approx 1$，此时超声全部透射。

超声波在两种媒质的界面上发生反射和透射的情况与声波的入射角度、介质的声特性阻抗等有关，临床上超声波反射回声带来体内脏器及大界面信息。

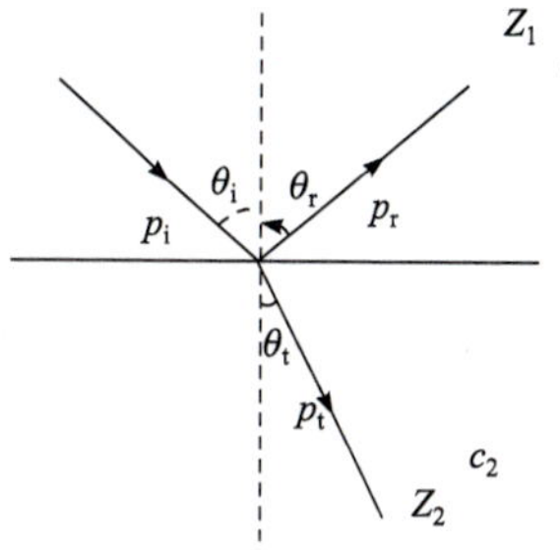

图 2-6 超声波在介质中的传播

4. 耦合剂 由式（2-17）可知，超声波在介质中传播，在遇到大界面时，当界面两侧介质的声特性阻抗差异较大时，超声波在界面几乎无透射。实际上超声探头与人体表之间存在声特性阻抗差很大的界面，超声波难以进入人体。为了向人体发射有效的超声波，临床上一般会在探头和人体表之间加上一层薄薄的耦合剂来增大超声波的透射率。实验表明为了增大耦合剂的导声作用，其材料的声特性阻抗平方要等于其两侧介质阻抗的乘积。临床上常用液体石蜡作为耦合剂，其最大透射率能够达到声波入射强度的 3/4 左右，使超声波尽可能完全进入人体。

（二）散射和衍射

当介质的表面粗糙、障碍物的尺寸很小时，超声波的波长（λ）与障碍物尺寸（d）可以比拟甚至更大时，会发生衍射和散射现象。

1. 散射 超声波在弹性介质中传播时，常常会遇到各种障碍物，这将使声波的一部分能量偏离原来的传播方向，朝着其他方向作不规则的反射、折射、衍射等，这种现象称为散射。散射现象发生在界面或者障碍物线度远小于声波波长的情况下。临床上散射回波信号一般带来的是脏器内的小结构信息。

2. 衍射 超声波的传播过程中，当超声波的波长接近于障碍物尺寸时，超声波可以绕过障碍物的边缘向前传播，这种现象就是绕射，也称为衍射。

（1）当 $d=\lambda$ 时，衍射现象明显。临床上，若病灶线度与波长接近时，则声波完全绕过病灶，无明显反射回波，在超声图像表现上不会出现病灶的外形轮廓，但有反向散射信号，可判定病灶的性质。

（2）当 $d>\lambda$ 时，超声波不能完全绕过障碍物，从而在障碍物背后存在声波不能到达的空间，即声影。超声图像上声影表现为暗区，即探测不到的盲区。

障碍物尺寸与声波衍射的关系如图 2-7 所示。

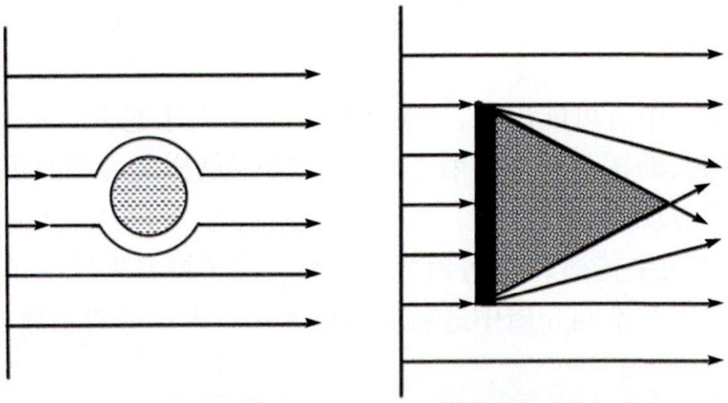

图 2-7 声波衍射与障碍物尺寸的关系

（三）声衰减

1. 声衰减的原因 超声波在非理想的弹性媒质中传播时，随着传播距离的增加，其总能量逐渐减弱的现象称为超声波的衰减。造成衰减的原因有以下几种。

（1）扩散衰减：是由于超声束的扩散造成声波能量分布改变的现象。扩散衰减使单位截面积上声能减少，并不改变声波的总能量。扩散衰减与波阵面形状有关，与介质特性无关。

（2）散射衰减：指由于传播介质的不均匀性，或介质中含有其他杂质微粒，使超声波产生散乱反射而导致超声原来传播方向上强度减弱的现象。超声波与散射中心多次相互作用部分也会使部分声能转化为热能而散失，降低总的声波能量。

实际的生物组织就是一个不均匀的传播介质，超声波在传播过程中遇到这些散射中心并发生相互作用，就会出现声波被散射的现象。

（3）吸收衰减：是由于介质的黏滞性、热传导和复杂的弛豫过程等引起声能转变为热能、机械能等其他形式能量的现象。吸收衰减与传播介质的性质和声波的频率有关，吸声系数与频率平方成正比，频率越高，衰减越快，传播的距离越短。生物组织的吸收衰减给医学超声诊断、治疗提供了理论依据。

2. 超声波在生物组织中传播时，常用以下几个声学参量来反映衰减的强弱。

（1）衰减系数（α）：数值上等于单位距离上幅值比的自然对数，即有 $A_x=A_0e^{-\alpha x}$，它表示声音能量传播过程中下降的快慢程度。生物组织的衰减系数与组织的厚度、声波的频率有关，人体软组织对超声波的平均衰减系数为 0.81dB/（cm · MHz），它表示频率增加 1MHz，传播距离增加 1cm，组织对超声波的衰减增加 0.81dB。

（2）半价层：为组织内传播的超声波其强度衰减到初始值一半时的距离，单位为 cm。

四、超　声　场

当超声波在空间弹性介质中传播时，声能量存在的空间即为声场。超声波换能器所产生的超声波将在空间形成特定的声场分布，与换能片的形状、尺寸等有关，影响超声检测的灵敏度和分辨力。不同的超声振源及不同的传播条件将形成不同的超声场。对超声场的了解，有助于认识和理解超声波在人体内的传播规律。

（一）均匀圆盘单探头的辐射声场

一个圆形压电晶片振源，可认为其发射面是由许多独立的振源组成的，它们各自发射球面波，圆形压电晶片的辐射声场即由这些球面波相互干涉而形成。

如图 2-8 所示，我们以声源轴线上的声压和声强分布为例，讨论超声场的分布。一个圆形晶片可以看作由无数个独立的振动源（ds）组成，在等幅连续波激励下，圆形压电晶片会发射超声波信号，其圆形中心轴线上某点（M）的声压可看成无数个独立的振动源所产生的声压在该处的叠加。使压电晶片表面上各点的振幅和位相都相同，则中心轴线上 M 处的声压幅值为

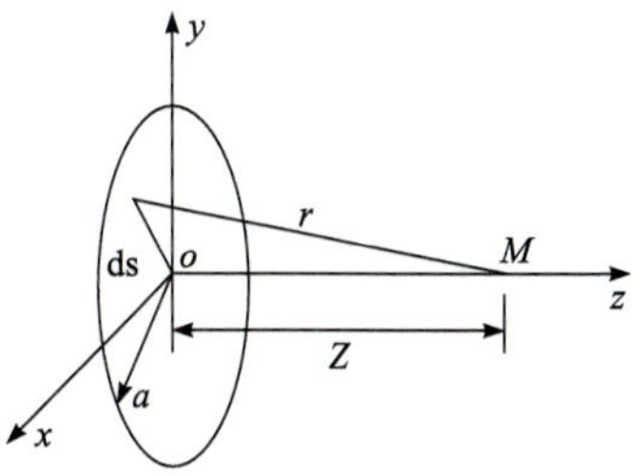

图 2-8　均匀圆盘单探头轴线上声场的分布

$$p_m = 2P_0 \sin\left[\frac{\pi}{\lambda}\left(\sqrt{a^2+Z^2}-Z\right)\right] \tag{2-18}$$

式（2-18）中，a 是圆片半径，λ 是超声波波长，Z 是轴上给定点 M 与中心的距离，P_0 是压电换能器初始声压。

式（2-18）表明声压幅值 p_m 是一个周期性函数，当 $\frac{\pi}{\lambda}\left(\sqrt{a^2+Z^2}-Z\right)=(2n+1)\frac{\pi}{2}$，$n=0$，1，2⋯时，声束轴线上声压幅值有极大值，相应 Z 的值是

$$Z_{max}=\frac{4a^2-\lambda^2(2n+1)^2}{4\lambda(2n+1)}, n=0,1,2\cdots \tag{2-19}$$

通过式（2-19）可得出，声压幅值的最后一个极大值出现的位置是 $Z_{max}=\frac{a^2}{\lambda}-\frac{\lambda}{4}$ 处，当圆形压电晶片的半径 $a \gg \lambda$ 时，可以将 $\frac{\lambda}{4}$ 略去，即有

$$Z_N=\frac{a^2}{\lambda}=\frac{a^2 f}{c} \tag{2-20}$$

式（2-20）中，Z_N 距离处就是声场近场区和远场区的分界线，声场分布如图 2-9 所示。

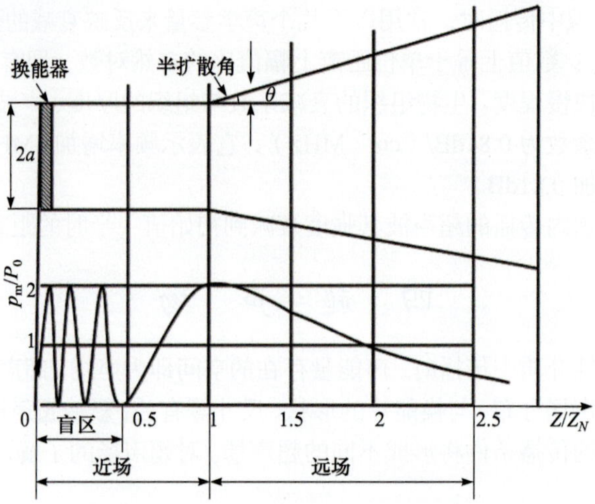

图 2-9　均匀圆盘单探头的辐射声场

1. 近场区　声程距离 $Z < \frac{a^2}{\lambda}$ 的区域，声场中心轴线上声压幅值分布随传播距离的变化而变化，有极大值和极小值，超声能量在近场区内比较集中，声束指向性较好。

2. 远场区　声程距离 $Z > \frac{a^2}{\lambda}$ 的区域，声场声压幅值随传播距离的增加逐渐减小，声压分布无起伏，呈单值变化，超声能量在远场区内逐渐发散，即波束将变宽大。超声束在远场区具有较差的指向性。

我们可以得出结论，超声波的振动频率（f）越高，波长（λ）越小。如果晶片半径（a）越大，则相应圆形压电晶片产生的声波近场区的长度越大，这说明声束具有较好的指向性。超声诊断中，当检查组织或脏器位于近场区时，因为声波成束性好，能够得到较强的反射信号，且失真较小，但是在近场区靠近晶片端，由于发射干扰等原因也可能存在盲区。

（二）声场的指向性

声场的指向性即超声束的集中程度，常常用指向性图案来描述。

指向性图案：即波瓣图，声学中常用指向性图案来形象地表示超声换能器所产生的声场分布。指向性图案采用极坐标表示，轴向是声压级，以方向角（θ）作幅角。如图 2-10 所示，描述了超声

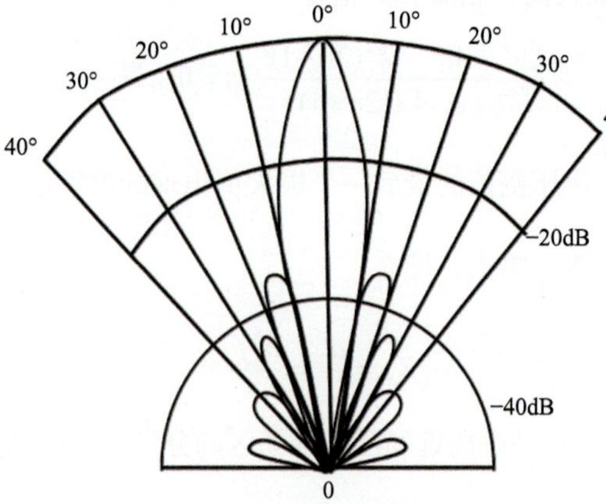

图 2-10　声场的指向性图案

探头发射超声束的指向性，在声束轴向上有声场声压较强的主瓣声束，其 $\theta=0°$，两边的为旁瓣，在其他方向角上还有强度较弱的旁瓣声束。超声束的能量主要集中在主瓣，旁瓣的能量远远低于主瓣的能量。

五、超声波和生物组织的相互作用

超声波是一种依靠介质来传播的声波，它具有机械能，因此传播过程中将不可避免地与介质相互作用，产生各种效应。在一定阈值范围内，超声波对人体的作用可以忽略不计，但是随着声波强度的逐渐增加，其生物效应亦会愈加明显。

（一）热效应

超声在生物组织中传播时，由于组织对超声有吸收作用，使一部分机械能转化为热能，引起生物组织升温。

随着组织温度的升高，血管功能和代谢过程逐渐产生变化，由此引起一系列复杂的神经反射或各种其他效应，如使局部血管扩张，加快血液循环，促进病理产物的吸收消散。如果超声波的能量持续增加，组织温度上升到 65℃以上，由于过热，组织将会发生蛋白质变性引起的凝固性坏死，这也是高强度聚焦超声杀死肿瘤组织的主要原因。研究表明，超声温热疗法将局部加热至 41～45℃（最佳 42℃）也可以有效配合放射疗法治疗癌症。

（二）机械效应

超声波是机械振动能量在介质中的传播，它会引起质点高速细微的振动，造成弹性介质体积元里的密度出现疏密变化，使质点振动速度、振动加速度、声压、声强等力学量出现规律性的交替变化，从而引起超声波的机械效应。

机械效应可能会破坏物质中的粒子结构，在生物组织中，将引起组织化学特性的变化，这与超声波在组织中传播时引起的振动和压力的大小有关。当声强较低时，声波使生物组织产生弹性振动，其振动幅度与声强的平方根成比例，机械效应相当于对细胞作轻微的按摩，这种按摩将引起一系列反应，如增加细胞半透膜的弥散作用，增强细胞的代谢和活力。对增强组织渗透、提高代谢、促进血液循环、刺激神经系统及细胞的功能等均有重要意义。当声强足够大时，机械振动产生的剪切力会超过组织细胞的弹性极限，造成组织断裂或粉碎，这时机械效应对组织具有损伤性。

（三）空化效应

较强超声波在组织中传播时，其作用在软组织和液体中引起微小气泡产生。气泡会随着介质各处压力的变化而改变其大小，在一定超声压力情况下，气泡会破裂而产生冲击，引起材料的破碎或位移，这就是空化效应。超声空化效应分为稳态空化和瞬态空化，在特殊情况下超声空化的破坏作用会对生物组织造成损伤。

（四）超声诊断安全剂量的阈值

超声生物效应在很大程度上取决于辐射的强度与持续的时间。如果辐射强度较强，则其辐射在短时间内就具有累积效应，且时间越长产生的生物效应越明显，如果辐射强度较低，则其允许安全辐照的时间相对要长一些，如图 2-11 所示。

一般认为在诊断的安全剂量内，不产生可检出的生物效应，对人体是安全无损的，也无剂量积累。目前应用的超声治疗有的仅用数千赫兹，一般疗法多用 0.8MHz。而超声诊断常用 2.5～7.5MHz，表浅器官用 10MHz 或以上。可见超声诊断应用高频率、小剂量，而超声治疗使用低频率、大剂量。

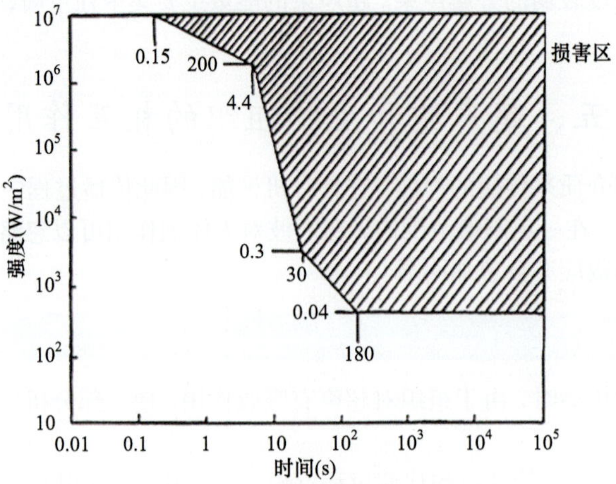

图 2-11　超声阈值剂量曲线

第二节　常用诊断超声显像方式及原理

超声的临床医学影像诊断技术可分为两大类，即基于回波扫描的超声成像和基于多普勒效应的超声成像。基于回波扫描的超声成像的基本原理是利用超声波在不同组织中产生的反射回波和散射回波，加以检波等处理后，显示为波形、曲线或图像，以了解器官的组织解剖结构等。基于多普勒效应的超声成像的基本原理是利用运动物体散射或反射声波时造成的频率偏移现象来获取人体内部血流的运动信息，并以不同的色彩表示出来。

一、超声脉冲回声检测原理

（一）超声成像的基本原理

超声换能器向人体内部发射超声脉冲信号，当声波遇到组织器官界面时将产生脉冲回波信号，检测这些回波信号，就能对此种组织、器官进行定位，并检测组织的特性。如图 2-12 所示，是脉冲回波成像的基本原理。

人体组织、器官具有不同声速和声特性阻抗，当超声波在人体内传播时，会在声特性阻抗有差异的界面上产生反射或散射。如图 2-12 所示，当超声换能器向人体发射超声信号时，由于大部分人体软组织的声特性阻抗差异并不大，所以一部分超声波信号会在界面产生回波，大部分超声波则穿过界面继续向前传播；当遇到第二界面时，又有一部分超声波信号在界面产生回波，并仍有很大部分超声波穿过第二界面继续前进；在各个界面产生的回波会被超声换能器分别检测到，并对相应的回波信息进行检波、抑制和放大等处理，最终以图像或波形的形式呈现出来。

一般来说，超声成像的信息主要由反射回波信息和散射回波信息携带，一个典型的超声回波信息包含：①大界面的反射回波，即确定超声成像的位置信息；②小界面的散射回波信息，即被测介质的结构信息。

如图 2-12 所示组织界面的位置可以通过发出脉冲到接收界面产生回波的时间间隔（t，即回波时间）和声速（c）的乘积的一半来确定，即声源到界面的距离 $l=ct/2$。超声脉冲回声成像时，由于超声波的发射和回波的检测由同一个超声换能器完成，声波探测的距离还会受到脉冲超声重复频率（F_P）的影响。通常生物体存在多层界面，选择 F_P 时要考虑多层界面反射后能层次分明地显示而不引起混叠，故 F_P 一般选 0.5～2kHz。

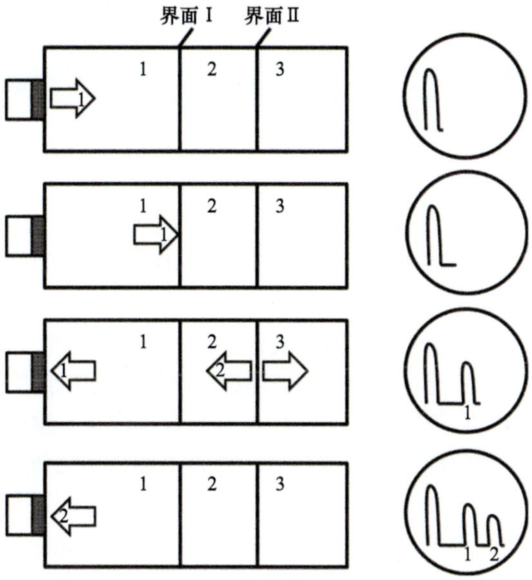

图 2-12 脉冲回波成像的基本原理

（二）超声成像的三个物理假定

超声成像的基本原理以三个物理假定为前提：①声束在介质中直线传播，以此可估计成像的方位；②在各种介质中声速均匀一致，以此估计成像的界面；③在各种介质中超声的吸收衰减系数均匀一致，以此确定增益补偿等技术参数。

（三）时间补偿增益

超声成像的过程是超声波与媒质声特性有机结合的过程。超声探测时，随着探测深度的不同，声振幅的衰减也不同。传播的距离越大，声振幅的扩散衰减越大，得到的相应回波信号强度越小，所以深部组织回声比浅表组织回声小。为了消除在不同深度上的组织所引起的衰减对成像的影响，根据超声波在组织内指数衰减的规律，给近距离回声信号以较小的放大增益，而远距离回声信号以较大的放大增益，最终使得不同距离的回波都具有近似相同的电平幅值，这种技术叫深度补偿技术，即时间补偿增益（TGC），如图 2-13 所示。

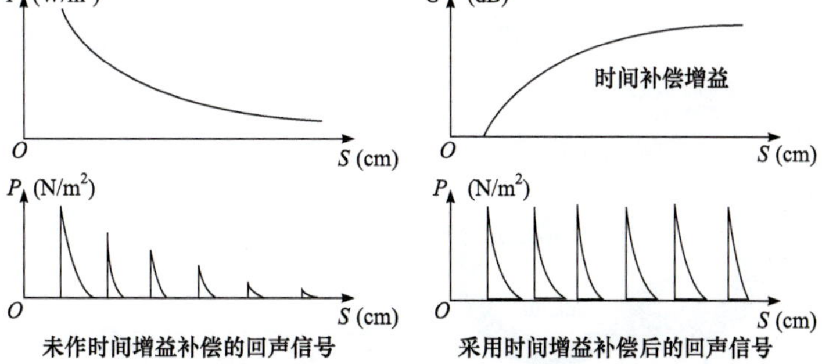

图 2-13 时间补偿增益作用原理

I：信号强度；*G*：补偿增益；*P*：回声强度；*S*：距离

二、A 型超声成像和 M 型超声成像

（一）A 型超声成像

A 型超声成像是超声脉冲回声技术最初的应用，是超声设备中最基本的形式，因其对回波显示采用幅度调制（amplitude modulation）而得名。以幅度调制来显示超声回波信号时，在显示器上显示出的是界面回声的强弱和它所处的距离（位置）。A 型超声成像显示方式把锯齿电压加在示波管水平偏转板上，使得示波管水平方向显示出代表超声探测深度的时间基线，即在显示器上出现经过相应的距离校正后的扫描时间，用来反映界面所处的深度；用接收到的反射信号去调制示波管垂直偏转板上的电压，使示波屏垂直方向以波的形式显示出回声图，即以回声振幅的大小表示界面声波反射的强弱。

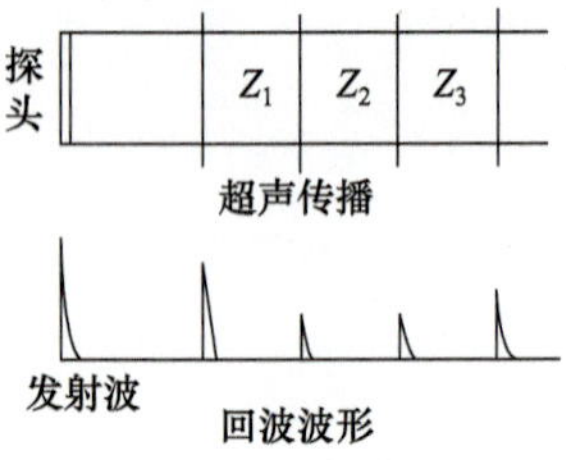

图 2-14　A 型超声图像

如图 2-14 所示，A 型超声成像是一维的回波图像，具有成像简便、定位测距准确等特点，但是不能显示二维形态图像，而且存在检查运动脏器时脉冲波不稳定的问题。目前除眼科等特殊检查需要外，临床已很少使用 A 型超声成像仪了，但其是超声回波成像的最基本成像模式，所以在介绍超声成像时加以简要介绍。

（二）M 型超声成像

对于运动的器官来说，各界面反射回波的位置及信号大小都不是一个定值，它们会随时间发生改变的，若仍用幅度调制的 A 型超声成像方式显示，脉冲波形会随时间改变而得不到确定的显示。M 型超声成像是在 A 型超声成像基础上发展起来的，采用辉度调制（brightness modulation）的方式显示超声回波，即以光点的形式（信号加在显示器控制栅极上）在显示器上显示探测深度方向上所有界面的回波信息，光点的强弱代表回波信号幅度的大小。M 型超声成像中显示器的横轴在时间轴上展开，用以显示扫描时间。显示器的纵轴表示各界面的深度，需给显示器水平偏转板施加与时间成正比的锯齿波电压，让这些光点在显示器垂直扫描线上显示出来。这样在同一时间点，探测方向上多个界面的回波就会在显示器上形成一系列垂直亮点。随着脏器的运动，各运动脏器的界面位置会发生改变，垂直扫描线上的各点也将发生位置上的变动，定时地采样这些回波并使之按时间先后顺序在显示器屏幕上显示出来（图 2-15），可构成一幅各反射界面的活动曲线图，即在时

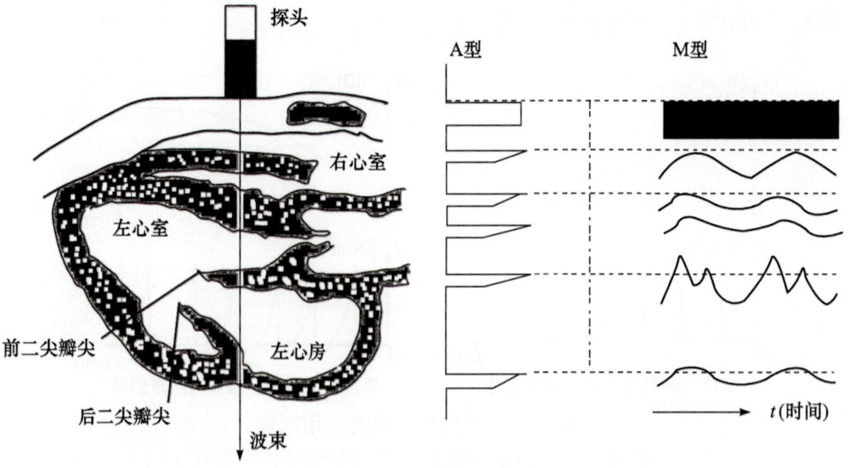

图 2-15　M 型超声成像

间轴上展开以显示这些光点的运动轨迹。不动的界面显示的是一条直线,运动的界面显示曲线波形。M 型超声成像获得的是一维空间多点运动时序(motion-time)图,有时也称为时间-运动显示方式。

M 型超声成像在反映运动器官的动态特性上独具特色,在心脏、动脉血管等功能的检查上具有优势,并可进行多种心功能参数的测量,其中探测心脏的 M 型超声图像称为 M 型超声心动图。M 型超声成像仍然是一维显示,不能获得真正的二维解剖图像,不适用于对静态器官的诊查。现在常将 M 型超声诊断作为 B 型超声显像仪的重要组成部分使用,即同时具有 M 型和 B 型两种显示方式。

三、B 型超声成像

B 型超声成像是目前超声图像诊断中应用最为广泛的一种成像方式,它能够得到人体器官的二维断面结构图像,并进行实时的动态观察,它还能与其他超声成像方式进行复合,得到更为广泛、先进的超声诊断系统。目前,临床上使用的 B 型超声诊断仪就同时具有 B 型超声成像和 M 型超声成像两种功能。

(一)B 型超声显示方式

B 型超声显示方式和 M 型超声显示方式一样,以辉度调制方式显示探测方向所有界面的回波信号。光点的强弱代表回波信号幅度的大小,不同深度的回波对应图像上一个个光点,这样在探测方向上多个界面的回波就会在显示器上形成一系列垂直亮点。单纯的 B 型显示方式所表示的是器官前后界面所形成的光点,没有探头位置的移动是不能够构成图像的(图 2-16)。

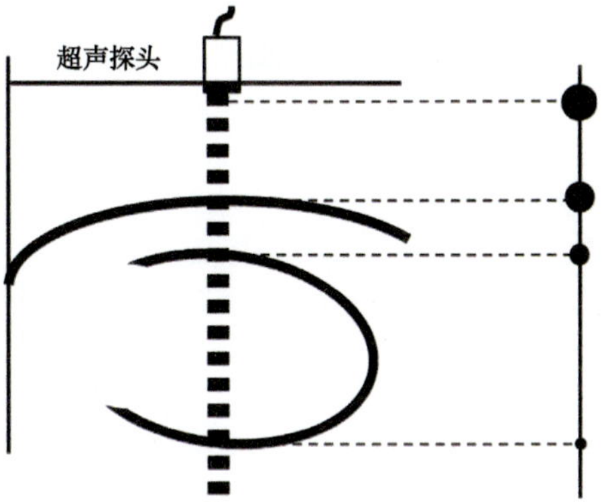

图 2-16　B 型超声显示

(二)B 型超声断层图像显示

B 型超声断层图像显示是 B 型超声显示方式和声束扫查相结合的结果。当超声探头向人体发射超声脉冲信号时,由于人体内各组织的声特性阻抗不一样,在其所形成的各界面会产生不同的回波信号。这些不同深度的回波对应显示器图像上的一个个强弱不同的光点,即以辉度调制方式显示深度方向所有界面的回波。同时探头发射的声束在一定方向上移动,完成快速扫描,逐次获得不同位置深度方向上所有界面的回波。如图 2-17 所示,当一帧扫描完成,即可得到一幅超声束扫描方向上的二维超声断面图像。

探头发射的声束在水平方向上快速移动,得到的是一幅由声束扫描方向决定的垂直平面二维超声断面影像,称为线性扫描断面图像。

通过改变探头角度使声束指向方位快速变化,每隔一定小角度,被探测方向上不同深度的所有界面的反射回波都以亮点的形式显示在对应的扫描线上，形成一幅由探头摆动方向决定的垂直扇面二维超声断面影像，称为扇形扫描断面影像，如图 2-18 所示。

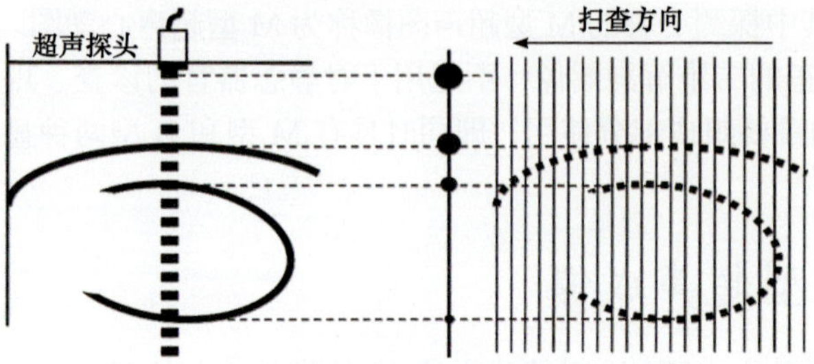

图 2-17 B 型超声断层图像显示

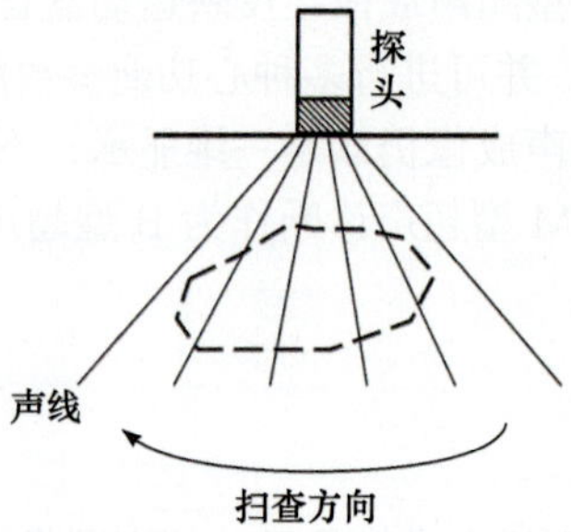

图 2-18 扇形扫描断面影像

可见，不同的声束扫查方式得到的视野有所不同。声束扫查在 B 型超声成像中提供了组织器官的方位信号，根据实现扫查的方式不同，一般有机械扫查、电子扫查等。

1. 机械扫查 以马达为动力，借助机械传动机构，使超声换能器做摆动、转动或平移运动，以实现声束的扫查。

2. 电子扫查 利用电子开关控制来实现声束的各种扫查方式，可分为线阵电子扫查和相控阵电子扫查。

线阵电子扫查模式采用线阵（直线）排列的多阵元的分时技术。在电子开关的控制下，阵元按一定的时序和编组受到发射脉冲的激励，发射超声，并按既定的时序和编组控制多阵元探头接收回声，回声信号经放大处理后输入显示器进行亮度调制。显示器的垂直方向（Y 轴）表示探测深度，水平方向（X 轴）表示声束的扫查位置。线阵探头的结构和线阵电子扫查的原理如图 2-19 和图 2-20 所示。

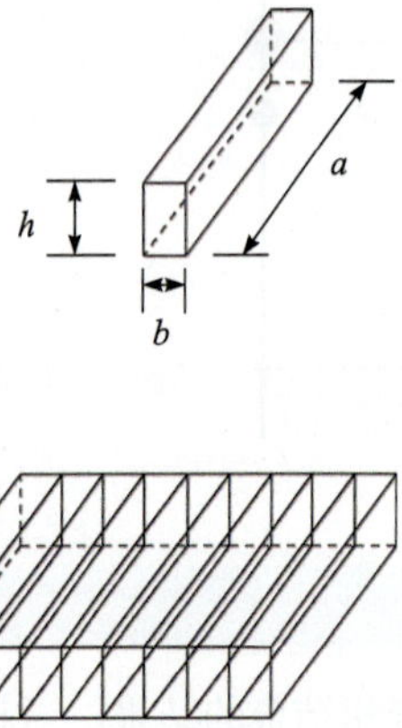

图 2-19 线阵电子探头结构

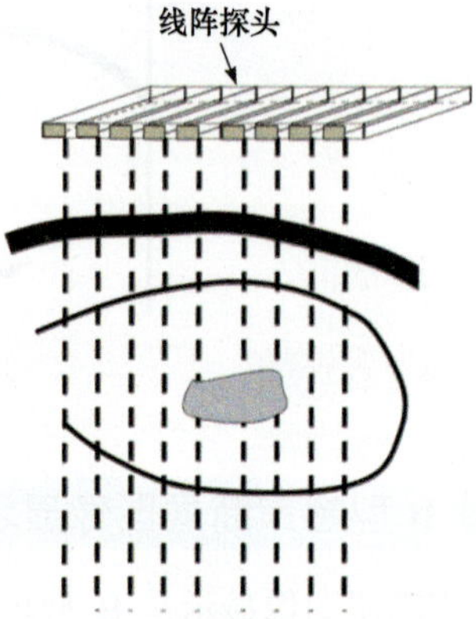

图 2-20 线阵电子扫查原理

相控阵电子扫查应用相控技术，对施加于线阵探头的所有晶体阵元的激励脉冲进行相控制，亦可以实现合成波束的扇形扫描。如图 2-21 所示，通过改变每个晶体阵元的激励脉冲的时序，可以改变合成波束的扫描方向，完成扇形扫描，因此，电子相控阵扫查也叫电子扇形扫查。且由于组成相控阵探头的阵元体积较小，声束很容易通过胸部肋间小窗口（肋间狭缝）在人体内作扇形扫描，得到视野宽阔的图像。用此技术实现波束扫描的 B 型超声波诊断仪称为电子相控阵扇形扫描 B 超仪。

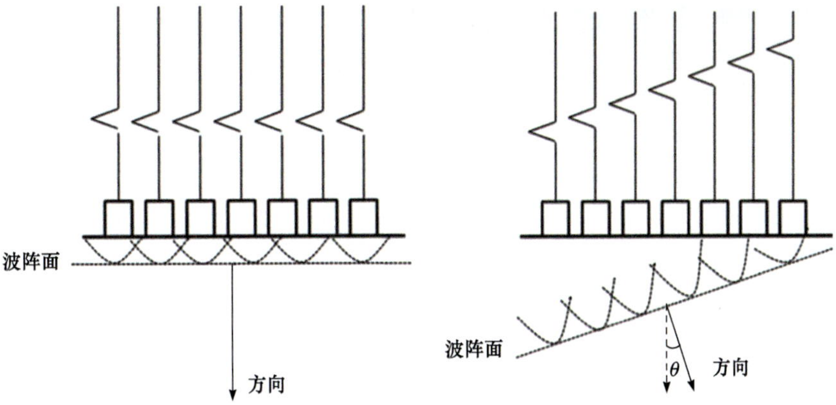

图 2-21　相控阵电子扫查

四、多普勒超声成像

（一）声波的多普勒效应

多普勒效应是由奥地利物理学家及数学家多普勒 · 克里斯琴 · 约翰在 1842 年首次发现并提出的。多普勒效应适用于所有类型的波，包括声波和电磁波。

声波的多普勒效应指的是当声源或接收端或两者同时相对于介质发生运动时，接收端收到的声波频率 f' 发生变化的一种物理现象。

$$f' = \frac{c \pm v\cos\beta}{c \mp u\cos\alpha} \tag{2-21}$$

式中，f' 是接收频率，u 是声源相对介质运动的速度，v 是接收端相对介质运动的速度，c 是声波在介质中的波速，α 是波源相对于介质运动方向与声源和接收端连线的夹角，β 是接收体相对于介质运动方向波源和接收体连线的夹角。分子中的“+”和分母中的“–”适用于声源和接收端相对运动的情况，分子中的“–”和分母中的“+”适用于声源和接收端背离运动的情况。

通常将由于多普勒效应引起的接收频率和发射频率（f）之间的变化 $f_d = f' - f$，称为多普勒频移。

（二）血液中的多普勒频移

血液中的多普勒频移如图 2-22 所示。

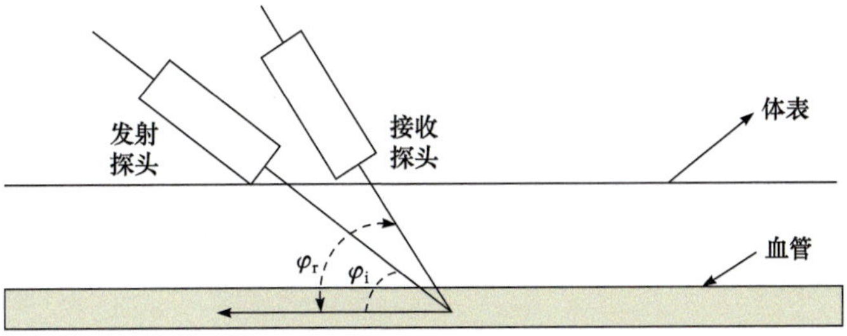

图 2-22　多普勒频移测量原理

由于血管内的血液是流动的，所以超声波声源与相对运动的血液间就产生多普勒效应。

用超声波测量血流速度时，超声波在传播过程中发生了两次多普勒效应：①当用超声探头发射超声波照射血管时，血液颗粒是运动的，而发射探头相对于血管里的血液颗粒是静止的，此时出现第一次多普勒效应现象；②当运动着的血液颗粒散射回来的超声波信号到达超声波接收探头时，接收探头相对于血液颗粒是静止的，此时则出现第二次多普勒效应。两次多普勒效应使得超声探头发射的频率和接收到的回波频率不一致，即存在一个多普勒频移（ f_d ）。

$$f_d = \frac{v}{c}(\cos\varphi_i + \cos\varphi_r)f_0 \quad (2\text{-}22)$$

式中，f_0 为发射频率，c 为介质中的声速，v 为血流速度。当超声信号的发射和接收用同一个超声探头来完成时，即 $\varphi_i = \varphi_r = \varphi$ ，则有

$$f_d = \frac{2v\cos\varphi}{c}f_0 \quad (2\text{-}23)$$

一般我们假定当血流方向朝向超声探头时，v 为正，多普勒频移 f_d 为正值，当血流方向背离探头时，v 为负，f_d 亦为负值，且 f_d 的大小和血液流动速度 v 成正比，所以，在用多普勒超声法测定血流速度时，可根据 f_d 的大小测定血液的流速，并由其正负值来判别血流的方向。

（三）多普勒超声成像诊断仪

多普勒超声成像诊断仪，即 D 型超声，是利用声波的多普勒原理，检测运动脏器和血液所产生的回波信号的多普勒频移信息，通过对这些信息进行分析处理，获得血流性质、方向、流速等信息，从而显示出人体内部器官的运动状态。

多普勒超声成像一般包括连续多普勒、脉冲多普勒和彩色多普勒血流图像。连续多普勒超声系统应用最早，其多普勒超声探头采用的双换能器结构，各自完成连续声波的发射和接收任务。连续多普勒超声具有灵敏度高、速度分辨力强等特点，血流速度较高时也能够测量，且连续超声波的探测深度不受限制。但所有运动目标所产生的多普勒信号混叠在一起，无法测定运动界面的具体位置，脉冲多普勒超声可以很好地解决这一问题。脉冲多普勒超声系统将脉冲回声技术和多普勒技术相结合，采用的收、发两用型的超声探头来发射和接收脉冲超声波信号，能够得到一维声束上的超声多普勒血流信息和运动界面的具体位置信息，测定简便，但测定血流速度的上限和最大探测深度会受到脉冲重复频率的影响。

彩色多普勒超声就是采用脉冲超声多普勒和 B 型超声混合成像的系统装置（即彩超），一般是用自相关技术对采集到的回波信息进行处理，获得速度大小、方向及方差信息，再将提取的血流信号经彩色编码后，以不同的色彩显示，并实时地叠加在 B 型超声二维图像上，即形成彩色多普勒超声血流图像。目前彩色多普勒诊断仪均采用国际照明委员会规定的彩色图，即以红、绿、蓝三种颜色显示血流的方向、速度及湍流程度。一般规定血流的方向用红色和蓝色表示，朝向探头的运动血流用红色表示，远离探头运动的血流用蓝色表示，而用绿色表示湍流血流。

这样得到的超声图像将血流信息实时显示在二维切面或 M 型图上，不仅可以展现解剖图像，还可以直观反映血流的途径及方向，明确血流性质，测量血流束的面积、轮廓、长度、宽度等，能够对心血管的疾病诊断提供具有一定价值的信息。

由此可见，彩超既具有二维超声结构图像的优点，又同时提供了血流动力学的丰富信息，实际应用受到了广泛的重视和欢迎，在临床上被誉为“非创伤性血管造影”。

第三节　高强度聚焦超声

超声信号具有良好的指向性和穿透性，除了应用于临床医学诊断，还可以用于临床治疗。超声治疗是医学物理疗法的重要组成部分。超声治疗是将超声波能量作用于人体内的病变部位，从而达到治疗和促进机体康复的目的。在这一过程中，探头辐射的声束宽度是设计研发超声治疗系统时要

考虑的一个主要因素，有效地减小超声束宽度可以降低、避免超声治疗过程中对正常组织的损害。为了减小声束宽度，一般需要对超声束进行聚焦，使聚焦声束在聚焦区有最大的强度，可以集中治疗肿瘤等组织，而又不至于损坏正常组织。

一、超声聚焦的原理

在医学超声工程的研究中，通常采用的是声透镜聚焦、声反射镜聚焦和利用曲面换能器发射直接聚焦等方式来产生聚焦声束。这里以声透镜聚焦为例介绍超声聚焦的原理。由于超声束具有良好的指向性，在对超声束进行聚焦时，可以按照光束传播的原理来进行。一般来讲由于超声波在透镜材料中的传播速度大于在透镜外液体或人组织中的传播速度，因此常用凹透镜实现声波的聚焦。平凹透镜聚焦的原理如图 2-23 所示。

可见，由于声透镜的聚焦能力，本来平行传播的超声波被汇聚到了一个点上，使声束的宽度大大减小，而能量更为集中。但是在实际应用中，超声束虽然具有良好的指向性，但是不能像光束一样完全汇聚于焦点上。实际上，经过声透镜聚焦后的超声波形成的是一个近似椭球形的聚焦区，简称焦区，如图 2-24 所示。焦区的尺寸与透镜的焦距、声波的波长（频率）和透镜孔径相关，随着超声频率的增加，焦区直径减小。实际应用时，希望获得较小的焦区直径（d），较大的焦距（F），从而得到既细又长的聚焦声束，因此，必须对晶片半径、波长和焦距作综合考虑，但不应使焦点处的超声强度超过安全的允许值。

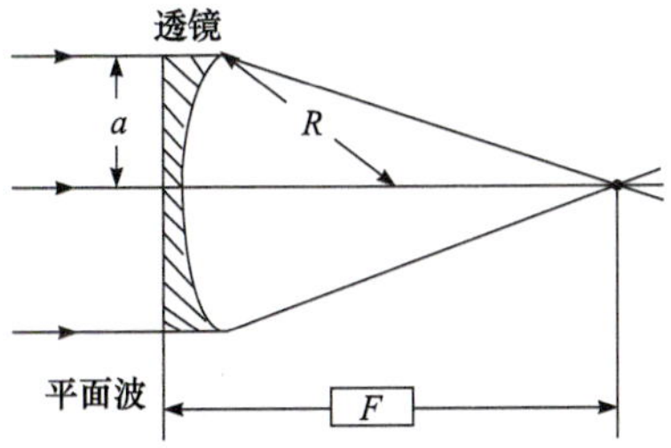

图 2-23　平凹透镜聚焦

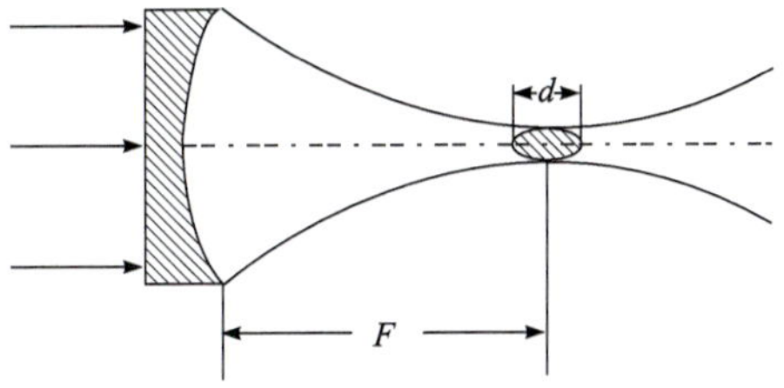

图 2-24　凹透镜聚焦

声透镜一般设置在超声换能器的匹配层前面，用于解决声透镜材料和压电晶片材料之间声阻抗失配问题，一般应把透镜做得尽可能薄，以便把吸收损耗减至最小，增强聚焦性能。

二、高强度聚焦超声的定义

经过多年的发展，目前超声治疗已经有了很大的进展，累积了相当数量的临床资料和经验，也出现了很多新的超声治疗技术，包括超声外科和高强度聚焦超声无创外科手术等。它们的出现和发展是超声治疗的一大进步，扩展了超声治疗可应用的领域，使超声治疗在当代医疗技术中占据了十分重要位置。

高强度聚焦超声（high intensity focused ultrasound，HIFU）是一种新型的超声治疗方法，它是在影像的引导与监控下，将较低频率的超声波以聚焦的形式汇聚于人体内靶组织形成焦区，利用焦区内密集的高强度超声能量在很短的时间内引起靶区温度升高至 56～100℃（高温效应），导致靶区内病变组织细胞凝固性坏死，凝固性坏死组织可逐渐被吸收或瘢痕化。在这一过程中，由于超声波具有良好的方向性和穿透性，当其穿过非治疗部位时，超声波携带的能量不足以对组织造成损伤，能够满足杀死病变组织又不伤及周围正常组织的要求，从而实现微创治疗的目的。

目前，HIFU 技术主要适用于治疗组织器官的恶性与良性实体肿瘤，同时扩展到了很多非肿瘤疾病。与传统的肿瘤治疗手段超声热疗相比较，HIFU 治疗机制与其有明显区别，HIFU 聚焦能够使靶区的温度瞬间升高到 60℃以上，从而直接凝固细胞蛋白，造成细胞组织凝固性坏死。且聚焦超声束焦区的形态、大小以及靶区组织对超声的作用等因素都会影响超声治疗的深浅度、组织损伤范围以及损伤程度。因此，要实现无创治疗的目标，需要对超声换能器的参数进行设置，以达到破坏靶向病变组织，而不损伤靶区周围正常组织的目的。超声热疗的作用区域温度一般为 40～45℃，当肿瘤升温至此温度范围内时，肿瘤组织会蓄积热度，由于肿瘤组织内部散热性差，无法带走肿瘤组织多余的热量，造成氧气与营养的输送障碍，导致肿瘤细胞因积热而死亡。

三、高强度聚焦超声的原理

HIFU 治疗的原理是将超声波进行聚焦后，穿透到人体内，通过一系列复合效应来消灭肿瘤组织。就像太阳光可以通过凸透镜聚焦一样，超声波也可以聚焦，而且可以安全地穿透身体，将能量密度较低的超声波汇聚至体内的肿瘤部位，利用焦点处超声波的热效应，在靶区形成 60℃ 以上的高温，导致蛋白质变性及组织细胞凝固性坏死或不可逆的严重损伤，从而达到治疗肿瘤的目的。此外，死亡的肿瘤细胞和组织释放出抗原，有可能激活机体的免疫系统，从而增强身体的免疫效应。

超声波的聚焦方式是 HIFU 治疗过程中的一项重要技术，目前 HIFU 技术主要采用自聚焦和相控聚焦两种方式。自聚焦方式一般采用曲面阵列的形式，即曲面换能器的方式。构成超声换能器的阵元以一定曲率的曲面排列，各个阵元产生的超声束沿直线传播汇聚于曲面的几何焦点，形成聚焦区，焦区的大小和方向与曲面阵列的曲率有关。相控聚焦方式则以电子聚焦的形式汇聚超声束，实现聚焦焦区的相控扫描，焦区细致精确。

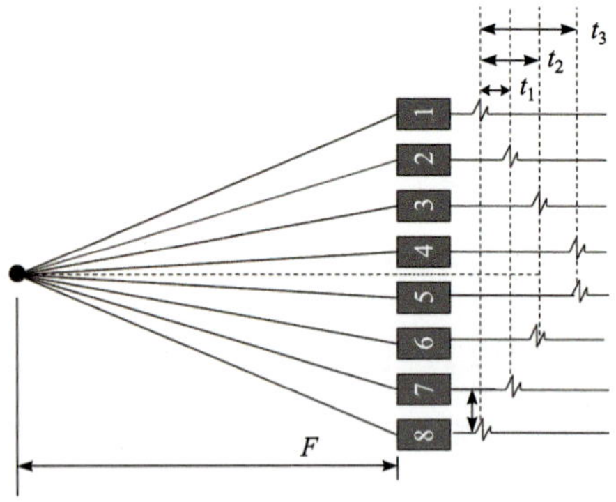

图 2-25　电子聚焦原理

电子聚焦，实质是对各阵元采用延时激励，即使每一个激励脉冲，经不同的延时后到达阵元，使得这些阵元发射的声场在某个既定的区域内，因相位在焦点处相同而产生相长干涉，而在另一区域里产生相消干涉，使各阵元发射的超声波在焦点处相位相等，声束能量在该处同相叠加增强，实现聚焦功能（图 2-25）。只要各个延迟线的状态保持不变，则产生的声束的焦平面位置不随时间改变，同时也可以通过改变各个延迟线的状态来改变声束焦区的位置，用以校正由于治疗目标移动引起的聚焦和定位误差。

第四节　常见超声效应及伪像

超声效应主要指由于超声在传播过程中本身具有一些比较复杂的物理效应，它经常会伴随在临床超声扫描中，由此可引起超声诊断图像伪差，即伪像，造成错误的诊断分析。常见的超声效应有很多，多与超声波的物理特性、仪器的调节等有关。

一、混 响 效 应

混响是在特殊情况下发生的衰减现象，即声源停止振动后，传播介质中某点仍然延续存在声波的现象，表现为声波在空间界面之间往复多次反射。

当超声束照射到平滑大界面时，会在界面发生反射现象，部分反射信号返回探头表面之后，又在探头的表面再次反射，第二次进入体内。由于第二次反射再进入体内的声强明显减弱，当大界面下方为较大液性暗区时，此微弱的二次图形会在第一次图像前壁的下方隐约显示，所显示的图形为大界面上方图形的重复。如果存在第三次反射，则第三次出现的图形位于第二次图像前壁的下方，更为暗淡。混响效应即在超声波扫查过程中，由于部分声能量在探头表面和界面之间来回多次反射，造成声信号多次进入体内，从而使回波信号延续出现的现象。混响效应多见于膀胱前壁及胆囊底、大囊肿前壁，可被误认为壁的增厚、分泌物或肿瘤等。

产生混响的原因主要有：①声波在少数界面空间往复多次反射引起衰减；②声源激起封闭空间媒质固有振动的自由衰减；③媒质的不均匀性所引起的散射。

二、振铃效应

超声束在人体内传播，当遇到一层薄薄的液体层，且液体下方有极强的声反射界面时，绝大部分的入射声波会在此界面发生反射而返回，在经过薄层黏液遇到前壁时，再被反射回来，如此来回往复多次。这种多次反射发生在一个薄层范围内，且随着反射次数的增加，声能量亦逐渐减低，这样，我们在声像图上就会见到长条状多层重复纹路分布的光亮带，这种现象即为振铃效应。振铃效应的光带常超越声像全长，抵达甚远处。

三、镜像效应

超声束在传播过程中遇到深部的镜面界面时，超声波在此界面产生镜面反射。当镜面反射波在离镜面界面较近的地方探测到一个靶标，如果反射波在此靶标处产生的靶标回声再按入射途径反射回探头，则此时声像图上在平滑镜面两侧会出现对称的两个回声图像，其中浅表一个来自靶标的直接回声图像，是实像，另一个较深的就为镜面深部与此靶标距离相等、形态相似的图像，是虚像。如图 2-26 所示，镜像效应亦可名为镜面折返虚像，表现为一个靠近镜面型大界面附近的病灶可同时在该界面的另一侧出现一个对称性的相似病灶图形。镜像效应必须在大而光滑的界面上产生，常见于横膈附近。一个实性肿瘤或液性占位可在横膈的两侧同时显示，较横膈浅的一处为实影，深者为虚影或镜像。

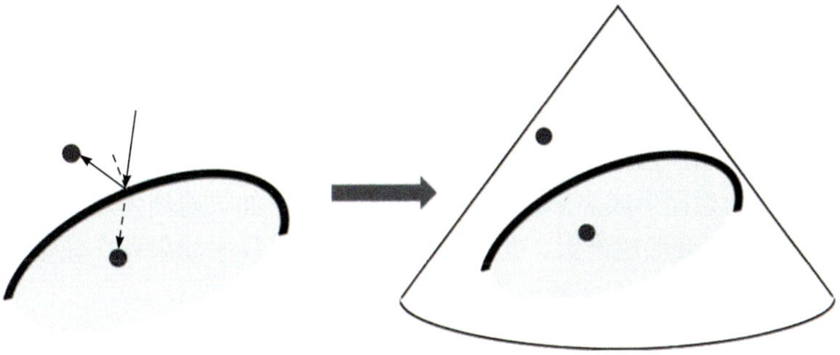

图 2-26 镜像效应

四、侧壁回声失落效应

超声波在传播过程中，如果遇到大界面，一般发生反射和透射，而回声反射的方向与入射的角度有关。当超声束入射角较大达到或超过临界角时，在大界面处会产生全反射，反射的超声束传播方向与入射方向完全不一致，故反射回波不能返回至声源的原有发射区，所以超声波虽然在该处的界面发生了反射，并有反射回波产生，但是超声探头未能接收到相应回波信号，从而无法在声像图上显示该界面，这一现象被称为回声失落现象，常见的是侧壁回声失落，如囊肿或者外周包以光滑纤维薄包膜的肿瘤。超声常可以清晰显示其稀薄的前后壁，但是侧壁不能显示。这就是由于声束在侧壁的入射角过大而产生侧壁回声失落，如图 2-27 所示，超声图像可清晰显示其前、后壁，但其侧壁边界模糊。一般来讲，可通过改变探头的扫查方向来减弱或者消除回声失落带来的伪像。

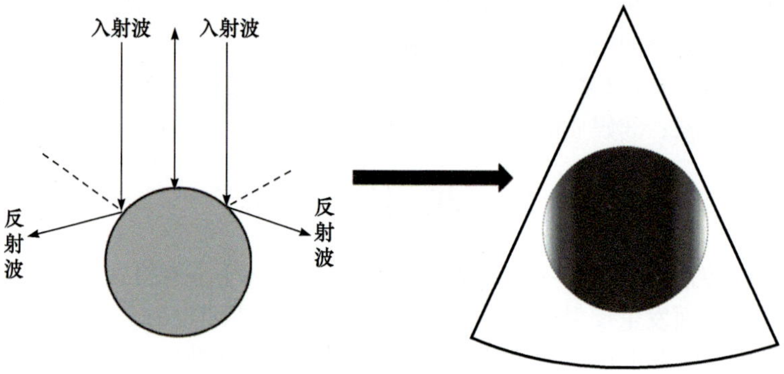

图 2-27 侧壁回声失落效应

五、后壁回声增强效应

在单次扫描成像中，当前方的病灶或器官的超声衰减比较小的时候，其后方回声强于同深度的周围组织，称为后壁回声增强效应。

后壁回声增强效应是在时间增益补偿系统下所发生的图像显示效应，其并不是指声能量在后壁由于其他物理效应有所增强。时间增益补偿是为了消除传输距离引起的超声衰减，而对不同深度的回波信号给予不同增益放大的一种信号处理技术，采用时间增益补偿调节是以“各种介质中超声的吸收衰减系数均匀一致”为假设来确定增益补偿参数的。但实际上，当某一区域的超声衰减系数比同深度的其他区域小时，如液区，则回声在该区域的补偿就会过大，形成“过补偿区”，其后壁亦因补偿过高而较同等深度的周围组织明亮得多，即后壁回声增强效应。此效应常出现在囊肿、脓肿及其他液性结构的组织后壁，一般来讲，利用后壁回声增强可鉴别液性组织和实质性组织。

六、声　影

在超声扫描成像过程中，组织或病灶后方所示的回声低弱或接近无回声的区域，叫作声影区。由于在声影区里检测不到回声信号，声影在超声图像上为探测不到的暗区。超声波在遇到线度比波长更长的物体时会产生衍射而形成声影，超声波在传播过程中如果遇到强反射组织或者吸收系数较大的组织（如骨骼）都可能会形成声影，也就是说超声传播路径中如果存在较强衰减体就有可能形成声影。一般可利用声影识别结石、骨骼等。

（冯元元）

第三章　超声检查技术

第一节　检查前准备

一、患者的准备

（一）心脏超声检查

经胸超声心动图：检查前患者无须特殊准备，避免剧烈运动；对于哭闹无法配合检查的患儿，可服用适量的镇静药物稳定患儿后再行检查。

经食管超声心动图：检查必须提前预约，患者应事先做一个经胸超声心动图检查，以便检查医生全面了解心脏情况，迅速了解病情，为经食管超声心动图检查提供针对性的信息。检查前 8～12 小时禁食，若患者紧张不安，检查当日清晨可口服适量的镇静剂，检查前半小时麻醉咽喉部。须配备抢救台车。

（二）腹部超声检查

上腹部检查：为减少肠道内容物和气体的干扰，检查宜在患者禁食 8～12 小时后进行，急诊例外。胆道系统的检查还需检查前一天清淡饮食。需要评价胆囊收缩功能（胆囊脂餐试验）或胆总管下段无法明确是否梗阻或梗阻原因不明时，应备用脂肪餐，在空腹检查完胆囊后进食脂肪餐，再行超声检查。胰腺或腹腔内深部病变的组织易受消化道内气体干扰，必要时患者应饮水充盈胃后行坐位或侧卧位检查。

下腹部盆腔检查：检查前患者需适度充盈膀胱。经腹壁检查女性盆腔时，应适度充盈膀胱。经阴道检查时，要排空膀胱。

对于哭闹无法配合检查的患儿，可服用适量的镇静药物稳定患儿后再行检查。

（三）浅表器官及外周血管超声检查

检查前患者无须特殊准备，充分暴露受检部位即可。检查前应避免造影及穿刺活检，以免造影剂及出血干扰影响诊断。

（四）经阴道、会阴部超声检查

该检查对于未婚妇女、处女膜闭锁、阴道畸形妇女不宜使用。检查前患者无须充盈膀胱，或使膀胱少量充盈以方便检查时进行子宫的定位。

（五）经直肠超声检查

检查前患者需排空大小便，或提前服用缓泻剂帮助排空大便。

（六）胃肠超声检查

检查前患者需禁食 8 小时，禁饮 4 小时以上，检查前一天清淡饮食，不宜食易产气或不易消化食物。胃肠超声检查应在 X 线钡餐检查或胃肠镜检查之前。肠道检查前应清洁灌肠，必要时检查当天行温盐水灌肠。

（七）造影、有创超声检查

需要提前预约，做好相关的准备，比如查血常规、出凝血时间及签署知情同意书等。

二、对操作者和环境要求

进行超声检查操作前，应详尽了解患者的相关病史、实验室检查及其他影像学检查等，必要时应与相关临床医生一起进行讨论。准备好超声设备，根据患者的检查要求，准备好相应的检查设备和探头。设备和患者都需要适宜的环境温度，因此，检查室应具备相应的控温装置，保证适宜的室内温度（25℃±3℃）。若进行经食管超声检查、超声造影检查或超声介入检查，检查前还应让患者或家属签署检查知情同意书，准备好抢救台车。若患者有暴露性伤口感染及出血，检查者还应注意避免交叉感染。

三、检查仪器的种类和选择

目前临床上使用的超声仪器大体有两类：①B 型超声诊断仪，俗称 B 超，通称黑白超声仪，以显示二维灰阶切面图像为主，可兼有 M 型超声或简单多普勒超声功能，包括脉冲多普勒（PW）和连续多普勒（CW）。后者因具有解剖结构形态学和血流动力学检测两种功能，故又称双功超声仪（duplex ultrasound system）。②彩色多普勒超声显像仪，即在二维灰阶切面图像的基础上，叠加彩色多普勒血流信号，能直观地显示血流时相、血流方向、流速和血流性质（层流或湍流）等，同时兼有 M 型、PW、CW 等多种功能，系目前功能最为齐全、最常用的超声诊断仪，大多数的疾病诊断选用该类超声仪。

四、探头的种类和选择

探头（probe），即超声换能器，是各类超声仪器的主要部件，在患者的体表或体腔内进行扫查的部件。医用超声探头种类繁多，有电子扫描式和机械扫描式（图 3-1）。前者包括线阵型（linear array）、凸阵型（convex array）和电子相控阵型（electronic phased array）；后者有机械扇形探头（mechanical sector probe）。电子相控阵扇形探头具有体积小而轻巧、分辨率较高、能同时显示两个或更多通道的 M 型图像等优点，适于在心脏超声仪中使用。线阵型近区视野较大，容易观察脏器之间的关系，常用于浅表器官扫查，但探头较大、操作不方便，且需较大声窗，不适宜作肋间探测。凸阵型探头的扇面扫查具有较大的近区视野，远区视野更大，探头与体表接触面较线阵为小，操作方便，适用于肋间和盆腔部分扫查，在腹部脏器检查中最为通用。几种常用探头的应用特点见表 3-1。

最常用的探头是经体表探查的各类探头。此外，还有根据某些临床特殊需要而设计的各种不同途径的超声探头，如穿刺式探头、各种腔内探头、术中探头和腹腔镜超声探头等。穿刺式探头是将探头的中央留一楔形槽用以放置穿刺针，也可设计成在探头的一侧附加穿刺支架作为引导装置，借助超声图像来指导穿刺和准确定位。腔内探头可把探头引向体腔，以便能靠近被检的器官，取得更为清晰的图像，提高超声对深部组织的诊断能力。目前已有经直肠探头、经阴道探头、经尿道探头和经食管探头等，扫查方式有机械式径向扫查和电子扫查两种。近年来随着高频的微型探头研制成功，腔内超声有了新的发展。一种微小的导管式超声探头（细径探头），频率为 20～40MHz，外径仅 2mm，不仅适用于血管腔，也可在许多非血管腔内使用（如胆管和胰管）。

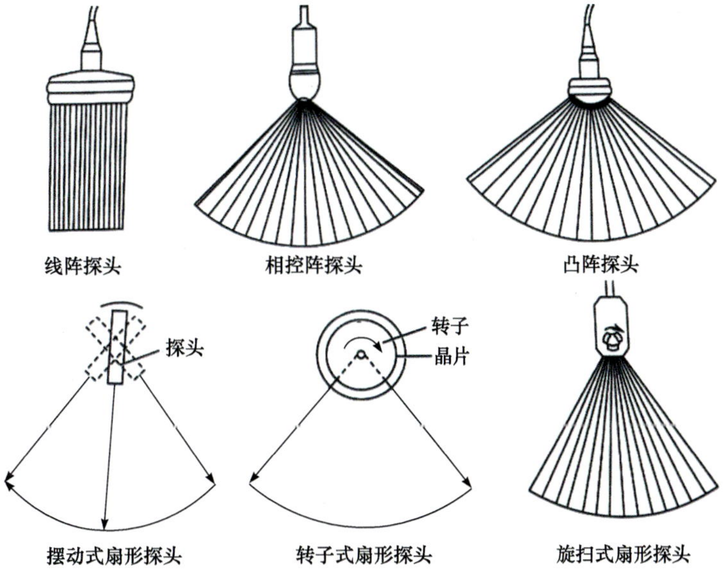

图 3-1　几种超声探头

表 3-1　几种常用探头的应用特点

应用特点	线阵型	凸阵型	扇形
与体表接触面	较大	较小	小
操作灵活性	较差	好	好
近区视野	较大	较大	小
适用范围	腹部、产科、浅表器官	腹部、妇产科	心脏

注：探头的频率与穿透力成反比，与分辨率成正比。成人心脏、腹部选用 2.5～5.0MHz；幼儿、新生儿心脏、腹部选用 5.0MHz 以上；浅表器官、组织选用 7.5～20MHz；血管内超声显像选用 30MHz

第二节　超声检查的基本手法与图像方位

一、检查方式与途径

（一）经体表探查

此为超声检查最常见检查方式，探头直接放置在患者的体表，对腹部、浅表器官、心脏、血管等进行扫查。

（二）体腔接触检查

体腔接触检查包括经食管超声心动图、经阴道超声检查、经直肠超声检查及经尿道超声检查等。探头经体腔探查时，可以克服气体或肥胖的干扰，另外探头的频率较高，图像质量较好，可以作为经体表探查的一种补充。

（三）血管内及心脏内探查

探头十分小巧，直径只有几毫米，位于导管的前端，通过穿刺血管进到目标血管和心腔，进行局部的探查。

（四）穿刺探查

超声探头可直视目标病灶和穿刺针的进针过程，准确引导进行穿刺活检或穿刺治疗。

（五）超声造影

经肘静脉注入超声造影剂，造影剂能进入脏器的微循环，通过超声可探查到造影剂在脏器或病变中的显影、清除时间及密度、达峰时间等多项指标，对判断疾病的性质有一定的帮助。

二、检查程序与操作方法

（一）了解病史

首先检查前尽可能地获取患者信息，如姓名、性别、年龄，掌握患者做该检查的适应证以及相关的临床资料，如临床症状、体征、实验室检查结果、检查历史以及其他相关影像学检查结果。超声检查应针对临床评估中的具体问题进行。

（二）合理应用耦合剂

耦合剂具有隔绝探头与皮肤之间空气的作用，有利于提高超声图像质量，检测前根据需要可以涂抹适量耦合剂。

（三）患者采取合适的体位

正确选择患者体位有利于对感兴趣区的良好显示，超声检查的受检者体位主要包括六种（图 3-2）。①仰卧位：脸朝上，背朝下平躺；②俯卧位：脸朝下，背朝上的平卧位；③右侧卧位：身体右侧朝下、左侧朝上侧卧；④左侧卧位：身体左侧朝下、右侧朝上侧卧；⑤右后斜位：仰卧位，并且身体左侧抬高；⑥左后斜位：仰卧位，并且身体右侧抬高。另外，在进行某些特殊检查时，需要患者保持特殊体位，如直立位和坐位也可以用于静脉功能不全等的血管超声检查及疝气检查。

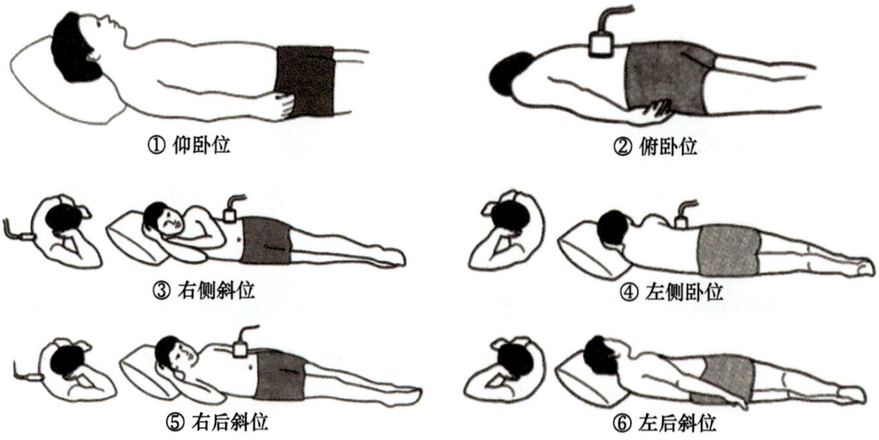

图 3-2　患者体位

1. 心脏　探头置于胸骨旁和心尖部检查时，受检者通常取左侧卧位或仰卧位；探头置于胸骨上窝检查时，受检者需要取垫高肩部的仰卧位；探头置于剑突下检查时，受检者需要蜷曲膝关节，放松腹部。

2. 外周血管　一般取仰卧位，检查上肢血管时头部适当抬高，腋动静脉的检查需要手臂呈“宣誓位”，手臂向外旋转与身体成45°；检查下肢血管时膝盖轻微弯曲，大腿外旋（图3-3）。

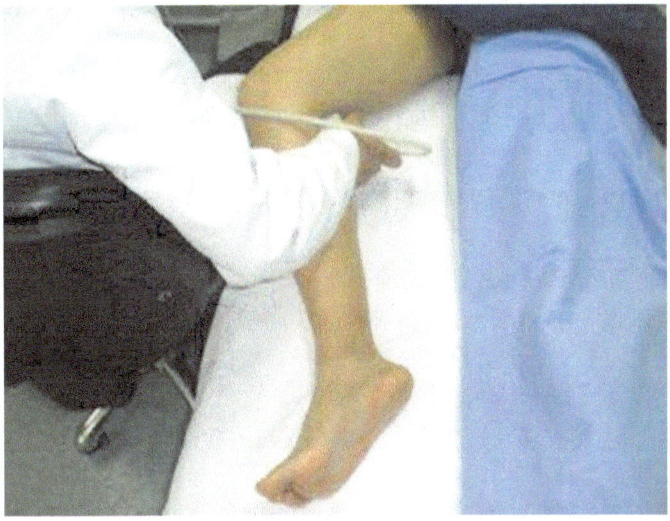

图3-3　检查下肢常见体位

3. 腹部脏器

（1）肝脏、胆道系统：一般将仰卧位与左侧卧位结合，仰卧位观察肝左叶和部分右叶，左侧卧位主要观察肝右后叶、肝门部结构以及右后叶膈顶处。

（2）脾脏：一般采取右侧卧位及仰卧位，并嘱患者配合深吸气后屏气检查。

（3）胰腺：一般取仰卧位，必要时可以嘱患者配合深吸气，肠气较多时，可以取左侧卧位检查胰头或右侧卧位检查胰尾。

（4）泌尿系统、腹膜后间隙、肾上腺等：一般取仰卧位检查，显示不满意时，可以取侧卧位或俯卧位。

4. 浅表小器官　一般取仰卧位。检查腮腺、颌下腺、舌下腺及颈部淋巴结时，头部后仰，抬高下颌。检查甲状腺时，颈后垫一小枕，使头略向后仰，充分暴露颈部。检查乳腺时，需要患者双手上举，充分暴露乳腺、腋窝及锁骨下区域。

5. 妇产科

（1）经腹超声检查：一般取仰卧位，孕中、晚期可根据胎儿体位调整孕妇体位。有时为了更好地显示子宫颈，可垫高孕妇臀部。

（2）经阴道、会阴超声检查：一般取截石位或仰卧位。必要时可以用枕头或者嘱受检者将双手握拳置于臀部后方以垫高臀部，利于盆腔内结构的显示。

（3）经直肠超声检查：一般取左侧卧位，左腿伸直、右腿屈曲，也可以采取截石位。

（四）检查操作

1. 心脏

（1）检查部位：一般包括胸骨旁区、心尖区、剑突下区、胸骨上窝等部位。

（2）常用切面：一般包括胸骨旁左室长轴切面、大动脉短轴切面、左室短轴切面，心尖四腔心切面、五腔心切面，胸骨上窝主动脉弓长轴切面及剑突下四腔心切面等。

（3）检查内容：确定心脏位置、心脏和内脏的位置关系，检查心脏解剖结构及血管结构有无异常，观察心腔内是否存在异常回声，评价心脏和大血管的血流动力学有无异常以及心脏收缩、舒张功能。

2. 外周血管 检查顺序从近端至远端依次检查。先使用二维超声显示动、静脉走行及结构，观察管壁及管腔内情况。再使用彩色多普勒超声观察管腔内血流充盈情况、血流方向和速度。最后使用脉冲多普勒，分段测量动、静脉血流频谱，观察频谱形态，测量血流参数。

3. 腹部器官

（1）肝脏：剑突下横断面及纵断面观察肝左叶、下腔静脉及门脉矢状部；右肋缘下斜切面观察肝右叶及第一、二肝门主要结构；右肋间斜切面观察右肝、肝动脉、门静脉及胆囊。

（2）胆道系统：行右肋弓下及右肋间扫查，观察胆囊大小、形态、胆囊壁是否光滑及囊腔内回声。行剑突下、右肋弓下和右肋间扫查，观察胆管走行及内径、管壁是否增厚以及管腔内是否有异常回声。

（3）胰腺：依次行剑突下纵切面及横切面扫查，观察胰腺、胰管及与周围结构的关系，必要时可以行左肋间扫查，以脾脏作为透声窗观察脾门区胰尾。

（4）脾脏：冠状切面上测量脾脏最大长径及厚径，横切面上测量脾脏宽径，CDFI 观察脾门处血管内径、血流速度以及脾脏内肿块的血流信号。

4. 浅表小器官 扫查浅表器官过程中，要进行纵切、横切及多个方位扫查，二维超声观察其形态、大小和回声，彩色多普勒超声观察其血流分布、方向和流速。若发现结节，观察结节形态、大小、血流并定量评价。

5. 妇科

（1）经腹超声检查法：首先观察子宫横断面及纵断面图像，并测量子宫径线以及宫内膜厚度。然后观察子宫两侧附件情况，测量卵巢大小。扫查过程中根据病灶灵活移动探头，改变扫查方向与角度，进行多切面扫查。当观察病灶与周围脏器的关系时，应充分利用探头加压、移动连续扫查、嘱患者改变体位等进行观察，以了解病灶的活动度及与周围脏器关系。

（2）经阴道、会阴、直肠超声检查：首先探头涂抹适量耦合剂后套上探头套，操作者手持探头，将其缓慢轻柔放入阴道、会阴或直肠内。然后，利用旋转、倾斜、抽送等手法对盆腔内结构进行纵切、横切及斜切面扫查，余同经腹部检查。

6. 产科 产科超声检查一般包括早孕期超声检查、中晚孕期超声检查等，不同级别、不同时期的产科超声检查内容及重点不同，具体内容见相关章节。

三、超声图像方位识别方法

（一）人体解剖学体位

人体常规的解剖学体位是直立位、足并拢、双手自然下垂于两侧、掌心及面部向前、面朝观察者。当超声医生应用方向术语描述解剖平面及检查区域时，都基于假定人体处于解剖学体位。共有三个标准的解剖平面，即矢状面、冠状面、横断面。

矢状面沿人体的长轴平面将身体分成左、右两部分。冠状面沿人体的长轴平面将身体分成前、后两部分，与矢状面相互垂直。横断面是人体与地面平行的平面，将人体分为上、下断面，横断面垂直于矢状面和冠状面。

另外，任何一个非矢状面、非冠状面和非横断面的断面，都称为斜断面。因为人体中许多结构不完全位于矢状面和横断面，如肾脏和胰腺。当超声扫查肾脏长轴时一般将探头置于人体的斜断面。

（二）解剖学体位的方向术语

上方（头端）：人体较上方的部分，近头部、朝向头部，有时指某结构的上方，或者较某结构位置更高的结构。

下方（足端）：人体较下方的部分，朝向足部的，或者指某结构的下方，或者较某结构位置更低的结构。

前方（腹侧）：在人体的前方，朝前的，或者某结构在另一结构的前方。

后方（背侧）：在人体的后方，朝后的，或者某结构在另一结构的后方。

内侧：朝向内侧的，或者在人体的内侧、某结构的内侧。

外侧：远离人体内侧或人体正中线，靠近侧方。

近端：邻近肢体的附着点或躯体主干或人体某部分的起源点。

远端：远离肢体的附着点或躯体主干或人体某部分的起源点。

浅表：朝向人体的表面，靠近体表。

深面：远离体表，靠近内部的。

（三）超声常用切面

矢状切面：声束扫查平面与人体长轴平行、与冠状面垂直的系列切面（图 3-4）。

冠状切面：声束扫查平面与人体长轴平行、与矢状面垂直的系列切面。

横切面：声束扫查平面与身体长轴垂直的系列切面（图 3-5）。

斜切面：不同于 CT 和 MRI，在实际超声扫查中，超声切面以不同部位和角度能获取组织、器官最清晰图像和最特征诊断信息为原则，根据探头位置结合声像图显示的器官回声特征识别其解剖切面，如沿胆囊长轴的切面等。

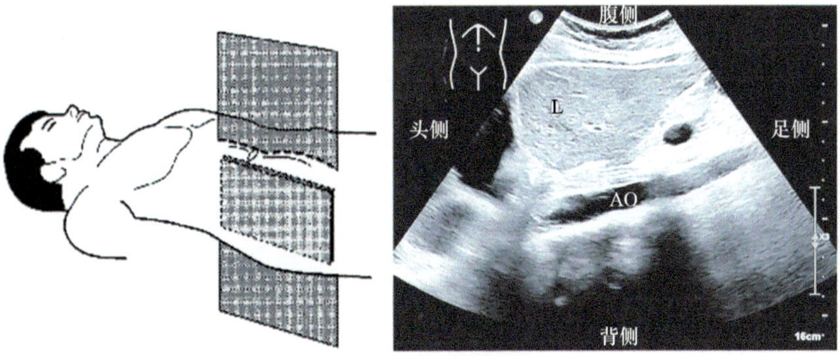

L：肝脏；AO：腹主动脉

图 3-4　经腹主动脉矢状切面

声像图左侧为头侧，右侧为足侧，近场为腹侧，远场为背侧

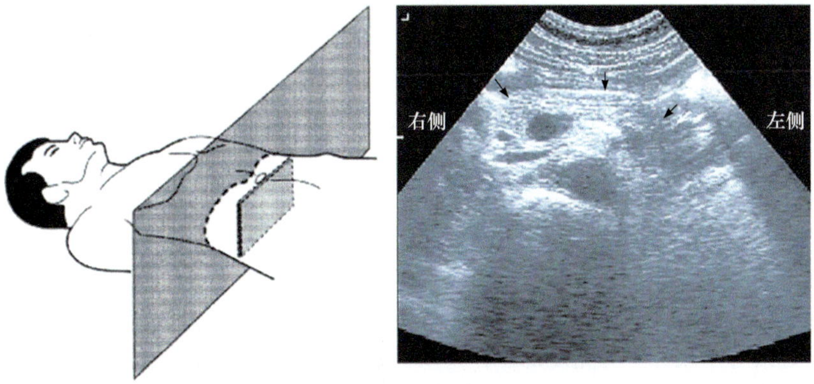

图 3-5　经胰腺横切面

声像图左侧为患者的右侧，声像图右侧为患者的左侧，箭头示胰腺

（四）显示器上图像方位认识

超声图像反映的是人体器官的切面解剖结构，图像方位与器官位置存在一定关系。探头的放置必须正确，才能够生成方位符合成像规范的正确图像。通常假定受检者面向观察者站立，因此患者的右侧对着观察者的左侧，反之亦然。若患者取仰卧位，观察者由足侧向上观察，则该方向原则同样适用。

所有探头在短轴侧都有一个方位标识。这个标识可能是一个压迹、凸起或者指示灯。当横断面扫查时，探头标识应该接近或指向患者的右侧，即将探头指示符置于器官或感兴趣区的9点钟方向，显示器上图像左侧显示右侧器官，图像右侧显示左侧器官。当矢状面扫查时，探头标识接近或指向患者的头部，即将探头指示符置于器官或感兴趣区的12点钟方向，显示器上图像左侧显示上方（头端）器官，图像右侧显示下方（尾端）器官。当冠状面扫查时，检查方法同矢状面。这意味着在矢状面和冠状面超声成像中，患者的头侧应该始终位于屏幕图像的左侧。无论是横断面、矢状面、冠状面扫查，还是斜断面扫查，显示器上图像从上至下，依次按探头接触部位代表由浅入深的各层组织结构。

第三节　超声图像（声像图）描述与图像分析内容

超声波入射人体组织后，遇到不同的声学界面发生反射或散射，反射或散射的能量被超声仪接收后按反射的强弱不同在显示器上形成不同的图像。

一、声像图的强弱命名与形态描述

超声诊断有自己的专业描述用语，专用语力求简洁、明了、统一与规范，做到简明、客观描述。超声诊断专业描述用语一般描述原则如下。

（一）回声强度释义

超声成像物理学原理是界面反射。回声（回波）强度在超声诊断装置上，如用波形的高低（振幅 amplitude）来表示，称为A型超声，如用辉度（brightness）来表示则称为B型超声。B型超声是用一个点（像素）的亮度来表示回声强度，称为辉度调制。回声强，像素亮；回声弱，像素暗，从最亮到最暗的像素亮度等级称为灰阶（grayscale）。灰阶由超声显像诊断仪内的存储容量决定，分为16级、32级、64级、128级及256级灰阶，目前使用最多的为256级。

（二）描述回声强度

在实际操作中，我们可以依据某一部分内的主要像素的明暗在灰阶上的相应位置来表示回声强度，使回声强度分级在一定程度上实现相对标准化。

1. 强回声（strong echo）　反射系数大于50%以上，回声强度接近或等于灰标的最亮部位，后方常伴有声影，如胆囊结石或各种钙化灶等。

2. 高回声（hyper echo，high level echo）　反射系数大于20%，回声强度介于强回声和中等回声之间，后方不伴声影，如正常肾窦或肝血管瘤（图3-6）。

3. 中等回声（medium echo）　又称等回声，正常成年人肝脏、脾脏实质回声一般为中等回声，其回声强度接近或等于灰标中等亮度部位，即灰标的中间部位。

4. 低回声　回声强度介于中等回声和弱回声之间，如肾皮质的回声（图3-7）。

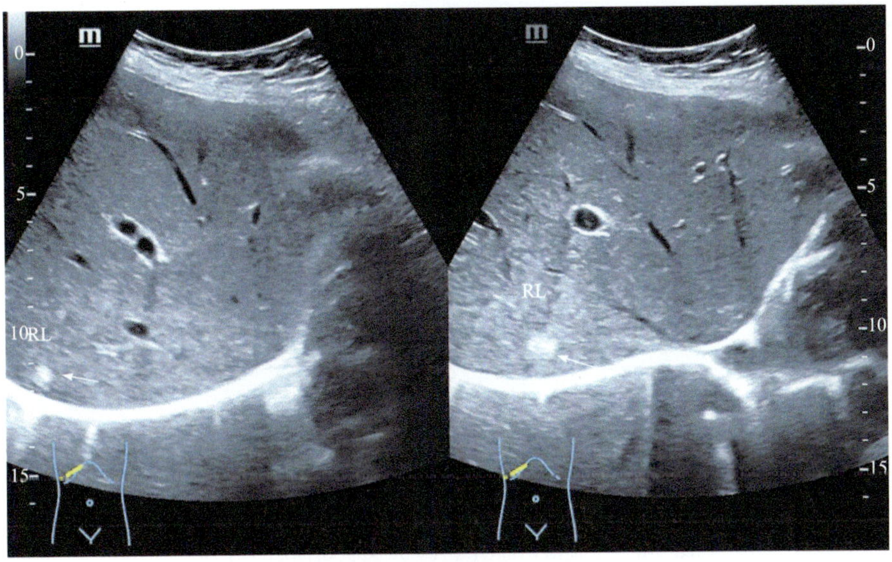

RL：肝右叶

图 3-6　肝脏血管瘤

肝右叶高回声结节（箭头），形态规则，边界清晰

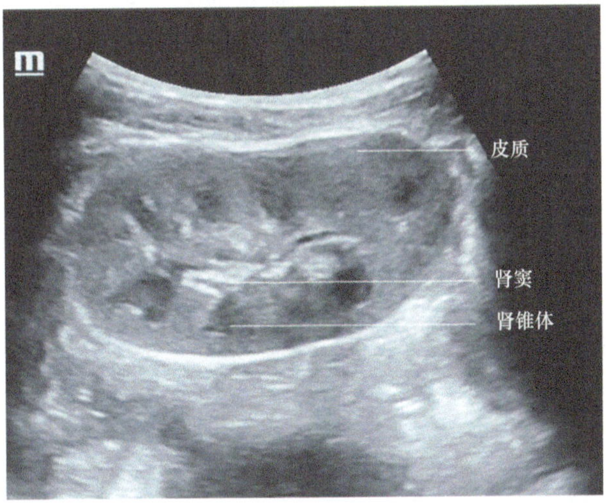

图 3-7　肾脏长轴切面图

肾皮质呈低回声，肾锥体呈弱回声，肾窦呈高回声

5. 弱回声　回声强度接近或等于灰标的最暗部位，开大增益，回声点（像素）增多，如肾锥体或正常淋巴结。

6. 无回声　均匀的液体内无声阻差异的界面，没有回波反射，增大增益也不出现噪声以外的回声，如正常充盈的胆囊和膀胱（图 3-8）。

此外，对某些病灶回声强度的描述，有时需要与病灶所在器官或部位的回声强度参照比较。如脂肪肝中的血管瘤，正常肝内为高回声的血管瘤在脂肪肝内可能是低回声或等回声，因此描述“肝脏呈弥漫高回声，其内可见与肝脏回声相等（或高于肝脏或低于肝脏）的回声区”较为客观妥当。

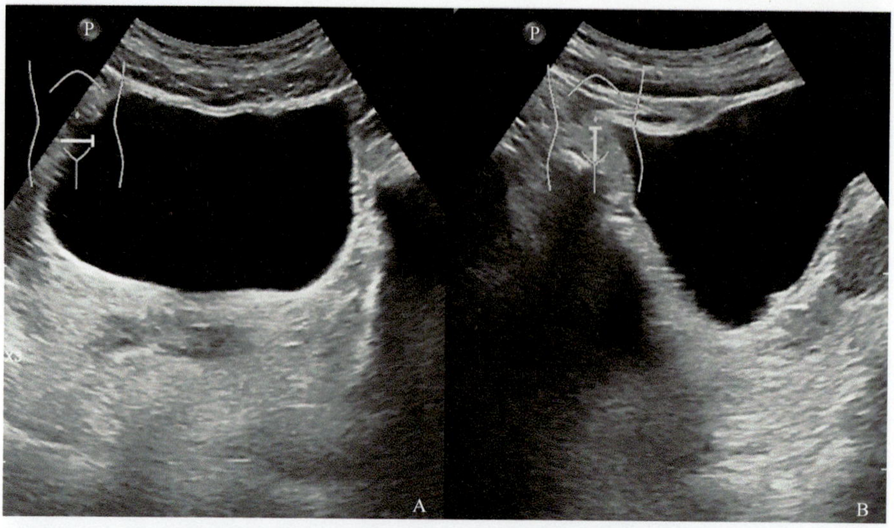

图 3-8　膀胱横切面图（A）及矢状切面图（B）

（三）描述回声形态特征

1. 点状回声　与仪器分辨力接近的直径很小的回声点，一般直径为 2～3mm。

2. 片状回声　通常指大于点状回声的不规则小片状或大片状回声，如胸腔积液、腹水为片状无回声区（图 3-9）。

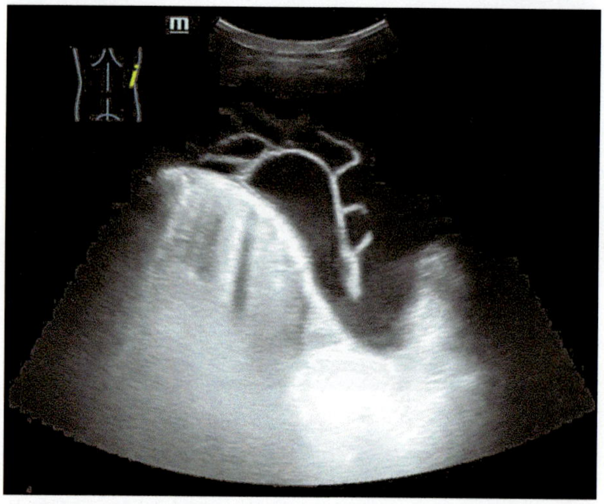

图 3-9　右侧胸腔积液

右侧胸腔内片状无回声区，内可见条带状分隔光带

3. 团块状回声　占据位置较大的实性组织的回声。形态可规则亦可不规则，可大可小。有学者认为大小介于 0.5～1.0cm 时称为斑块状回声。

4. 带状回声　形状似条带状的回声，细条带在积液或囊肿中者又称分割光带。

5. 线状回声　很细的回声线，如肝脏被膜。

6. 环状回声　显示圆形或类圆形的回声环（图 3-10）。

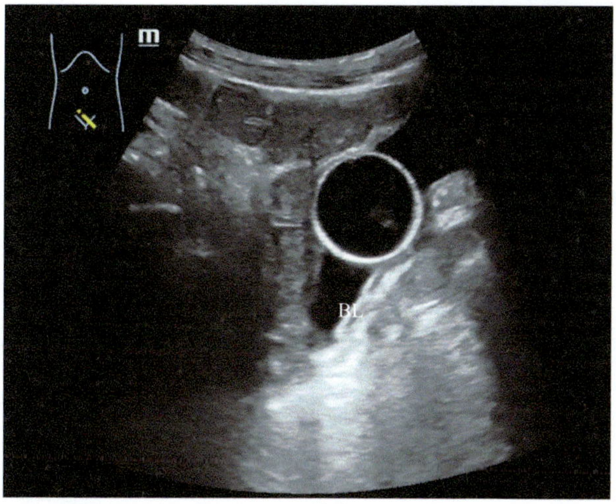

BL：膀胱

图 3-10 膀胱内尿管球囊声像图

（四）形象化描述回声形态特征

1. 牛眼征（bull's eye sign） 又称靶环征（target sign），小圆形中高回声，其周围有环状低回声带，中央可有液化坏死的低-无回声区，酷似牛眼形状。主要见于肝转移癌。

2. 结中结征（nodule in nodule sign） 为大结节中的小结节征象。在较大的肿瘤图像中有小的结节，边界清楚，回声可高可低，常见于肝脏恶性肿瘤。

3. 血管绕行（blood vessel moves round sign） 肝脏肿瘤中表现较为明显，肝内血管因肿瘤挤压，推移其正常走行方向（图 3-11）。

4. 晕征（halo sign） 位于肿瘤周围的低回声环带，多见于转移性肝癌（图 3-12）。

5. 提篮征（basket sign） 肝脏肿瘤彩色多普勒显像，肿瘤周围血管血流彩图形似花篮，对诊断肝癌有价值。

6. 彩色镶嵌征（mosaic sign） 彩色多普勒显像，血管狭窄区高速血流形成的色彩混叠伪差。

7. 双层回声（double layer echo） 又称双边征，指胆囊壁内出现的低回声带，系胆囊壁水肿所形成，常发生在急性胆囊炎、肝硬化失代偿期的胆囊壁（图 3-13）。

8. 彗星尾征（comet tail sign） 当声束遇到薄层强回声界面时，所产生的多重反射即混响，其特征是自强回声界面开始的逐渐内收并减弱的多条平行强回声线，酷似彗星的拖尾，见于体内气体、金属或胆囊胆固醇沉积症（图 3-14）。

9. 囊壁-强回声-声影（wall-echo-shadow，WES）征 特指胆囊充满结石的超声表现，表现为胆囊失去正常的形态与轮廓，胆囊内的无回声区消失，胆囊前壁呈弧形或半月形宽带状强回声，其后方伴有声影（图 3-15）。

10. 墨菲征（Murphy sign） 用探头压迫急性胆囊炎患者胆囊区，患者剧烈疼痛而吸气中止，其意义与体检出现墨菲征相同。

11. 重力转移征（gravity transfer sign） 液体中固体物随体位改变而移动的征象，如胆囊结石等。

12. 米老鼠征（mickey mouse sign） 在肝门区横断扫查时获得，下腔静脉为“米老鼠”身体，门静脉构成“米老鼠”的头，肝动脉为其左耳，肝外胆管为其右耳。米老鼠征可以帮助确认肝门区复杂结构，尤其有助于肝外胆管和肝动脉的鉴别。

13. 平行管征（parallel channel sign） 又称双筒枪管征（sign of double barreled gun），扩张的胆管与伴行门脉形成两个直径相似的平行管状回声，为胆道梗阻的征象（图 3-16）。

14. 通心面征（macaroni sign） 见于胆道蛔虫，虫体界面线状回声和体腔无回声带形成的图像，类似通心面。

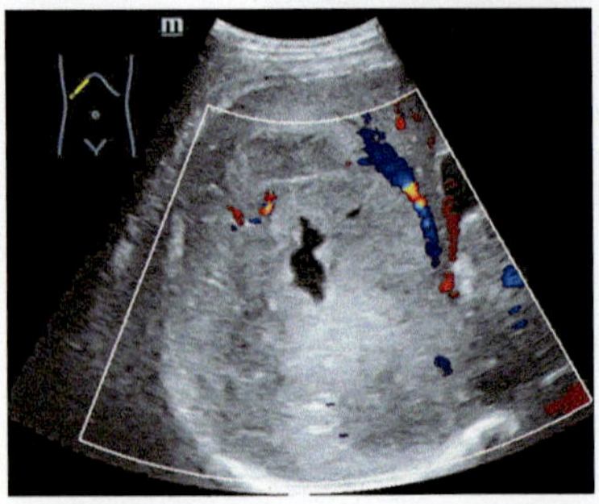

图 3-11 肝内血管受肝脏团块推挤

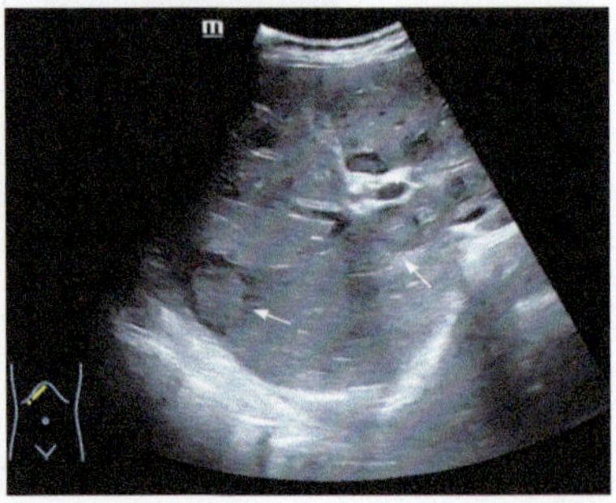

图 3-12 肝内多发结节晕征（箭头所示）

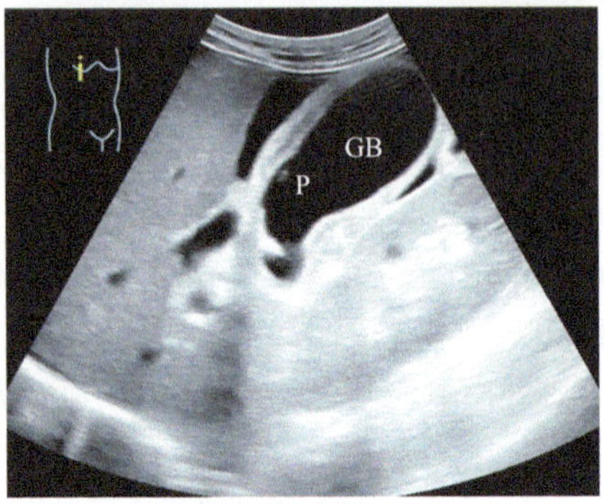

图 3-13 胆囊双边征

胆囊壁水肿、增厚，内壁可见息肉样病变（P），胆囊（GB）周围可见液性无回声区

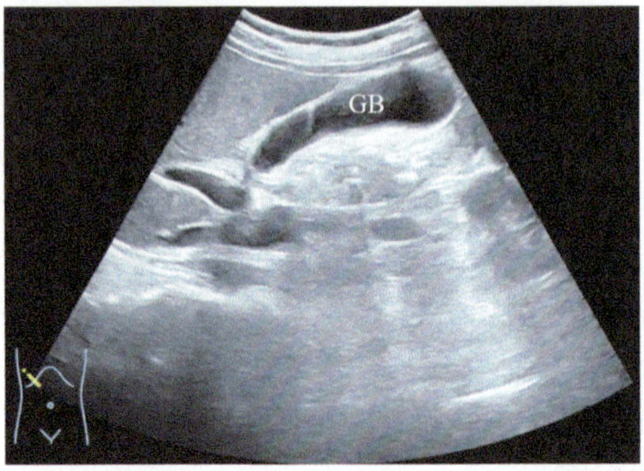

GB：胆囊

图 3-14 胆囊壁胆固醇沉积

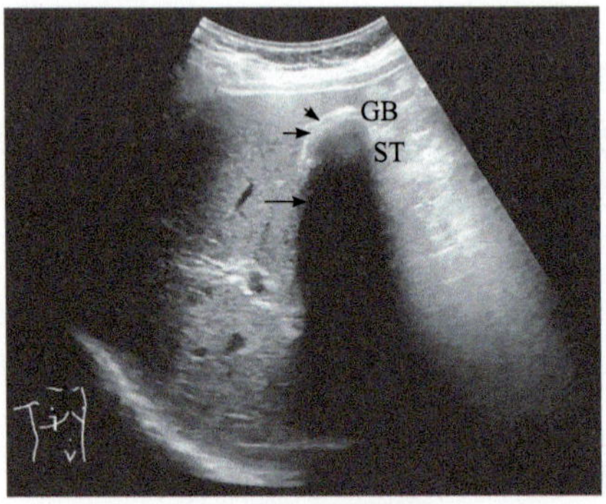

GB：胆囊；ST：结石

图 3-15 WES 征

胆囊窝内正常无回声的囊腔消失，胆囊壁增厚（短箭头），出现宽大的弧形回声（中箭头），其后方伴有明显声影（长箭头）

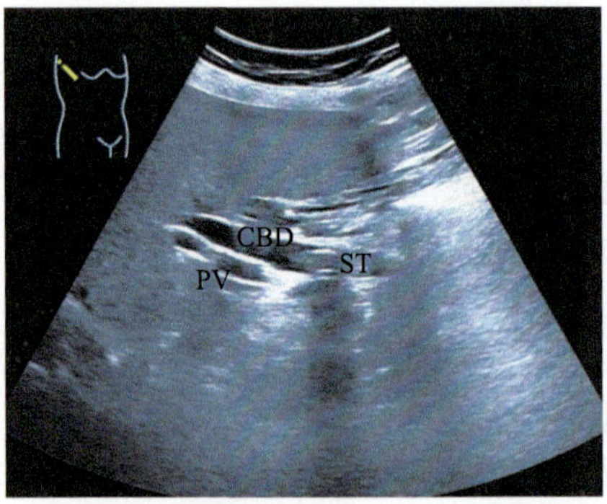

CBD：胆总管；ST结石；PV：门静脉

图 3-16 平行管征

胆总管结石梗阻引起胆总管扩张

15. 假肾征（pseudo-kidney sign） 指较厚的低回声环包绕强回声，类似肾脏的图像，多见于胃肠道肿瘤（图 3-17）。

16. 脂液分层征(fat-fluid level sign) 肿物内含有液态脂质和积液，油脂在上，液体在下，构成脂-液平面反射征象。多见于囊性畸胎瘤等。

17. 肝肾分离征(kidney separated from liver sign) 正常人肝脏和右肾紧邻，当出现腹水时，可出现肝肾分离征象（图 3-18）。

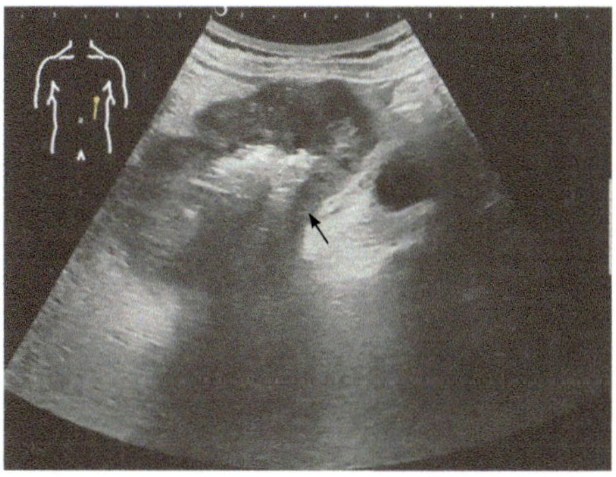

图 3-17 假肾征

增厚的低回声肠管壁（箭头）包绕强回声肠腔气体

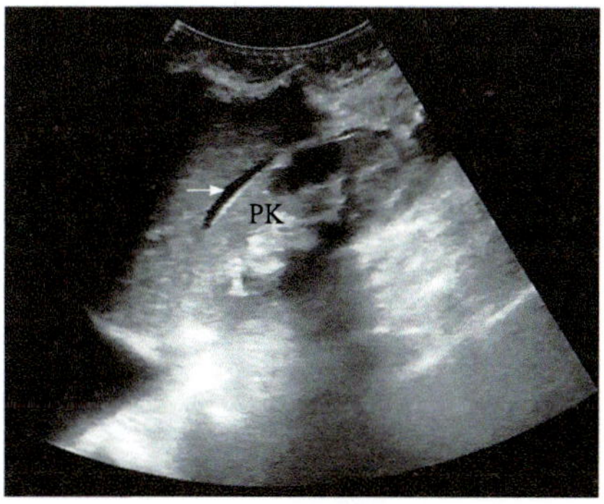

RK：右肾

图 3-18 肝肾分离征

肝肾间隙可见细条状液性暗区反射（箭头）

二、声像图分析内容

观察分析超声声像图时，首先要了解切面方位，认清所包括的解剖结构，分析以下内容。

1. 位置、形态、大小 脏器是否在正确的解剖位置探及；脏器形态轮廓是否正常，体积大小有无改变。若有肿块，定位解剖位置，观察形状，并测量其大小。

2. 边界、边缘回声 肿块有边界回声且显示光滑完整者为有包膜的证据，无边界回声或回声模糊粗糙、边缘不规则的多为无包膜的浸润性病变。此外，边缘回声强度也需仔细评价，如某些肿块周边环绕一圈低回声带或高回声边缘。观察病变的边界和边缘，在鉴别病变性质以及了解肿瘤生物学活性等方面均有一定价值。

3. 内部结构特征 可分为结构正常、正常结构消失、界面增多或减少、界面散射点的大小与均匀度以及其他不同类型的异常回声等。

4. 后壁及后方回声 由于人体各种组织（包括病变组织）对声能的吸收衰减不同，表现为后壁与后方回声的增强效应（enhancement effect）或减弱。如衰减系数高的纤维组织、钙化、结石或气体等后方形成“声影”，而衰减系数低的液性病灶如囊肿或脓肿，其后方回声增强。另外某些衰减较大、质地均匀的实质性病灶如淋巴瘤，内部可表现为低-无回声，在声像图上类似液性病灶，但无后壁及后方的回声增强，以此与囊肿等鉴别。

5. 周围组织回声、背景组织回声 当实质脏器出现占位性病变时，可使病灶周围回声改变，如膨胀性生长病变周围回声可呈较均匀性增强或血管推挤移位；浸润性生长病变周围回声强弱不均或血管走行中断。肝脓肿边缘与正常组织之间出现从高回声向正常回声过渡的灰阶梯度递减区。

6. 与周围组织的关系 正常器官的毗邻关系固定，并构成特定的声像图断面。器官病变常波及毗邻组织，产生压迫、移位、浸润等。毗邻关系的变化对判断病变的存在及程度具有重要价值。

7. 量化分析 包括测量病变所在位置、数目、范围、大小等，测量其径线、面积、体积和时间距离四种基本时空度量。

8. 功能测量 根据声像图上的形态改变、活动、搏动等，进行生理功能检查分析。如利用脂餐试验可观察胆囊的收缩功能；排尿后残尿量测定推断尿路阻塞和膀胱排空功能；心脏的各种复杂功能测定等。

9. 血流分析 多普勒超声图像分析主要包括定性观察（血流状态分析）和定量评价（血流动力学和心肌力学分析）。重点观察心血管血流的状态、方向、速度及性质，并定量分析。

（顾　鹏）

第四章　浅表小器官疾病的超声诊断

第一节　眼　　球

一、眼的解剖

（一）眼球壁

1. 外层　由角膜和巩膜组成，角膜占其前 1/6，巩膜占其后 5/6。外层由纤维结缔组织构成，又称纤维膜。

2. 中层　为眼球血管膜，又称葡萄膜、色素膜，含有丰富的血管和色素。虹膜、睫状体、脉络膜共同构成眼球壁的中层。

（1）虹膜（iris）：位于血管膜的最前部，呈圆盘状，与睫状体相连。虹膜中部有一小孔为瞳孔（图 4-1）。

（2）睫状体（ciliary body）：位于虹膜与脉络膜之间，前与虹膜相连，后与脉络膜以锯齿缘分界。睫状体的切面呈三角形，环绕在晶状体的赤道部。

（3）脉络膜（choroid）：色素丰富，为血管性结构，位于血管膜的后部，始于锯齿缘，向后经过视神经孔，最后覆盖眼球后部。由于脉络膜主要由血管构成，血管的多少影响其厚度，前部最薄处约 0.1mm，向后逐渐变厚。

3. 内层　为视网膜，前与锯齿缘相邻，外与脉络膜相邻，内为玻璃体，后极部边界清晰的淡红色圆盘为视神经乳头，即视盘（optic papilla，optic disc）。视网膜是由神经组织构成的极薄的透明膜。视网膜神经纤维于视神经乳头处汇集，穿过巩膜筛板。黄斑（macula lutea）位于视网膜上，于视神经乳头颞侧，为一小凹陷，称黄斑中心凹。黄斑中心凹为视网膜视觉最敏锐的部位。

（二）眼内容物

1. 晶状体（lens）　位于虹膜与玻璃体之间的髌状凹内，由晶状体悬韧带与睫状体相连固定。晶状体由晶状体囊和纤维组成，形似双凸镜的透明体。晶状体直径为 9～10mm，厚度为 4～5mm，30 岁之后中央逐渐形成晶状体核。

2. 玻璃体（vitreous body）　为充满眼球后玻璃体空腔内的透明胶体，约占眼球的 4/5，由玻璃体界膜、玻璃体皮质、中央玻璃体、中央管及玻璃体细胞构成，没有血管和神经。正常的玻璃体超声扫描时为广阔的无回声区，反之，有异常的玻璃体超声扫描会有回声反射。

3. 房水（aqueous humor）　是充满眼前房和眼后房的透明液体，睫状突无色素上皮细胞分泌产生的房水可维持眼压，营养角膜、晶状体和玻璃体，对眼结构的完整性和光学透明性有保护作用。

（三）眼眶

眶内组织包括眶脂肪体、视神经、眼外肌、泪腺、眶骨壁，均可用超声探查观察到。眶脂肪体位于眶壁和眶软组织之间的间隙。视神经是由视网膜神经节细胞的神经纤维汇集成视神经乳头，再穿过巩膜筛板出眼球所形成。眼外肌由 4 条直肌和 2 条斜肌组成，帮助眼球的运动。泪腺位于泪腺窝内，附着于眶骨膜上。眶骨壁容纳眼球及组织，形似尖端朝后、底朝前的四边锥体形。

（四）眼部血管

眼部血管包括动脉系统和静脉系统。其中动脉系统包括眼动脉、视网膜中央动脉、睫后长动脉和睫后短动脉。眼动脉是颈内动脉第一分支，视网膜中央动脉由框内眼动脉发出，与视网膜中央静脉在视神经内相伴而行。睫后长动脉和睫后短动脉均由眼动脉发出，睫后短动脉供应视网膜外层，睫后长动脉主要供应眼前节。

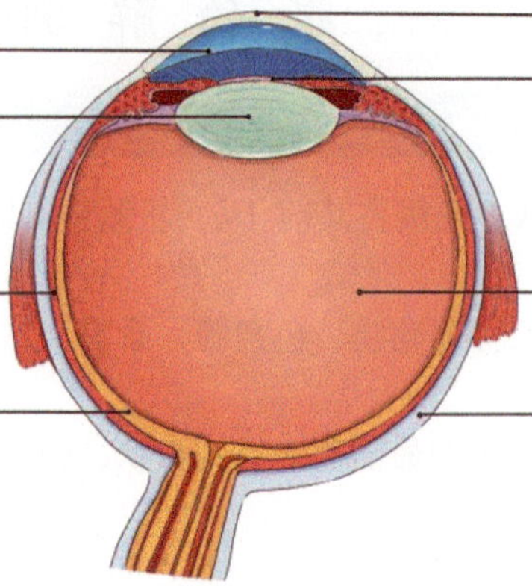

图 4-1　眼球的解剖图

二、超声探查方法及正常声像图表现

（一）超声检查技术

1. 患者准备　检查前需通过询问病史、阅读病历了解患者的基本病情，与患者沟通交流消除其紧张、恐惧心理，使患者配合医生的检查，如平稳呼吸、减少瞬目等。有重点地对眼球进行检查。

2. 体位　一般为仰卧位检查，特殊情况下可以采用坐位检查。

3. 仪器　一般使用高频线阵探头、仪器内置的小器官条件即可，但需降低发射功率、尽量缩短多普勒检查的时间。目前，临床应用于眼科的检查方法为 B 型超声、彩色多普勒超声等。

4. 检查方法

（1）二维超声检查方法：首先将仪器的增益调整至最高，以免将细小的病变遗漏，一般依照如下顺序进行扫查：①横切扫描，即从穹窿部开始，将探头置于角膜巩膜缘，得到上方眼球后极部的图像，向下移动探头，依次得到眼球后极部、赤道部、周边部的图像。应用相同的方法分别对眼球的下方、鼻侧、颞侧进行检查；②纵切扫描，如果应用横切扫描有异常发现，或者有不能详尽观察的盲区，可以进行纵切扫描。旋转探头 90°（与横切扫描相垂直），同样自角膜缘向穹窿部移动探头，观察病变的情况；③轴位扫描，即将探头置于眼球中央，得到自角膜顶点至视神经的眼球图像为轴位图，可以明确病变与视神经、黄斑之间的关系。

（2）彩色多普勒超声检查方法：作眼球的轴位切面，在视神经的两侧找寻类似英文字母“S”形的粗大血管即眼动脉。视神经的低回声区内可以发现红蓝相间的血流信号，即视网膜中央动脉和视网膜中央静脉。在视神经的两侧可以发现单一颜色的条带状血流信号，为睫后短动脉。

（二）眼球的正常超声表现

1. 二维超声声像　由于线阵探头检查面积较大，一般在一个切面可以将眼球自周边到后极部完全显示，由前往后具体超声声像表现见图 4-2：①角膜呈圆弧形带状回声；②前房为半球形无回声区，虹膜为对称的带状回声，中央区局限性的回声缺如为瞳孔；③晶状体囊呈类椭圆形中强回声，皮质一般为低回声；④玻璃体为无回声区，与眼球壁之间界线清晰；⑤球壁为类圆形带状强回声，与玻璃体的回声形成明显的对比。

2. 彩色多普勒超声声像　眼眶内的血管可以观察到视网膜中央动静脉和睫后短动脉（图 4-3）。

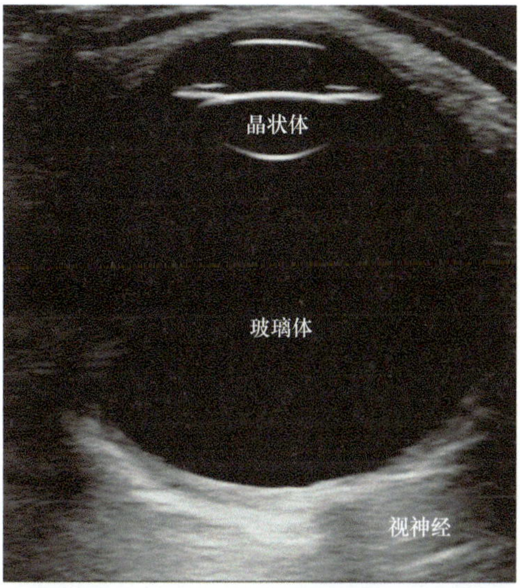

图 4-2　正常眼球二维超声声像图

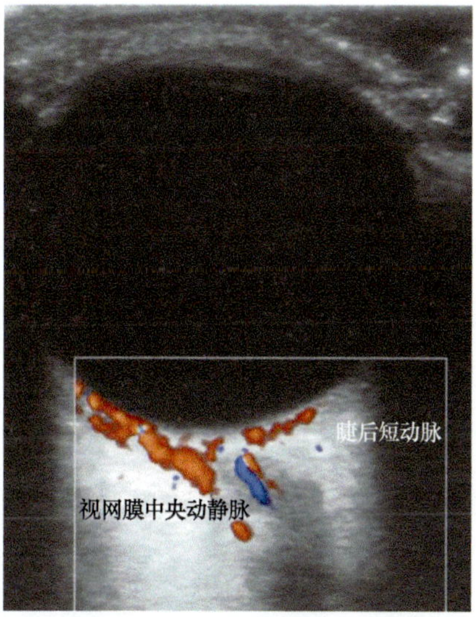

图 4-3　眼眶血管超声声像图

三、眼　疾　病

（一）眼外伤、眼异物

1. 眼外伤　是眼科临床上的常见病和多发病，指眼球及周围附属器受到外界伤害引起的病理性改变，眼睛暴露于体表，在各类直接或间接暴力作用下易发生外伤，可能引发严重的后果。高频超声对于眼部的诊断分辨力较强，是近年来用于临床诊断眼外伤的主要诊断技术。

2. 眼异物

（1）病因、病理及临床表现：眼异物（foreign body）是眼外伤中较常见的一类疾病，占眼外伤的 2%～6%。异物伤中最多见的为金属异物，其中磁性异物占 78%～90%。眼内异物常伴有玻璃体积血、视网膜脱离、白内障、眼球壁穿孔等并发症。多数病例需要借助于影像学检查及二维超声等方法寻找异物。

（2）超声表现：异物因与眼内组织存在较大声阻差异，所以均与眼组织构成强反射界面，在超声探查时常需降低增益，使眼部正常结构模糊或并发症不明显，异物回声更加清晰可见。声像表现为①异物表现出眼球内的强回声，后方伴彗星尾征；②形态不同的异物表现出不同的声像；③彩色多普勒超声显示异物处可探及五彩镶嵌血流信号（图 4-4）。

（3）超声诊断价值：超声检查不受屈光介质影响，对 X 线不能发现的低密度异物、眼内多发性异物亦能清楚地显示。对于玻璃体内异物还可进行磁性试验，了解异物性质及活动幅度。超声能够很好地显示眼内异物与眼球壁的位置关系。

（二）晶状体病变

（1）病因、病理及临床表现：晶状体混浊也称为白内障，为晶状体囊受到损害而引起内部蛋白质改变，先天性、老年性、外伤性等各种原因均可引起晶状体混浊，是致盲的首要原因。临床上可分为先天性、老年性、并发性、外伤性等多种类型白内障，以老年性白内障多见。

（2）超声表现：见图 4-5，可以分为核性混浊、皮质混浊、完全混浊（多为白内障成熟期）三种，典型图像可呈双同心圆征。

1）核性混浊：晶状体中心部有强回声，其周边部为无回声或弱回声。

2）皮质混浊（晶状体周边部混浊）：晶状体周边部可见强回声，中心部无回声。

3）完全混浊：可见椭圆形强回声，厚 4～6mm。

（3）超声诊断价值：白内障患者晶状体的不透明会影响临床对眼内和眼底的检查，而超声不受此影响，因此超声可以为能否成功进行白内障手术提供依据。

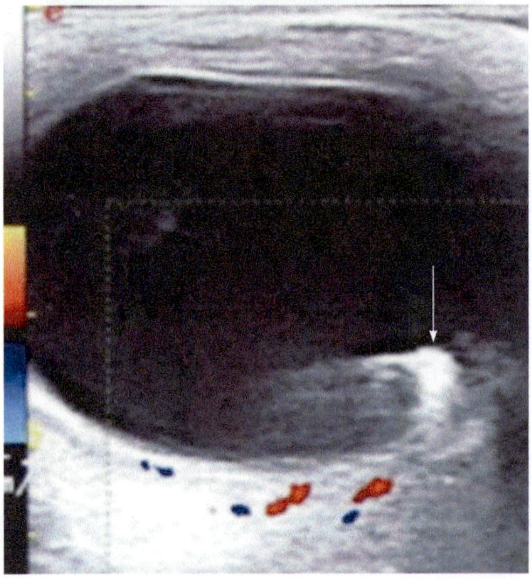

图 4-4　右眼眼内异物声像图

箭头示异物

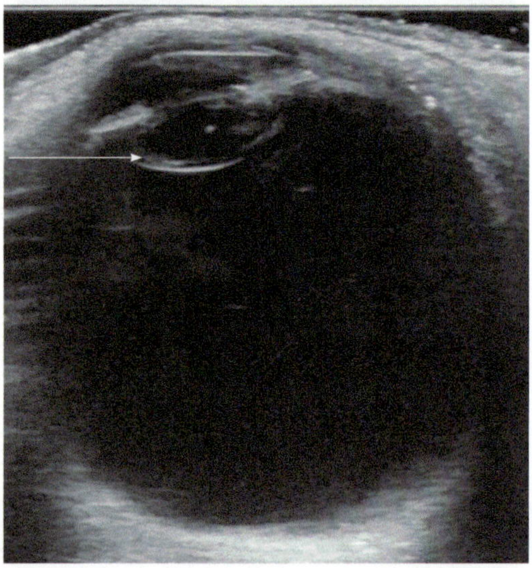

图 4-5　白内障-晶状体混浊声像图

箭头示白内障-晶状体混浊，核性混浊与皮质混浊混合存在

（三）玻璃体积血

（1）病因、病理及临床表现：玻璃体积血（vitreous hemorrhage）为眼外伤或视网膜血管性疾病所致的常见并发症。多种原因所致的血管破裂，血液流出并积聚于玻璃体腔内均可形成玻璃体积血。临床表现为黑影漂浮，视力下降。

（2）超声表现

1）二维超声：少量的玻璃体积血表现为玻璃体局部点状弱回声，大量的玻璃体积血可以充满整个玻璃体，分布一般与出血的位置有关，也可均匀分布在玻璃体内（图 4-6）。点状回声不与眼球壁回声紧密相连，运动试验和后运动试验均阳性。

2）多普勒超声：由于玻璃体内的积血有轻微的流动性，但其流动的速度尚不足以引起多普勒效应，所以在玻璃体积血时病变内无异常血流信号发现。

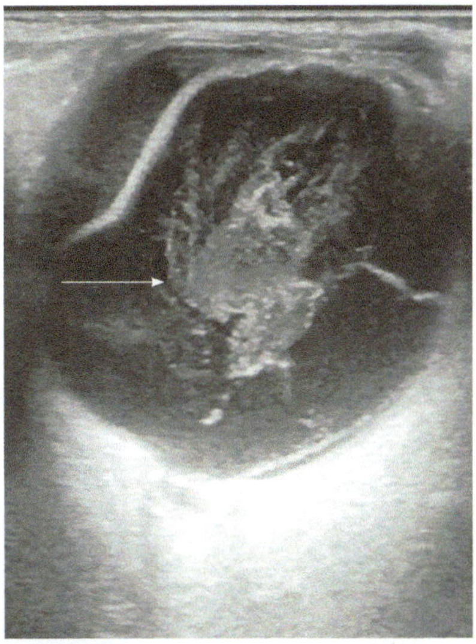

图 4-6　玻璃体积血声像图

箭头示玻璃体积血时局部点片状弱回声

（3）超声诊断价值：超声检查不受屈光介质影响，可以清晰显示玻璃体内病变，从而为临床的诊断和治疗提供可靠依据。

（四）视网膜及脉络膜疾病

1. 视网膜疾病

（1）视网膜脱离

1）病因、病理及临床表现：视网膜脱离（retinal detachment）是视网膜的色素上皮细胞层与神经上皮层之间的分离，两层细胞之间积聚液体。病因通常分为原发性和继发性两大类。原发性视网膜脱离分为部分性和完全性脱离。多发生于中老年，尤其是高度近视眼患者。继发性视网膜脱离多由于肿瘤或炎症、出血机化后形成牵拉引起牵引性视网膜脱离。临床表现多有“飞蚊症”或眼前漂浮物，某一方向有闪光感，眼前阴影遮挡且与脱离的视网膜区域相对应。视网膜脱离累及黄斑区时可表现为显著的视力减退，眼内压多偏低。眼底检查可见脱离的视网膜变为蓝灰色、不透明，视网膜隆起呈波浪状，其上有暗红色的视网膜血管。

2）超声表现

Ⅰ. 局限性视网膜脱离：表现为玻璃体内条带状回声，较薄而整齐，凹面向前，一端与视神经乳头相连，另一端与周边部的眼底回声相连。带状回声表面光滑，有轻度运动，运动的方向一般和相邻眼球壁回声相垂直（图 4-7）。

Ⅱ. 完全性视网膜脱离：如果同一切面的视网膜全部脱离则表现为类“V”形条带状回声，其尖端与视神经乳头相连，两端分别与周边（锯齿缘）球壁回声相连（图 4-8）。

Ⅲ. 彩色多普勒超声检查：显示带状回声上可见与视网膜中央动脉、静脉相延续的血流信号，且频谱形态与之完全相同（图 4-9）。

3）超声诊断价值：超声检查不仅可以明确视网膜有无脱离、了解脱离程度，还可以借助 CDFI 表现与脉络膜、机化膜、玻璃体后脱离等疾病相鉴别。尤其对于屈光间质混浊的病例，超声检查对临床诊断治疗有较大的帮助。但是继发性视网膜脱离形态多样，诊断有一定困难，需要多种检查手段联合应用。

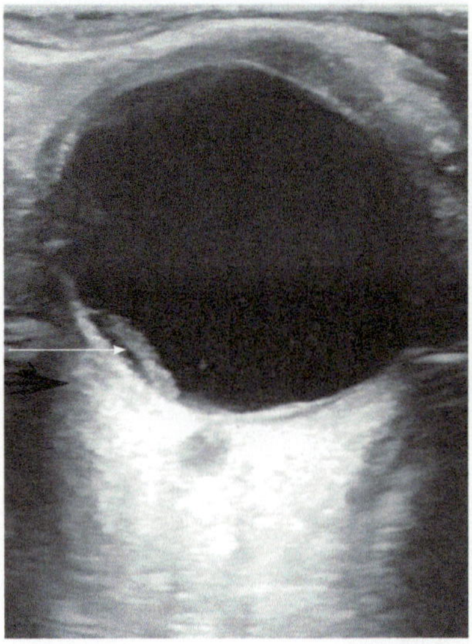

图 4-7 局限性视网膜脱离二维超声声像图

箭头示脱离的视网膜

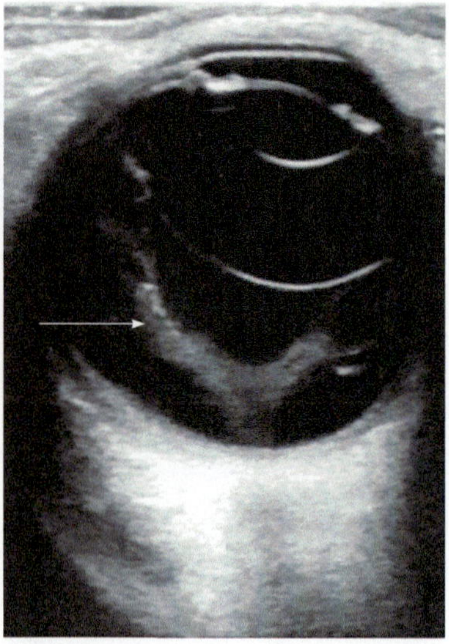

图 4-8 完全性视网膜脱离二维超声声像图

箭头示脱离的视网膜

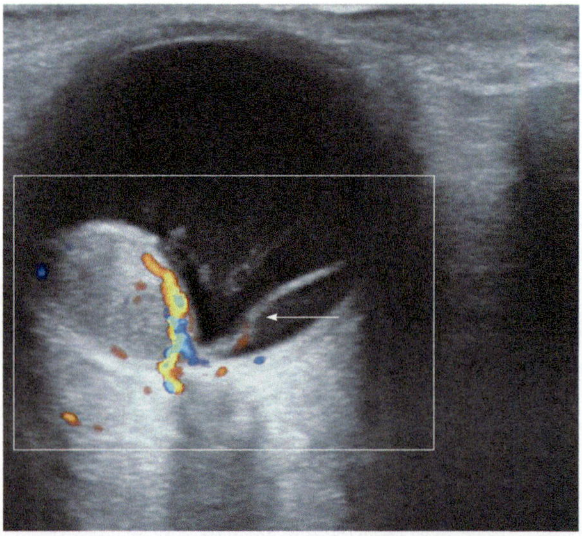

图 4-9 视网膜脱离彩色多普勒超声声像图

脱落的视网膜上可见视网膜中央动脉、静脉血流，箭头示脱离的视网膜

（2）视网膜母细胞瘤

1）病因、病理及临床表现：视网膜母细胞瘤（retinoblastoma，RB）是儿童时期最常见的眼内恶性肿瘤，严重危害患儿的生命和视力，多发生在 5 岁以内，10 岁以上发病者很少，可分为遗传型和非遗传型两类，约 40%的病例为遗传型，为常染色体显性遗传，约 60%的病例为非遗传型，为视网膜母细胞突变所致。早期只有黑矇和瞳孔区反光，俗称熊猫眼征。当肿瘤继续长大，可使眼压增高、头痛，甚至可导致死亡。初诊以白瞳征及斜视者居多。

2）超声表现：眼球轴径正常或稍增长，视网膜局部增厚隆起，病变图像具有以下特征。①可见一半圆形或类圆形的肿块，自眼球壁向玻璃体腔隆起，较大肿瘤可占据整个玻璃体腔，可以是单一病灶或多发病灶；②肿块边界清楚，有的光滑连续，有的表面有凹陷；③肿瘤内回声较为复杂，70%～80%的病变内可探及不规则形斑块状强回声，即“钙斑”；④继发改变：视网膜母细胞瘤常继发玻璃体混浊、视网膜脱离和青光眼；⑤彩色多普勒超声显示瘤体中可以发现与视网膜中央动脉、静脉相延续的丰富的红蓝相伴行的血流信号，呈树枝状、条状或斑点状（图 4-10）。

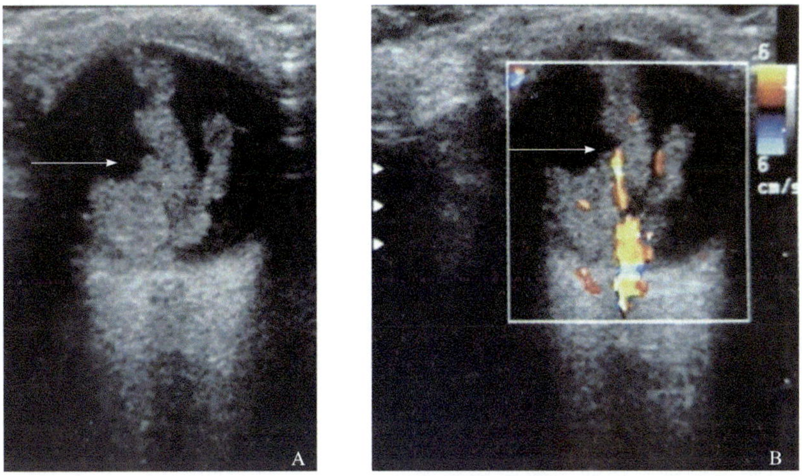

图 4-10 视网膜母细胞瘤超声示意图
箭头示肿瘤；A 为视网膜母细胞瘤的二维声像；B 为视网膜母细胞瘤的彩色多普勒超声声像

3）超声诊断价值：超声对视网膜母细胞瘤的诊断及鉴别诊断有非常重要的临床意义，尤其是对因屈光间质混浊而影响眼底检查或合并视网膜脱离等继发改变，临床难以诊断的非典型病例，更具有独特的应用价值。对于该病治疗效果评价亦有很大帮助，尤其对需保留视力的患儿，在治疗中可动态观察病变大小、形态、内部回声及血流信号变化等，以判断疗效，随时调整治疗方案。

2. 脉络膜疾病

（1）脉络膜脱离（detachment of choroid）：由于脉络膜血管内皮细胞结合疏松，仅靠少量结缔组织和单层内皮细胞的窦腔连接，如在外界因素的作用下，血管外压力突然下降导致血浆大量渗出，积聚于脉络膜上腔即可发生脉络膜脱离。

1）病因、病理及临床表现：脉络膜脱离多见于外伤性眼病或眼内手术后，也可见于巩膜炎、葡萄膜炎等炎症疾病和眼局部循环障碍性疾病。眼底检查在眼底周边部可发现灰褐色或棕黑色环形隆起，边缘清晰，表面的视网膜正常无脱离。一般患者的视力下降不显著，通常可在 1～2 周自行消退，但如果脱离时间长，痊愈后眼底检查可见颗粒状或斑驳状色素改变。

2）超声表现

Ⅰ. 轴位切面上可以探及至少两个条带状回声，一般在眼球的周边部，与眼球赤道附近的球壁回声相连（图 4-11）。

Ⅱ. 带状回声的凸面相对，其下为无回声区。

Ⅲ. 类冠状切面上可以探及多个弧形带状回声，有多个点与眼球壁回声相连，形态类似“花瓣”状，即花瓣征阳性。横切面上脱离的脉络膜呈双带状回声，但可能不与球壁回声相连。

Ⅳ. 彩色多普勒显示脱离的脉络膜上有较丰富的血流信

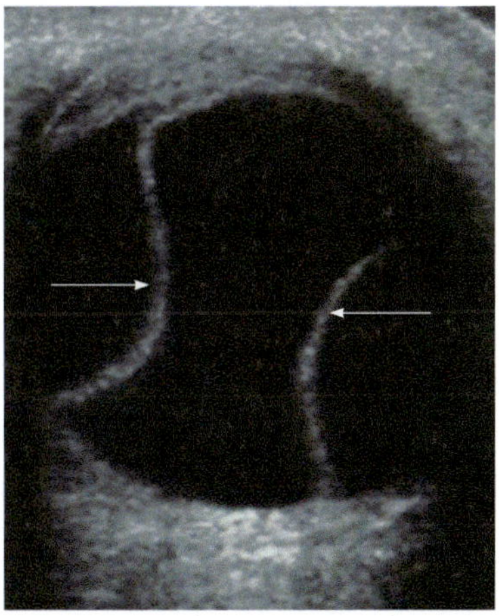

图 4-11 脉络膜脱离超声示意图
箭头示脱离的脉络膜

号，频谱呈低速动脉型，与睫后短动脉的血流频谱特征相同。

3）超声诊断价值：由于脉络膜脱离一般继发于眼外伤或眼内手术之后，且患者一般没有显著的视力障碍，因此在诊断上存在一定困难。超声检查通过结合其特殊的形态改变和血流特点一般可以得到准确诊断，对疾病的诊断和治疗有极大的帮助。

（2）脉络膜黑色素瘤（choroidal melanoma）：是由恶性黑色素瘤细胞组成的肿瘤，其组织发生于脉络膜基质内的黑色素细胞。

1）病因、病理及临床表现：临床表现与肿瘤位置和大小有密切关系。位于眼球周边部的肿瘤或体积小的肿瘤早期症状不明显；位于后极部或黄斑区的肿瘤可表现为视力下降、视野缺损和玻璃体内漂浮物。典型的病例可突破Bruch膜（布鲁赫膜，即玻璃膜）和视网膜的色素上皮层，从破裂处沿视网膜下生长成蕈状。

2）超声表现（图4-12、图4-13）

Ⅰ. 半球形改变：肿瘤未穿透Bruch膜时病变的形状。病变位于视网膜下，呈半球形平坦状。

Ⅱ. 蕈状病变：为肿瘤突破Bruch膜后所形成的典型表现。病变为典型的蘑菇状，即头膨大，中央有缩窄区，基底较宽大，边界清晰。当肿瘤表面覆有完整的视网膜时，病变的边缘光滑。病变内部回声不均匀，以中低回声为主。由于肿瘤边缘血管呈窦样扩张，因此声像图上前缘回声强，后方回声逐渐减少，接近球壁形成无回声区，即所谓“挖空”（acoustic quiet zone）现象。如果肿瘤所在部位的脉络膜被瘤细胞浸润，形成局部无回声区，呈盘状凹陷带，称为脉络膜凹（choroid excavation），约65%的病例可探及这一典型特征。

Ⅲ. 彩色多普勒超声显示肿瘤的内部和肿瘤的表面均可探及丰富的血流信号。血流频谱表现为单纯动脉型血流频谱，与睫后短动脉的血流特征相同。

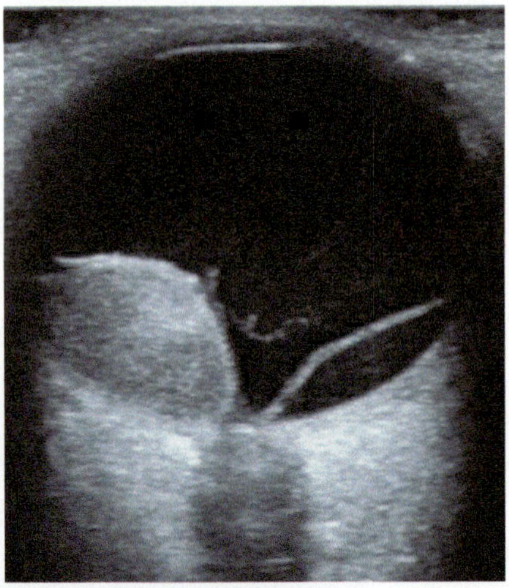

图4-12 脉络膜黑色素瘤的二维声像图

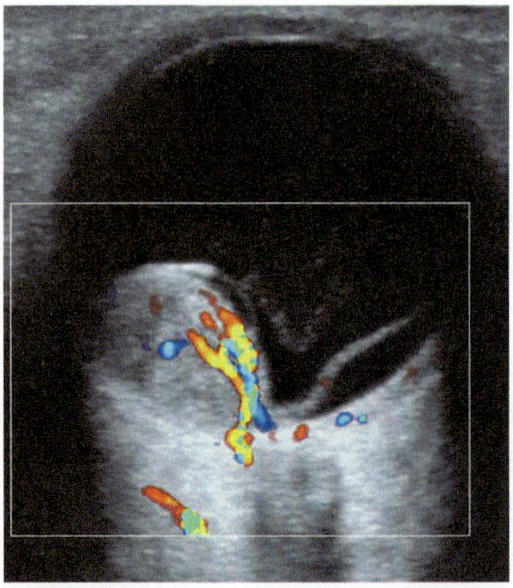

图4-13 脉络膜黑色素瘤的彩色多普勒超声图

3）超声诊断价值：对于脉络膜黑色素瘤，手术切除不是最终的目的，如何能够做到既治疗肿瘤又保存患者的有效视力才是治疗的目标。应用超声检查可以及时了解病变的性质、内部回声变化及准确测量病变的大小等，为保存视力治疗提供帮助。此外，对于病变内血流信号的观察也是了解治疗效果很好的指标。

（五）眼肿瘤

眼眶海绵状血管瘤（cavernous hemangioma）是成人最常见的眼眶原发性良性肿瘤。

（1）病因、病理及临床表现：病因不明，主要见于成年人，平均发病年龄接近40岁。主要临床表现为轴位眼球突出，无自发性疼痛，晚期可引起视力下降和眼球运动障碍。如肿瘤原发于眶尖时，早期即可出现视力下降；肿瘤位于眶前部时可触及光滑、有弹性的肿物。肿瘤由充满血液的管腔构成，间隔为纤维结缔组织。

（2）超声表现（图4-14）

1）二维超声：海绵状血管瘤主要位于肌锥内，呈圆形或椭圆形，边界清楚、光滑，一般不与眶内正常结构粘连，除非肿瘤原发于眶尖。肿瘤包膜完整，显示为边界清晰的占位病变，内部回声较强，且分布均匀。在超声检查时用探头压迫眼球可致肿瘤体积变小。

2）彩色多普勒超声：显示肿瘤内血流信号不丰富，部分病例的肿瘤内部可探及点状血流信号。

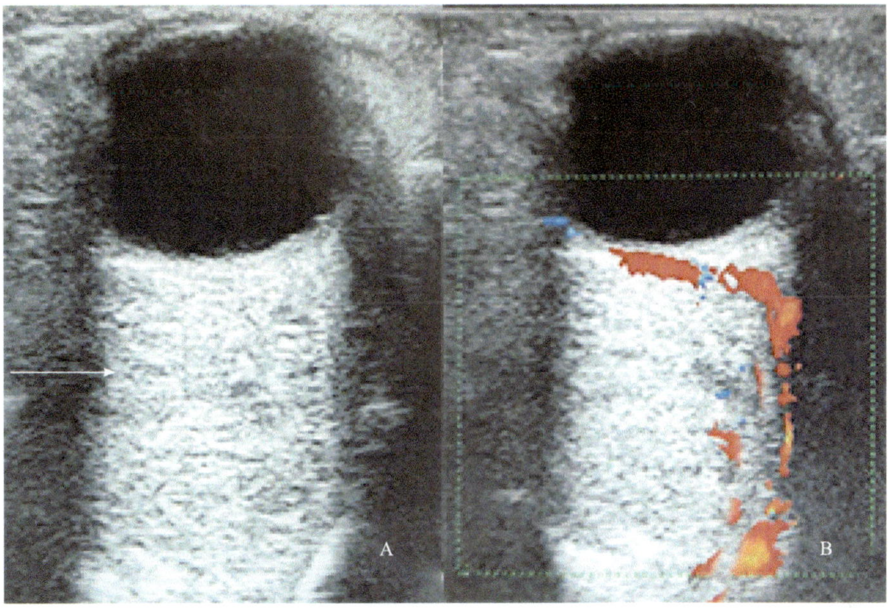

图4-14 海绵状血管瘤二维超声（A）和彩色多普勒超声图（B）
箭头示肿瘤

3）超声诊断价值：超声诊断眼眶海绵状血管瘤准确性较高，检查时应注意病变的位置及其与视神经的关系，这对手术入路的选择非常重要。

第二节 甲 状 腺

一、甲状腺的解剖

（一）甲状腺的形态和位置

1. 甲状腺(thyroid gland)的形态 呈“H”形，由连接两个侧叶的甲状腺峡部(isthmus of thyroid gland)和左、右两个侧叶构成，部分人群从甲状腺峡部向上伸出一个锥状叶，长短因人而异。

2. 甲状腺的位置 甲状腺的左、右侧叶位于喉下部和气管上方的前外侧。侧叶的上端向上可达甲状软骨中部，下端向下可达第6气管软骨环。甲状腺峡部大多数贴附于第2～4气管软骨的前方，连接左、右侧叶的下部（图4-15）。

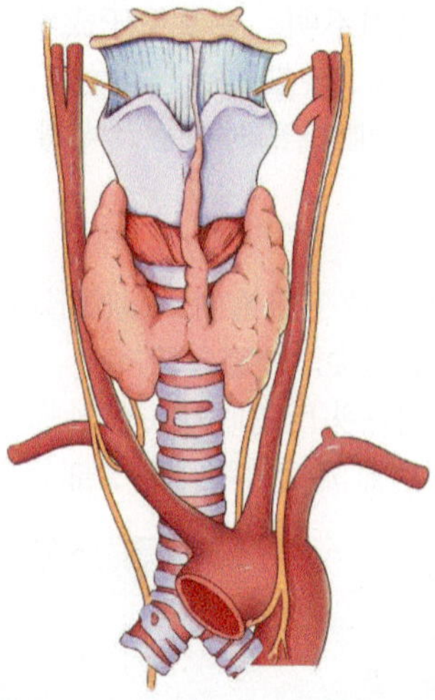

图 4-15　甲状腺的形态和位置

（二）被膜

甲状腺有两层被膜，外层较厚，是气管前筋膜的延续；内层为甲状腺固有膜，很薄，紧贴于甲状腺腺体表面并伸入腺体内，将甲状腺分为许多小叶，其中有丰富的血管、淋巴管。

（三）毗邻

甲状腺的前面由浅入深依次为皮肤、浅筋膜、颈筋膜浅层、舌骨下肌群和气管前筋膜。甲状腺两侧叶的后内侧毗邻喉、气管、咽食管以及喉返神经，其后缘与甲状旁腺紧邻。两侧叶的后外侧与颈动脉鞘、鞘内的颈总动脉、颈内静脉和迷走神经以及位于椎前筋膜深面的颈交感干毗邻。

（四）甲状腺的血管和喉的神经

甲状腺血供非常丰富，甲状腺的动脉主要包括双侧的甲状腺上、下动脉，甲状腺上动脉起自同侧颈外动脉，为其第一分支，行至甲状腺两侧叶上极周围时分为前、后两支分别进入甲状腺的前、后面。甲状腺下动脉起自锁骨下动脉的甲状颈干，经甲状腺两侧叶下极附近进入甲状腺背面。少数人可由头臂干或主动脉弓发出甲状腺最下动脉，可上升至甲状腺峡部，参与甲状腺动脉在甲状腺内、外之间的吻合（图 4-16）。

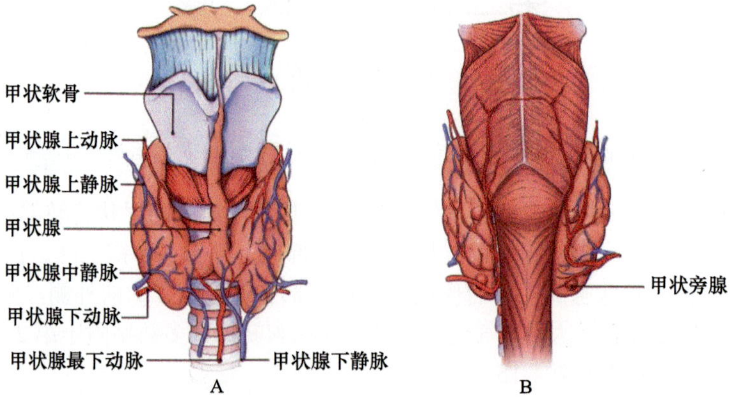

图 4-16　甲状腺前面观（A）与后面观（B）

甲状腺的静脉主要有甲状腺上静脉、中静脉和下静脉三对，甲状腺上静脉与中静脉通常汇入同侧颈内静脉，下静脉一般汇入同侧无名静脉。

喉返神经及喉上神经均起自迷走神经，喉返神经在甲状腺双侧叶背侧时与甲状腺下动脉交织，喉上神经外支与甲状腺上动脉贴近，故甲状腺手术时应注意避免损失此两组神经。

甲状腺的淋巴管网也十分丰富，淋巴液经滤泡周围的淋巴丛引流到气管、纵隔、喉前及颈部淋巴结。

二、超声探查方法及正常声像图表现

（一）超声探查方法

1. 患者准备　患者无特殊准备，需去除颈饰、围巾等影响颈部暴露的物品。

2. 体位　一般取仰卧位，肩颈处可垫小枕，使头部略向后仰，充分暴露颈部。当甲状腺肿物较大时，可调整为侧卧位。

3. 仪器　一般选用高频线阵探头（7.5～12MHz）的彩色多普勒超声诊断仪。对位置较深、皮下脂肪较厚、肿块较大者可选用 4MHz 凸阵探头对甲状腺进行探测。必要时采用扇形探头结合吞咽动作对锁骨后或胸骨后甲状腺肿物或异位甲状腺病变进行观察。

4. 检查方法

（1）暴露患者颈前上部，涂上耦合剂后将探头置于颈前部气管旁。

（2）测量甲状腺的大小。在甲状软骨与胸骨上窝之间从上到下进行横切扫查，取最大横切面处测量横径及前后径；从外上向内下沿侧叶纵切观察甲状腺两侧叶以及锥状叶情况，并取最大切面处测量上下径。从上到下扫查甲状腺峡部，于最厚处测量峡部的厚度。

（3）观察甲状腺实质与结节灰阶超声表现。从上向下、从外向内做一系列横切和纵切扫查，观测甲状腺形态、边界、内部回声。对结节的个数、大小、边界、内部回声、有无钙化及钙化类型、后壁回声等进行观察描述。判断甲状腺实质回声水平，应当以下颌下腺实质回声作为参考。判断甲状腺内结节回声水平：高回声（指高于甲状腺实质回声）、等回声（指与甲状腺实质回声相当）、低回声（指高于颈前肌群回声而低于甲状腺实质回声）、极低回声（指低于颈前肌群回声）。

（4）进行彩色多普勒检查。嘱患者保持平稳呼吸，稳定探头，避免挤压甲状腺，观测腺体和结节血流信号状况。

5. 注意事项

（1）扫查

1）由于探头较短，甲状腺长轴矢状切面和横切面难以在一幅图像上完整显示，常需双副图像左右和上下拼接。

2）若锥状叶存在，需加作锥状叶长轴矢状切面及最大横切面。

3）有些非甲状腺病变，如甲状旁腺腺瘤、咽下憩室（Zenker 憩室）等可呈现类似甲状腺肿物的回声，需加以鉴别。

4）反复多角度侧动探头，以免遗漏甲状腺组织。

5）探头保持与皮肤垂直，否则会高估甲状腺前后径；轻放探头，否则会导致左右径高估、前后径低估；横切面时，保持探头水平，否则会高估甲状腺左右径。

6）进行甲状腺检查的同时，常规应探查颈部淋巴结，检查其大小、形态、内部回声、血流分布等情况，以及探查甲状腺相邻颈部肌肉与软组织的情况，利于对甲状腺肿块性质作出判断。

（2）描述

1）回声描述：弥漫性（diffuse）、局灶性（located）、结节性（nodule/mass）。

2）结节：实质性、囊性、混合性，以实质性/液性为主。

3）数量：单发、多发。

4）伴发钙化：斑片状、环状、点状、细点状、沙粒状。

5）血流信号分级（Adler 分级法）：血流信号分级情况见表 4-1。

表 4-1　血流信号分级

分级	表现
0 级	无血流信号
1 级	肿瘤周边存在 1～2 个点状或短线状血流信号
2 级	肿瘤周围存在 3～4 个点状血流信号或 1 条管壁清晰的血管
3 级	内部呈树枝状血流分布

（二）正常超声声像图表现

甲状腺位于颈正中，蝶形，边界清晰，包膜完整，在左右各一叶，中央由峡部相连（图 4-17）。

1. 正常甲状腺左右侧叶的上下径为 4～6cm，前后径为 1.5～2cm，左右径为 1.5～2cm；峡部前后径为 0.2～0.4cm。甲状腺大小个体差异较大，一般取前后径大于 2cm 作为肿大标准。

2. 甲状腺被膜为一薄而规整的高回声带，实质为分布均匀的细而密集的中等回声，回声水平明显高于邻近的胸锁乳突肌回声。CDFI 显示腺体内弥漫性分布的点状、条状血流信号。

3. 甲状腺上、下动脉平均内径约 2mm，为搏动性动脉血流频谱，收缩期峰值流速为 30～50cm/s，甲状腺的三对静脉为连续性低振幅频谱（图 4-18）。

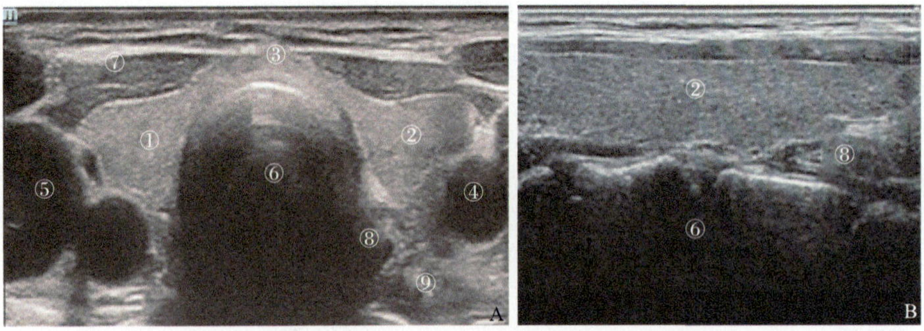

图 4-17　正常甲状腺横切面（A）与纵切面（B）二维超声声像图

①甲状腺右侧叶；②甲状腺左侧叶；③甲状腺峡部；④颈总动脉；⑤颈内静脉；⑥气管；⑦颈前肌肉；⑧食管；⑨颈长肌

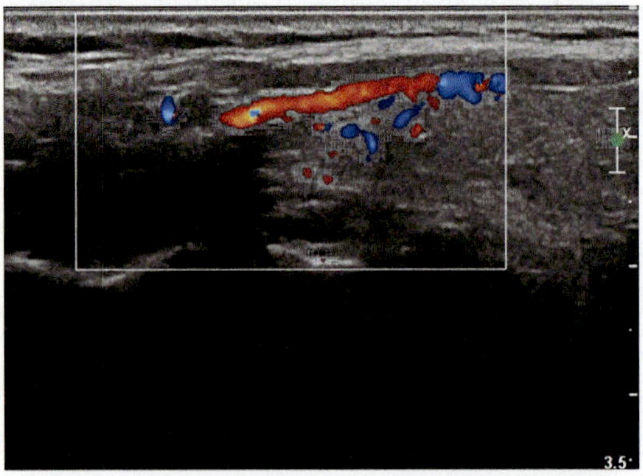

图 4-18　正常甲状腺上动脉彩色多普勒声像图

三、甲状腺弥漫性疾病

（一）桥本甲状腺炎

【病因、病理及临床表现】

桥本甲状腺炎（Hashimoto thyroiditis，HT）由日本病理学家桥本首次描述，又称慢性自身免疫性甲状腺炎、慢性淋巴细胞性甲状腺炎、淋巴瘤样甲状腺肿等，是一种以滤泡细胞破坏为特征的自身免疫性疾病。

1. 病因 该病病因不明确，目前认为是遗传、自身免疫和环境因素共同作用的结果。甲状腺自身免疫反应始发于甲状腺抗原特异性 T 辅助细胞激活，激活的 T 细胞诱导 B 细胞分泌甲状腺抗体，其中最常见的有抗甲状腺过氧化物酶抗体（TPOAb）、抗甲状腺球蛋白抗体（TGAb）和抗 TSH 受体抗体（TRAb）。这些抗体对甲状腺有直接的细胞毒害作用。甲状腺细胞凋亡性破坏使激素合成受阻，碘化物的有机结合出现缺陷。甲状腺功能减退发生前约有 90%的甲状腺遭到破坏，细胞溶解使甲状腺球蛋白释放增加。

2. 病理 肉眼观察，可见腺体弥漫性肿大，包膜完整，表面光滑或呈结节状。镜下观察，腺体内可见小叶结构因中等淋巴组织增多而更显清晰，病变甲状腺组织中淋巴细胞和浆细胞呈弥漫性浸润。

3. 临床表现 此病多发于 30～50 岁中青年女性。发病初期常无自觉症状，部分患者前期有较轻微的甲状腺功能亢进症状，多在两年后表现为甲状腺功能减退。发病初期甲状腺大小正常或出现弥漫性肿大，以峡部肿大明显。腺体质地坚韧，表面光滑，边界清楚。同时血液中 TGAb、TRAb 及 TPOAb 明显增高。

【超声表现】

1. 灰阶超声图像 典型的超声表现为甲状腺呈弥漫性肿大，峡部多明显增厚，病变后期甲状腺缩小；腺体回声多呈弥漫性且不均匀减低，内见网格状高回声分隔（图 4-19）。根据回声不同，大致可分为以下类型：

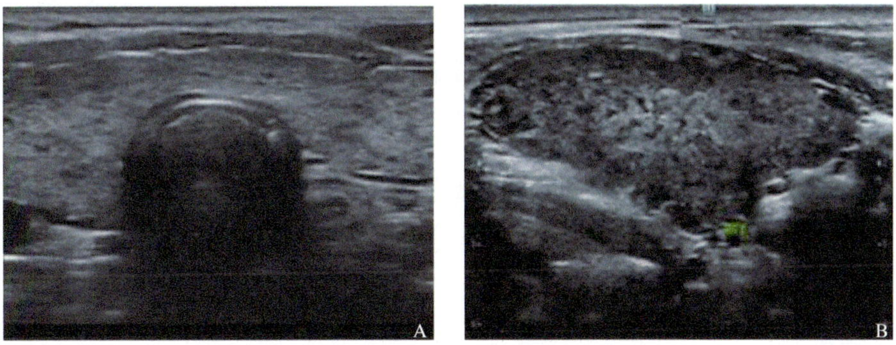

图 4-19 桥本甲状腺炎二维超声声像图

A. 横切面；B. 纵切面

（1）局限型：腺体层内局限于某一区域的回声改变。

（2）弥漫回声减低型：腺体回声弥漫性减低，不均匀，内见杂点条状高回声。

（3）弥漫网络型：腺体弥漫性肿大，腺体内可见许多散在细小低回声成网络状改变。

（4）结节型：腺体回声不均匀，见散在或弥漫分布的结节，无包膜，边界多清晰，结节回声可低可高，出现钙化或囊性变。

（5）萎缩型：腺体弥漫性萎缩，包膜不平整。

2. 彩色多普勒超声 病变早期，腺体内血流信号弥漫性增多，甲状腺上动脉血流速度增加。病变后期，腺体纤维化明显，其内血流信号无明显增加或仅稍增加，甲状腺上动脉血管扩张，流速增快但低于甲状腺功能亢进血流速度（图 4-20）。

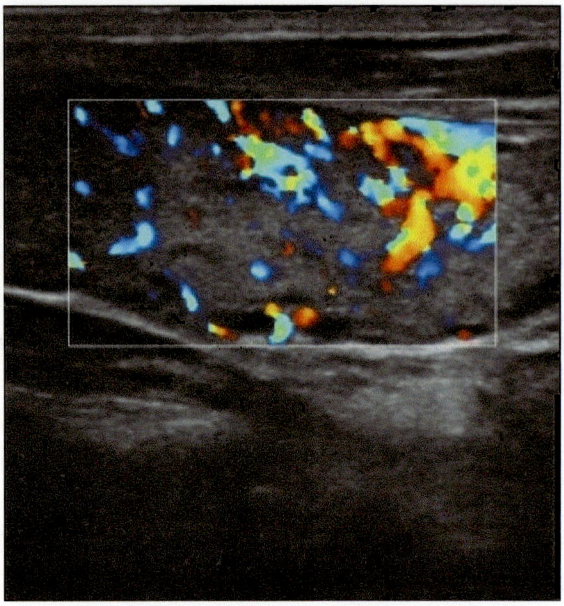

图 4-20 桥本甲状腺炎彩色多普勒血流图

【超声诊断价值】

此病声像图较典型，结合患者症状、体征及相关实验室检查可明确诊断。超声声像图能反映疾病不同时期腺体的情况，能明确是否合并其他结节样病变。

（二）甲状腺功能亢进

【病因、病理及临床表现】

毒性弥漫性甲状腺肿（toxic diffuse goiter）又称甲状腺原发性增生（primary hyperplasia）、原发性甲状腺功能亢进症（primary hyperthyroidism）、格雷夫斯（Graves）病、巴泽多（Basedow）病和突眼性甲状腺肿（anemic goiter）。

1. 病因 毒性弥漫性甲状腺肿的病因目前尚不清楚，认为毒性弥漫性甲状腺肿的发病原因可能与遗传、自身免疫及环境相关。

2. 病理 甲状腺呈不同程度的弥漫性肿大，甲状腺滤泡上皮细胞增生，呈高柱状或立方状，滤泡腔内的胶质减少或消失，滤泡间可见不同程度的与淋巴组织生发中心相关的淋巴细胞浸润。

3. 临床表现

（1）甲状腺肿大：少数患者的甲状腺可以不肿大，大多数患者的甲状腺肿大，并有震颤和杂音。

（2）心血管系统：甲状腺激素大量分泌，导致心率增快，第一心音亢进。

（3）精神神经系统：患者有失眠，情绪易激动、焦虑等表现。

（4）消化系统：体重下降，多食，易饥饿。

（5）生殖系统：男性乳腺增生、乳房女性化，女性月经量减少或闭经。

（6）神经肌肉病变：患者有周期性瘫痪，主要表现为双下肢无力。

（7）眼征：由于交感神经兴奋性增高，导致突眼，是甲状腺功能亢进的典型临床表现之一。

【超声表现】

1. 二维超声　双侧甲状腺呈均匀、弥漫、对称性增大，甲状腺包膜连续、分界清楚。腺体回声分为弥漫回声减低型与散在回声减低型，前者表现为双侧腺体弥漫性回声减低、不均，腺体弹性好；后者可见于年龄较大者，表现为双侧腺体多发散在、局灶性回声减低，边界模糊，探头挤压后回声减低区回声增强和范围缩小（图 4-21）。

2. 彩色多普勒　甲状腺血流信号明显增加，在心脏舒缩期整个甲状腺实质内均出现散在搏动性彩色高速血流，密集如一片火的海洋，即“火海征”，此为甲状腺功能亢进的特异性征象（图 4-22）。甲状腺小血管扩张，阻力减低，流速增快，常＞150cm/s，呈高速低阻型频谱。

【超声诊断价值】

仅依靠超声检查较难确诊本病，还需要结合临床症状和体征及实验室检查结果才能作出明确的诊断。超声能够了解腺体的血供状况，准确测量甲状腺体积，从而帮助选择治疗方式、计算药物用量和判断疗效。

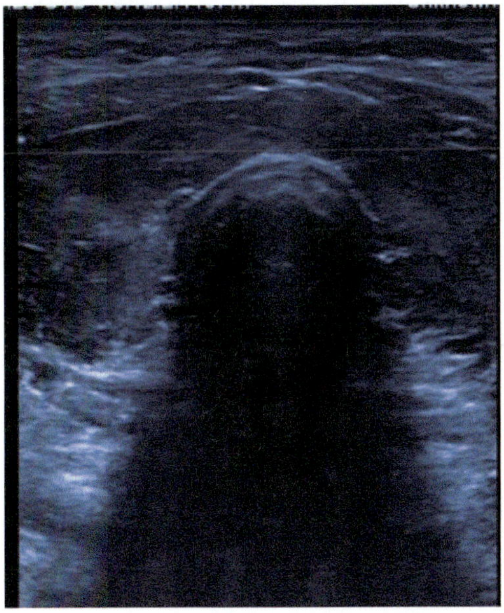

图 4-21　Graves 病二维超声声像图

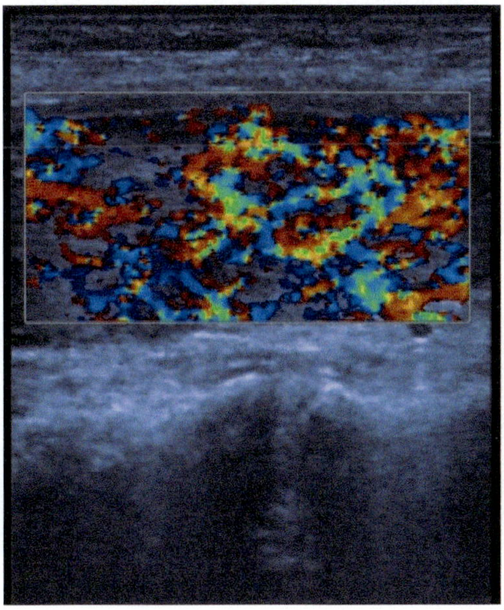

图 4-22　甲状腺“火海征”

四、甲状腺结节性疾病

（一）结节性甲状腺肿

结节性甲状腺肿（nodular goiter）是最常见的甲状腺病变，占临床甲状腺疾病的 50%以上，占甲状腺结节性病变的 80%以上，女性患病率是男性的 5～10 倍。结节性甲状腺肿名称很多，如结节性异常增生、单纯性甲状腺肿（simple goiter）、无功能性甲状腺肿、胶质性甲状腺肿、胶质性甲状腺结节、腺瘤样结节、腺瘤型结节性甲状腺肿等。单纯性甲状腺肿或弥漫性非毒性甲状腺肿，适用于没有结节、甲状腺功能正常的弥漫性甲状腺肿大，随着时间的推移，几乎所有的单纯性甲状腺肿都会发展成结节性甲状腺肿。

【病因、病理及临床表现】

1. 病因 结节性甲状腺肿多由缺碘引起，病程长。缺碘时甲状腺增生、肿大，补碘后复原，增生和复原反复交替进行，使甲状腺内不同部分滤泡上皮增生与复原变化不一致，于是形成不规则的结节。

2. 病理 单纯性结节性甲状腺肿是单纯性甲状腺肿发展至后期的表现。在甲状腺弥漫性肿大的基础上，滤泡上皮细胞反复增生和不均匀的复原，形成增生性结节。结节进一步发展，压迫结节间血管，使结节血供不足而发生变性、坏死、出血等病变。出血和坏死组织可逐渐纤维化，形成不规则瘢痕，其中可发生钙盐沉积。

3. 临床表现 本病一般无明显症状，当结节较大时可表现为甲状腺双侧不对称性增大，可触及结节，肿大的甲状腺可有压迫症状。

【超声表现】

1. 分类 结节性甲状腺肿根据结节的数目可分为孤立结节型、多发结节型、弥漫结节型。

（1）孤立结节型：甲状腺内单发性结节（图 4-23），大小几毫米至数厘米不等，一般边界较清。体积小的结节内可呈不均匀低回声，也可呈细网状回声，体积较大者可由多个小结节融合而成，多出现囊性变。本型结节周围的甲状腺组织回声稍增强、较粗糙。

（2）多发结节型：甲状腺组织内出现多个大小不等结节（图 4-24）。结节回声多种多样，可呈部分低回声和部分不均匀强回声，也可呈混合状回声及分隔状囊性回声和囊内出现乳头状回声。本型结节外的甲状腺组织，由于反复纤维增生，回声增强、粗糙。

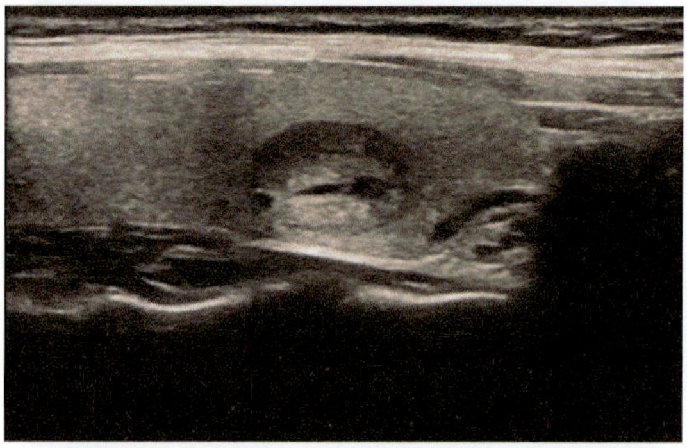

图 4-23 结节性甲状腺肿（孤立结节型）二维超声声像

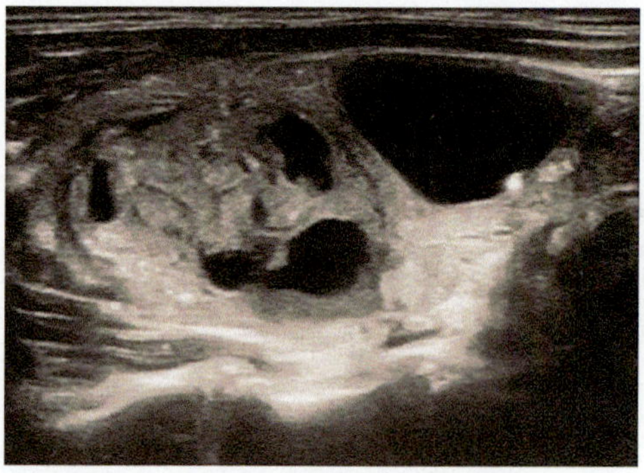

图 4-24 结节性甲状腺肿（多发结节型）合并囊性变二维超声声像

（3）弥漫结节型：甲状腺一侧叶或整个甲状腺明显增大，失去正常形态。内部回声不均匀，布满大小不等的结节，有些小的结节与周围甲状腺组织分界模糊，难以在声像上找到回声均匀的正常甲状腺组织。

结节腺泡内胶质浓缩时，可出现点状强回声，后方伴彗星尾征。结节内部或边缘可出现弧形、颗粒状、斑片状钙化（图 4-25）。

2. 彩色多普勒 以增生为主的结节，内部血流信号可多可少，在结节周围血流多于内部，血流呈花环状包绕结节（图 4-26）。以退化为主的结节，即呈囊性、囊实性的结节，内部一般无血流信号或血流信号稀少。

3. 超声造影 多数结节与周边甲状腺组织同步增强，达峰时呈均匀性等增强或高增强，伴囊变时，增强后结节内见无增强区，达峰后呈不均匀增强，增强后结节大小无明显变化，边界清晰，形态规则，周边可见增强环，与周边正常甲状腺组织同步或稍晚廓清（图 4-27）。

4. 弹性成像 应变弹性成像时，常用 5 分法来定性甲状腺结节性病变，彩色编码图像多采用红、绿、蓝表示，1～3 分表示弹性系数较小，提示病灶相对较软，偏良性；4～5 分表示病灶相对较硬，偏恶性。结节性甲状腺肿病灶多呈绿色，囊性变时呈红蓝相间，采用 5 分法多为 1～3 分；声脉冲辐射力弹性成像时，结节内剪切波速度多较低（图 4-28）。

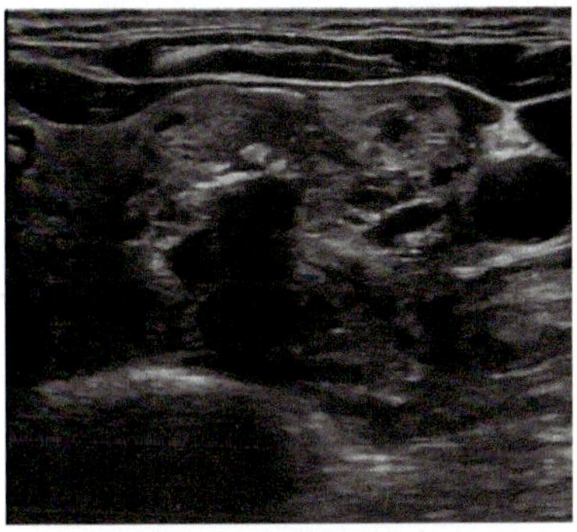

图 4-25 结节性甲状腺肿合并钙化二维超声声像

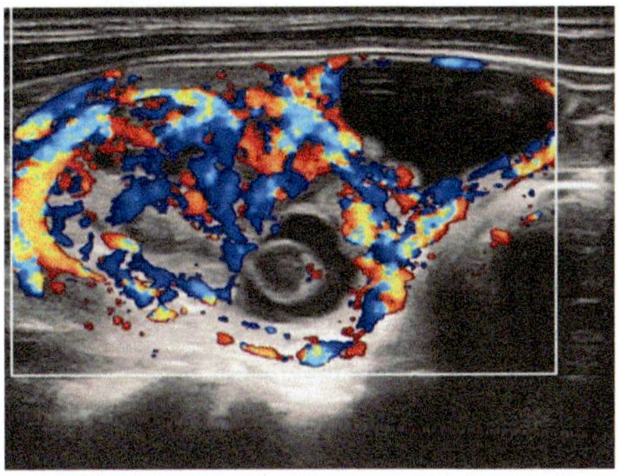

图 4-26 结节性甲状腺肿彩色多普勒图（多发结节型）

甲状腺结节周围可见彩色血流穿行，星花环样包绕

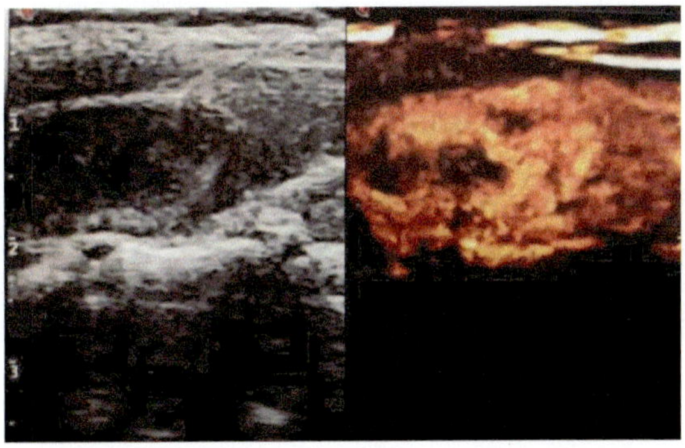

图 4-27 结节性甲状腺肿超声造影声像

结节达峰时呈不均匀高增强，内见无增强区

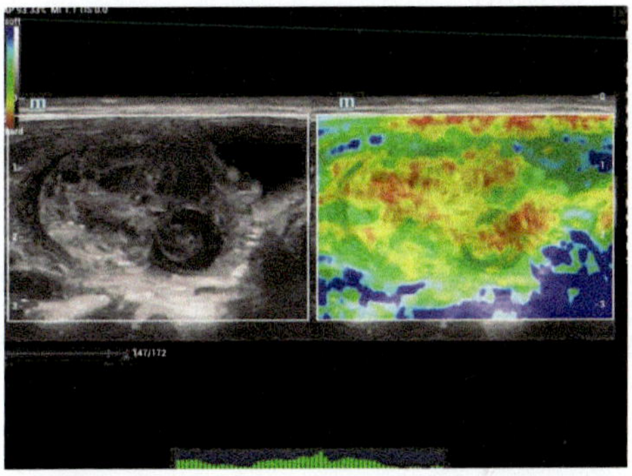

图 4-28 结节性甲状腺肿弹性成像

应变弹性成像结节以绿色为主，结节质地较软

【超声诊断价值】

超声可判断甲状腺增大程度，是以弥漫性病变还是结节性病变为主，病变范围，结节大小和多少，结节内部回声是实质性、囊性或混合性，还可根据结节特征提示结节的良恶性。

（二）甲状腺腺瘤

甲状腺腺瘤（thyroid adenoma）多发生于青中年女性，为甲状腺最常见的良性肿瘤。

【病因、病理及临床表现】

1. 病因 该病病因不明确，可能与性别、遗传因素、射线照射、促甲状腺激素（TSH）过度刺激有关。

2. 病理 甲状腺腺瘤为良性肿瘤。多单发，呈圆形或椭圆形，一般有完整包膜。腺瘤起源于甲状腺滤泡上皮组织，可分为乳头状、滤泡状、许特莱（Hurthle）细胞性三类。乳头状腺瘤较少见，多呈囊性，又称乳头状囊腺瘤；滤泡状腺瘤较常见，组织高度分化接近正常组织。

3. 临床表现 甲状腺腺瘤一般无自觉症状，若肿瘤内出血，可迅速增大并伴疼痛感，少数患者可发生功能性自主腺瘤及恶变。

【超声表现】

1. 二维超声 多为单发，呈圆形或椭圆形。肿瘤内部回声似正常腺体，多数为均匀等回声，少数可为低回声；出现囊性变时，显示为囊实回声或者囊性回声。肿瘤边界清楚、整齐，有高回声的包膜，80%肿瘤周边见规整的薄晕环。肿瘤后壁或后方回声增强或无明显变化（图 4-29）。

2. 彩色多普勒 多数腺瘤内部可以检测出丰富的血流信号，周围常见较为完整的环绕血管（图 4-30）。

3. 超声造影 结节较周边正常甲状腺组织早增强，呈向心性快速增强，达峰后呈均匀性高增强，增强后大小无明显变化，边界清晰，形态规则，有明显的增强环，较周边正常甲状腺组织廓清快，在结节周边表现为增强环（图 4-31）。

4. 弹性成像 应变弹性成像时（图 4-32），与结节性甲状腺肿瘤等良性结节相似，采用 5 分法多为 1～3 分；声脉冲辐射力弹性成像时，结节内剪切波速度多较低。

【超声诊断价值】

多数腺瘤凭借超声能作出明确的诊断，超声能精确检查腺体内肿瘤的大小、数目、部位、物理特性及并发表现，但少数腺瘤与边界清晰的恶性病变难区分。

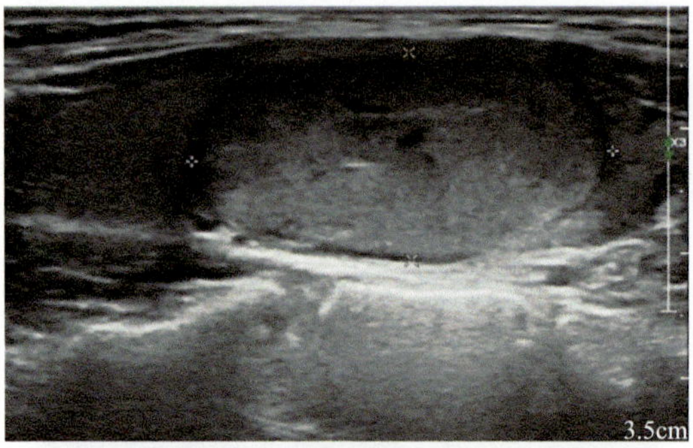

图 4-29 甲状腺腺瘤二维超声声像

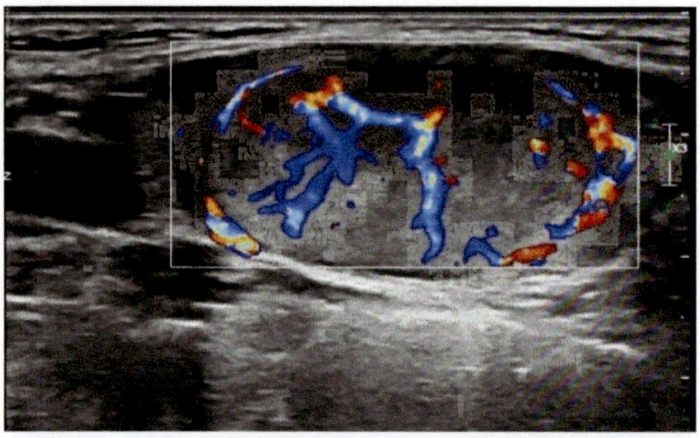

图 4-30 甲状腺腺瘤彩色多普勒图

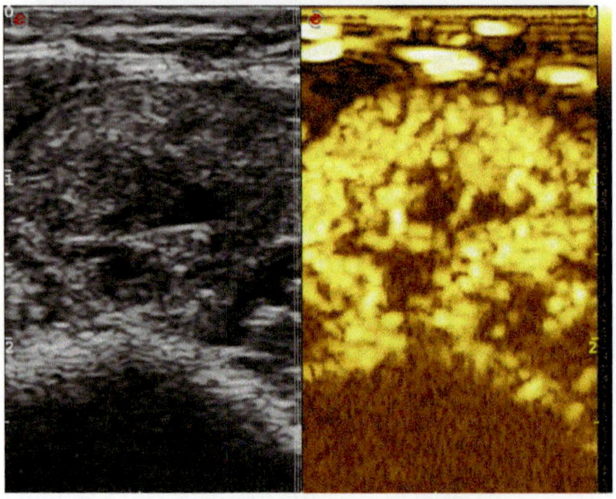

图 4-31 甲状腺腺瘤超声造影声像

肿瘤表现为快速向心性高增强

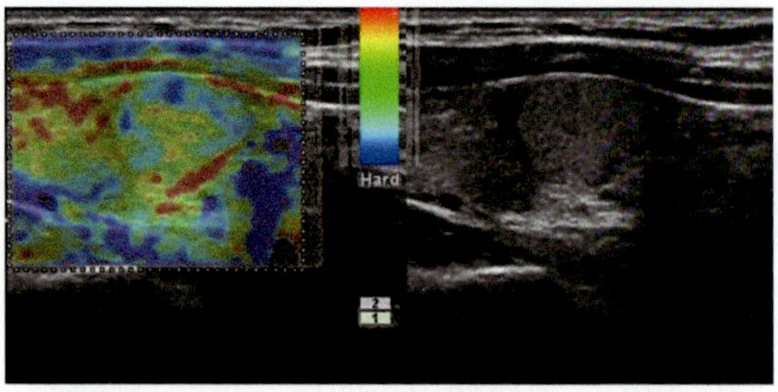

图 4-32 甲状腺腺瘤弹性成像

应变弹性成像肿瘤多以绿色为主，质地较软

（三）甲状腺癌

甲状腺癌（thyroid carcinoma，TC）是最常见的内分泌系统恶性肿瘤，女性发病率显著高于男性。甲状腺癌发病率高，有研究认为，普通人群中 10%～40%有甲状腺结节，其中恶性结节高达

5%～6.5%，特别是单发结节中，20%～25%为恶性结节。

【病因、病理及临床表现】

1. 病因　甲状腺癌发病与多种因素相关，如肥胖、放射因素、碘摄入量、基因突变、应激等。其中，肥胖与甲状腺癌发病率呈正相关，肥胖与胰岛素抵抗、促甲状腺激素等多项因素有关；电离辐射是儿童与青少年唯一被确认的甲状腺癌致病危险因素；碘摄入不足与基因突变均是甲状腺癌的发病因素。

2. 病理　甲状腺癌按照病理类型可分为乳头状癌、髓样癌、滤泡状癌及未分化癌等，乳头状癌占其中的绝大多数。乳头状癌恶性程度较低，可伴有颈部淋巴结转移；滤泡状癌分化较好时与滤泡状腺瘤难以鉴别，可经血液转移至远处；髓样癌及未分化癌恶性程度高。

3. 临床表现　大多数乳头状癌患者没有早期临床表现，通常偶然发现肿块或发现淋巴结肿大就诊。髓样癌及未分化癌肿块发展迅速，患者因出现压迫症状而就诊。肿块较大时可触及结节感，形状不规则，与周围组织粘连、边界不清、质硬；早期可随吞咽上下移动，部分进展期肿瘤累及表面皮肤可呈暗红色。

【超声表现】

1. 灰阶超声

（1）甲状腺癌多表现为单发或多发实性结节。

（2）结节多为低回声或不均质低回声，部分较大肿瘤内可呈混合回声或无回声，微小乳头状癌可表现为极低回声，大部分滤泡状癌可表现为等回声或稍高回声。

（3）结节形态多不规则，肿瘤周边可呈蟹足样改变，部分小乳头状癌、髓样癌、滤泡状癌可呈圆形或类圆形；纵横比多≥1。

（4）结节无包膜，边界一般模糊，较小的结节或髓样癌边界可清楚。

（5）部分结节周边可出现声晕，多不规则、不连续，厚薄不一。

（6）结节后方回声多衰减。

（7）甲状腺癌内钙化可分为微钙化、粗大钙化、环形钙化、弥漫钙化等，乳头状癌内较易出现钙化，以微钙化为主，粗大钙化排列紊乱、环形钙化中断等也是恶性征象，弥漫微钙化是弥漫型硬化性乳头状癌的特征表现。

（8）有时可探查到颈部淋巴结肿大，淋巴结内钙化、液化，皮质偏心性增厚等征象（图 4-33）。恶性程度较高的弥漫硬化型乳头状癌则表现为甲状腺呈弥漫性不均匀低回声，并见多发散在微钙化（图 4-34）。

2. 多普勒超声　与周边正常甲状腺组织相比，甲状腺癌内部血供多为低血供型（图 4-35），少数可表现为高血供，极少数表现为中等血供。甲状腺癌的主要血管模式为边缘型和以边缘为主型，肿瘤血管多为高阻型频谱，有学者认为搏动指数（PI）>1.3、阻力指数（RI）>0.75 可用于识别恶性结节。

3. 超声造影　甲状腺乳头状癌一般表现为较周边正常甲状腺组织稍晚增强，向心性增强，达峰时表现为低增强或等增强，增强后体积增大，边界不清，形态不规则，与周边甲状腺组织同步廓清或稍早廓清（图 4-36）。

4. 弹性成像　多数实性甲状腺癌或甲状腺癌内实性部分弹性较差，较周边正常甲状腺组织硬，应变弹性成像采用 5 分法，多以 4～5 分为主（图 4-37、图 4-38）；声脉冲辐射力弹性成像时，甲状腺癌内剪切波速度多较良性结节高。

【超声诊断价值】

由于超声检查具有经济、便捷、高分辨率等优点，使其成为甲状腺疾病最为常用的影像学检查手段。超声检查可以初步判断甲状腺结节的良、恶性，在进行检查时，需要与甲状腺炎、单纯性甲状腺肿等其他疾病进行鉴别，此外，还可应用超声引导下精准穿刺来进一步确定甲状腺结节的性质。

超声还可提供甲状腺恶性结节的形态学及与被膜、周边血管组织的关系等信息，指导临床选择合适的治疗方式及路径。

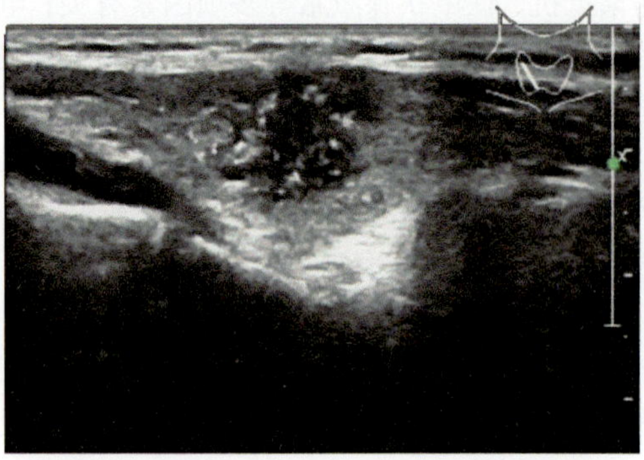

图 4-33　甲状腺乳头状癌二维超声声像

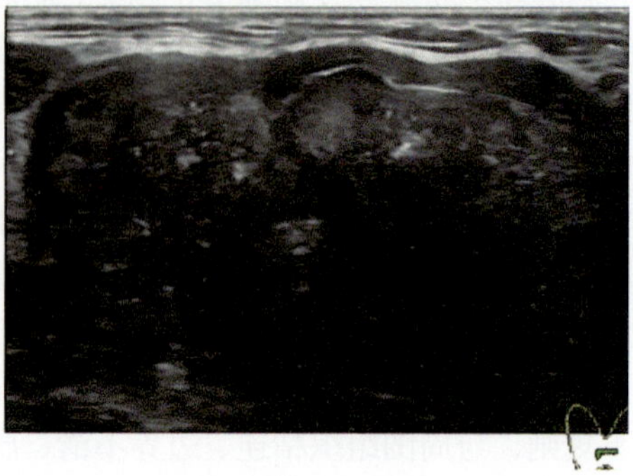

图 4-34　弥漫硬化型乳头状癌二维超声声像

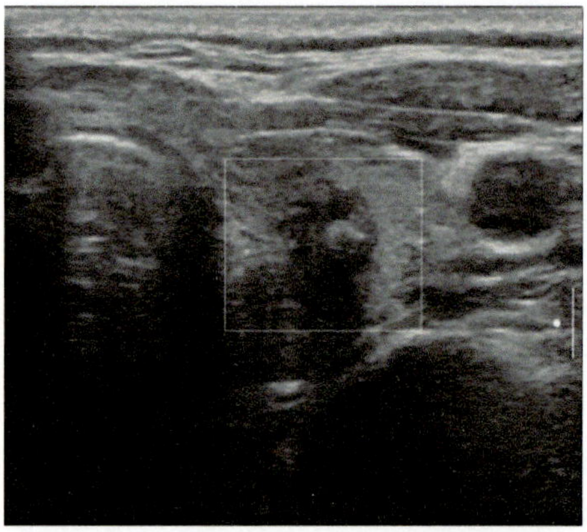

图 4-35　甲状腺乳头状癌彩色多普勒图

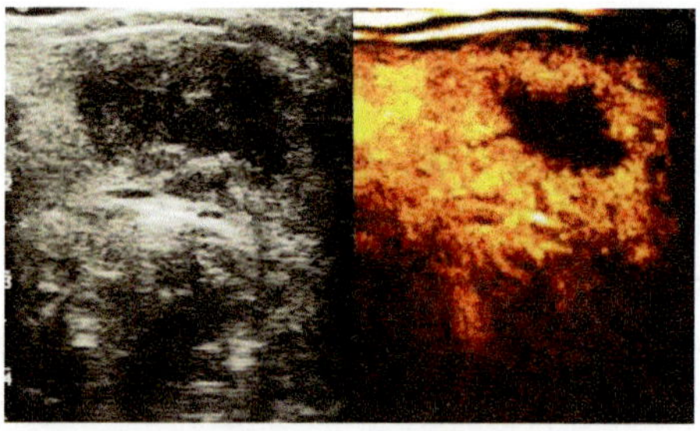

图 4-36　甲状腺乳头状癌超声造影声像

肿瘤增强后范围增大，边界模糊，呈不均匀低增强

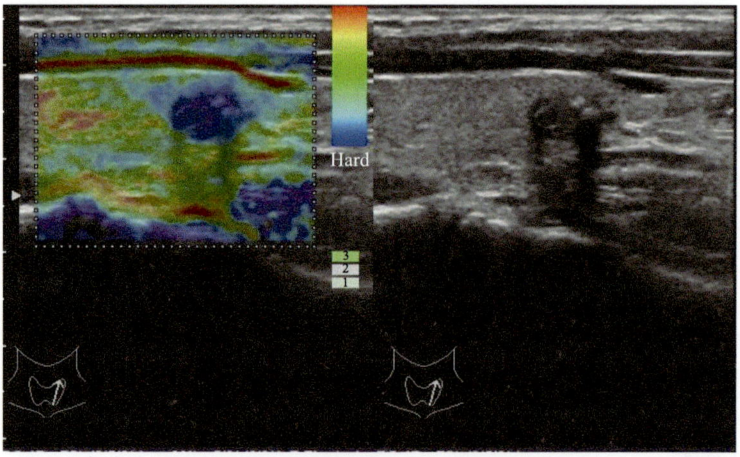

图 4-37　甲状腺乳头状癌弹性成像

应变弹性成像，肿瘤质地较硬

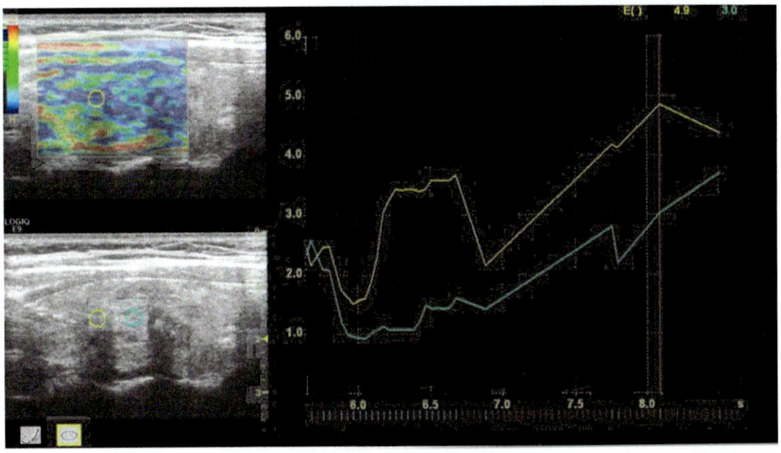

图 4-38　甲状腺乳头状癌弹性成像

（四）甲状腺结节的 TI-RADS 分级

1. TI-RADS 及其背景

（1）甲状腺影像报告和数据系统（thyroid imaging reporting and data system，TI-RADS）：是在借鉴乳腺 BI-RADS 分级的基础上提出的鉴别甲状腺结节良、恶性的相关标准，根据结节的实性成分、纵横比、边缘是否规整、微钙化等征象，将结节进行分类。

（2）背景：甲状腺结节是临床常见甲状腺疾病之一，通常以超声技术作为首选检查。结节分为良性与恶性，治疗手段不同，因此对甲状腺结节的性质判断十分重要。良、恶性甲状腺结节在超声检查显示有差异，但在实际工作中存在良、恶性结节超声表现有重叠，且医生对结节特征的把握不同，通过超声判断良、恶性出现困难。合适的分级标准有助于对甲状腺结节的性质进行初步判断，协助筛选细针穿刺活检（FNA）、指导微创手术等，并可用于术后评价与长期随访。近年来，国内外学者结合病理学金标准和超声技术进行研究，提出 TI-RADS，能用于鉴别甲状腺结节的良、恶性。

2. TI-RADS 分级　2009 年霍瓦斯（Horvath）等首次提出 TI-RADS，帕克（Park）等和郭（Kwak）等在此基础上先后对 TI-RADS 分级进行了进一步修改和建议，郭等制订的 TI-RADS 运用相对简单，在国内应用广泛，但是在国内目前仍然没有统一版本。为了建立一个具有大量循证依据支持的甲状腺结节风险分层系统，2017 年美国放射学会以乳腺 BI-RADS 为模型制订了甲状腺标准化风险分层系统，成为美国放射学会甲状腺影像报告和数据系统（ACR TI-RADS）。在这里介绍 Kwak TI-RADS、ACR TI-RADS、韩国版 TI-RADS（K TI-RADS）和欧洲版 TI-RADS（EU TI-RADS）。

（1）Kwak TI-RADS：5 项恶性超声征象为①实性；②低/极低回声；③细小分叶或不规则边缘；④微钙化；⑤纵径大于横径。按照 Kwak TI-RADS 标准将结节分为 1～5 级（表 4-2）。Kwak TI-RADS 对于甲状腺结节的分级较为实用和简洁，但是未体现 5 项超声征象间的恶性风险差异。

表 4-2　Kwak TI-RADS 分级标准

分级	表现	恶性肿瘤风险
1	阴性	0%
2	良性结节（包括海绵样结节、囊性结节）	0%
3	可能良性结节（不包含任一项恶性征象）	1.7%

续表

分级	表现	恶性肿瘤风险
4	可能恶性结节，可再细分	—
	4a（具有 1 项恶性征象）	3.3%
	4b（具有 2 项恶性征象）	9.2%
	4c（具有 3～4 项恶性征象）	44.4%～72.4%
5	恶性结节可能性大（具有 5 项恶性征象或有远处转移）	＞87.5%

（2）2015 年美国放射学会（ACR）发布 TI-RADS 白皮书，介绍了标准化 TI-RADS 的术语与分类。2017 年 ACR 发布 TI-RADS 分级标准（即 ACR TI-RADS），对各种特征标明具体评分标准，采用积分法进行分层。评分标准见表 4-3。其中强回声部分为叠加分数，将所有特征评分进行相加，得到总和分数，根据所得分数可进行分级。

计算总分决定 TI-RADS 分级，不同分级对应结节不同的良、恶性，不同分级具有不同的临床处理，见表 4-4。

表 4-3 ACR TI-RADS 评分标准

特征	图像及得分
甲状腺结节的成分	囊性或几乎完全囊性、海绵样为 0 分
	囊实混合性 1 分
	实性或几乎全实性 2 分
甲状腺结节的回声	无回声、高或等回声均为 0 分
	低回声 2 分
	极低回声 3 分
甲状腺结节的形态	纵横比＜1 为 0 分
	纵横比≥1 为 3 分
甲状腺结节的边缘	光滑及模糊均为 0 分
	分叶或不规则 2 分
	向甲状腺外延伸 3 分
强回声	无强回声或伴大彗星尾征为 0 分
	粗钙化 1 分
	周围型钙化 2 分
	点状强回声 3 分

表 4-4 ACR TI-RADS 分级标准

分级	得分	表现	恶性风险概率	临床处理
1	0 分	良性结节	2%	不需要 FNA
2	2 分	无可疑恶性征象	2%	不需要 FNA
3	3 分	轻度可疑恶性结节	5%	≥1.5cm 随访 ≥2.5cm FNA
4	4～6 分	中度可疑恶性结节	5%～20%	≥1.0cm 随访 ≥1.5cm FNA
5	≥7 分	高度可疑恶性结节	＞20%	≥0.5cm 随访 ≥1.0cm FNA

注：FNA，细针穿刺活检

（3）韩国版 TI-RADS（K TI-RADS）分级标准：由韩国甲状腺放射学会于 2016 年发布的 K TI-RADS 是一个五种分类的系统，根据超声的回声、结节形状/轮廓和三个特殊的可疑性超声特征（微钙化、纵径大于横径、针状/微分叶状边缘）来进行分级（表 4-5）。

表 4-5 K TI-RADS 分级标准

分级	表现	恶性风险评估	临床处理
1	没有结节	0%	—
2	良性	0%	≥2cm FNA
3	部分囊性/等回声，无可疑恶性特征	7.8%	≥1.5cm FNA
4	部分囊性/等回声结节，有可疑恶性特征或实性低回声结节但没有可疑恶性特征	25.4%	≥1cm FNA
5	实性低回声结节，具有可疑恶性特征	79.3%	≥1cm FNA

（4）欧洲版 TI-RADS（EU TI-RADS）分级标准：是继 K TI-RADS 和 ACR TI-RADS 之后，于 2017 年发布的，根据回声、形状、边界、微钙化灶的声像图表现，将甲状腺结节分为 5 级，用于描述超声发现和模式识别，同时强调结节大小的测量（表 4-6）。

表 4-6 EU TI-RADS 分级标准

分级	表现	恶性风险评估	临床处理
1	没有结节	N/A	—
2	良性结节	0%	不需要 FNA，除非用于治疗或者缓解压迫
3	低风险（椭圆形，边缘平滑，等/高回声，无高风险特征）	2%～4%	≥2cm，FNA
4	中度风险（椭圆形，边缘平滑，轻度低回声，无高风险特征）	6%～17%	≥1.5cm，FNA
5	任何高危特征（非椭圆形、边缘不规整、明显低回声微钙化）	26%～87%	≥1cm，FNA <1cm 可考虑 FNA 或者主动监测

注：N/A，无甲状腺结节不适用

（5）2020 年中华医学会超声医学分会浅表器官和血管专业学组及中国甲状腺和乳腺超声人工智能联盟发表了中国的甲状腺结节恶性风险分层指南，即 C TI-RADS，同样对各种特征标明具体评分标准，采用积分法进行分层。评分标准见表 4-7。

将所有特征评分进行相加，得到总和分数，根据所得分数进行分级。采用计数法计算上述超声征象的个数得到分值，根据最终的分值进行结节的风险分层，见表 4-8。

表 4-7 C TI-RADS 评分标准

指标	图像及得分
阳性	垂直位，1 分
	实性，1 分
	极低回声，1 分
	点状强回声（可疑微钙化），1 分
	边缘模糊/不规则或甲状腺外侵犯，1 分
阴性	点状强回声（彗星尾伪像），–1 分

表 4-8 基于计数法的 C TI-RADS 分类

结节	分值	恶性率（%）	C TI-RADS 分类
无结节	无分值*	0	1 无结节
有结节	–1	0	2 良性
	0	＜2	3 良性可能
	1	2～10	4A 低度可疑恶性
	2	10～50	4B 中度可疑恶性
	3～4	50～90	4C 高度可疑恶性
	5	＞90	5 高度提示恶性
	—	—	6 活检证实的恶性

注：*为无结节，不予赋分

【超声诊断价值】

各版本的 TI-RADS 分类对甲状腺结节的评价方法类似，但又各有差异。Kwak 版本的特异度更高，但 Kwak TI-RADS 中 5 项恶性征象间未体现恶性风险差异；ACR TI-RADS 对不同的超声征象赋予了不同分值，在一定程度上解决了这个问题。K TI-RADS 具有高敏感性，但是特异性较差，导致了较高的穿刺率及增加了不必要的 FNA 率，EU TI-RADS 则提高了穿刺活检的大小阈值，防止甲状腺结节的过度诊断和过度治疗。前两种分类均较简单实用，易于推广，但 ACR TI-RADS 的运用尚缺乏更多实践结果的支持。由于 Kwak TI-RADS 分级更加简单，在临床使用分级标准时，可考虑其他条件增加准确性，比如结节所处的位置、是否属于高危人群等。

2020 年依据中国国情最新提出的 C TI-RADS，可适用于几乎所有甲状腺结节，兼顾分类的准确性和临床易用性，适应我国具体的文化和甲状腺结节诊疗流程，可逐步减少对于甲状腺良性结节和甲状腺微小乳头状癌的过度治疗。

第三节 乳 腺

一、乳腺的解剖

正常成年女性乳房位于第 2～6 肋间，乳腺由乳管、腺小叶、腺泡及叶间结缔组织构成。成年女子的乳房呈半球形，乳头为乳腺的中央部分，其表面有 15～20 个输乳孔，中央部分的皮肤呈淡红色，有皮脂腺的部分为乳晕。每个乳管分支及其所属腺泡组成乳腺小叶，若干个乳腺小叶组成乳腺叶（15～20 个），乳腺叶以乳头为中心呈放射状排列，每个小叶均有一个输乳管引至乳头。从组织学上看乳腺由主质和间质构成，主质包括乳腺导管系统和乳腺小叶，间质是乳管以外的组成，由纤维结缔组织、脂肪组成，其间有血管、神经以及淋巴系统。每一个乳管系统组成一个腺叶，腺叶内有腺小叶和小叶导管，小叶由更小更多的外周分支导管形成，小叶导管称为末梢导管。乳腺的基本单位由乳腺小叶和末梢导管组成，称为末梢导管小叶单位。此处是各种乳腺疾病如乳腺癌和乳腺增生疾病的主要发生部位。

乳房从体表到体内依次为：皮肤、皮下组织、腺体层以及腺体后组织。乳腺腺体前面有浅筋膜浅层，深面有浅筋膜深层，有许多结缔组织形成的纤维带连接这两层，这些纤维带在解剖上称为乳腺悬韧带或库珀韧带（Cooper's ligament），对整个乳腺具有重要的支撑作用。乳腺结构随年龄、生理及激素水平等因素的变化而发生改变。排卵后、妊娠期、哺乳期、青春后期终末导管增生很快，绝经后因萎缩和硬化导致小叶退化，腺体组织萎缩，取而代之的是结缔组织（图 4-39）。

乳房淋巴系统包含极为丰富、微细的淋巴管网，淋巴液通过淋巴网按不同部位回流至淋巴结，绝大部分汇入腋淋巴结，小部分汇入锁骨上、胸骨旁及胸肌内淋巴结（图 4-40）。为了更好地进行外科分区和肿瘤分期，腋窝淋巴结可以相对于胸小肌水平进行细分（表 4-9）。

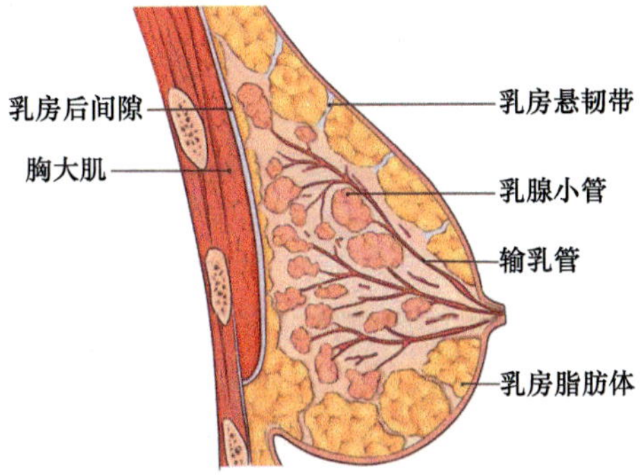

图 4-39　乳腺的解剖

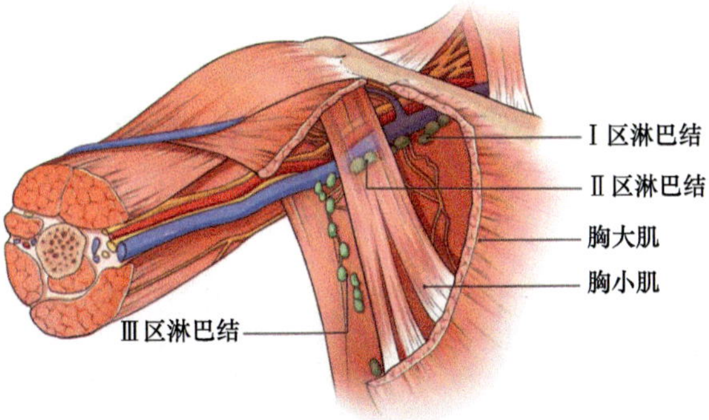

图 4-40　腋窝淋巴结分区

表 4-9　腋窝淋巴结外科分区

外科分区	位置
Ⅰ区	腋窝较低位淋巴结，位于胸小肌外侧
Ⅱ区	腋窝中位淋巴结，位于胸小肌下方
Ⅲ区	腋窝较高位淋巴结，位于胸小肌内侧
胸肌间（Rotter）组	位于胸大肌与胸小肌间，邻胸肩

二、超声探查方法及正常声像图表现

（一）检查方法

1. 检查前准备　常规检查前一般无需特殊准备。检查时应脱掉上衣充分暴露乳腺和腋窝、锁骨下区域。

2. 仪器、探头选择　常规采用≥7.5MHz 线阵探头。检查时应注意探头与皮肤垂直，以保证检查效果。

3. 患者体位　常规取仰卧位，双侧手臂外展，以充分暴露腋窝和乳房。检查乳房外侧区域时，尤其是乳房肥大或松弛者，可辅以侧卧位。

4. 扫查方法 由于乳腺腺体范围较大，每位检查者应按固定程序进行扫查以免遗漏。一般先右后左，对于每一侧乳腺，有以下两种方法：①按顺时针或逆时针顺序，以乳头为中心向外作辐射状扫查；②按先横切后纵切的顺序，从上到下、从左到右逐一切面扫查。

5. 超声标准切面及测量 经乳腺腺体最厚处的纵、横切面，通常于乳腺外上象限处取得。在此切面上测量乳腺最大前后径即厚度；在乳头下方主导管长轴切面，测量乳头下方主导管宽度。

如果超声检查发现了乳腺病灶，应对其位置进行准确、标准的描述，描述内容包括：左侧/右侧，时针方向显示肿块所在方向，肿块距乳头的距离，必要时还应描述肿块距离皮肤前面的距离。由于乳晕宽窄不一，乳头中心点是体表定位的可靠标志。例如，左乳内下象限 7 点钟距乳头 1cm 处。

6. 超声检查注意事项

（1）正常乳腺应双侧对称，因此如果怀疑腺体或者乳头结构有异常，应同时观察对侧乳腺的相应部位。

（2）探查乳腺时探头应轻放于皮肤上，不宜加压，以免改变肿块形态、位置等，特别是在探查肿块内血流时，加压会使小血管不显示。尤其是对位置表浅的乳腺病灶，更应避免加压。

（3）探查乳腺腺体组织的同时，应观察前后脂肪层，库珀韧带等的形态，注意是否有病变。

（二）乳腺正常声像图

由浅入深，乳腺声像图由皮肤、浅筋膜浅层、脂肪层、腺体层、浅筋膜深层、乳腺后间隙、胸大肌和肋骨等组成（图 4-41）。女性乳腺有年龄性变化，不同生理状态下乳腺正常声像图表现有所不同，主要表现在皮下脂肪的厚度和腺体层回声的差异。

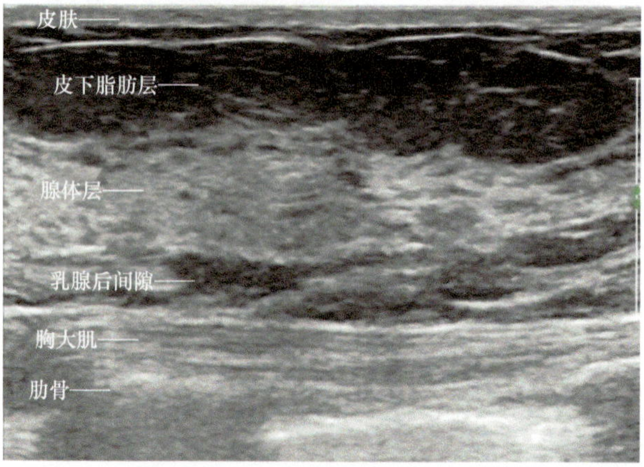

图 4-41 正常乳腺二维超声声像

1. 皮肤 表现为一条平直带状稍强回声，厚度约 2mm，光滑、整齐。

2. 皮下脂肪层 介于皮肤和腺体层之间，呈较弱回声。皮下脂肪厚度因年龄、体重，以及经产情况不同差异较大，通常随年龄增加皮下脂肪增厚。

3. 腺体前筋膜 紧贴腺体前方，图像为连续线状高回声，是否显示和显示长度受相邻的腺体回声、探头的角度和加力影响。库珀韧带由 2 层腺体前筋膜合成，回声程度呈现与筋膜一样的高回声，其显示和走向也受探头加力所影响，其底部与腺体形成三角形，平卧位倾斜的韧带底部常有声影，加压或改变探头方向可使阴影消失，注意与肿瘤区分。青春期未生育女性腺体层较厚，回声较弱。哺乳后腺体层回声逐渐增强，大多呈强弱相间，分布较均匀。老年女性腺体层萎缩变薄呈强回声，一些乳腺可完全退化，一般正常乳腺导管在非哺乳期处于闭合状态，不显示导管的管壁和管腔无回声区，仅在妊娠晚期和哺乳期可见乳腺导管呈管状无回声区，管壁呈细的双线样较强回声。

4. 乳腺后间隙　是指深筋膜与胸大肌筋膜之间厚 1～2mm 之间的区域，声像图显示为线状或带状弱回声，老年女性尤其是脂肪较厚者乳腺后间隙境界清楚，隆胸手术时，假体通常植入此间隙。

5. 胸壁肌层　呈弱回声，显示与解剖结构一致的肌纤维纹理，排列整齐。肌筋膜为线状强回声，连续光滑。肋骨为薄片状强回声，后方回声衰减；肋软骨为弱回声，短轴呈球形或椭圆形，边界清楚，形态规则，后方回声衰减。

6. 乳腺彩色多普勒血流显像　示腺体内血流信号通常稀少，可见稀疏点状或短条状血流信号（图 4-42）。

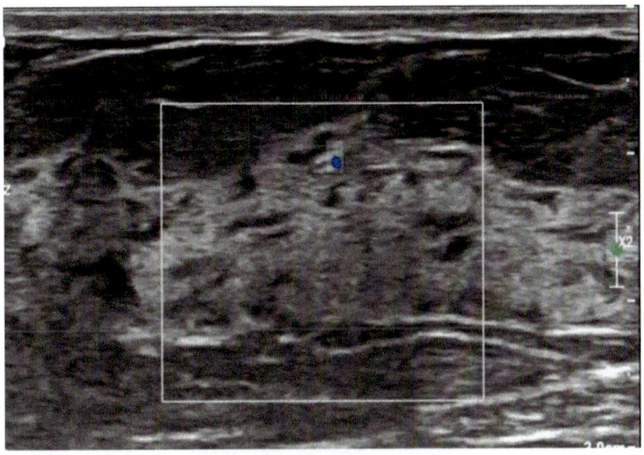

图 4-42　正常乳腺彩色多普勒血流声像

7. 腋窝淋巴结声像　正常腋窝淋巴结大小约 5mm，声像图表现为椭圆形，淋巴结皮质表现为位于被膜下的弱回声，淋巴结髓质表现为中心强回声，皮质弱回声和髓质强回声界面清楚。正常淋巴结血流信号稀少。胸骨旁淋巴结、胸肌间淋巴结通常不易显示（图 4-43）。

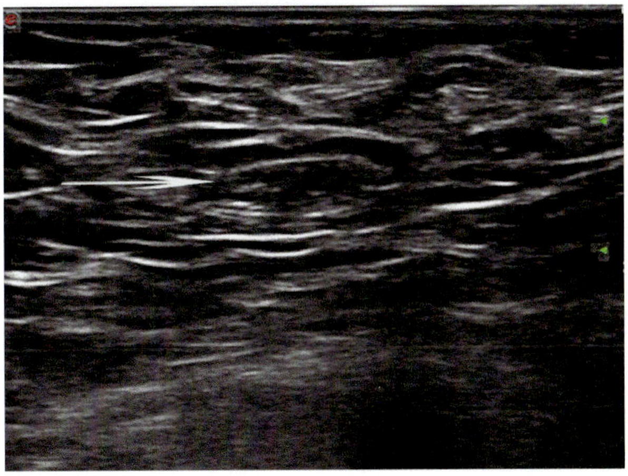

图 4-43　正常腋窝淋巴结二维超声声像

8. 生理性声像变化　成熟未孕女性的乳腺称为静止期乳腺，无分泌功能，呈现典型形态结构。妊娠期和哺乳期乳腺称为活动期乳腺，妊娠初期结缔组织减少，乳腺腺管、腺体开始增生，腺体增生部分图像表现为斑点状低回声。哺乳期乳腺腺体增生，腺管内充满乳液，乳腺出现明显增厚，哺乳期后恢复至正常图像（图 4-44～图 4-46）。

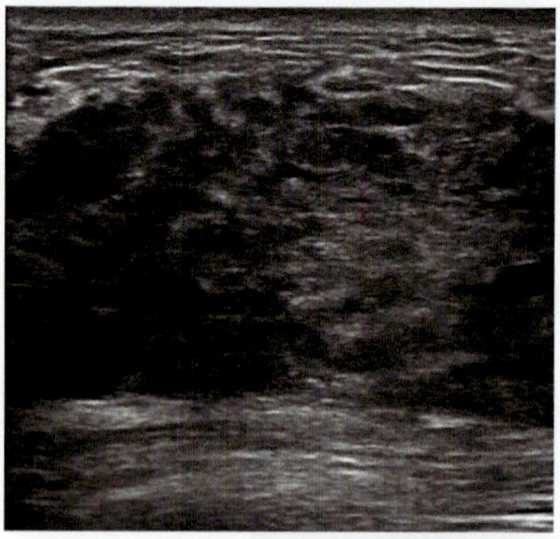

图 4-44 妊娠期乳腺二维超声声像

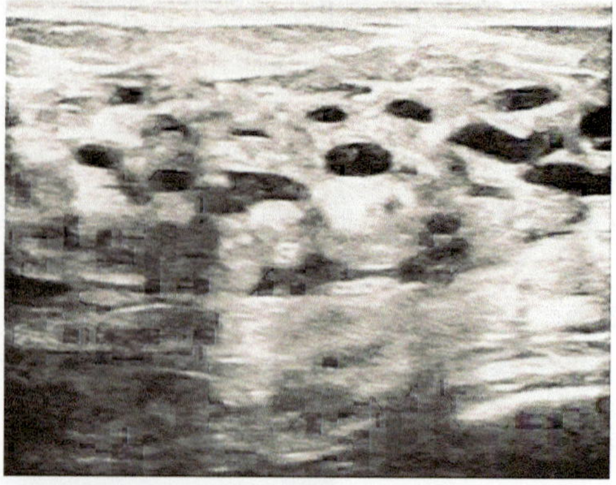

图 4-45 哺乳期乳腺二维超声声像

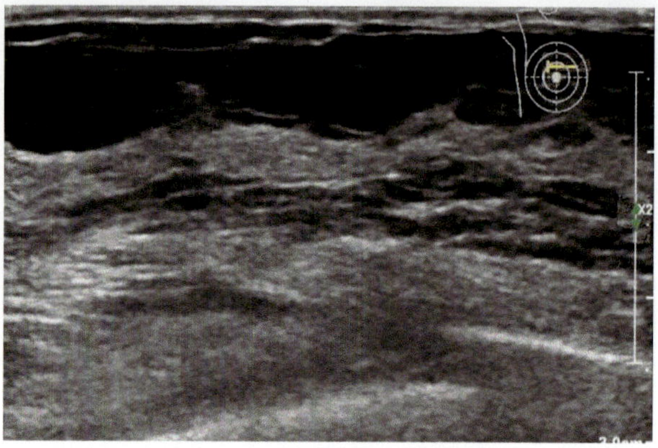

图 4-46 哺乳后乳腺二维超声声像

三、特色技术

谐波成像和空间复合成像可以提高常见乳腺图像的对比分辨率和空间分辨率。这些技术可减少图像的伪像（如斑点、噪声、混响）和显示更好的肿块边缘。三维成像提供乳腺肿块的表面和立体的容积信息，可以在乳腺扫查完成后进行后处理。容积数据设置可以多平面观察，特别是冠状面重建，可以更好地显示恶性肿块的征象，比如毛刺或者回缩/星芒状。实时三维（4D）成像在使用中有更多的额外价值。

自动乳腺全容积成像技术（automated breast volume scanner，ABVS）是一种三维立体超声成像技术，可获取乳腺的横切面、纵切面及冠状切面图像信息。不依赖于操作者的经验，其独特的冠状面也为检查提供了新的视角，同时，ABVS 能获得层厚 0.5mm 的连续断层图像，提供更易于理解的乳腺解剖学全貌及结构特点，特别是邻近乳腺导管附近的小叶及周围组织能得到很好的显示（图 4-47）。

超声造影（ultrasound contrast）曾被认为是医学发展的新里程碑，近 10 年来进展极快。超声造影剂微泡平均直径 2.5μm，不进入组织间隙，停留在血池中，能迅速显示组织的血管灌注情况，用以诊断脏器病变。经临床研究证实超声造影微血管成像直观、动态显示的特征与 DSA 一致。其对人体无毒无害，广泛用于多种病变的检查，尤其是用于肝脏、胆道、胰腺等的研究，对于乳腺多可用于病灶穿刺前的评估，引导穿刺血流灌注更好的部位，提高穿刺阳性率，但目前国内、外对于超声造影在乳腺疾病诊断上没有明确统一的标准（图 4-48）。

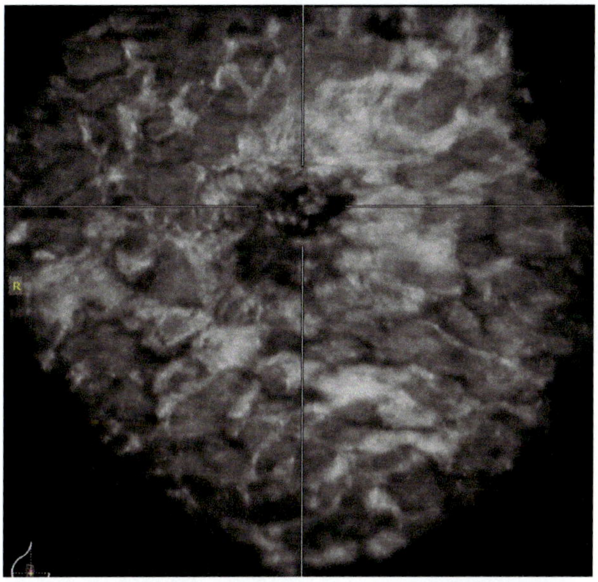

图 4-47　乳腺肿块在 ABVS 中的冠状面声像

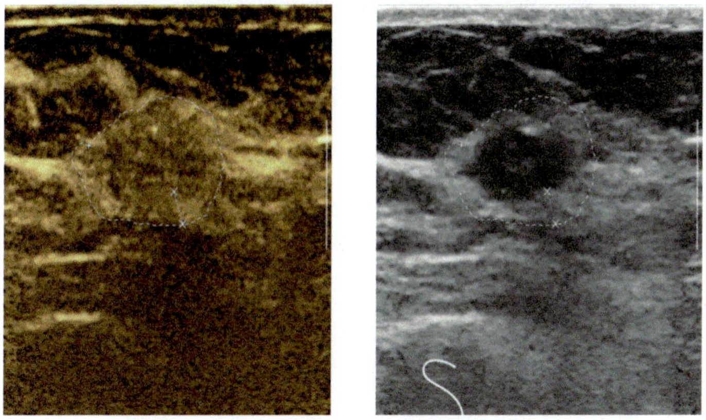

图 4-48　乳腺肿块的超声造影声像

增强后团块面积扩大，边界不清晰，形态不规则

超声弹性成像是用于测量组织和病灶弹性硬度的新方法，包括应变弹性成像和剪切波弹性成像。应变弹性成像先应用于临床，常用 5 分法来定性乳腺病变，彩色编码图像多采用红、绿、蓝表示，多定义红色代表软，蓝色代表硬，具体 5 分法如下：①1 分，病灶整体发生形变，显示为绿色；②2 分，病灶部分发生形变，显示为绿色及红色相间；③3 分，病灶边缘区域发生形变，中心部分未形变，显示为边缘绿色，中心红色；④4 分，病灶整体未形变，显示为红色；⑤5 分，病灶及周边组织整体均未发生形变，显示病灶整体及周边组织均为红色。1～3 分表示弹性系数较小，提示病灶相对较软，偏良性；4～5 分表示病灶相对较硬，偏恶性。其具有一些局限性，如不能定量组织硬度、图像质量不稳定及观察者间一致性较低。为了克服这些不足，许多研究者发现剪切波弹性成像操作依赖性较低，对病变组织进行最大硬度值的测定来判定病变良、恶性，其有高度可重复性，许多研究者及 BI-RADS 第 5 版中推荐用弹性成像来调整病变的 BI-RADS 分类（图 4-49、图 4-50）。

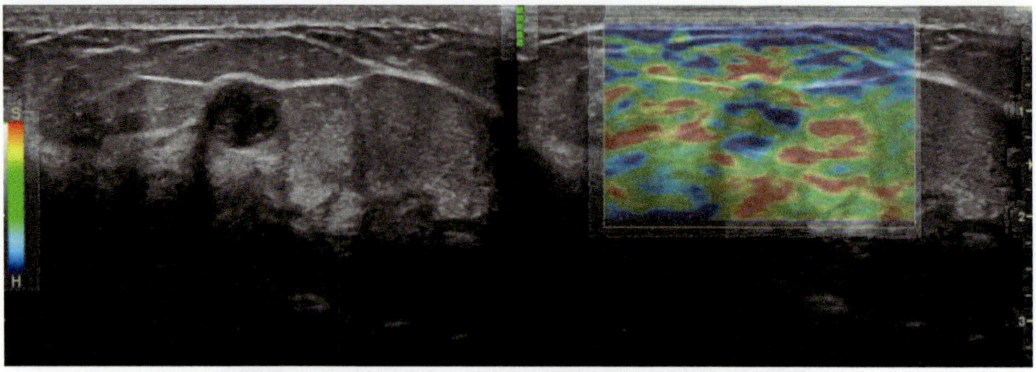

图 4-49 乳腺肿块应变弹性成像

肿块内显示同时包含软和硬的成分，硬的成分更少，评分 2 分，提示良性病变

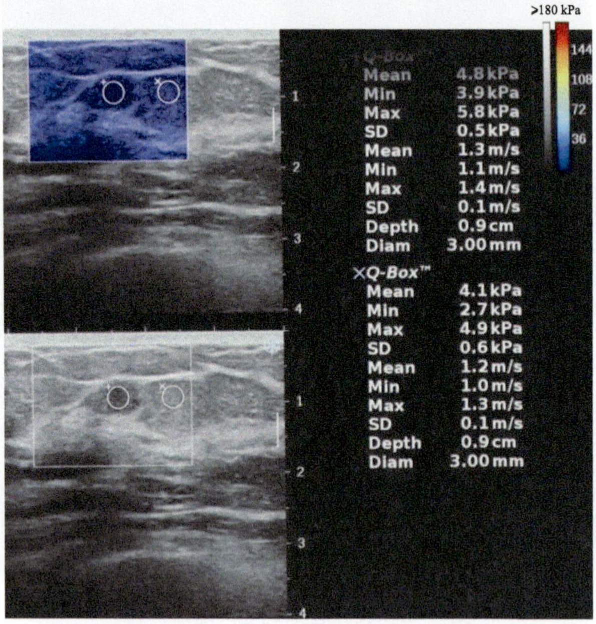

图 4-50 乳腺肿块剪切波弹性成像

肿块呈均匀蓝色，最大硬度值为 5.8kPa，同一水平位置脂肪组织最大硬度值为 4.9kPa，提示良性病变

四、乳 腺 疾 病

（一）乳腺增生

【病因、病理及临床表现】

1. 病因 乳腺增生（hyperplasia of mammary glands，MGH）又称乳腺增生性病变，是指乳腺导管和小叶的病变。目前，对于乳腺增生性疾病的病因及发病机制的研究尚不清晰。现代医学认为，乳腺增生主要是由于内分泌功能紊乱所致的乳房疼痛、肿块或结节等。

2. 病理 病理检查可见乳腺导管不同程度的增生、扩张，乳腺小叶数量及其形态结构的改变导致末梢导管上皮增生，分泌物增加、潴留，淋巴细胞浸润，从而引起结节的形成；外形不规则，边界不清，边缘不清，周围血管通透或曲折；部分伴有乳头状瘤样和纤维瘤样增生。

3. 临床表现 乳腺增生多发于 30～50 岁女性，常见临床表现为双侧乳房触诊有结节感，结节常为多个，可累及双侧乳腺，亦可单发。月经前期双侧乳房胀痛明显、经期后则症状缓解，部分患者合并有乳管扩张和乳头溢乳。

【超声表现】

1. 二维超声

（1）小叶增生型：小叶内导管及腺泡均增生，纤维组织轻度增生，可见淋巴细胞浸润。偶并发纤维腺瘤（图 4-51）。

（2）导管增生型：声像图中分支低回声导管为主，同一条乳腺厚径测量线上，乳腺导管的内径总和大于厚径的 50%。以乳腺小叶和导管为主，乳腺小叶和腺泡数目多，小叶体积大，每个小叶的腺泡数都＞30 个，导管内径较粗，以外上及外下象限多见。

（3）纤维腺病型：小叶内腺管和纤维组织进一步增生伴淋巴细胞浸润，小叶结构紊乱，腺管上皮增多呈多层或形成乳头状、筛状甚至充满管腔，小叶内导管扩张形成微囊。

（4）硬化性腺病型：小叶内纤维组织过度增生，致使管泡萎缩乃至消失，腺管受挤压扭曲变形。

（5）囊肿增生型：导管增粗、高度扩张，呈现圆形或椭圆形无回声，囊壁衬覆立方上皮，壁薄。

超声多表现为腺体回声增粗、增强，内可见低回声结节，结节边界不规则，界线欠清晰，后方回声无衰减，会有轻度增强。囊肿表现为无回声的液性暗区，边界光滑锐利，明显的病变后方回声增强（图 4-52）。

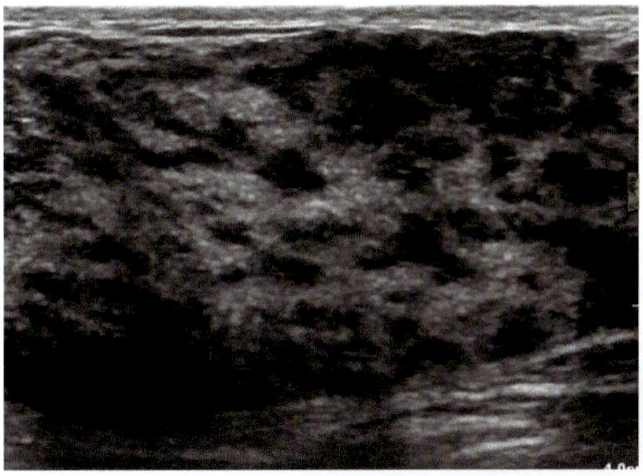

图 4-51 乳腺增生二维超声声像

乳腺腺体结构紊乱，低回声的小叶结构体积增大、数目增多

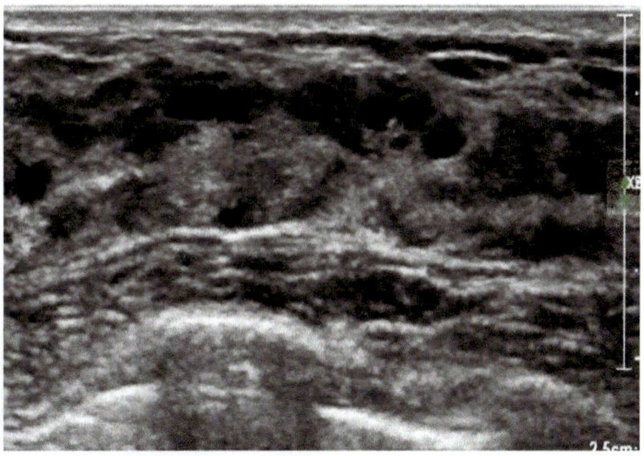

图 4-52 乳腺增生伴囊肿形成

乳腺腺体内可见无回声区，壁薄，后方回声增强

2. 彩色多普勒超声 乳腺增生时，腺体内一般无明显的异常血流信号，部分结节内可见低阻型血流频谱，RI 一般小于 0.7。

3. 弹性成像 乳腺腺体的弹性模量在增殖期高于月经期，在乳腺增生症中，声触诊组织量化（VTQ）值以乳腺小叶增生型最大。

4. 自动乳腺全容积成像技术 两侧乳腺腺体轻度对称性增大，腺体结构紊乱，回声弥漫性增强，分布不均，呈条样或斑片样改变，当形成囊性扩张时，乳腺内部可见大小不等的结节状低回声或囊肿。

【超声诊断价值】

超声在乳腺增生的检查中有巨大的优势，其具有操作简单性、成像实时性，能测量乳腺腺体层厚度、输乳管内径、低回声区大小等特点，各年龄段、各种乳腺类型的人群均适用，并且对患者无附加伤害。又由于地区差异，我国女性的腺体组织较其他更为致密，因此我们使用超声检查会比其他的影像学检查方法更具有敏感性，并且其探测方便、不存在扫查盲区的弊端，因此超声检查对于女性的机体更适宜，在临床上利用超声检查更具有便利性和广泛性。

超声可鉴别乳腺增生与乳腺癌、乳腺纤维腺瘤、单纯的乳腺囊肿及乳腺脂肪坏死，可为临床提供更多信息，指导临床选择适宜的诊疗手段。

（二）乳腺纤维腺瘤

【病因、病理及临床表现】

乳腺纤维腺瘤（breast fibroadenoma）是一种常见的良性肿瘤，与雌性激素过度刺激有关，国内发生率相比于国外较低，和其他乳腺疾病一致，发病与年龄密切相关，常见于青年女性，特别是在妊娠期或哺乳期。

一般认为本病的发生与以下因素有关：性激素水平失衡，如雌激素水平绝对或相对升高，雌激素的过度刺激可导致乳腺导管的上皮和间质成分的异常增生，从而形成肿瘤；饮食因素，如常吃高脂、高能量、油煎食品导致雌激素水平增高；生活模式，如工作压力大（如情绪紧张、经常夜班、过度劳累、生活不规律等），以及周围环境污染等因素也不容忽视。

肿瘤由增生的腺管和纤维组织两种成分组成，腺管成分多者，质地较软，纤维组织较多者，质地较硬，病程长者，出现玻璃样变，纤维组织钙化。肿瘤多呈卵圆形或球形，也可呈分叶状，活动度大，直径一般小于3cm，与周围胸肌和皮肤无粘连；肿瘤多呈单发、无痛肿块，常见于乳房的外上部位，边界清晰完整，有光滑的包膜。

【超声表现】

1. 二维超声

（1）肿块呈圆形或椭圆形或分叶状，边界光滑，有时边缘为很薄的较强光滑回声包膜。

（2）内部回声均匀分布，低回声。部分纤维瘤内有横向的条状较强回声。

（3）部分纤维瘤后方有回声增强的现象，少数病例可出现粗大颗粒状或棒状的钙化后方声影。

（4）大多数纤维瘤在肿块声像图两侧出现侧壁阴影。

（5）肿瘤内出血、坏死时出现液性暗区或细弱回声（图4-53）。

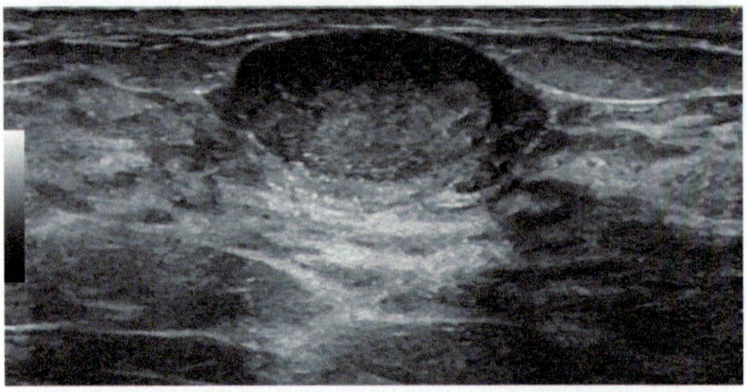

图4-53 乳腺纤维腺瘤二维超声声像

肿块呈椭圆形，边界清晰，内部为低回声，侧方可见声影，后方无明显衰减

2. 彩色多普勒超声 大部分可见点状、条状或棒状的血流信号于表面及内部周边，但信号并不丰富，较大的纤维腺瘤血流显示多丰富。频谱多呈低阻型，RI小于0.7，少数高于该值，甚至出现舒张期和反向血流（图4-54）。

3. 超声造影 乳腺纤维腺瘤的造影模式因腺管与纤维组织构成比不同而有差异。较周边正常乳腺腺体组织可表现为快速高增强、缓慢低增强、同步等增强或低增强，造影剂消退一般较周围快。增强后大小无明显变化，形态规则，边界清晰（图4-55）。

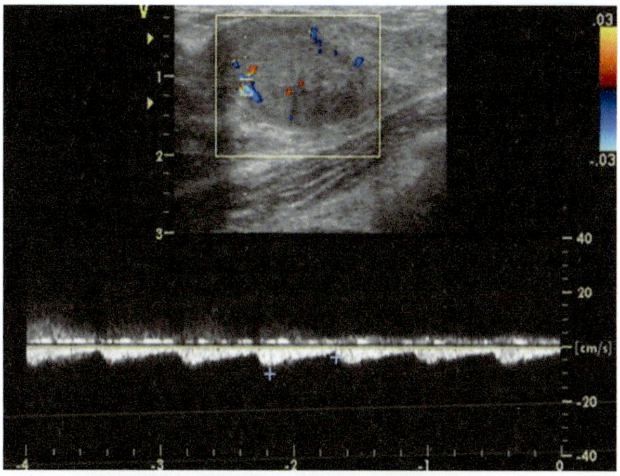

图 4-54 乳腺纤维腺瘤多普勒超声声像

肿块内表面及内部见点状及短条状血流信号，RI 较低

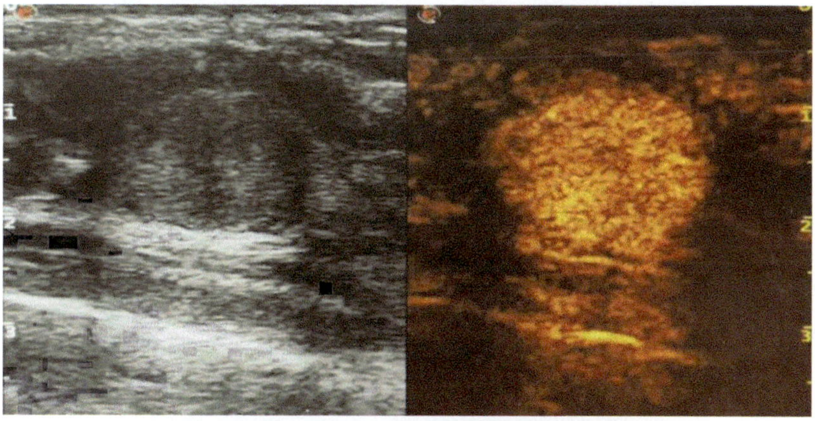

图 4-55 乳腺纤维腺瘤超声造影表现

肿块表现为快速高增强，增强后大小无明显变化，形态规则，边界清晰

4. 弹性成像 应变弹性成像根据 5 分评分法，1～3 分时常判为良性病灶，4～5 分为恶性病灶，当纤维成分多，出现钙化，检测施加压力小时可导致良性误判为恶性病灶。剪切波弹性成像面积与二灰阶图面积的比值（AR）<1.26 时常判断为良性病灶，良性肿块的 E_{max} 处在 19.6～67.9kPa，假阳性病例中由于纤维腺瘤伴有钙化，纤维成分增多，导致 E_{max} 值增加而误判。剪切波和应变弹性成像联合应用可减少误诊和漏诊，提高诊断效能（图 4-56、图 4-57）。

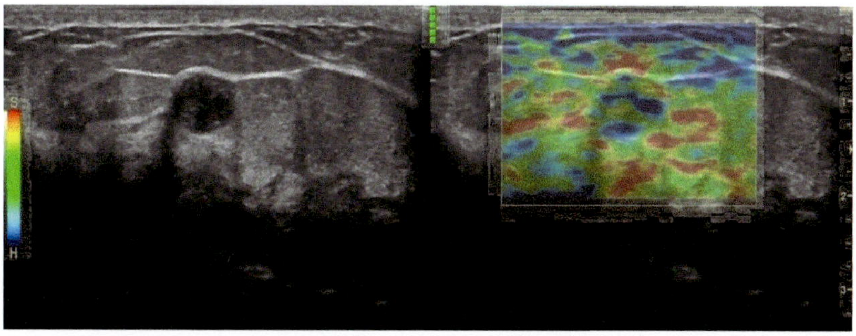

图 4-56 乳腺纤维腺瘤应变弹性成像

肿块内显示同时包含软和硬的成分，软的成分更多，评分 2 分，提示肿块偏软

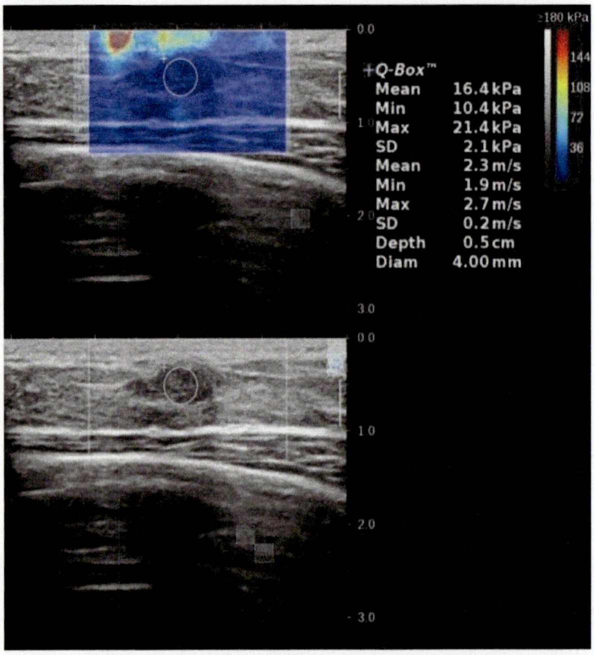

图 4-57　乳腺纤维腺瘤剪切波弹性成像

肿块弹性呈均匀蓝色，最大硬度值 21.4kPa，质中

5. 自动乳腺全容积成像（automated breast volume scanner，ABVS） ABVS 良性诊断特征表现为完整的中高回声边缘，在冠状面的动态观察中，肿瘤和周围组织间有完整回声界面，无周围放射条状分布的条索状高回声向中心汇聚的声像图，即无“汇聚征”（图 4-58）。相比于手动超声而言，ABVS 对乳腺肿块的评估更为完整，能对诊断价值最大的边界特征进行更完整的评估；面对钙化现象，ABVS 显示能力有限。

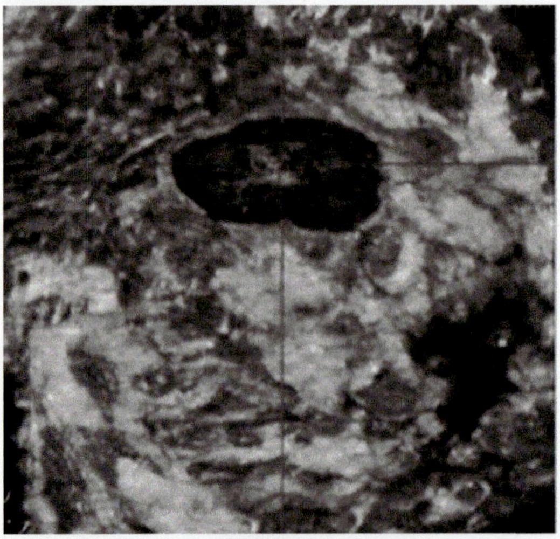

图 4-58　纤维腺瘤的 ABVS 声像

肿块边缘光整，与周围组织分界清楚，无“汇聚征”

【超声诊断价值】

乳腺纤维腺瘤是女性最常见的乳腺良性肿瘤，同乳腺癌的鉴别一直是乳腺影像诊断的重难点，由于两者的治疗和手术预后明显不同，因此在手术前的正确诊断至关重要。超声是诊断本病的首选影像学检查，对绝大多数病例能进行准确的评估，对手术病例能提供更为详细和准确的位置、毗邻、血供等信息，并且便于对未手术的病变定期动态随访，对形态的改变进行判断。

（三）乳腺癌

乳腺癌（breast cancer，BC）是世界范围内女性最常见的恶性肿瘤，高居女性癌症死亡率的首位，多发生于40～60岁妇女，占女性恶性肿瘤的20%以上。在美国，乳腺癌在女性恶性肿瘤中排名第一，死亡率居前三位。既往认为我国乳腺癌发病率较低，近年统计表明，其发病率逐年升高，且发病年龄趋向年轻化。

【病因、病理及临床表现】

1. 病因　其病因尚未明了，目前已知相关危险因素有年龄、种族、家族史、乳房大剂量放射史、初潮早、绝经晚、更年期晚、初次妊娠晚及未产妇等。

2. 病理　乳腺癌主要起源于乳腺导管上皮细胞及末梢导管上皮，2012年世界卫生组织（WHO）将乳腺癌分为浸润性癌和微小浸润性癌，浸润性癌又分非特殊型浸润性癌、浸润性小叶癌、小管癌等。

3. 临床表现　一侧乳房无痛性肿块为乳腺癌早期最常见的表现，质硬，边界不清，位置固定；肿块逐渐长大可侵入筋膜或库珀韧带，致使肿块处皮肤凹陷，侵及皮肤致淋巴管堵塞，可致乳房皮肤发生橘皮样变及乳头内陷。早期可出现同侧腋窝淋巴结及锁骨下淋巴结转移，晚期出现血性转移，侵及肝、肺、脑、骨等。其中淋巴结转移情况是最重要的预后要素。

【超声表现】

1. 二维超声

（1）肿块多呈结节状低回声。肿块较小者常呈均匀低回声，较大肿块内部可因出现出血、坏死等呈不均匀回声。

（2）乳腺癌肿块较小时，形态可规则或不规则；体积较大者，肿块形态多不规则，呈分叶状形态不规则是乳腺癌最常见的表现，也是超声诊断乳腺癌最敏感的征象。部分肿块与皮肤生长不平行，高多大于宽，即纵横比＞1。

（3）肿块边界多不光整，无包膜，边缘呈毛刺状或蟹足状，与周围组织分界不清，有的肿块周围可见不规则和厚度不均匀的强回声晕。周围毛刺征及强回声晕是病灶向周围浸润转移的典型超声征象。

（4）肿块内部可见簇状微小点状钙化，为其特征性表现。

（5）肿块后壁或后方常伴声衰减。此外，癌病灶后方常伴声影（图4-59）。

（6）间接征象：常伴腋窝或锁骨上窝淋巴结肿大，形态改变；长短径比＜2，无完整的淋巴结门，淋巴结髓质消失、皮质与髓质融合，淋巴结内血流信号丰富；肿块压迫库珀韧带致移位或破裂，可致韧带回声移位、中断或消失；肿块侵及皮肤、皮下脂肪层。乳腺癌晚期时可出现远处转移（图4-60）。

2. 多普勒超声　肿块内部及周边血流丰富，多为Ⅱ级或Ⅲ级，多为穿支血管，呈树枝状、网状，走向不规则，周边常可见粗大的供血动脉。高速、高阻是乳腺癌常见频谱特点，峰值流速常大于20cm/s，阻力指数多大于0.7，肿瘤中心与周围部位的频谱形态差异较大（图4-61）。

肿块内部及周边血流较丰富，走向不规则，血流频谱显示呈高速、高阻型。

3. 超声造影　乳腺癌因病理类型不同而造影表现多种多样。最常见的浸润型导管癌较周边正常乳腺组织常表现为快进快出或快进慢出高增强，其内增强可呈均匀性高增强或高增强区域内出现不规则无增强区。增强后团块面积多扩大，边界多不清晰，形态不规则。许多肿块造影时可观测到肿块周边走行异常的滋养血管（图4-62）。

4. 弹性成像　肿块整体较硬，弹性评分4～5分怀疑为恶性肿瘤。剪切波弹性成像杨氏模量均值＞102kPa，最大值＞140kPa 提示有高度恶性可能（图 4-63、图 4-64）。

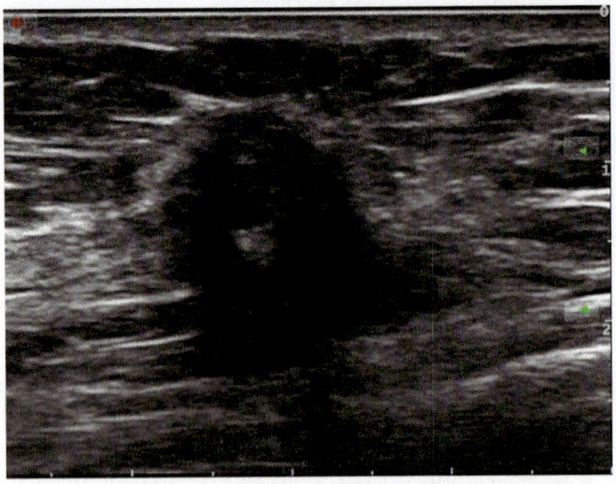

图 4-59　乳腺癌二维超声声像

肿块形态不规则，不平行生长，边缘不光整，与周围组织分界不清，肿块内部见点状强回声，肿块后方伴声衰减

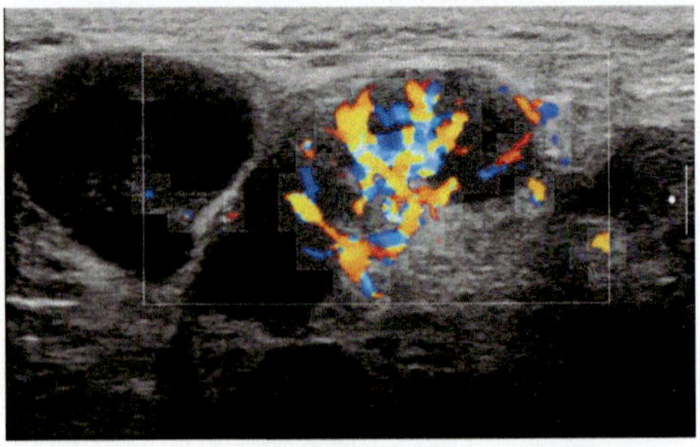

图 4-60　腋窝淋巴结肿大

左侧淋巴结形态不规则，淋巴结髓质消失，右侧淋巴结的淋巴结门存在，但皮质明显增厚，淋巴结内血流信号丰富

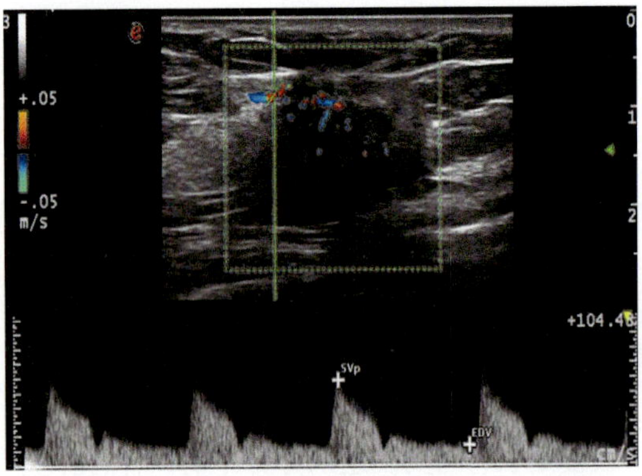

图 4-61　乳腺癌的彩色多普勒超声声像

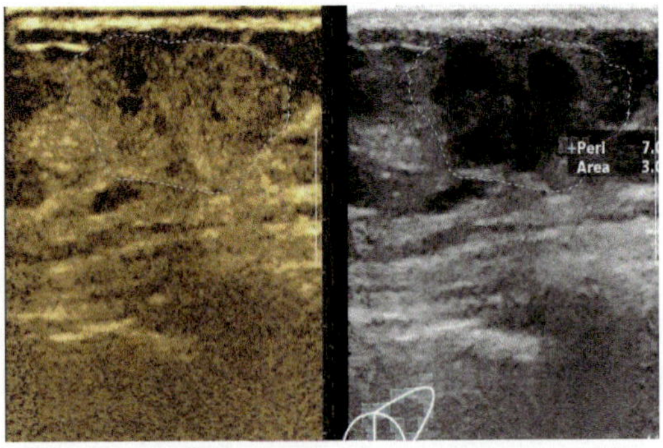

图 4-62　乳腺癌的超声造影表现

虚线圈处示肿块超声造影表现为不均匀性高增强，增强后团块面积扩大，边界欠清晰，形态不规则

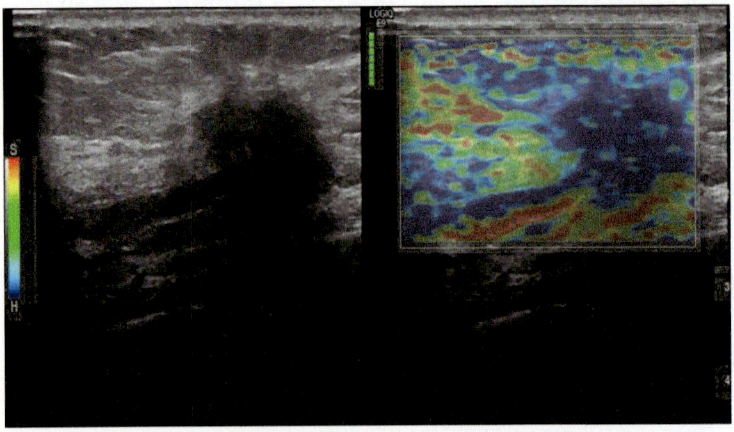

图 4-63　乳腺癌应变弹性成像

肿块弹性评分 5 分，肿块较硬

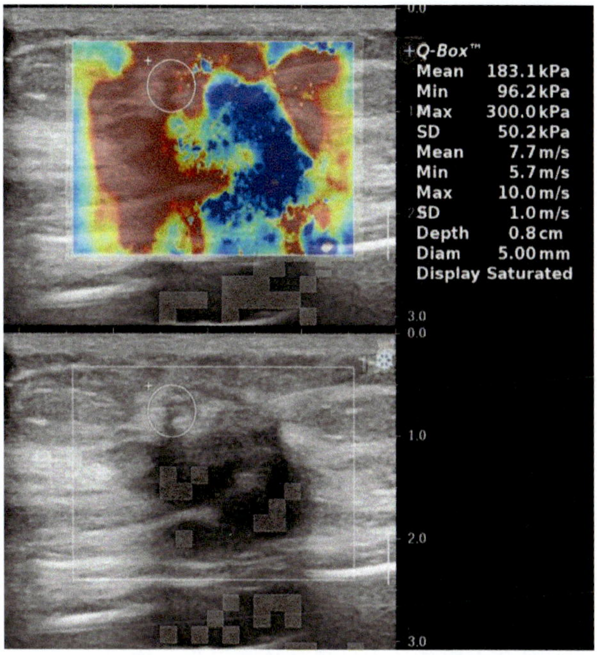

图 4-64　乳腺癌剪切波弹性成像

肿块周边呈红色，肿块边缘的硬度最大值达 300kPa，提示恶性

5. 自动乳腺全容积成像　对于有肿块型病灶：冠状面显示病灶边界不清（模糊、微小分叶、成角/毛刺）、非平行生长、微钙化；对于非肿块型病灶：可见导管扩张及导管壁不光整、微钙化。冠状面出现“汇聚征”为高度恶性指征（图 4-65）。

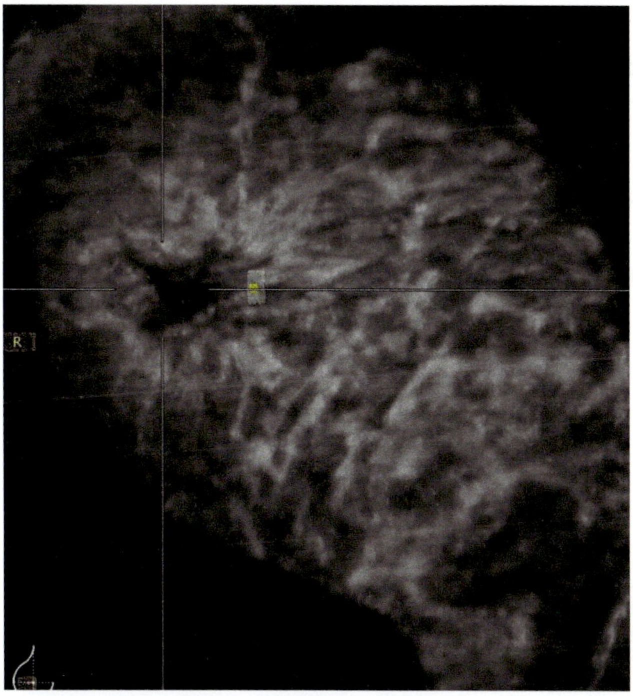

图 4-65　乳腺癌的 ABVS 声像

冠状面显示肿块形态不规则，边缘毛刺，内见微钙化，出现“汇聚征”

【超声诊断价值】

据研究显示，乳腺癌早期治疗的治愈率可达 90%，晚期治疗的治愈率仅为 40%。因此，早期诊断和治疗对乳腺癌患者的生存至关重要。影像学在乳腺癌的检测和分期中起着关键作用，并有助于指导治疗决策，目前临床常用的诊断方法有钼靶摄片、MRI 和乳腺超声检查等。传统超声检查无辐射损害，属于非侵入性检查，故安全性较高，其可准确区分囊性病变和实性病变，尤适用于高密度乳房（年轻女性、妊娠或哺乳期妇女乳房密度较高）的评估，乳腺超声检查对乳腺癌的术前评估、制订准确的治疗前计划、新辅助化疗及具有明确手术指征的单一手术干预均具有显著的临床意义；此外，超声检查还可作为 MRI 可疑发现的患者的第二次检查工具。超声造影可以有效地预测各类乳腺肿瘤对新辅助化疗（neoadjuvant chemotherapy，NAC）的病理反应。实时剪切波弹性成像（shear wave elastography，SWE）是一种全新的超声成像技术，常用于评价肿块硬度。多模态超声的使用对于乳腺肿块的诊断提供了更多信息。超声检查诊断时与临床表现、钼靶检查等综合使用，能更好地提高乳腺癌的诊断率。

（四）乳腺结节的 BI-RADS 分类

1. BI-RADS 的背景及其意义 乳腺影像报告和数据系统（breast imaging reporting and data system，BI-RADS），是由美国放射学会（ACR）推荐的“乳腺影像-报告与数据系统”，将乳腺作为一个整体的器官，规范对其所有影像检查结果的诊断报告，使用统一的专业术语、标准和统一的检查程序。2003 年在进行第四次修订时增加了超声及 MRI 的内容，并于 2013 年进行了第五次修订。BI-RADS 提供了适用于乳腺超声成像的标准化的乳腺影像描述术语、诊断报告组织结构和分类系统。

2. 超声词典 当超声检查发现肿块时，超声医生必须仔细检查和记录肿块的图像特征及肿块对周围组织的影响。肿块的主要征象包括形状、方位、边缘特征、回声类型和后方衰减等，即 BI-RADS 超声词典。超声词典具体可见美国放射学会 BI-RADS 超声词典（表 4-10）。

表 4-10A 乳腺的组织构成

乳腺组织	
组织构成（仅用于筛查）	均匀背景回声-脂肪 均匀背景回声-纤维腺体 不均匀背景回声

表 4-10B 乳腺内的发现（包括对肿块、钙化、相关特征及特殊征象的描述）

	乳腺内发现
肿块（具有占位效应，可在两个不同切面显示）	形状 椭圆形、圆形、不规则形 边缘 清楚 不清楚（模糊、成角、微小分叶、毛刺） 后方回声特征 无后方回声、增强、声影、混合回声 方位 平行（宽大于高：水平方位） 非平行（高大于宽：垂直方位或圆形） 回声类型 无回声、低回声、囊实混合性回声、高回声、等回声、不均质回声

续表

	乳腺内发现
钙化	肿块内钙化 肿块外钙化 导管内钙化
相关特征	结构扭曲 导管改变 皮肤改变（皮肤增厚、皮肤回缩、水肿） 血流（无血流、内部血流、周边血流） 弹性评估（软、适中、硬）
特殊征象	单纯囊肿、簇状小囊肿、复杂囊肿、肿块位于皮肤、假体植入、淋巴结-乳内、淋巴结-腋窝、血管异常（动静脉畸形、假性动脉瘤）、Mondor病、术后积液、脂肪坏死

3. BI-RADS 分类　可分为两大类，即评估未完成和评估完成。评估完成可细分为 BI-RADS 1～6 类，每一类别有相对应的处理建议。

（1）BI-RADS 0 类：指未完成评估或不完整的评估，需结合既往检查或其他影像学检查。

（2）BI-RADS 1 类：阴性，恶性的可能性为 0%，是正常的检查结果。建议每年定期复查（图 4-66）。

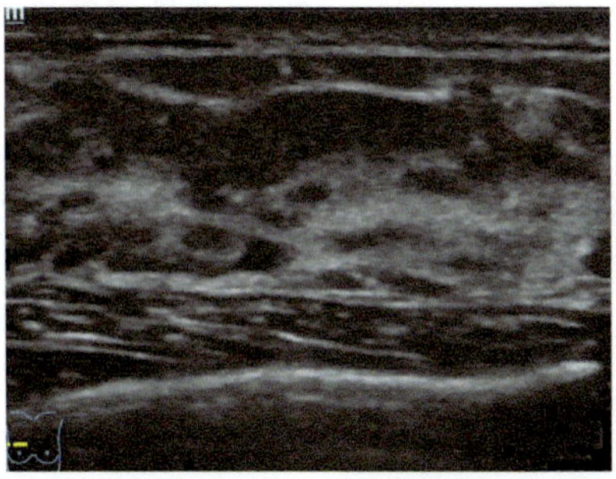

图 4-66　BI-RADS 1 类

（3）BI-RADS 2 类：良性，恶性的可能性为 0%，可归为 2 类的超声表现有：单纯囊肿、乳房内淋巴结、术后积液、乳腺植入物，或至少经 2 年或 3 年无改变的复杂囊肿和可能的纤维腺瘤（图 4-67、图 4-68），建议每年定期复查。

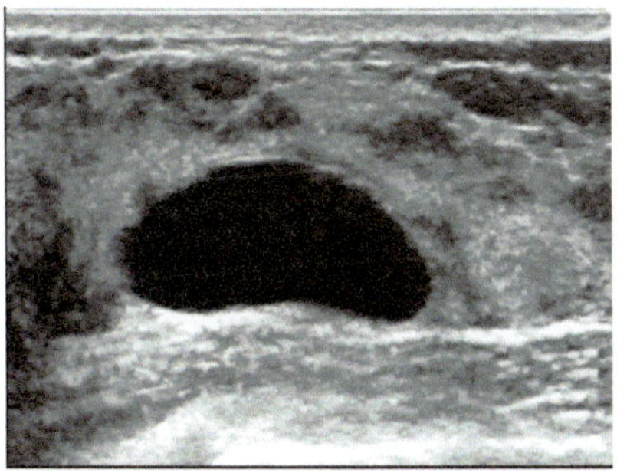

图 4-67　BI-RADS 2 类（乳腺囊肿）

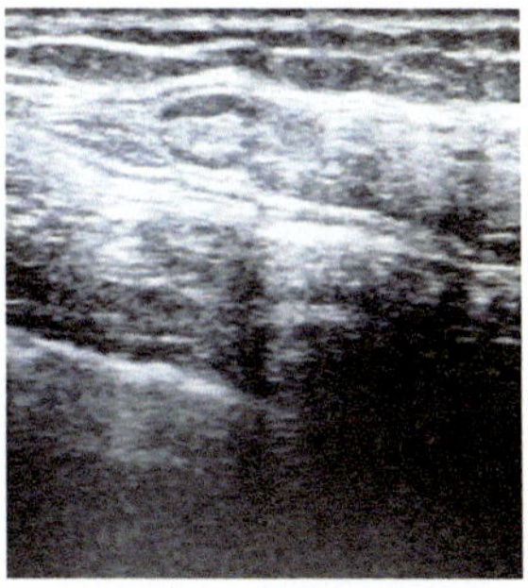

图 4-68　BI-RADS 2 类（乳腺内正常淋巴结）

（4）BI-RADS 3 类：可能良性，恶性的可能性≤2%，总体上可分为 3 类的超声表现有，①边缘光整的椭圆形平行位生长肿块；②单发的复杂囊肿；③簇状小囊肿；④脂肪坏死；⑤脂肪小叶的边缘产生的折射声影；⑥术后瘢痕所致的结构扭曲。建议短期随访，一般为 6 个月（图 4-69、图 4-70）。

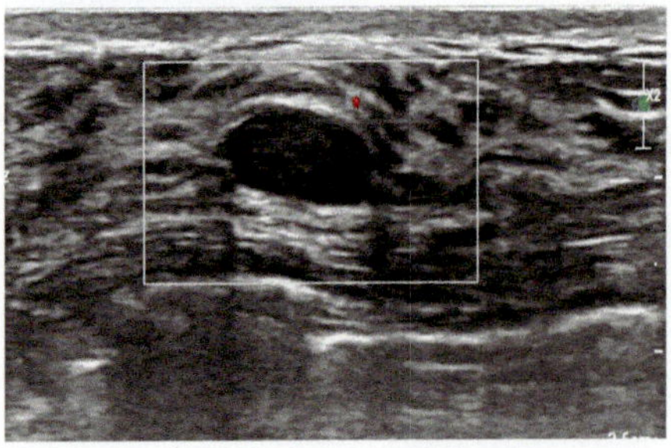

图 4-69　BI-RADS 3 类（边缘光整的椭圆形平行位生长肿块）

28 岁女性，右侧乳腺肿块，术后病理结果为纤维腺瘤

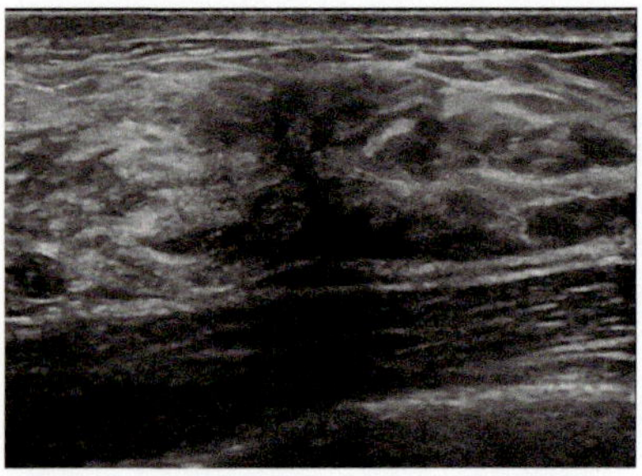

图 4-70　BI-RADS 3 类（术后瘢痕）

33 岁女性，右侧乳腺纤维腺瘤术后，造成周围结构扭曲

（5）BI-RADS 4 类与 BI-RADS 5 类：主要根据以下恶性征象来分类：形态不规则，边缘不光整（模糊、微小分叶、成角或毛刺状），非平行方位生长，囊实性复合回声，肿块内微钙化，高回声晕，导管扩张，后方回声衰减、周围组织结构改变。

BI-RADS 4 类：可能恶性（2%＜恶性可能性＜95%），一般而言，归属于 4 类的病灶要求进行组织活检，4 类可以分为 3 个亚型。①BI-RADS 4A 类，低度可疑恶性（2%＜恶性可能性≤10%）（图 4-71）；②BI-RADS 4B 类，中度可疑恶性（10%＜恶性可能性≤50%）（图 4-72）；③BI-RADS 4C 类，高度可疑恶性（50%＜恶性可能性＜95%）（图 4-73）。

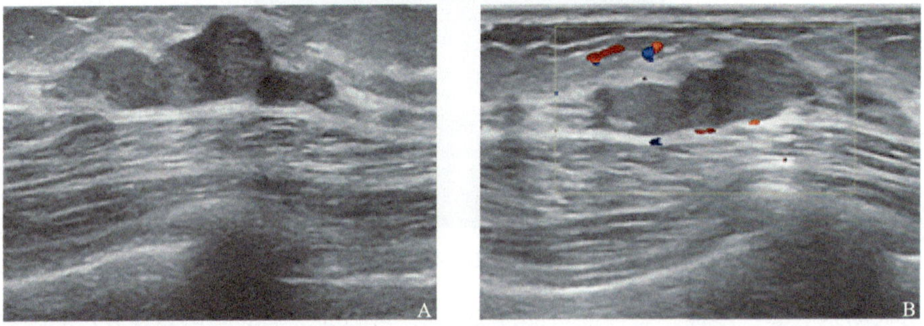

图 4-71　BI-RADS 4A 类

29 岁女性，左乳肿块，手术病理结果为纤维囊性乳腺病伴纤维腺瘤。A. 肿块形态不规则，边缘可见大分叶，水平位生长；B. 肿块周边见少许血流信号

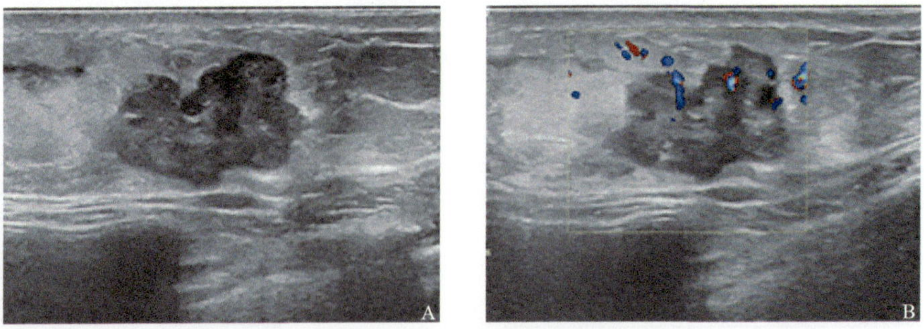

图 4-72　BI-RADS 4B 类

44 岁女性，右乳肿块，手术病理结果为导管内乳头状癌伴非特殊型浸润性癌。A.肿块形态不规则，边缘成角及微小分叶，水平位生长，后方回声无衰减；B.彩色多普勒超声显示肿块内部见较丰富、粗大血流

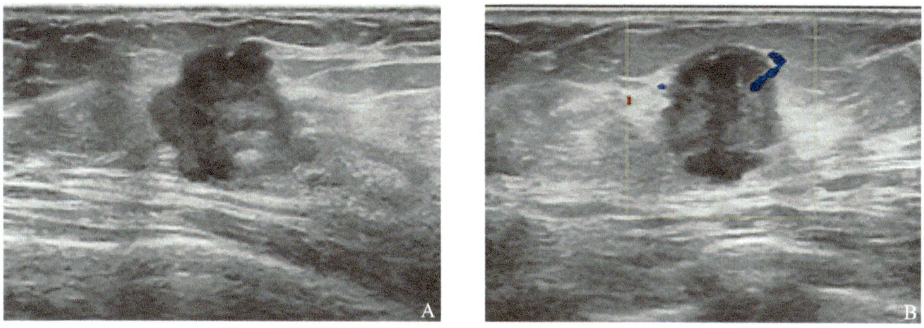

图 4-73　BI-RADS 4C 类

50 岁女性，右乳肿块，手术病理结果为非特殊型浸润性癌。A.肿块形态不规则，非平行生长，边缘成角及微小分叶，后方回声未见明显衰减；B.彩色多普勒超声显示肿块内部见粗大血流信号

BI-RADS 5 类：高度提示恶性（极高度恶性可能性≥95%），一般将具有非常典型恶性特征的肿块判定为 5 类，如果合并有腋窝异常淋巴结，则判定为 5 类的证据将更充分（图 4-74）。

（6）BI-RADS 6 类：活检已证实恶性，临床择期手术（图 4-75）。

4. BI-RADS 的应用　乳腺超声影像诊断发挥着重要作用，成为现阶段乳腺疾病检查首选方法，主要是针对乳腺癌疾病。但超声的诊断中，患者对仪器的依赖性更高，为明确临床乳腺癌诊断水平，BI-RADS 分类应用疾病诊断，能纠正传统超声应用过程中主观性诊断较强的特点，使临床对乳腺疾病超声诊断更加规范，提高临床诊断符合率和病变的良、恶性鉴别能力。BI-RADS 分类标准被广泛运用于乳腺的各种影像学检查，如 X 线钼靶摄影、彩超、磁共振等，被用作评价乳腺病变良、

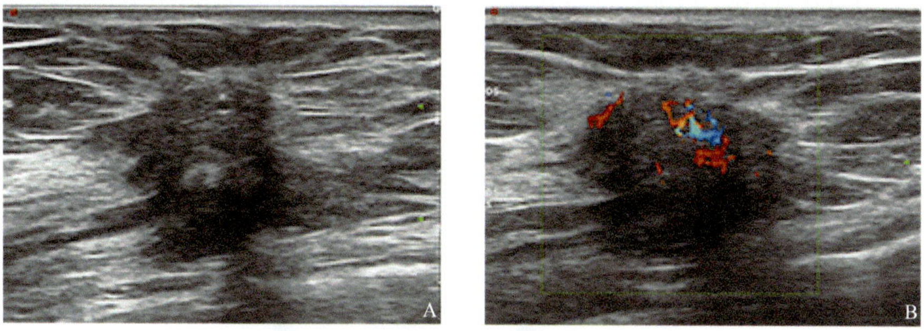

图 4-74　BI-RADS 5 类

45 岁女性，左乳肿块，手术病理结果为非特殊型浸润性癌。A.肿块形态不规则，非平行生长，边缘毛刺，后方回声衰减，周围结构扭曲；B.彩色多普勒超声显示肿块内部及周边见丰富血流信号

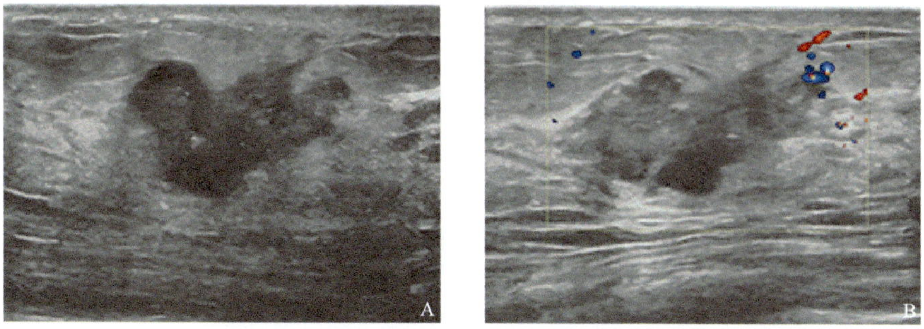

图 4-75　BI-RADS 6 类

39 岁女性，右乳肿块，粗针穿刺结果为非特殊性浸润性癌，正在进行新辅助化疗中。A.肿块形态不规则，平行生长，边缘毛刺、成角、模糊，内部见微钙化，后方回声衰减；B.彩色多普勒超声显示肿块周边见较丰富血流信号

恶性程度的一种评估分类法。BI-RADS 分类的临床价值很高，对于早期的诊断和疾病的及时治疗尤为重要。

第四节　浅表淋巴结

一、淋巴结的解剖

正常人约有 450 个淋巴结，淋巴结大小不一，多以群分布，根据位置分为浅淋巴结和深淋巴结。淋巴结间以淋巴管相连，引流相应部位的淋巴液，发挥滤过淋巴液、参与人体免疫应答等功能。

正常淋巴结质地柔软，表面光滑，与周围组织无粘连，触之无压痛、无波动感。单个淋巴结似椭圆形或肾形，有被膜，被膜及结缔组织伸入实质形成的小梁构成淋巴结的粗支架。淋巴结凸面有数条输入淋巴管经被膜与淋巴窦相通，凹陷处为淋巴结门，容输出淋巴管和血管走行。淋巴结皮质位于被膜下，由浅层皮质、副皮质区和皮质淋巴窦构成。髓质位于近门处，由髓索和髓窦组成。淋巴结解剖和功能的基本单位是淋巴小叶，图 4-76 为含有 7 个淋巴小叶的淋巴结。

浅表淋巴结可分为头部淋巴结、颈部淋巴结、上肢淋巴结、胸壁淋巴结、腹壁淋巴结和下肢淋巴结。美国癌症联合委员会（American Joint Committee on Cancer，AJCC）将颈部淋巴结分为 7 区。

Ⅰ区以下颌骨为上界，舌骨为下界，由二腹肌前后腹围绕，含颏下和下颌下淋巴结，下颌、口底、下牙槽骨前部及口腔的肿瘤易转移到此区，以二腹肌为界分为ⅠA 区和ⅠB 区；Ⅱ区以颅底为上界，舌骨为下界，含颈内静脉上组淋巴结，头颈肿瘤转移和清扫术后复发常在此区，以副神经为界分为ⅡA 区和ⅡB 区两部分；Ⅲ区以舌骨为上界，环状软骨下缘为下界，含颈内静脉中组淋巴结；Ⅳ区以环状软骨为上界，锁骨为下界，含颈内静脉下组淋巴结，喉、下咽及颈部食管肿瘤可转移至此区；Ⅴ区以胸锁乳突肌后缘为前界，斜方肌前缘为后界，锁骨为下界，含颈后三角淋巴结，鼻咽、口咽、声门下区梨状窝及甲状腺肿瘤易转移至此区；Ⅵ区以舌骨为上界，胸骨上切迹为下界，颈动脉鞘内侧缘为外侧界，含颈前中央区淋巴结，甲状腺癌易转移至该区；Ⅶ区含胸骨上切迹上方的上纵隔淋巴结，喉癌、食管癌和甲状腺癌可转移到此区（图 4-77）。

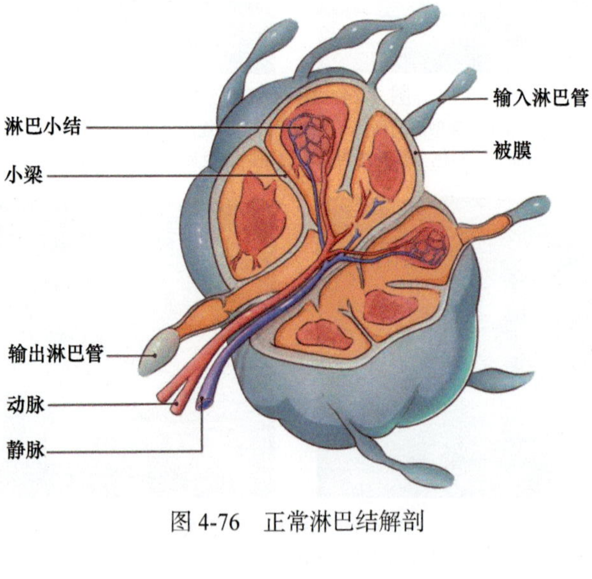

图 4-76　正常淋巴结解剖

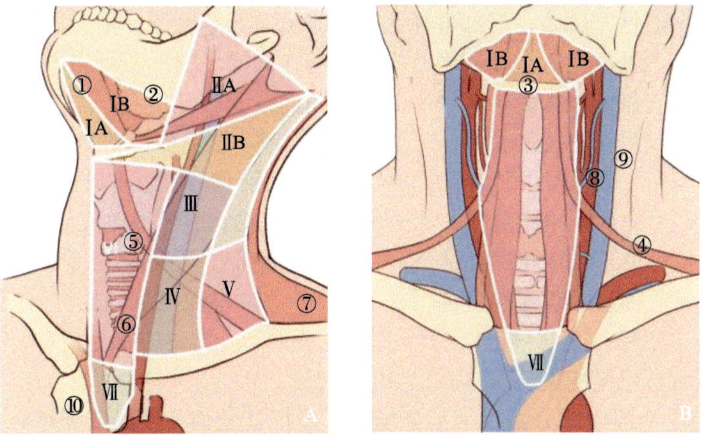

图 4-77　颈部淋巴结分区侧面观（A）与正面观（B）
①二腹肌；②颌下腺；③舌骨；④肩胛舌骨肌；⑤环状软骨；
⑥胸锁乳突肌；⑦斜方肌；⑧颈总动脉；⑨颈内静脉；⑩胸骨柄

二、超声探查方法及正常超声图像表现

超声检查无创、经济、操作简便，能根据多个参数评估图像，在判断浅表淋巴结肿大、超声引导下的细针穿刺细胞学检查和淋巴结组织活检等方面起重要作用。超声检查还具有显示肿瘤累及淋巴结的早期细微表现和晚期病变的优势，是淋巴结检查的首选成像方法。

（一）检查准备

检查前无须特殊准备。

（二）仪器选择

选用高分辨率彩色多普勒超声诊断仪和高频线阵探头（＞10MHz）。

（三）检查方法

患者取仰卧位或其他体位，去除遮蔽物充分暴露被检查部位，多个切面扫描，按照一定顺序进行检查。由于颈部结构复杂，在检查一侧时，可使患者头后仰偏向对侧。

采用预设的小器官模式，适当调节频率、时间增益补偿、聚焦和血流速度标尺等。扫描位置较浅表的淋巴结时，可增加皮肤与探头间的耦合剂或提高探头频率，避免过度压迫探头人为地改变血流信号。观察淋巴结的位置、大小、数目、形状、边界、长厚径比、回声均匀度、融合、钙化、液化、血流分布和血流参数等内容。

（四）超声图像表现

处于不同位置和生理状态的淋巴结形状、大小有一定差异。在灰阶图像（图 4-78）上正常淋巴结呈长梭形、圆形或椭圆形。淋巴结大小的判断标准存在争议，一般厚径＜10mm，不作为诊断标准。长厚径比≥2，对于淋巴结良、恶性的鉴别有一定意义，但部分颌下和腮腺正常淋巴结长厚径比≤2。

被膜呈高回声，与周围组织无粘连，边界清楚，皮质呈均匀一致低回声。当淋巴结门可见时，根据门部直径与皮质最厚处宽度的比例可将皮质分为：狭窄型、向心性宽阔型和偏心性宽阔型。正

常淋巴结大多数为向心性宽阔型，门部直径大于皮质最厚处宽度的2倍。

中央的髓质和凹陷处的门部呈高回声，根据门部在图像上的形态可将淋巴结门分为：宽阔型、狭窄型和缺失型。淋巴结门因年龄、大小和部位不同而改变。

正常淋巴结血流信号受淋巴结大小、部位及年龄影响。彩色多普勒图像上，可显示血流分布情况，可分为：淋巴门型、边缘型、中央型、混合型和无血流信号型。淋巴门型可见两条左右血流信号在门部纵向走行，呈放射条索状分布，常见于良性淋巴结；边缘型血流信号位于淋巴结周边，常见于恶性淋巴结，也可见于结核性淋巴结炎；中央型血流信号位于中央，紊乱的中央型可见于恶性淋巴结；混合型由前三种或任意两种组合而成，可见于恶性淋巴结和结核性淋巴结炎；无血流信号型可见于一些小的淋巴结。正常淋巴结彩色多普勒图像上（图4-79）血流信号为淋巴门型或无血流信号型。一般正常淋巴结的血流 RI＜0.8，PI＜1.6。

目前淋巴结超声造影模式分类标准尚未统一，多将其分为：微弱或无增强型、均匀增强型和不均匀增强型。按照淋巴结增强顺序分为：向心性、离心性和混合性。淋巴结超声造影仍以强化表现评价为主，正常淋巴结表现为均匀的离心性增强，超声造影时间-强度曲线定量分析仍需进一步研究。

在超声弹性成像（图4-80）上，通常比较感兴趣区与周围组织弹性差异来予以鉴别，但代表组织硬度的色彩随仪器品牌不同而有所差异。正常淋巴结皮质硬度较髓质大，淋巴结弹性成像评分多为1～3分。但有研究表示在诊断淋巴瘤时，其弹性成像评分亦常为1～3分，因此不能单独使用弹性成像评分鉴别二者。

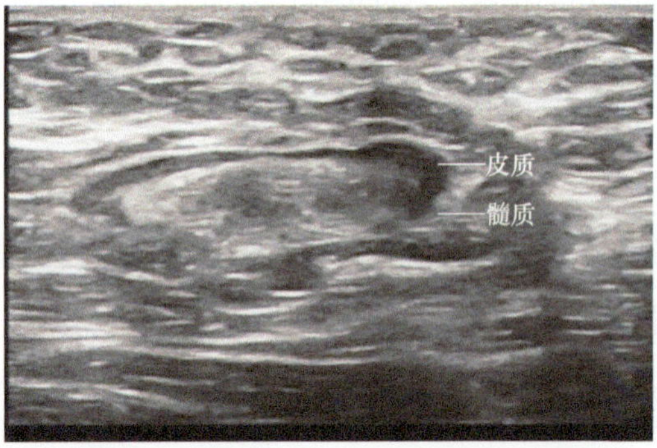

图4-78 正常腋窝淋巴结二维超声声像

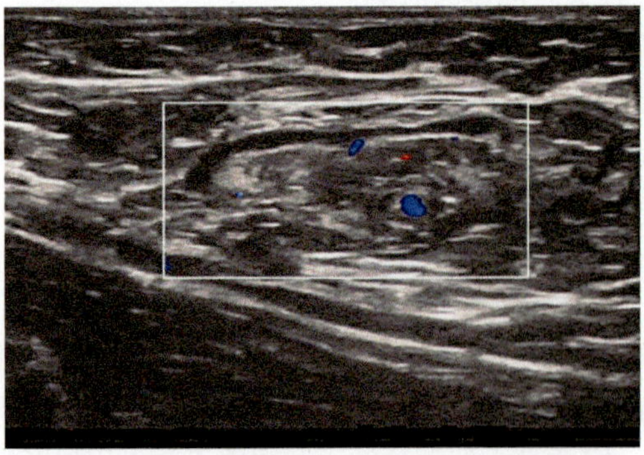

图4-79 正常腋窝淋巴结彩色多普勒图像

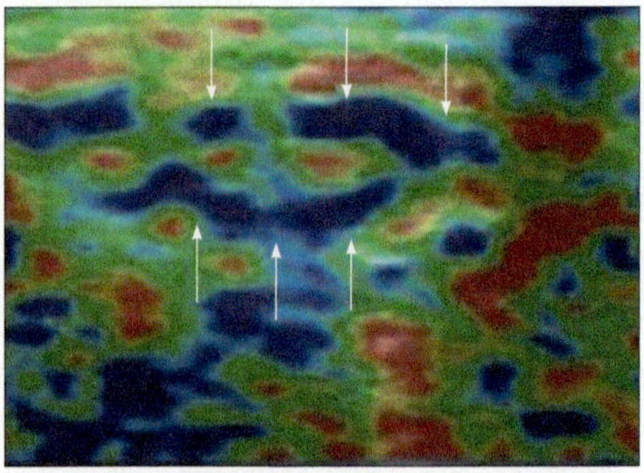

图4-80 正常成人腋窝淋巴结弹性成像图

白色箭头示硬度较大部分基本与淋巴结皮质对应

三、淋巴结疾病

（一）急性淋巴结炎

【病因、病理及临床表现】

1. 病因 由化脓性细菌侵入感染病灶或损伤处（常为手术引流区域）并沿淋巴管进入淋巴结导致感染所致急性淋巴结炎，常见于金黄色葡萄球菌和链球菌等化脓性细菌感染引起的化脓性感染。

2. 病理

（1）肉眼可见淋巴结充血肿胀，呈灰红色，可见淋巴结门。

（2）镜下可见淋巴结滤泡大量增生，生发中心扩大，有大量核分裂象，核左移。

（3）实验室检查血白细胞升高，中性粒细胞比例增加，淋巴细胞和巨噬细胞增生，中性粒细胞、单核细胞和浆细胞浸润。如为化脓性细菌感染，滤泡生发中心可能会发生坏死，形成脓肿，形成脓肿后肿胀的淋巴结有波动感及压痛。炎症累及周围组织可致周围组织脓肿坏死，有时甚至可穿破皮肤形成窦道。

3. 临床表现 急性淋巴结炎的典型临床表现为急性起病伴疼痛感。早期为单纯淋巴结炎性病变，治疗不当可发展为蜂窝织炎，甚至出现败血症，出现脓肿时甚至可以引起脓毒血症。局部皮肤可有红、肿、热、痛等急性炎症体征，周边偶见淋巴管炎所致沿淋巴管走行的“红线”，可伴发热、寒战、头痛、乏力等全身症状。

【超声表现】

1. 大小、形态 急性期淋巴结明显均匀性肿大，形态规则，大小不等，少数为圆形，多呈椭圆形，包膜光滑，淋巴结境界清晰，多数长厚径比>2，治疗后淋巴结缩小。少数多发性淋巴结肿可呈串珠状、蜂窝状分布，还可有相互融合的趋势，在青少年更为多见。

2. 回声 包膜为高而细回声带。淋巴结皮质均匀弥漫性增厚，包绕髓质，或呈低回声的“C”形结构围绕髓质，回声低；髓质增厚，髓质相对较小，回声稍强，位置居中，或与一侧/一端门部回声相延续，皮髓质回声分界不清晰。肿大淋巴结内血流信号明显增多，并沿门部、髓质、皮质呈放射状分布。受累淋巴结周围软组织增厚，层次模糊，回声增强。治疗后皮髓质分界清（图 4-81A）。

3. 淋巴结脓肿区 髓质显示不清，无血流信号显示，可见无回声区伴点状低回声，也可有窦道回声。脓肿区血供稀少，随呼吸和探头移动可见流动感。

4. 彩色多普勒血流显像 肿大淋巴结急性期由于血管充血，血供丰富，色彩鲜艳，门部显示丰富的血流信号，淋巴结内的典型放射性门型血流结构清晰可见，门部血管主干向髓质中央有规则地自然分布，其分支增多呈树枝状，很少呈羽状或半羽状，其血管无移位，且此为急性淋巴结炎特征性血流改变。频谱多普勒检测示动脉血流为高速低阻型频谱，峰值流速多小于 25cm/s，RI<0.6（图 4-81B、图 4-82）。

5. 超声造影诊断 急性淋巴结炎的超声造影时间-强度曲线 10～15s 为动脉相，淋巴结门和髓质先增强；15～25s 为实质相，皮质均匀性增强；40～45s 开始廓清，大多数情况 60～90s 廓清结束。超声造影增强模式为均匀的离心性增强，造影剂进入高峰时淋巴结呈整体性高增强（图 4-83），随后开始廓清。

6. 弹性成像 应变弹性成像时，急性炎性淋巴结多评分较低，采用 5 分法常≤2 分，而慢性炎性淋巴结则可能因内部纤维化而较硬，但仍然较转移性淋巴结偏软（图 4-84）。

【超声诊断价值】

1. 高频超声检查 急性淋巴结炎存在典型影像学表现，结合病史和临床表现可以诊断典型急性淋巴结炎。同时可检查淋巴结内外有无脓肿，进而引导穿刺引流、针吸细胞学检查等，也可评价预后，指导治疗方案。

2. 高频彩色多普勒超声 通过获取淋巴结门、髓质部厚度/淋巴结厚度、血流分布及动力学参数，对肿大淋巴结进行诊断，分辨病变类型。在急性淋巴结炎的诊断中检查准确率高，为简单、无创操作，可作为检查急性淋巴结炎的首选诊断方法。

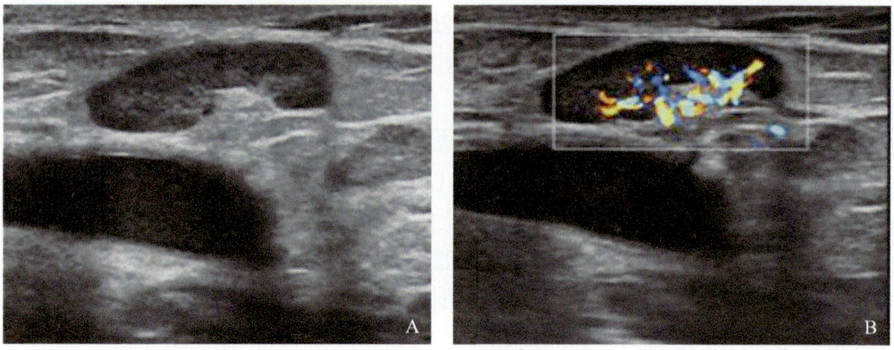

图 4-81 急性淋巴结炎超声图

A. 二维声像图；B. 彩色多普勒图

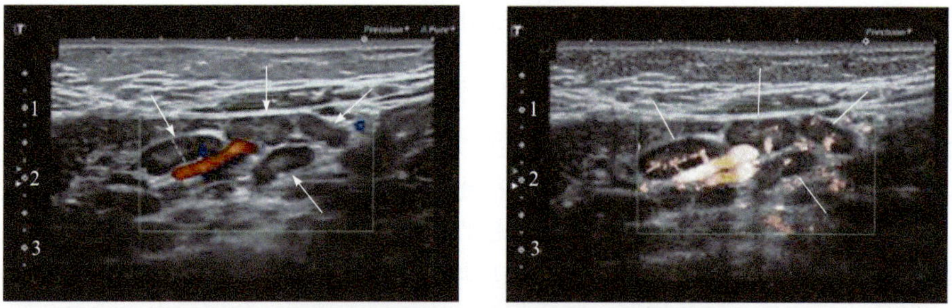

图 4-82 彩色多普勒血流显像显示点样线性血流信号

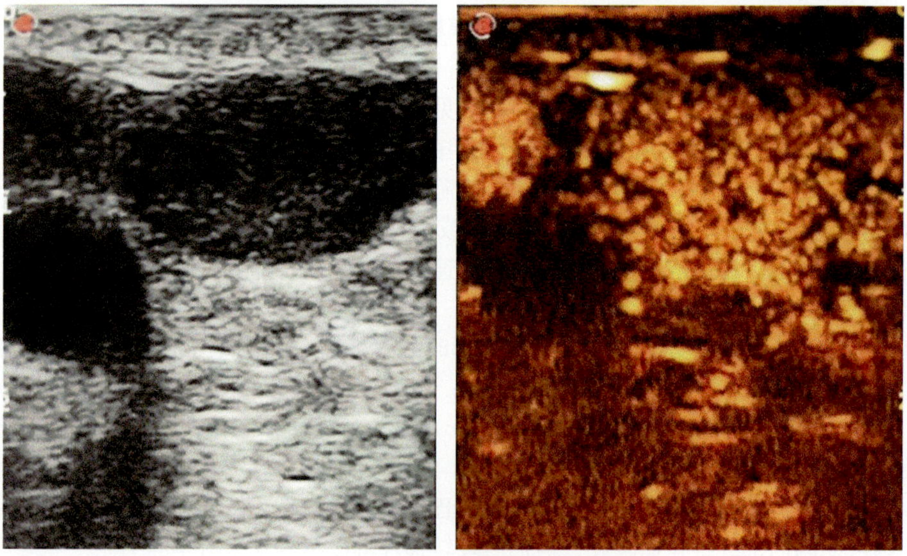

图 4-83 急性淋巴结炎超声造影声像

造影剂高峰时淋巴结表现为均匀高增强

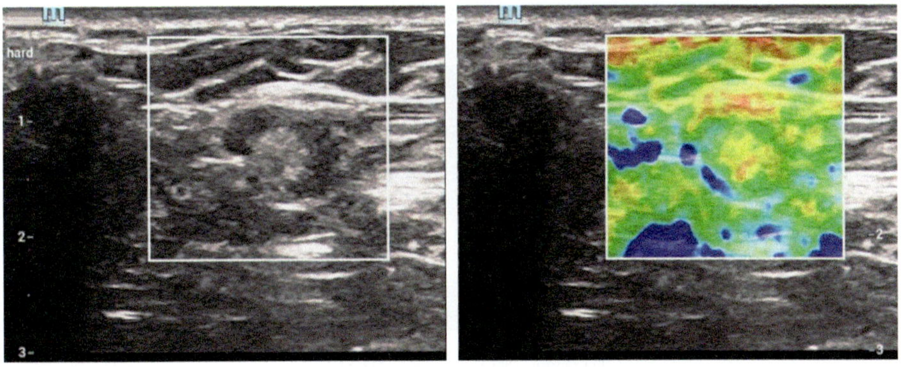

图 4-84 急性淋巴结炎弹性成像

急性淋巴结炎可单发或多发，可呈圆形或近圆形，蜂窝状和融合性肿大淋巴结等，需要与其他良性淋巴结肿（坏死性淋巴结炎、结核等）、恶性淋巴结肿大特别是淋巴瘤鉴别。淋巴结均匀弥漫性皮质增厚和门部供血、规则性血流信号增多、淋巴结空间结构无破坏为本病的主要声像图特征。急性淋巴结炎呈良性经过，结合临床病史对于诊断很有帮助。

3. 超声造影 超声造影定位引导浅表淋巴结穿刺活检，能够有效减少穿刺次数，降低患者的手术活检风险，且诊断准确率高。

（二）恶性淋巴瘤

恶性淋巴瘤（malignant lymphoma，ML）分为霍奇金淋巴瘤（Hodgkin's lymphoma，HL）和非霍奇金淋巴瘤（non-Hodgkin's lymphoma，NHL），目前也被普遍分成三种主要亚型，即 HL、低度恶性 NHL 和高度恶性 NHL。ML 是一种原发于人体淋巴网状系统的恶性增生性疾病，多见于男性青壮年，国内临床上以 NHL 更为常见，占 70%～80%。由于淋巴系统遍布全身且与免疫系统、血液循环系统等密切联系，所以该疾病可发生在人体任何部位，其发生发展与机体的免疫系统功能密切相关。

【病因及临床表现】

1. 病因 恶性淋巴瘤的发生受到环境因素和机体自身的影响，其中环境因素是常见的直接病因，包括物理性致癌因素（电离辐射等）、化学性致癌因素（烷化剂等）和生物性致癌因素（EB 病毒等）；机体自身的影响则指的是抗肿瘤能力下降等各种促进机体发生肿瘤的内在因素。

2. 临床表现 恶性淋巴瘤好首发于淋巴结内，临床上首发症状常表现为浅表淋巴结肿大。一般来说，恶性淋巴瘤发生早期，肿大的浅表淋巴结不融合，尚活动，无痛，表面光滑，饱满均匀，后期肿大淋巴结相互融合，与皮肤粘连，不活动或形成溃疡。同时机体常常还会伴有不规则的高热、盗汗、体重减轻等全身性症状。

【超声表现】

1. 二维超声 淋巴结肿大，形态趋向于圆形，这是由于结节内肿瘤浸润不均匀导致的，也可呈椭圆形或融合成不规则形，皮质厚度不均匀，大部分淋巴瘤淋巴结的淋巴门消失，淋巴门回声存在主要见于疾病发生早期（图 4-85）。

淋巴瘤淋巴结内表现为较均匀的低-弱回声，常表现为不均匀微小结节状回声，也可出现类似囊肿的回声表现和显示较为均匀的低回声（图 4-86）。

2. 彩色血流检查 可显示为中央型血供、边缘型血供及混合型血供三种形态。彩色多普勒（图 4-87）内部血流丰富，频谱多普勒检测示动脉血流频谱为高阻型，RI 常>0.7，血流速度与淋巴结大小成正比。

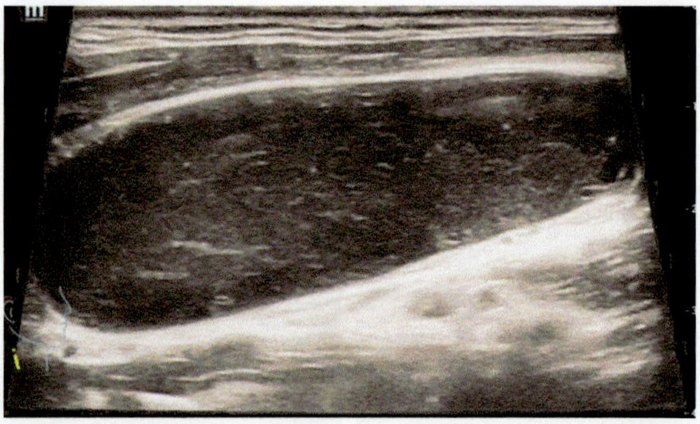

图 4-85 淋巴瘤二维超声声像

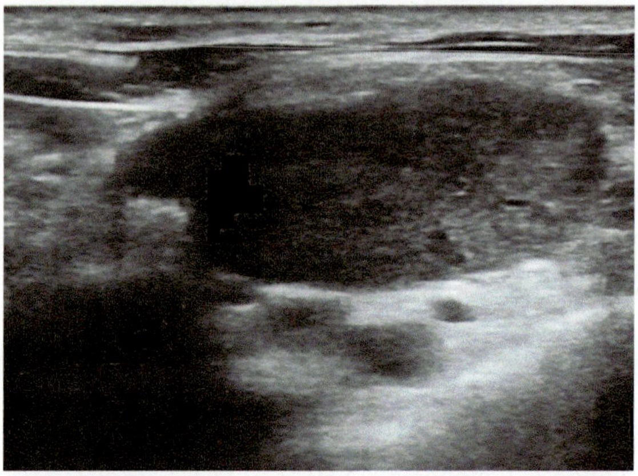

图 4-86 淋巴瘤低回声包块内部回声不均匀，呈囊实性

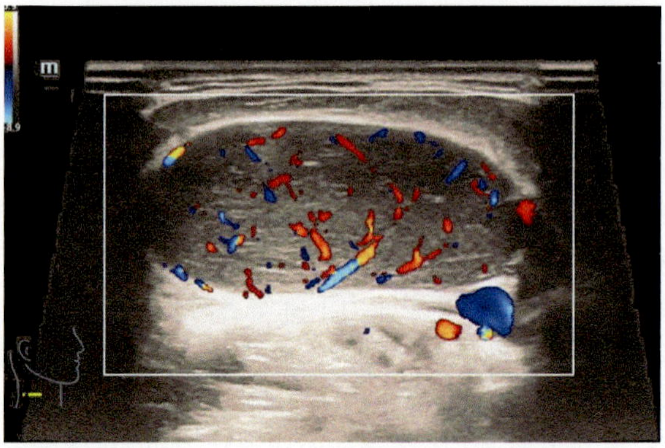

图 4-87 淋巴瘤的彩色多普勒超声图

3. 超声造影 恶性淋巴瘤增强的特征是在动脉相出现点状增强，动脉扩张管径较其他淋巴结疾病明显。造影早期（图 4-88），造影剂从淋巴结门点状进入；造影达峰时（图 4-89），淋巴结呈均匀高增强；造影消退期（图 4-90），淋巴结造影增强逐渐减退。

4. 弹性成像 恶性淋巴瘤弹性成像，以绿色为主，一般质地较软，与反应性增生淋巴结鉴别较为困难，应变弹性成像时，采用 5 分法淋巴瘤的弹性评分多≤3 分，但当疾病发展到后期时，可因内部坏死或者治疗后发生纤维化或者钙化而变硬（图 4-91）。

【超声诊断价值】

恶性淋巴瘤临床诊断较为困难，误诊率极高，所以相关的辅助检测手段就显得极为重要。

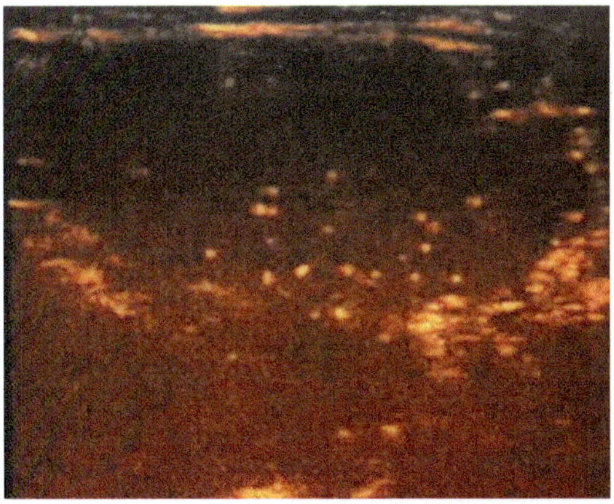

图 4-88 淋巴瘤的超声造影早期表现

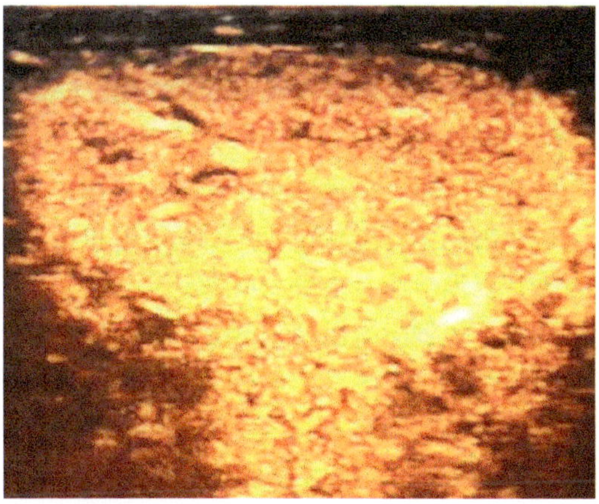

图 4-89 淋巴瘤的超声造影达峰时表现

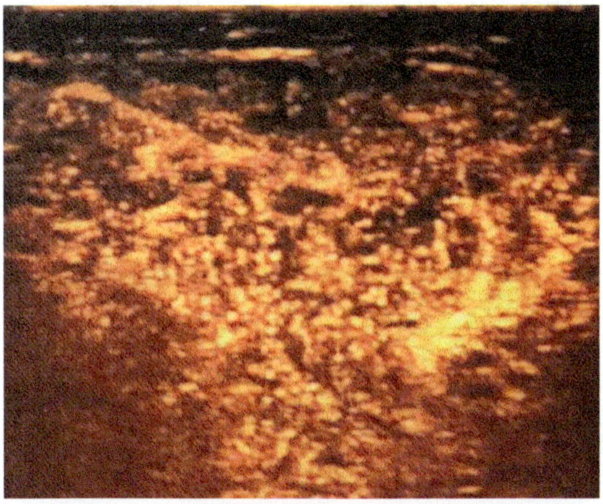

图 4-90 淋巴瘤的超声造影消退期表现

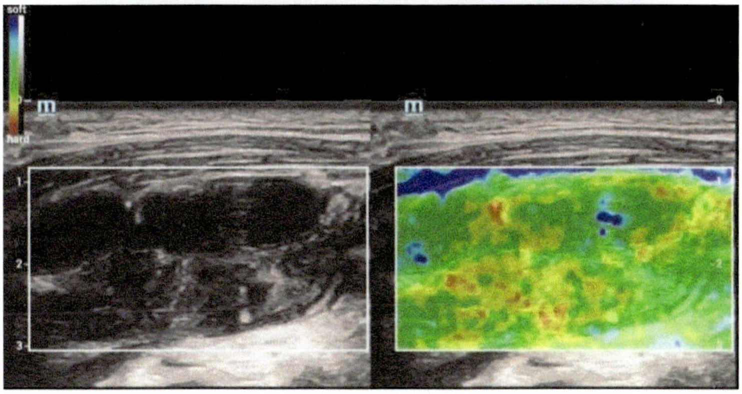

图 4-91 淋巴瘤弹性成像

超声检查能够进行定位诊断，能较为直观地反映病变部位的实际情况，对于恶性淋巴瘤的诊断治疗起着非常积极和重要的作用。超声检查可以显示纵隔、腹腔、盆部等处周围一区或多区的肿大淋巴结的位置和范围，对于累及淋巴结外的组织与器官，也可以显示其病变部位和大小，对周围组织的挤压和移位征象，是否包围血管、有无胸腔积液、腹水等。可为后期临床治疗和预后提供依据。

此外，超声引导下的淋巴结穿刺活检，因具有准确性高、创伤小等优点，成为术前精准诊断淋巴瘤的有效手段。

（三）转移性淋巴结

【病因及临床表现】

转移性淋巴结的癌细胞从原发癌经淋巴系统而转移到其他组织及器官，原发癌首先侵入相应引流区域的淋巴结。转移性淋巴结早期侵犯边缘窦，逐渐累及整个淋巴结，亦可突破被膜，淋巴结融合或侵犯周围组织及血管。喉癌、下咽癌、鼻咽癌，颈部Ⅱ、Ⅲ、Ⅳ区淋巴结转移多见；口腔癌可转移到颌下或颏下淋巴结；鼻咽、甲状腺等的原发癌转移到颈部淋巴结；肺、纵隔、上消化道的原发癌转移到锁骨上淋巴结；乳腺癌转移到腋窝淋巴结、锁骨上下淋巴结及胸骨旁淋巴结，其中发生在乳腺外上象限的癌，首先转移到同侧的腋窝淋巴结；盆腔、生殖器官、会阴部及下肢的原发癌转移到腹股沟淋巴结。局部淋巴结发生转移后，可继续转移至下一站的淋巴结，最后可经胸导管进入血流而继发血行播散。

转移性淋巴结主要临床表现除原发肿瘤症状和体征外，相应引流区域的浅表淋巴结呈进行性、无痛性肿大，并且肿大的淋巴结易与周围组织粘连，多组、多区受累，多固定，质硬。

【超声表现】

1. 二维超声 单个或多个淋巴结肿大，常为多发，形态呈圆形、类圆形或不规则形，多为圆形、不规整，长厚径之比<2（图 4-92），边界清晰，被膜完整或断续可见，若侵犯被膜则边界模糊。

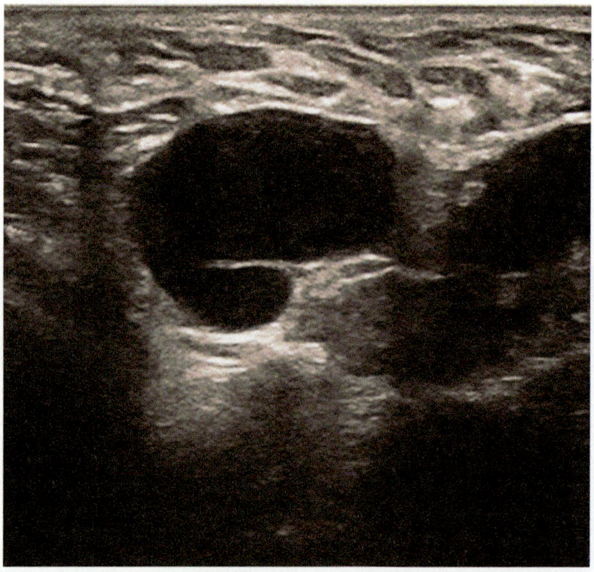

图 4-92 乳腺癌腋窝淋巴结转移二维超声声像

淋巴结内回声因原发癌不同而不同，多以回声减低为主，不均匀，有钙化或液化，如乳腺癌转移的淋巴结内可见钙化灶（图 4-93），转移性淋巴结通常呈现低回声，而甲状腺乳头状癌转移多呈高回声（图 4-94），这高回声也是确定甲状腺乳头状癌转移淋巴结的有效标志，可见灶性高回声（回声强度大于周围肌层回声）、灶性囊变无回声、点状微钙化强回声。

皮、髓质分界不清，皮质比例增大，皮质弥漫性或局限性增厚，也可向外隆起，髓质变形、偏心或消失（图 4-95）。

2. 彩色多普勒 多数转移性淋巴结表现为血流信号丰富，门区小动脉可见，血流信号分布异常，可表现为门型、边缘型、混合型、无血流型四种，以混合型和边缘型为主，阻力指数升高，可见血管由外周向中央扩散，走行不规则且杂乱（图 4-96、图 4-97）。

3. 超声造影　转移性淋巴结超声造影多表现为快速、搏动性、向心性高增强，部分转移性淋巴结可表现为非向心性增强，还可表现为缓慢的向心性增强。一般为淋巴结包膜首先强化，出现走行杂乱的扭曲肿瘤血管，然后才是皮质的不均匀强化（图 4-98）。

4. 弹性成像　转移性淋巴结因肿瘤组织浸润等原因易发生出血、坏死以及某些特殊类型肿瘤内易出现钙化而导致其硬度一般较大，弹性较差。应变弹性成像时，采用 5 分法转移性淋巴结的弹性评分多为 4 或 5 分，当内部出现大片囊变时，弹性评分可降低（图 4-99）。

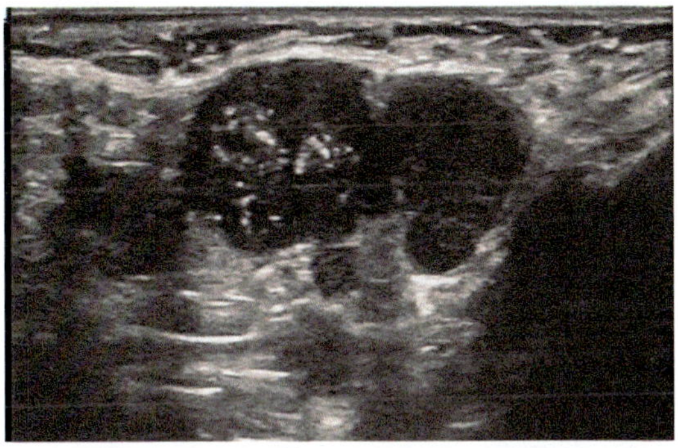

图 4-93　乳腺癌转移淋巴结内见钙化灶

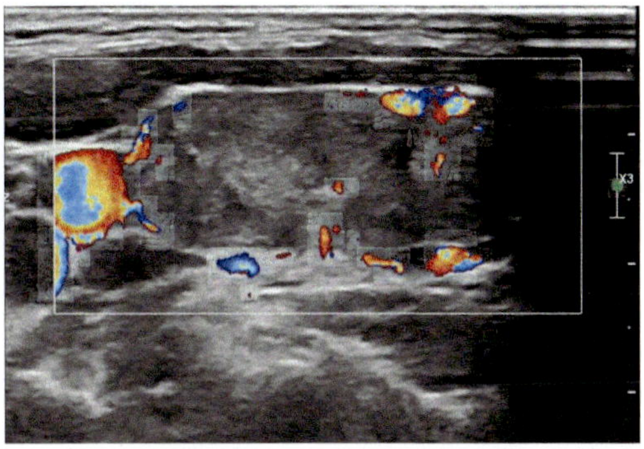

图 4-94　甲状腺乳头状癌转移淋巴结呈高回声

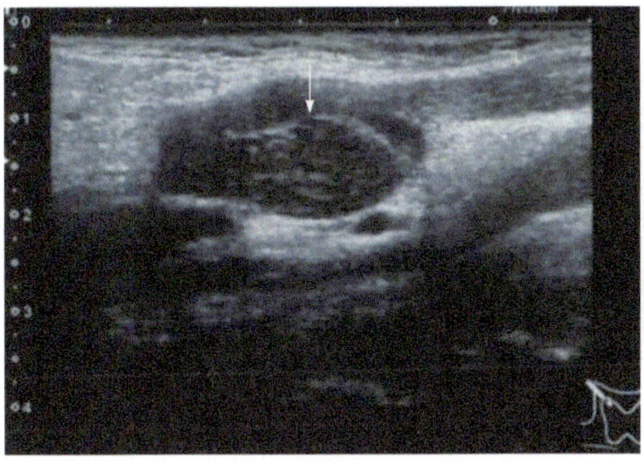

图 4-95　转移性淋巴结二维超声声像图

箭头示皮质不对称增厚，髓质偏心

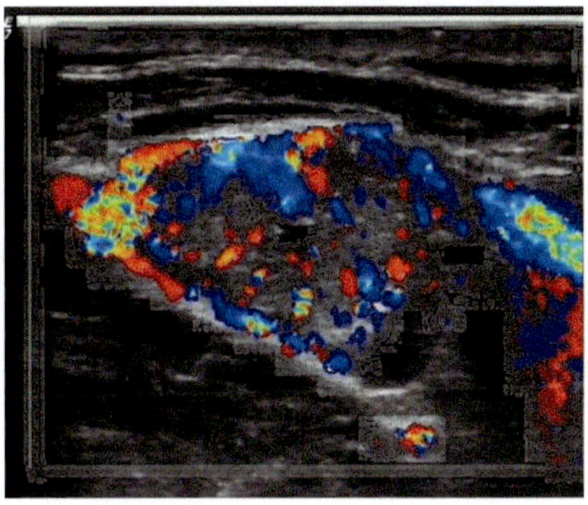

图 4-96　转移性淋巴结彩色多普勒

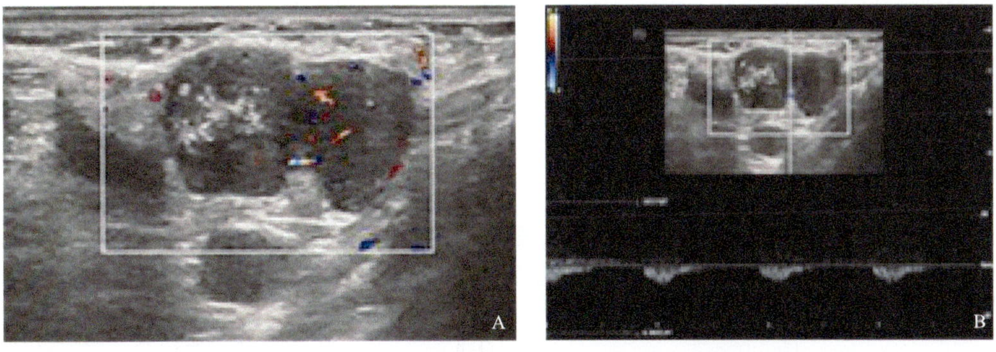

图 4-97　转移性淋巴结彩色多普勒（A）与频谱多普勒（B）

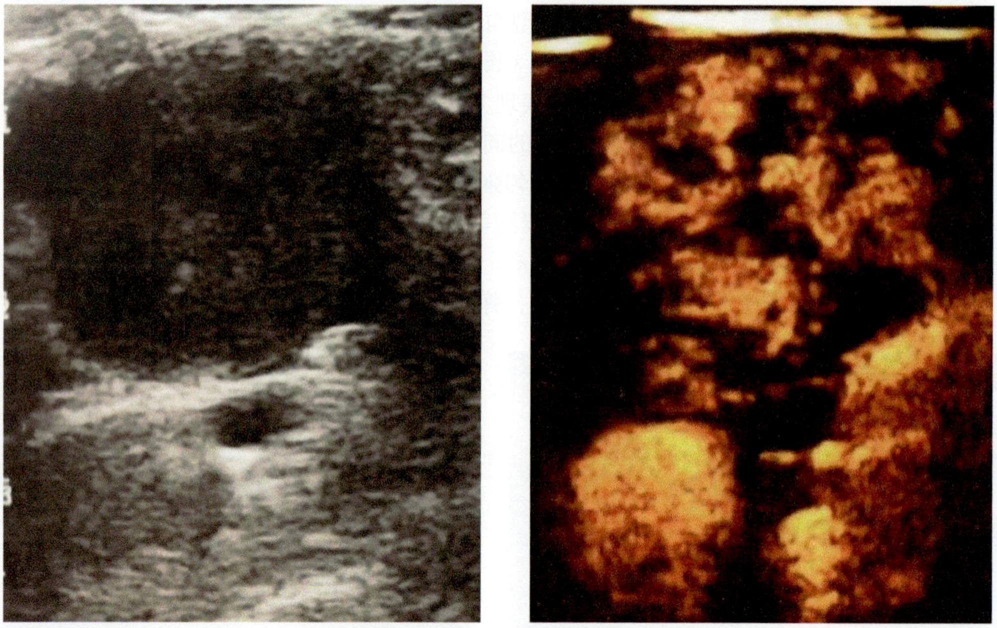

图 4-98　转移性淋巴结超声造影声像

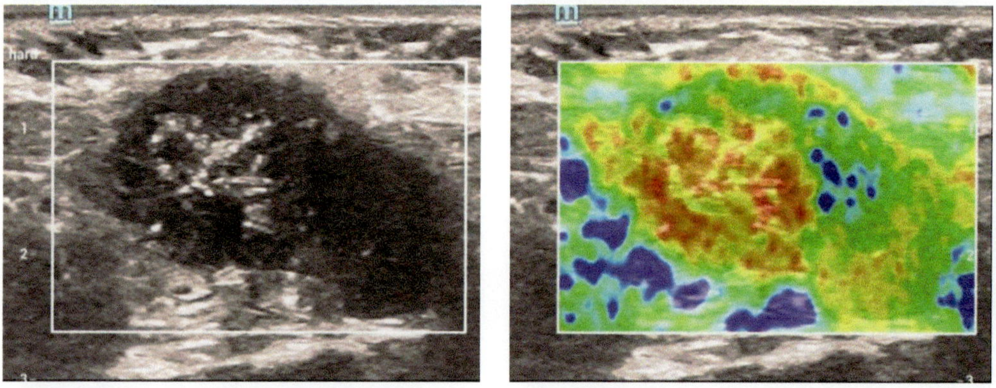

图 4-99　乳腺癌腋窝淋巴结转移弹性成像

【超声诊断价值】

超声在实时状态下可精确地反映淋巴结转移的二维成像及血流信息，这是其他检查方式如 CT 无法做到的，其诊断效能仅逊于病理组织检查。超声通过观察淋巴结的回声与血流分布情况改变，可以得到关于淋巴结转移诊断的提示，有些二维图像特点可以帮助诊断原发癌的来源，更有利于治疗方案的选择。

但在一些方面也存在着不足，对于体积较小的转移淋巴结，超声检查尚无法清晰显示，需要临床结合其他诊断技术共同诊断。而且与结核性淋巴结肿大的鉴别仍然很困难，超声引导下的针吸细胞学或穿刺病理组织学，有助于鉴别诊断。

超声检查具有操作简便、无创伤、价格低廉、易推广等优点，同时对转移性淋巴癌具有较高的诊断敏感度和特异度，临床价值较高，因此超声检查也成为淋巴结转移癌的首选检查方法。

（刘　慧　杨　涛　李明星）

第五章　心脏疾病的超声诊断

第一节　心脏的解剖、生理及血流动力学

一、心脏的位置与毗邻

心脏位于胸腔中纵隔内，形似倒置的、前后稍扁的圆锥体，长轴自右肩斜向左肋下区，与身体正中线构成45°，约2/3位于正中线左侧，1/3位于正中线右侧（图5-1）。前方平对胸骨体和第2～6肋软骨水平，后方平对第5～8胸椎，两侧与胸膜腔和肺相邻，上方连出入心脏的大血管，下方为膈肌。

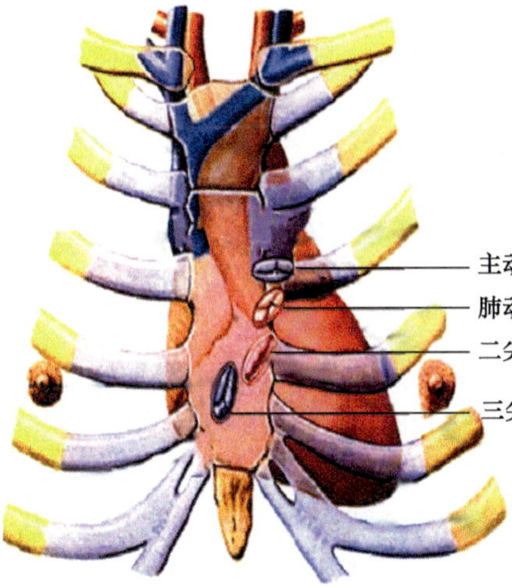

图5-1　心脏位置

二、心脏的腔室与瓣膜

心脏是一个中空的肌性纤维性器官，由房壁、室壁、间隔、四个心腔和四组瓣膜组成，周围裹以心包。

1. 右心房　位于心脏的右上部，为心脏最靠右的部分（图5-2）。房壁薄而腔大，可分为前、后两部。前部为固有心房，后部为腔静脉窦。固有心房构成右心房的前部，内面有许多大致平行排列的肌束，称为梳状肌。梳状肌在心耳处肌束交错成网，血液流动缓慢，易形成漩涡，在某些病理状态下如心力衰竭、心房颤动时，可在此处形成血栓。腔静脉窦位于右心房的后部，内壁光滑，无肌性隆起，上部有上腔静脉口，下部有下腔静脉口和冠状窦口。上腔静脉开口处无瓣膜。下腔静脉口前缘存在胚胎期残留的薄的半月形瓣膜，即下腔静脉瓣，又称欧氏瓣（Eustachian valve）；部分人的下腔静脉瓣呈筛网状，称为Chiari网（基亚里网）。冠状窦口位于下腔静脉口与右房室口之间，窦口直径为5～11mm，约70%的人群冠状窦口右后缘有一较薄的半月形瓣膜，称为冠状窦瓣（valve of coronary sinus）。

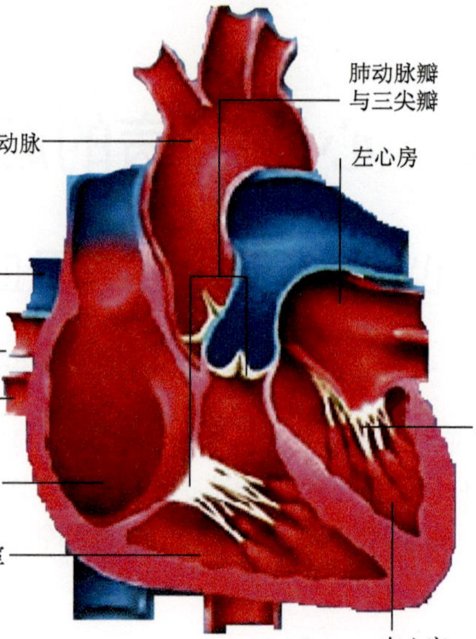

图 5-2 心脏腔室与瓣膜

2. 右心室 位于右心房的左前下方，为心腔中最靠前的部分。右心室前壁较薄，平均壁厚 3～4mm，仅为左心室壁厚度的 1/3。右心室腔被一弓形肌性隆起即室上嵴分成后下方的右心室流入道和前上方的流出道两部分。右心室流入道也称右心室窦部，为室上嵴下方、三尖瓣膜覆盖区域部位的室腔。流出道亦称动脉圆锥或漏斗部，内壁光滑无肉柱，位于室上嵴上方，向左上经肺动脉口延续为肺动脉。

3. 左心房 位于右心房的左后方，较右心房略小，壁稍厚，约 3mm，位置较高，构成心底的大部。其前方有升主动脉和肺动脉，后方与食管相毗邻。左心房可分为前部的左心耳和后部的左心房窦。左心耳内壁也因有梳状肌而凹凸不平，但梳状肌没有右心耳发达且分布不匀。左心房窦又称固有心房，腔面光滑，其后壁上有 4 个肺静脉入口，入口处无瓣膜，但左心房壁心肌呈袖套状伸入肺静脉根部，起括约肌样作用，可在一定程度上减少心房收缩时血液向肺静脉的逆流。

4. 左心室 位于右心室的左后方，室壁在心腔中最厚，9～12mm，是右心室壁厚度的 2～3 倍。左心室腔以二尖瓣前叶为界分为左后方的左心室流入道和右前方的流出道两部分。左心室流入道又称左心室窦部，位于二尖瓣前叶的左后方。与右心室室壁相比，左心室室壁相对较光滑，相对于左心室壁本身，左心室肉柱相对较薄，仅占左心室壁厚度的 1/4。左心室流出道又称主动脉圆锥，位于室间隔上部和二尖瓣前叶之间，室间隔构成流出道的前内侧壁，二尖瓣前叶构成后外侧壁。左心室流出道的室壁光滑无肉柱，缺乏伸展性和收缩性，有时也可出现附加索带或肌性条索，前者称左心室假腱索，后者称异位肌束，往往从室间隔内膜面发出连于乳头肌或左心室游离壁的内膜面。

5. 房间隔与室间隔 右心房内侧壁的后部主要由房间隔形成。房间隔右侧面中下部有一卵圆形凹陷，称为卵圆窝，为胚胎时期卵圆孔闭合后的遗迹，此处薄弱，是继发孔型房间隔缺损的好发部位，也是心导管穿刺从右心房进入左心房的理想部位。房间隔前上部的右心房内侧壁，由主动脉窦向右心房凸起而成主动脉隆凸。右心房的冠状窦口前内缘、三尖瓣隔瓣附着缘和 Todaro 腱（托达罗腱）之间的三角区，称 Koch 三角（科赫三角）。Todaro 腱为下腔静脉口前方心内膜下可触摸到的一个腱性结构，它向前经房间隔附着于中心纤维体，向后与下腔静脉瓣相延续。Koch 三角靠近上角处心内膜深面为房室结所在位置。右心房的前下部为右房室口，右心房的血液由此流入右心室。

斜置在左、右心室间的间隔称为室间隔，作为左、右心室壁的共同部分，因此亦将室间隔称为左、右心室的“隔壁”，而将左、右心室壁的其他部分称为“游离壁”。室间隔分为膜部和肌部两部分。膜部是指室间隔上部，为主动脉下方一厚约 1mm 的圆形或卵圆形膜状结构。三尖瓣隔叶附着线在其右侧面横过膜部，将其分为后上、前下两部。后上部分隔右心房与左心室，称为房室间隔膜部；前下部分隔左心室与右心室，称为室间隔膜部，是室间隔缺损的好发部位。室间隔其余部分由心肌构成，为室间隔肌部。

6. 二尖瓣与三尖瓣　左房室口即为二尖瓣口，位于左心房、室之间，由两个瓣叶组成，此外还有二尖瓣环、腱索和乳头肌等相应的二尖瓣复合器。瓣环位置靠后，前方是主动脉瓣，也是心脏纤维骨架的组成部分，为二尖瓣两个瓣叶基底部的附着处。二尖瓣环径随心脏收缩、舒张而出现变化。二尖瓣前叶和后叶面积基本相似，但形状不同。前叶宽大是二尖瓣的主要部分，位于前内侧，靠近室间隔，瓣叶附着线约占瓣环的 1/3，与主动脉瓣有纤维连接。后叶相对较小，瓣叶附着线约占瓣环的 2/3。二尖瓣连合有前外侧连合和后内侧连合，左心室乳头肌尖端指向瓣膜连合，可作为确定瓣膜连合的标志。瓣叶连合区仍存在瓣膜组织，二尖瓣分离术时应避免破坏连合区的瓣膜组织，以免发生损伤性二尖瓣关闭不全。左心室乳头肌包括前外侧乳头肌和后内侧乳头肌。前外侧组乳头肌位于左心室前壁和外侧壁交界处，后内侧组乳头肌位于左心室下壁靠近室间隔处。两组乳头肌均起自于室壁中、下 1/3 交界处，尖端分别对向前外侧连合和后内侧连合，是瓣膜连合的重要标志。每个乳头肌发出的腱索均与前、后叶相连。乳头肌功能与血供关系十分密切，心肌梗死时对乳头肌功能有重要影响。

右房室口即为三尖瓣口，位于右心房与右心室之间，三个瓣叶组成，此外还有三尖瓣环、腱索和乳头肌等三尖瓣复合器。三尖瓣环呈卵圆形或三角形，位置低于二尖瓣环，是心脏纤维骨架的组成部分，有三尖瓣瓣叶的基底部附着。三尖瓣隔瓣附着处横跨膜部间隔中部，将膜部间隔分为心房和心室两部分。膜部间隔为三尖瓣环前端，中部靠近心房侧有冠状静脉窦开口和房室结，位置十分重要。三尖瓣环前缘与右冠状动脉毗邻，相互平行，相当于右房室沟。三尖瓣的三个瓣叶分别为前叶、后叶和隔叶。前叶最宽大，是三尖瓣的主要部分；后叶最小，位于三尖瓣环的后下方或背侧；隔叶位于三尖瓣环内侧，部分基底部附着于右心室后壁，大部分通过腱索附着于室间隔的右心室面。右心室内有三组乳头肌，并有相应的腱索连接乳头肌和三尖瓣叶。

三、心脏的血管

1. 主动脉　从左心室发出，分为升主动脉、主动脉弓和降主动脉。升段向右上走行，移行为弓部，后转向左下，而降段在膈肌处又可分为胸主动脉及腹主动脉两段。主动脉主要分支有：主动脉窦部发出左、右冠状动脉；主动脉弓凹侧发出细小的支气管支和气管支；主动脉弓凸侧从右至左发出 3 大分支，即头臂干、左颈总动脉及左锁骨下动脉。

主动脉口位于左右心房室口前上、肺动脉口的右后下方。主动脉口平面与肺动脉口之间的夹角约为 70°（图 5-2）。心脏的纤维结缔组织在主动脉口处形成 3 个首尾相连的半环形支架，为主动脉瓣环。主动脉瓣由 3 个半月形瓣叶组成，3 个瓣叶的大小一般相等，位置以左冠状动脉瓣最高，无冠状动脉瓣最低。瓣叶基底部附着于主动脉瓣环，瓣叶与向外呈壶腹状膨出的主动脉窦壁共同形成开口向上的袋状主动脉窦，也称 Valsalva 窦（瓦尔萨瓦尔窦）。根据窦内冠状动脉的开口，有左、右冠状动脉开口者分别称为左冠状动脉窦、右冠状动脉窦。冠状动脉开口部位一般在窦的中部，但位置可出现较大的变异。没有冠状动脉开口者称无冠状动脉窦。

2. 主肺动脉　位于动脉圆锥的顶端，朝向左后上方，几乎与主动脉瓣口成直角。起始时主肺动脉位于升主动脉左前方，随后斜向左上后方行至升主动脉左侧。在主动脉弓下方，主肺动脉分成左、右肺动脉。肺动脉瓣位于主肺动脉根部，由 3 个半月形瓣叶组成，分别称为左瓣叶、右瓣叶和前瓣叶。

3. 冠状动脉 多走行于心外膜下，少数情况可走行于心肌层内。冠状动脉主要有左、右两支。左冠状动脉起自左冠窦，在肺动脉主干与左心耳之间沿冠状沟向左前走行，其后分为前降支与回旋支。前降支主要供应左右心室前壁、室间隔前上部及心尖部的血流。回旋支主要供应左心房、左心室侧壁的血流。右冠状动脉起自右冠窦，主要供应右心室前壁、心脏隔面部分及右心房的血流。

4. 冠状静脉窦 是心脏的主要静脉回流通路，位于冠状沟的后部，开口于右心房。冠状静脉窦的分支主要有四支：心大静脉、心中静脉、心小静脉及左心房斜静脉。存在永存左上腔静脉或心内型肺静脉畸形引流时，冠状静脉窦常扩张。

5. 上、下腔静脉 上腔静脉位于上纵隔右前部，由左、右头臂静脉在右侧第 1 胸肋结合处后方合成，下行穿心包于第 3 胸肋关节高度注入右心房，主要收集头颈部、上肢、胸壁及部分胸腔脏器回流的静脉血。下腔静脉是人体最粗大的静脉，在第 5 腰椎水平（少数平第 4 腰椎）由左、右髂总静脉汇合而成，收集下肢、盆腔和腹部的静脉血。下腔静脉走行于脊柱的右前方，沿腹主动脉的右侧上行，最后汇入右心房。

四、心脏的纤维骨架

心脏纤维骨架位于房室口、肺动脉口和主动脉口的周围，由致密结缔组织构成，质地坚韧而富有弹性，提供了心肌纤维和心瓣膜的附着处，在心肌运动中起支持和稳定作用。人的心脏纤维骨架随着年龄的增长可发生不同程度的钙化，甚至骨化。

心脏纤维骨架包括左右纤维三角、4 个瓣纤维环（肺动脉瓣环、主动脉瓣环、二尖瓣环和三尖瓣环）、圆锥韧带、室间隔膜部和瓣膜间隔等。

1. 右纤维三角 位于二尖瓣环、三尖瓣环和主动脉后瓣环之间，向下附着于室间隔肌部，向前逐渐移行为室间隔膜部，略呈三角形或前宽后窄的模型。因右纤维三角位于心的中央部位，又称为中心纤维体。

2. 左纤维三角 位于主动脉左瓣环与二尖瓣环之间，呈三角形、体积较小，其前方与主动脉左瓣环相连，向后方发出纤维带，与右纤维三角发出的纤维带共同形成二尖瓣环。

3. 4 个瓣纤维环 二尖瓣环、三尖瓣环和主动脉瓣环彼此靠近，肺动脉瓣环位于较高平面，借圆锥韧带与主动脉瓣环相连。主动脉瓣环和肺动脉瓣环各由 3 个弧形瓣环首尾相互连接而成，位于 3 个半月瓣的基底部。主动脉左、后瓣环之间的三角形致密结缔组织板称为瓣膜间隔，向下与二尖瓣前瓣相连续，同时向左延伸连接左纤维三角，向右与右纤维三角相连。

五、心脏的生理与血流动力学

1. 心动周期 指心脏一次收缩和舒张构成的一个机械活动周期，其长短与心率有关。在一个心动周期中，心房与心室的机械活动均可分为收缩期和舒张期。由于心室在心脏泵血活动中起主要作用，故通常心动周期是指心室的活动周期。

（1）心室收缩期：可分为等容收缩期、快速射血期和减慢射血期。①等容收缩期，心房收缩结束后，心室开始收缩，室内压迅速升高，当室内压高于房内压时房室瓣关闭。此时由于室内压低于动脉压，半月瓣仍处于关闭状态。此期左心室内压力急剧升高，心室形态发生变化，但容积并未出现改变。②快速射血期，半月瓣开放心室射血开始至达峰值流速时间的间期。③减慢射血期，心室射血期峰值流速时间至射血终止，半月瓣关闭的间期。

（2）心室舒张期：可分为等容舒张期、快速充盈期和减慢充盈期。①等容舒张期，心室开始舒张，动脉瓣已经关闭，心室压仍高于心房压，二、三尖瓣尚未开放，心室压迅速下降，但容积未出现明显变化。②快速充盈期，随着心室继续舒张和室内压继续下降，当心室压低于心房压时，血液快速冲开房室瓣进入心室，心室容积增大。此期为心室充盈过程中的主要阶段，其充盈量占舒张期总充盈血量的60%～70%。③减慢充盈期，随着心室内血流不断充盈，经心房流入心室的血液速度减慢甚至停止。

（3）心房收缩期：心房收缩使心房容积变小、内压升高，心房内血流挤入心室，使仍然处于舒张状态的心室得到进一步充盈。

2. 心脏泵功能指标　心脏的主要功能是泵出血液以满足机体新陈代谢的需要，对心脏泵血功能的评定，通常用单位时间内心脏射出的血量和心脏的做功作为指标。

（1）心脏排血量

1）每搏输出量（SV）与射血分数（EF）：一次心搏由一侧心室射出的血液量称每搏输出量，简称每搏量。每搏量占心室舒张末期容积的百分比称为射血分数。心脏在正常工作范围内活动时，每搏量始终与心室舒张末期容积相适应，射血分数基本不变，为55%～65%。但在心室功能减退、心室异常扩大等情况下，尽管每搏量可能与正常人没有明显差别，但射血分数可明显下降。

2）心排血量（CO）和心脏指数（CI）：一侧心室每分钟将血液泵至周围循环的血液量，称为每分心排血量，简称心排血量。心排血量等于心率与每搏量的乘积。左、右心室的心排血量基本相等。心排血量与机体的新陈代谢水平相适应，可因性别、年龄及其他生理情况的不同而变化。以单位体表面积计算的心排血量，称为心脏指数。

（2）影响心排血量的因素：心排血量等于每搏量×心率，影响每搏量和心率的因素均可影响心排血量。在心率恒定的情况下，心室的每搏量取决于心肌纤维缩短的程度和速度。

1）影响心肌收缩的因素：包括前负荷、后负荷和心肌收缩能力。前负荷指肌肉收缩前所负载的负荷，用心室舒张末期容积表示。前负荷使肌肉在收缩之前处于某种程度的被拉长状态，使肌肉具有一定的长度，称初长度。心室舒张末期容积决定心肌纤维收缩之前的初始长度。当静脉回流量在一定范围内增加时，心室舒张末期容积和心肌初长度增加导致心肌收缩力增强和心排血量增多。后负荷指心肌收缩时遇到的负荷（动脉血压）。当心率、心肌初长度和心肌收缩能力保持不变时，动脉血压升高使得等容收缩期压力升高、等容收缩期延长以及射血期缩短、每搏量减少；同时使得心室舒张末期容积增加、心肌收缩力增强，使下一次每搏量有所恢复。心肌收缩能力指不依赖前、后负荷而是通过心肌本身收缩强度和速度的改变影响每搏量的能力。

2）心率对心排血量的影响：在一定范围内心率增加可使心排血量增加。如心率过快会引起心室充盈时间和充盈量的降低，最终导致心排血量减低。同时心率过快还会导致心肌耗氧量明显增加，心肌缺氧会导致心肌收缩力减低。

第二节　心脏超声探查方法

一、受检者的准备

常规经胸超声心动图受检者应穿着可以充分暴露检查部位的上衣。经食管超声心动图受检者应该禁食和禁水。不能配合检查的儿童可以口服或经直肠给予适量镇静药，待其熟睡后再行检查。

二、受检者的体位

依据探头放置部位不同，患者所取体位也不同。常用体位包括：

1. 探头置于胸骨旁、心尖区检查时，受检者通常采取左侧卧位或仰卧位。

2. 探头置于胸骨上窝检查时，受检者需采取仰卧位，同时垫高肩部，头尽量后仰，充分暴露胸骨上窝。

3. 探头置于剑突下检查时，受检者需取平卧位，膝关节稍蜷曲，使腹部放松。

三、探头的选择与仪器的调节

一般根据受检者年龄和体型等情况选择探头频率。成年人采用 2.0～3.5MHz 的成人探头，儿童则用 5.0～7.0MHz 的小儿探头。三维超声检查采用三维探头，经食管超声心动图检查采用经食管超声探头。检查前常规连接胸导联或肢体导联心电图，接入超声设备心电输入端口。

检查时，可因检查对象的不同对仪器进行必要的调节，以获得最佳图像。进入预设置的模式后，需要检查者随时根据受检者的情况调节发射功率、灵敏度、灰阶、频率、聚焦及深度等。

第三节　正常心脏超声心动图显像

一、经胸二维超声心动图显像

1. 胸骨旁左心室长轴切面（图 5-3）　探头置于胸骨左缘第 3、4 肋间，探测方位与右胸锁关节至左乳头的连线基本平行。主要观测：左心房、左心室、右心室大小以及心腔内有无异常回声；右心室前壁、室间隔与左心室后壁厚度、运动方向和幅度；主动脉瓣环、主动脉窦、升主动脉起始部形态和内径，主动脉瓣形态和开闭情况。二尖瓣形态及其开闭情况。心包有无积液或占位病变；冠状静脉窦大小。

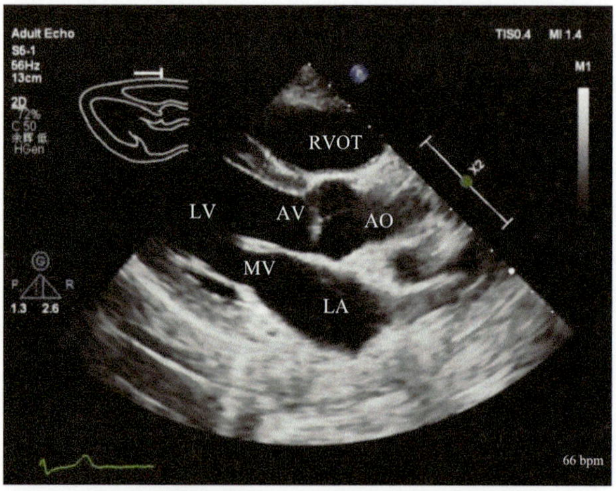

RVOT：右室流出道；LV：左心室；AV：主动脉瓣；
MV：二尖瓣；LA：左心房；AO：主动脉

图 5-3　胸骨旁左心室长轴切面

2. 胸骨旁大动脉短轴切面（图 5-4）　探头置于胸骨左缘 2、3 肋间心底大血管正前方，扫描平面与左心室长轴相垂直，与左肩和右肋弓的连线基本平行。主要观测：主动脉瓣，包括瓣叶数目、活动度、瓣口面积、有无赘生物附着等；主动脉根部和主动脉窦有无窦瘤、动脉瘤及其夹层等；左、右心房大小以及其内有无肿瘤、血栓；房间隔连续性是否完整；三尖瓣及右室流出道有无狭窄；肺动脉瓣、肺动脉主干及其左、右分支情况，降主动脉与肺动脉间有无交通等。

3. 胸骨旁二尖瓣水平短轴切面（图 5-5） 探头置于胸骨左缘第 3、4 肋间，自左心室长轴顺时针方向旋转 90°，大约与左肩至右肋的连线平行。主要观测：二尖瓣前后叶的形态与活动，测量二尖瓣口面积。左心室基底部心肌室壁运动幅度和收缩期增厚率。

4. 心尖四腔切面（图 5-6） 探头置于心尖冲动处，指向右侧胸锁关节。主要观测：各房室腔大小、形态。室间隔、房间隔的连续性。二、三尖瓣位置、形态、活动度；室间隔、房间隔连线与二尖瓣、三尖瓣连线的十字交叉。肺静脉和左心房的连续关系。心包、心腔内有无异常回声。测量心功能。

在心尖四腔切面基础上，将探头稍向上倾斜，扫描平面经过主动脉瓣根部，可获心尖五腔切面（图 5-7）。心尖五腔切面主要结构基本上与心尖四腔切面相似，但可以观察左室流出道、主动脉根及主动脉瓣，此切面左室流出道比较清楚，有利于观察左室流出道近端的结构。

5. 剑突下四腔切面（图 5-8） 探头放置剑突下，声束向上倾斜，取冠状面的扫描图像可获剑突下四腔切面。此切面所显示的房间隔与声束方向近于垂直。不易引起回声失落，是观察房间隔是否存在缺损的理想切面。

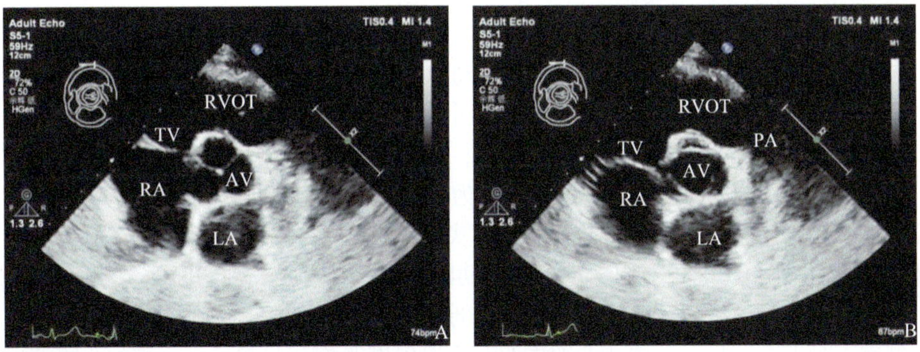

图 5-4　胸骨旁大动脉短轴切面

RVOT：右室流出道；TV：三尖瓣；AV：主动脉瓣；RA：右心房；LA：左心房；PA：主肺动脉

A. 胸骨旁大动脉短轴切面显示主动脉瓣口闭合呈“Y”形；B. 胸骨旁大动脉短轴切面显示主动脉瓣口开放呈“倒三角”

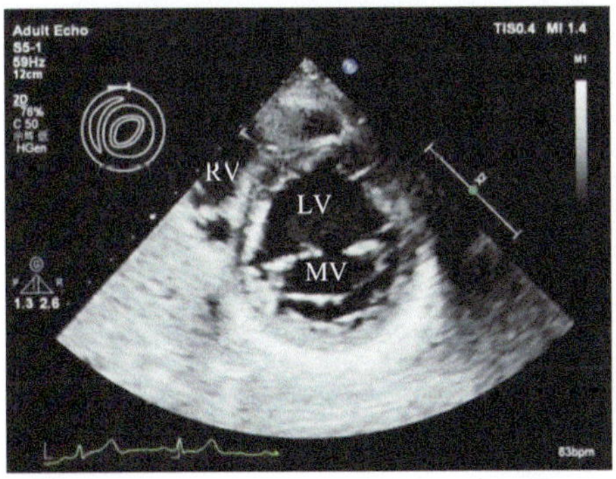

MV：二尖瓣；LV：左心室；RV：右心室

图 5-5　胸骨旁二尖瓣水平短轴切面

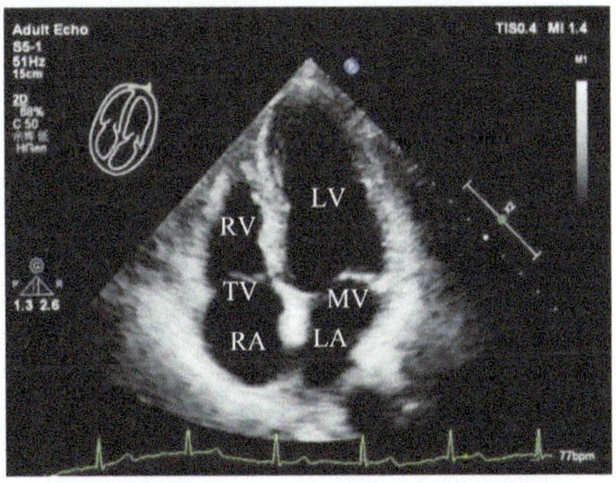

LV：左心室；LA：左心房；MV：二尖瓣；RV：右心室；RA：右心房；TV：三尖瓣

图 5-6　心尖四腔切面

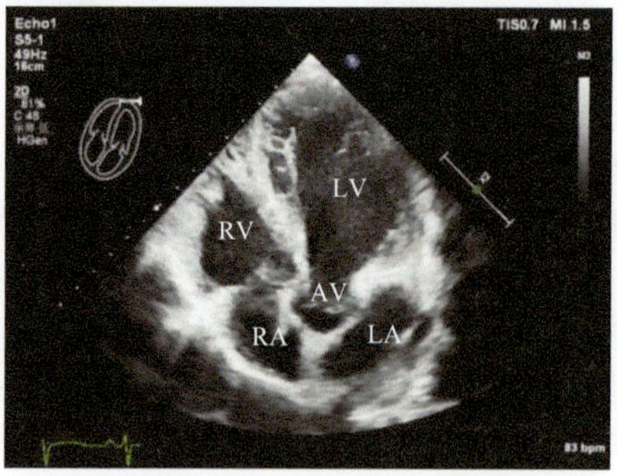

LV：左心室；LA：左心房；RV：右心室；
RA：右心房；AV：主动脉瓣

图 5-7　心尖五腔切面

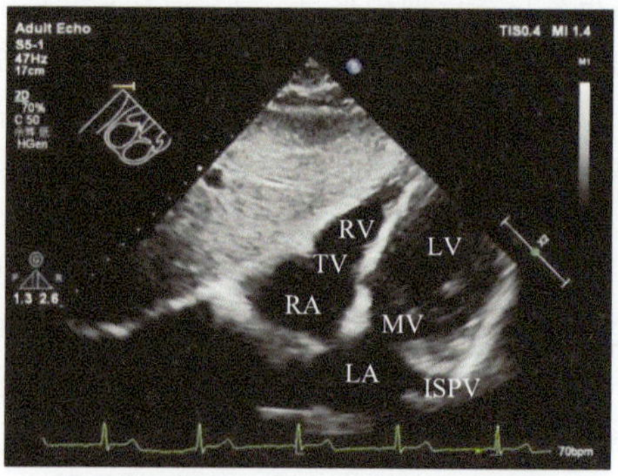

LV：左心室；LA：左心房；MV：二尖瓣；
RV：右心室；RA：右心房；TV：三尖瓣

图 5-8　剑突下四腔切面

二、M 型超声心动图显像

M 型超声心动图扫查时需在二维超声心动图的引导下进行，即先由二维图像对心脏整体形态和各个结构进行观察，而后根据需要，选定取样线的方位，显示取样线方向上所有结构层次的活动情况。目前常用的 M 型超声心动图波群主要有下列几种。

1. 心底波群　于胸骨左缘第 3 肋间探及，在左心长轴或心底短轴切面上经由主动脉根部取样。解剖结构自前至后依次为胸壁、右室流出道、主动脉根部及左心房，可观察右室流出道有无增宽或狭窄、主动脉宽度和主动脉瓣活动以及左心房大小。

2. 二尖瓣波群（图 5-9）　于胸骨左缘第 3、4 肋间探测可见一组较特异波群，其内有一条活动迅速、幅度较大的曲线，为二尖瓣前叶。以此为标志，可向前或向后逐层识别其他解剖结构。由于二尖瓣在这些结构中特异性最强，故命名为二尖瓣波群。

3. 心室波群（图 5-10）　于胸骨左缘第 4 肋间探查，在左心长轴切面上，经由二尖瓣腱索水平取样时可见心室波群。从前至后，所代表的解剖结构依次为胸壁、右心室前壁、室间隔、左心室腔（及其腱索）与左心室后壁。由于心腔大小与室壁厚度等均在此测量，故称为心室波群。

4. 肺动脉瓣波群　于胸骨左缘第 2、3 肋间右室流出道长轴切面基础上引导取样线记录 M 形曲线。通常为后瓣曲线，收缩期肺动脉瓣开放，曲线向后；舒张期瓣膜关闭，曲线向前。

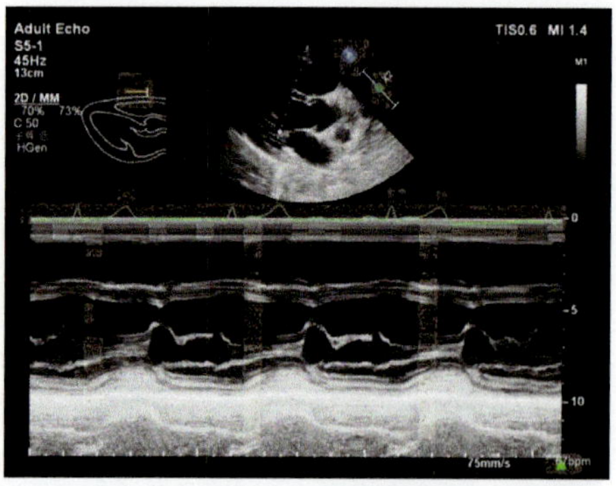

图 5-9　二尖瓣波群

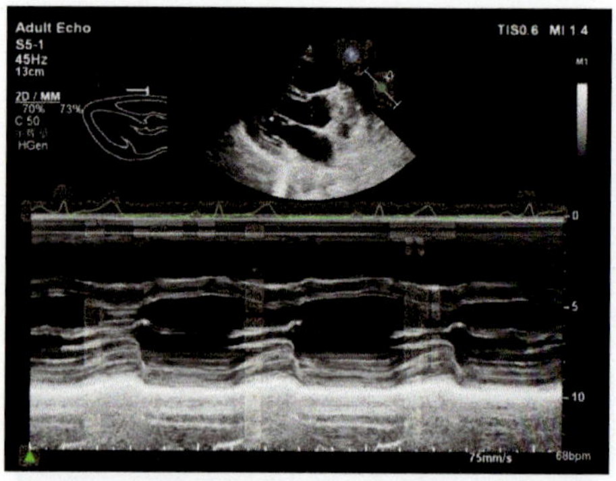

图 5-10　心室波群

三、多普勒超声心动图显像

多普勒超声心动图包括彩色多普勒血流成像(CDFI)、组织多普勒成像(tissue Doppler imaging,TDI)和频谱多普勒技术。频谱多普勒技术又分为脉冲多普勒(PW)和连续多普勒(CW)。CDFI主要用于观察心脏和大血管内血流的方向、时相、流速等信息(图5-11)。TDI主要用于观察和测量心肌运动速度,定量评价心肌的收缩和舒张功能(图5-12)。PW主要用于对心脏或血管局部血流进行定位测量。CW主要用于测量异常的高速血流。

多普勒超声心动图检查时应根据观测的血流方向或室壁运动方向选择合适切面,使声束方向与血流方向或室壁运动方向间的夹角尽可能<20°,以保证血流显示及速度测定的准确性。一般而言,二尖瓣或三尖瓣血流的检测以心尖四腔观为首选,主动脉瓣或左心室流出道的检测以心尖五腔观为首选,肺动脉瓣血流的检测以大动脉短轴切面为首选。

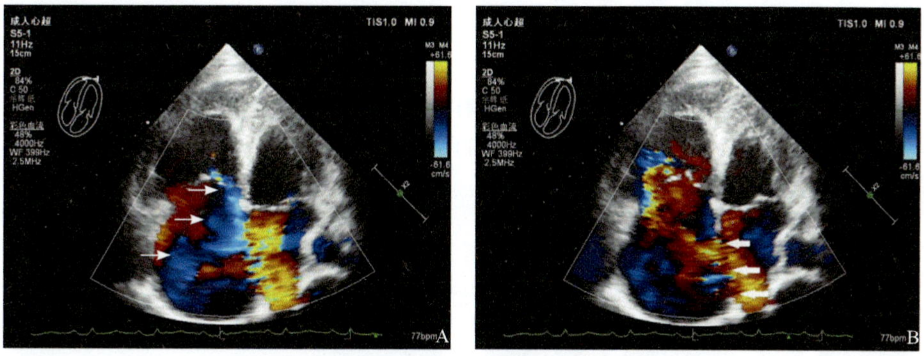

图5-11 房间隔缺损(CDFI)

A. 白箭头示三尖瓣重度反流;B. 白箭头示房间隔左向右分流

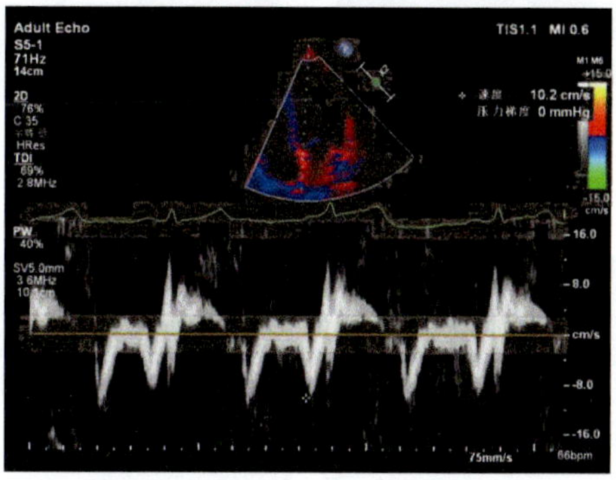

图5-12 二尖瓣环(TDI)

各瓣口多普勒超声正常表现:

1. 正常二尖瓣口血流(心尖四腔切面)(图5-13) ①CDFI:舒张期红色为主血流由左心房经二尖瓣口流入左心室。②PW:将PW取样容积置于二尖瓣口可探及舒张期正向、双峰、窄带频谱。第1峰为E峰,为舒张期左心室快速充盈所致;第2峰为A峰,为舒张晚期左心房收缩所致。

2. 正常三尖瓣口血流(心尖四腔切面)(图5-14) ①CDFI:舒张期红色为主血流由右心房经三尖瓣口流入右心室。②PW:将PW取样容积置于三尖瓣口可探及舒张期正向、双峰、窄带频谱。第1峰为E峰,为舒张期右心室快速充盈所致;第2峰为A峰,为舒张晚期右心房收缩所致。

3. 正常主动脉瓣口血流(心尖五腔切面)(图5-15) ①CDFI:收缩期蓝色为主血流由左心

室经主动脉瓣口射入主动脉。②CW：将 CW 取样容积置于主动脉瓣口可探及收缩期负向、单峰、窄带频谱，上升支速率略大于下降支速率。

4. 正常肺动脉瓣口血流（胸骨旁大动脉短轴或右室流出道长轴切面）（图 5-16） ①CDFI：收缩期蓝色为主血流由右心室经肺动脉瓣口射入肺动脉。②PW：将 PW 取样容积置于肺动脉瓣口可探及收缩期负向、单峰、窄带频谱。

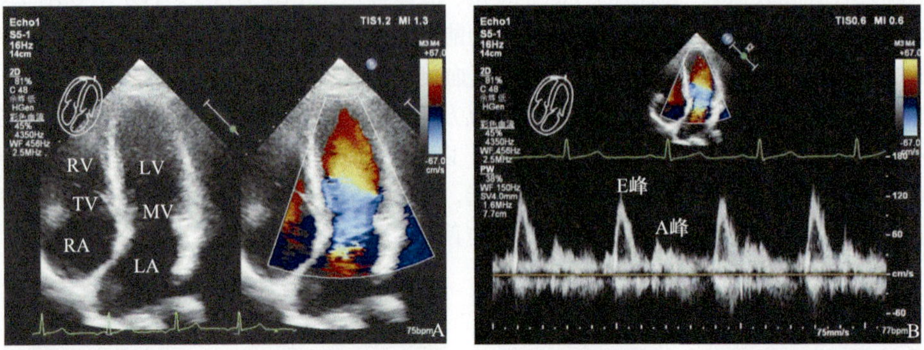

LV：左心室；LA：左心房；MV：二尖瓣；RV：右心室；RA：右心房；TV：三尖瓣

图 5-13 正常二尖瓣口（A. CDFI；B. PW）

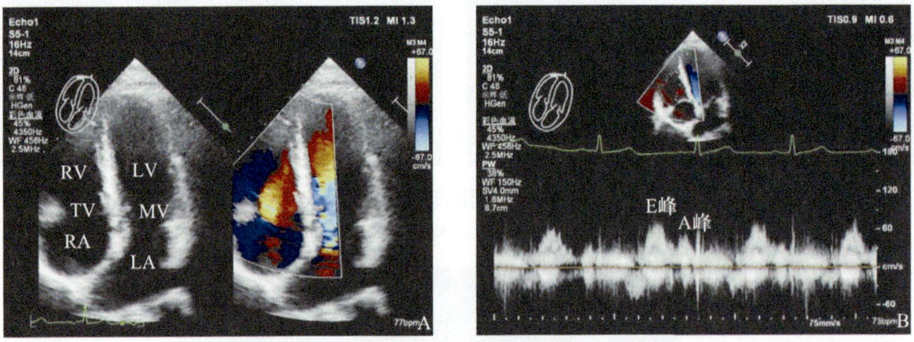

LV：左心室；LA：左心房；MV：二尖瓣；RV：右心室；RA：右心房；TV：三尖瓣

图 5-14 正常三尖瓣口（A. CDFI；B. PW）

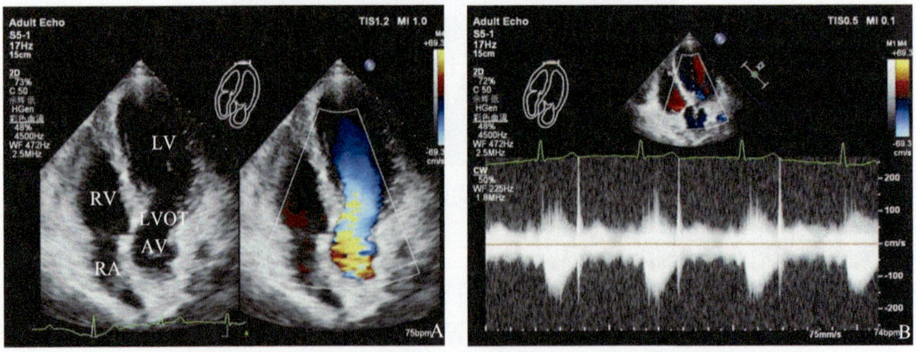

LV：左心室；LVOT：左室流出道；AV：主动脉瓣；RV：右心室；RA：右心房

图 5-15 正常主动脉瓣口（A. CDFI；B. CW）

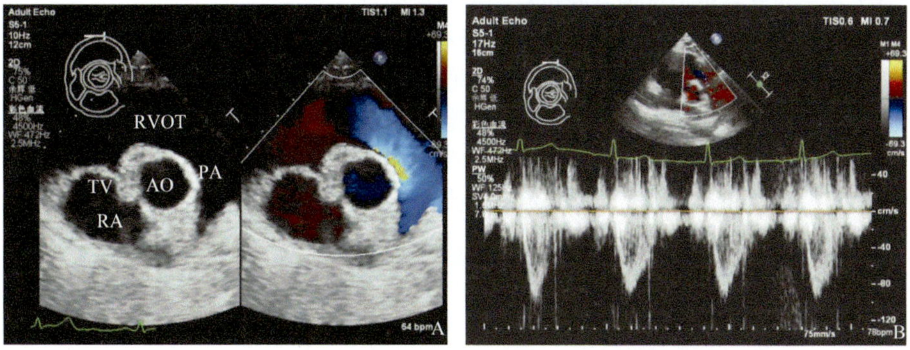

RA：右心房；TV：三尖瓣；RVOT：右室流出道；PA：主肺动脉；AO：主动脉

图 5-16 正常肺动脉瓣口（A. CDFI；B. PW）

5. 正常肺静脉血流（心尖四腔切面） ①CDFI：红色为主血流由右肺静脉进入左心。②PW：将 PW 取样容积置于肺静脉瓣口可探及三相波频谱。第 1 峰为收缩期 S 波，第 2 峰为舒张期 D 波，正常时 S>D，S、D 波均为正向波；第 3 波在心电图 P 波后出现，呈一负向低振幅 a 波。

四、心脏声学造影

心脏声学造影又称对比超声心动图（contrast echocardiography）或造影超声心动图，是通过注射超声造影剂使血流信号得到增强显示的一种检查方法，通常分为右心声学造影和左心声学造影。

1. 超声造影剂 超声造影剂的发展与心脏声学造影的发展基本同步，尤其在近 20 年内取得了突飞猛进的发展。

（1）第一代超声造影剂：单纯的空气微泡混入血液中后产生“云雾影”，但这种空气微泡很不稳定，容易破裂消失。虽然心脏超声显像能观测到短暂的信号增强，但很难达到临床检查的标准。因为第一代造影剂的特点是微气泡直接裸露于液体中，表层无外壳包裹，且微泡直径通常大于 10μm 不能通过肺毛细血管，所以只能用于右心声学造影。

（2）第二代超声造影剂：由于微泡内的气体可以逸出微泡，因此第二代造影剂在微泡表面包绕一层外壳，增加微气泡的稳定性，但其气体成分主要仍是空气。

（3）第三代超声造影剂：微泡的内核即气体成分对于微泡的稳定性非常重要，使用不易溶于水的惰性气体，可以延缓气体的逸出，延长微泡在体内的存留时间。这类造影剂以 Sonovue 为代表，其外壳成分为磷脂，内含 SF_6 气体，90% 的微泡直径<8μm，注射 2ml 的混悬液后心腔的增强显影时间可达 7～8min，在临床上不仅用于心腔显像，还用于观察心肌灌注显影，具有很好的显影效果。

2. 超声造影剂注入方法 超声造影剂注入人体的方法主要有两种，分别为一次性将造影剂全部推注入末梢静脉的弹丸式注射和与静脉输液相似的连续式注射。

3. 右心系统声学造影（图 5-17） 右心声学造影主要应用于以下几个方面。

（1）观察右心系统连接顺序：经外周静脉注射后，造影剂显影顺序为腔静脉–右心房–右房室瓣口–右心室–肺动脉瓣口–肺循环。通过上肢静脉注射造影剂，则上腔静脉先显影，下腔静脉不显影；通过下肢静脉注射造影剂，则上腔静脉不显影，下腔静脉显影。造影剂出现的先后顺序异常对鉴别重要的心脏结构畸形有重要帮助。如左位上腔静脉患者，通过左前臂注射造影剂，则按照“冠状静脉窦–右心房–右心室”的顺序依次显影。

（2）勾勒右心内膜边缘：造影剂充满右心腔内时，心内膜边缘可以清晰显示，有助于判断右心房及右心室大小，对于室壁厚度的判断也有一定的帮助。

（3）心内分流：右心声学造影选用的造影剂不能通过肺循环，因此在心脏结构正常的条件下，左心系统内不会出现造影剂信号。当存在心房或心室水平的分流时，则显影存在一定区别。非发绀型的先天性心脏病存在大量的左向右分流，紫绀型的先天性心脏病则存在明显的右向左分流。但在临床上也会遇到左、右心室压力接近时，心室水平分流不明显。

（4）观察三尖瓣口和肺动脉瓣口的反流：反流存在时，造影剂在瓣口往返穿梭，可确定瓣叶关闭不全。

4. 左心系统声学造影 超声检查方法与右心系统声学造影相同，使用的造影剂可通过肺循环，显影顺序为右心系统–肺循环–左心系统。左心比右心晚数个心动周期显影。由于左、右心腔均显影且时间较接近，因此对心内的分流判断不如右心造影直观、明显，容易出现视觉误差。另外，彩色多普勒技术也能很好地观察到心内的分流，基本取代了超声造影观察心内分流的作用。左心造影对左心内膜边界的勾勒具有重要意义，对心肌厚度的判断也有很大帮助，心腔声学造影对心内占位性病变的诊断也有重要意义。

5. 心肌声学造影 左心造影时部分造影剂可进入冠状动脉及其微循环，实现心肌显影，为研究心肌血流灌注和冠状动脉功能提供了方法。可以直观显示冠状动脉及其微循环的血流灌注状态，判断心肌供血不足或心肌无供血，联合室壁运动分析可以详细了解冠状动脉狭窄程度或心肌有无梗死（图 5-18）。

目前纳米超声造影剂和靶向超声造影剂是重要的研发方向。第三代超声造影剂直径虽然只有几微米，但不能自由通透血管壁，只能作为血池显像剂使用，无法到达血管外的病变组织。当病变部位的血管通透性增高或出现血管病变如动脉粥样硬化时，纳米级造影剂则有可能穿过血管屏障进入组织间隙或进入血管壁内在病灶部位聚集，直接显示病变组织。

靶向造影剂是通过在微泡外壳表面连接血管或组织特异性的配体或抗体，以便靶向识别病变组织或细胞，具有很高的特异性。此外，在微泡内包裹或在微泡表面连接药物或基因，可以使超声微泡成为输送载体，具有治疗的功能。

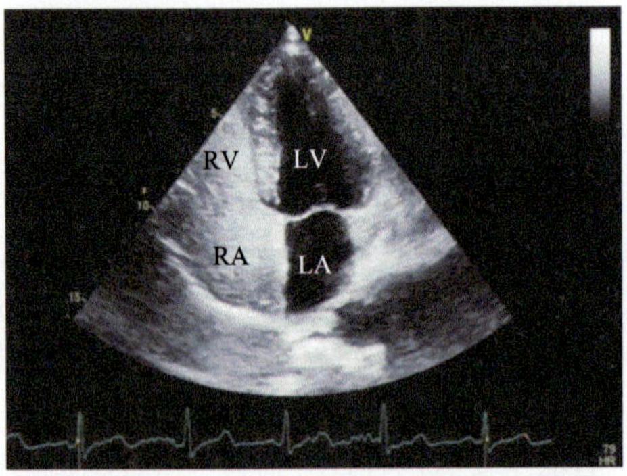

LV：左心室；LA：左心房；RV：右心室；RA：右心房

图 5-17 右心系统声学造影

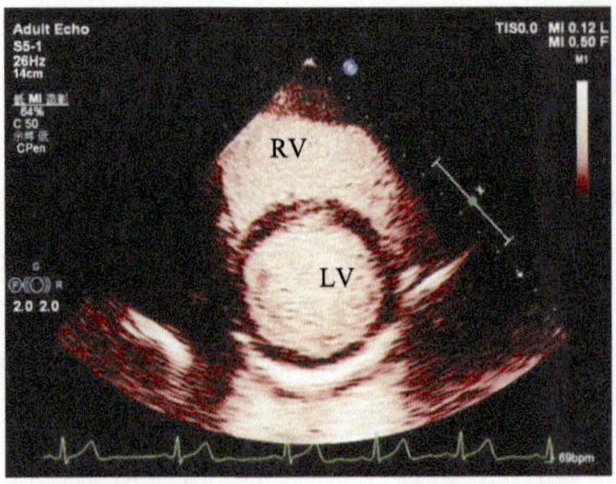

LV：左心室；RV：右心室

图 5-18 左心系统声学造影

五、经食管超声心动图

经胸超声检查具有操作简便、可反复、无创伤性等优点，已得到广泛应用，但由于受到胸部声学窗口的限制，不能清晰显示某些心血管系统的结构，并且还易受到胸廓、肺部疾病等明显影响。伴有肺气肿、过度肥胖、胸廓畸形等病变的受检者，往往无法取得满意的超声图像，从而影响诊断和鉴别诊断。食管与心血管结构直接毗邻，没有严重影响超声穿透的骨性组织和含气体组织的大范围覆盖，成为新的声学窗口用于超声检查,形成经食管超声心动图检查(transesophageal echocardiography,TEE)。

1. 仪器与探头　TEE 是在常规超声心动图检查基础上发展起来的，所采用的超声仪与常规使用者相同，但仪器主机必须配备与 TEE 相适应的结构功能和软件系统。目前许多类型的超声仪均具备上述结构和功能。TEE 探头是 TEE 的必要设备。目前使用的 TEE 探头，均具有二维、M 型、彩色、脉冲和（或）连续多普勒检查功能。

2. 检查方法　TEE 检查前，应清除受检者口腔和食管内所有活动异物，包括活动义齿、异胃管等，以免异物意外脱落或影响探头插入，干扰超声检查。插入探头时，受检者一般取左侧卧位，插入探头后可根据检查目的继续保持左侧卧位或平卧位。受检者应保持安静，呼吸平稳，将左侧口角尽量放低，旁边放置弯盘以容纳流出的分泌物。少数情况下受检者可采取坐位或平卧位等。检查过程中必须严密观察受检者，包括监护全程心电图、观察反应等，一旦发现不良反应、心律失常等病情变化应及时处理，包括立即撤出探头，进行抢救。TEE 术后至少应静卧数分钟，有问题者延长静卧观察时间。术后禁食 2h，随后 4h 内只能进食流质。对疑有食管损伤者需在门诊或病房内继续观察，必要时使用抗生素等。

3. 常用标准切面

（1）主动脉根部短轴切面（图 5-19）：主动脉根回声位于图像中央，呈圆形，管腔内有半月瓣瓣叶的纤细回声，随心动周期开放和关闭，瓣叶活动灵活，与经胸主动脉根短轴图像相似，半月瓣关闭时形成“Y”形，开放时呈三角形。

（2）心尖四腔切面（图 5-20）：所显示的腔室及心壁结构与前胸探查获得者大致相同。

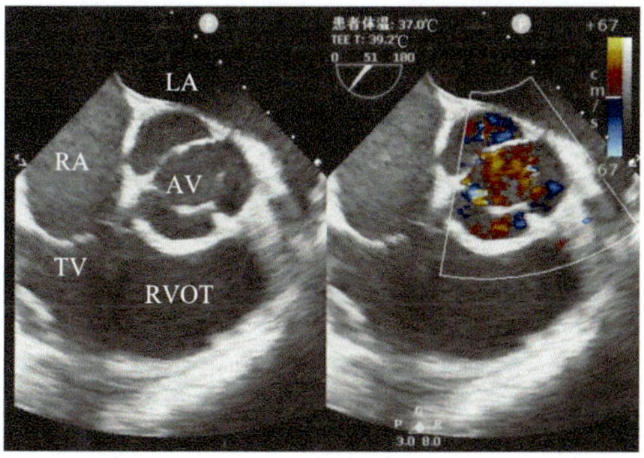

图 5-19　主动脉根部短轴切面

LA：左心房；RA：右心房；TV：三尖瓣；RVOT：右室流出道；AV：主动脉瓣

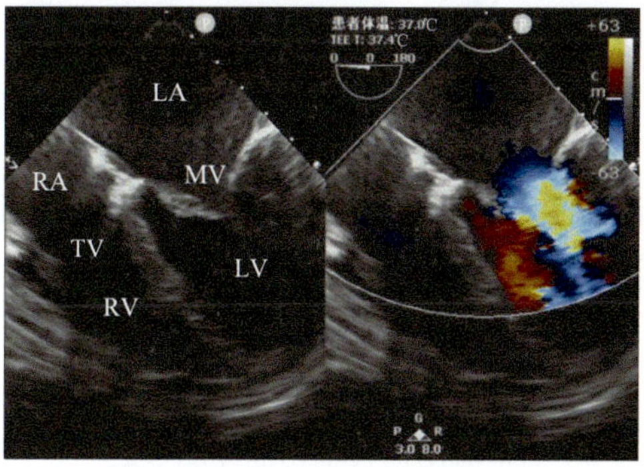

图 5-20　心尖四腔切面

LV：左心室；LA：左心房；MV：二尖瓣；RV：右心室；RA：右心房；TV：三尖瓣

（3）心五腔切面：在心尖四腔切面基础上稍回撤探头可获得，图像与经胸获得的心五腔切面相似，主动脉根部位于图像中央。

（4）双房切面（图 5-21）：此图与心尖四腔切图在同一水平，将探头逆时针方向转动时即可探及。图像主要显示两个心房，靠近探头的心房为左心房，远离探头的心房为右心房，是显示房间隔的最佳切面。

（5）左心耳切面（图 5-22）：在探及主动脉根部短轴切面处将探头稍后退并使声束作顺时针方向转位，常可显示经胸前探查所不易看到的左心耳。左心耳位于主动脉根部与肺动脉干的左侧，呈镰刀状，向后延续即左心房。

（6）肺静脉水平切面（图 5-23）：从左心耳断面稍推进并旋转探头，可观察肺静脉图像。探头向左旋转时，在左心房左外侧处可观察到左上肺静脉，呈管状，内侧开口于左心房。当探头指向左心房右侧时，可在房间隔后面的左心房后方观察到右肺静脉及其在左心房的开口。

（7）主动脉根部长轴切面（图 5-24）：在探及主动脉根部短轴切面后，改用纵向扫描换能器，即可获得主动脉根部长轴切面。图像与经胸超声主动脉根部长轴切面解剖结构一致。

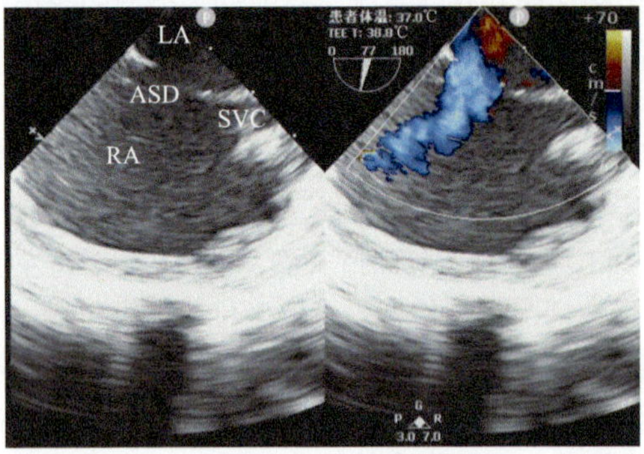

LA：左心房；RA：右心房；SVC：上腔静脉；ASD：房间隔缺损

图 5-21　双房切面

图示房间隔缺损处有从左向右的分流血流信号

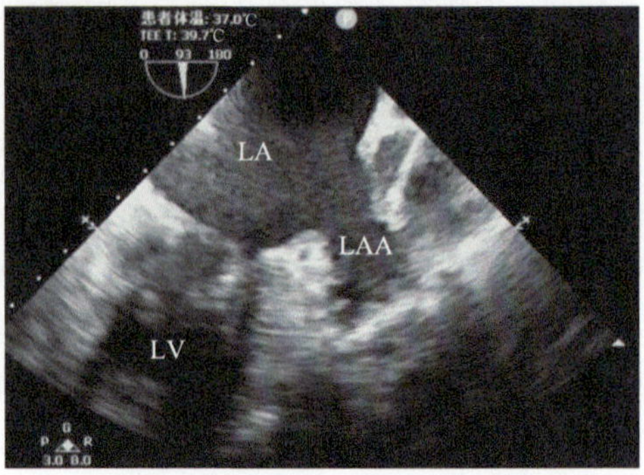

LV：左心室；LA：左心房；LAA：左心耳

图 5-22　左心耳切面

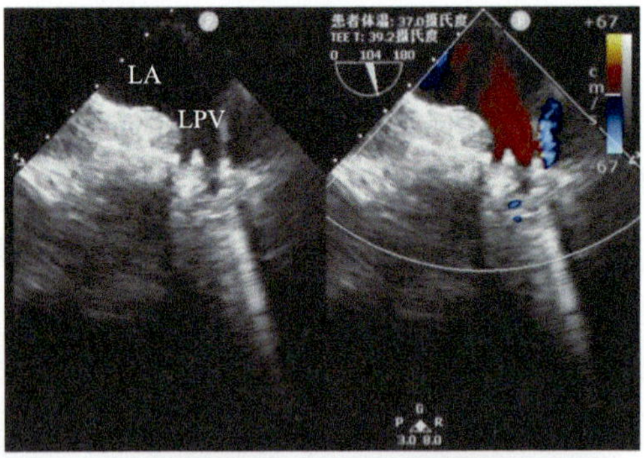

LA：左心房；LPV：左肺静脉

图 5-23　肺静脉水平切面

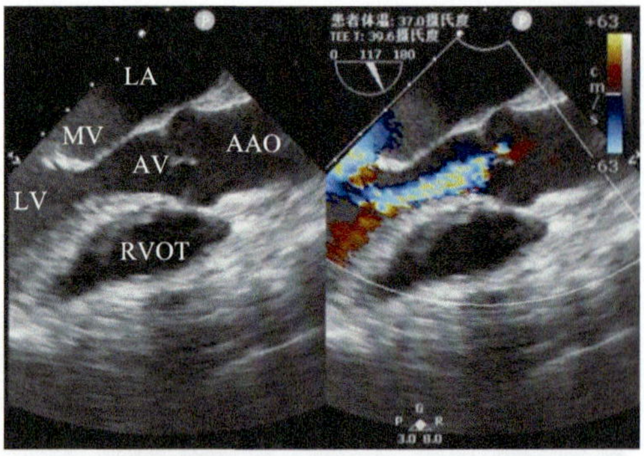

LV：左心室；LA：左心房；MV：二尖瓣；
RVOT：右室流出道；AV：主动脉瓣；AAO：升主动脉

图 5-24　主动脉根部长轴切面

显示主动脉瓣口关闭不全，可见中量反流血流信号

（8）右室流出道长轴切面（图 5-25）：图像的前上方可见右室流出道、肺动脉瓣及肺动脉干。

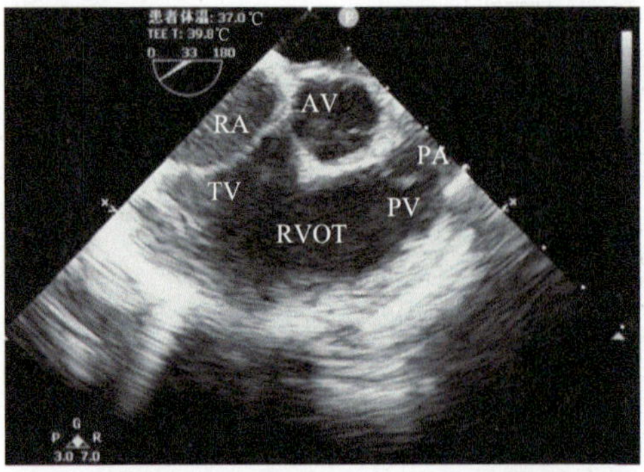

RA：右心房；TV：三尖瓣；RVOT：右室流出道；
PV：肺动脉瓣；PA：主肺动脉；AV：主动脉瓣

图 5-25　右室流出道长轴切面

（9）上腔静脉长轴切面：经食管探头逆时针方向转动，纵向扫描换能器指向右前、声束通过左

心房，能探及上腔静脉及与其相连的右心房。

（10）降主动脉长轴切面：将探头上下移动时，可以观察降主动脉全程的宽度、轮廓、管壁结构情况及血流方向等。

4. 适应证

（1）常规经胸超声检查显像困难或显示有关结构不够满意，难以明确诊断的各种心脏大血管疾病，主要病种有各种先天性心脏病、瓣膜病、感染性心内膜炎、主动脉疾病和心肌疾病等。

（2）各种心血管疾病介入性治疗或心脏外科手术前，应进一步明确诊断，确定病变部位、范围和程度，以便选择合适的治疗方法、器材，如房间隔封堵术前测定房间隔缺损大小、形状和周围残余边缘等，二尖瓣狭窄球囊扩张成形术前确定左心房或左心耳是否存在细小附壁血栓及其附壁部位、形态、数目及活动度等，心脏瓣膜病患者手术前评价瓣膜损害程度和范围等。

（3）各种心血管疾病介入性治疗术、术中监测和引导，TEE 通常用于房间隔缺损封堵术等治疗必要的监测引导手段，否则治疗难以实施。

（4）心脏外科手术术中监测。

5. 禁忌证　有以下情况者应列为禁忌证或相对禁忌证：①严重心律失常；②严重心力衰竭；③体质极度虚弱；④持续高热不退；⑤食管病变如溃疡、静脉曲张、食管狭窄或炎症者；⑥剧烈胸痛、胸闷或剧烈咳嗽症状不能缓解者；⑦血压过高、过低者；⑧冠心病患者心绞痛或急性心肌梗死期；⑨夹层动脉瘤形成早期，易于因刺激而导致瘤壁破裂者。

六、心脏三维超声显像

三维超声心动图，简称三维超声，是在二维超声的基础上发展起来的新技术，由于其能更直观显示心脏大血管解剖结构、空间相互关系以及血流的动态变化，受到高度重视和深入研究。

三维超声最早出现于 1974 年，戴克（Dekker）等首先报道经胸三维心脏图像的研究。随后虽有大量研究，但受到仪器设备的限制，进展一直比较缓慢。到 20 世纪 90 年代末期，随着多平面 TEE 的开发应用，心脏动态三维重建的研究得到发展，但由于图像的采集和处理耗时、费力，受心率和呼吸等因素的影响明显，早期的动态三维超声图像分辨率较低，图像质量较差。

近年来，采用动态高分辨率系统，开发了实时三维超声心动图（实时三维超声），从经胸和 TEE 系统实时显示心脏的三维结构及其在相应轴向的任一断面图像，并含有窄角（图 5-26）和全容积（图 5-27）两种实时三维超声成像显示技术。

实时三维超声可从不同角度、方位及水平观察运动中心脏结构的动态变化，显示在二维断面性图像中无法观察到的结构改变及运动变化。与二维图像比较，实时三维超声具有以下优越性：

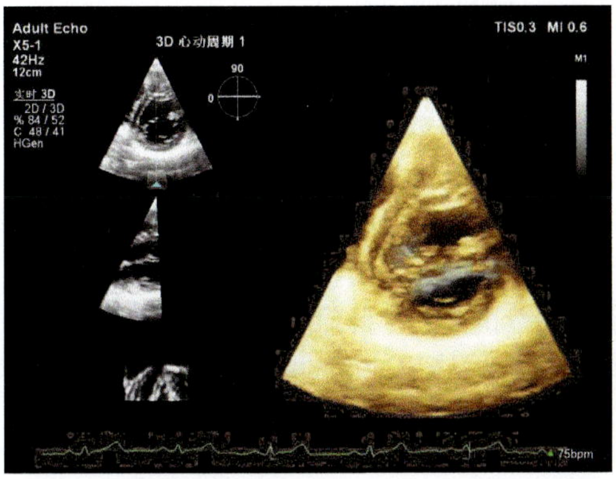

图 5-26　二尖瓣短轴切面窄角实时三维超声成像

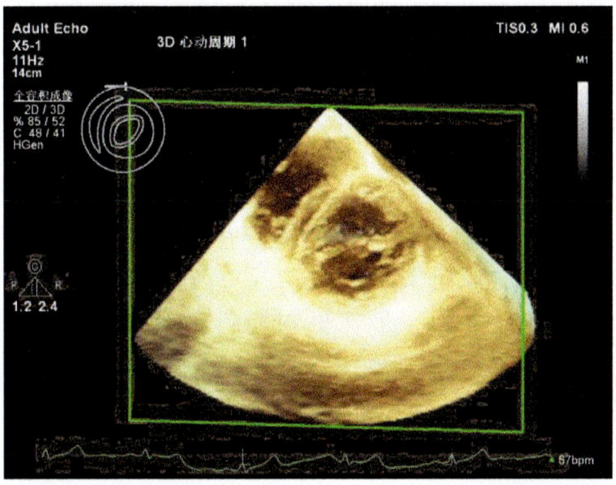

图 5-27　二尖瓣短轴切面全容积实时三维超声成像

1. 通过选择适当方位，重建出二维图像所无法获得的心内结构，比如从心房面或心室面观察房室瓣启闭的动态立体结构。

2. 显示心血管内结构的空间解剖位置关系。

3. 观察各种病变的实际形态及其在心动周期中的变化。

4. 模拟切开右心房，观察房间隔缺损（ASD）或室间隔缺损（VSD）的形态；模拟切开主动脉，观察主动脉瓣等手术路径，为临床诊断、外科手术及教学提供形象直观的参考资料。

临床上，实时三维超声通过重建的方法，能显示心脏大血管各部位复杂的解剖结构，以及相互之间的毗邻关系，在瓣膜性心脏病及先天性心脏病等诊断方面，有其独特的优势。通过实践，我们认为本方法对于显示瓣膜的形态改变、启闭的运动状况等，优于显示其他组织结构，尤其是在观察瓣叶数目、开放幅度、瓣叶结构的改变上，包括二尖瓣叶、三尖瓣叶、主动脉瓣叶和肺动脉瓣叶，在瓣叶增厚开放受限、脱垂以及关闭不全程度等方面，均有很好的显示效果。

第四节　心脏功能的测量

一、左心室收缩功能测定

1. 左心室容积参数和射血分数　左心室射血分数（LVEF）是临床最常用和最重要的左心室收缩功能指标，一般通过 M 型或二维超声心动图来测量左心室收缩末期和舒张末期容积，用计算公式求得[LVEF（%）=左心室每搏量/左心室舒张末容积×100% =（左心室舒张末容积－左心室收缩末容积）/左心室舒张末容积×100%]。

通过左心室收缩末和舒张末容积还能求出其他各种容积参数，如每搏量、心搏指数、心排血量等。

2. 其他左心室收缩功能测定方法　虽然左心室容积参数和 LVEF 是目前临床最常用指标，但容易受左心室前、后负荷以及心率等因素的影响；且二维超声测量时患者图像质量严重影响测定结果的准确性。因此，随着超声新技术的临床应用，一些新的评价方法正逐步应用于临床。

（1）二尖瓣环位移测定法：左心室心肌的运动包括长轴和短轴方向的运动以及旋转运动，其与心肌纤维的复杂走行有关。在心室收缩过程中房室环的移动在整个心室射血中发挥着主要作用。由于房室环位移的测定简便易行、不受患者图像质量影响，因此，可通过测量房室环位移评价心室整体功能。目前常用测量方法包括 M 型超声测定二尖瓣环位移、组织多普勒测定二尖瓣环收缩期运动速度和超声斑点跟踪成像测量二尖瓣环位移等。

（2）左心室压力最大上升速率：在心室等容收缩期，左心室腔内只有压力变化而没有容积变化。单位时间内左心室内压力上升速度越快，反映左心室心肌收缩力越强。

（3）左心室应变、应变率和扭转：应用超声二维斑点跟踪成像技术不仅可以获取心肌在轴向、径向和圆周方向的应变和应变率参数，同时还能获取心室扭转参数，为全面评价心室收缩功能提供崭新的手段。

（4）左心室收缩同步性评价：左心室作为一个整体，各室壁节段收缩的同步性对于左心室整体收缩功能至关重要。因此，左心室收缩同步性评价和 LVEF 一样，是衡量左心室收缩功能是否正常的重要指标之一，尤其是对慢性心力衰竭拟行再同步化治疗的患者。目前临床评价左心室收缩同步性多采用组织多普勒成像技术，主要指标有，各节段达到收缩峰值速度的时间标准差（Ts-SD），其正常值＜33ms；达峰速度最大差值，其正常值＜100ms。

二、左心室收缩功能常用参数及其正常值范围

1. 左心室舒张末容积指数＝左心室舒张末容积/体表面积，正常范围为（70±20）ml/m^2。
2. 左心室收缩末容积指数＝左心室收缩末容积/体表面积，正常范围为（24±10）ml/m^2。
3. 左心室每搏量正常范围为60～130ml。
4. 心搏指数＝每搏量/体表面积，正常范围为（40±7）ml/m^2。
5. 心排血量＝每搏量×心率，正常范围为4～8L/min。
6. 心脏指数＝心排血量/体表面积，正常范围为2.5～4.2L/m^2。
7. 左心室射血分数（EF）的正常值≥50%。在静息状态下LVEF＜50%是诊断左心室收缩功能减低的标准。
8. 左心室短轴缩短率（$\varDelta D\%$）正常值范围为25%～30%。

三、左心室舒张功能测定

在心动周期中，心室舒张期的时间划分是指从心肌不产生力量和收缩到恢复至收缩前初始长度的过程，包括心室主动舒缓抽吸的心室松弛期以及被动充盈的心室顺应期。心室松弛期包括减慢射血期、等容舒张期、快速充盈期，顺应期包括减慢充盈期和心房收缩期。相对于松弛期和顺应期的舒张功能也分别称为心室的松弛性和顺应性。松弛期是主动耗能过程，任何影响心肌能量代谢的病理过程均可影响心室的松弛功能。顺应期是心室在血流惯性和心房收缩压力作用下的被动充盈过程，当心室发生肥厚或纤维化等可能导致心肌僵硬度增加的病理改变时，必然影响心肌的顺应性。

1. 检测方法和参数

（1）二尖瓣口血流频谱：将PW取样容积置于二尖瓣口，取样线与心房到心室的充盈血流方向保持平行即可获得。二尖瓣口多普勒血流频谱通常由舒张早期快速充盈的血流E峰和舒张晚期左心房收缩的充盈A峰组成。E/A值和舒张早期E峰的减速时间（deceleration time，DT）反映了心室舒张期左心室和左心房之间的压力变化，可以间接判断左心室舒张功能。当舒张期左心室和左心房压力均在正常范围时，左心室舒张充盈量的60%～70%在舒张早期完成，E/A＞1，DT＝150～250ms。当舒张早期松弛性受损，左心室压力下降缓慢并充盈量减少，舒张晚期充盈量相对增加，导致E/A＜1和DT延长。

二尖瓣口血流频谱反映了左心室的充盈模式，影响因素包括：①年龄、呼吸、心率、P—R间期等，尤其是年龄和心率因素在诊断中必须考虑；②除了左心室弛缓性外，左心室顺应性、左心房压、左心室收缩功能、左心室收缩末容积、左心房顺应性和收缩力等均有影响。尤其是当舒张功能进一步受损、左心室顺应性减低和左心室舒张末压增高时，会导致左心房压相应增高，此时由于舒张早期左心室压变化不大，导致左房室之间的压差相对加大，上述压力关系恰恰与舒张早期单纯松弛性受损情况相反，导致E/A值和DT由异常状态又恢复到"正常"状态。由于这种类似正常的频谱出现在舒张功能异常的基础上，因此称为"假性正常"。当舒张功能进一步显著受损时，舒张晚期左心室顺应性严重减低、左心室舒张末压和左心房压显著增高时，二尖瓣口血流频谱表现为E峰高尖、A峰低矮甚至消失，E/A＞2和DT＜120ms，称为限制性充盈，往往是舒张功能严重受损的表现，并提示患者预后不良。

（2）肺静脉血流频谱：通常将PW取样容积放置于心尖四腔切面右肺静脉入口处1～2mm，超声束与肺静脉血流方向一致，记录肺静脉血流频谱。肺静脉血流频谱包括：收缩期波（S）、舒张期波（D）和舒张晚期心房血流逆向波（PVa）。测定的参数包括S、D、PVa和PVa持续时间。S/D、PVa和PVa持续时间可反映左室顺应性和左室充盈压。

（3）等容舒张时间（IVRT）：指主动脉瓣关闭至二尖瓣开放的时间，正常为 70～110ms。获取心尖五腔切面，将 PW 取样容积置于左室流入道与流出道之间可同时获得左室流入道与流出道频谱。测量主动脉频谱终点和二尖瓣频谱 E 峰起始点之间的时间即可。该指标受心肌松弛性和左心室舒张末压和左心房压的影响，心室松弛性减低，IVRT 延长；各种原因导致左心室舒张末压和左心房压显著升高时 IVRT 缩短。另外，IVRT 还受到心率和主动脉压的影响。当主动脉舒张压升高时 IVRT 延长；反之亦然。

（4）二尖瓣环舒张期运动速度：应用组织多普勒成像技术可以测量二尖瓣环的运动速度，为左心室整体舒张功能评价提供有价值的诊断信息，且不受心房颤动和快速心率的影响。与二尖瓣口血流频谱相似，二尖瓣环舒张期频谱呈双波，Ea 和 Aa。正常情况下，Ea＞Aa 和 Ea/Aa＞1。当舒张功能减低时，Ea 减低，Ea/Aa＜1。不同于二尖瓣口频谱的是，Ea 不受心室前负荷的影响，在“假性正常”和限制性充盈时依然是减低的，是反映左心室松弛性的敏感而特异的指标。

（5）左心室压力最大下降速率（$-dp/dt_{max}$）：对$-dp/dt_{max}$的测定一般用心导管方法。应用多普勒超声测定$-dp/dt_{max}$的前提是必须存在二尖瓣反流并认为左心房压恒定。

四、左心室舒张功能的评价

根据多普勒超声心动图可将左室充盈频谱分为：正常舒张、弛缓异常、假性正常和限制型 4 种类型。

1. 正常舒张充盈类型 正常年轻人中，心肌弛缓和左心室弹性回缩快速有力，左室充盈大部分在舒张早期完成。随着年龄增大，心肌弛缓速率有缓慢下降的趋势，导致舒张早期左室充盈减少而舒张晚期的左心房收缩代偿增加。因此，随着年龄增大，E 峰有下降及 DT 有延长趋势，A 峰逐渐升高。在评价左心室二尖瓣血流频谱时，必须充分考虑年龄因素的影响。正常舒张充盈类型表现为：1＜E/A＜2，DT 为 160～240ms，IVRT 为 70～90ms，A 波持续时间≥PVa 波持续时间。超声检查心脏往往无显著形态和功能异常。

2. 弛缓异常充盈类型 几乎所有的心脏病最初的左室充盈异常均表现为左心室弛缓延迟或受损，典型的心脏病变有左心室肥厚、肥厚型心肌病和心肌缺血等。弛缓异常左室充盈表现：E 峰下降，A 峰升高，E/A＜1，DT 延长（＞240ms）；肺静脉 D 峰与 E 峰相似也下降，而 S 峰代偿增加，S/D＞1，PVa 大小和持续时间通常正常。

3. 假性正常充盈类型 随着疾病进展，舒张功能进一步损害出现左心室顺应性减退，继而导致左心房压增高，以致 E 峰增高。由于舒张早期左心室压快速上升以至更快接近左心房压，E 峰的 DT 缩短，逆转和掩盖弛缓延迟频谱而出现类似正常充盈类型，即 E/A＞1 和 DT 为 160～240ms。假性正常充盈类型代表左心室中度舒张功能异常，患者往往有器质性心脏病变的证据（如 LVEF 减低、左心房内径增大和左心室肥厚等）。假性正常和正常充盈类型可借以下方法加以鉴别：①减少前负荷（如 Valsalva 动作）可使 E/A＜1；②组织多普勒测定二尖瓣环 Ea/Aa＜1。

4. 限制型充盈类型 随着疾病进展，舒张功能显著损害，显著增高的左心房压导致二尖瓣提早开放，舒张早期跨二尖瓣压增大以至 E 峰增高；僵硬的左心室少量血液充盈即可导致左心室舒张压的迅速上升，左心室和左心房压的快速平衡而出现 DT 缩短；舒张晚期时左心房收缩虽可增加左心房压，但同期左心室压的更快上升导致 A 峰速度和持续时间均减少。限制型舒张充盈的特征为：E 峰明显升高，A 峰减小，E/A＞2，IVRT＜70ms，DT＜160m，肺静脉 S＜D，PVa 通常增加。必须强调的是限制型充盈左心室弛缓受损依然存在，只是左心室顺应性显著减退和左心房压显著升高掩盖了左心室弛缓受损的存在。限制型充盈患者超声心动图往往存在器质性心脏病证据，以及有心功能不全的临床表现。

五、右心室收缩功能评价

与左心室相比，右心室具有室壁薄、收缩力弱、后负荷小、顺应性较大等特点，正确地评价右心室收缩功能对了解心脏的生理、病理生理变化有着重要的意义。因此，我们在关注左心室功能的同时，更应该注重右心功能的评价。

评价右心室收缩功能的指标很多，许多研究表明具有临床意义的指标包括三尖瓣环收缩期位移（TAPSE），右心室心肌做功指数（RIMP），右心室面积变化率（FAC），基于组织多普勒的三尖瓣外侧瓣环收缩期峰值速度（S'）。

1. 三尖瓣环收缩期位移　可以通过 M 型超声心动图于三尖瓣外侧瓣环测得，是评价右心室纵向收缩功能的指标，但是其与右心室整体收缩功能具有良好的相关性。

2. 右心室心肌做功指数　可由频谱多普勒或组织多普勒测得，通过测量等容舒张时间（IVRT）、等容收缩时间（IVCT）和射血时间（ET），通过公式[心肌做功指数（MPI）=（IVRT+IVCT）/ET]可计算得出。

3. 右心室面积变化率　于心尖四腔切面测量获得，应注意右心室应显示充分，不能有假性缩短。收缩期和舒张期均能够显示右心室心尖和侧壁为宜。

4. 三尖瓣外侧瓣环收缩期峰值速度　由组织多普勒测量三尖瓣侧壁瓣环获得，测量时三尖瓣环与右室侧壁与取样线应尽可能在一条直线上。

六、右心室舒张功能评价

右心室舒张包括等容舒张期和充盈期两个时相。超声可以评价不同时相的右心室舒张功能。

1. 右心室压力最大下降速率　为右心室压力曲线下降斜率最大值，其绝对值越大，表明右心室心肌松弛速度越快。右心室压力的下降速度可由三尖瓣反流频谱的下降速度加以估测，与心导管所测数值相关性良好。

2. 等容舒张时间　为右心室从肺动脉瓣关闭到三尖瓣开放的时间间期，正常值 40～90ms。当右心室心肌松弛性降低，松弛速率减慢时 IVRT 延长，反之 IVRT 缩短。但该指标明显受心率、肺动脉压和右心房压力等因素的影响。

3. 三尖瓣血流舒张早期最大流速（E 波）　正常值为 0.3～0.7m/s。当右心室心肌松弛性降低时 E 波减低。相对于二尖瓣而言，三尖瓣血流频谱受呼吸的影响明显，吸气时 E 波流速增高，呼气时 E 波流速减低。

4. 三尖瓣血流收缩期最大流速（A 波）　正常状态下，A 波流速低于 E 波；当右心室心肌松弛性下降时，由于舒张早期右心室充盈减少，心房收缩期右心房容量增大，右心房代偿性收缩增强，A 波增高。

5. 三尖瓣血流舒张早期与舒张晚期峰值流速比值（E/A）　正常状态下，右心室舒张早期血流速度和充盈量均大于心房收缩期，E/A>1；当右心室心肌松弛性下降时 E/A<1。本参数受年龄、心率等因素影响，诊断时应予考虑。

（赵亚西　曹礼庭）

第五节　心脏瓣膜疾病

心脏瓣膜疾病（valvular heart disease，VHD）是一类由于炎症、黏液样变性、退行性改变、先天性畸形、缺血性坏死、创伤等原因引起的瓣膜结构异常，导致瓣口狭窄和（或）关闭不全所致的心脏疾病。在我国仍以风湿性心脏病（rheumatic heart disease，RHD）最为常见，是风湿性炎症所致的瓣膜损害，以二尖瓣受累为主，约为 70%，二尖瓣合并主动脉瓣病变者为 20%～30%，单纯主动脉瓣病变仅为 2%～5%，三尖瓣和肺动脉瓣病变者少见。随着我国人口老龄化进程的加速，老年性退行性瓣膜病变有逐年增多的趋势。超声心动图检查对心脏瓣膜病变具有确诊意义，可以明确病变部位、范围、严重程度，是心脏瓣膜病变临床治疗的有力帮手。

一、二尖瓣狭窄

二尖瓣狭窄（mitral stenosis，MS）是最常见的心脏瓣膜病变，主要见于风湿性心脏病，而由先天性畸形引起者甚为罕见。单纯二尖瓣狭窄在慢性风湿性心脏病中约占 25%，女性高于男性，二尖瓣狭窄合并二尖瓣关闭不全者也较常见。此外尚有少数二尖瓣狭窄合并主动脉瓣疾病。

（一）病因、病理、血流动力学改变及临床表现

1. 病因

（1）二尖瓣狭窄的主要病因为风湿热，多见于 20～40 岁青壮年，约 70%的患者为女性，约 50%的患者无急性风湿热史，但多有反复链球菌感染所致的上呼吸道感染病史。急性风湿热后，至少需要 2 年或更长的时间才能形成明显的二尖瓣狭窄，反复多次发作急性风湿热的患者较早出现瓣口狭窄的病理改变。单纯二尖瓣狭窄约占风湿性心脏病的 25%，二尖瓣狭窄伴有二尖瓣关闭不全者约占 40%，主动脉瓣常常同时受累。

（2）二尖瓣狭窄的少见病因有先天性瓣膜发育异常、瓣环钙化，如老年性退行性变、结缔组织病（如类风湿关节炎、系统性红斑狼疮、硬皮病）等。

2. 病理 典型的风湿性二尖瓣狭窄前后叶多同时受累，病变由瓣膜边缘逐渐向瓣体基底部扩展，瓣膜交界处和基底部炎症、水肿、赘生物形成，表现为瓣叶不同程度的增厚、变形、回声增强及瓣膜联合部粘连、融合、纤维化，以及腱索的增粗、缩短及融合。舒张期（可仅发生在舒张早期或持续全舒张期）出现异常的开放活动，以前叶为著，包括瓣尖分离受限、气球样变等，正常舒张早期关闭现象减弱或消失；二尖瓣口形状失常，面积缩小。根据病变程度将二尖瓣狭窄分为隔膜型和漏斗型。隔膜型由于病变主要发生在交界处，瓣体受影响较轻。而漏斗型除去联合部粘连以外，瓣体也受到影响，增厚、纤维化，腱索融合、乳头肌挛缩，瓣膜变得僵硬，形成漏斗状。

3. 血流动力学改变 二尖瓣狭窄血流动力学改变主要由于舒张期血流流入左心室受阻导致左心房压力升高，传导到肺动脉系统造成肺淤血。开始时，左心房压力的增高仅在心率增加时出现，比如运动、激动、感染等情况下出现。随着狭窄的加重，静息状态下正常心率时，左心房压力也持续增高，并出现劳力性呼吸困难等肺静脉压力增高的相关症状，如果二尖瓣狭窄未被解除，肺循环系统将会发生不可逆的改变，严重的肺动脉高压可导致右心室扩张和右心衰竭，继发三尖瓣和肺动脉瓣关闭不全。慢性二尖瓣狭窄导致左心房扩大引起心房颤动，快速心室率使舒张期充盈时间减少而加重血流动力学异常，导致肺循环压力进一步加重。

4. 临床表现

（1）症状

1）呼吸困难：早期表现为劳力性呼吸困难，晚期静息状态下也可出现呼吸困难、端坐呼吸和阵发性夜间呼吸困难。

2）咯血：①扩张的支气管静脉破裂致突然咯大量鲜血；②阵发性夜间呼吸困难或咳嗽时，可出现痰中带血或血痰；③急性肺水肿，咳出大量粉红色泡沫痰。

3）咳嗽：常常发生。

4）声嘶：严重扩张的左心房和肺动脉压迫左侧喉返神经，可导致声音嘶哑。

（2）体征：重度二尖瓣狭窄患者常有特殊的“二尖瓣面容”。二尖瓣狭窄的典型体征是：心尖区可闻及低调的舒张中晚期隆隆样杂音，局限不传导，左侧卧位心尖部听得最清楚。当肺动脉高压时，胸骨左下缘可扪及右心室收缩期抬举样搏动，肺动脉瓣区第二心音亢进或伴分裂。

（二）超声表现

1. M 型超声心动图　二尖瓣波群显示二尖瓣前后叶开放幅度降低；前叶呈“城墙”样改变，EF 斜率降低；前后叶同向运动（图 5-28）。

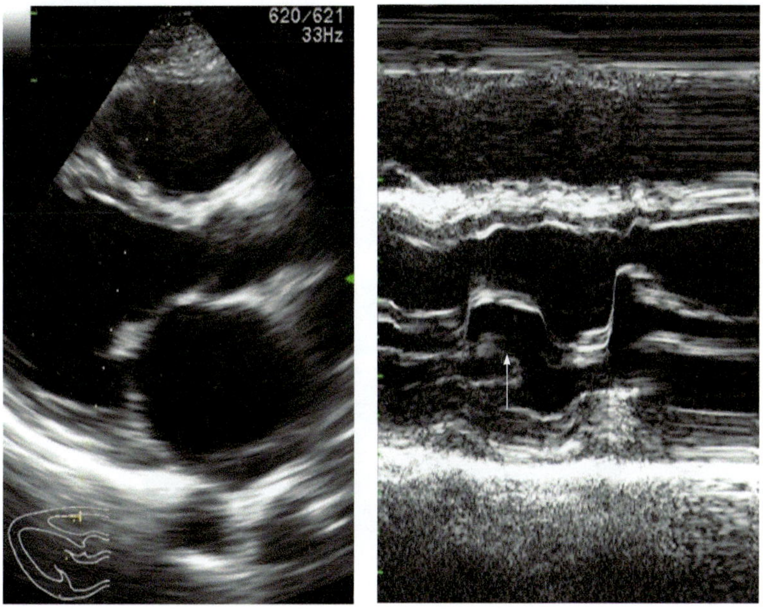

图 5-28　二尖瓣叶 M 型超声心动图

显示二尖瓣叶前叶呈“城墙”样改变，后叶与前叶呈同向运动（箭头示）

2. 二维超声心动图

（1）左心室长轴切面：左心房增大，右心室及右室流出道可能扩大，在单纯性二尖瓣狭窄患者中左心室无明显增大或相对较小；二尖瓣叶开放受阻，前叶呈“拱形”（图 5-29），前后叶可见瓣叶粘连。

（2）二尖瓣短轴切面：二尖瓣前后叶增厚、回声增强，前后叶瓣尖可见粘连牵拉，活动度受限，瓣口面积缩小，开放呈“鱼嘴样”改变（图 5-30），这个切面可描记二尖瓣口的开放面积，以此作为判断二尖瓣狭窄程度的标准之一。

（3）左心房内可有血栓回声，经食管超声心动图可检出左心房特别是左心耳血栓。

3. 多普勒超声

（1）彩色多普勒：是目前可以实时观察二尖瓣狭窄血流状态的唯一技术。心尖四腔心或心尖左室长轴切面于舒张期在二尖瓣口左心房侧彩色多普勒血流出现汇聚区，通过瓣口时为一细窄的高亮度红色血流信号，跨过瓣口后呈五彩湍流血流信号，狭窄越重，五彩色湍流越亮丽（图 5-31）。可据此初步判断二尖瓣狭窄程度，还可以引导频谱多普勒对舒张期二尖瓣口血流速度的测量和计算。

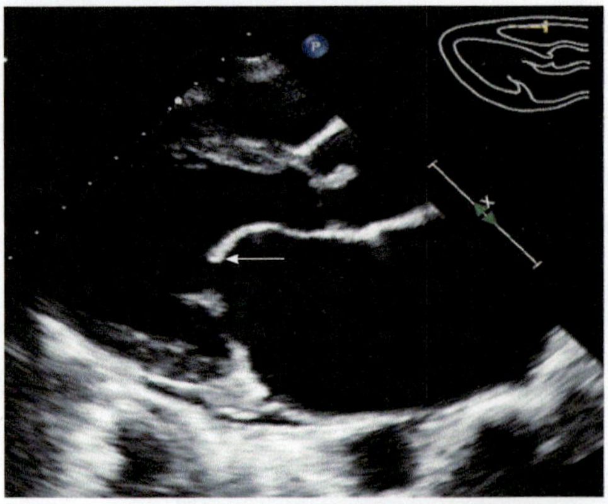

图 5-29 二尖瓣狭窄左心室长轴切面

二维超声示二尖瓣前后叶增厚、回声增强，瓣叶粘连，开口受限，前叶呈“拱形”（箭头所示）

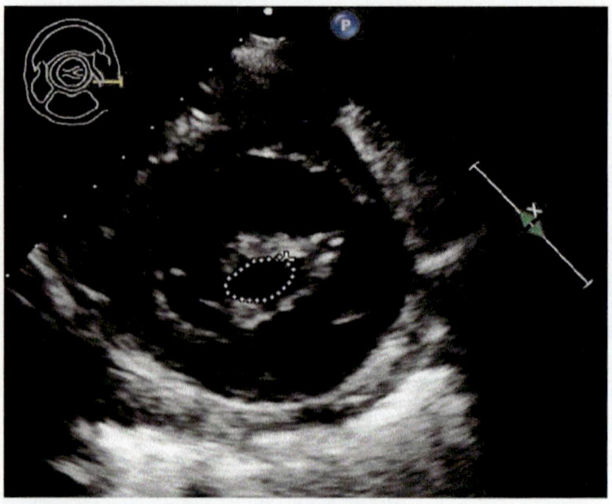

图 5-30 二尖瓣狭窄短轴切面

显示瓣口开放受限，呈“鱼嘴样”

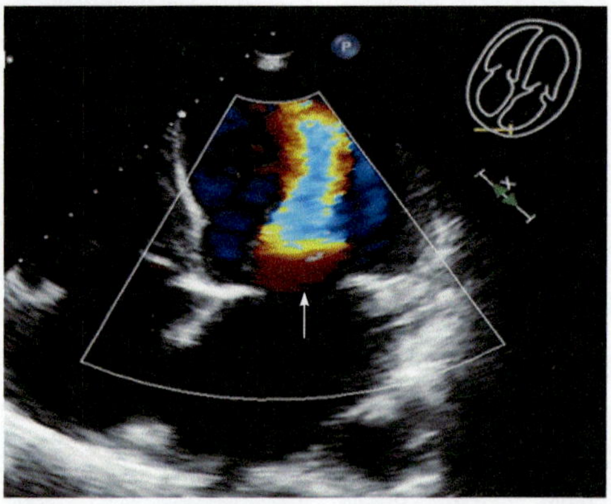

图 5-31 二尖瓣狭窄心尖四腔切面彩色多普勒

显示二尖瓣口前向血流速度增快，呈五彩镶嵌血流信号（箭头所示）

（2）频谱多普勒：可提供二尖瓣狭窄的多种数据，选择心尖四腔切面，取样容积置于二尖瓣口，窦性心律时可以是双峰，E 峰流速＞150cm/s，狭窄程度越重，E 峰流速越快，严重者 E 峰、A 峰融合。通过频谱多普勒可以测量最大血流速度、流速积分、压力降半时间、跨瓣压差等，据此定量二尖瓣口狭窄程度。

（三）超声的诊断价值

超声心动图是目前诊断该病最有效、直观、简捷的无创性检查手段。

1. 确定有无狭窄 目前，超声是二尖瓣狭窄定性诊断的首要方法，特异性 100%，对于病情较轻者可以定期复查以了解病情进展（表 5-1）。

表 5-1 二尖瓣狭窄程度的定量评估

程度	ΔP（mmHg）	MVA（cm^2）	PHT（ms）
轻度狭窄	＜10	＞1.5	＜180
中度狭窄	10～20	1～1.5	180～280
重度狭窄	＞20	＜1.0	＞280

注：ΔP，二尖瓣口跨瓣压差；MVA，二尖瓣口面积；PHT，二尖瓣降半压差时间

2. 狭窄程度的判定，协助临床确定治疗方案 轻中度二尖瓣狭窄可以对症治疗，二尖瓣口面积<1.0cm^2，左心房合并附壁血栓或血流高凝状态者，需积极建议患者及时行外科手术治疗。

3. 其他伴发心脏病检测 检测有无其他瓣膜损害、有无肺动脉压增高，左心房、左心耳有无血栓形成，有无心功能降低。

4. 术中监护及术后随访 如二尖瓣狭窄球囊扩张术、二尖瓣成形术、二尖瓣置换术等即刻手术效果评价；术后远期疗效追踪。

二、二尖瓣关闭不全

二尖瓣关闭不全（mitral regurgitation）是指收缩期血流迅速或缓慢地反流入左心房，为心血管疾病中最常见的病理现象之一，据研究显示，发病率占二尖瓣病变的 40%，在总体人群中发病率为 1.7%，并随着年龄增长而增加，在>75 岁人群中发病率达 10%。不但出现在瓣膜病变中，也可起因于二尖瓣的任何解剖变化及功能失调。二尖瓣关闭不全可以是患者最主要病理改变及就医原因，也可以是某种心血管病变附带的并发症。

（一）病因、病理及血流动力学改变、临床表现

1. 病因 先天性瓣膜病变和后天性瓣膜病变。先天性瓣膜病变如二尖瓣叶裂、双孔二尖瓣等，后天性病变如炎性病变、缺血性心脏病、退行性病变、创伤或医源性损伤、相邻组织结构异常、功能性二尖瓣关闭不全等。

2. 病理及血流动力学改变 任何后天获得性病变或先天性病变损害到二尖瓣结构和功能的协同动作均可导致二尖瓣反流。

二尖瓣关闭不全导致左心房收缩期容量负荷过重和左心室舒张期容量负荷过重。左心房收缩期容量负荷过重导致左心房增大和左心房肺静脉压力升高，前者可引起心房颤动，后者可引起肺淤血，继而引起肺动脉高压。左心室容量负荷过重可引起左心室增大以及左心室功能不全。

急性二尖瓣反流可致左心房及左心室压力骤然上升，导致肺淤血甚至肺水肿。此外，搏出量及心排血量的减低会导致全身血管阻力的上升，更增加了二尖瓣反流的严重程度，急性二尖瓣关闭不全患者耐受性很差，预后很差。

慢性二尖瓣反流时，左心室因二尖瓣反流量的增加可代偿性扩张，左心室舒张末期容量增大，根据 Frank-Starling 机制使左心室心搏量增加，加上代偿性离心性肥大，左心室收缩期将部分血排入低压的左心房，室壁应力下降快，有利于左心室排空，故左心室仍可维持正常的前向心搏量。慢性二尖瓣反流时左心房顺应性增加致左心房扩大，左心室在较长一段时间内可以适应容量负荷的增加，左心房压和左心室舒张末压不致明显上升，故在相当长时间内不出现肺淤血且无临床症状。但持续、严重的过度负荷，会出现肺淤血，最终出现肺动脉高压和右心衰竭。

3. 临床表现

（1）症状

1）急性：轻度二尖瓣反流仅有轻微劳力性呼吸困难；严重反流时（如腱索乳头肌断裂）则很快发生急性左心衰竭，甚至出现急性肺水肿或心源性休克。

2）慢性：轻度代偿期二尖瓣关闭不全患者通常没有症状。严重反流时心排血量减少，可出现疲乏、无力，肺淤血导致的呼吸困难出现较晚。

（2）体征：最典型体征为二尖瓣区收缩期杂音。

1）急性：心尖冲动呈高动力型。

2）慢性：心尖冲动呈抬举样，并向左下移动。重度关闭不全时，第一心音减弱或不能听及。

（二）超声表现

1. M型超声心动图 二尖瓣波群的一些特征性运动曲线改变对某些伴有二尖瓣关闭不全心脏病的病因有提示作用。如瓣膜曲线呈“城墙”样改变提示风湿性心脏病二尖瓣狭窄伴关闭不全。二尖瓣前叶收缩期向前运动（systolic anterior motion，SAM），多提示主动脉瓣狭窄伴二尖瓣关闭不全。舒张期二尖瓣CD段明显下凹呈“吊床”样改变，提示二尖瓣脱垂。

2. 二维超声心动图 对观察瓣膜的形态结构与活动具有优势，能在病因、继发改变和定位诊断等方面提供重要价值。

（1）根据二尖瓣关闭不全的病因不同，可出现二尖瓣增厚、冗长，瓣膜赘生物、脓肿、裂隙、穿孔或肿瘤形成，瓣环钙化，二尖瓣腱索、乳头肌断裂，乳头肌功能不全以及少见的先天性二尖瓣异常等超声表现。

（2）继发改变主要有左心房、左心室增大，肺静脉淤血、肺动脉压增高、心功能异常等。

（3）定位诊断可明确病变位置，有利于外科手术治疗。

3. 彩色多普勒超声 可对二尖瓣关闭不全作出定性诊断和半定量诊断。二尖瓣口左房侧可探及收缩期蓝色反流束，反流束的起点及方向有助于病变部位和性质判断，也可根据彩色多普勒血流信号进行反流半定量评估。

4. 频谱多普勒超声 二尖瓣口或左房侧可记录到收缩期高速、双向充填的频谱。

（三）超声诊断价值

1. 明确诊断、判断病因 可明确诊断有无二尖瓣关闭不全，区别生理性与病理性反流。了解病因并评价其反流机制。

2. 定量评估、治疗决策 运用多种半定量与定量的方法，可以准确评判二尖瓣关闭不全的严重程度。超声心动图尤其是经食管超声心动图可准确了解二尖瓣反流程度，明确引起急重症反流的解剖异常，对及时采取手术措施的决策有极大帮助。

3. 术中引导、术后随访 经食管超声心动图有助于体外循环停跳前补充或重复评定反流程度及二尖瓣损害程度，并可在不干扰手术视野情况下即时了解反流变化、有无参与反流或瓣周漏等，以及复跳后即时评价机械瓣活动情况。术后定期复查评价手术的中远期疗效、心功能恢复状况。

三、二尖瓣脱垂

二尖瓣脱垂（mitral valve prolapse）是各种原因引起的二尖瓣某一个或两个瓣叶在收缩中、晚期或全收缩期部分或全部脱向左心房，超过二尖瓣环水平。多数伴有二尖瓣关闭不全及明显反流。

正常二尖瓣前后叶收缩期对合严密依赖于二尖瓣装置的结构完整与功能协调。二尖瓣装置由瓣环、瓣叶、腱索、乳头肌及部分房室壁等结构构成，其中任何一个部分的解剖结构病变或功能异常均可导致二尖瓣脱垂。

（一）病理解剖、血流动力学改变及临床表现

1. 病理解剖

（1）二尖瓣环：不是完整的结缔组织环，目前，马鞍状非平面的二尖瓣环特性已得到公认，人体二尖瓣的两个最高点位于前后平面-主动脉根部插入部和左室后壁，相当于在胸骨旁左心室长轴观显示的二尖瓣环，而两个最低点位于二尖瓣联合交界处平面，相当于心尖四腔心显示的二尖瓣环位置。

（2）二尖瓣叶：二尖瓣叶病变是二尖瓣脱垂最重要的原因。二尖瓣前叶宽短，呈半圆形或三角

形，瓣叶根部附着缘占瓣环周径的 1/3。后叶窄长，根部附着缘约占瓣环 2/3，两者面积大致相等。二尖瓣脱垂通常是瓣叶的一部分脱垂。为此，统一的二尖瓣叶的分区是临床和超声医生沟通的基础。Carpentier 命名法是目前临床和超声共同认可的分区方式（图 5-32）。将后瓣的三个扇叶分别命名为 P1、P2、P3。P1 是指邻近前外侧联合的扇叶，接近左心耳部，P2 是指位于中央部的中间扇叶，P3 是指邻近后内侧联合的扇叶。虽然前瓣没有相应的解剖切迹，但为了与后瓣相对应，前瓣也相应分为 A1、A2、A3。二尖瓣任何一区超过瓣环连线水平均属二尖瓣脱垂。

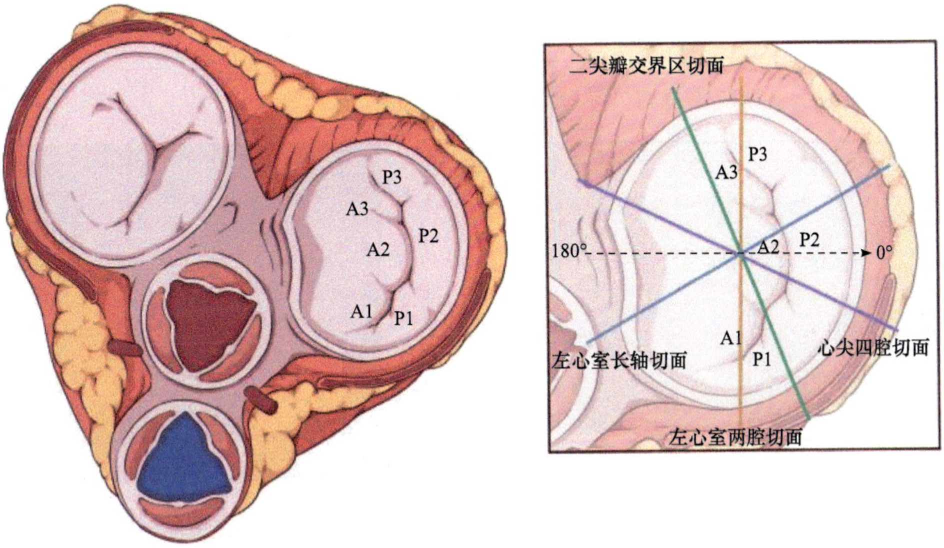

图 5-32　常见检查切面与二尖瓣叶分区关系

（3）腱索

1）1 级腱索：连接乳头肌和瓣叶游离缘。

2）2 级腱索：连接乳头肌和近心室部的瓣叶。

3）3 级腱索：连接后瓣基底带和室壁的腱索，仅存在于后叶。

腱索异常包括不正常的加长和缩短、腱索附着异常、腱索融合和断裂等，腱索断裂是二尖瓣脱垂的主要原因。任何一处断裂均可导致二尖瓣脱垂。

（4）乳头肌：左室乳头肌分为两组，前外侧乳头肌和后内侧乳头肌。乳头肌功能失调可导致二尖瓣脱垂甚至连枷运动。乳头肌断裂、纤维化、梗死和异位可引起乳头肌功能失调，从而导致二尖瓣脱垂。

（5）房室壁：在心肌缺血或心肌梗死的情况下，室壁收缩无力，腱索张力不足，同样可致瓣叶脱垂。部分左房后壁的心肌参与二尖瓣环构成，其过度牵拉可使瓣环面积增大，加重二尖瓣脱垂的程度。

2. 血流动力学改变　同二尖瓣关闭不全。

3. 临床表现　可长期无症状，最常见的症状为心悸、胸痛、气急、倦怠、焦虑、晕厥，个别患者有严重二尖瓣反流时，可出现急性左心衰竭症状。主要体征为心前区非喷射性收缩中晚期喀喇音及收缩期二尖瓣反流杂音。此杂音可随体位变化而变化。

（二）超声表现

1. M 型超声心动图

（1）CD 段在收缩期向下凹陷，呈“吊床”样曲线（图 5-33），与 CD 两点间的连线距离大于

2mm。

（2）左心房后壁运动幅度增加。

2. 二维超声心动图

（1）左心房增大。

（2）二尖瓣叶收缩期时脱向左房侧超过瓣环连线 2mm（图 5-34），瓣膜脱垂最常见于单纯后叶脱垂（67%），其次为前后叶同时脱垂（23%），单纯前叶脱垂最少见（10%）。

（3）二尖瓣环径扩大，部分病变可见瓣环钙化，回声增强。

（4）在原发性二尖瓣脱垂患者可见腱索变长、松弛，收缩期不能拉紧其支撑瓣叶，舒张期可见增长的腱索呈挥鞭样运动。

（5）乳头肌断裂、功能不全均可导致瓣膜脱垂。

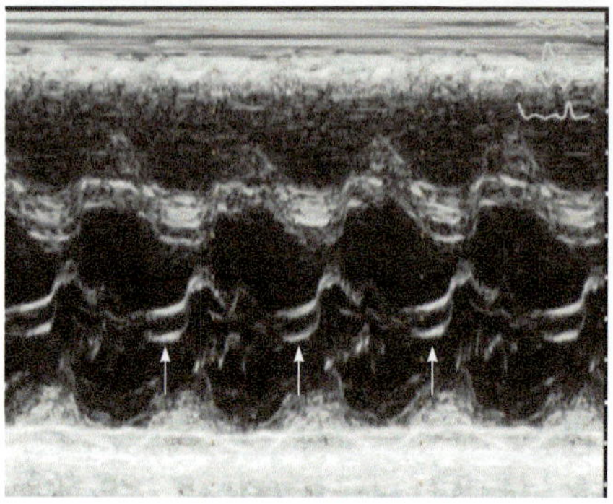

图 5-33 二尖瓣脱垂 M 型超声心动图
显示二尖瓣后叶呈“吊床”样改变（箭头所示）

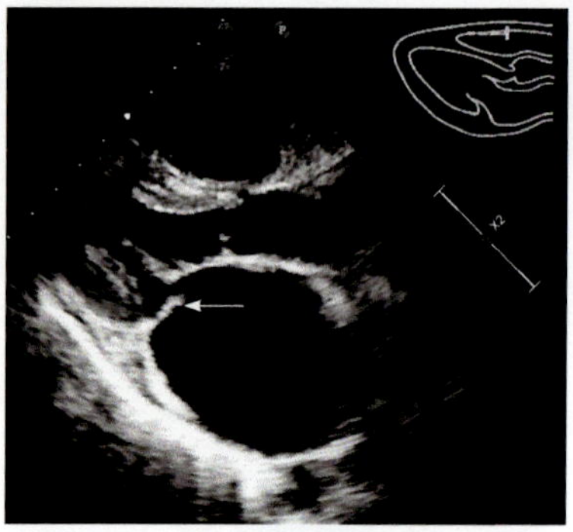

图 5-34 二尖瓣脱垂左室长轴切面
显示二尖瓣后叶在左室收缩期关闭时脱向左心房内（箭头所示）

3. 多普勒超声心动图

（1）彩色多普勒超声：对检出二尖瓣脱垂有无反流具有 100%的敏感性。可根据反流束的形态和走行初步判断脱垂的部位、反流程度等（图 5-35）。

（2）频谱多普勒超声：同二尖瓣反流的频谱一致。

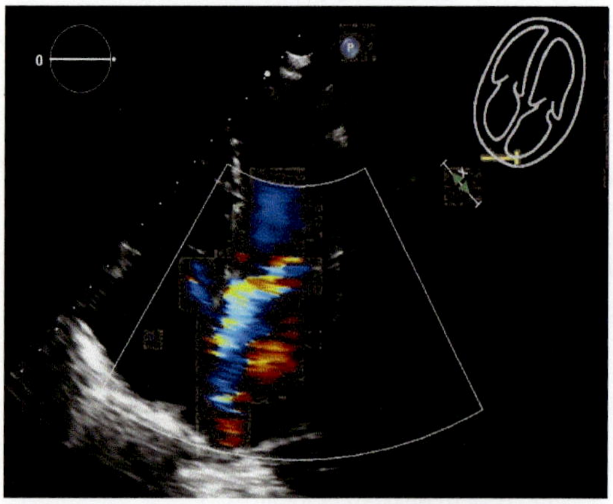

图 5-35 二尖瓣脱垂心尖四腔切面彩色多普勒超声
显示二尖瓣口偏心性反流血流束

（三）超声临床价值

（1）定性诊断，明确脱垂病因及部位。

（2）术中监测，术后随访。

经食管超声心动图是二尖瓣脱垂修复术的重要助手。

四、主动脉瓣狭窄

主动脉瓣狭窄（aortic stenosis，AS）是常见的心脏瓣膜病变之一，也是左室流出道梗阻的最常见病因。

（一）病因、病理及血流动力学改变、临床表现

1. 病因 可分为先天性和后天性两大类，而后天性主动脉瓣又可由多种病因所致。

（1）风湿性心脏病：在我国，风湿性心脏病仍是主动脉瓣狭窄的主要原因。风湿性炎症导致瓣膜交界处粘连、融合、瓣叶纤维化、僵硬、钙化和挛缩畸形，致瓣口狭窄。单纯的风湿性主动脉瓣狭窄极少见，多合并主动脉瓣关闭不全和二尖瓣病变。

（2）先天性畸形：最常见的先天性畸形为二叶型主动脉瓣，发生率为1%～2%。瓣叶结构异常致瓣膜增厚、钙化、僵硬和瓣口狭窄。

（3）老年钙化性瓣膜病变：在发达国家为最常见病因，随着老龄化进程的加剧，在我国也逐年增多。主要病理表现在瓣叶及瓣体上伴有钙化结节限制瓣叶的活动，通常伴有二尖瓣环的钙化。

2. 病理及血流动力学改变 主动脉瓣狭窄血流动力学特征主要表现在收缩期经瓣口形成高速射流束。轻度狭窄时，经主动脉瓣的血流量仍可维持正常，瓣口两端的压差升高不明显。当瓣口面积减少1/2时，瓣口两端的压力阶差明显上升，左室收缩压代偿性升高。当面积减少至正常面积的1/4时，瓣口两端的压差明显升高，左心室收缩压进一步上升，致左心室收缩做功明显增加，患者出现临床症状。

3. 临床表现

（1）症状：劳力性呼吸困难、心绞痛和晕厥为典型主动脉瓣狭窄的三联征。

1）呼吸困难：劳力性呼吸困难是病变晚期淤血引起的常见首发症状。

2）心绞痛：约60%的有症状患者可发生。常由运动诱发，休息后可缓解。

3）晕厥或接近晕厥：这往往是患者就医的主要症状，约见于30%有症状的患者。大多发生于直立、运动中或运动后，也有少数患者在休息时发生。

（2）体征

1）心音：第二心音主动脉瓣成分可以减弱或缺如，严重狭窄者第二心音呈逆分裂。第一心音通常正常。

2）收缩期喷射性杂音：主动脉听诊区可闻及递增-递减型粗糙的收缩期吹风样杂音，向颈动脉、胸骨下缘和心尖部传导，常伴有震颤。狭窄越重，杂音越长。

（二）超声表现

1. M型超声心动图 主动脉瓣正常"六边形结构"消失，反射增强，开口幅度减小，重度狭窄时，主动脉瓣几乎没有动度，瓣膜图像呈不均匀的片状反射。

2. 二维超声心动图

（1）主动脉根部内径增宽，室间隔与左心室后壁呈向心性增厚，在病变晚期可见左心室增大。

（2）主动脉瓣增厚，回声增强，瓣叶变形，活动僵硬，开口幅度明显减小（图5-36），心底短轴切面可见主动脉瓣失去正常"Y"形结构，开口面积变小（图5-37、图5-38）。

（3）经食管超声心动图可更清楚显示瓣膜结构，特别是先天性瓣膜畸形（图5-39、图5-40）。

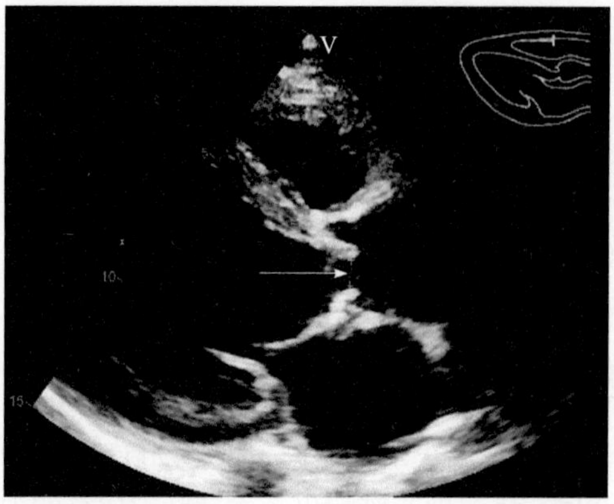

图 5-36　主动脉瓣狭窄左心室长轴切面二维超声心动图

显示主动脉瓣增厚，回声增强，开放受限（箭头示主动脉瓣开口）

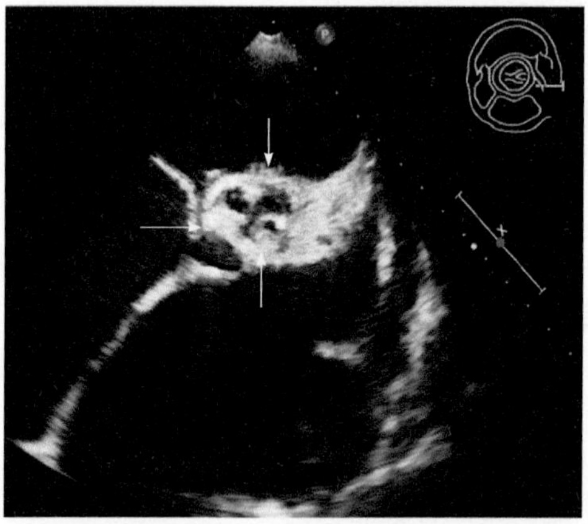

图 5-37　主动脉瓣狭窄主动脉瓣短轴切面二维超声心动图

显示主动脉瓣三个瓣叶（箭头）均增厚、回声增强，开放受限

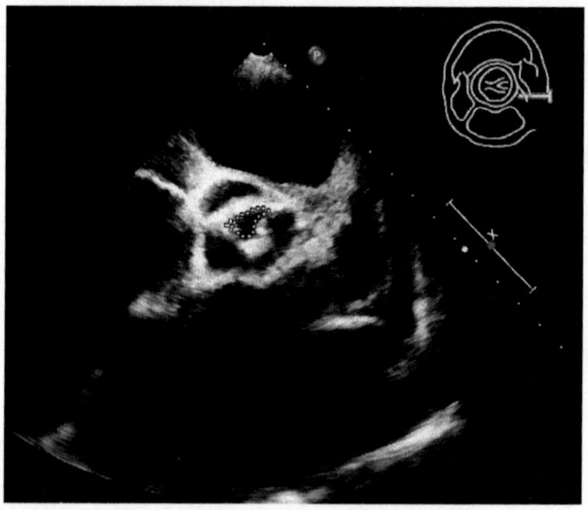

图 5-38　主动脉瓣狭窄大动脉短轴切面二维超声心动图

显示主动脉瓣口面积变小

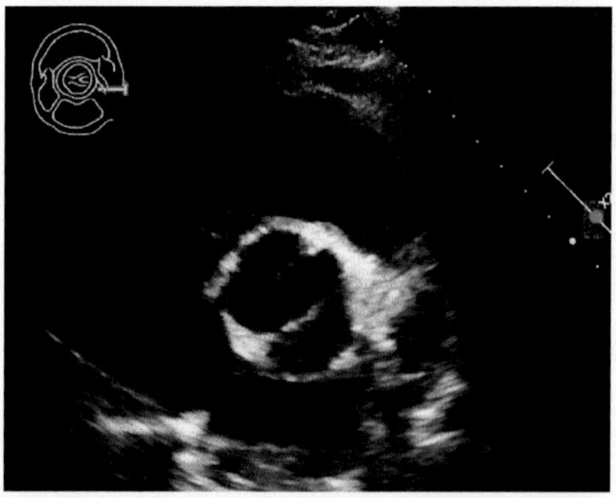

图 5-39　主动脉瓣狭窄大动脉短轴切面二维超声心动图

显示主动脉瓣呈二叶式，开放受限致瓣口面积变小

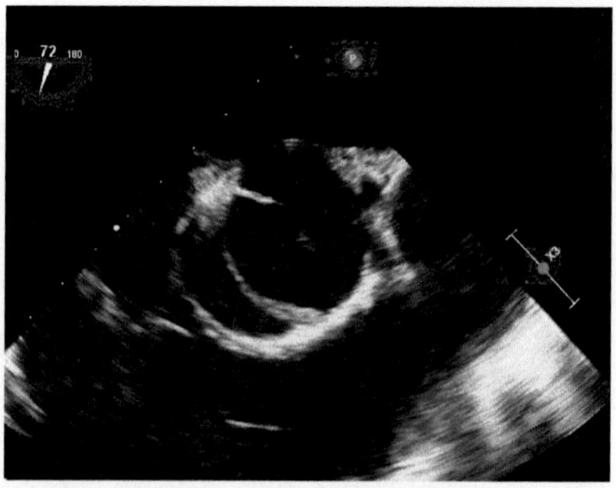

图 5-40　主动脉瓣狭窄经食管中段主动脉瓣短轴切面二维超声心动图

显示主动脉瓣呈二叶式，致瓣口开放面积变小

3. 彩色多普勒超声

（1）左室流出道血流在主动脉瓣口近端加速形成五彩镶嵌的射流束。

（2）射流束的宽度与狭窄程度成反比，即狭窄越重，射流束越细。

（3）射流束进入升主动脉后逐渐增宽，呈喷射状。

4. 频谱多普勒超声

（1）主动脉瓣口处可探及血流明显加速。脉冲多普勒可探及多个双向充填的低频血流信号。

（2）利用连续多普勒技术，可于狭窄的主动脉瓣口记录到收缩期高速射流频谱（图 5-41），可对狭窄程度进行定量判断。

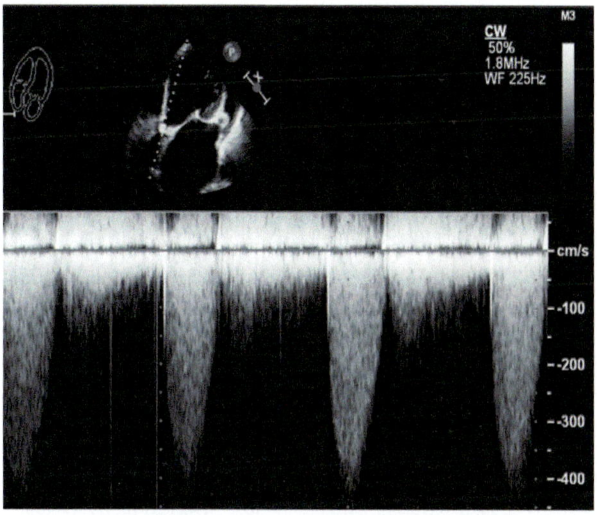

图 5-41 主动脉瓣狭窄心尖五腔头切面二维超声心动图

显示主动脉口前向血流速度明显增快

（三）超声诊断价值

1. 早期诊断 在主动脉瓣狭窄病程中，临床上有一段相当长的无症状期，超声心动图能早期发现病变。

2. 狭窄程度的判断 根据左心室-主动脉间收缩期跨瓣压差、收缩期主动脉瓣口血流速度及主动脉瓣面积，可将主动脉瓣狭窄分为轻、中、重三度（表 5-2）。

表 5-2 主动脉瓣狭窄严重程度分级

分级	主动脉瓣口射流速度（m/s）	平均跨瓣压差（mmHg）	瓣口面积（cm^2）	标化主动脉瓣口面积（cm^2/m^2）	流速比（左室流出道/主动脉瓣口）
无主动脉瓣硬化	≤2.5	—	—	—	—
轻度主动脉瓣硬化	2.6～2.9	＜20^a（＜30^b）	＞1.5	＞0.85	＞0.5
中度主动脉瓣硬化	3～4	20～40（30～50）	1～1.5	0.6～0.85	0.25～0.5
重度主动脉瓣硬化	＞4	＞40^a（＞50^b）	＜1	＜0.6	＜0.25

注：a 欧洲心脏病协会指南；b 美国心脏病协会指南

3. 临床随访和治疗方案选择 对无明显症状患者，可用超声心动图追踪观察，一旦收缩期左心室-主动脉瓣口压差大于 50mmHg 或主动脉瓣口面积小于 0.75cm^2时，应考虑手术治疗。

五、主动脉瓣关闭不全

主动脉瓣关闭不全（aortic incompetence）可由先天性与后天性病变引起，后天性病变中最常见病因是瓣叶自身病变所致，另还常继发于各种病因所致的主动脉瓣和（或）主动脉根部病变。

（一）病因、病理、血流动力学改变及临床表现

1. 病因、病理

（1）主动脉瓣本身病变：引起瓣膜破裂、穿孔、脱垂，使舒张期不能对合或对合不良。

1）风湿性心脏病：系风湿性主动脉炎反复发作所致，是我国主动脉瓣关闭不全的主要病因，占 30%；病理表现为瓣叶纤维化、增厚、缩短，影响舒张期瓣叶的对合。

2）感染性心内膜炎：为单纯性主动脉瓣反流的常见病因，根据损害进展的不同可分为急性、亚急性、慢性关闭不全。急性病变常致瓣膜穿孔或瓣周脓肿形成；亚急性病变瓣叶上可见感染性赘生物形成，致瓣叶破损或穿孔。

3）先天性主动脉病变：二叶主动脉瓣畸形占临床单纯主动脉瓣关闭不全的 1/4。瓣叶冗长或短小致关闭不全，成人期可见瓣膜进行性纤维化挛缩或继发于感染性心内膜炎。

4）退行性主动脉瓣膜病变：已成为老年人主动脉瓣关闭不全的主要原因之一，瓣叶以钙化为主，可见钙化结节。

（2）主动脉根部扩张：引起瓣环扩张、瓣叶舒张期不能对合。

1）马方综合征：为遗传性结缔组织病，通常累及骨、关节、眼、心脏和血管，升主动脉管壁中层弹力纤维变性或缺如所致升主动脉呈梭性瘤样扩张。

2）梅毒性主动脉炎：主动脉炎致主动脉根部扩张，30%可发生主动脉瓣关闭不全。

3）长时间高血压和（或）主动脉粥样硬化：可致主动脉根部与主动脉瓣瓣环扩张，导致瓣膜关闭不全。

4）主动脉夹层：夹层血肿使主动脉瓣环扩张，瓣环或瓣叶被夹层血肿撕裂而发生关闭不全。

2. 血流动力学改变 舒张期左心室将同时接受来自二尖瓣口的正常充盈血液和来自主动脉瓣口的异常反流血流，形成血流动力学意义上的左室双入口。在病程的初期，左室舒张末期容积增加，导致心脏离心性肥厚。这时，心脏要维持正常前向搏出量就要通过增加总搏血量，这样必然会导致心脏后负荷的增加，可产生向心性肥厚。当患者前负荷储备、代偿性肥厚、过度后负荷之间未能达成平衡或不能长期保持平衡时，临床上就会出现心功能不全的表现。

3. 临床表现

（1）症状

1）慢性主动脉瓣关闭不全：由于左心室的代偿性改变可使慢性严重的主动脉瓣反流患者在很长一段时间内没有症状。症状主要与左室充盈压上升有关，主要表现在活动后气促、端坐呼吸、夜间阵发性呼吸困难等。由于高动力循环，许多患者还有胸部和头部强烈的搏动感。若有效心排血量降低，患者的主要症状表现为疲劳、乏力、体位性头晕，重度主动脉瓣反流可引起晕厥甚至猝死。

2）急性主动脉瓣关闭不全：与反流的严重程度有关，轻者可无症状，重者可有胸痛，常于短期内发生左心室功能不全。

（2）体征

1）慢性主动脉瓣关闭不全

周围血管征：包括随心脏搏动的点头征（Musset 征）、颈动脉和桡动脉扪及水冲脉（快速冲

击又快速回落)、股动脉枪击音(Traube 征)、听诊器轻压股动脉闻及双期杂音(Duroziez 征)和毛细血管搏动征等。

心尖冲动:搏动显著并向左下移位,常弥散有力。

心音:第一心音减弱,第二心音主动脉成分减弱或缺如,可有第三心音奔马律。

心脏杂音:与第二心音同时开始的高调叹气样递减型舒张早期杂音,坐位前倾和深呼吸时最清楚。病变越严重,杂音持续时间越长、越响。重度反流者,常在心尖区听到舒张中晚期隆隆样杂音(Austin-Flint 杂音),可能是由于左室舒张压快速升高,导致二尖瓣处于半关闭状态,使快速前向血流跨越二尖瓣口时遇到障碍而产生。

2)急性主动脉瓣关闭不全:无明显周围血管征。心尖冲动正常,心动过速常见。第一心音减弱,舒张期杂音低调而持续时间短。

(二)超声表现

1. M 型超声心动图 主动脉根部内径增宽,在没有主动脉瓣狭窄的情况下主动脉瓣开放幅度增大,在存在狭窄时,开放幅度减小,在不能充分关闭时主动脉瓣关闭线呈双线,主动脉瓣在高速血流的冲击下主动脉瓣关闭线可见扑动征。

2. 二维超声心动图 重点在于观察主动脉根部与主动脉瓣叶的改变,评价左室腔大小与功能,基于二维超声图像,可以作出明确的病因诊断。

(1)一定病程的主动脉瓣关闭不全患者可见左室扩大,并呈特征性的球形扩张改变。左室质量增加,收缩功能受损,左室壁一般为中度增厚。

(2)单纯性主动脉瓣关闭不全在舒张期主动脉瓣关闭处可见裂隙,在风湿性心脏病主动脉瓣关闭不全伴有狭窄时可见瓣叶增厚,回声增强,瓣口开放幅度减小。在短轴上见瓣叶增厚、变形,失去正常"Y"形(图 5-42)。

3. 彩色多普勒超声 左室流出道内出现舒张期反流血流信号,反流束起自主动脉瓣环,向左室流出道延伸。根据反流束的起自部位可以判断病变部位及病变范围(图 5-43)。

4. 频谱多普勒超声 在主动脉瓣下可探及舒张期高速血流信号。反流速度往往超过脉冲多普勒检测范围,所以一般用连续型多普勒。反流频谱的辉度与反流程度成正比,反流程度越重,频谱辉度越大。

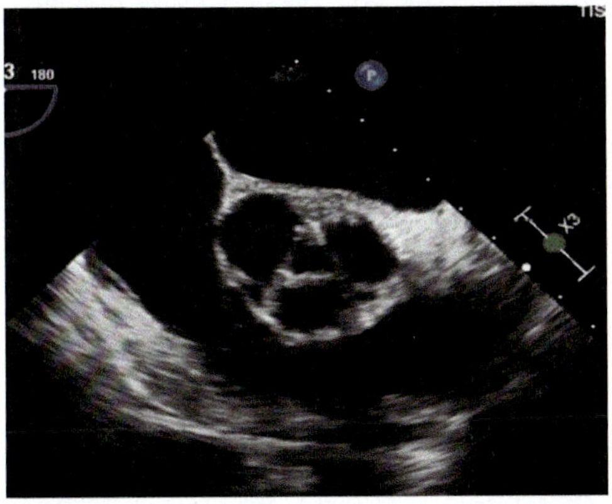

图 5-42 经食管中段主动脉瓣短轴切面二维超声心动图

显示主动脉瓣关闭时瓣口关闭不全

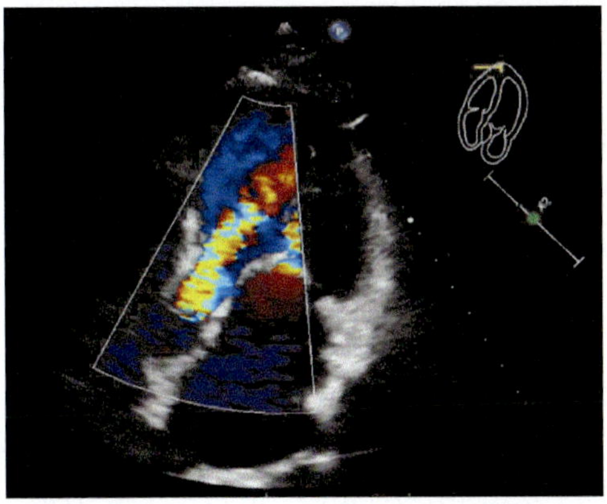

图 5-43 心尖五腔切面彩色多普勒超声

显示主动脉瓣口可见五彩镶嵌的彩色血流束

（三）超声诊断价值

1. 临床诊断 运用二维超声与多普勒超声检查，对主动脉瓣反流有肯定的诊断价值。不仅可以观测房室大小的变化，更重要的是检查主动脉瓣结构、形态改变，特别是经食管超声心动图可以清晰显示主动脉瓣叶的病变，多普勒超声对检出主动脉瓣反流具有极高的敏感性和特异性。

2. 主动脉瓣反流的半定量评估 见表 5-3。

表 5-3 主动脉瓣反流的定量测定

参数	轻度	中度	中重度	重度
JW/LVOT	＜0.25	0.25～0.46	0.47～0.64	＞0.65
JA/LVDA	＜0.07		0.08～0.2	＞0.2
缩流颈（mm）	＜3	3～6		＞6
RF	＜0.2	0.2～0.4	0.4～0.6	＞0.6

注：JW/LVOT，反流束近端宽度与左室流出道宽度的比值；JA/LVDA，反流束面积与左心室面积的比值；缩流颈，主动脉瓣反流彩色血流量显像最窄径；RF，反流分数

3. 术中监测 经食管超声心动图有助于体外循环停跳前补充或重复评定反流程度及瓣膜损害程度。

六、三尖瓣关闭不全

三尖瓣关闭不全（tricuspid incompetence，TI）通常继发于右心室收缩压增高或肺动脉高压所致的右心室和三尖瓣环的扩张。

（一）病因、病理、血流动力学改变及临床表现

1. 病因 往往继发于右心室收缩压增高或肺动脉高压的疾病，如风湿性二尖瓣疾病、先天性心血管疾病（肺动脉瓣狭窄、艾森门格综合征）和肺源性心脏病。少见的三尖瓣器质性病变，如三尖瓣下移畸形、风湿性心脏病、三尖瓣脱垂、感染性心内膜炎、冠心病、类癌综合征、心内膜心肌纤维化等。近年来，由于静脉吸毒、埋藏起搏器及机械肺通气引起的三尖瓣关闭不全有上升趋势。

2. 病理 三尖瓣器质性病变的病理改变与相关疾病有关。功能性三尖瓣关闭不全时，瓣叶并无明显病变，瓣环因右心室收缩压升高、右心室扩张而产生继发性扩张，乳头肌向心尖和外侧移位，致使瓣叶不能很好地闭合。

3. 血流动力学改变 收缩期，右心室血液沿关闭不全的瓣口反流入右心房，使右心房压力增高并扩大，周围静脉回流受阻可引起腔静脉和肝静脉扩张，肝淤血肿大、腹水和水肿。在舒张期，右室同时接受腔静脉回流的血和三尖瓣反流的血，容量负荷过重而扩张，严重者将导致右心衰竭。反流造成收缩期进入肺动脉的血流减少，可使肺动脉高压在一定程度上得到缓解。

4. 临床表现

（1）症状：若无肺动脉高压，通常能很好地耐受，严重的三尖瓣关闭不全晚期出现右心衰竭，并发症有心房颤动和肺栓塞。

（2）体征：颈静脉怒张伴明显的收缩期搏动，吸气时增强，严重者可伴颈静脉收缩期震颤。右心室搏动呈高动力冲击感。沿胸骨左缘可闻及高调、吹风样全收缩期杂音，在胸骨左下缘或剑突下最响。右心衰竭者有体循环淤血征。

（二）超声表现

1. M 型超声心动图 常见三尖瓣 E 峰幅度增大，开放与关闭速度增快。右心衰竭者可见下腔

静脉增宽，可达 24mm±4mm（正常者为 18mm±4mm），严重者可见收缩期扩张现象。

2. 二维超声心动图

（1）右心房、右心室增大，三尖瓣环扩张。

（2）三尖瓣活动幅度增大，收缩期瓣叶不能完全合拢，右心室可见对合错位或裂隙。

（3）由风湿性心脏病所致瓣膜可见增厚，回声增强。

（4）瓣膜脱垂时可见关闭点超越三尖瓣环的连线水平，或呈挥鞭样活动。

3. 彩色多普勒超声 收缩期可见反流束自三尖瓣关闭点处开始，射向右心房中部或沿房间隔走行。在肺动脉压正常或右心衰竭患者，反流束主要显示为蓝色。继发于肺动脉高压且右心室收缩功能良好者，反流速度较快，方向不一，呈五彩镶嵌的收缩期湍流（图 5-44）。大量反流者，反流束可达右房顶部（图 5-45）。

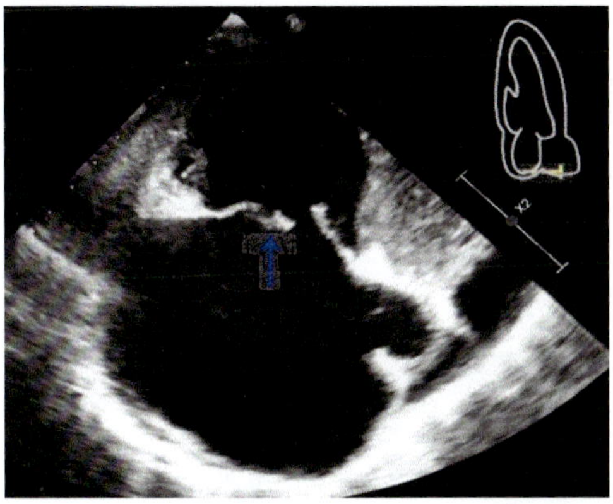

图 5-44 三尖瓣关闭不全右室流入道切面彩色多普勒超声

显示三尖瓣前叶关闭错位致使瓣口关闭不全

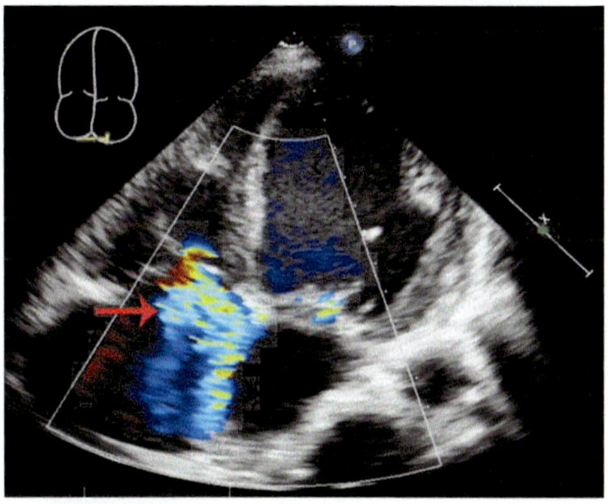

图 5-45 三尖瓣关闭不全心尖四腔切面彩色多普勒超声

显示三尖瓣口五彩镶嵌的彩色血流束（箭头）

4. 频谱多普勒超声 右心房内出现收缩期高速反流血流信号，反流速度通常为 2～4m/s。腔静脉、肝静脉内可出现收缩期反流信号，三尖瓣舒张期血流速度增快。

（三）超声诊断价值

多普勒超声是目前临床诊断三尖瓣关闭不全的首选检查方法，具有极高的敏感性（87%～100%）与特异性（88%～100%），可正确判断病因和反流程度，为治疗前后提供追踪观察依据。

1. 定性诊断 诊断三尖瓣关闭不全主要依据多普勒超声在右心房内发现来自于三尖瓣口的全收缩期反流血流信号。二维超声的形态改变可作为参考。

2. 定量诊断 三尖瓣反流定量评估的方法很多，三级评估法比较简单，主要依据彩色多普勒反流束在右心房内的分布范围。Ⅰ级：反流束自三尖瓣口到达右房的 1/2 处。Ⅱ级：反流束占大部右心房。Ⅲ级：腔静脉与肝静脉内也可见反流信号。美国超声心动图学会（2003）推荐使用多指标综合评估三尖瓣反流程度。

七、人工心脏瓣膜

随着生物医学工程的进步，人工心脏瓣膜（cardiac prosthetic valve）的研制和临床应用取得了重大进展。目前，置换人工心脏瓣膜的数量越来越多，人工心脏瓣膜患者的存活时间也越来越长，人工瓣功能的评价已成为临床研究的重要课题，超声心动图更是不可缺少的评价手段。熟悉和掌握人工心脏瓣膜的超声心动图表现，是临床和超声医生沟通的桥梁。

（一）人工心脏瓣膜的类型

1. 生物瓣 传统生物瓣为有架人工心脏瓣膜，其瓣叶通常是用猪或者牛、马的心包膜加以塑形，模拟正常瓣叶结构，并被固定在“皇冠”形人造瓣环上，瓣环通常用一种医用高分子材料包裹的坚硬支撑物，在三个交界处均有一个突起的“支架”（图 5-46A）。不同品牌的瓣膜有着不同的支撑结构和瓣叶类型，但总体结构上无明显区别，其改进主要在生物瓣的瓣膜抗老化处理上。以往使用比较多的生物瓣有 Carpentier-Edwards 猪瓣膜、Ionescu-Shiley 牛心包瓣膜。生物瓣现在已经发展到利用织物或组织制成具有弹性的袋状瓣叶，来替代带支架的瓣叶，使其更适应血流动力学改变。

2. 机械瓣

（1）球笼瓣：当瓣膜开放时球形挡板进入金属笼中，而在关闭时则填塞瓣口（现在基本停用）（图 5-46B）。

（2）侧倾碟瓣：其单一的圆形碟片靠滑竿推动，开放时与瓣环平面成一定角度，活动幅度受滑竿限制（很少使用）（图 5-46C）。

（3）双叶瓣：由两个半圆形的碟片及瓣轴做成，开放时产生两个大的侧面瓣口和一个较小的中央瓣口（目前使用最多）（图 5-46D）。

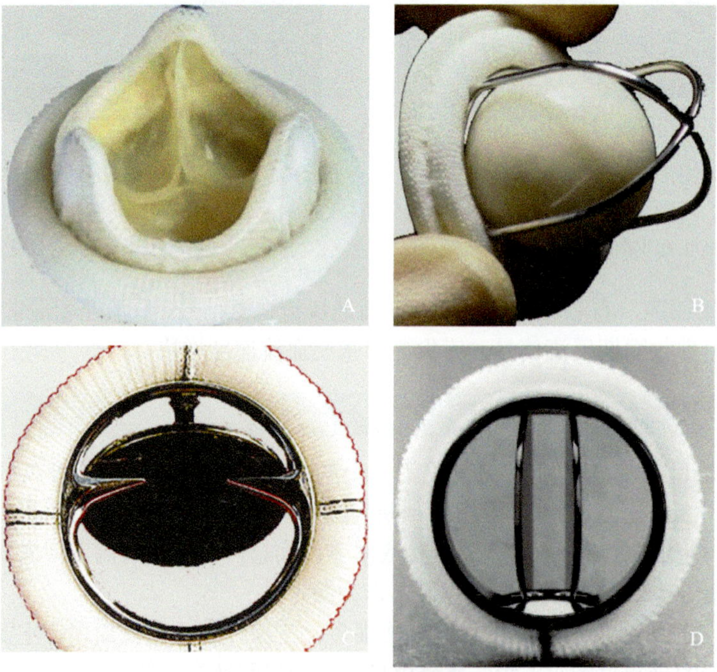

图 5-46 人工心脏瓣膜

A. 生物瓣；B. 球笼瓣；C. 侧倾碟瓣；D. 双叶瓣

3. 带瓣人工管道 主要用于先天性心脏病外科矫正及升主动脉修补。管道可以是生物的也可以是人工材料做成，管道匹配一个生物瓣或机械瓣，目前国内多以双叶机械瓣为主。

（二）血流动力学改变

1. 生物瓣 所有生物瓣的相似之处是三个瓣叶均朝向一个环形瓣口开放。其血流动力学模式近似自体瓣膜，血流频谱为低钝的层流频谱。不管是何种类型瓣膜，大部分二尖瓣换瓣患者，由于解剖结构影响常导致流入道中心性血流朝前偏向室间隔，而不像自体瓣那样朝向心尖流出道。

2. 机械瓣　通常情况下每种机械瓣的血流动力学形式有很大区别，而且没有一种过瓣血流和自体瓣膜类似。双叶机械瓣是目前普遍使用的人工机械瓣，其血流动力学改变更加复杂。瓣叶开放时，有两个侧面的大瓣口和一个“缝隙样”的中央瓣口，瓣口开放时有三股血流通过，且每一股血流的压差不同。

（三）超声表现

人工心脏瓣膜的超声检查主要包括瓣环和瓣叶两个部分。在国内由于大多数使用的是双碟叶机械瓣，机械瓣声影的存在往往会影响人工心脏瓣膜后组织的观察，经胸超声可多角度多切面检查，当存在多个人工心脏瓣膜，经胸超声难以获得满意效果时，必要时应采取经食管超声心动图多切面检查。

1. 二维超声心动图

（1）机械瓣：瓣环回声为“一”字形强回声，两瓣叶开放时在瓣环中部可见两个同时突向流出口的点状回声，瓣环和两个突起之间形成三个孔，中间的孔较小，两侧的孔较大且对称，关闭时两个瓣叶与瓣环重叠并成角，呈倒“八”字形（图 5-47），不同种类的双碟瓣瓣环回声厚度、双瓣叶突出的高度及三个孔的大小比例均不相同。

（2）生物瓣：支架回声为强回声，在支架回声之间可见纤细的生物瓣瓣叶回声，随心动周期的变化而有关闭和开放的活动（图 5-48），与人体正常的自体瓣膜回声相似。

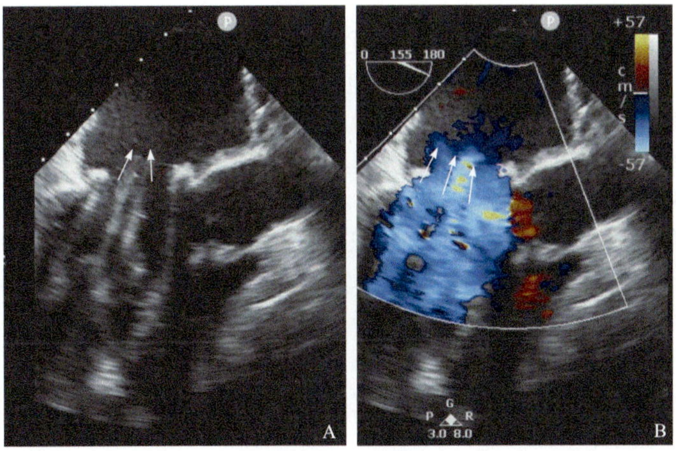

图 5-47　机械瓣

二维超声可见呈倒“八”字形的突起（A 图箭头），彩色多普勒超声可见三股血流经过瓣口（B 图箭头）

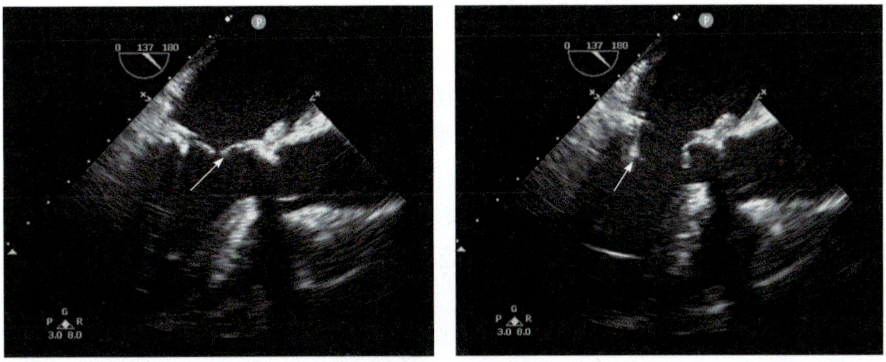

图 5-48　生物瓣

箭头示生物瓣

2. 多普勒超声

（1）彩色多普勒超声：双碟瓣瓣叶开放时在瓣口可见三个孔的彩色血流跨过瓣口，花色血流流经瓣口后很快融合（图 5-48），在瓣口还可观察反流形式，确定有无瓣周漏形成。生物瓣瓣叶开放时瓣口血流与自身瓣膜类似。

（2）频谱多普勒超声：测量瓣口的血流速度、压差、压力减半时间、有效瓣口面积，据此估测人工心脏瓣膜的瓣口面积。一般认为，二尖瓣位人工机械瓣舒张期瓣口最大速度＜2.5m/s，平均跨瓣压差＜9.0mmHg，有效瓣口面积＞1.9cm^2，属正常范围。生物瓣的多普勒超声心动图瓣口最大血流速度一般小于 2.0m/s，有效瓣口面积多小于 2.5cm^2。

（四）超声价值

超声心动图对于人工瓣膜术后随访具有很重要的应用价值。

1. 人工心脏瓣膜形态与功能的评价 随着超声设备的不断发展及诊断水平的不断提高，超声心动图对不同类型、大小的人工心脏瓣膜的特殊流体力学都有更详细的了解和认识。对每个患者在植入人工心脏瓣膜后建立基础超声研究资料是很有必要的，以便将来疑有人工心脏瓣膜功能障碍时作为参考点。一般在术后 6～8 周进行基础检查是合理的，这个时间点患者大多已经恢复，准备回来进行心脏随访，而且血流动力学状态稳定并有正常的心排血量。同时，在这一时间安排超声检查也可以进行左室肥厚或扩大的逆转、左室收缩功能恢复、肺动脉压力变化和其他换瓣术后远期效果的初步评价。

2. 机械瓣正常与病理性反流的鉴别 人工心脏瓣膜反流基本上可分为两种，一种是跨瓣反流，另一种是瓣周反流。跨瓣反流又可分为正常反流和病理性反流。

（1）各种机械瓣均可存在一定量的正常反流，它是人工心脏瓣膜设计特征的产物，其中部分为闭合回流，这种回流是人工心脏瓣膜机械性关闭不全所必需的动力。正常的反流特点是反流持续时间短，彩色血流色彩单一、深暗，不易显示。

（2）瓣周反流存在于缝合环和周围瓣环组织之间，大多是由于瓣周组织剔除太多，或瓣周组织钙化、薄弱，或由于缝线腐化、断裂，或缝合欠妥、欠均匀，或由于人工心脏瓣膜与瓣环不匹配，继发于感染性心内膜炎尤其常见。二维超声对于小的瓣周漏往往不易显示，但彩色多普勒可以显示起源于环架之外的细小瓣周反流束。诊断瓣周漏的标准有：①反流常起源于缝合环之外，而不是穿过瓣膜本身；②虽不能确定反流起源于缝合环之外，但明显不在正常前向血流所经过的途径；③反流束近端加速区位于人工心脏瓣膜之外。

（3）跨瓣反流常见于生物瓣置入和主动脉瓣自身移植，病变原因是瓣叶撕裂和连枷，或是瓣叶增厚、皱缩，也可见于机械瓣运动失常。

3. 人工心脏瓣膜狭窄的判定 超声心动图可以从人工心脏瓣膜的形态、跨瓣压差等估算人工心脏瓣膜面积。二尖瓣位人工机械瓣的各参数正常值为舒张期速度≤2.5m/s，平均跨瓣压差＜8.0mmHg，有效瓣口面积≥1.8cm^2。二尖瓣位生物瓣平均舒张期跨瓣压差≥14mmHg，有效瓣口面积≤1.8cm^2 可提示瓣口狭窄。主动脉瓣位生物瓣平均收缩期跨瓣压差≥30mmHg，有效瓣口面积≤1.0cm^2 提示瓣口狭窄。

4. 人工心脏瓣膜置换术后的感染性心内膜炎与血栓形成 超声心动图可以直接显示人工心脏瓣膜上赘生物、瓣周脓肿以及瓣上血栓的形成。经胸超声心动图显示不佳时可采用经食管超声心动图。但是由于人工心脏瓣膜金属瓣环的声影影响，位于人工心脏瓣膜左室侧的一些小血栓即使是经食管超声心动图也有可能会漏诊。对于左房侧的血栓经食管超声心动图具有很高的敏感性。

（李　玲　顾　鹏）

第六节　先天性心脏病

一、概　　述

先天性心脏病（congenital heart disease，CHD）是一类出生时心脏大血管存在结构及功能异常的疾病。其病因可能是胎儿在母体中由于各种因素（如遗传、生化、缺氧等）导致胎儿心血管的发育停止或异常发育。先天性心脏病的患者可能合并有其他器官结构以及功能的异常。

（一）先天性心脏病的分型

根据先天性心脏病的分流特点，分为三个类型。

1. 左向右分流型　此类畸形包括室间隔缺损、房间隔缺损、动脉导管未闭等，其特点是在心内或大血管水平之间存在异常通道，早期由于体循环（左心系统）压力高于肺循环（右心系统），从而血液顺应压力梯度从左心系统经异常通道进入右心系统即左向右分流，造成右心系统容量和（或）压力负荷过重，左心系统内仍然为富氧动脉血液，因此患者不表现发绀；随着病程发展，肺血管重构，右心系统压力负荷等于甚至高于左心系统，从而发生分流方向的逆转，出现右向左分流，左心系统内出现乏氧静脉血，患者出现发绀、咯血等表现，即艾森门格综合征（Eisenmenger syndrome）。

2. 右向左分流型　包括法洛四联症、完全性大动脉转位、完全性肺静脉异位引流等，这类由于心脏存在较大或较多结构异常，大量右心系统静脉血进入左心系统，患者从出生就出现持续性发绀。

3. 无分流型　如主动脉瓣狭窄、肺动脉瓣狭窄等，体循环和肺循环之间不存在交通及血流分流，患者亦无发绀。

（二）超声检查技术

1. 二维超声　由于二维超声声像图与解剖断面图像的对应性，二维超声对于先天性心脏病的诊断和治疗尤为重要。超声探头通过胸壁表面或者食管进行特定角度的扇形扫查，在一定时间内对心脏的断面进行成像，用辉度不同的斑点矩阵排列反映不同深度超声波产生的回波信号，可以对心脏的位置与毗邻、心腔的结构及连接关系、畸形或缺损的部位及形态等空间信息予以动态显示。

2. 彩色超声与频谱多普勒　彩色血流显像是将一定范围内血流信息叠加在二维图像上进行显示，可以动态显示不同时相心脏及大血管内的血流方向及状态，也可以根据血流的颜色明亮程度反映血流的速度。尤其可以显示心脏畸形处的异常血流，如反流和分流。频谱多普勒包括脉冲多普勒和连续多普勒。脉冲多普勒可以定位分析心内血流，但是其局限性在于不能探测高速血流。连续多普勒可以探测任意速度的血流，并且可以用于压差等定量指标的测量，但其缺点在于不能准确定位深度。二者结合可以更完整地评价心内的血流动力学变化，准确测量分流或反流出现的方向、速度以及时相变化，进而评估瓣膜口或血管的狭窄程度以及心腔大血管的压力。

3. M 型超声　尽管 M 型超声的应用已逐渐减少，但在某些情况下 M 测量仍是具有诊断价值的手段。目前，M 型超声图像获取通常是在切面超声的引导下完成的，可以在多个心动周期观察心脏的结构如心肌、瓣膜等的活动情况，测量瓣膜、心肌的活动幅度，检测心腔的缩短分数与射血分数等，从而定量分析心脏的活动情况，评价心功能。

4. 经食管超声　是运用特殊的探头通过口腔进入食管，在心脏后方检测的一种技术。它同样兼有经胸超声探头的诸多技术如二维、彩色以及 M 型超声等。对于心内、大血管畸形，经食管超声可以获得比经胸超声更高的分辨率，更多应用于成年人先天性心脏病的评估当中，比如房间隔缺损、动脉导管未闭，尤其是伴有艾森门格综合征分流的评估。经食管超声由于在放置的过程中可能造成口腔、食管的损伤，并可能产生一些并发症如出血、窒息、心律失常等，其术前的评估以及术中的精细操作尤为重要。经食管超声不会对手术视野产生干扰，因此被常规应用于手术中对于先天性心脏病治疗的评估，如监测心内结构及血流动力学状态、心功能测定、防范空气栓塞等。

5. 三维超声 目前经胸超声和食管超声探头都可以实现三维技术。三维超声显示的是组织器官的立体图，同样是利用辉度来表示回波信息，它包括重建三维以及实时三维技术。三维超声技术在先天性心脏病诊疗中的应用有力地弥补了一些二维超声的不足。特别是利用超声三维重建技术的多平面成像可以获得 B 型超声不能得到的 C 平面甚至是 F 区面，可对感兴趣区域进行多角度观察，获取比 B 型模式更加充分的解剖信息，可以更加形象地观察心脏缺损的形态、大小以及毗邻关系，以适应当前先天性心脏病治疗的精细化管理。

（三）检查前准备与患者体位

经胸超声心动图检查一般无须特殊准备，婴幼儿、儿童及青少年由于肋软骨透声良好，多采用平卧位探查，成年人及老年人则多采用左侧卧位探查。经食管超声检查需要 4～6h 禁食、禁水，防止检查中误吸入呕吐物。

（四）检查窗

由于受到肋骨、肺部气体的干扰，经胸超声心动图常用的透声窗包括胸骨旁左侧和右侧、心尖部、胸骨上窝以及剑突下等位置。经食管超声常用透声窗为食管和胃。

（五）超声心动图在先天性心脏病中的应用价值

1. 治疗前诊断

（1）判断结构畸形，微创手术适应证术前筛选。

（2）判断心内外分流方向。

（3）判断心腔压力及肺动脉压力。

2. 术中超声

（1）明确畸形，确定缺损边缘及毗邻关系。

（2）判断心腔及肺动脉压力。

（3）监测、指导手术过程，判断封堵或矫正治疗效果。

（4）排除体外循环并发症，评价心功能。

3. 术后随访

（1）判断封堵或矫正治疗效果。

（2）诊断术后并发症，评价心功能及肺动脉压力。

二、房间隔缺损

（一）概述

房间隔缺损（atrial septal defect，ASD）是青少年及成人中最常见的先天性心脏病，一般单独存在或合并其他畸形，女性多于男性，男女比例为 1∶（2～4）。

（二）病理生理

广义的房间隔缺损包括：①继发孔型房间隔缺损，约占房间隔缺损患者的 75%，又称中央型房间隔缺损（图 5-49），是卵圆窝及周边房间隔组织的缺失；②静脉窦型房间隔缺损，约占 5%，细分为上腔静脉型和下腔静脉型，缺损位于房间隔后上份或后下份，累及上腔静脉口或下腔静脉口，可伴有肺静脉异位引流畸形；③卵圆孔未闭：由于胚胎时期卵圆孔瓣发育短小或卵圆孔过大，造成出生后卵圆孔处不能被遮盖，从而形成心房之间的分流通道；④原发孔型房间隔缺损，约占 20%，位于房间隔前下份，可同时伴有二、三尖瓣的发育不良，二尖瓣前叶裂最为常见，属于部分型心内膜垫缺损的范畴；⑤冠状静脉窦顶部缺损：为冠状静脉窦顶部出现发育缺损，左心房血流可经缺损的窦顶部进入右心房，其血流动力学改变类似于房间隔缺损；⑥筛孔型：比较特殊类型的房间隔缺损，其缺损不是单纯的一个通道，而是大小不等、类似筛网状的多个通道；⑦如果心房间隔完全缺失则称为单心房。

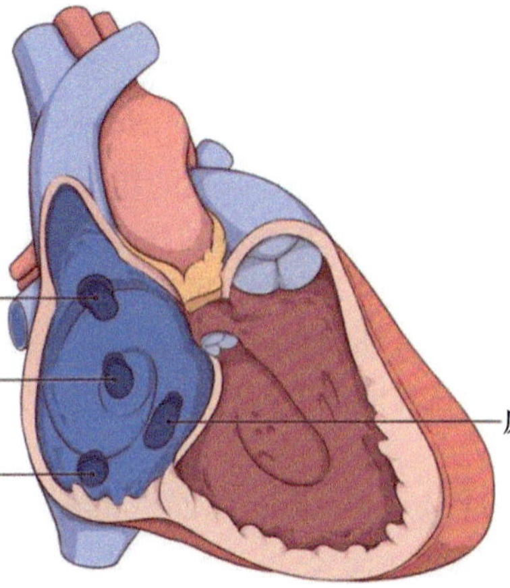

图 5-49 右房面观房间隔缺损类型示意图

房间隔缺损常合并于其他先天畸形，比较常见的有肺静脉异位引流入右心房、肺动脉瓣狭窄、二尖瓣狭窄、关闭不全、室间隔缺损和动脉导管未闭等，在一些严重的先天性畸形中房间隔缺损是其生存的必需条件之一，如三尖瓣闭锁、大动脉转位等。

正常情况下左心房的压力高于右心房，房间隔缺损一般是以左向右分流为主。分流量的大小取决于缺损的面积大小以及两侧心房之间的压力阶差。左向右分流的存在，导致肺循环的血流量明显增加，甚至可达体循环流量的 4 倍以上。此时三尖瓣及肺动脉瓣口的血流速度明显增快，可导致相对的肺动脉瓣狭窄。长期的左向右分流可使肺小动脉的阻力增高，结构重塑，进而引起肺动脉高压（pulmonary hypertension，PH），在有显著肺动脉高压或者右心衰竭时，右心房的压力可显著高于左心房的压力，这时可出现右向左分流，左心系统血氧饱和度减低。

房间隔缺损分流的存在导致右心及肺循环的负荷加重，因此，房间隔缺损常伴有右心房、右心室的扩大，晚期出现右心室的增厚。左心房、左心室内径通常正常。肺动脉及其分支可有不同程度的增宽。

（三）临床表现

儿童和青少年房间隔缺损患者常缺乏明显的症状。患者出现症状的时间取决于缺损的大小和分流量，当缺损较大、分流量较多的时候出现症状较早，反之亦然。较早出现的症状，主要有呼吸困难和咳嗽。当存在艾森门格综合征时，患者可有发绀出现。

常见的体征包括心脏杂音，在胸骨左缘第 2～3 肋间闻及 2/6～3/6 级收缩期吹风样杂音，多无震颤。肺动脉瓣区第二心音亢进、分裂。

心电图显示电轴右偏和右心室肥大，P—R 间期延长。X 线表现为心脏增大，呈二尖瓣型，右心房、右心室增大，肺动脉段突出，肺充血。右心导管可提示右心房血氧含量高于上腔静脉，左心造影可见对比剂经缺损进入右心房。

（四）超声表现

1. 经胸超声 一般选用能显示房间隔的切面如主动脉根部短轴切面、胸骨旁四腔切面、剑突下四腔切面及心尖四腔切面。儿童患者由于透声条件理想，上述切面均能清晰显示房间隔缺损（简称房缺）。成年患者多选用主动脉根部短轴切面，剑突下四腔切面及双房切面。剑突下四腔切面扫查时，房间隔处于与声束垂直的位置从而可产生良好的反射界面，是观察房间隔缺损的优势切面。为了准确评价房间隔缺损的存在、位置、大小等，多切面的系统检查十分必要。

1）切面超声：房间隔局部回声失落是诊断房间隔缺损的直接征象。正常的房间隔在二维超声上显示为一条连续的高回声线样结构，而房间隔缺损表现为房间隔的连续性出现中断并被无回声区取代，故称为回声失落（echo loss）（图 5-50）。在回声失落处的房间隔断端可有回声增厚及增强，而较薄弱的断端常会表现随着血流飘动的征象。确切的切面显示回声失落的位置和范围能帮助确定房间隔缺损的类型，以心尖四腔切面为例，中央型的房间隔缺损位于房间隔中部，原发孔型房间隔缺损位于房间隔的下部，与二尖瓣根相邻，而静脉窦房间隔缺损的回声失落则位于房间隔后份邻近上、下腔静脉。需要注意的是，正常人卵圆窝处较薄，回声比较弱，较低增益容易使该处的回声消失，从而产生假性回声失落，因此在房间隔中部出现可疑回声失落处应多切面观察并调节增益，以充分显示卵圆窝处的纤细回声。

房间隔的回声失落大小存在个体差异，通常在 20～40mm，二维超声心动图可以通过测量房间隔断端之间的距离来估计缺损的大小（图 5-50）。但是房间隔缺损的形态并非总是圆形，调节超声扫查方向及位置可以充分显示最大回声失落的切面。

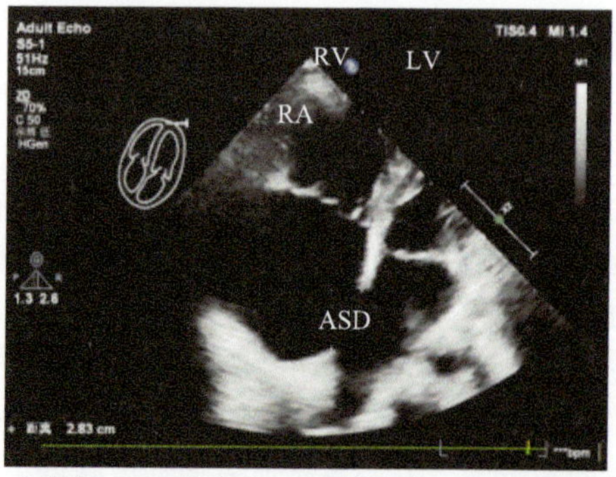

RA：右心房；RV：右心室；LV：左心室；ASD：房间隔缺损

图 5-50 胸骨旁四腔切面示右心扩大，房间隔中段回声失落

房间隔缺损的继发征象包括右心房、右心室增大，右室心肌运动幅度增强，三尖瓣活动度增加，肺动脉及左右分支增宽。二维超声心动图可以在四腔切面以及左室长轴切面观察到右心扩大，左、右心室比例的失调。较为有特征的是在心室短轴切面观察到室间隔的位置和运动异常。正常情况下，由于左心室的压力高于右心室，室间隔的凸面朝向右室侧，凹面朝向左室侧，舒张期室间隔与左室后壁运动方向相反。在房间隔缺损的患者，由于右心的容量负荷增加，增高的右室压导致室间隔形态变平，动态观察室间隔在舒张期与左室后壁运动方向一致，即同向运动，这种征象在 M 型超声

2 区图上表现更为明显（图 5-51）。

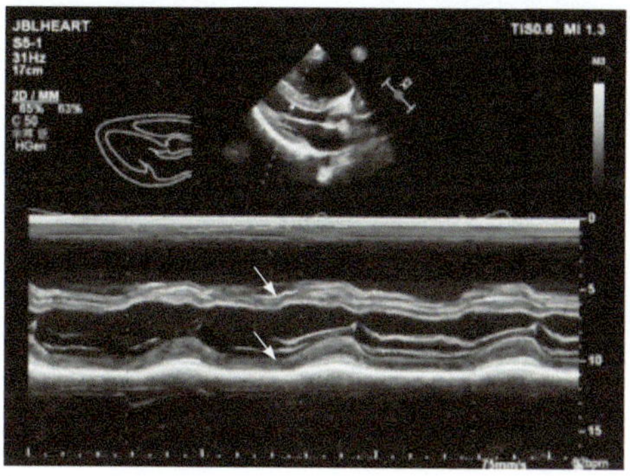

图 5-51　M 型超声 2 区图

右心室扩大，室间隔与左室后壁同向运动

2）多普勒超声：主要用于房间隔缺损分流血流的评估以及定量检测。在二维切面显示缺损的基础上，彩色多普勒血流显像能够准确显示房间隔缺损的过隔血流，可以定位分流的位置、方向以及估计分流量大小。中央型房间隔缺损红色血流束起源于左心房的中部，经过房间隔缺损处下行由三尖瓣口进入右心室（图 5-52A）。原发孔型房间隔缺损的过隔血流位置较低，起源于心房下部的红色血流，经过房间隔缺损处直接由三尖瓣口进入右心室。静脉窦型房间隔缺损位置最靠后，过隔血流起源于左心房顶部，经过房间隔缺损处由三尖瓣口进入右心室，需要同上、下腔静脉的血流相鉴别。如果缺损较少、流速较快，在缺损处出现彩色的湍流，血液明亮颜色、流速增大；如果缺损较大、分流速度较低，过隔血流可不表现为多色镶嵌。当肺动脉压力增高后，分流的色彩暗淡，容易漏诊。在重度肺高压时，心房水平可出现分流方向的逆转，在心尖四腔切面或剑突下切面呈蓝色（图 5-52B）。

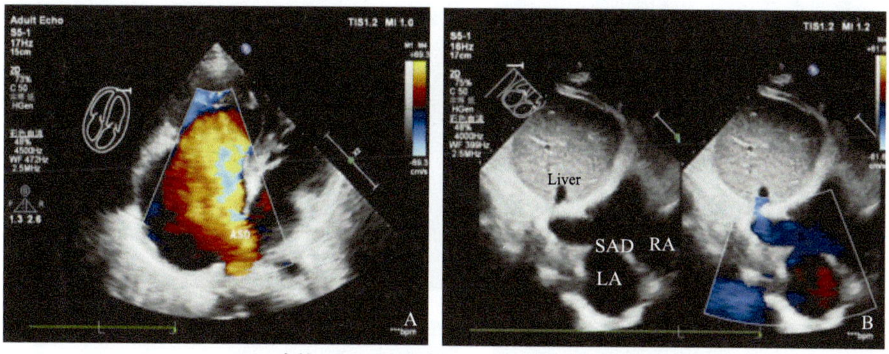

ASD：房缺；RA：右心房；LA：左心房；Liver：肝脏

图 5-52　多普勒超声

A. 胸骨旁心四腔切面图显示右心室扩大，心房水平左向右分流；B. 剑突下双房切面显示房间隔缺损及右向左分流

将脉冲多普勒取样容积设置在回声失落处的右房面，可获得房间隔缺损处左向右分流频谱，其速度通常在 0.8～1.5m/s，出现在全心动周期，可有二三个波峰，频谱边缘不光滑呈毛刺状（图 5-53）。随着肺动脉压力增高，左、右心房之间的压差变小，分流速度降低。在重度肺动脉高压时，右心房内的压力超过了左心房内压力，可导致右向左分流的出现，这时可探及反向低速的右向左分流频谱。

右心负荷加重的多普勒超声表现有三尖瓣、肺动脉瓣的血流颜色明亮，血流速度明显增快，三尖瓣口可因房室扩大导致瓣膜相对关闭不全出现不同程度的反流，基于反流的速度可以估算肺动脉收缩压。

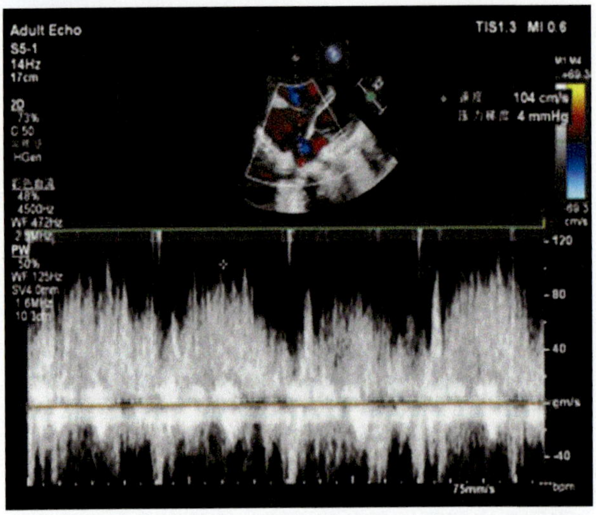

图 5-53 频谱多普勒显示心房水平左向右连续分流血流频谱

2. 经食管超声 对于心房颤动、艾森门格综合征心房水平分流不明显及经胸超声图像显示困难者，经食管超声检查对于房间隔缺损的确诊是必要的。经食管超声可以采用较高频率（大于 5MHz），从而可获得更高的空间分辨力。经食管二维超声可以准确观察房间隔缺损的位置、大小以及残端的情况（图 5-54A）、有无合并房间隔膨胀瘤（图 5-54B）、肺静脉异位引流等畸形，多普勒技术可分辨在经胸超声中易被漏诊的低速分流信号（图 5-54C、D），对于右向左分流的检出优于经胸超声。将三维技术集成于经食管超声，可以更加清晰、直观地显示房间隔缺损的立体形态。经食管超声对于卵圆孔未闭的诊断率也明显高于经胸超声。

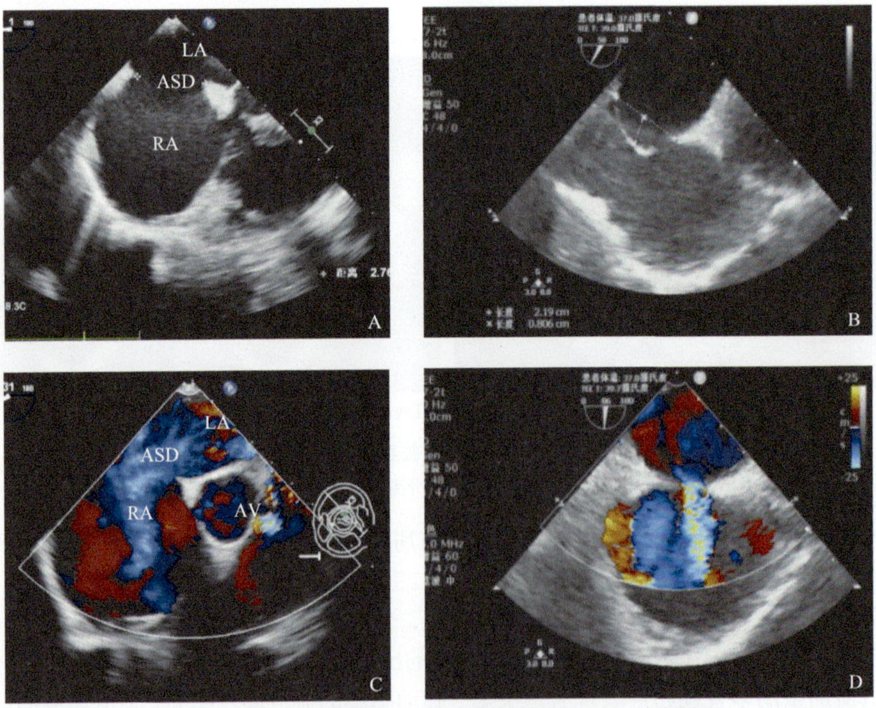

LA：左心房；RA：右心房；ASD：房间隔缺损；AV：主动脉瓣

图 5-54 经食管超声

A. 房间隔膨胀缺损；B. 房间隔膨胀瘤及缺损；C、D. 房间隔左向右分流（蓝色）

3. 声学造影 常用右心声学造影，经肘静脉注入声学造影剂，可见右心房、右心室、肺动脉依次显影，由于右心声学造影剂的气泡较大不能通过肺循环，左心不会出现增强显影。心房水平分流的存在使得房间隔右房面出现无造影剂的负性显影区，如存在右向左分流，则可见到气泡从右心房经缺损处进入左心房。右心声学造影对于诊断困难的房间隔缺损以及艾森门格综合征的评估具有重要的价值。

（五）超声心动图在房间隔缺损经皮介入治疗中的应用

经皮房间隔介入封堵术是一种微创手术，对于适应证的选择范围具有严格的要求，其主要适应证为缺损直径＞5mm，伴有右心容量负荷增加的中央型房间隔缺损，缺损边缘至冠状静脉窦、上下腔静脉及肺静脉的距离≥5mm，距房室瓣距离≥7mm。超声心动图能够准确评估先天性缺损的大小、与周围组织的关系等信息，为临床决策提供依据。术前评估患者的心功能情况、肺动脉压力的相关信息，可预估患者的手术风险以及预后情况。

经胸或经食管超声心动图均可在术中监测、指导房间隔封堵的过程，如包括引导输送鞘的推入，监测封堵伞的释放过程，观察封堵伞稳定情况及有无残余分流存在，评估封堵器是否影响邻近瓣膜活动或血管血流等（图 5-55）。

介入术后并发症包括心包积液、瓣膜受损、封堵器脱落、心房壁破损等，虽然发生率低，但是具有严重的临床后果。在术后一定的时间内超声心动图随诊是保证患者安全的一个必要条件。

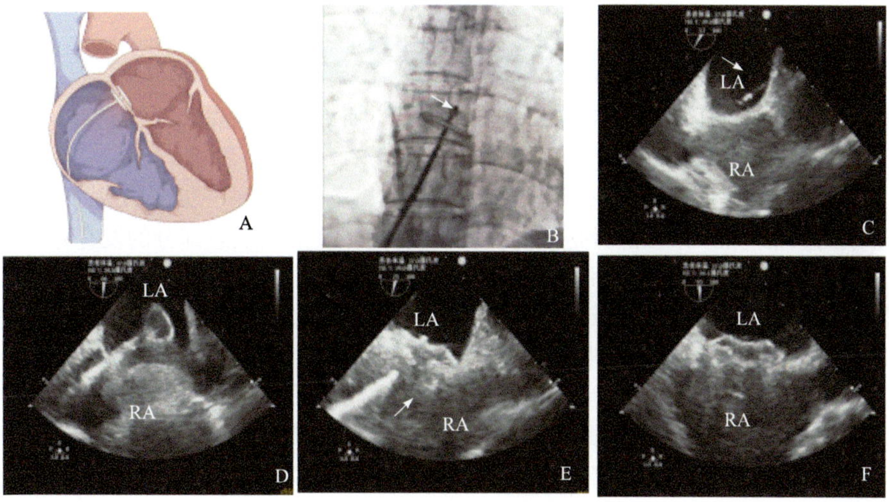

LA：左心房；RA：右心房

图 5-55 超声心动图

A. 房缺封堵示意图；B. X 线显示安置完成的房间隔缺损封堵器；C. 经食管超声引导导管（箭头）穿越房间隔缺损处进入左心房；D. 经食管超声引导下释放左侧伞盘（箭头）；E. 经食管超声引导下释放右侧伞盘（箭头）；F. 经食管超声下封堵伞完全释放

（六）鉴别诊断

卵圆孔未闭（patent foramen ovale，PFO）：卵圆孔是胚胎时期左、右心房之间的正常通道，出生后一般在 1.5～2 年内闭合，若持续未闭合称为卵圆孔未闭，据报道成人中卵圆孔未闭的发病率为 20%～25%，大部分患者无明显症状，但近年来研究表明，卵圆孔未闭和偏头痛以及不明原因脑卒中存在相关性，下肢深静脉血栓或空气、脂肪栓子可能经过未闭的卵圆孔进入左心系统引起相应症状，称为反常栓塞，受到临床重视。

卵圆孔未闭应和中央型房间隔缺损相区分，经胸切面超声常不能查见明显回声失落，常见征象是彩色多普勒于胸骨旁或剑突下四腔切面见到房间隔卵圆窝处斜行细条状分流信号（图 5-56A），血流束宽通常<1cm，在患儿哭闹或患者做乏氏动作后明显。右心造影有助于卵圆孔未闭的显示并确定分流的方向（图 5-56B）。经食管超声心动图不仅应用于卵圆孔未闭的筛查和诊断，还可以应用于卵圆孔未闭的治疗如卵圆孔微创封堵术术中监导以及术后随访。

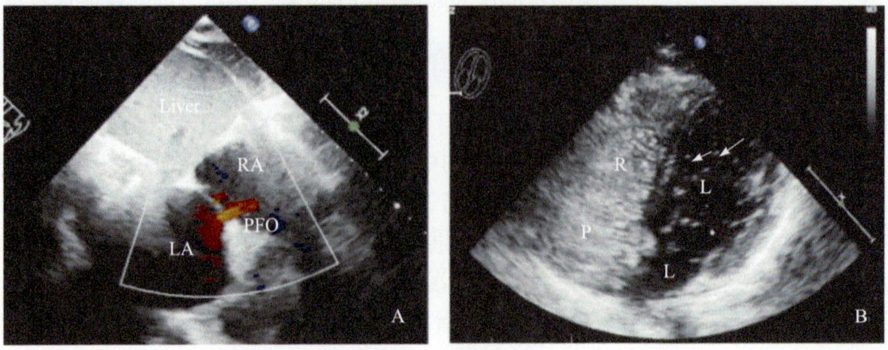

LA：左心房；RA：右心房；Liver：肝脏；PFO：未闭卵圆孔

图 5-56　彩色多普勒和声学造影

A. 剑突下双房切面示卵圆孔细束左向右分流（红色）；B. 右心声学造影显示造影剂气泡（箭头）经卵圆孔进入左心（右向左分流）

三、室间隔缺损

（一）概述

室间隔缺损（ventricular septal defect，VSD）是新生儿最常见的先天性心脏病，占先天性心脏病的 20%～25%，可单独存在，也可合并其他心血管畸形。

胚胎发育过程中，室间隔可由三部分发育融合而成，第一部分是心尖部形成的间隔，第二部分是漏斗部形成的圆锥间隔，第三部分是心内膜垫形成的膜部间隔，任意部分的发育异常均可导致室间隔缺损。而三部分的发育终于室间隔膜部，因此室间隔膜部及周围是室间隔缺损好发的部位。

室间隔缺损分类的方法种类繁多，最常见的是 Anderson 分类法，依据缺损的边缘进行分类，因其在临床具有重要的指导意义而被广泛采用，主要分为三类（图 5-57）：①膜周部缺损，占 70%～75%，累及膜部间隔，由房室瓣、半月瓣与中心纤维体构成的纤维组织组成其边缘。②漏斗部缺损，两组动脉瓣之间的纤维连续构成其缺损的上缘。③肌部缺损：其边缘均由肌肉构成，可根据累及室间隔的部位分为流入道、小梁部和流出道。

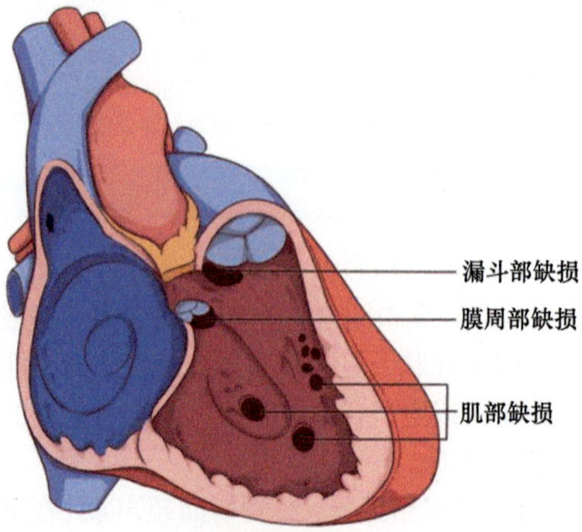

图 5-57　不同类型室间隔缺损解剖示意图

（二）病理生理

室间隔发生缺损，部分左心室的血液通过室间隔缺损处进入右心室，后经肺循环回到左心房、左心室，肺循环的血流量明显大于体循环的血流量。室间隔缺损分流量的大小取决于缺损面积和左、右心室之间的压差。当压力不变时，缺损面积越大，分流量越多；反之亦然。当左心室压力减小或肺动脉压增高时，分流量可减少。一般小的室间隔缺损分流量较少，不引起明显的血流动力学改变。较大的室间隔缺损，分流量较大，导致左心房、左心室增大，肺循环血流量的增加，可引起肺动脉高压。严重肺动脉高压状态下右室压可高于左室压，出现左向右分流量减少、消失甚至右向左分流，患者出现发绀。

（三）临床表现

室间隔缺损小、分流量少时一般没有明显的临床症状，活动后可出现心悸、气促。较大缺损的患儿容易发生肺部感染。分流量较大的患者常在胸骨左缘第3～4肋间闻及3/6级以上收缩期杂音，触及细震颤。肺动脉压升高后，肺动脉瓣第二心音亢进和分裂。出现右向左分流时，收缩期杂音和震颤可减轻甚至消失，患者出现发绀和杵状指，严重者可因心力衰竭而死亡。

X线片室间隔缺损小且流量少，心、肺多属正常。缺损大，分流量多，心脏呈二尖瓣型，肺动脉段突出，肺充血，左心室、左心房增大。如发生肺动脉高压，则以右心室增大为主。

CT和磁共振可显示室间隔缺损的解剖位置、形态和大小，后处理重建图像可以更加立体、清楚地显示缺损与心内结构、大血管之间的关系。

单纯房、室间隔缺损无须心导管检查，对于可疑患者以及介入封堵术治疗时才行此项检查。心导管可以测量心脏大血管不同平面的压力、计算血氧饱和度，左心室造影可以直接显示缺损部位的大小等解剖细节。

（四）超声表现

1. 切面超声和M型超声 切面超声室间隔局部回声失落是室间隔缺损的直接征象。正常人室间隔无论在哪个切面上都是连续而完整的，膜部较薄，呈连续线样回声，肌部呈带状，边缘为内膜线样回声，内部为心肌的中等回声伴有散在粗大光点。通过不同切面超声观察回声失落的位置以及毗邻可以判断室间隔缺损的类型（图5-58）。①膜周部缺损：是室间隔缺损最好发的部位，左室长轴切面、主动脉根部短轴、心尖五腔切面上均可显示室间隔膜部有回声失落，回声失落位于三尖瓣隔瓣之下，在主动脉根部短轴9～11点位置。②漏斗部缺损，右室流出道长轴切面、主动脉根部短轴切面予以显示，回声失落一般紧贴于肺动脉瓣下，在主动脉短轴1点钟左右的位置。③肌部缺损：可以选择左室短轴各个切面、心尖四腔及左室长轴切面等予以显示。由于室间隔缺损的部位比较分散，应该进行多切面多方位的系统检查，否则小的缺损容易漏诊。

缺损边缘可伴有纤维增生，从而超声表现为回声增厚、增强（图5-58），部分膜部或流入道室间隔缺损可与三尖瓣隔瓣粘连形成瘤样突向右心房，称为假性膜部瘤，瘤下方或顶部可见到回声失落，这种假性膜部瘤需与真性膜部瘤相鉴别，后者是由于室间隔膜部菲薄松弛，受力凸向右室面，也可合并室间隔缺损，二者的鉴别主要在于边缘的构成。测量缺损两断端间距离可以估计缺损大小，室间隔缺损的大小为2～30mm，单纯的室间隔缺损通常小于10mm，极小的回声失落可不明显，需要通过彩色血流显像进一步验证。

室间隔缺损的间接征象有左心的容量负荷过重以及肺动脉扩张。小的缺损早期可以没有明显的房室变化，中等以上的室间隔缺损往往伴有左心扩大，二尖瓣运动幅度增强，肺动脉扩张，这些表现可以通过切面超声以及M型超声测量、评估。

2. 多普勒超声 主要用于室间隔缺损分流血流的评估以及定量检测。在没有肺动脉高压和其他畸形并存的情况下，室间隔缺损左向右收缩期分流为主。利用彩色血流显像，将取样框放置于切面超声的缺损区域可以显示缺损处的分流血流信号。经胸超声通常显示分流起源于缺损左室面，经过缺损处可见明亮汇聚的以红色为主的五彩镶嵌血流信号，似喷泉样喷向右心室(图 5-59、图 5-60)。在切面图上的回声失落处进行脉冲波或连续波的多普勒取样，单纯室间隔缺损的频谱为收缩期、单峰、高速的正向湍流频谱，常伴有粗糙的杂音，连续多普勒可显示湍流的最大速度和频谱形态，其峰值速度通常＞4m/s。

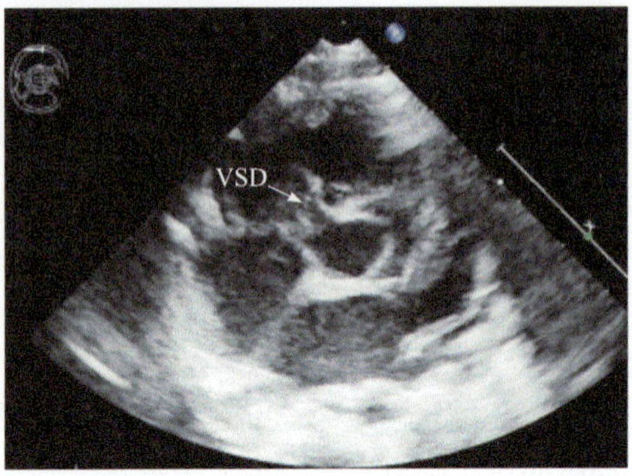

VSD：室间隔缺损

图 5-58 心底短轴示室间隔膜周部（10 点钟）回声失落，缺损边缘纤维增生

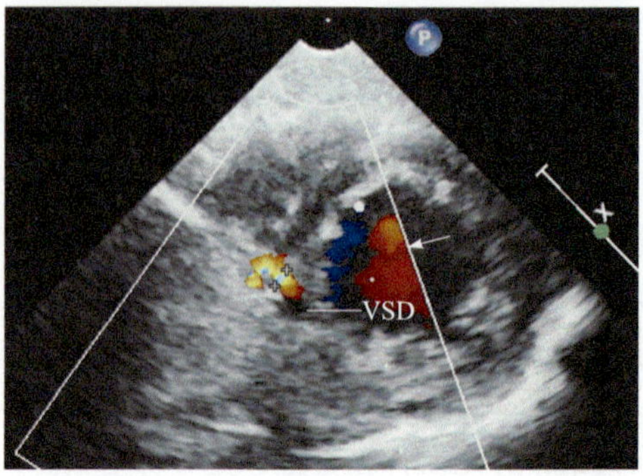

VSD：室间隔缺损

图 5-59 左室乳头肌短轴示室间隔肌部（9 点钟，++之间）分流血流信号

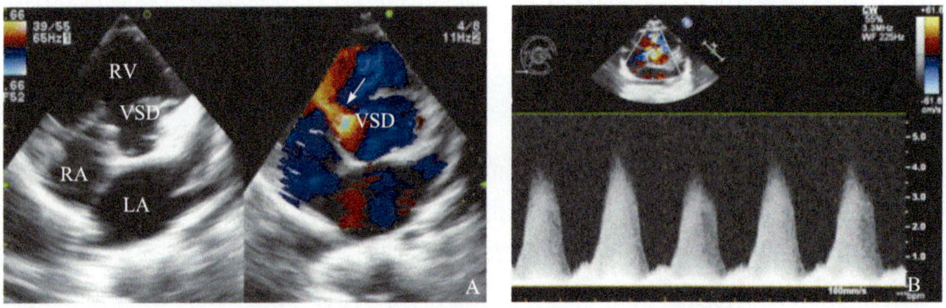

RA：右心房；LA：左心房；RV：右心室；VSD：室间隔缺损

图 5-60 多普勒超声

A. 心底短轴示室间隔膜周部（10 点钟）过隔分流血流（箭头）；B. 心室水平左向右高速湍流分流频谱

随着肺动脉压力的逐渐增高，左向右的分流速度逐渐降低。当肺动脉高压达到一定程度，右室压力超过左室压力时出现双向分流，收缩期仍为左向右分流，舒张期主要是舒张早期可表现为右向左分流，此时运用彩色血流显像可显示缺损处红蓝交替的分流血流信号。脉冲多普勒测量双向分流的速度均较低，一般在 1m/s 左右。

室间隔缺损的异常分流可影响肺动脉瓣口的血流形态，使肺动脉血流速度增快，在左心室、左心房明显扩张以后，在左房内常常可以探及二尖瓣的反流频谱，二尖瓣口的血流速度可增加，是左心容量负荷增加的体现。

3. 经食管超声心动图 经食管超声对室间隔缺损诊断较经胸超声并无明显优势，在肺气肿、肥胖患者或经胸超声透声不佳情况下，可采用经食管超声心动图检查。对于介入治疗或体外循环室间隔修补术，经食管超声是有益的监导技术。

（五）超声应用价值

室间隔的治疗包括传统的修补术以及微创封堵术。术前超声对缺损的位置和毗邻、室间隔缺损分流量以及肺动脉压力的评估，对于手术方式的选择和预后尤为重要。在术中使用经食管超声或经胸超声可以对手术过程进行监导，及时观察缺损的封堵情况，分流是否消失，封堵器对缺损周围组织结构的影响，如主动脉瓣、二尖瓣的开闭情况。术后超声可以评估缺损的封闭是否完全，有无残余分流，心功能以及肺动脉压力改善程度等。图 5-61 显示了室间隔封堵术后心底短轴水平室间隔膜周部封堵器的形态与位置、毗邻。

（六）鉴别诊断

室间隔破裂常发生于急性心肌梗死的室间隔心尖段（图 5-62），超声显示室间隔回声失落范围较大，内径通常≥10mm，周围心肌可变薄并向外膨出，伴有心室壁运动异常。结合患者年龄及好发因素、病史、心电图等，鉴别不难。

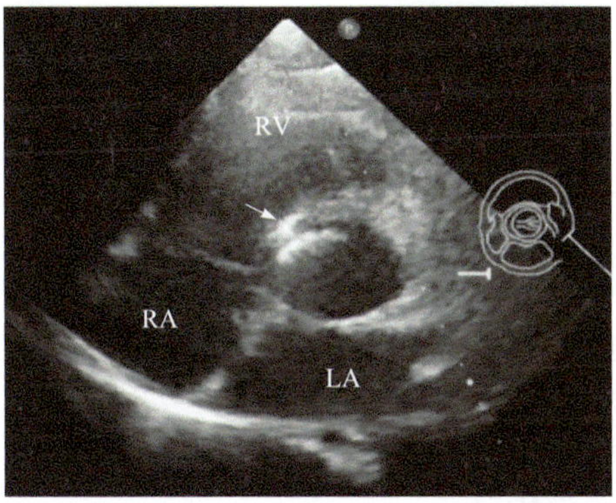

RA：右心房；LA：左心房；RV：右心室

图 5-61 心底短轴显示室间隔膜周部封堵伞强回声"工"字截面（箭头）

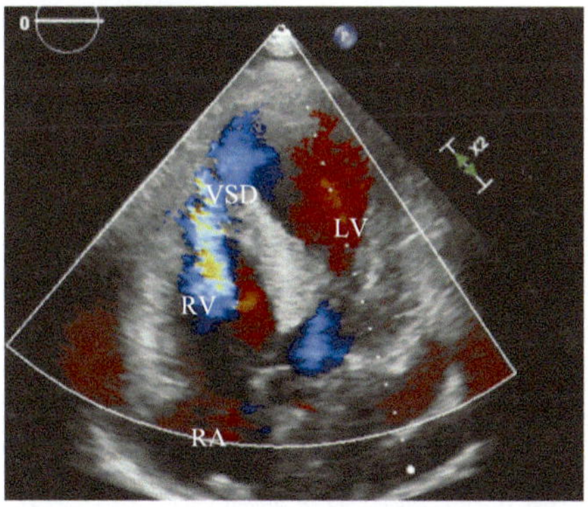

RA：右心房；LV：左心室；RV：右心室；VSD：室间隔缺损

图 5-62 心尖四腔切面显示室间隔心尖段变薄回声中断并左向右分流血流信号

四、动脉导管未闭

（一）概述

动脉导管未闭（patent ductus arteriosus，PDA）是指胎儿时期肺动脉与主动脉之间正常连接的动脉导管在出生后没有闭合，导致主动脉与肺动脉之间出现异常血流交通的先天性畸形。动脉导管未闭是一种常见的先天性心脏病，占先天性心脏病的 12%～21%，女性多发，常单独存在，也可合并其他心血管畸形。

（二）病理生理及分型

胎儿时期动脉导管是连接主动脉与肺动脉之间的正常血管结构，在胎儿血液循环过程中起着重要的作用，胎儿时期导管内血流方向是肺动脉—动脉导管—主动脉。出生以后，由于肺循环的建立，动脉导管由功能性闭合最终成为解剖性闭合，若出生后持续不闭合则形成动脉导管未闭。病理状态下，由于体循环压力始终高于肺循环，因而导管内出现持续整个心动周期的分流，方向是主动脉—动脉导管—肺动脉（即左向右分流）。肺动脉血流量持续增多，造成肺循环容量负荷过重，增加的血流进入左心房、左心室，使左心容量负荷也增加，造成左心扩大，心室肥厚。长期肺循环负荷过重将导致肺血管重塑，最终产生阻力型肺动脉高压，甚至高于主动脉内压，此时左向右分流速度减低，分流量减少，出现右向左分流，产生艾森门格综合征。

根据动脉导管的形态分为三型（图 5-63）。①管型：最常见导管的主动脉端至肺动脉端管径一致，长度大于其内径；②漏斗型：导管的主动脉端宽而肺动脉端逐渐变细，形状类似漏斗；③窗型：较少见，导管极短，但口径宽大，犹如窗口，内径可＞10mm。

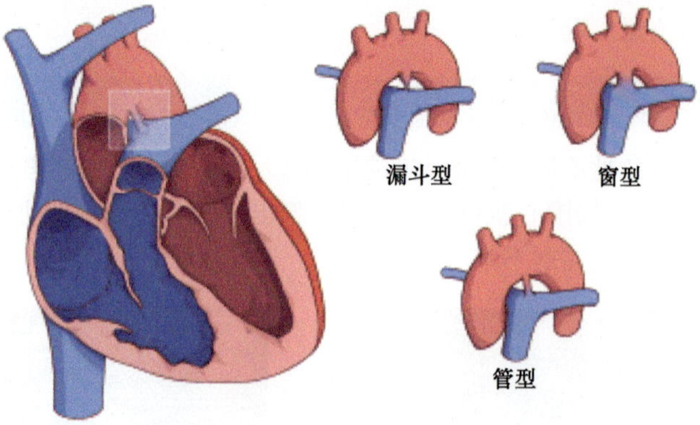

图 5-63 动脉导管未闭示意图及分型

（三）临床表现

动脉导管未闭患儿的症状根据其导管内径和分流量的不同而表现不一。分流量少或疾病早期可无明显症状，分流量较大的患儿由于肺充血可出现咳嗽、呼吸困难等症状，患儿反复出现呼吸道感染。长时间持续的分流导致肺动脉高压，患者可出现发绀和杵状指。常见的体征为胸骨左缘第 2～3 肋间闻及 3/6 级以上连续机械样杂音，伴震颤，可向颈部传导。

X 线可显示动脉导管未闭患者心脏增大，呈二尖瓣型，左心室扩大，肺动脉段凸出，肺充血。CT 及 MRI 可显示导管的大小和形态，还可显示其他伴发畸形。心导管及心血管造影应用于导管未闭封堵术，可以显示导管的位置、形态和大小，测量大血管及心腔压力。

（四）超声诊断

1. 切面超声 可以在胸骨旁短轴切面、胸骨上窝纵切显示动脉导管的位置、形状和大小。正常情况下降主动脉与肺动脉管壁线是连续的，二者之间以中高回声分隔而互不连通，当存在动脉导管时，可在肺动脉分叉偏左侧与降主动脉之间出现一无回声通道（图 5-64），观察无回声通道的边缘形态可以对其进行分型。①管型：通道肺动脉侧和主动脉侧内径相近，通道长径大于或等于其横径。在婴幼儿，大动脉短轴切面上管型的导管和左、右肺动脉形成典型的“三指征”（图 5-65）。②漏斗型：通道肺动脉侧和主动脉侧内径相差较大，通道长度可长可短。③窗型：通道长度极短，通道横径远大于其长径。由于肋骨及肺部气体干扰，成年人的未闭导管受到图像质量影响而显示困难，容易漏诊。

动脉导管未闭的继发征象表现为左心容量负荷过重的诸多表现。左心房、左心室扩大，心室壁运动增强，二尖瓣运动幅度增强，肺动脉及降主动脉扩张。导管未闭合并艾森门格综合征患者左心增大不明显，相应右室增大，右室心肌增厚，肺动脉扩张明显。

2. 多普勒超声 主动脉短轴切面或胸骨上窝切面进行彩色多普勒显像可以清楚显示起源于导管通道主动脉侧的五色镶嵌分流血流进入肺动脉，沿肺动脉外侧壁上行，直冲向肺动脉瓣，持续全

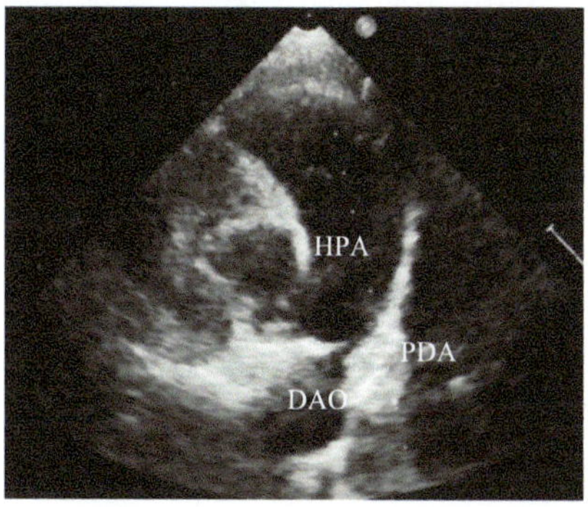

MPA：主肺动脉；DAO：降主动脉；PDA：动脉导管未闭

图 5-64 主动脉短轴显示降主动脉与肺动脉之间异常无回声通道

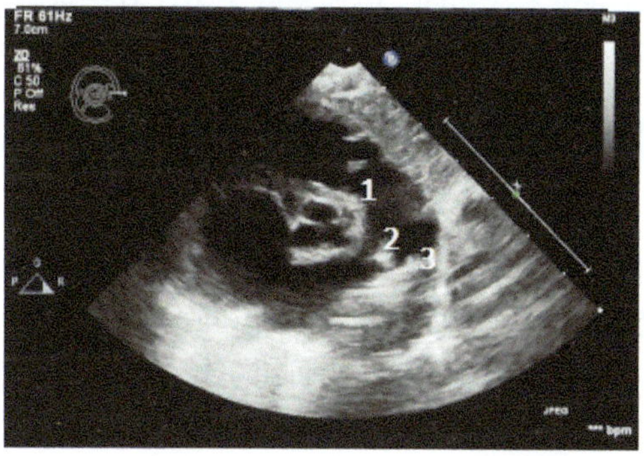

1：右肺动脉；2：左肺动脉；3：动脉导管

图 5-65 动脉导管未闭“三指征”

心动周期，收缩期更为明亮（图 5-66A）。连续多普勒取样线放置于通道口处可以探及分流频谱，呈连续锯齿状充填频谱信号，位于基线上方，收缩期血流速度可达 4m/s 以上（图 5-66B）。当存在肺动脉高压时，由于主动脉与肺动脉之间压差减小，左向右分流量减少，收缩期和舒张期的分流速度都相应减低。当肺动脉压力超过主动脉压力，可产生右向左分流，分流速度一般较低。根据分流速度可以估测肺动脉压力，其公式为

$$PASP=BASP-\Delta P_s \tag{5-1}$$

式中，PASP 为肺动脉收缩压，BASP 为肱动脉收缩压，ΔP_s 为动脉导管两侧的压差，可以根据连续方程 $\Delta P_s=4V^2$ 计算，V 为动脉导管处收缩期分流峰值速度。例如，测得导管收缩期左向右分流速度为 4.8m/s，肱动脉收缩压为 120mmHg，则肺动脉收缩压为 $120-4\times4.8^2\approx120-92\approx28$mmHg。

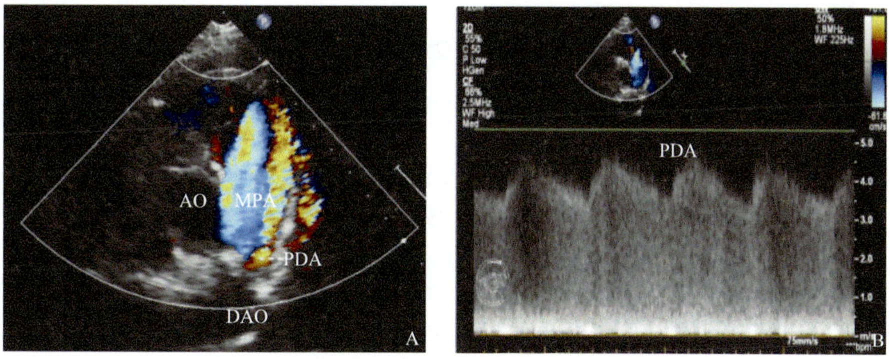

MPA：主肺动脉；DAO：降主动脉；PDA：动脉导管未闭

图 5-66 多普勒超声

A. 主动脉短轴显示起源自降主动脉的红色分流束沿肺动脉左侧壁上行冲向肺动脉瓣；
B. 动脉短轴显示大血管水平连续高速分流频谱

（五）鉴别诊断

1. 主动脉肺动脉间隔缺损 为升主动脉与肺动脉主干之间分隔连续高回声消失，与动脉导管所在的位置不同。虽然二者均是双期连续左向右分流，但分流信号起源和走行明显不同。

2. 肺动脉扩张 在某些肺动脉异常扩张的患者，如肺源性心脏病，其扩张肺动脉内可探及暗淡的红蓝交替涡流，容易误诊为动脉导管未闭。但其速度极低，且出现在收缩期，和导管双期高速

连续分流不尽相同。但如导管未闭伴有严重肺动脉高压，经胸超声鉴别较为困难，需进一步结合经食管超声或 CT 血管造影。

（六）超声应用价值

动脉导管未闭的微创治疗目前在临床得以广泛应用。管径较小的导管未闭通常利用金属弹簧圈进行微创封堵治疗，较大的窗型导管不伴有严重肺高压，可以用 Amplatzer 封堵器进行封堵。术前经胸超声或经食管超声可以对导管的位置、形态、大小进行评估和筛选，为临床制订精准治疗方案提供诊断依据。术中超声可以引导封堵过程，观察评价封堵效果及邻近大血管血流状态。术后超声可以观察封堵器位置是否正常，是否存在残余分流，评估心脏大小以及血流动力学状态等（图 5-67）。

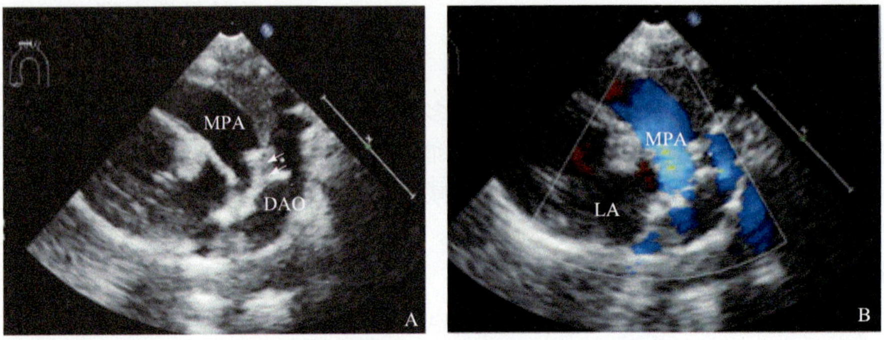

MPA：主肺动脉；DAO：降主动脉；LA：左心房

图 5-67 术后超声

A. 肺动脉长轴切面降主动脉与肺动脉之间封堵弹簧圈强回声（箭头）；
B. 彩色多普勒显像示封堵器置入后，降主动脉与肺动脉之间无分流

五、法洛四联症

（一）概述

法洛四联症（tetralogy of fallot，TOF）是一种复杂的先天性心血管畸形，1888 年 Fallot 详细完整地描述了该畸形的临床表现及病理特征，故以他的名字命名。

（二）病理生理

法洛四联症包括四种畸形：肺动脉狭窄、室间隔缺损、主动脉骑跨和右心室肥厚（图 5-68）。其最基本的病理改变是漏斗部室间隔胚胎发育时向前偏移，其程度和性质决定了漏斗部狭窄的严重程度，同时造成室间隔缺损和主动脉骑跨。右心室肥厚被认为是右心室压力增高的继发性改变。

1. 肺动脉狭窄 典型法洛四联症的肺动脉狭窄为漏斗部狭窄，伴有或不伴有肺动脉瓣或瓣上狭窄。漏斗部狭窄以局限性狭窄多见，少数为较广泛的管状狭窄。漏斗部间隔向前移位是引起狭窄的主要原因，同时右室壁的肥厚又反过来可加重漏斗部的狭窄。肺动脉瓣狭窄表现为瓣叶出现增厚、粘连而形成狭窄。肺动脉瓣上狭窄，包括肺动脉瓣上局限狭窄，主肺动脉以及左、右分支起始或者分支远端的发育不良。

2. 室间隔缺损 本质上是属于膜周部型室间隔缺损的范畴，是由于漏斗部室间隔与其他部分室间隔错位所致。缺损通常较大，缺损上缘为主动脉瓣，前下缘为肌肉组织，后下缘为二、三尖瓣及主动脉瓣的纤维连接。可伴有其他部位的室间隔缺损，如流入道或干下型室间隔缺损。

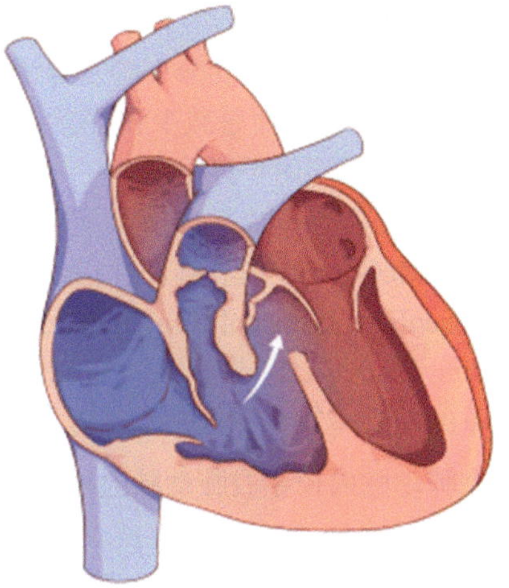

图 5-68 法洛四联症畸形解剖示意图

3. 主动脉骑跨 由于漏斗部室间隔的前移造成肺动脉漏斗部狭窄，同时也使主动脉窦部明显增宽，室间隔的错位更加重了主动脉骑跨的表现。如果大部分主动脉跨越室间隔，应归属于右室双出口的范畴。

法洛四联症的病理生理改变主要取决于肺动脉狭窄的程度。肺动脉出现狭窄，一方面进入肺循环进行气体交换的血量减少，造成肺循环缺血，患者缺氧。另一方面右心室排血受阻，右室内压力增高，负荷加重，右室壁反应性增厚，右室压可等于或高于左心室压，室间隔缺损处出现右向左分流，患者出现发绀。严重的肺动脉狭窄，肺部的血供可由动脉导管供应，也可在体肺循环之间建立侧支，最常见的为支气管动脉。

（三）临床表现

患儿出生时即存在外周血氧饱和度减低以及发绀，患儿哭闹或活动后加重，由于体循环缺氧，喜欢蹲踞，活动后出现心累气促、晕厥等表现。常见体征包括口、唇、结膜、甲床发绀，指端呈杵状（图 5-69）。胸骨左缘第 2～4 肋间可闻及 2/6～3/6 级收缩期杂音。心电图显示心电轴右偏，右心室肥大。X 线显示心影增大呈“靴形心”，肺动脉凹陷，心尖圆钝。心导管及心血管造影可明确心腔结构畸形，特别是了解肺动脉、冠状动脉等发育情况。

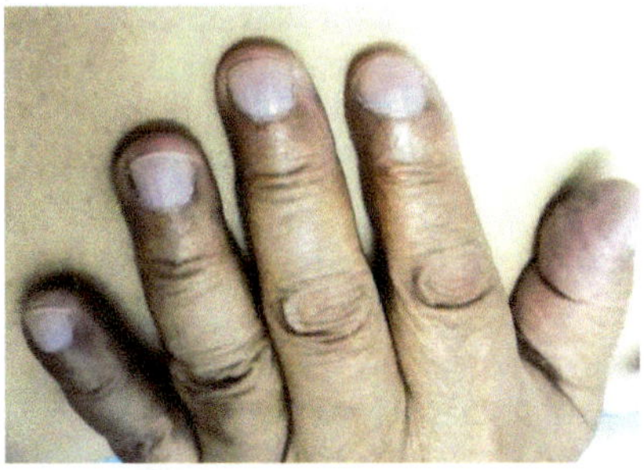

图 5-69 口唇黏膜及指端呈青紫色，指端呈杵状

（四）超声表现

1. 二维超声 可以显示法洛四联症所有的畸形，左室长轴切面可以显示室间隔巨大缺损，主动脉位置前移，前壁与室间隔断端形成错位，室间隔断端指向主动脉瓣（图 5-70A）。主动脉短轴

是显示室间隔缺损的优势切面，可以对室间隔缺损的大小、范围进行评估，同时可以显示右室流出道狭窄的程度以及肺动脉瓣、肺动脉主干以及两支分支的发育情况（图 5-70B）。右室壁增厚且出现粗大的肌束，运动增强，由于回流左心房的血量减少和左心室前负荷不足，患者可出现不同程度左心内径偏小，均可在左心室长轴、四腔切面予以显示。

肺动脉狭窄以及左心发育的程度对手术方式的选择以及预后具有重要意义。是否能进行根治术或行姑息手术，常用到的指标包括 McGoon 比值和肺动脉指数（pulmonary artery index，PAI）及左室舒张末期容积指数（left ventricular end-diastolic volume index，LVEDVI），均可经胸超声心动图检查予以测量和评估。McGoon 比值<1.2 或 PAI$<70mm^2/m^2$ 代表严重的肺动脉发育不良，LVEDVI$<25ml/m^2$ 则意味着严重的左心室发育不良，不宜行根治术。公式：

McGoon 比值=（左肺动脉内径＋右肺动脉内径）/膈平面降主动脉内径

PAI=（左肺动脉横断面积＋右肺动脉横断面积）/体表面积

LVEDVI=左室舒张末期容积/体表面积

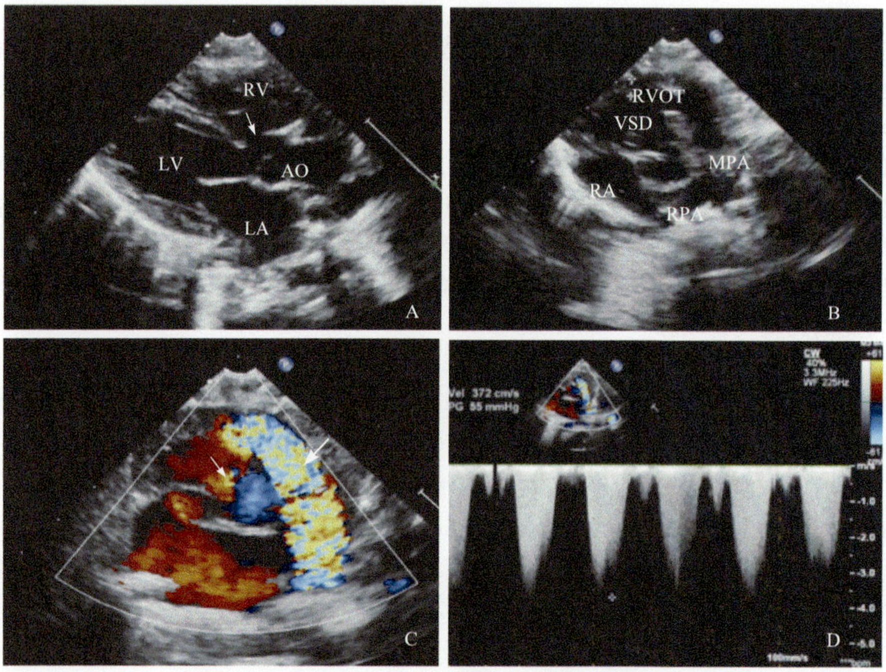

RVOT：**右室流出道**；RV：**右心室**；AO：**主动脉**；LA：**左心房**；
LV：**左心室**；VSD：**室间隔缺损**；MPA：**主肺动脉**；RPA：**右肺动脉**

图 5-70　二维超声及多普勒超声

A. 左室长轴切面显示室间隔缺损与主动脉骑跨（箭头）；B. 心底短轴显示膜周部巨大缺损，右室流出道隔膜状狭窄；C. 心底短轴显示心室水平分流（细箭头），右室流出道高速湍流血流信号（粗箭头）；D. 心底短轴右室流出道高速负向湍流频谱

2. 多普勒超声　可以观察法洛四联症心室水平的分流情况，在左室长轴、大动脉短轴或五腔切面均可见缺损处红蓝交替分流血流信号（图 5-70C），舒张期以左向右分流为主，收缩期以右向左分流为主。由于左、右心腔压力差较低，血流色彩通常较为暗淡。右室流出道、肺动脉瓣及瓣上可见收缩期明亮五色镶嵌的血流信号，在狭窄处血流束变细，连续频谱多普勒可探及收缩期高速负向频谱，流速可达 4～6m/s（图 5-70D）。

同时多普勒超声可以评价有无动脉导管未闭或重要侧支动脉，在心底短轴和胸骨上窝切面可以显示主动脉弓、降部与肺动脉之间的交通血流信号。

六、肺动脉狭窄

（一）概述

肺动脉狭窄（pulmonary artery stenosis，PAS）分为漏斗部狭窄、肺动脉瓣及瓣上狭窄三种类型。①漏斗部狭窄：可以是局限性狭窄或管状狭窄。部分异常肥厚的肌束可分割右心室成为“第三心室”。②肺动脉瓣狭窄：表现为肺动脉瓣叶数目异常（单瓣或二叶瓣），或瓣叶出现增厚、粘连形成狭窄，也可伴有肺动脉瓣环发育不良和狭窄。③肺动脉瓣上狭窄：包括肺动脉瓣上局限狭窄、主肺动脉发育不良以及左右分支起始或者分支远端的狭窄结构畸形。

（二）病理生理

右室流出道或肺动脉狭窄可导致进入肺动脉血流量减少，远端肺动脉发育细小。右室排血受阻，右心出现肥厚和扩大。严重的肺动脉狭窄甚至闭锁可以合并动脉导管未闭，肺动脉远端的血液供应均来自动脉导管的分流。由于回左心房的血流量减少，左心室的前负荷不足，严重的肺动脉狭窄可伴有不同程度的左心发育不良。

（三）临床表现

轻度的肺动脉狭窄患者通常无明显症状，部分患者体检时闻及肺动脉瓣区收缩期杂音而确诊。中-重度的患者可有呼吸困难、肢体无力等症状。肺动脉瓣区的杂音与肺动脉狭窄程度相关，但重度的肺动脉狭窄或闭锁往往伴有动脉导管未闭而表现为双期连续性杂音。

（四）超声表现

1. 二维超声

（1）右室流出道狭窄：包括两种类型。①隔膜型：显示漏斗部入口呈环形狭窄，右室壁肥厚，右室流出道向外膨出，壁变薄，形成第三心室。②管型：右室流出道呈肌型肥厚，粗大的肌束凸向腔内，范围较隔膜型更大，没有明显的第三心室。右室流出道狭窄，远端肺动脉可明显增宽。

（2）肺动脉瓣狭窄：心底短轴或肺动脉长轴切面可以观察到肺动脉的横切及纵切图像，瓣叶出现增厚回声增强，瓣口粘连，开放瓣口变小呈圆顶改变，也可伴有肺动脉瓣环狭窄，呈束腰样改变（图 5-71A）。肺动脉主干及分支呈狭窄后扩张。

（3）肺动脉瓣上狭窄：可表现为主干呈环状或管状狭窄，亦可伴有左、右肺动脉纤细、扭曲，均可在大动脉短轴或肺动脉长轴切面予以显示。

2. 彩色多普勒 可在心底短轴或肺动脉长轴切面基础上观察彩色血流改变判断狭窄的位置和程度。右室流出道狭窄时，可见到五色镶嵌的血流信号起源于右室流出道，其宽度与狭窄的管径相当，经过肺动脉口的血流呈紊乱状态，速度较快。伴有明显肺动脉扩张时，可见到扩张肺动脉血流折返形成涡流。肺动脉瓣狭窄时，右室流出道为低压腔，其内血流信号呈均匀蓝色，血流速度较低，血流至瓣口时速度增快呈五色镶嵌状，进入肺动脉主干后迅速扩散，并在主肺动脉内形成涡流。肺动脉瓣上狭窄时，右室流出道至瓣口血流呈蓝色，血流在狭窄的肺动脉主干或分支内出现汇聚，色彩明亮呈五色镶嵌，边界与狭窄管径一致（图 5-71B）。频谱多普勒显示右室流出道或肺动脉瓣口、瓣上收缩中晚期负向高速湍流频谱，呈匕首状，其速度与狭窄两侧压力差相关，并可用简化伯努利方程估测右心室收缩压（图 5-71C）。

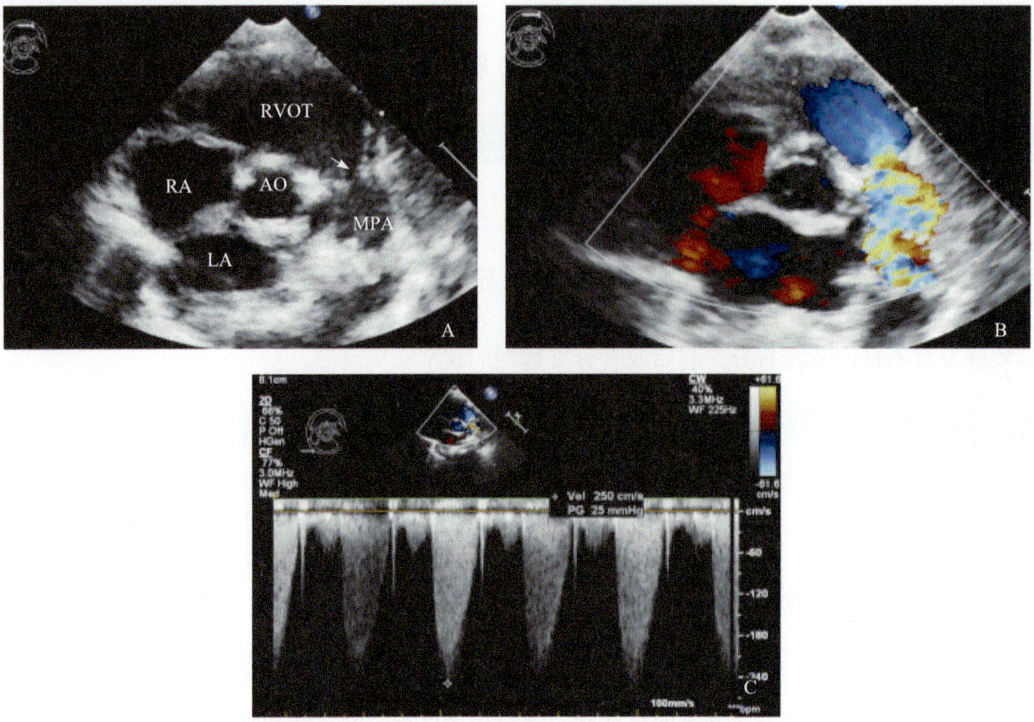

RVOT：右室流出道；RA：右心房；AO：主动脉；LA：左心房；MPA：主肺动脉

图 5-71　肺动脉狭窄超声表现

A. 心底短轴显示肺动脉瓣增厚、增强，开口变窄呈穹顶样（箭头）；B. 心底短轴肺动脉瓣口高速湍流血流信号；C. 心底短轴肺动脉瓣口高速负向湍流频谱

（蒋冰蕾　夏纪筑）

第七节　高血压性心脏病和冠状动脉粥样硬化性心脏病

一、高血压性心脏病

高血压性心脏病（hypertensive cardiopathy）是由于长期体循环动脉血压增高造成的心脏病，主要表现为左心室肥厚或扩大，甚至左心衰竭。

（一）病因、病理及血流动力学改变、临床表现

【病因】　原发性高血压（essential hypertension）的病因为多因素，尤其是遗传和环境因素。遗传因素表现为高血压具有明显的家族聚集性；环境因素包括饮食、精神应激和吸烟。其他因素尚有：肥胖、药物和睡眠呼吸暂停低通气综合征（sleep apnea hypopnea syndrome，SAHS）。

【病理及血流动力学改变】　血压持续增高造成周围循环阻力增高，表现为左心室壁厚度的增加及心室腔的扩大。镜检可见心肌纤维肥大，间质中纤维组织增生。心肌重量增加，主动脉常增宽扩张。左心室扩张或乳头肌缺血致功能不全可造成二尖瓣关闭不全。心室舒张期压力增高，心功能逐渐失代偿，终致左心衰竭；左心衰竭引起肺静脉淤血，肺动脉压增高，右心室因此肥厚并逐渐扩大或衰竭。

【临床表现】 多数起病缓慢，一般早期缺乏特殊表现。在心功能代偿期仅有高血压症状；代偿功能不全时，轻者劳累后出现呼吸困难，重者则出现阵发性心源性气喘、咳嗽、咯血等，严重时发生急性肺水肿。体检时心尖冲动呈抬举样并向下移位，心浊音界向左下扩大，心尖区可有吹风样收缩期杂音，主动脉瓣区第二心音亢进。伴有冠心病者可出现心绞痛或心肌梗死等表现。

（二）超声心动图表现

1. 心脏结构变化

（1）左室壁增厚：是高血压性心脏病的主要表现之一。M 型和二维超声心动图均可测量室间隔及左室后壁厚度。根据一项我国正常成人大样本研究和国外研究，左室壁舒张末期厚度＞11mm（男性）或＞10mm（女性）可认为左室壁增厚，但一般不超过 15mm（图 5-72）。左心房可增大，前后径＞39mm（男性）或＞37mm（女性）。

（2）左心室构型改变：按 Ganau 分型法，即根据左心室质量指数（left ventricular mass index，LVMI）和相对室壁厚度（relative wall thickness，RWT）将其分为四种。①左心室正常构型（normal geometry），LVMI≤115g/m^2（男）或 LVMI≤95g/m^2（女），RWT≤0.42；②向心性重构（concentric remodeling），LVMI 在正常范围，RWT＞0.42；③向心性肥厚（concentric hypertrophy），LVMI 与 RWT 均超出正常范围；④离心性肥厚（eccentric hypertrophy），LVMI 超过正常高限，RWT≤0.42。文献报道，在除外其他心血管危险因素后，向心性肥厚患者预后最差，其次为离心性肥厚、向心性重构。

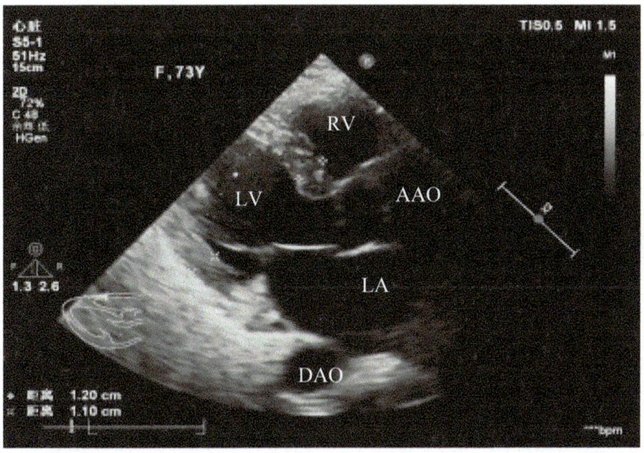

LV：左心室；RV：右心室；LA：左心房；AAO：升主动脉；DAO：降主动脉

图 5-72 高血压性心脏病的二维超声心动图

胸骨旁左室长轴观，高血压患者（女）舒张末期室间隔及左室后壁增厚，厚度分别为 12mm、11mm

（3）高血压性心脏病多伴有二尖瓣反流，程度多为轻度。

2. 心功能变化

（1）左室收缩功能：在心功能代偿期，M 型和二维超声心动图测量左室舒张末期容积、每搏量、心排血量均正常，病程早期心肌收缩力可表现为增强，收缩期增厚率（FS）、射血分数（EF）增加。心功能失代偿期，EF、FS 值等下降。

近年来运用斑点追踪技术（speckle tracking imaging）对左室壁进行多切面、多节段研究，结果显示高血压性心脏病患者左室壁部分节段心肌的运动速度、应变值等明显低于正常对照组，而左室 EF、FS 测值正常。提示在左室整体收缩功能尚未出现改变时已经存在左室节段收缩功能减退。

（2）左室舒张功能：高血压性心脏病患者的左室舒张功能异常早于收缩功能异常的改变。主要表现有：

1）脉冲多普勒（PDE）：二尖瓣口舒张早期峰值流速（E 峰）减低，减速时间延长；舒张晚期峰值流速（A 峰）增加，E/A<1（图 5-73）；随着舒张功能进一步减低，可出现假性正常化，E/A>1；舒张功能再进一步恶化时，E/A>2，出现限制型充盈障碍。

2）组织多普勒技术（TDI）：测量二尖瓣环处舒张早期 e 峰与舒张晚期 a 峰及其比值（e/a），通常 e/a<1（图 5-74）。有研究显示 e/a≤1，TDI 对舒张功能减低的检出率高于 PDE。

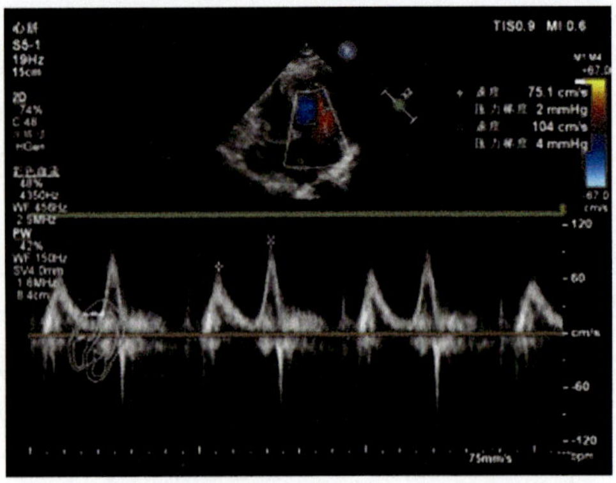

图 5-73　高血压性心脏病患者二尖瓣口 PDE 频谱图

PDE 显示二尖瓣口舒张早期 E 峰流速减低（75cm/s），舒张晚期 A 峰流速增加（104cm/s），E/A<1

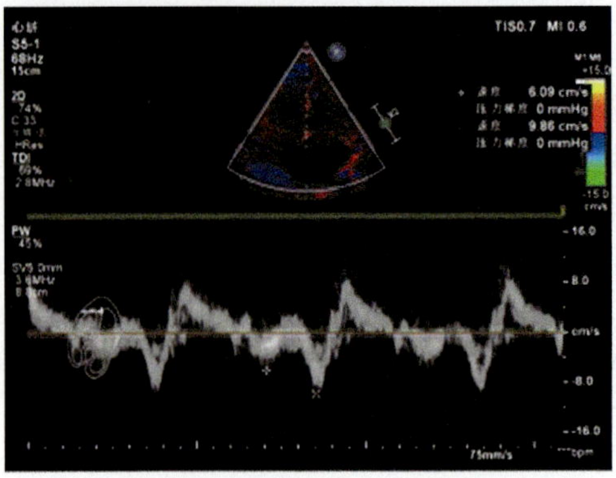

图 5-74　高血压性心脏病患者二尖瓣环 TDI 频谱图

TDI 显示二尖瓣环间隔侧舒张早期 e 峰减低（6.09cm/s），舒张晚期 a 峰增加（9.86cm/s），e/a<1

3）新近一些指南推荐：对射血分数正常者，下列指标中有两项以上提示舒张功能减低：①室间隔侧 e<7cm/s，侧壁侧 e<10cm/s；②平均 E/e>14；③左房容积指数>34ml/m^2；④三尖瓣反流的峰值速度>2.8m/s。

（3）另外研究表明，高血压性心脏病患者左心房管道功能降低，储存功能增加，助力泵功能增加。

（三）诊断与鉴别诊断

根据病史、超声表现一般可以作出诊断。但必须与下列主要疾病鉴别：

（1）风湿性主动脉瓣狭窄和先天性主动脉瓣（二叶式主动脉瓣）狭窄引起的左室壁增厚：二者均有各自瓣膜的形态学改变及血流动力学改变，易于鉴别。

（2）肥厚型心肌病：室间隔（IVS）增厚，一般认为 IVS≥15mm，左室流出道可有狭窄，二尖瓣前叶有 SAM 现象，主动脉瓣可出现收缩中期提前半关闭。

（3）其他疾病：尿毒症可引起心肌肥厚，结合病史易于鉴别。

（四）超声诊断价值

超声心动图是首选的检查方法，能够明确左心室肥厚的类型、程度和心功能等情况，并检测其并发症，对临床诊断和治疗有重要参考价值。

二、冠状动脉粥样硬化性心脏病

冠状动脉粥样硬化性心脏病（coronary atherosclerotic heart disease，CAHD）指因冠状动脉粥样硬化使血管腔狭窄或闭塞，导致心肌缺血、缺氧或坏死而引起的心脏病，简称冠心病（coronary heart disease，CHD），也称缺血性心脏病（ischemic heart disease）。

CHD 临床类型较多，1979 年世界卫生组织（WHO）将其分为隐匿型或无症状型冠心病、心绞痛、心肌梗死、缺血性心肌病和猝死 5 型。近年趋向分为两大类：慢性冠脉疾病（chronic coronary artery disease，CAD）或慢性心肌缺血综合征（chronic ischemic syndrome），包括隐匿型冠心病、稳定型心绞痛和缺血性心肌病等；急性冠脉综合征（acute coronary syndrome，ACS），包括不稳定型心绞痛、非 ST 段抬高型心肌梗死和 ST 段抬高型心肌梗死。

（一）慢性冠脉疾病

1. 病因、病理及血流动力学改变、临床表现

【病因、病理及血流动力学改变】 病因尚未完全确定，血脂异常、高血压、糖尿病、吸烟、肥胖等是主要的危险因素。冠状动脉粥样硬化斑块或痉挛引起管腔狭窄，当狭窄率大于 50%而无侧支循环时，在体力劳动或应激等情况下，心肌会发生缺血、缺氧变化。缺血性心肌病由于冠状动脉各分支广泛受累，导致心肌广泛缺血、坏死和纤维化，继而心脏明显扩大，收缩和舒张功能明显减低。

【临床表现】 隐匿型冠心病无临床症状。稳定型心绞痛以发作性胸痛为主要临床表现，表现为心前区压榨性疼痛，并向左肩、颈部、上腹部等部位放射，持续 3～5min，休息或舌下含服硝酸甘油后缓解。心绞痛可分为劳力型、自发型和变异型。缺血性心肌病可表现为劳力性呼吸困难，严重时可有端坐呼吸等左心功能不全的表现，可出现各种类型心律失常。晚期可合并右心衰竭表现。

2. 超声心动图表现

（1）室壁节段的划分：室壁节段与冠脉各分支供血范围的大致对应关系见图 5-75、图 5-76。目前多采用十六节段法，与其他影像技术比较时多采用十七节段法（增加心尖帽），分析心脏的应变和应变率时多采用十八节段法。超声是通过观察室壁节段舒缩运动的能力来间接判断心肌的血供状态。局部室壁运动异常（regional wall motion abnormalities，RWMA）是 CHD 较特征性表现。RWMA 可表现为室壁运动减弱（hypokinesia）、丧失（akinesia）和矛盾运动（dyskinesia）。

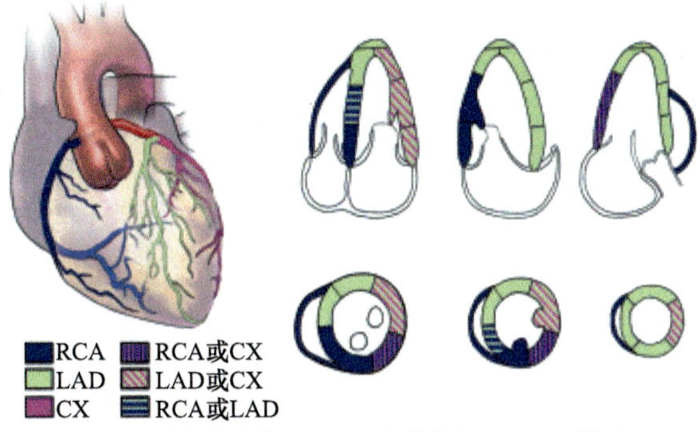

RCA：右冠状动脉；LAD：左前降支；CX：回旋支

图 5-75 三支主要冠状动脉灌注区域示意图

（2）CAD 的主要超声表现有：①节段性 RWMA，运动幅度小于正常节段运动幅度的 50%～75%（＜5mm），严重时无运动（0～2mm），可伴有室壁运动不协调（图 5-77）；②室壁增厚率减低（ΔT＜30%）；③缺血区局部常有心肌弥漫或不均匀回声增强，或心内膜面回声增强；④左心室形态失常，心尖部扩大、圆钝；⑤缺血性心肌病可有类似扩张型心肌病表现（左室明显扩大，近似球形，左心房扩大，右心房、右心室可扩大，室壁运动幅度普遍或大部分降低，二尖瓣开口减小，形成“大心腔、小瓣口”，CDFI：二尖瓣、三尖瓣可见反流）；⑥心功能异常表现为局部室壁收缩功能减低，左室整体收缩功能正常或减低。

负荷超声心动图可提高超声检出心肌缺血的敏感性，如多巴酚丁胺负荷试验很有价值。

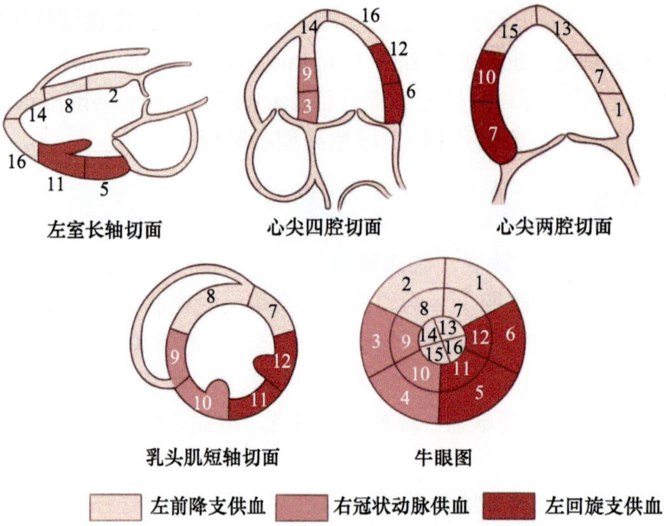

图 5-76　左室壁节段的划分与牛眼图

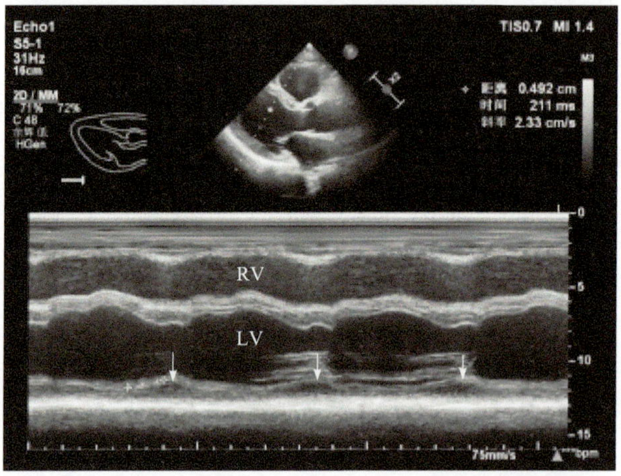

图 5-77　心绞痛型冠心病左室后壁搏动幅度减弱

男，55 岁，心绞痛型冠心病，M 型超声左室后壁搏幅减弱，约为 4.9mm（箭头），弱于室间隔（冠脉造影：三支病变，其中回旋支中段狭窄 50%～60%，钝缘支中段狭窄 90%）

（二）心肌梗死

1. 病因、病理及血流动力学改变、临床表现

【病因、病理及血流动力学改变】 急性心肌梗死（acute myocardial infarction，AMI）是由于冠脉内斑块出血、撕脱、血栓形成等原因导致其管腔闭塞，引起供血区心肌细胞缺血、坏死。经过 6～8 周后形成瘢痕组织，成为陈旧性心肌梗死（old myocardial infarction，OMI）。心肌梗死后导致室壁运动减低、运动不协调和收缩功能减低。易发生的并发症（complication）有：乳头肌功能不全或断裂、室壁瘤、附壁血栓、室间隔穿孔、心室壁破裂、心肌梗死后综合征等。

【临床表现】 AMI 可表现为胸骨后或心前区持续性剧烈疼痛，并向左肩、颈部、上腹部等部位放射，持续时间多在 30min 以上，休息或舌下含服硝酸甘油后不能缓解。可出现面色苍白、冷汗、恶心和呕吐等。常发生休克、心律失常。查体可发现心率增快或减慢，血压降低，听诊可有收缩期杂音，常有舒张期奔马律。

2. 超声心动图表现

（1）AMI 超声表现：①局部室壁变薄，回声减低；②局部室壁运动明显减弱、消失或矛盾运动，正常节段心肌代偿性运动增强（图 5-78、图 5-79）；③可有少量心包积液；④局部室壁收缩期增厚率（Δ*T*）减低，梗死范围较大时左室整体收缩功能减低；⑤乳头肌功能不全时，可见二尖瓣反流。

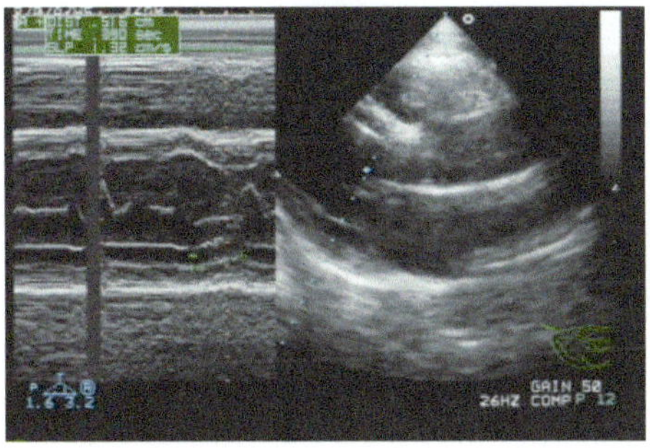

图 5-78　AMI 超声表现Ⅰ

M 型超声示 AMI 左室后壁基底段搏幅减弱（箭头所示），搏幅约 5mm

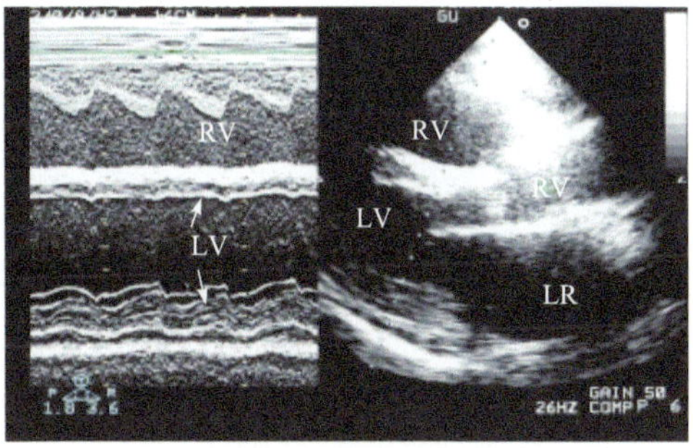

图 5-79　AMI 超声表现Ⅱ

急性广泛下壁、前间壁心肌梗死伴少量心包积液超声表现。M 型超声示前室间隔搏幅几乎消失（上箭头所示）、左室后壁搏幅减弱（下箭头所示）

（2）OMI 超声表现：①局部室壁变薄，回声增强（图 5-80）；②非透壁性心肌梗死可见心内膜下心肌回声增强，室壁运动减弱（图 5-81）或正常；③局部室壁收缩期增厚率（Δ*T*）减低。梗死范围较大或合并室壁瘤时左室整体收缩功能减低；④乳头肌功能不全时，可见二尖瓣反流。

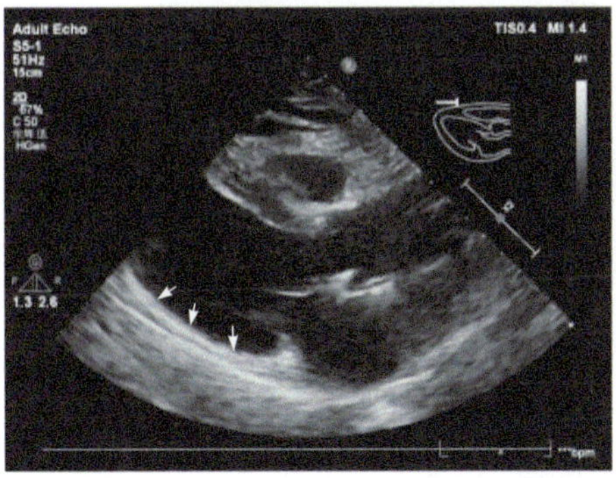

图 5-80　OMI 超声表现Ⅰ

男，60 岁，高血压 10 年，示左室后壁基底段-中间段室壁变薄、回声增强（箭头所示）

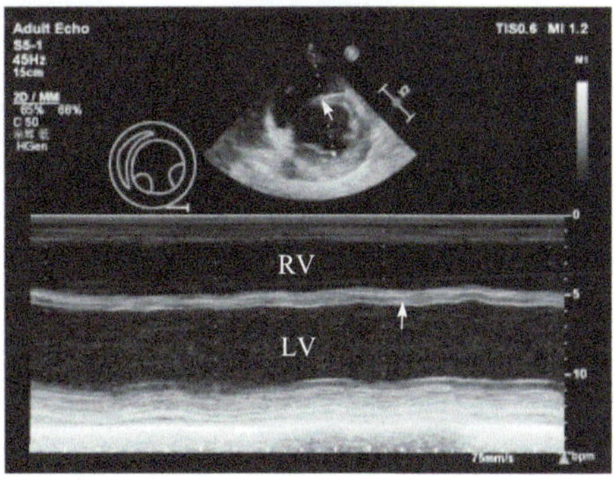

RV：右心室；LV：左心室

图 5-81　OMI 超声表现Ⅱ

OMI 前间隔中段室壁变薄（上箭头所示），回声增强，运动减弱的二维超声、M 型超声表现（下箭头所示）

3. 心肌梗死的并发症超声表现

（1）室壁瘤（cardiac aneurysm）：①局部室壁呈瘤样膨出，左室形态失常，以心尖部、下壁多见（图 5-82）；②膨出室壁明显变薄，回声增强；③局部室壁不运动或反常运动；④膨出腔内可有附壁血栓。

（2）乳头肌断裂（rupture of papillary muscle）：①二、三尖瓣断裂的乳头肌随心动周期呈连枷样往返运动，导致瓣尖脱垂伴关闭不全；②相应部位室壁运动明显减弱、消失或矛盾运动；③病变侧心房、心室增大；④可见二、三尖瓣反流。

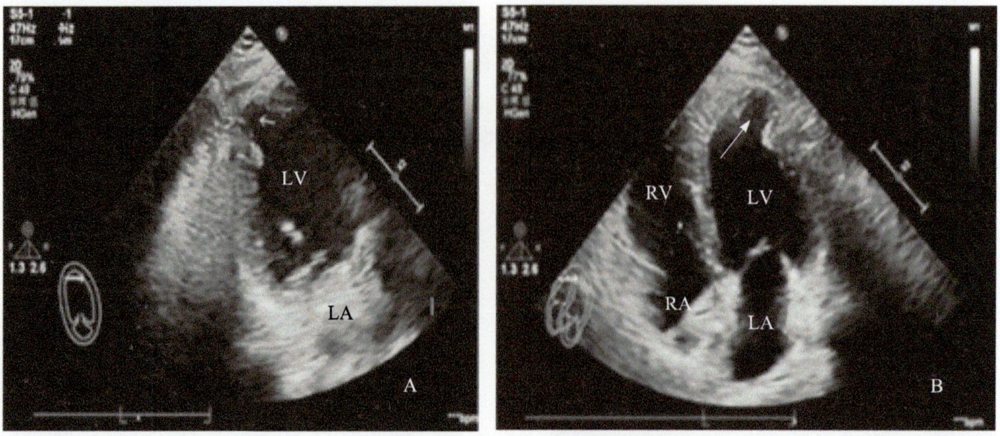

RV：右心室；LV：左心室；RA；右心房；LA：左心房

图 5-82　心尖室壁瘤的二维超声表现

A. 非标准心尖左心室长轴两腔观，箭头所指为室壁瘤；B. 心尖四腔观，心尖局部室壁明显外凸（箭头）

（3）室间隔穿孔（interventricular septum perforation）：①二维超声室间隔肌部回声中断，多位于前室间隔近心尖部、后间隔基底部或中部（图 5-83A）；②CDFI 可检测出心室水平左向右分流（图 5-83B）。

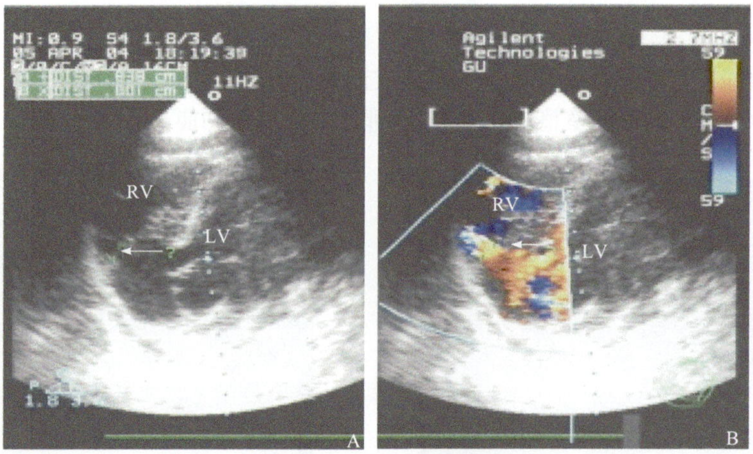

RV：右心室；LV：左心室

图 5-83　AMI 室间隔穿孔超声表现

下壁心肌梗死 2 周，非标准乳头肌水平短轴观，后间隔穿孔（图 A 箭头）和 CDFI 分流（图 B 箭头）

（三）超声诊断价值

二维超声、M 型超声上 RWMA 是心肌缺血敏感性指标。超声对 AMI、OMI 也有很高的敏感性和特异性，对并发症的诊断有独特的优势，同时超声可测量房室大小与心功能等。

（曹礼庭）

第八节　心肌病和心包积液

一、心　肌　病

心肌病（cardiomyopathy）是一组异质性心肌疾病，由不同病因（遗传性病因较多见）引起的心肌病变导致心肌机械和（或）心电功能障碍，常表现为心室肥厚或扩张。目前分类如下：

遗传性心肌病：肥厚型心肌病、右心室发育不良心肌病、左心室致密化不全等；混合型心肌病：扩张型心肌病、限制型心肌病；获得性心肌病：感染性心肌病、心动过速心肌病、心脏气球样变、围产期心肌病。诊断心肌病时需排除风湿性心脏病、冠心病、高血压性心脏病、肺源性心脏病、先天性心脏病等。

（一）扩张型心肌病

1. 病因、病理、血流动力学改变及临床表现

【病因、病理及血流动力学改变】 扩张型心肌病（dilated cardiomyopathy，DCM）多数病因不清楚，可能与感染、中毒、内分泌紊乱、遗传、精神创伤等因素有关。病变以心腔扩张为主，尤以左心室显著。室壁多变薄，纤维瘢痕形成，常有附壁血栓。由于房室环扩大，可造成二尖瓣、三尖瓣关闭不全。心脏收缩功能减低。少数病例主要累及右心室。

【临床表现】 起病隐匿，早期可无症状，随病情加重可有活动性呼吸困难，可表现为夜间阵发性呼吸困难和端坐呼吸等左心功能不全症状。可逐渐出现腹胀、下肢水肿等右心功能不全的表现。主要体征为心界扩大，心音减弱，常可闻及第三或第四心音及心尖区Ⅱ～Ⅲ级杂音。颈静脉怒张、肝大和外周水肿也较常见。

2. 超声表现

（1）二维超声心动图

1）各房室内径增大，以左心室、左心房为主（图 5-84）。

2）二尖瓣开口减小，形成“大心腔、小瓣口”。

3）室壁运动幅度弥漫减低。

4）少见病例可见附壁血栓（图 5-85）。

（2）M 型超声心动图

1）心室内径增大，以左心室、左心房为主。

2）二尖瓣开口减小，类似钻石样（diamond-like）曲线。

3）室间隔、左心室后壁的运动幅度弥漫减低（图 5-86）。

（3）彩色多普勒血流显像（CDFI）：二尖瓣上、三尖瓣上可见轻-中度反流束。主动脉瓣下、肺动脉瓣下可检测出反流血流信号（图 5-87）。

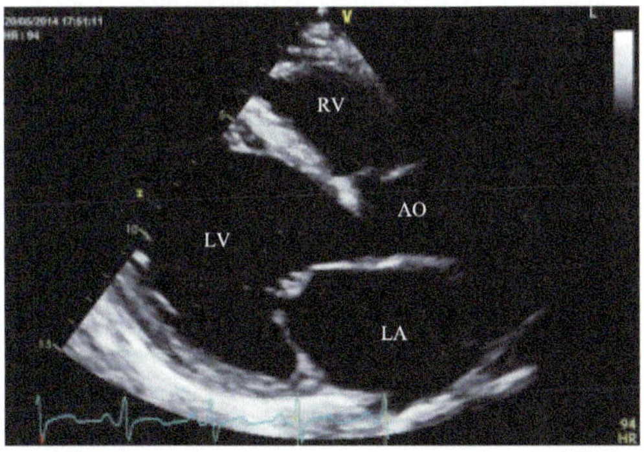

LV：左心室；RV：右心室；LA：左心房；AO：主动脉

图 5-84　DCM 的二维超声表现

左心室长轴观，示左心房、左心室及右心室内径增大，以左心房、左心室为明显

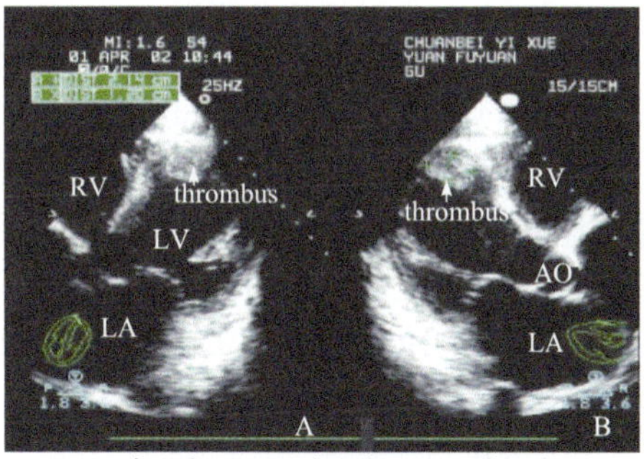

LV：左心室；RV：右心室；LA：左心房；AO：主动脉；thrombus：血栓

图 5-85　DCM 血栓二维超声表现

心尖四腔观（A）及心尖左室长轴观（B）示左室心尖部血栓（箭头）

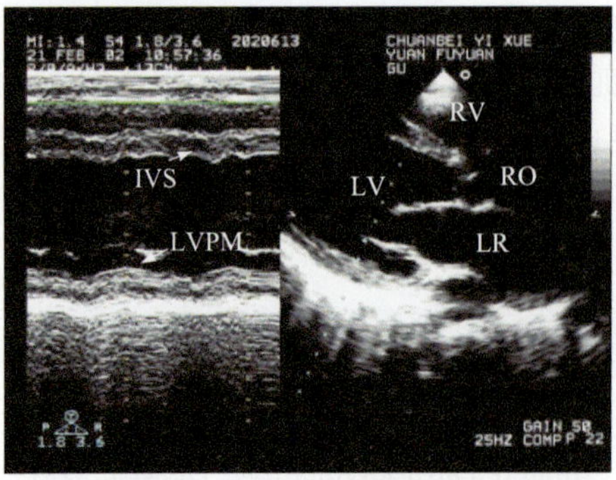

IVS：室间隔；LVPW：左室侧壁；RV：右心室；
LV：左心室；LA：左心房；AO：升主动脉

图 5-86 DCM 的 M 型超声表现
M 型取样线置于左室长轴观Ⅱa 区，示室间隔、左室后壁的运动幅度弥漫减低

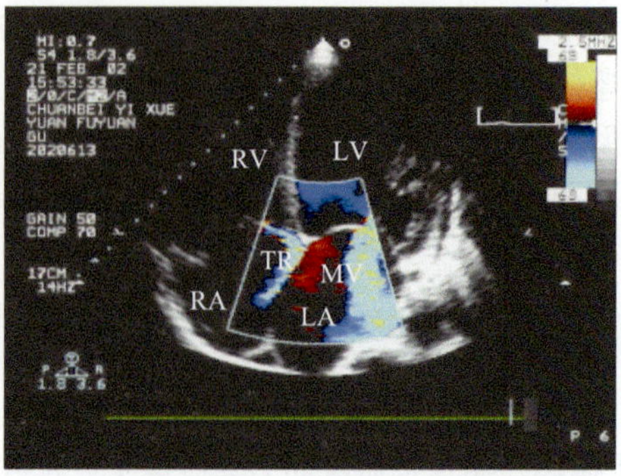

LV：左心室；RV：右心室；LA：左心房

图 5-87 DCM 心尖四腔观示二尖瓣中度反流（MR）、三尖瓣轻度反流（TR）

3. 诊断与鉴别诊断

（1）诊断要点

1）各房室内径增大，以左心室、左心房为主，左心室可呈球样改变。

2）二尖瓣开口减小，形成“大心腔、小瓣口”或 M 型呈钻石样曲线。

3）室壁运动幅度普遍降低。

4）二尖瓣、三尖瓣、主动脉瓣等可记录到反流信号。

（2）鉴别诊断

1）冠心病：左心室可增大，但一般不呈球形改变。冠心病可见室壁节段性运动异常。

2）其他疾病引起的心力衰竭：一般有相应心脏病的临床表现、超声表现。

4. 超声诊断价值 DCM 临床上缺乏特异性，超声可排除一些心脏病（如冠心病、甲亢性心肌病等），为 DCM 的诊断提供参考价值。

（二）肥厚型心肌病

1. 病因、病理及血流动力学改变、临床表现

【病因、病理及血流动力学改变】 肥厚型心肌病（hypertrophic cardiomyopathy，HCM）为常染色体显性遗传，具有遗传异质性。病理主要表现为心肌肥厚，多以室间隔非对称性增厚，心室腔变小为特征。室壁增厚部位也可以累及左心室前壁、下壁、心尖部。根据左心室流出道有无梗阻（压差）分为肥厚型梗阻性心肌病（obstructive hypertrophic cardiomyopathy，OHCM）和肥厚型非梗阻性心肌病（nonobstructive hypertrophic cardiomyopathy，NHCM）。

【临床表现】 最常见的症状是劳力性呼吸困难和乏力，约 1/3 患者可有劳力性胸痛，部分患者运动时出现晕厥。该病是青少年和运动员猝死的主要原因。胸骨左缘第 3～4 肋间可闻及 3～4 级收缩期杂音（OHCM），心尖区常可闻及收缩期杂音（二尖瓣关闭不全）。

2. 超声表现

（1）二维超声

1）室间隔（IVS）非对称性增厚（图 5-88），一般 IVS≥15mm，左心室其他壁也可增厚。心尖肥厚型：心室壁下 1/3 肥厚。

2）左心室流出道（LVOT）狭窄，一般＜20mm。

（2）M 型超声

1）IVS 增厚，运动幅度减低，LVOT 变窄。

2）HCM 二尖瓣前瓣可见 SAM 现象（图 5-89）。

3）主动脉瓣收缩中期可出现提前半关闭。

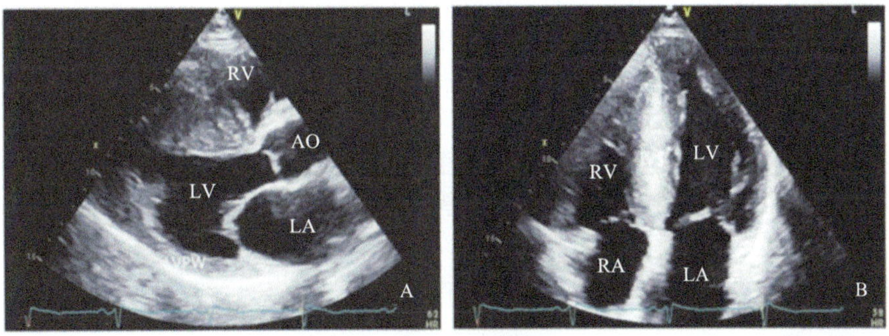

LV：**左心室**；RV：**右心室**；LA：**左心房**；AO：**主动脉**；IVS：**室间隔**

图 5-88 HCM 二维超声声像图

左室长轴观（A）及心尖四腔观（B）示室间隔明显增厚

（3）多普勒超声：OHCM 的 CDFI 可见 LVOT 内五彩镶嵌的血流；彩色多普勒可探及高速湍流频谱，压差 $\Delta P \geqslant 30$mmHg（图 5-90、图 5-91）。

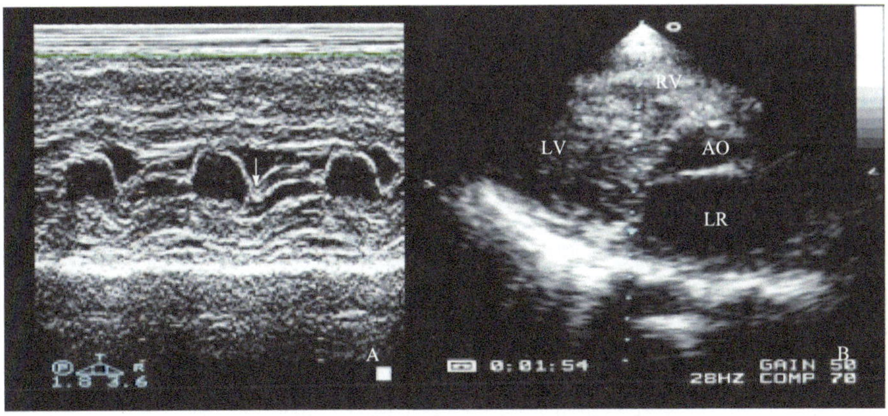

LV：**左心室**；RV：**右心室**；LA：**左心房**；AO：**主动脉**

图 5-89 HCM M 型超声声像图

M 型取样线置于左室长轴观Ⅱb 区（B），示 SAM（A 图箭头所示）

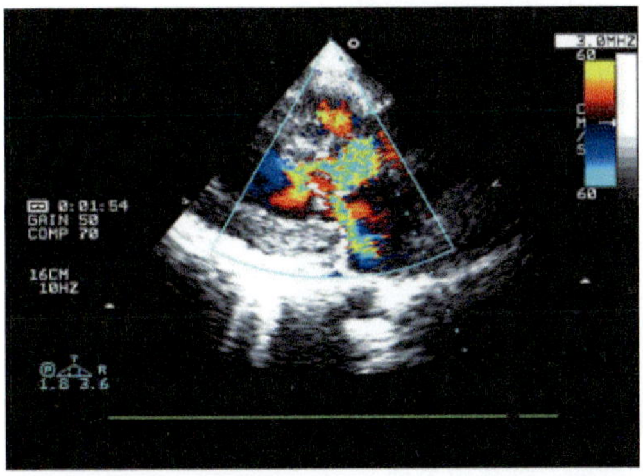

图 5-90 OHCM 左室长轴观多普勒超声声像图

示收缩期 LVOT 内五彩镶嵌血流及二尖瓣反流

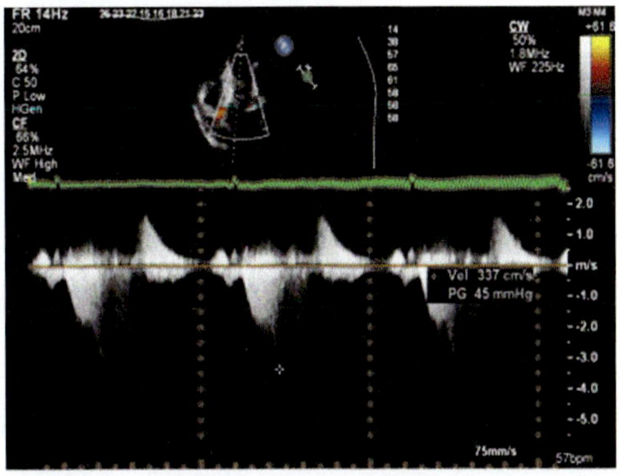

图 5-91 OHCM 心尖五腔多普勒超声声像图

示收缩期 LVOT 内高速湍流频谱（Vpeak = 3.37m/s，ΔP=45mmHg）

3. 诊断与鉴别诊断

（1）诊断要点

1）室间隔增厚，IVS≥15mm，左室流出道狭窄（<20mm）。

2）二尖瓣前叶有 SAM 征，主动脉瓣收缩中期提前半关闭。

3）LVOT 内五彩血流或湍流信号。

4）无其他导致左室壁肥厚的心脏病。

（2）鉴别诊断：主要与引起心脏肥厚的继发性心肌病鉴别。如高血压性心脏病既往有高血压病史，室壁厚度一般<15mm，且一般呈均匀性肥厚。主动脉瓣狭窄有主动脉瓣狭窄的超声表现，易于鉴别。

4. 超声诊断价值 超声心动图有决定性诊断价值。

（三）限制型心肌病

限制型心肌病（restrictive cardiomyopathy，RCM）比较少见，以单或双心室充盈受限，舒张容积缩小为特征的心肌病。约占心肌病的 3%，以婴幼儿、青年多见。

1. 病因、病理及血流动力学改变、临床表现

（1）病因、病理及血流动力学改变：RCM 病因中约一半为特发性；另一半为病因清楚的特殊类型，后者淀粉样变最多。主要病理改变为心肌纤维化、炎症细胞浸润和心内膜瘢痕形成，这些病理改变使心室壁僵硬、充盈受限，心室舒张功能降低，心房逐渐扩大，静脉回流受阻，静脉压增高。

（2）临床表现：主要表现为活动耐量下降、乏力和呼吸困难。以后逐渐发展为肝大、腹水和下肢水肿等右心衰竭表现，可类似缩窄性心包炎的临床表现。

2. 超声表现

（1）心内膜弥漫性增厚，回声增强。

（2）心尖部心腔多闭塞，左心室变小；左、右心房增大（图 5-92、图 5-93）。

（3）室间隔、左心室后壁可均匀增厚，运动幅度减弱。

（4）二尖瓣血流频谱呈限制性充盈方式，E/A>2。

（5）组织多普勒：二尖瓣环间隔侧速度通常减低（E<7cm/s）。

3. 鉴别诊断 主要与缩窄性心包炎鉴别，后者主要有心包壁层、脏层增厚等表现。

4. 超声诊断价值 有一定的参考价值，有利于与缩窄性心包炎等鉴别。引导心内膜心肌活检、心血管检查有重要价值。

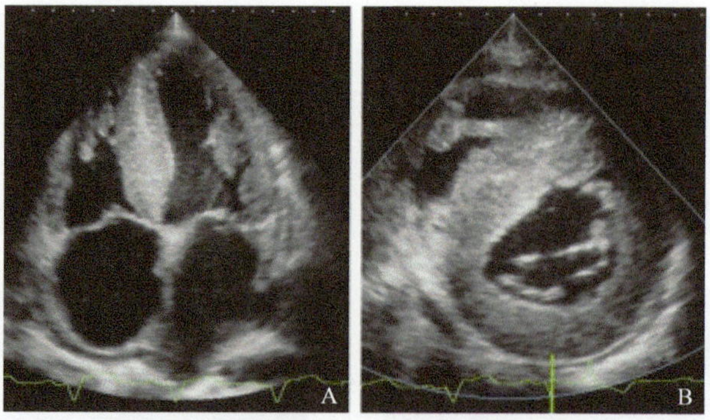

图 5-92 系统性淀粉样变性的二维超声表现

心尖四腔图（A）和二尖瓣短轴观（B）显示室壁明显向心性增厚（15mm），回声均匀，二尖瓣、三尖瓣增厚，右室壁也增厚

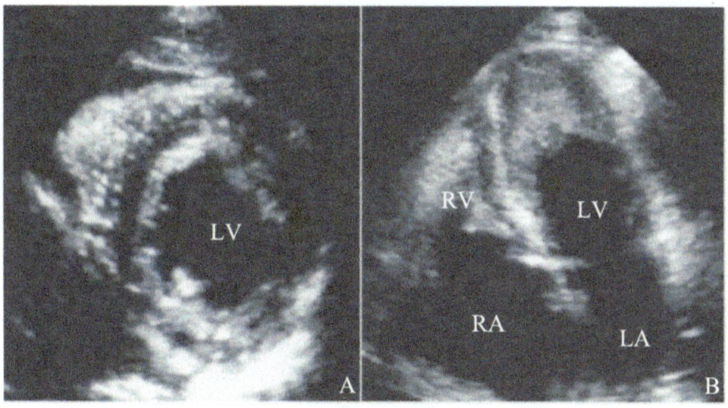

LV：左心室；RV：右心室；LA：左心房；RA：右心房

图 5-93 高嗜酸性细胞增多综合征患者二维超声表现

A. 胸骨旁短轴观；B. 四腔观。左室腔心内膜回声增厚、增强（明亮晕圈），左、右室心尖部血栓

二、心包积液

1. 病因、病理及血流动力学改变、临床表现

（1）病因、病理及血流动力学改变：各种病因的心包炎均可伴有心包积液（pericardial effusion，PE）。常见病因有肿瘤、感染、风湿、损伤等。正常心包腔内含 20～30ml 液体，起润滑作用。少量心包积液可不影响血流动力学变化。如果积液迅速增多，即使仅达 200ml，由于心包无法迅速伸展可产生急性心脏压塞（cardiac tamponade）的临床表现。慢性心包积液由于心包缓慢伸展其量可达 2000ml。

（2）临床表现：取决于 PE 的病因、积液量和速度。呼吸困难是 PE 最突出的症状。查体时心尖冲动减弱，听诊心音低而遥远。纤维蛋白性心包炎可闻及心包摩擦音。发生心脏压塞时，可有 Beck（贝克）三联征：低血压、心音低弱和颈静脉怒张。少数严重时可有休克征象。

2. 超声表现

（1）二维超声心包腔内可见无回声区。少量 PE 时，左心室后壁及房室沟处心包腔内可见无回声区（图 5-94）。大量 PE 时心脏受压，右心室变小（图 5-95），可见心脏摆动征。包裹性 PE 时，无回声区呈局限性。

（2）二维超声半定量（根据无回声区的部位和厚度，＞500ml 为大量积液，表 5-4）。

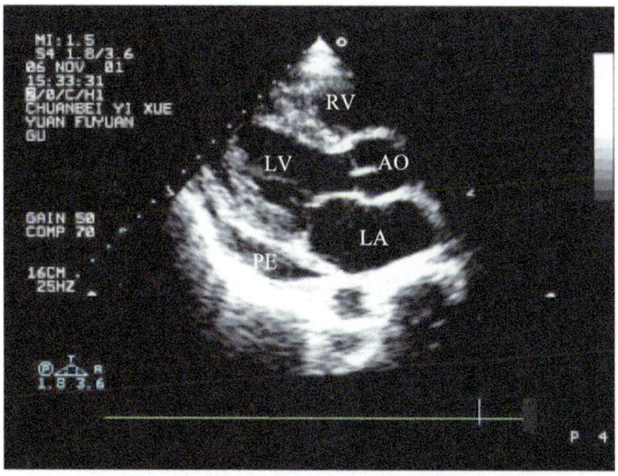

LV：左心室；RV：右心室；LA：左心房；AO：主动脉

图 5-94 左心室长轴观示左室后壁少量心包积液（PE）

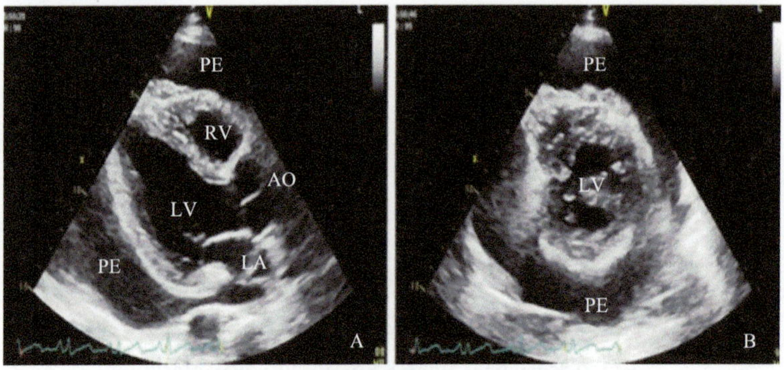

LV：左心室；RV：右心室；LA：左心房；AO：主动脉

图 5-95 大量心包积液二维超声声像图

左心室长轴观（A）及乳头肌水平短轴观（B）示大量心包积液（PE）

3. 超声诊断与鉴别诊断

（1）诊断要点：心包脏层、壁层之间可见无回声区，且随体位变化而改变。

（2）鉴别诊断：心包脂肪垫（pericardial fat pad）多位于右室前壁，不随体位变化而改变。左侧胸腔积液（pleural effusion，PLE）可于胸壁与肺之间见无回声区，心前区探查无回声区位于降主动脉后方，左侧背部（肩胛线第 7～9 肋间）易于探及。

4. 超声诊断价值 超声有肯定的诊断价值，符合率在 90% 以上。50ml 的 PE 超声即可发现。

表 5-4 2DE 半定量 PE 参考值

分度	部位	厚度（mm）	积液量（ml）
微量	后心包	2～3，＜5	30～50
少量	后心包	＜10	50～200
中量	后心包	10～20	200～500
	前心包	5～10	
大量	后心包	＞20	＞500
	前心包	＞15	

三、缩窄性心包炎

缩窄性心包炎（constrictive pericarditis，CP）是指心脏被致密增厚的纤维化或钙化心包所包围，使心室舒张期充盈受限而产生一系列循环障碍的疾病，多为慢性。

1. 病因、病理及血流动力学改变、临床表现

（1）病因、病理及血流动力学改变：多由于心包的慢性炎症性病变所致，我国以结核（tuberculosis）为最常见。欧洲和美国 CP 病因多为特发性。近年来，手术及放、化疗引起的 CP 有逐年上升的趋势。病理改变主要为心包膜脏壁层广泛性粘连、增厚（3～5mm，可达 10mm）、纤维化或伴钙化。心包腔可有少量液体或闭塞。增厚的心包压迫心脏房室和大血管根部，心室舒张受限，心搏量减少，静脉回流受阻，静脉压高，引起外周循环淤血。

（2）临床表现：主要是右心功能不全的表现，以颈静脉怒张、肝大、下肢水肿、呼吸困难等为主要表现。体格检查：心尖冲动不明显，心音减低。脉搏细弱无力，动脉收缩压降低，脉压变小。

2. 超声表现

（1）二维超声

1）单层或双层心包膜增强、增厚（＞2mm，图 5-96）；钙化部位可见强回声。心包腔内可见较窄的无回声或低回声区。

2）双心房增大，双心室可缩小。

3）下腔静脉扩张，肝大、肝静脉扩张。

（2）M 型超声

1）心包膜增强、增厚或伴钙化。

2）室间隔运动异常：舒张早期切迹（弹跳征或跳跃征，图 5-97）。

（3）多普勒超声

1）脉冲多普勒：由于心包限制，呼吸所产生的胸腔压力周期性变化不能传导到各个心腔，吸气时左室充盈减少。二尖瓣舒张早期 E 峰吸气时较呼气时减低（幅度＞25%），三尖瓣 E 峰吸气时较呼气时增加（幅度＞40%）（图 5-98）。

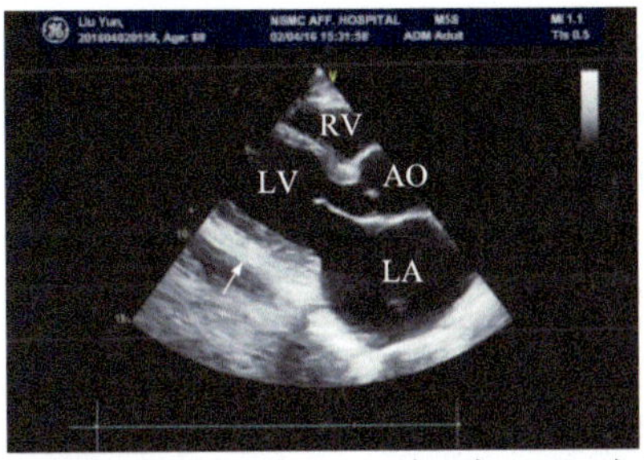

LV：左心室；RV：右心室；LA：左心房；AO：主动脉

图 5-96　缩窄性心包炎二维超声声像图

左心室长轴观示心包明显增厚、回声增强，以后壁（箭头所示）及房室环部位显著

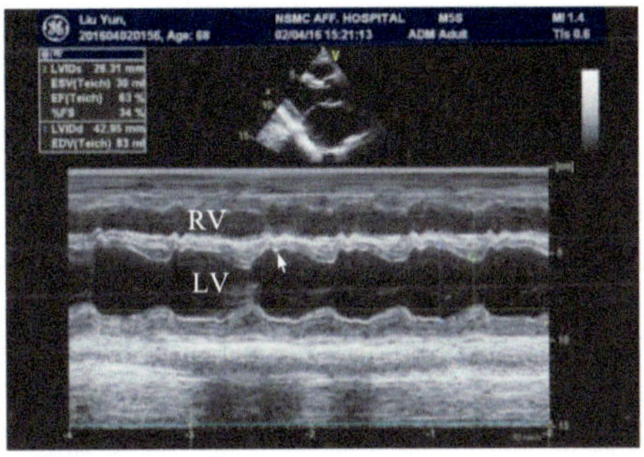

图 5-97　缩窄性心包炎 M 型超声心动图

示室间隔弹跳征或跳跃征（箭头所示）

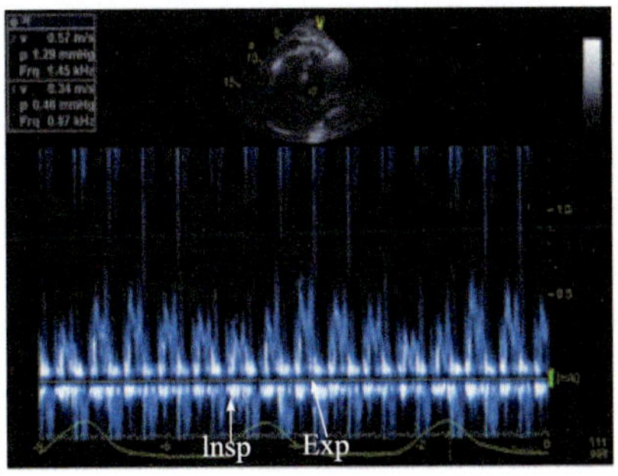

图 5-98　缩窄性心包炎脉冲多普勒超声声像图

脉冲多普勒的取样容积置于二尖瓣尖，二尖瓣口 E 峰吸气（Insp）时较呼气（Exp）时减低

2）组织多普勒：由于心肌较少受累，二尖瓣环尤其是间隔侧速度多正常或增加（e＞7cm/s，近来有学者提出 e≥9cm/s），其值大于二尖瓣环侧壁处速度（此现象与正常人二尖瓣环速度模式相反）。

3. 超声诊断与鉴别诊断

（1）诊断要点：根据超声表现，结合临床症状和体征多能作出正确诊断。对不典型者，可结合 CT、MRI 等检查。

（2）鉴别诊断：主要与 RCM 鉴别，RCM 心内膜弥漫性增厚，回声增强，心尖部心腔可闭塞，左心室变小。心包无增厚、回声增强。二尖瓣环间隔侧速度通常减低（e＜7cm/s）。

4. 超声诊断价值　超声是临床早期诊断 CP 的首先选择，对鉴别诊断、评价疗效等有重要意义。

（曹礼庭）

第六章　外周血管疾病的超声诊断

第一节　动 脉 疾 病

一、颈动脉及下肢动脉解剖

（一）颈动脉解剖

颈部血管分类为两大系统：颈动脉系统和椎动脉系统，颈动脉系统包括颈总动脉（common carotid artery，CCA）、颈外动脉（external carotid artery，ECA）、颈内动脉（internal carotid artery，ICA）及其颅内分支。椎动脉系统由双侧锁骨下动脉供血。其中，2 条颈内动脉和 2 条椎动脉进入颅内，为脑部组织供血。

右颈总动脉起源于从主动脉弓发出的头臂干（无名动脉）（innominate artery，INA）。无名动脉长 4～5cm，自主动脉弓发出后，向上偏后走行，在右胸锁关节上缘分为右颈总动脉和右锁骨下动脉。左颈总动脉由主动脉弓直接发出，经过左胸锁关节后方。两侧颈总动脉均在胸锁乳突肌的内侧上行，一般无侧支血管，在甲状腺软骨上缘的水平或第 4 颈椎体水平分为颈内动脉和颈外动脉。

颈内动脉自颈总动脉分出后，在咽部的外侧上行，经颈动脉管到达颅内，流入 Willis 环（威利斯环），为颅内供血。颈内动脉在颈部没有解剖分支，在向颅底走行过程中，颈内动脉可以相对平直，也可以迂曲走行。

颈外动脉自颈总动脉分出后，于颈内动脉前内侧上行，走行过程中发出分支，颈外动脉主要为颅外供血。

双侧椎动脉分别起始于左、右锁骨下动脉。在颈部，椎动脉通过颈椎的横突孔走行；在颅内，左、右椎动脉汇合形成一支基底动脉，并从 Willis 环的后方并入该环，在颅内主要为脑干及脑后部供血。椎动脉从锁骨下动脉分出至颅内段之前，按其解剖结构走行分为三段。第一段（颈段）或 V_1 段，从锁骨下动脉分出至进入椎间隙横突孔前段；第二段（椎间隙段）或 V_2 段，沿颈椎横突孔上行段；第三段（枕段）或 V_3 段，出横突孔进入枕骨大孔的前段。左、右椎动脉的起源可以有变异，多为直接起源于主动脉弓。

右锁骨下动脉起自无名动脉，左锁骨下动脉直接起源于主动脉弓。生理状态下，锁骨下动脉也存在起源异常，如无名动脉不发育，右锁骨下动脉、颈总动脉直接起源于主动脉弓。

颈总动脉分叉，颈内动脉与颈外动脉的位置与角度的个体差异明显。颈内动脉起始部和颈总动脉的末端膨大，称为颈动脉窦。窦壁内有压力感受器。在颈总动脉分叉处的后方借结缔组织连有一米粒大小的扁椭圆形小体，称颈动脉小球，是化学感受器。二者分别有调节血压和呼吸的作用。进行颈动脉分叉处超声检查时要注意探头对此处的压迫刺激，避免引起患者的不适和诱发其他疾病。颈部动脉解剖见图 6-1、图 6-2。

（二）下肢动脉解剖

腹主动脉在脐部平第 4 腰椎体下缘水平分叉，形成左、右髂总动脉（common iliac artery，CIA）。沿腰大肌内侧下行，至骶髂关节处分为髂内动脉和髂外动脉。髂内动脉（internal iliac artery，IIA）

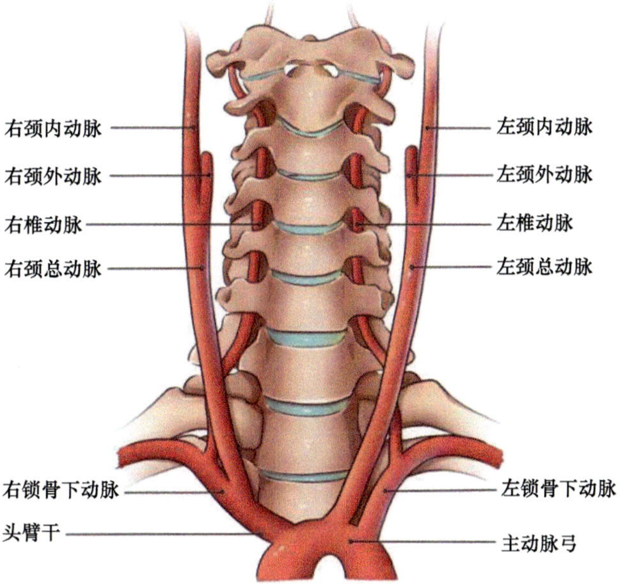

图 6-1　颈部动脉前面观

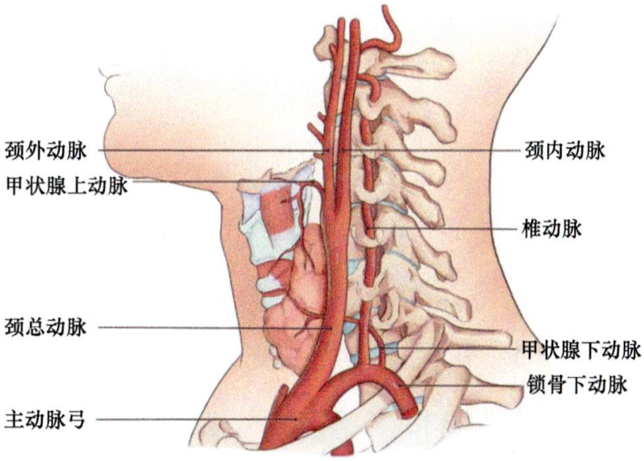

图 6-2　颈部动脉侧面观

为一短干，沿盆腔侧壁下行，供应盆腔壁和盆腔内脏器。髂外动脉（external iliac artery，EIA）沿腰大肌内侧缘下降，经腹股沟韧带中点深面至大腿前部，移行为股动脉。

股动脉（femoral artery，FA）在腹股沟区分为股深动脉和股浅动脉。应当注意的是，在解剖学上，不使用股动脉及股浅动脉的名称。股动脉和股浅动脉是股动脉的范畴，股深动脉属于股动脉的分支。在血管超声的领域，为便于超声标记，将股动脉理解为三个血管进行描述，分别是股动脉及其分支股浅动脉和股深动脉。股浅动脉（superficial femoral artery，SFA）走行在大腿内侧，在膝关节上方收肌管水平移行为腘动脉。股深动脉（deep femoral artery，DFA）常走行在股浅动脉的后外侧，供应大腿组织和肌肉。当股浅动脉闭塞时，股深动脉成为下肢的重要侧支循环通路。

腘动脉（popliteal artery，POA）续于股动脉，在腘窝深部下行，至膝以下分叉为胫前动脉和胫腓干。腘动脉在膝部周围发出许多分支供应膝关节、腓肠肌和比目鱼肌。胫前动脉（anterior tibial artery，ATA）近端向前外方穿过骨间膜后走行在小腿前外侧，然后下行延续为足背动脉。胫腓干长短不一，向下分叉为胫后动脉和腓动脉。胫后动脉（posterior tibial artery，PTA）沿小腿后面浅、深层肌之间下行，经内踝后方进入足底。腓动脉（peroneal artery，PEA）位置较胫后动脉深，沿腓骨走行，至外踝上方浅出，分为外踝支、跟骨支和穿支。当胫动脉存在疾病时，腓动脉常是备用动脉。足背动脉（dorsal artery of foot）是胫前动脉的直接延续和足前部的主要血供之一。走行表浅，是临床触诊的重要位置。

腹主动脉和髂动脉位于腹膜后，常因肠气干扰致超声显示困难。小腿段动脉超声探查相对困难，下肢动脉解剖见图 6-3、图 6-4。

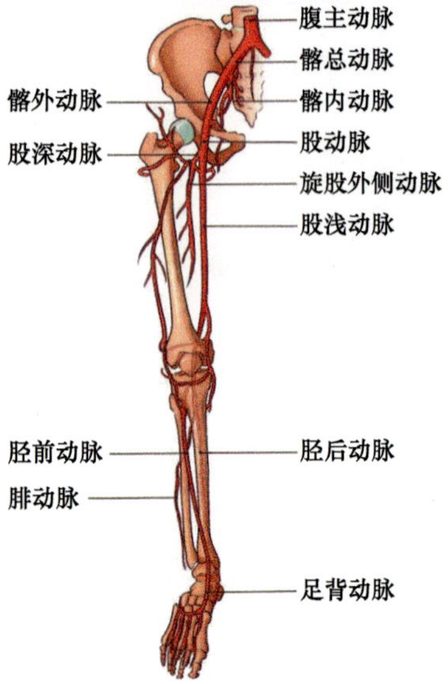

图 6-3　下肢动脉解剖图

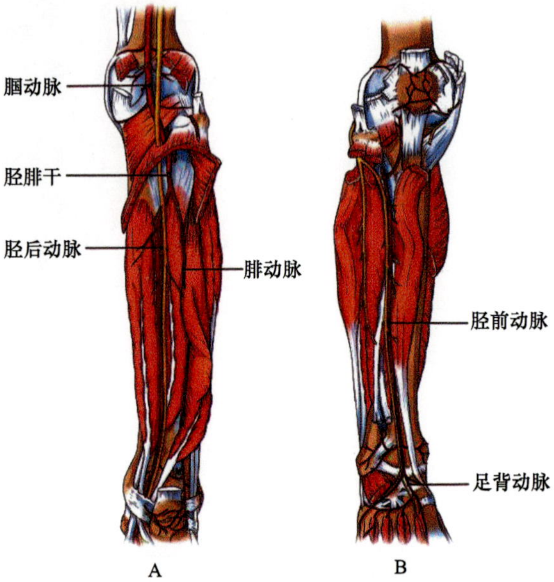

图 6-4　小腿动脉解剖图

A. 右侧后面观；B. 右侧前面观

二、超声探查方法及正常声像图

（一）颈动脉超声探查方法及正常声像图

1. 目的　对颈部血管病变的部位、范围、严重程度以及颅外脑循环进行评估。

2. 适应证　①正常人群或脑血管病高危人群（高血压、糖尿病、高脂血症等）的筛查；②对脑卒中、短暂性脑缺血发作（TIA）、可逆性脑神经功能缺陷（RIND）、黑矇等神经系统症状的患者进行评价；③对无症状性颈部血管杂音、伴有心脏杂音或拟行心血管手术患者进行评价；④对实施颈部动脉、脑血管病变手术及介入治疗的患者进行评价及随访；⑤对不能接受脑血管造影（DSA）的患者，颈动脉超声检查是首选方法。

3. 禁忌证和局限性　颈动脉超声检查通常无禁忌证。但出现以下情况时存在一定的局限性：①重症脑血管病、不合作患者及不能耐受检查者；②颈部术后伤口敷料等影响超声检查。

4. 检查前准备　一般无须特殊准备。

5. 颈动脉超声探查方法

（1）检查的体位：患者呈仰卧位，头部轻轻后仰，颈部伸展放松，下颌轻微上抬，脸偏向一侧，利于扫查。但注意不要过度偏斜。

（2）探头一般选用 5～12MHz 的高频线阵探头。若线阵探头检查颈总动脉及椎动脉的起始部困难，可使用 2～5MHz 低频凸阵探头或 5～8MHz 的小凸阵探头或 2～3.5MHz 的扇形（相控阵）探头。

6. 正常颈动脉超声图像

（1）图像表示方法：在超声检查中，对于颈部扫查一般采用的表示方法为纵断面时图像的右侧为被检查者的足端（从被检查者右侧看的图像），横断面时图像的右侧为被检查者的左侧（从被检查者的足侧向头侧看的图像）。

（2）正常颈动脉管壁二维灰阶超声成像包括三层结构，即内膜层、中膜层、外膜层。内膜层为血管内壁，声像图显示为一细线样连续光滑的等回声带。中膜层为低回声暗带，由平滑肌及弹性结缔组织构成。外膜层是血管壁的最外层结构，为疏松结缔组织，声像图上表现为清晰而明亮的强回声带。由于正常内膜的厚度只有 0.2mm 或者更小，小于经皮超声的分辨力，所以在超声图像上看到的“内膜”及“外膜”回声带不是真正意义上的内膜、外膜，而是管腔和内膜之间以及中膜和外膜之间的两条过渡层形成两条互相平行的线，其间的低回声区相当于中膜。测量时习惯将管腔侧的等回声带与低回声带一起称为内中膜，其测量值作为评估动脉硬化的指标。正常颈动脉内膜面光滑，层次清晰，内中膜厚度小于 1.0mm（图 6-5、图 6-6）。

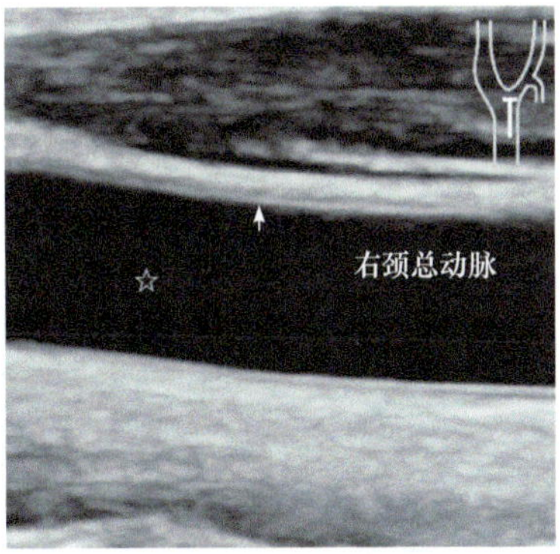

图 6-5　正常颈总动脉二维灰阶声像图

血管腔内为无回声（☆），管壁结构清晰，靠近管腔的内膜面显示为细线样连续光滑的等回声带（↑），依次向外为低回声的中膜层、强回声的外膜层

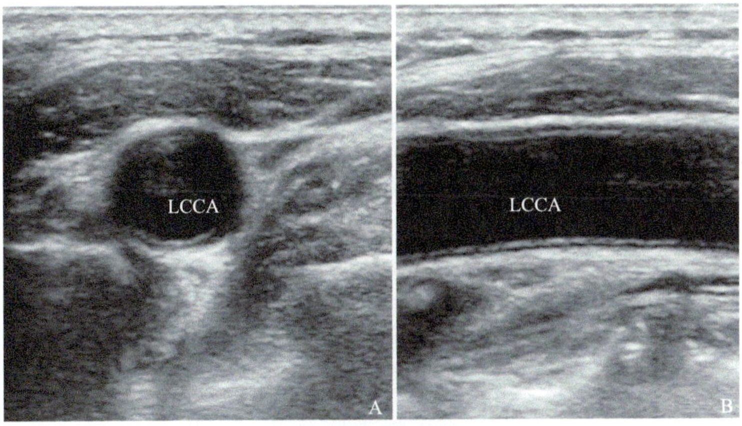

LCCA：左颈总动脉

图 6-6　正常颈总动脉二维灰阶超声图

A. 横断面图，显示为圆形管腔；B. 纵断面图

（3）正常颈动脉多普勒超声成像：彩色多普勒血流显像（CDFI）显示动脉内血流充盈，管腔内血流呈现中心亮带的血流特征：从管腔周边至管腔中心呈现由弱到强或由低速到高速或由暗到明亮的色彩变化。这是因为受到心动周期变化及血细胞与血管壁之间黏滞性的影响，符合层流血流动力学特征（图 6-7～图 6-9）。

正常颈动脉多普勒频谱收缩期与舒张期血流信号同方向，频窗清晰，颈总动脉血流阻力介于颈内动脉与颈外动脉之间（图 6-10）。在相对平直的正常颈动脉，血流为层流，颈动脉分叉处的血流状态发生紊乱，血流显示“花彩”。颈内外动脉鉴别见表 6-1。

表 6-1 颈内外动脉鉴别要点

项目	颈内动脉	颈外动脉
内径	较粗	较细
解剖特征	无分支	多个分支
检测位置	后外侧	前内侧
频谱形态	低阻力型	高阻力型
颞浅动脉叩击试验	无变化	传导震颤性血流波形

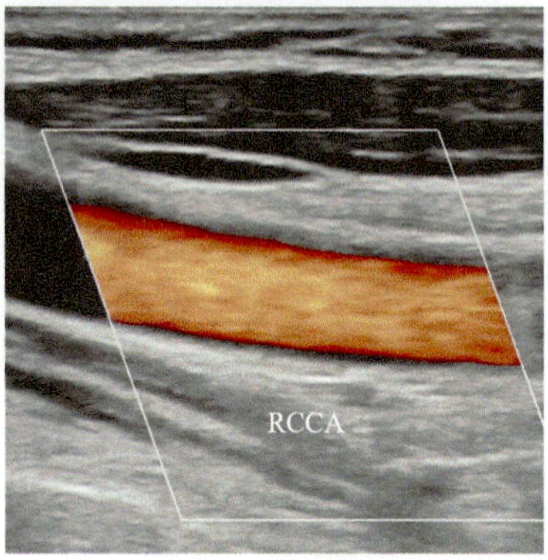

RCCA：右侧颈总动脉

图 6-7 正常颈总动脉中段彩色多普勒血流显像

血管腔血流充盈，血管腔中心血流色彩明亮，血管壁周边血流色彩相对暗淡，符合层流血流特征

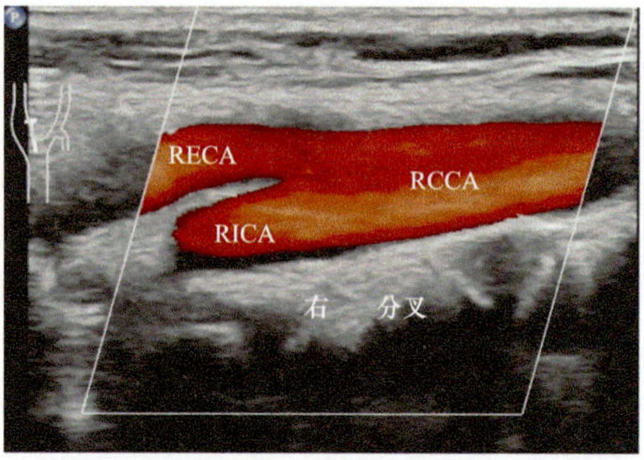

RCCA：右侧颈总动脉；RECA：右侧颈外动脉；RICA：右侧颈内动脉

图 6-8 颈总动脉分叉处彩色多普勒血流显像

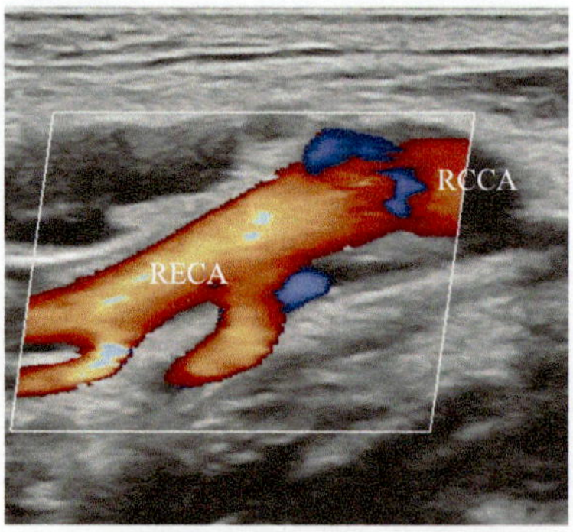

RECA：右侧颈外动脉；RCCA：右侧颈总动脉

图 6-9 颈外动脉分支彩色多普勒超声显像

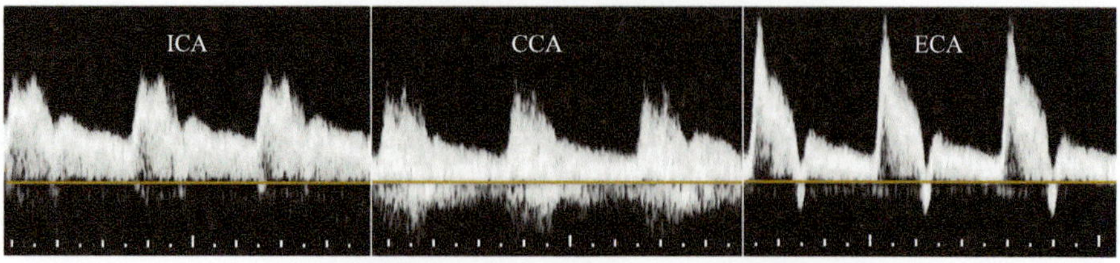

ICA：颈内动脉；CCA：颈总动脉；ECA：颈外动脉

图 6-10 颈动脉频谱多普勒超声图

7. 正常椎动脉超声图像　正常椎动脉的二维超声显示为节段性血管腔结构（椎动脉行于横突孔）。彩色多普勒血流显像显示节段性血流充盈，具有中心亮带血流分布特征，血流方向与颈动脉相同(图 6-11，图 6-12)。频谱多普勒检测椎动脉血流频谱为低阻力型，与颈内动脉相似(图 6-13)。当出现生理性管径不对称，管径纤细的一侧椎动脉多普勒血流频谱表现为高阻力型。

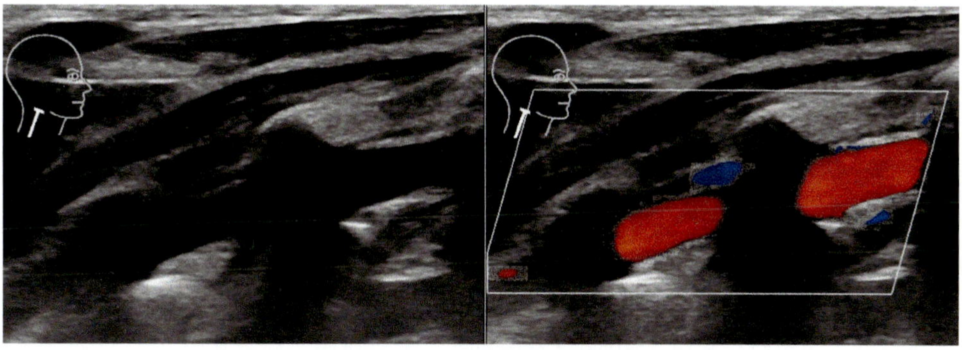

图 6-11　正常椎动脉超声显像

椎动脉在横突孔间走行，呈节段性显示

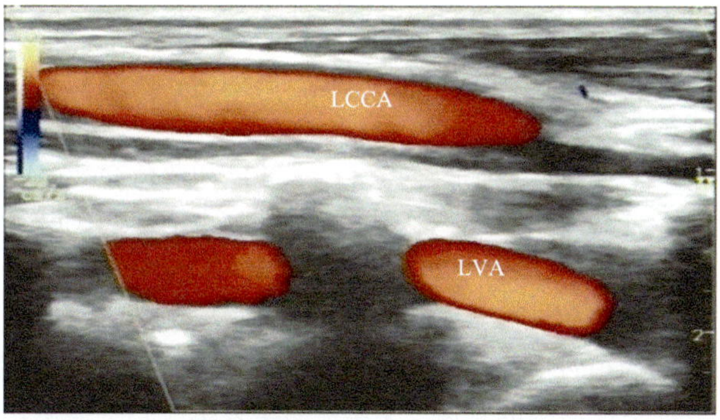

LVA：左侧椎动脉；LCCA：左侧颈总动脉

图 6-12　正常椎动脉彩色多普勒血流显像，椎动脉与颈总动脉血流方向相同

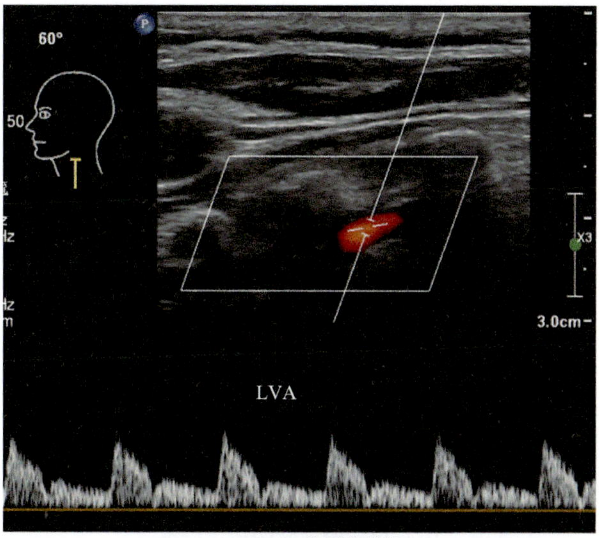

LVA：左侧椎动脉

图 6-13　正常椎动脉频谱多普勒图像

（二）下肢动脉超声探查方法及正常声像图

1. 目的 下肢动脉超声检查是为了评价动脉病变的部位、范围和严重程度。

2. 适应证 ①下肢乏力、发凉；②下肢间歇性跛行、疼痛、溃疡或坏疽；③下肢动脉搏动减弱或消失；④疑有动脉瘤、假性动脉瘤、动静脉瘘；⑤下肢动脉手术或介入治疗后的随访。

3. 禁忌证和局限性 无绝对禁忌证。相应部位有插管、溃疡、石膏固定时，检查可能受限。

4. 检查前准备 一般无须特殊准备。若需进行髂动脉检查的，为减少肠气对髂动脉检查的干扰，患者需禁食、禁水、禁烟、禁嚼口香糖 8h 以上。糖尿病及危重症患者酌情处理。

5. 下肢动脉超声探查方法

（1）检查的体位：①髂动脉，取仰卧位，髋部稍稍外旋。②股动脉，取仰卧位，膝部稍外旋。③腘动脉，取俯卧位或侧卧位或半坐位，半坐位检查时，脚从检查床伸出放在椅子上，小腿伸展轻微外旋。④胫后动脉、腓动脉，取俯卧位、仰卧位或半坐位。⑤胫前动脉，取仰卧位或半坐位，在胫骨与腓骨的中间，小腿前外侧扫查。各下肢动脉的超声检查方法见图 6-14～图 6-17。

（2）下肢动脉超声检查常用 4～9MHz 线阵探头，髂动脉超声检查常用 2～5MHz 凸阵探头。股浅动脉的远段和胫腓干位置较深，必要时可用 2～5MHz 凸阵探头。胫前动脉的远段和足背动脉则较为浅表，可采用 5～12MHz 线阵探头。

6. 正常下肢动脉超声图像

（1）二维灰阶显像：血管壁的内膜、中膜、外膜三层结构，内膜光滑。动脉走行自然，管腔清晰，管径无局限性狭窄或扩张。

（2）彩色多普勒显像：管腔内彩色血流充盈好，呈红色和蓝色交替。直行的动脉段内血流呈层流，表现为动脉管腔中央色彩较为明亮，管腔边缘色彩较深暗。各下肢动脉的彩色多普勒显像见图 6-18～图 6-22。

（3）频谱多普勒显像：静息状态下，正常下肢动脉的血流频谱呈典型的三相波，即收缩期为快速上升的正向波，舒张早期的短暂反流形成反向波，以及舒张晚期为低速正向波（图 6-23）。正常下肢动脉多普勒频谱波形呈现清晰的频窗、无湍流。在老年或心脏输出功能较差的患者，四肢动脉的血流频谱可呈双相型，甚至单相型。当肢体运动、感染或温度升高而出现血管扩张时，外周阻力下降，舒张早期的反向血流消失，在收缩期和舒张期均为正向血流。

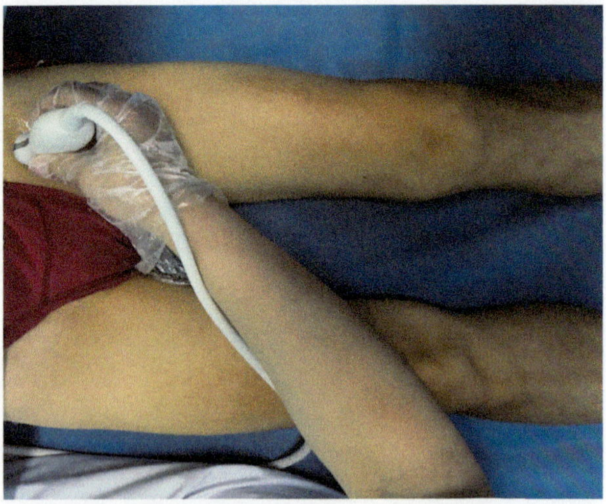

图 6-14 股动脉的超声检查

仰卧位，在腹股沟区稍下方、大腿内侧探查

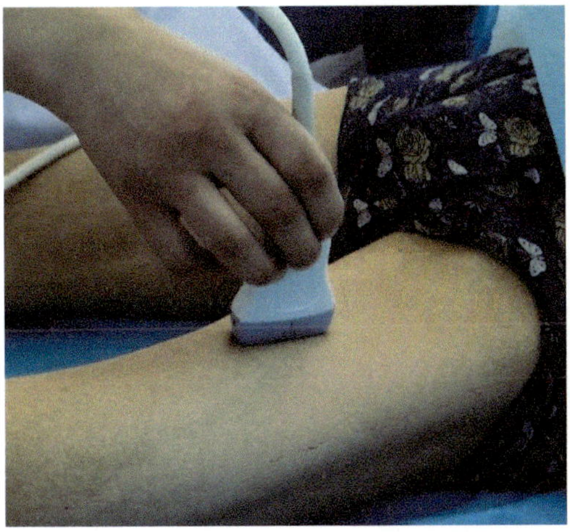

图 6-15　股浅、股深动脉的超声检查

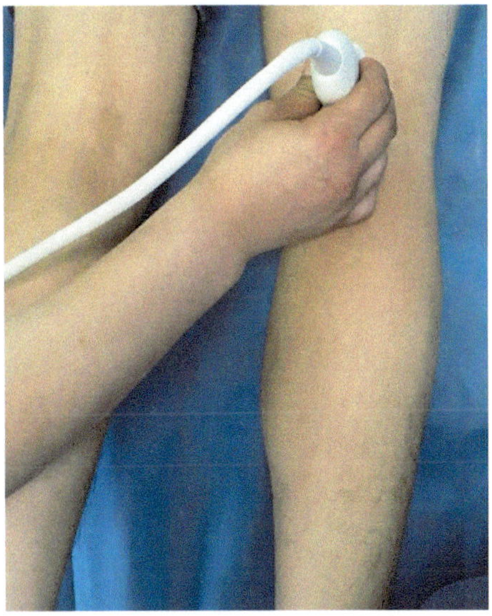

图 6-16　腘动脉的超声检查

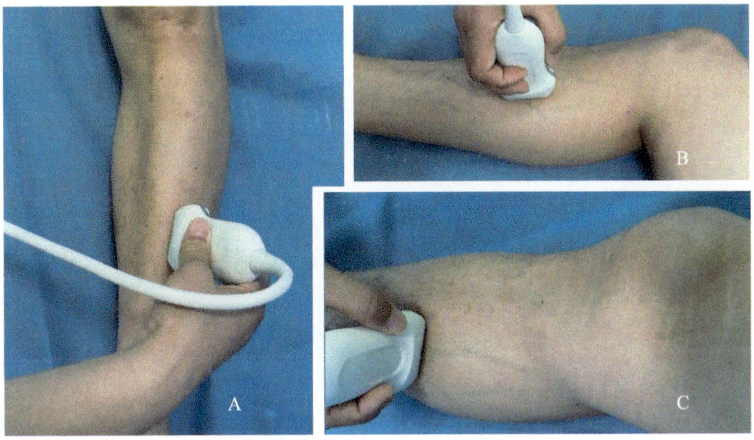

图 6-17　胫前动脉、胫后动脉及腓动脉的超声检查

仰卧位探查：A. 胫前动脉于小腿前外侧胫骨与腓骨的中间探查；B、C. 胫后动脉及腓动脉在小腿内侧探查，膝部稍外旋

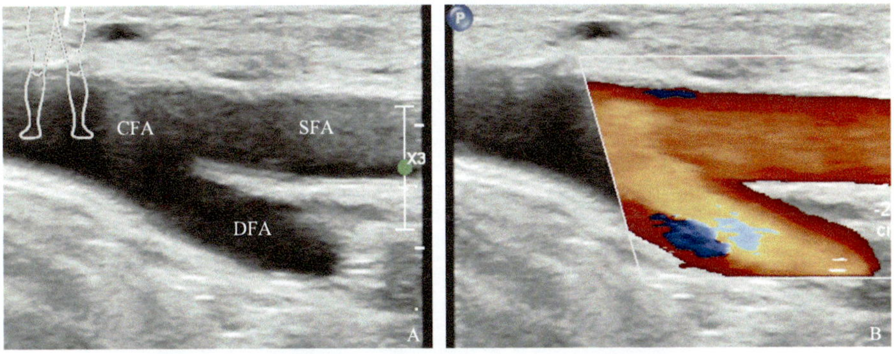

CFA：股总动脉；SFA：股浅动脉；DFA：股深动脉

图 6-18　股动脉分出股浅动脉及股深动脉的超声图像

A. 二维灰阶显像；B. 彩色多普勒显像

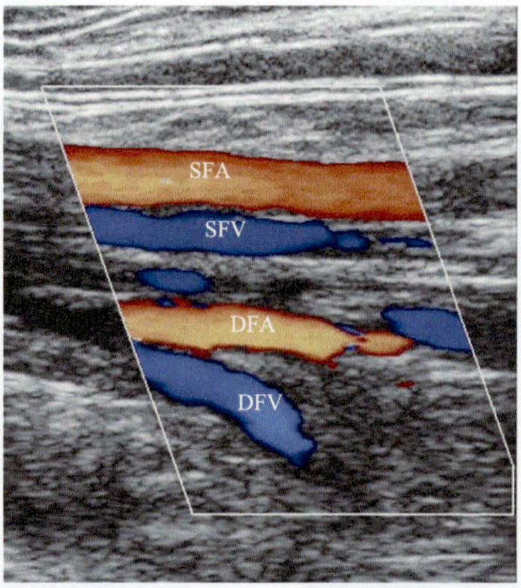

SFA：股浅动脉；SFV：股浅静脉；DFA：股深动脉；DFV：股深静脉

图 6-19　股浅动静脉及股深动静脉彩色多普勒超声

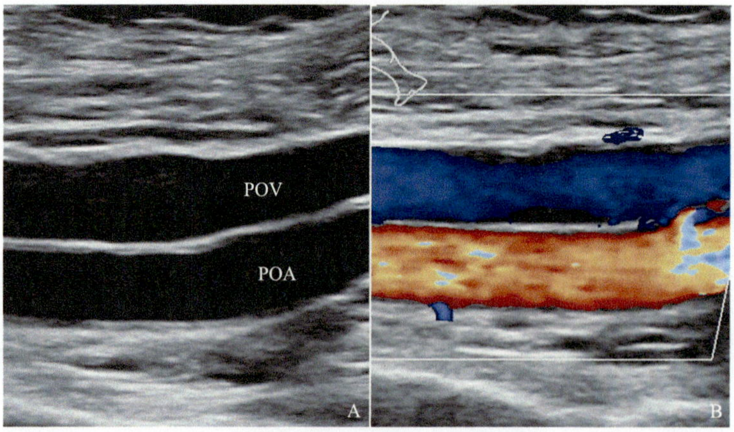

POA：腘动脉；POV：腘静脉

图 6-20　腘动脉超声图像

A. 二维灰阶显像；B. 彩色多普勒显像

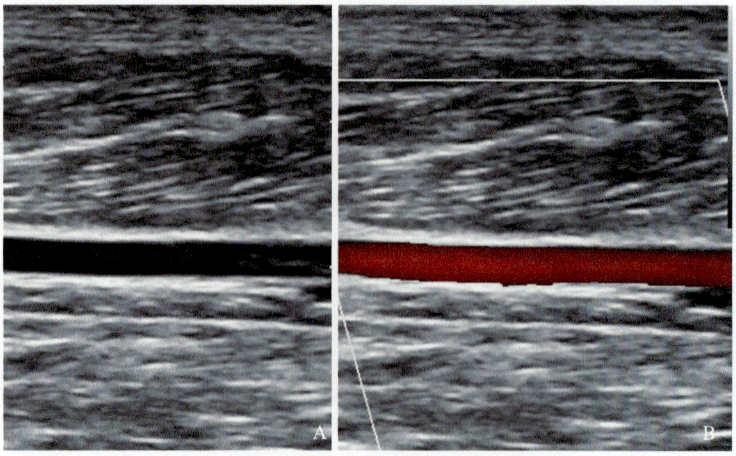

图 6-21　胫前动脉超声图像

A. 二维灰阶显像；B. 彩色多普勒显像

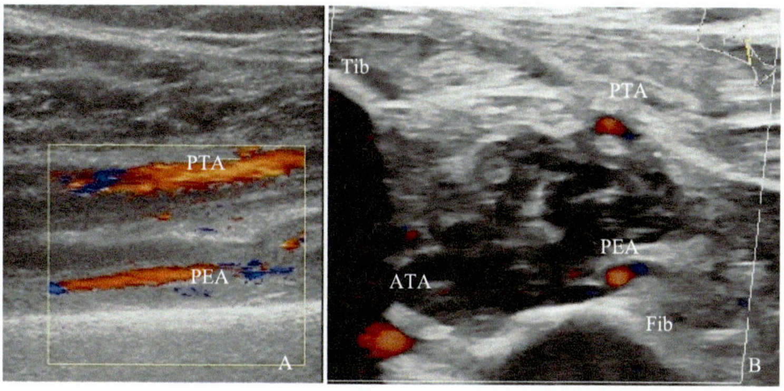

图 6-22 小腿动脉彩色多普勒超声图（仰卧位）

A. 探头置于小腿内侧扫查，显示位于前方的胫后动脉（PTA）和位于后方的腓动脉（PEA）纵切面超声图（图像左侧为头端）；B. 同时显示胫后动脉（PTA）、腓动脉（PEA）和胫前动脉（ATA）横切面图，胫后动脉走行于小腿中间，腓动脉靠近于腓骨（Fib），胫前动脉位于胫骨（Tib）和腓骨之间。图像上动脉的前后相对位置关系随观察角度不同而改变

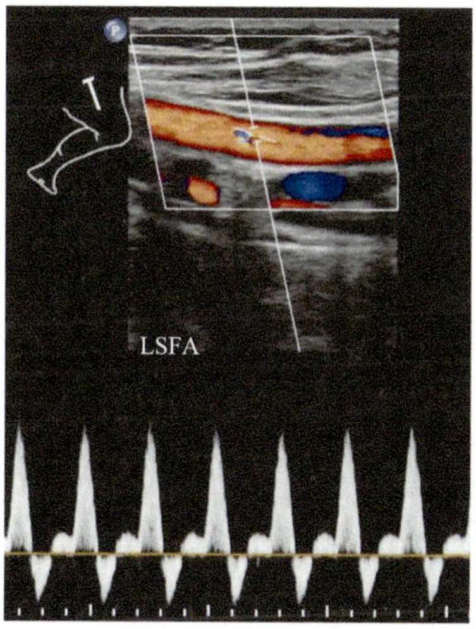

LSFA：左侧股浅动脉

图 6-23 股浅动脉频谱多普勒超声图

频谱呈三相波形，第一个为陡直收缩期尖峰，随之是舒张早期反向血流，第三个是在舒张晚期转化为正向小波

三、动脉粥样硬化

（一）病因、病理、血流动力学改变及临床表现

1. 病因、病理 动脉粥样硬化（atherosclerosis）的病因尚未完全确定。目前认为是多因素作用于不同环节所致，这些因素包括：年龄、性别、血脂异常、高血压、吸烟、糖尿病和糖耐量异常、肥胖、家族史等。本病的主要病理改变为受累动脉从内膜开始，先后有脂质积聚、纤维组织增生和钙质沉着，并有动脉中层的逐渐退化和钙化，在此基础上继发斑块内出血、斑块破裂及局部血栓形成。表现为动脉管壁内中膜增厚、斑块形成、动脉管腔狭窄和（或）闭塞，动脉弹性减弱、脆性增加，也可扩张形成动脉瘤。

2. 血流动力学改变及临床表现

（1）颈动脉粥样硬化病变：是颈动脉缺血性脑血管病变的重要原因之一，动脉粥样硬化病变好发的部位以颈动脉分叉最多见。斑块造成血管狭窄，脑供血不足或局部血栓形成，或斑块破裂、碎片脱落造成脑栓塞等脑血管意外；轻者可无症状，狭窄明显者则可能出现短暂性脑缺血发作，长期慢性脑缺血造成脑萎缩，可发展为血管性痴呆。

（2）下肢动脉粥样硬化病变：下肢动脉粥样硬化是下肢动脉狭窄、闭塞的主要病因。本病导致下肢供血障碍。临床表现为下肢发冷、麻木、疼痛、间歇性跛行，以及足、趾溃疡或坏疽。

（二）超声表现

1. 颈动脉粥样硬化病变超声表现

（1）二维灰阶显像

1）颈动脉内膜面粗糙、增厚。

2）粥样斑块形成：颈动脉内中膜增厚及斑块的界定为内中膜厚度≥1.0mm 为内膜增厚，局限性内中膜厚度≥1.5mm 定义为斑块。

（2）彩色多普勒显像

1）血流充盈不全（不规则或溃疡性斑块表面）。

2）狭窄段血流充盈呈细线样，血流呈湍流。当动脉闭塞时血流信号消失（图 6-24）。

（3）频谱多普勒显示：狭窄段血流频谱增宽，血流速度增快（表 6-2）。

（4）斑块的评价

1）根据斑块声学特征

A. 均质回声斑块：分低回声、等回声及强回声斑块（图 6-25）。

B. 不均质回声斑块：斑块内部包含强、中、低回声。

2）根据斑块形态学特征

A. 规则型：如扁平斑块，基底较宽，表面纤维帽光滑，形态规则。

B. 不规则型：如溃疡斑块，表面不光滑，局部组织缺损，形成“火山口”样缺损。

3）根据斑块超声造影后增强特点

A. 易损斑块：斑块由周边向内部呈密度较高的点状及短线状增强。

B. 稳定斑块：斑块无增强或周边及内部呈稀疏点状增强。

表 6-2 颈内动脉狭窄超声评价标准（2003 年，北美放射年会）

狭窄程度	PSV（cm/s）	EDV（cm/s）	PSV_{ICA}/PSV_{CCA}
正常或＜50%	＜125	＜40	＜2
50%～69%	125＜PSV＜230	40＜EDV＜100	$2<PSV_{ICA}/PSV_{CCA}<4$
70%～99%	≥230	≥100	≥4.0
闭塞	无血流信号	无血流信号	无血流信号

注：PSV 为收缩期峰值流速；EDV 为舒张期末流速；ICA 为颈内动脉；CCA 为颈总动脉

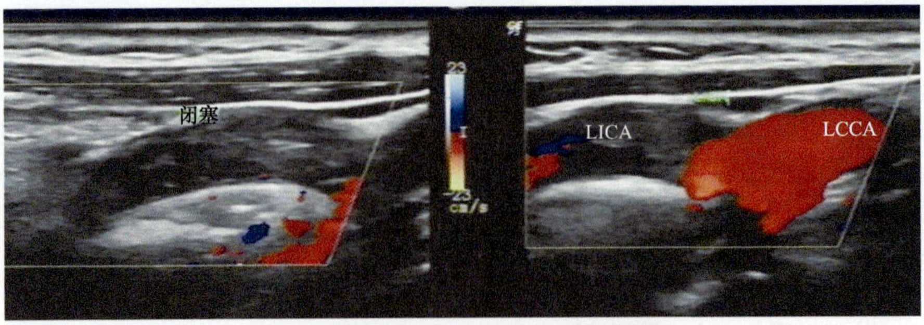

LICA：左侧颈内动脉；LCCA：左侧颈总动脉

图 6-24 颈动脉粥样硬化动脉闭塞彩色多普勒超声声像图

左侧颈内动脉闭塞。大面积脑梗死患者，颈内动脉内不均质回声充填，血流信号消失

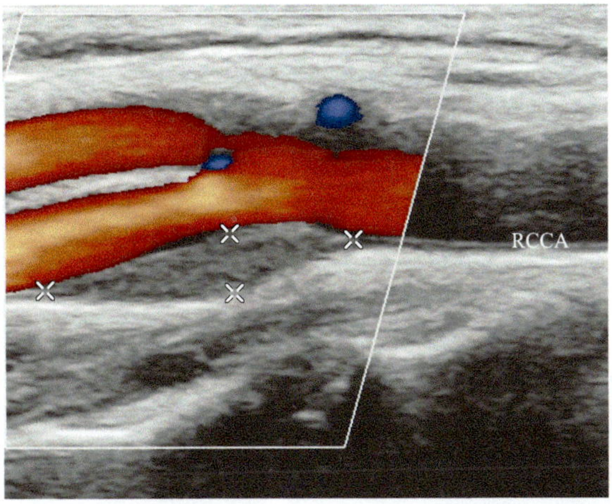

图 6-25 颈动脉粥样硬化均匀回声斑块彩色多普勒超声声像图

右侧颈总动脉（RCCA）分叉处至颈内动脉起始段粥样斑块，颈总动脉分叉处是斑块好发部位；等回声斑块（⨯⨯）形态规则、纤维帽完整，斑块处管腔内血流充盈缺损

2. 锁骨下动脉狭窄和闭塞

（1）狭窄程度分类

1）狭窄小于 50%：局部血流速度稍高于健侧，但频谱形态正常。当狭窄率接近 50%时，患侧椎动脉收缩期加速度时间延长，收缩峰出现小切迹频谱特征（隐匿型窃血）。

2）狭窄 50%～69%：狭窄段血流速度高于健侧，频谱改变。同侧椎动脉表现为收缩期达峰时间延长，伴切迹加深或低速逆转血流信号（隐匿型或部分型窃血）。健侧椎动脉血流速度相对升高。

3）狭窄 70%～99%：狭窄段血流速度明显升高，频谱改变。患侧椎动脉出现典型的振荡型频谱。当狭窄≥90%时，患侧椎动脉以逆转的负向血流信号为主，舒张期正向血流信号微弱（部分型窃血）或反向（完全型窃血）。

4）锁骨下动脉闭塞：开口处血管腔内充填均质或不均质回声，血流信号消失，开口以远探及低速低阻力类似颅内动脉血流信号。患侧椎动脉血流方向完全逆转（完全型窃血），见图 6-26、图 6-27。

（2）锁骨下动脉窃血分级：Ⅰ级，隐匿型窃血；Ⅱ级，部分型窃血；Ⅲ级，完全型窃血。

3. 下肢动脉粥样硬化病变超声表现

（1）二维灰阶显像：动脉内膜和中层增厚，凸向管腔，当内中膜厚度大于 1.0mm（分叉处大于 1.2mm），即可认为动脉粥样硬化斑块斑点形成（图 6-28）。可见管壁钙化，病变处可伴有附壁血栓。动脉粥样硬化斑块可为局限性，也可为弥漫性。

斑块因其成分不同而有不同的超声表现：①钙化斑块具有较强的超声反射界面而呈强回声，后方伴声影；②动脉内壁或斑块表面可出现附壁血栓呈低回声，新鲜血栓与血液的回声相似，二维灰阶超声成像较难分辨附壁血栓与腔内血液的界面；③含有较多纤维组织的斑块回声介于以上二者之间，呈低回声或等回声；④混合型斑块内因为存在不同的成分而具有以上各种斑块的不同表现，混合型斑块内存在低回声区域时常提示斑块内出血。

（2）彩色多普勒显像

1）病变引起血管狭窄时，彩色血流形态不规则，出现充盈缺损，血流变细。

2）狭窄即后段（紧接狭窄段之后 3cm 以内）出现湍流，即五彩镶嵌样血流。

3）动脉闭塞时病变段内无血流信号（图 6-29）。

4）在下肢动脉粥样硬化闭塞的不同阶段，频谱多普勒表现为不同的形态。病变早期动脉管腔无明显狭窄时，频谱形态可正常；当存在管腔狭窄时，频谱多普勒显示狭窄处血流速度增快或呈射流，频谱形态异常，三相波消失。下肢动脉狭窄和闭塞的超声诊断标准见表 6-3。

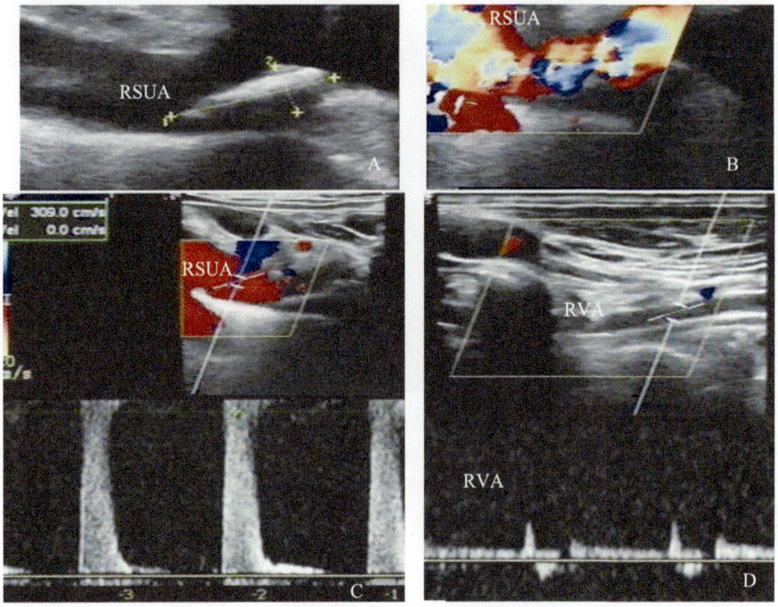

RSUA：右锁骨下动脉；RVA：右侧椎动脉

图 6-26　右锁骨下动脉窃血

A. 右锁骨下动脉起始段斑块、管腔狭窄二维灰阶图；B. 右锁骨下动脉起始段管腔狭窄彩色多普勒图，血流速度增快，呈五彩镶嵌血流信号，血流通过狭窄处变细；C. 右锁骨下动脉起始段管腔狭窄处频谱图，频窗充填，血流速度增快；D. 右侧椎动脉频谱图，血流收缩期部分反向

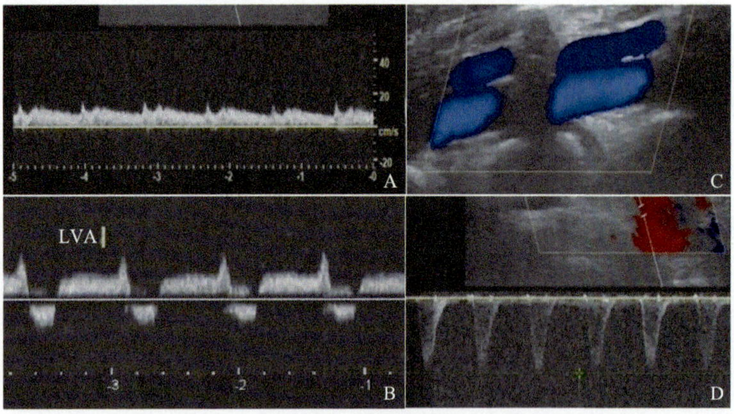

LVA：左侧椎动脉

图 6-27　锁骨下动脉窃血椎动脉血流频谱对比图

A. 隐匿型窃血，收缩中期切迹；B. 部分型窃血，收缩期血流部分反向，舒张期血流正向；C. 椎动脉彩色血流显像，动静脉血流方向相同；D. 完全型窃血，收缩期与舒张期血流均完全反向

表 6-3　下肢动脉狭窄和闭塞的超声诊断标准（Cossman 等）

动脉狭窄程度	狭窄处 PSV（cm/s）	R_{PSV}
正常	＜150	＜1.5：1
30%～49%	150～200	1.5：1～2：1
50%～75%	200～400	2：1～4：1

续表

动脉狭窄程度	狭窄处 PSV（cm/s）	R_{PSV}
>75%	>400	>4∶1
闭塞	无血流信号	

注：PSV，收缩期峰值流速；R_{PSV}，狭窄处与狭窄近心端正常动脉段收缩期峰值流速比值

直径狭窄率≥50%的动脉狭窄即后段伴有血流紊乱，这是一个重要征象。动脉主干闭塞时，闭塞近心端和远心端可能有侧支循环形成，侧支动脉血流速度可能增高，此时应该注意与动脉主干狭窄的鉴别。侧支动脉高速血流往往无湍流现象，而≥50%动脉狭窄即后段有湍流；彩色多普勒可观察血流增速所在位置有助于鉴别。对于动脉多处狭窄，诊断第二个及其以远的动脉狭窄，应用血流速度比值相比流速绝对值更有意义。

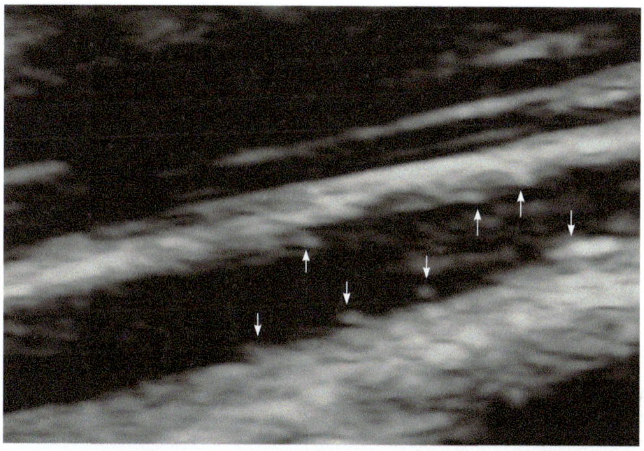

图 6-28　动脉粥样硬化斑点形象的二维灰阶显像图

胫前动脉管壁不光滑，内膜面见多个粥样斑点（箭头所示）散在分布

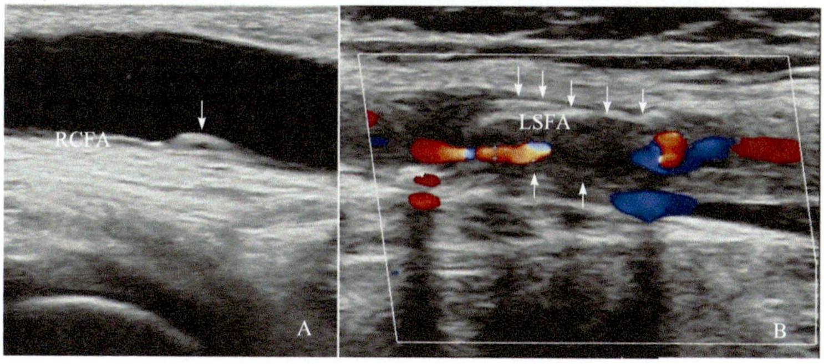

RCFA：右侧股总动脉；LSFA：左侧股浅动脉

图 6-29　股动脉斑块声像图

A. 二维灰阶显像，动脉内膜增厚凸向管腔，斑块形成（箭头）；B. 彩色多普勒显像，动脉管腔狭窄，血流形态不规则，充盈缺损，血流变细（测量标尺所示）

（三）超声诊断价值

超声检查对动脉粥样硬化病变的早期诊断、临床预防和治疗方案的制订有重要价值。超声检查不仅能够较为准确地判断动脉狭窄的程度和范围，还可以判断斑块的形态和性质，为治疗方案的选择提供依据。

四、真性动脉瘤

（一）病因、病理、血流动力学改变及临床表现

真性动脉瘤（true aneurysm）主要由于动脉中膜平滑肌萎缩，弹力纤维退变、断裂，局部管壁变薄，在血流冲击下局部逐渐膨出形成。当病变处动脉管径为相邻正常管径的1.5倍以上时，可诊断为真性动脉瘤。瘤壁由动脉壁全层构成，瘤腔内可有附壁血栓。动脉瘤多为膨胀性搏动性肿物，部分在体表可扪及。

（二）超声表现

1. 二维灰阶显像

1）动脉呈局限性梭状或囊状扩张，动脉管壁连续性尚好。

2）动脉内径为相邻正常动脉的1.5倍以上。

3）可有动脉管壁回声增强，内膜不光滑、毛糙，并可见斑块强回声。

4）动脉瘤体附壁血栓多呈低或中等回声。

2. 彩色多普勒显像 动脉瘤内血流紊乱，在扩张明显或呈囊状扩张的病变区可见涡流。附壁血栓形成后可见彩色血流充盈缺损（图6-30）。

3. 频谱多普勒显像 在动脉瘤腔的不同位置取样，可得到不同的血流频谱波形，频谱多普勒对于识别瘤腔因血栓形成而闭塞具有重要价值。

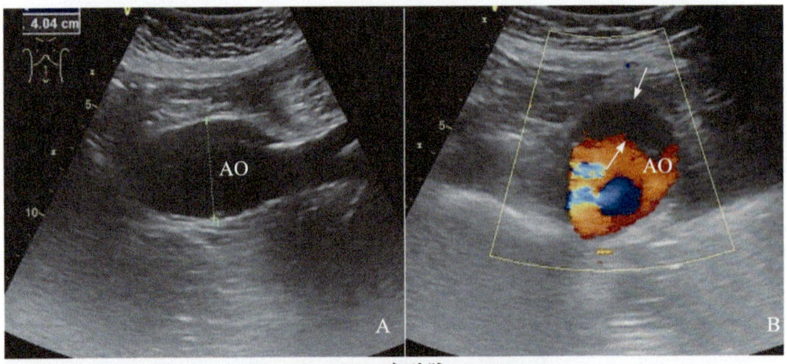

AO：主动脉

图6-30 腹主动脉真性动脉瘤

A. 腹主动脉瘤长轴切面；B. 腹主动脉瘤短轴切面，箭头示瘤壁血栓

（三）超声诊断价值

超声检查可方便快捷地诊断真性动脉瘤，准确性高。超声可以准确测量瘤体的大小以及瘤体近心端、远心端到动脉分叉的距离，评价瘤体内是否有血栓、血栓的程度和瘤体是否闭塞。

五、假性动脉瘤

（一）病因、病理、血流动力学改变及临床表现

假性动脉瘤（pseudoaneurysm）常见于外伤或医源性检查诊治过程中导致的血管壁损伤，也可以继发于感染和引起动脉壁薄弱的其他病变，如血管炎、纤维性结构不良（fibrous dysplasia）、马方综合征和Ehlers-Danlos综合征等。动脉管壁全层破损，动脉血液流出，形成动脉旁血肿。血肿

外可仅有外膜层甚至仅为血管周围组织包绕，构成瘤壁。早期血管内膜面直接与管腔相通；晚期血肿机化，内膜面可有内皮细胞覆盖。假性动脉瘤多为呈球形或卵圆形膨胀性搏动性肿物，体积较大的动脉瘤可压迫邻近神经引起远侧肢体疼痛，感觉异常。

（二）超声表现

1. 二维灰阶显像

（1）动脉旁显示无回声结构，呈类圆形或不规则形，为假性动脉瘤的瘤腔。

（2）瘤腔内壁可见厚薄不均的低或中等回声，为瘤内血栓形成。

（3）瘤腔内血流呈云雾状流动。

（4）动脉壁与瘤腔间的破裂口即瘤颈。

2. 彩色多普勒显像 假性动脉瘤瘤腔内血流紊乱或呈涡流状，于瘤颈处可见收缩期血流由动脉喷射入瘤体内，舒张期瘤体内的血液流回动脉腔，呈双向血流（图 6-31）。瘤体内有血栓形成时，彩色血流呈现局限性充盈缺损。

3. 频谱多普勒显像 频谱多普勒取样框置于瘤颈处可记录到双向血流频谱，即收缩期由动脉流入瘤体的高速射流频谱，舒张期瘤体内的血流反流入动脉腔的低速血流频谱。瘤腔内血流紊乱，不同位置探及的血流频谱形态不同。

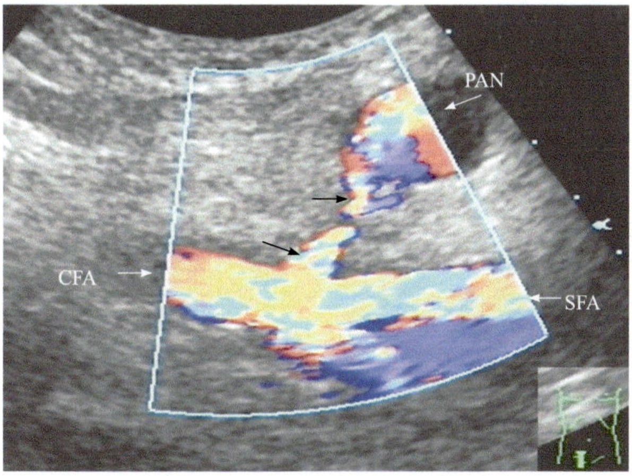

CFA：股总动脉；SFA：股浅动脉；PAN：假性动脉瘤瘤体

图 6-31 股动脉假性动脉瘤

股动脉通过瘤颈（黑箭头）与假性动脉瘤瘤体相通

（三）超声诊断价值

超声可对假性动脉瘤的部位、大小及血流动力学变化作出准确判定。超声评价假性动脉瘤时，尤其需要注意瘤颈长度和直径，瘤体内血栓和血流的比例，因其影响着治疗方案的选择。瘤颈细长、血流少的小假性动脉瘤，可能自发闭塞而无需手术治疗。在如穿刺、置管等医源性外伤引起的较小的假性动脉瘤中，临床往往采用紧急加压包扎等非手术治疗手段，超声能起到很好地随访监测作用。

六、夹层动脉瘤

（一）病因、病理、血流动力学改变及临床表现

各种原因引起动脉管壁内膜或中膜撕裂后，受血流的冲击，使内膜层、中膜层与外膜层分离，

血液注入形成假性管腔或血栓，导致真性血管腔狭窄或闭塞，引发缺血性脑血管病。根据假腔破裂口的位置与真假腔血液流动的方向不同，血流动力学变化有所不同。临床上的主要表现与病变引起的脑缺血程度相关。夹层动脉瘤在内膜撕裂早期有剧烈的胸痛或腹痛，发生在胸主动脉或腹主动脉夹层，是非常危急的，死亡率超过30%，应立刻报危急值并快速进行处理。

（二）超声表现

1. 二维灰阶显像

（1）假腔破裂出、入口均与真腔相通者，二维超声纵切面、横切面均显示真、假双腔结构，血管腔内可见线状膜样中等回声随血流漂动（图6-32）。

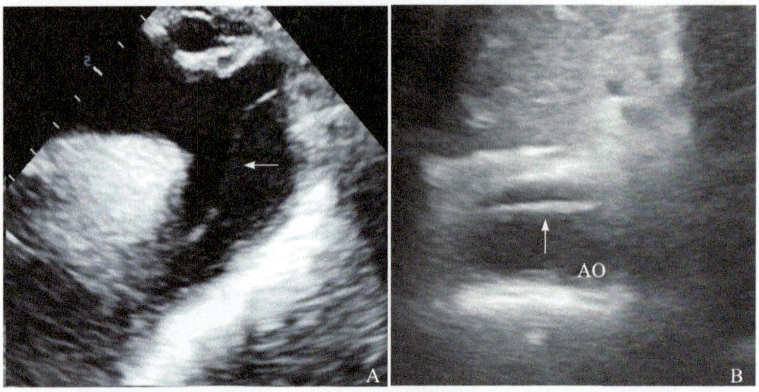

AO：主动脉

图6-32 降主动脉延至腹主动脉的夹层动脉瘤二维灰阶超声显像

动脉管腔内线状膜样中等回声（箭头），图A为降主动脉内夹；图B为腹主动脉上段内夹层

（2）假腔只有单一入口无出口时，血管腔外径明显增宽，真腔内径相对减小，假腔内径增宽，内可探及低回声或不均质回声（血栓）。

2. 彩色多普勒显像

（1）若假腔入口位于近心端、出口位于远心端时，假腔内的血流方向与真腔一致，血流色彩与真腔一致，但假腔内血流无中心亮带，真腔管径减小出现加速的五彩镶嵌血流特征。

（2）若假腔入口位于远心端，假腔内血流方向与真腔相反，真、假腔内血流色彩不同。

（3）若假腔只有入口（单一破裂口）时，病变早期可探及双腔结构，假腔内单向收缩期低速血流信号。若假腔内血栓形成，血管腔内膜状结构消失，撕脱的内膜附着于假腔内的血栓表面，真腔管径减小，出现真腔血管狭窄。若假腔内血栓形成迅速可导致真腔闭塞。

3. 频谱多普勒显像 当存在真假双腔结构时，真腔内血流速度升高，血流频谱与血管狭窄相同。假腔内血流频谱异常，收缩与舒张期流速不对称，血管阻力相对升高。

真性动脉瘤、假性动脉瘤、夹层动脉瘤的鉴别见表6-4。

表6-4 真性动脉瘤与假性动脉瘤、夹层动脉瘤的鉴别

鉴别项目	真性动脉瘤	假性动脉瘤	夹层动脉瘤
常见病因	动脉粥样硬化	外伤、感染	动脉粥样硬化、梅毒、马方综合征等
起病	缓慢	可慢、可急	急骤
形态	梭形、囊状	动脉旁的囊性肿块	双腔（真腔和假腔）
彩色多普勒超声表现	紊乱血流或涡流	瘤颈处双向血流信号	真、假腔内彩色血流一般不同（方向、彩色血流亮度等）
频谱多普勒超声表现	紊乱血流或涡流	瘤颈处双向血流频谱	真、假腔多普勒频谱一般不同（方向、流速等）

（三）超声诊断价值

夹层动脉瘤是引起急性缺血性病变和严重出血的重要原因。怀疑有颈动脉夹层时，可以急诊快速行超声检查，及时准确做出诊断，对于临床采用有效的治疗方法（药物或外科），预防脑缺血病变的发生与进展具有重要的价值。超声可快速诊断有无胸腹主动脉夹层，为临床紧急处理提供依据。

七、多发性大动脉炎

（一）病因、病理、血流动力学改变及临床表现

多发性大动脉炎是一种主要累及主动脉及其主要分支的慢性非特异性炎症，导致管腔节段性狭窄甚至闭塞，并可继发血栓形成。其病因不明，临床表现复杂，故命名众多，如无脉症、主动脉弓综合征、特发性动脉炎、Takayasu 动脉炎等，我国常称之为多发性大动脉炎。本病早期为动脉周围炎及动脉外膜炎，随后向血管的中层及内膜发展；后期血管壁全层遭受破坏。动脉壁的病变以纤维化为主。

其临床表现早期可有乏力、消瘦、低热、食欲缺乏、关节和（或）肌肉酸痛、多汗等非特异性症状，临床易误诊。后期发生动脉狭窄，引起相应的动脉供血不足。按受累血管部位不同可分为四型：头臂型，胸、腹主动脉型，肾动脉型和混合型。

（二）超声表现

本病主要发生于主动脉及其主要分支，病变最多见于主动脉弓及其主要分支的起始处或近段，如左锁骨下动脉、左颈总动脉及无名动脉，其次为胸、腹主动脉及其分支起始段或近段，如肾动脉、肠系膜上动脉及腹腔动脉等。偶见髂、股动脉受累。

受累动脉声像图表现与病变程度相关，轻度病变者受累动脉外膜和（或）中层增厚，内膜仍清晰可见，重度病变者累及全层动脉壁，致使动脉壁三层结构消失，管壁广泛增厚，管腔内径明显减小。增厚的动脉壁纵切面前后壁呈均匀性增厚，横切面表现为环形增厚（图 6-33）。病变严重者可继发血栓导致管腔闭塞。这与动脉粥样硬化的表现不同。

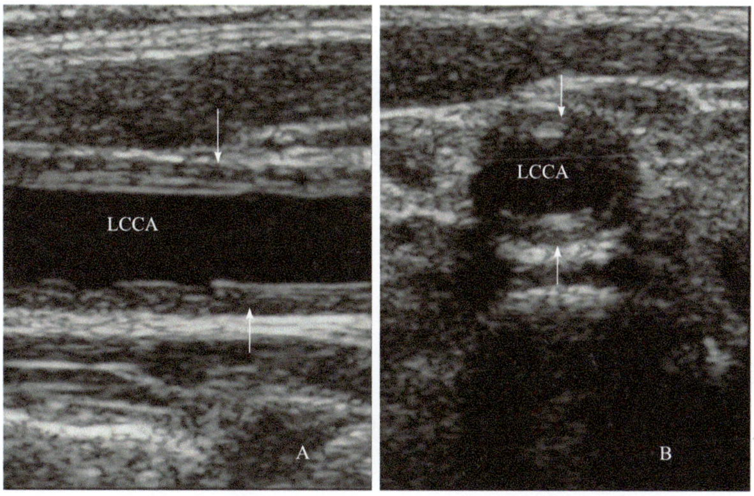

图 6-33　左侧颈总动脉（LCCA）管壁环形增厚

A. 长轴图；B. 短轴图；箭头示管壁环形增厚

本病需与动脉硬化性病变相鉴别。本病多见于年轻女性，疾病活动期有发热和红细胞沉降率加快等现象，动脉病变主要累及主动脉及其分支的起始部，管壁全层增厚，表现为均匀向心性增厚。而动脉硬化性病变多见于中老年男性，病变主要累及大中动脉，常伴有糖尿病、高脂血症，内膜不均匀性增厚，管腔内可见强弱不等的斑块回声。

（三）超声诊断价值

超声检查能够较好地诊断本病，并能与常见的动脉粥样硬化病变鉴别。超声可观察受累动脉壁的结构改变，有无继发血栓和合并动脉瘤，以及病变部位血流动力学改变，对狭窄部位、范围和程度的判断较为准确。但是，某些部位的动脉，如左颈总动脉起始部、左锁骨下动脉起始部、胸腹主动脉及肾动脉等，均可由于骨骼遮挡、肥胖及气体干扰而显示不满意，难以清晰显示受累动脉的管壁结构，有可能遗漏这些部位的轻度狭窄。

第二节 静脉疾病

静脉超声检查是外周静脉疾病的首选检查方法。本节主要介绍外周静脉超声检查中下肢静脉方面的内容。

一、下肢静脉解剖

下肢静脉由深静脉系统和浅静脉系统组成，下肢深静脉系统包括小腿的胫前静脉、胫后静脉、腓静脉、胫腓静脉干和腘窝处的腘静脉，大腿的股浅静脉、股深静脉和股静脉。下肢浅静脉系统主要由大隐静脉和小隐静脉构成。深静脉与浅静脉之间的交通通过穿静脉实现。

（一）深静脉

下肢深静脉与同名动脉伴行，被肌肉组织环绕而命名。由于深静脉周围肌肉收缩，血栓脱落的风险高于浅静脉，临床上更可能引起严重的肺栓塞。

（二）浅静脉

浅静脉接近皮肤，主要浅静脉无动脉伴行，走行于筋膜与肌肉组织之间的间隙。

（三）穿静脉

穿静脉是连接深静脉与浅静脉的静脉。其主要功能是保证血液从浅静脉系统进入深静脉系统。当穿静脉功能正常时，能避免皮肤层血液淤滞。当其功能不佳时，血液会滞留在皮肤层，从而引起慢性淤血改变甚至溃疡。

二、探查方法及正常声像图

（一）适应证

1. 有症状或虽无症状但高风险患者，评价其是否存在静脉血栓栓塞性或静脉回流受阻性疾病。

2. 对于首次检查深静脉血栓为阴性，但存在高危风险的患者（有病史、预测概率高或 D-二聚体检查阳性），进行多次检查是必要的。

3. 评价静脉瓣膜功能不全、反流及静脉曲张。

4. 静脉消融或其他介入术后评价。

5. 透析通路的评价。

6. 外科手术前静脉标记。

7. 静脉通路建立前，进行静脉评估。

8. 对已知有静脉血栓并进行抗凝治疗的患者，在其抗凝治疗结束或接近结束时，进行随访，注意是否有残留静脉血栓。

（二）禁忌证和局限性

无绝对禁忌证。但相应部位有插管、溃疡及石膏固定时，检查可能受限。

（三）检查前准备

一般无须特殊准备。室内温度适宜，冬季注意保暖。若需进行髂静脉检查，为减少肠气对髂动脉检查的干扰，患者需禁食、禁水、禁烟、禁嚼口香糖 8h 以上。糖尿病及危重症患者酌情处理。

（四）超声探查方法

1. 检查体位　平卧位或站立位。平卧位较适合于年龄较大、行动不便者；站立位更适合下肢静脉的检查，因为站立位时下肢静脉充分膨胀便于更清晰显示，尤其便于静脉反流、管壁结构和细小血栓的观察。其他也可采用半卧位（头高足低）或坐位检查。一般情况下，体位与下肢动脉检查相同。

2. 探头选择　高频线阵小探头（10～18MHz）用于隐静脉等浅静脉、胫静脉远端的检查；中频线阵探头（5～9MHz）用于大部分下肢静脉；低频探头（2～5MHz）用于髂静脉、下腔静脉以及肥胖患者的下肢静脉。检查过程中选用相应的仪器预设条件，根据受检者的具体情况，如肢体的粗细、被检静脉内的血流速度等随时进行仪器的调节。

3. 检查方法　①二维灰阶超声显示静脉走行及结构，重点观察静脉走行、管壁及内膜、管腔内回声情况；②彩色多普勒观察静脉管腔内是否为自发性血流信号以及血流的充盈情况；③频谱多普勒准确测定静脉的血流方向、血流速度，通过多普勒频谱分析计算相应的血流参数指标。

（五）正常声像图

1. 二维灰阶超声　下肢静脉内径多大于伴行动脉内径，且随呼吸运动而变化。在深吸气或乏氏动作时，静脉内径增宽。直立位时，下肢静脉内径明显增宽。正常下肢静脉具有以下特征：①管壁菲薄，在二维超声上表现为细线状；②内膜平整、光滑；③管腔内的血流呈无回声，高分辨率超声仪可显示流动的红细胞而呈现弱回声；④管腔可随外部压力而发生形变：由于静脉壁很薄，仅凭腔内血液的压力使静脉处于开放状态，探头加压可使管腔完全压瘪。超声可显示静脉管腔内静脉瓣膜结构。

2. 多普勒超声

（1）彩色多普勒：①正常下肢静脉内显示单一方向的回心血流信号，挤压远端肢体时，管腔内血流信号增强，而当挤压远端肢体放松后或乏氏动作时，则血流信号立即中断或短暂反流后中断；②一些正常下肢静脉（如胫、腓静脉）可探测不到自发性血流，但人工挤压肢体远端时，管腔内可呈现血流信号。

（2）频谱多普勒：①正常下肢静脉血流频谱为连续性随呼吸节律出现期相性改变，这是静脉回流正常的重要标志；②深吸气后屏气时，大、中静脉的血流信号减少、短暂消失或出现短暂反流。

下肢各静脉彩色及频谱血流显像超声图像见图 6-34～图 6-38。

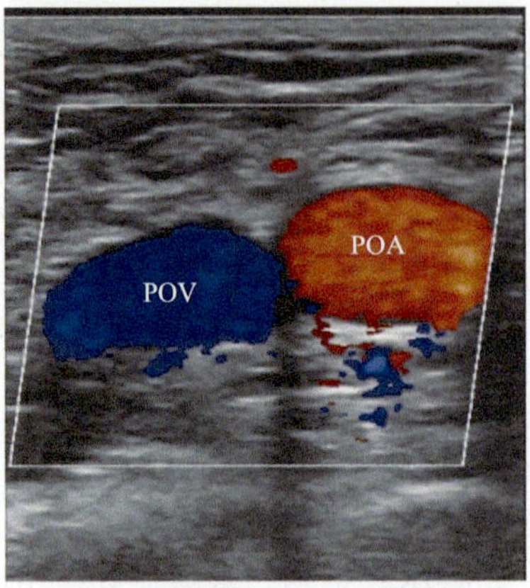

POA：腘动脉；POV：腘静脉

图 6-34　正常腘动静脉彩色多普勒超声图横切面

腘静脉与腘动脉伴行，腘静脉略受压变形

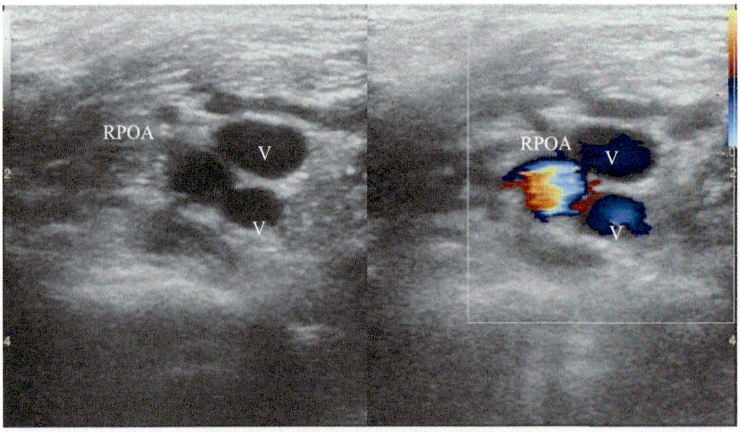

RPOA：右侧腘动脉；V：伴行的腘静脉

图 6-35　腘静脉彩色多普勒超声图横切面

出现两条腘静脉伴行一支腘动脉

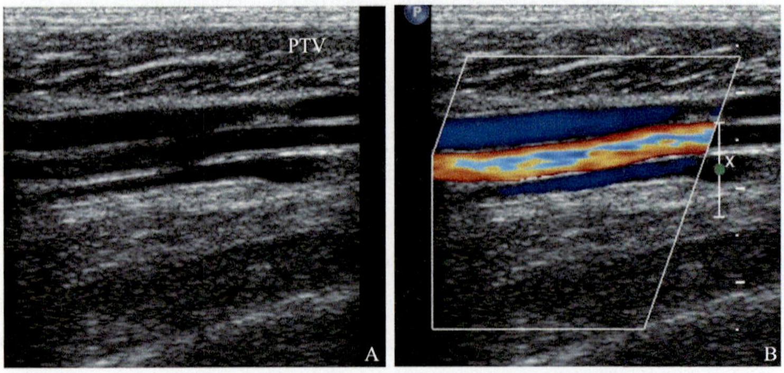

图 6-36　正常胫后静脉（PTV）超声图纵切面

两条胫后静脉（蓝色）伴行一条胫后动脉（红色）；A. 二维灰阶图；B. 彩色多普勒显像图

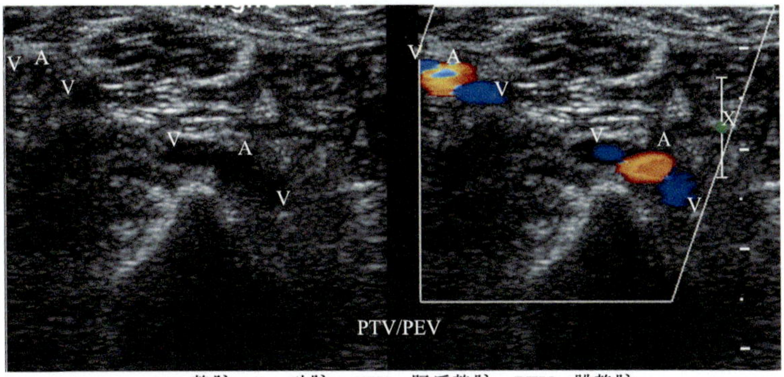

V：静脉；A：动脉；PTV：胫后静脉；PEV：腓静脉

图 6-37 胫后静脉和腓静脉超声图横切面

位于前方成对出现的胫后静脉与位于后方成对出现的腓静脉，胫后静脉和腓静脉与同名动脉伴行

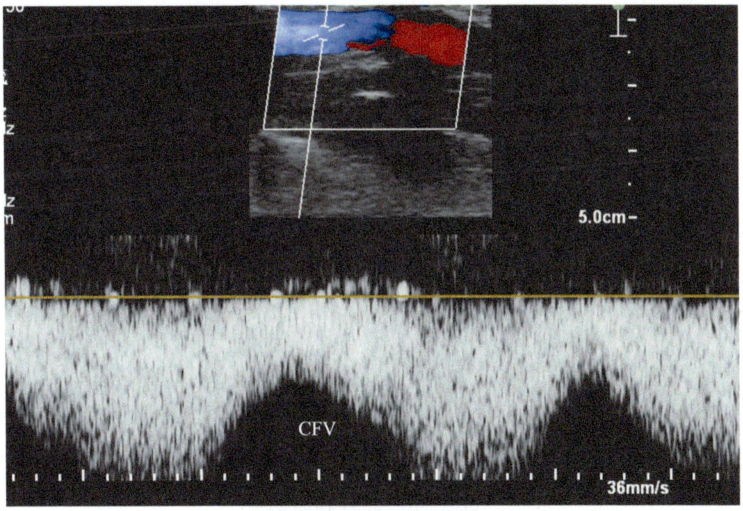

CFV：连续气流通气

图 6-38 股静脉正常频谱图

频谱多普勒显示股静脉血流峰值流速随呼吸呈期相性改变，吸气时腹压增加，静脉流速减低，呼气时流速增加

三、深静脉血栓

（一）病因、病理、血流动力学改变及临床表现

深静脉血栓形成（extremity venous thrombosis）的主要因素：静脉血流迟缓、内膜损伤和高凝状态。静脉管腔内的血液发生凝固，形成凝血块。血栓一旦形成，若不及时治疗可以不断变大，导致管腔部分或完全堵塞，并沿静脉管腔延伸。下肢深静脉血栓形成后临床表现：①血栓水平以下的肢体持续肿胀，站立时加重；②疼痛和压痛，皮温减低；③浅静脉曲张；④股青肿；⑤血栓脱落可引起肺栓塞等。

（二）超声表现

1. 二维灰阶显像

（1）急性血栓：是指 2 周以内的血栓，超声特点包括①管腔内探查到部分性或完全性血栓充填（若血栓形成数小时内通常为无回声，随时间推移逐渐呈弱回声或低回声）（图 6-39）；②完全性血栓管径明显扩张，大于相邻管腔；③加压探查，部分性血栓静脉管腔不能完全压瘪，完全性血栓静脉管腔无明显改变。加压探查要注意动作轻柔，避免血栓脱落的风险；④急性血栓的近心端往往未附着于静脉壁，自由漂浮于管腔中（图 6-40）。此种血栓非常危险，一旦发现应尽量不做加压探查，避免血栓脱落造成肺栓塞的风险。此种血栓应报危急值，提醒临床注意脱落风险。

（2）亚急性血栓：病变在 2 周～6 个月，超声特点包括①血栓回声较急性阶段相对增强；②血栓逐渐溶解和收缩，血栓变小、固定，静脉内径回缩；③静脉管腔不能完全被压瘪；④血栓黏附于静脉壁，不再自由浮动。并可以观察到节段性管腔再通征象（图 6-39）。

（3）血栓慢性期：此期血栓进入慢性机化过程（病程 6 个月以上）。超声特点主要包括①血栓机化，管腔内血栓回声明显增强，管壁不规则增厚，管腔部分再通；②深浅静脉瓣受血栓的累及发生纤维化损害，增厚、回声增强，开闭功能异常。

2. 多普勒显像

（1）急性血栓：血栓段静脉内血流信号消失（完全充填）或探及少量血流信号（部分充填）。不能获得多普勒血流频谱。当血栓使静脉完全闭塞时，血栓近端静脉血流信号消失或减弱，而血栓远端静脉频谱变为连续性，失去期相性，对乏氏试验反应减弱甚至消失。

（2）亚急性、慢性期血栓：静脉管腔内血流充盈不全，或呈周边血流征（图 6-39）。通过按压放松交替试验及乏氏试验，静脉血流无明显回流加速现象。血栓再通后静脉腔内血流信号增多，侧支静脉形成，受累静脉瓣出现反流。

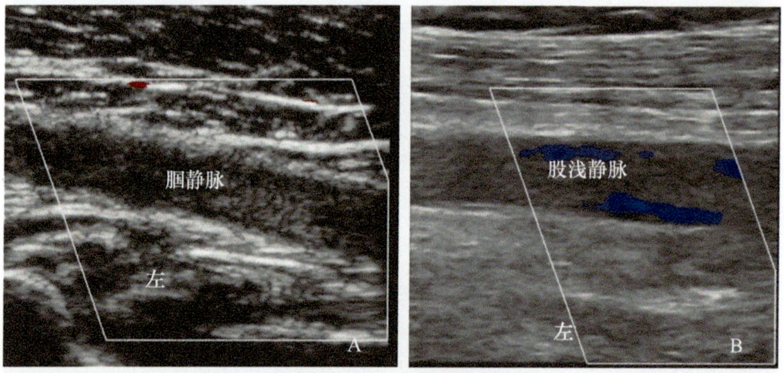

图 6-39 深静脉血栓

A. 腘静脉管腔内可见低回声及极低回声完全性充填，没有血流信号；B. 股浅静脉可见中低回声充填，管腔内沿管壁可以观察到细条状血流信号，即血流呈周边血流征分布，此为血栓后部分再通征象

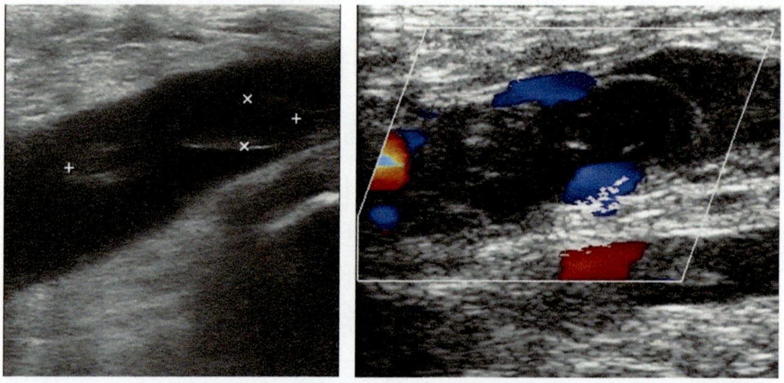

图 6-40 两例不同患者深静脉管腔内的漂浮性血栓

血栓与管壁结合不紧密，一端漂浮于管腔内。彩色多普勒显像可以在血栓周边探及血流信号。此类血栓容易脱落，增加肺栓塞的风险，检查时应谨慎操作，避免加压

（三）超声诊断价值

依据静脉管腔内回声、彩色血流的充盈、压迫试验及静脉频谱形态的变化，超声可以简便、准

确地诊断下肢静脉血栓形成，帮助临床制订治疗方案，是目前静脉血栓的主要检查手段。但是在某些情况下，超声诊断深静脉血栓显得比较困难，或难以对静脉血栓作出明确判断，如患者体型肥胖、腿部有绷带、血流速度缓慢等。彩色多普勒超声在探查部分闭塞性血栓时，彩色外溢现象会掩盖或使得部分闭塞性血栓显示不清，检查时需特别注意。使用彩色多普勒依据管腔内血流信号的充盈判定静脉血栓形成时应慎重。

四、静脉瓣膜功能不全

（一）病因、病理、血流动力学改变及临床表现

静脉瓣膜功能不全（venous valvular incompetence）又称为静脉瓣膜关闭不全，包括浅静脉、深静脉和穿静脉的静脉瓣膜功能不全，可分为原发性与继发性两类。原发性下肢深静脉瓣膜功能不全的病因至今尚未完全清楚，继发性深静脉瓣膜功能不全继发于静脉血栓等。静脉瓣膜功能不全时，造成血液反流，静脉高压。临床表现为下肢水肿、酸胀不适和疼痛，浅静脉曲张，足靴区皮肤出现营养不良性变化，色素沉着、湿疹和溃疡。

（二）超声表现

1. 二维灰阶显像　静脉管腔正常或增宽，于较大深静脉或浅表静脉可观察到瓣膜关闭不全，或可见瓣膜不对称及增厚（图 6-41）。

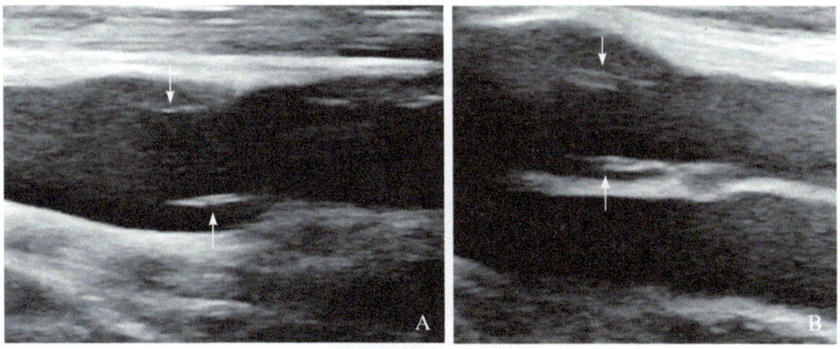

图 6-41　深静脉瓣二维灰阶超声图像
A. 正常静脉瓣；B. 静脉瓣增厚；箭头示深静脉瓣

2. 多普勒显像

（1）彩色多普勒：①下肢静脉管腔内血流充盈饱满；②乏氏试验或挤压远端肢体放松后，可见病变段静脉瓣膜处线样或束状反向血流信号；③继发性静脉瓣功能不全主要表现为静脉血流形态不规则、充盈缺损或呈数支细小血流（再通血流）。

（2）频谱多普勒：①静脉瓣反流频谱，即远端加压后或乏氏试验时出现反向血流频谱，持续时间大于 1.0s；②反流时间和反流峰速结合判定反流程度，反流时间越长，峰速越大，则反流程度越重（图 6-42、图 6-43）。

（三）超声诊断价值

超声检查能够分段或对每一对静脉瓣膜进行检查，能够精确地显示静脉瓣膜的功能状态，在诊断方面具有一定优势。但需注意的是，超声检查静脉瓣功能不全也有一定的局限性，当血管位置太深或血流-声束夹角不能到达超声探查要求或患者不能配合进行乏氏动作，都会使得超声探查显得困难。

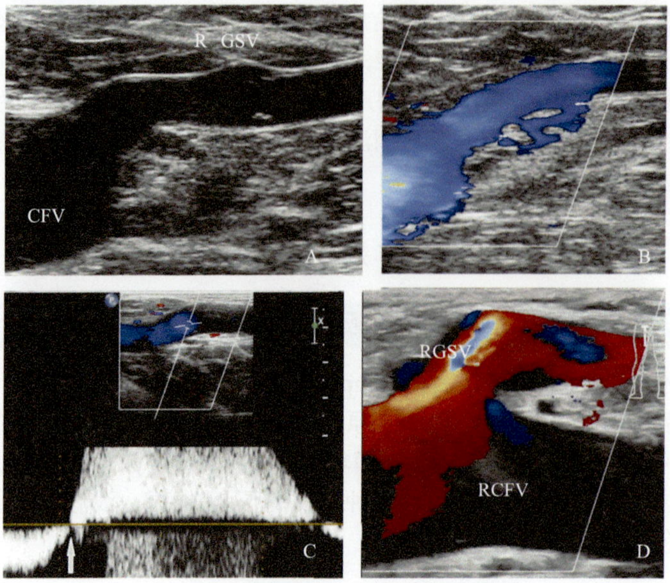

CFV：右侧股静脉；GSV：右侧大隐静脉

图 6-42　大隐静脉隐股连接处静脉瓣功能不全超声图

A. 二维灰阶超声图；B. 彩色多普勒超声图（正常大隐静脉血流编码为蓝色）；C. 频谱多普勒超声图：乏氏动作时出现明显反流（频谱基线以上为反流），箭头示乏氏动作的开始；D. 彩色多普勒超声显示反流血流信号（大隐静脉汇入端反流血流编码为红色），乏氏动作时大隐静脉及隐股连接处扩张

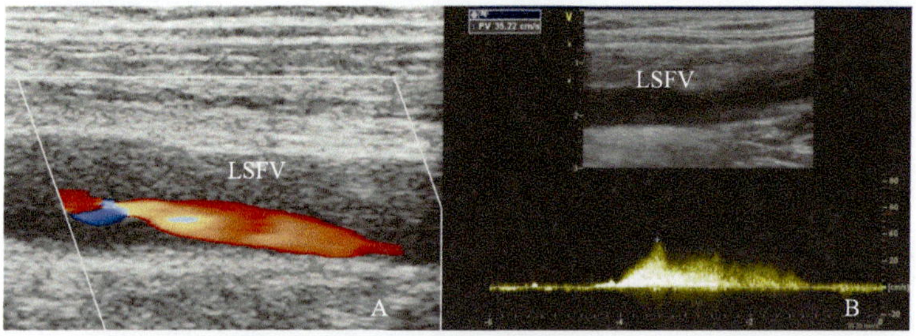

LSFV：左侧股浅静脉

图 6-43　深静脉瓣膜功能不全

A. 左侧股浅静脉彩色多普勒超声图：乏氏动作后可见红色反流血流束；B. 左侧股浅静脉瓣膜反流频谱图

五、动 静 脉 瘘

（一）病因、病理、血流动力学改变及临床表现

动静脉瘘（arteriovenous fistula，AVF）是指动脉和静脉之间存在异常通道，分先天性和后天性两种。先天性动静脉瘘是胚胎原基在演变过程中动静脉之间形成的异常通道。后天性动静脉瘘多与外伤、感染及恶性肿瘤有关，医源性血管损伤也是导致该病的原因之一。一旦动静脉瘘形成，瘘口或瘘管两端产生较大的压力阶差，对周围循环和全身循环会造成不同程度的影响。临床表现为患肢肿胀、疼痛，患处有搏动感，并可闻及连续性杂音，严重者可有心力衰竭的表现。

（二）超声表现

1. 后天性动静脉瘘

（1）二维灰阶显像：供血动脉与引流静脉之间可见一无回声管道结构或裂孔。瘘口近端动脉内径增宽或呈瘤样扩张，远端动脉内径正常或变细。瘘口较小时，无明显变化。瘘口近端静脉增宽呈瘤样扩张，有搏动，静脉管腔内可有血栓形成。

（2）多普勒显像：彩色多普勒显示血流通过瘘口从动脉流向静脉，呈五彩镶嵌样。瘘端动脉血流方向正常或逆转，频谱形态呈三相波或二相波，血流阻力降低，流速增高。静脉腔内出现动脉样血流（静脉血流动脉化），这是动静脉瘘的特征性表现之一。压迫瘘端供血动脉时，引流静脉内动脉样血流速度减低。频谱多普勒可记录到瘘口或瘘管处高速低阻的动脉样频谱，频带增宽（图 6-44）。

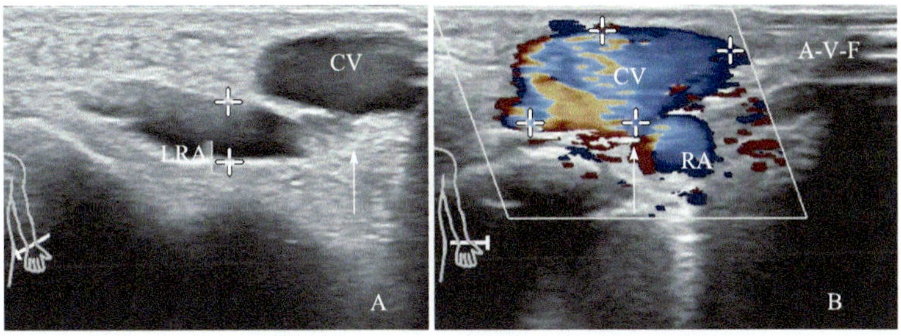

LRA：左侧桡动脉；CV：头静脉；A-V-F：动静脉瘘

图 6-44 肾透析患者人工瘘道（桡动脉-头静脉瘘）超声图

桡动脉与头静脉之间可见一异常通道（箭头）；头静脉近瘘口端呈瘤样扩张。A. 二维灰阶图像；B. 彩色多普勒血流图

2. 先天性动静脉瘘

（1）二维灰阶显像：病变部位显示管状、圆形无回声区，呈蜂窝状改变。参与供血的动脉内径增宽，走行弯曲。

（2）多普勒超声：彩色多普勒显示无回声区内充满血流信号及色彩明亮的五彩镶嵌样血流信号。频谱多普勒记录到高速低阻型血流频谱，扩张的小静脉内部可见动脉样血流（图 6-45）。

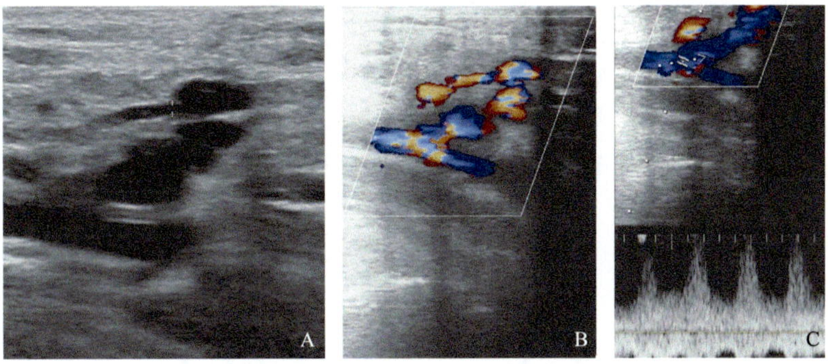

图 6-45 先天性动静脉瘘

A. 二维灰阶超声显示左侧腹股沟区管状、圆形无回声区；B. 彩色多普勒显示无回声区内充满色彩明亮的五彩镶嵌样血流信号；C. 频谱多普勒记录到瘘口处高速低阻型动脉血流频谱

（三）超声诊断价值

超声对动静脉瘘具有较大的诊断价值，通过对供血动脉、引流静脉、瘘口/瘘管的二维、彩色多普勒及频谱多普勒的检测，多数患者可以明确诊断，少部分患者可以得出推断性结论。超声能够评价瘘口分流量的大小，瘘口远端动脉血供情况，引流静脉有无功能障碍，以及心脏结构和功能的改变，为临床治疗方案的选择提供重要依据。但由于先天性动静脉瘘常发生于细小的动静脉之间，且瘘口众多、细小，因此不像后天性动静脉瘘那样容易判断瘘口的具体部位。

（马宁帅）

第七章 肝　　脏

第一节 肝脏超声解剖

一、解剖概要

肝脏是人体内最大的实质性器官。肝脏借表面的镰状韧带分为左、右两叶，右叶较大，主要位于右季肋部；左叶略小，位于上腹部及左季肋部。肝脏膈面呈圆隆状，上方紧邻膈肌；脏面凹陷不平，呈“H”形。第一肝门有门静脉（portal vein）、肝管、肝动脉（hepatic artery）等出入。第二肝门有三支肝静脉（肝左静脉、肝中静脉和肝右静脉）汇入下腔静脉（图 7-1）。门静脉主要由肠系膜上静脉和脾静脉在胰颈背侧汇合而成，至第一肝门处分成左、右两支进入肝脏（图 7-2）。借助肝内门静脉，可将肝实质分为八个段。肝动脉、门静脉、肝内胆管的分支在肝内伴行，三者共同包入 Glisson 纤维鞘中。

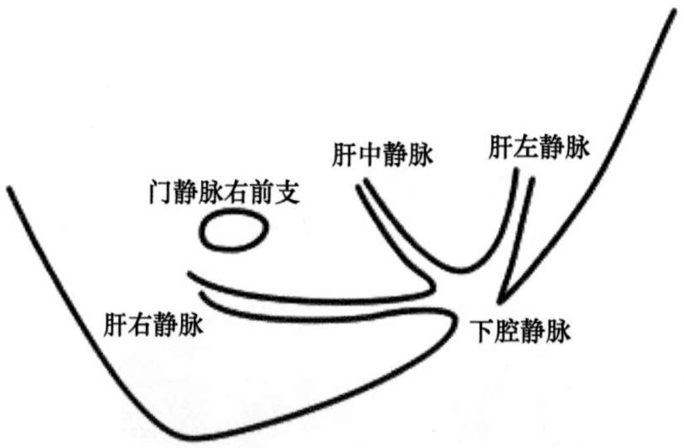

图 7-1 经第二肝门肋缘下斜切面图

肝左静脉、肝中静脉和肝右静脉汇入下腔静脉

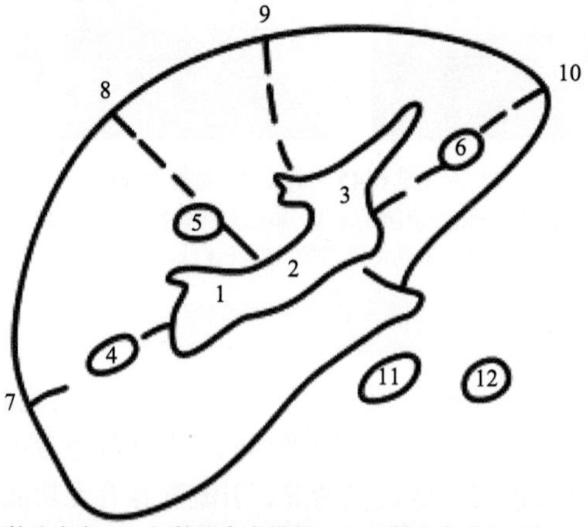

1. 门静脉右支；2. 门静脉左支横部；3. 门静脉左支矢状部；
4. 肝右静脉；5. 肝中静脉；6. 肝左静脉；7. 右叶间裂；
8. 肝中裂；9. 左叶间裂；10. 左段间裂；11. 下腔静脉；12. 腹主动脉

图 7-2 经第一肝门横切面图

门静脉至第一肝门处分成左、右两支

二、肝 内 管 道

（一）肝静脉

肝静脉有肝左静脉、肝中静脉和肝右静脉三支。通常肝右静脉单独汇入下腔静脉，肝左静脉和肝中静脉可分别汇入下腔静脉，亦可在汇入前先合成短干（合干型），然后汇入下腔静脉位于膈肌下方约 1cm 处，该处称第二肝门。肝静脉在肝内分布似垂柳状。肝左静脉近段位于左叶间裂（接收左外叶静脉血）中，远端和末梢部分走行于肝左外上段和外下段之间的段间裂中。肝中静脉走行于肝中裂。肝右静脉最大，其头端走行于右叶间裂中。

（二）门静脉

门静脉主要由肠系膜上静脉和脾静脉汇合而成，汇合处在胰颈背侧，由此形成主门静脉。门静脉在十二指肠第二段的上部后方斜向右上，走行于十二指肠韧带中，位于胆总管与肝动脉之后，至第一肝门处分成左、右两支进入肝脏，在下腔静脉前形成交叉，两者之间为网膜孔。此交叉在解剖学上相当恒定，故可作为重要的声像图标志。

从第一肝门开始，门静脉主干进入肝内并分成左、右分支（图 7-3）：

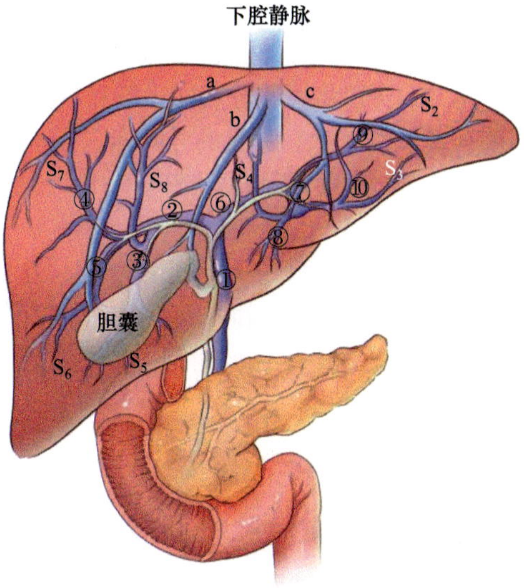

a.肝右静脉；b. 肝中静脉；c. 肝左静脉；①门静脉主干；②门静脉右支；③右前叶支；④右后叶上段支；⑤右后叶下段支；⑥左支横部；⑦左支矢状部；⑧左内叶支；⑨左外叶上段支；⑩左外叶下段支；S_2左外叶上段；S_3左外叶下段；S_4左内叶段；S_5右前叶下段；S_6右后叶下段；S_7右后叶上段；S_8右前叶上段

图 7-3 肝内血管

1. 门静脉左支 左支沿横沟向左侧横行，各左支横段待抵达左内、左外叶交界处，折向足端行走，与横段垂直，各门静脉左支矢状段。从矢状段再横向分出细支，两支向外侧，为左外上段支及左外下段支；另两支向外侧，为方叶支及尾状叶支，有时分出两个细支至尾状叶。

2. 门静脉右支 右支较短，1.5cm 左右，也分成两支，即前叶支及后叶支。

（1）前叶支分前上段支及前下段支：①前上段支分为腹侧支（向腹壁及头端行走）及背侧支（向背部分出，与背部接近垂直）；②前下段支分为第 1 支（位置较低，向足端及较为右侧的方向行走）及第 2 支（位置较高，向腹侧足端行走）。

（2）右后叶支分后上段支及后下段支：①后上段支在右肋间斜切面中呈弧形走向，并向右侧腹壁分出三支垂直小支，分别名为第1、第2、第3小支；②后下段支在肋下斜切面中可显示，从右后叶支分出后向外侧略向腹侧行走，通常仅此一支而很少见到分支。

（三）肝动脉

肝总动脉发自腹主动脉的第二腹侧支——腹腔动脉。它向右走行于胰头上缘抵达十二指肠第一段上方，在向胰头右前方分出胃十二指肠动脉之后，称肝固有动脉。它通过肝十二指肠韧带向上，并与肝外胆管伴行于门静脉的腹侧。在第一肝门附近肝固有动脉分成左、右两支。肝右动脉一般穿行于肝总管与门静脉之间；在少数情况下，肝右动脉走行于肝总管之前（约占15%）。

肝动脉与门静脉、肝内胆管在肝内伴行，三者共同包入Glisson纤维鞘中，由于肝动脉在肝内的分支较细，常规超声检查显示比较困难，利用高灵敏度彩色多普勒超声诊断仪可以发现动脉搏动性血流。临床上常利用门静脉在肝内的分布图来寻找与之伴行的肝动脉。

（四）胆管系统

胆管系统通常与门静脉一起行走，在门静脉的腹侧、右方，包绕在一纤维结构中，即Glisson纤维鞘。但在第一肝门处，由于胆囊与胆囊管的进入而将其区分为胆总管及肝总管。

三、肝脏超声分叶分段

（一）肝叶

利用声像图上的解剖学标志，可以将肝脏分成左半肝和右半肝两部分。肝脏共分五个叶，即左外叶、左内叶、右前叶、右后叶和尾状叶。常见的分叶标志：

1. **胆囊窝与下腔静脉连线** 区分左半肝与右半肝。
2. **镰状韧带和肝圆韧带裂隙** 区分左外叶与左内叶。
3. **静脉韧带裂隙** 区分尾状叶与左内叶。
4. **肝左静脉（主干）** 区分左外叶与左内叶。
5. **肝中静脉** 区分左半肝与右半肝。
6. **肝右静脉** 区分右前叶与右后叶。
7. **右门脉前支** 指向右前叶。
8. **右门脉后支** 指向右后叶。
9. **左门脉水平段** 尾状叶与左内叶的分界。
10. **左门脉矢状部** 左外叶与左内叶的分界。

（二）肝段

现国际通用库氏（Couinand）分段法，结合Glisson系统和肝静脉系统的分布，将肝脏的左、右两半肝分为八个区，以肝段（segment，S）命名，即S_1尾状叶（段）、S_2左外叶上段、S_3左外叶下段、S_4左内叶段、S_5右前叶下段、S_6右后叶下段、S_7右后叶上段和S_8右前叶上段（图7-4）。常见的分界标志（表7-1）：

1. **正中裂** 即主门裂，内有肝中静脉走行，将肝分为左、右半肝，分开左内叶与右前叶。
2. **左叶间裂** 内有左叶间静脉和门静脉左支矢状部走行，分开左内叶与左外叶。
3. **左内叶** 左内叶两个亚段之间并无肝裂相分，鉴于门静脉左支大致居左半肝上下径的中份，外科又有亚段切除的实例，故以门静脉左支平面作为区分两亚段的标志。
4. **左段间裂** 即左门裂，内有肝左静脉走行，分左外叶上段和下段。

5. 背裂 从三大肝静脉出肝处，到第一肝门，将尾状叶同左内叶和右前叶分开。

6. 右叶间裂 即右门裂，内有肝右静脉走行，分开右前叶与右后叶。

7. 右段间裂 即横裂，内有门静脉右支。门静脉右支平面以上为右前叶上段和右后叶上段，以下为右前叶下段和右后叶下段。

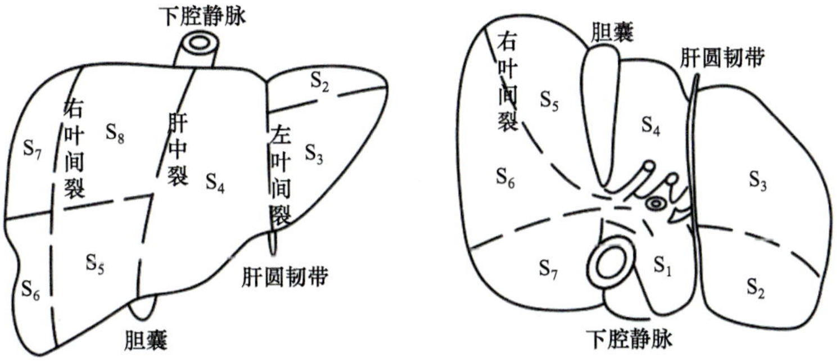

S_1：尾状叶（段）；S_2：左外叶上段；S_3：左外叶下段；S_4：左内叶段；
S_5：右前叶下段；S_6：右后叶下段；S_7：右后叶上段；S_8：右前叶上段

图 7-4 肝脏分段示意图

左侧为肝脏膈面观：以 S_2 为起始，顺时针方向依次排列至 S_8，看不到 S_1；右侧为肝脏脏面观：以 S_1 为起始，逆时针方向依次排列至 S_7，看不到 S_8

表 7-1 常见肝段分界标志表

- 肝脏
  - 肝右叶
    - 右前叶
      - 右前叶上段(S_8)
      - (右前叶段间裂)
      - 右前叶下段(S_5)
    - 肝右静脉（右叶间裂）
    - 右后叶
      - 右后叶上段(S_7)
      - (右后叶段间裂)
      - 右后叶下段(S_6)
  - 肝中静脉（正中裂）
  - 肝左叶
    - 左内叶段(S_4)
    - 门静脉左支矢状部
    - 左外叶
      - 左外叶上段(S_2)
      - 肝左静脉（左外叶段间裂）
      - 左外叶下段(S_3)
  - 尾状叶 S_1

括号内为分界标志。尾状叶属于左、右半肝，被一纵向的段间裂分为左、右两段

第二节 探查方法及正常声像图

一、仪器条件

应用高分辨力实时超声诊断仪，根据被检者年龄、体型和被检查器官的深度选择探头，常选用凸阵探头。成年人患者一般使用 3.5MHz；肥胖患者偶尔可用 2～3MHz；消瘦者、青少年常用 3.5～5MHz；婴幼儿用 5～7.5MHz 探头。调节仪器设备到最合适状态，使二维超声图像上正常肝脏浅部、深部实质回声尽量均匀一致，肝内管道结构回声清晰，腔内呈无回声状态。在彩色多普勒图像上，使肝实质内刚好不显示伪彩斑点，而血管内均为彩色血流信号填充但以不外溢为宜。

二、检查前准备

一般无须特殊准备。若同时需要行胆道系统疾病检查或患者腹腔、胀气明显时，应嘱患者空腹至少 6～8h，以便能更好地显示肝脏及肝门部的结构。

三、检 查 体 位

检查体位首选仰卧位（平卧位）。为扩大观察范围，需适当左侧卧位，此时，对观察肝门结构、肝内胆道系统及肝右叶膈顶部病变十分有利。偶尔需用到右侧卧位、坐位或半卧位。

四、重要扫查切面

（一）右肋缘下经第一肝门斜切面

探头置于右肋缘下，声束方向斜向右上后方，显示第一肝门横沟处结构，即门静脉主干横切面和左、右支纵切面（图 7-5）。

（二）右肋缘下经第二肝门斜切面

探头置于上述切面的基础上再稍向上扫查，可显示三条无回声的肝静脉汇入下腔静脉（图 7-6）。

（三）剑突下经腹主动脉纵切面

探头置于剑突下，沿着腹主动脉长轴纵切，显示肝左外叶切面（图 7-7）。

（四）门静脉长轴纵切面

常用来检查肝门区有无病变，并观察门静脉和肝外胆管（图 7-8）。肝外胆管在门静脉腹侧并

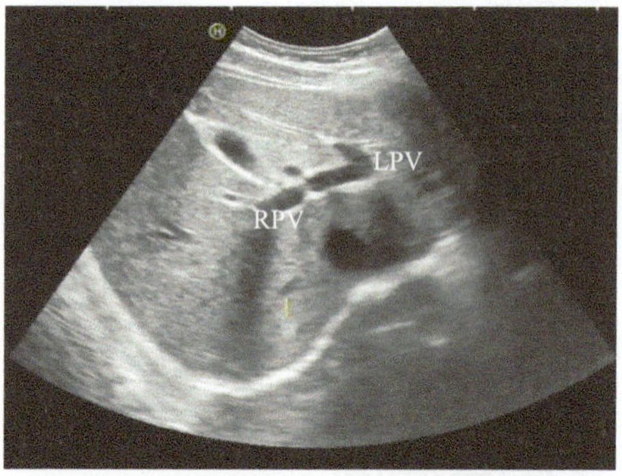

LPV：门静脉左支；RPV：门静脉右支

图 7-5　经第一肝门斜切面图

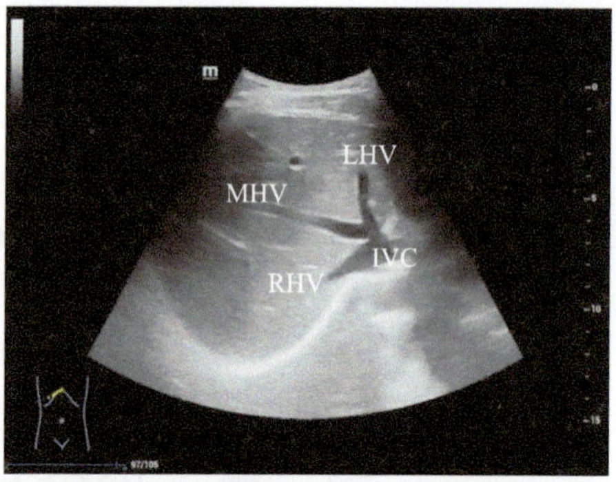

LHV：肝左静脉；MHV：肝中静脉；
RHV：肝右静脉；IVC：下腔静脉

图 7-6　经第二肝门斜切面图

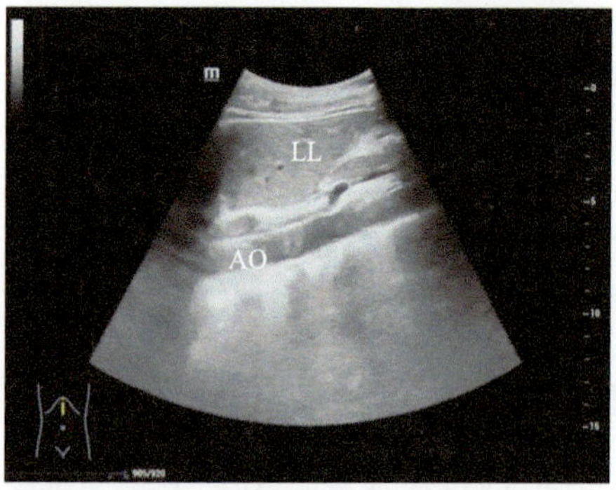

AO：主动脉；LL：肝左叶

图 7-7　经腹主动脉纵切面图

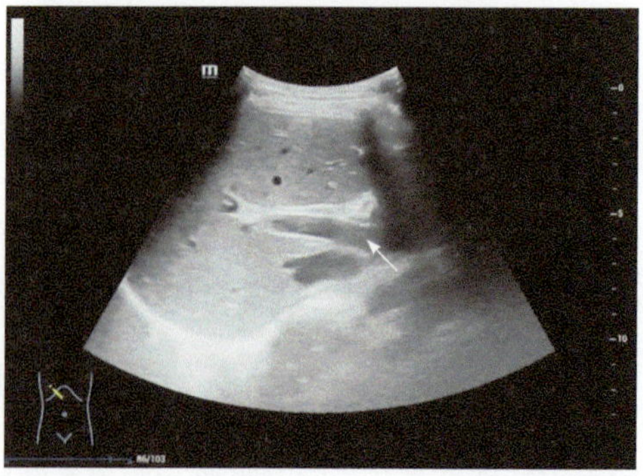

图 7-8　门静脉长轴纵切面图（白箭头所示为门静脉长轴）

与之平行。位于右肝动脉（right hepatic artery，RHA）之前的肝外胆管为肝总管，远离肝门在胆囊体后方和十二指肠深部的肝外胆管为胆总管。

五、测 量 方 法

（一）肝脏右叶最大斜径

以肝右静脉和肝中静脉汇入下腔静脉的右肋缘下肝脏斜切面为标准测量切面。测量点分别置于肝右叶前、后缘之肝包膜处，测量其最大垂直距离（图 7-9）。

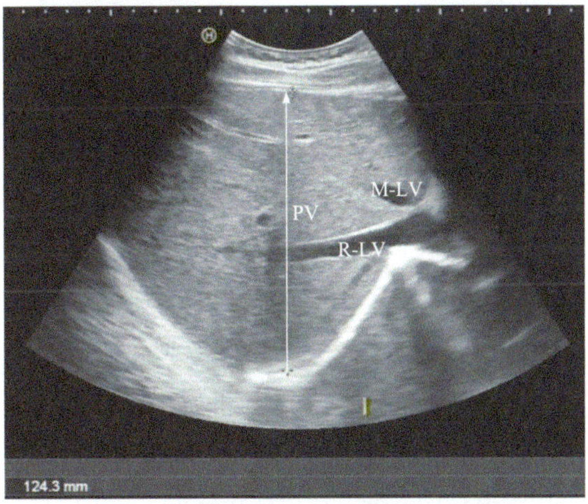

M-LV：肝中静脉；R-LV：肝右静脉；PV：门静脉

图 7-9 肝右叶最大斜径测量切面图

箭头示最大垂直距离

（二）肝脏左叶厚度和长度径线

以经过腹主动脉的肝左叶矢状纵切面为标准测量切面，向上尽可能显示膈肌。左叶厚度测量点分别置于肝左叶前缘和后缘之间最宽处的肝包膜（包括尾状叶），测量其最大前后距离；左叶长度测量点分别置于肝左叶的上缘和下缘包膜处，测量其最大垂直距离（图 7-10）。

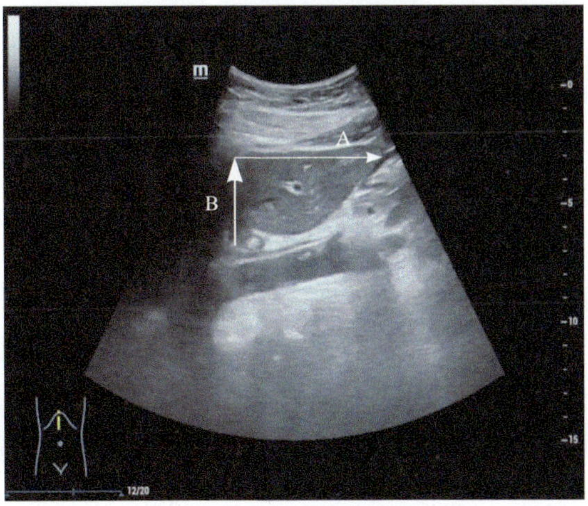

图 7-10 肝左叶测量切面图

A. 细横箭头测量肝左叶长度；B. 粗纵箭头测量肝左叶厚度

（三）门静脉宽度

以右肋缘下门静脉长轴纵切面为标准测量切面，胆总管要求尽量显示其全长至胰头后方。门静脉测量要求在距第一肝门 1～2cm 处测量其宽径（内径）（图 7-11）。

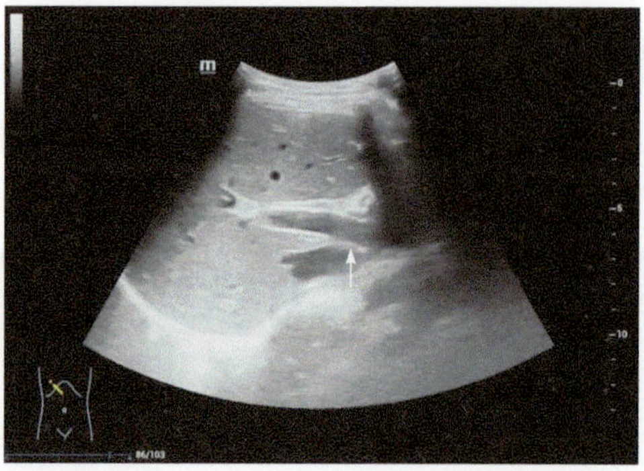

图 7-11 门静脉主干宽度测量切面图

箭头示门静脉

六、正常肝脏声像图

正常肝脏呈楔状，左叶小而边缘锐利，右叶大而饱满。其大小、形态因体型、身长与胖瘦而异。正常肝表面光滑，包膜线清晰，膈顶部呈圆弧形，下缘和外缘成锐角。肝实质的回声为均匀、细小、中等回声。成年人正常肝右叶前后径为 8～10cm，最大斜径为 10～14cm，肝左叶厚度不超过 6cm，肝左叶长度不超过 9cm。肝内管道结构清晰，呈树枝状分布。肝内门静脉管壁回声较强且较厚，可观察至三级分支，正常门静脉内径为 10～12mm。肝静脉管壁回声弱且薄，正常肝静脉内径为 5～9mm。肝内胆管与门静脉伴行，管径较细，约为伴行门静脉的 1/3。正常状态下肝内动脉一般难以显示。

正常肝脏超声造影表现：注射超声造影剂后，肝动脉首先从第一肝门部开始逐渐向肝内及周边呈树枝状增强（常出现在 10～20s），随后门静脉也增强（常在 20～30s），随着造影剂的进入，整个肝实质回声都增强，表现为弥漫性点状高回声，分布均匀（图 7-12）。此后造影剂逐渐消退，

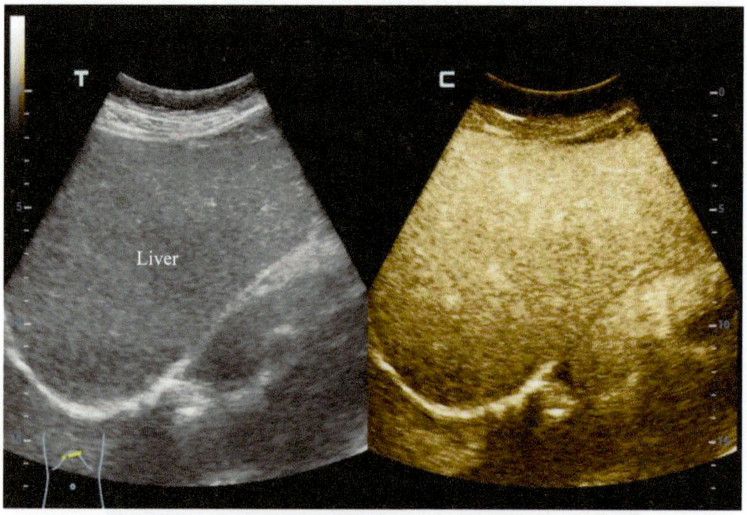

Liver：肝脏

图 7-12 实时超声造影双幅显示

左侧为正常肝脏二维超声表现，右侧为正常肝脏超声造影门脉期表现

肝实质回声降低，最后全部消失。整个过程在 3～10min。临床上常将肝脏超声造影表现分成三个时期，分别为动脉期（10～30s）、门脉期（30～120s）、延迟期（120～180s）。

第三节 肝脏占位性病变

一、肝 囊 肿

（一）病因、病理及临床表现

肝囊肿（hepatic cyst）是一种比较常见的肝脏囊性病变，大体分为先天性和后天性两大类。肝囊肿的病因尚不清楚。一般认为起源于肝内迷走胆管，或因肝内胆管和淋巴管在胚胎期的发育障碍所致。肝囊肿可单发也可多发，大小不一，小者仅数毫米，大者可达 20cm 以上。先天性肝囊肿生长缓慢，小的囊肿可无任何症状，当囊肿增大到一定程度时，可因压迫邻近脏器而出现症状，如食欲减退、嗳气、恶心、呕吐、右上腹痛等，并发感染可伴寒战、发热、剧痛、黄疸。极少数患者可因囊肿破裂或囊内出血而出现急性腹痛。肝脏可肿大，表面不平，或可扪及肿块伴弹性。实验室检查多为阴性，部分病例可有碱性磷酸酶升高及磺溴酞钠潴留、黄疸者胆红素升高等。

（二）超声表现

1. 二维超声 肝内出现单个或多个圆形的无回声区，有包膜，包膜光整、菲薄，呈高回声，可有侧壁回声失落征象，囊肿后方有回声增强现象（图 7-13）。囊肿较大者囊壁可增厚，囊壁回声增高，囊内可出现较细薄的条带状分隔。囊肿合并出血或感染时，囊内可出现细小的点状回声，这些点状回声可随体位改变而移动位置。肝囊肿较小时，肝脏可无形态改变；囊肿较大时可致局部肝叶膨大，出现肝脏下界下移或横膈抬高等形态改变。

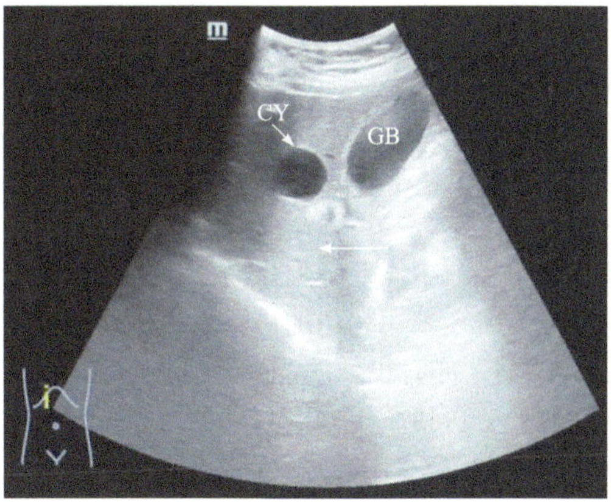

CY：肝囊肿(短箭头)；GB：胆囊

图 7-13 肝囊肿声像图

囊肿后方回声增强现象（长箭头）

2. 彩色多普勒超声 肝囊肿内无彩色血流信号，较大肝囊肿的囊壁上有时可显示少量点状、细条状彩色血流信号，脉冲多普勒超声检测多为静脉血流或低阻动脉血流信号。

3. 超声造影表现 注射造影剂后，肝囊肿内回声无增强，表现为无回声，而囊肿壁可显示与肝实质同步增强（图 7-14）。

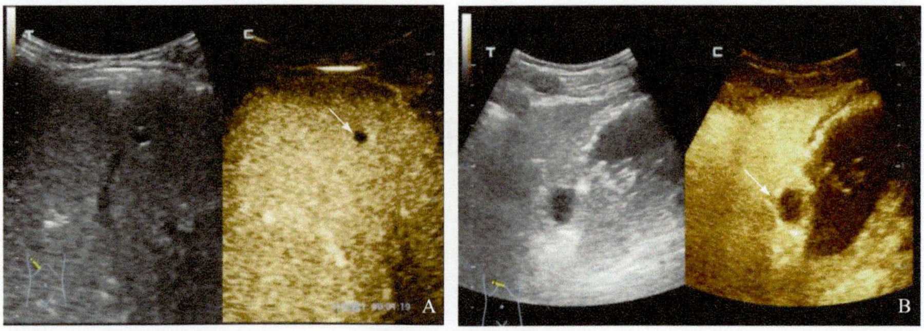

图 7-14 肝囊肿超声造影双幅显示

A. 为二维超声表现，示囊肿内部无增强（箭头所示）；B. 为超声造影表现，示囊壁可见与肝实质同步增强（箭头所示）

（三）超声诊断的价值

超声显像诊断肝囊肿有较重要的临床价值，其声像图表现具有特异性，对<1cm 的肝囊肿亦有较高的敏感性，因此，超声对肝囊肿的诊断准确率可达 98%以上，优于其他影像诊断方法，是肝囊肿诊断及随访的首选检查方法。常规超声还可引导细针穿刺囊肿，进行微创介入性治疗。

二、肝 血 管 瘤

（一）病因、病理及临床表现

肝血管瘤（hepatic hemangioma）是肝脏最常见的良性肿瘤，以肝海绵状血管瘤最常见。肝血管瘤形成原因未明，有人认为是肝内血管结构发育异常所致，也有人认为与雌激素水平有关，其发病率为 0.32%～2%，可发生于任何年龄，女性多于男性，好发于肝右叶，亦可分布在肝一叶或两叶，以单发性为多见，多发者亦可达 10%以上。

小型肝血管瘤多呈圆形，常无任何体征，在体检时偶然发现，亦有部分病例主诉肝区或右上腹部疼痛。中型或较大血管瘤可呈椭圆形或不规则形，可压迫胃肠道发生食欲不振、消化不良，饭后饱胀、嗳气、恶心、呕吐等症状。极少数肝包膜下血管瘤可破裂出血而发生急腹症。少数大型肝血管瘤可在上腹部扪及巨大肿块，一般质地中等或较软，在瘤体表面加压有弹性感，亦有少数病例腹部听诊可闻及血管杂音。

实验室检查少数病例具有血小板减少、低纤维蛋白原血症。增强 CT 和 MRI 有助于诊断。

肝血管瘤的生长速度一般极为缓慢。用超声随访测量，肿瘤尺寸可数年不变，或者生长极慢，每年的径线增长不超过 3mm。然而，亦有少数病例发现肝血管瘤后，在数月至 1 年内其直径增长较快（5～10mm），并出现新病灶，可持续 1～2 年，以后又趋于稳定。其真实原因不明，是否与该段期间中某些激素或血液生化成分改变有关，尚待深入研究。

（二）超声表现

1. 二维超声 肝血管瘤在声像图上的一般表现如下。

（1）肝内出现边界十分清晰的占位病变。

（2）外形可为圆形、椭圆形或不规则形，约 23%的患者可有分叶状或不规则边界。

（3）有时可见肝血管瘤边缘有小管道进入，呈现边缘裂隙征、血管穿通征，后方回声可有不同程度的增强。

（4）肝血管瘤的回声类型

1）高回声型（图 7-15）：最多见，其内部回声均匀，致密，呈筛孔状。

2）低回声型（图 7-16）：较少见，近年来有增多趋势，多见于中等大小的肝血管瘤中，其内部以低回声为主，周边常有高回声条状结构环绕，呈花瓣状或浮雕状改变。

3）混合回声型（图 7-17）：主要见于较大的肝血管瘤中，内有高回声、低回声及无回声等混合，呈现粗网络状或蜂窝状结构，分布不均，强弱不等。

4）无回声型：极少见，瘤体内无网状结构等表现，但透声较肝囊肿略差。

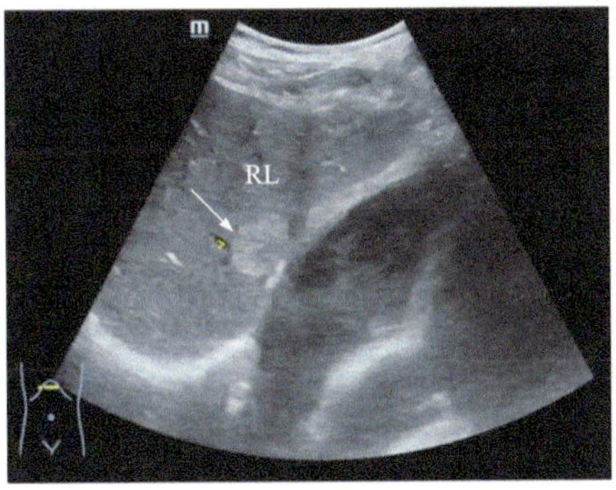

RL：肝右叶

图 7-15　高回声型血管瘤

箭头示血管瘤

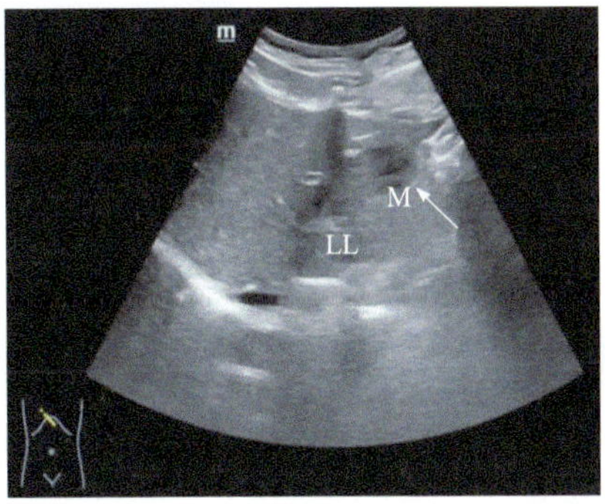

LL：肝左叶；M：肿块

图 7-16　低回声型血管瘤

箭头示血管瘤

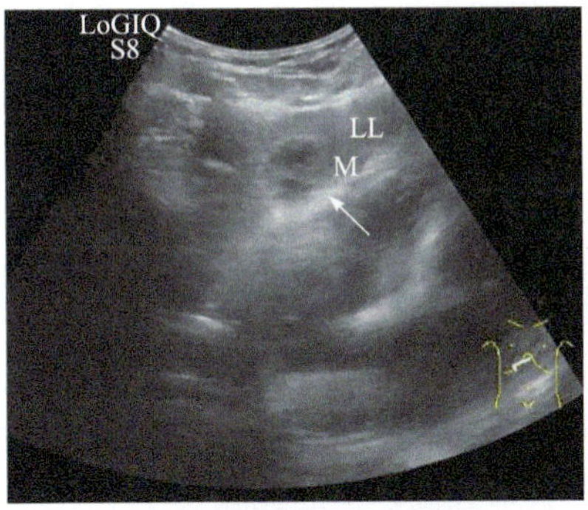

LL：肝左叶；M：肿块

图 7-17　混合回声型血管瘤

箭头示血管瘤

2. 彩色多普勒超声　尽管肝血管瘤内有丰富的血窦，但由于其内血流速度较低，彩色多普勒常不易测及血流信号，血流检出率仅占 10%～30%。如有血流信号，则彩色多普勒显示其血流多在肿瘤的边缘部，偶可有较丰富的彩色血流包绕。脉冲多普勒可测及动脉血流，阻力指数多 <0.6。

3. 超声造影表现　注射超声造影剂后，肝血管瘤的典型表现为动脉期呈周边环状高增强，并逐渐呈结节样向中央填充，在门脉期病灶被完全或部分填充而呈团块状高增强或等增强，造影剂消退较慢，至延迟期可呈高增强或等增强改变（图 7-18）。如肿瘤较大，病灶中央不完全填充，呈不规则形的无回声区。这些表现在超声造影表现中具有特征性。

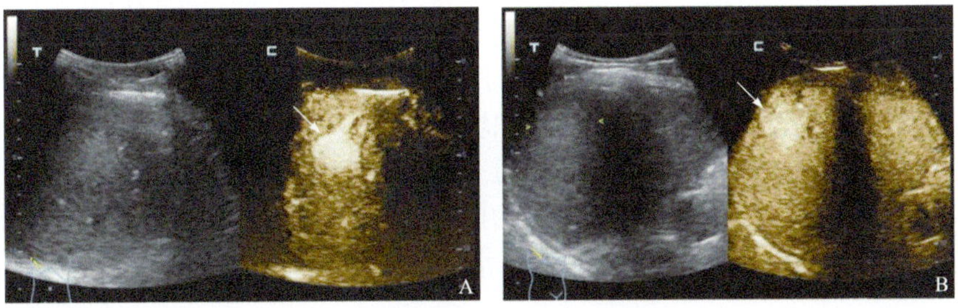

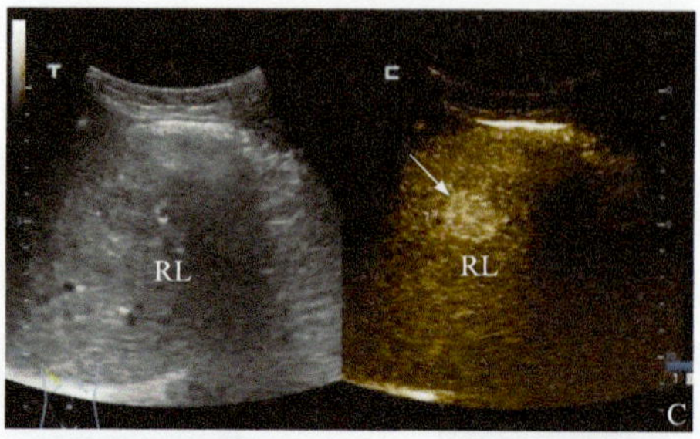

RL：肝右叶

图 7-18 肝血管瘤超声造影双幅显示

A、B、C 三图左侧均为二维超声表现，右侧均为超声造影表现。A. 动脉期结节样高增强（箭头所示）；B. 门脉期高增强（箭头所示）；C. 延迟期高增强（箭头所示）

（三）超声诊断价值

1. 对拟行手术切除病例，可精确测定肝血管瘤的大小、部位及肝内重要结构间的关系，术前做充分准备。

2. 在肝血管瘤的鉴别诊断中，常规超声对其诊断有较高的准确性，尤其对高回声型肝血管瘤更为明显，诊断符合率较高，可达 95% 以上；但对低回声和混合回声型肝血管瘤由于其与原发性肝癌表现类似，容易引起误诊，常规超声符合率较低。彩色多普勒超声的应用可提高低回声及混合回声型肝血管瘤的诊断符合率，而超声造影对诊断肝血管瘤具有决定性作用。

三、原发性肝癌

（一）病因、病理及临床表现

原发性肝癌（primary carcinoma of liver）是我国常见恶性肿瘤之一，死亡率高，在消化系恶性肿瘤死亡顺位中仅次于胃、食管而居第三位，在部分地区的农村中占第二位，仅次于胃癌。目前，原发性肝癌在世界癌症发生率中居第五位，在癌症致死率中居第三位。大于 80% 的肝细胞肝癌（hepatocellular carcinoma，HCC）继发于肝硬化，据相关文献统计，HCC 在肝硬化患者中的发病率较非肝硬化患者高 16 倍（肝硬化患者年发病率为 2%～6.6%；非肝硬化患者年发病率为 0.4%）。

由于依靠血清甲胎蛋白（alpha-fetoprotein，AFP）检测结合超声成像对高危人群的监测，使肝癌在亚临床阶段即可作出诊断，早期切除的远期效果尤为显著。加之积极综合治疗，使肝癌的五年生存率有了显著提高。原发性肝癌发病年龄多在中年以上，男性多于女性。原发性肝癌发病隐匿，早期无临床症状，有症状时多已属中晚期，表现为中上腹不适、腹胀、疼痛、食欲缺乏、乏力及消瘦等，其他可有发热、腹泻、黄疸、腹水、出血倾向及转移至其他脏器而引起的相应症状。

原发性肝癌按组织学类型分为肝细胞、胆管细胞、肝细胞与胆管细胞混合型肝癌三类，其中肝细胞肝癌最为多见，约占 90%。肝癌在大体病理上有多种分类法，根据 2001 年病理分类标准分为三型。①块状型：癌结节直径＞5cm，其中＞10cm 者为巨块型，块状型肝癌有膨胀性生长的特点，邻近肝组织和较大的血管、胆管被推移或受压变窄形成假包膜，肝癌内部多伴出血、坏死；②结节型：癌结节直径＜5cm，可单发或多个，多伴有肝硬化；③弥漫型：癌结节小，呈弥漫性分布，该型肝癌多伴有明显肝硬化，癌结节与周围肝组织境界不清，易与肝硬化混淆。另外，将肝内出现单个癌结节且直径＜3cm 者，或肝内癌结节不超过 2 个且 2 个癌结节直径之和＜3cm 者称为小肝癌。近年来提出将单个肿瘤直径≤2cm 的肝癌定义为微小肝癌。原发性肝癌极易侵犯门静脉分支，癌栓可经门脉系统形成肝内播散，甚至阻塞门静脉主干引起门脉高压的表现；经淋巴转移可出现肝门淋巴结肿大，其次为胰周、腹膜后、主动脉旁及锁骨上淋巴结。此外，还可出现膈肌及附近脏器直接蔓延和腹腔种植性转移。

实验室检查 AFP 扩散法阳性的特异性高；AFP 对流法亦具有较高特异性；AFP 血凝法＞1∶100 时考虑肝癌可能；AFP 放射免疫法灵敏度高，但特异性降低；AFP 火箭电泳法与放射免疫法类似。AFP 定量常＞200ng/ml。酶学检查 ALP 阳性率在 54.6%～89.4%；γ-GT 为 90%左右；LDH_5 为 73% 及其他共 7 种酶的酶谱改变，有助于定性诊断分析。

目前增强 CT 和增强 MRI 是诊断肝癌的主要手段。增强 CT 常在平扫时呈低密度改变，增强后见病灶增强呈高密度，门脉期减退呈低密度。增强 MRI 动脉期也呈高信号，门脉期呈低信号改变，具有一定的特征性，对提高肝癌的诊断有很大的价值。

（二）超声表现

1. 二维超声

（1）直接征象：肝癌结节形态多呈圆形或类圆形，结节内部回声较复杂，大致可分为低回声型（图 7-19）、等回声型（图 7-20）、高回声型（图 7-21）、混合回声型，而以低回声型和混合回声型较多见。癌结节内部回声多不均匀，部分肝癌具有声晕，有较高的诊断特异性。肝癌结节后方回声常可呈轻度增强变化，尤其是小肝癌。此外，大部分肝癌具有肝硬化背景。不同病理类型肝癌的超声表现也不尽相同，具有各自的特征。

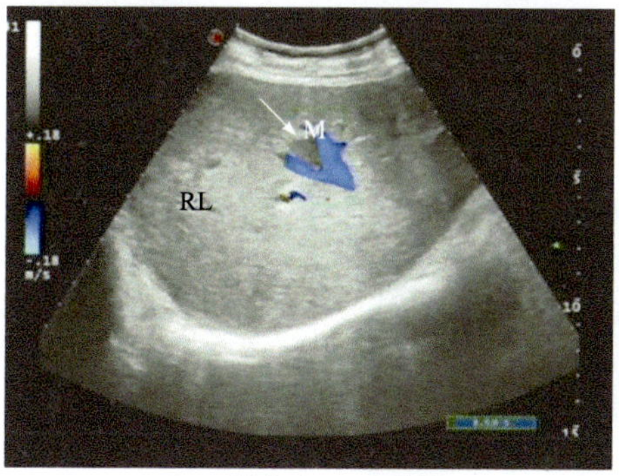

RL：肝右叶；M：肿块

图 7-19 肝内低回声型肝癌结节
箭头示结节

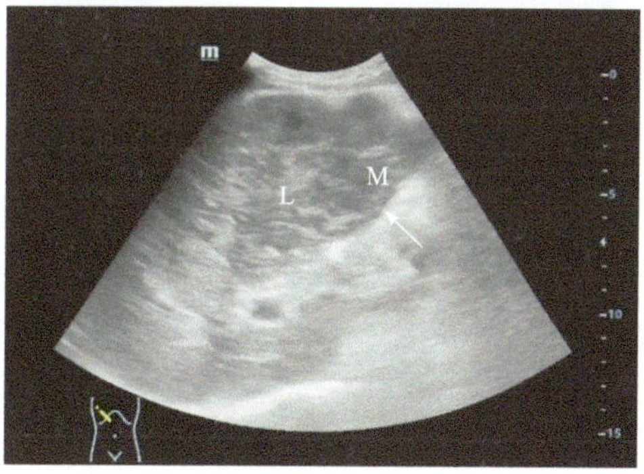

L：肝脏；M：肿块

图 7-20 肝内等回声型肝癌结节
箭头示结节

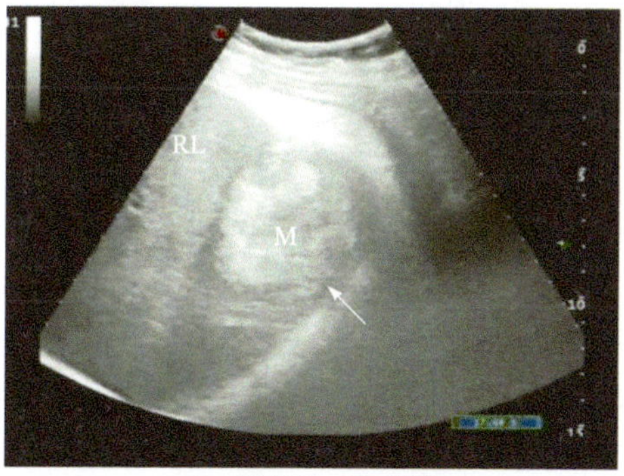

RL：肝右叶；M：肿块

图 7-21 肝内高回声型肝癌结节
箭头示结节

1）块状型（巨块型）：块状型肝癌边界清楚，形态比较规则，周边常有声晕。病灶的内部回声多为混合回声（图 7-22）。如果病灶由数个癌结节融合而成，则边界不规则，癌肿内部出现结中结或马赛克样表现。周围肝组织内可出现播散的“卫星灶”。

2）结节型：病灶可单发可多发，回声类型也比较多样，结节型肝癌的边界不及块状型清晰，周边可无声晕（图 7-23）。

3）弥漫型：癌结节以不均匀低回声多见，少数为高回声（图 7-24）。此型癌肿与周围肝组织边界不清且多伴有明显肝硬化，有时声像图上难以区分癌结节与肝硬化结节，仅表现为肝内回声强弱不等，诊断较为困难。但本型肝癌较常侵犯门静脉分支形成癌栓，故超声发现门静脉内栓子时应警惕存在弥漫型肝癌的可能。

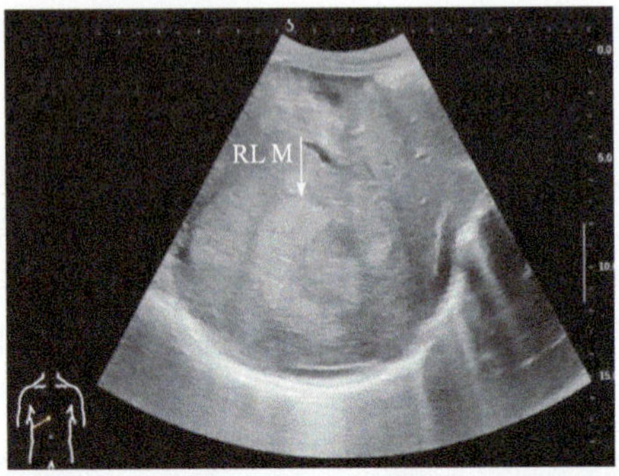

RL：肝右叶；M：肿块

图 7-22　块状型

箭头示结节

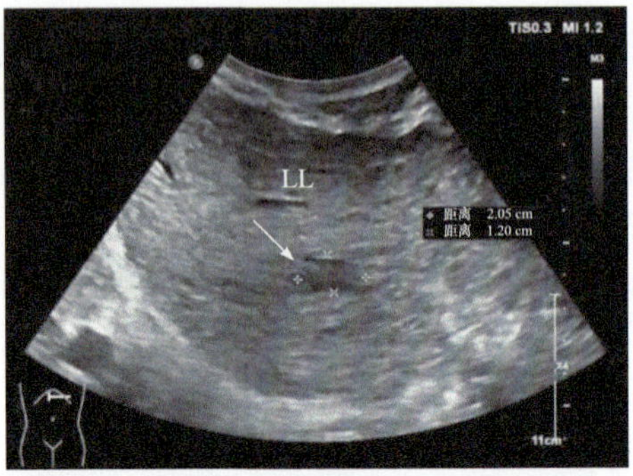

LL：肝左叶

图 7-23　结节型

箭头示结节

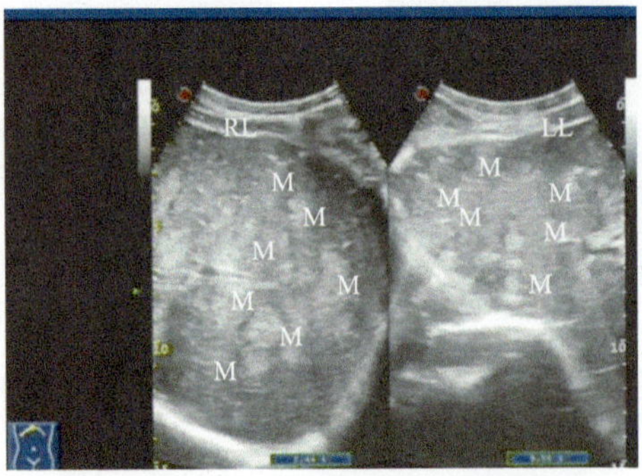

RL：肝右叶；LL：肝左叶；M：肿块

图 7-24　弥漫型高回声结节

（2）肝癌间接征象

1）癌栓：原发性肝癌易发生门静脉癌栓，表现为血管内团块状低、中等回声（图 7-25）；癌栓亦可出现在肝静脉、肝管内及下腔静脉内等。

2）肝表面局限性膨隆：较大或位于肝包膜下的癌肿可引起局部肝包膜膨隆，二维超声上出现“驼峰征”。癌肿邻近肝缘处可使肝缘变钝。

3）肝内管道受压（图 7-26）：由于癌肿的压迫、推移可造成肝内血管走行移位、管腔受压变细。癌肿压迫肝内胆管可引起远端肝内胆管扩张。

2. 彩色多普勒超声

（1）富血供型：较常见，即使是小肝癌内也多可检出彩色血流，癌结节内部和周边出现线状、分支状彩色血流，脉冲多普勒可检测到动脉血流，RI>0.6。

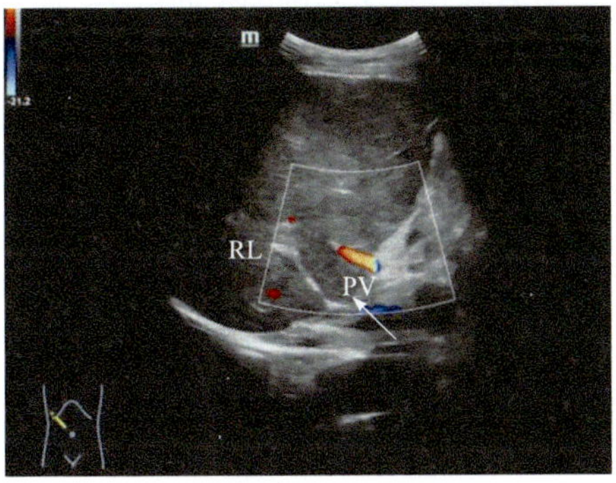

PV：门静脉；RL：肝右叶

图 7-25 门静脉癌栓彩色血流图
门静脉主干内等回声充填（箭头所示），CDFI 示血流信号充盈缺损

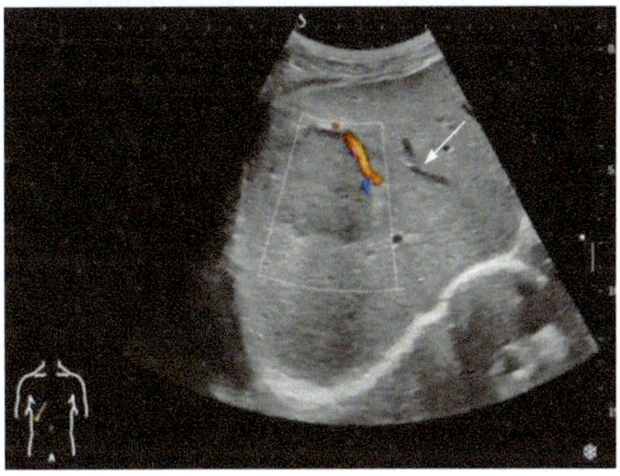

图 7-26 肝内血管受压变细
箭头示变细处

（2）少血供型：肿瘤内部无血流信号，脉冲多普勒也不易检测到动脉血流。此型较少见。

3. 超声造影表现 典型表现为“快进快出”，即注射造影剂后，在动脉期早期（10～20s）病灶出现整体高增强，早于并强于周围肝实质，如病灶有坏死可呈现不均匀增强，随后，病灶回声快速消退，在门脉期及延迟期病灶常呈低增强（图 7-27），这种较典型的超声造影表现对诊断肝癌有较高的特异性和敏感性。然而，也有极少数病例门脉期和延迟期始终呈等增强改变，这可能与肝癌的分化程度有关，分化程度越好的肝癌其门脉期或延迟期低增强出现的机会越少。

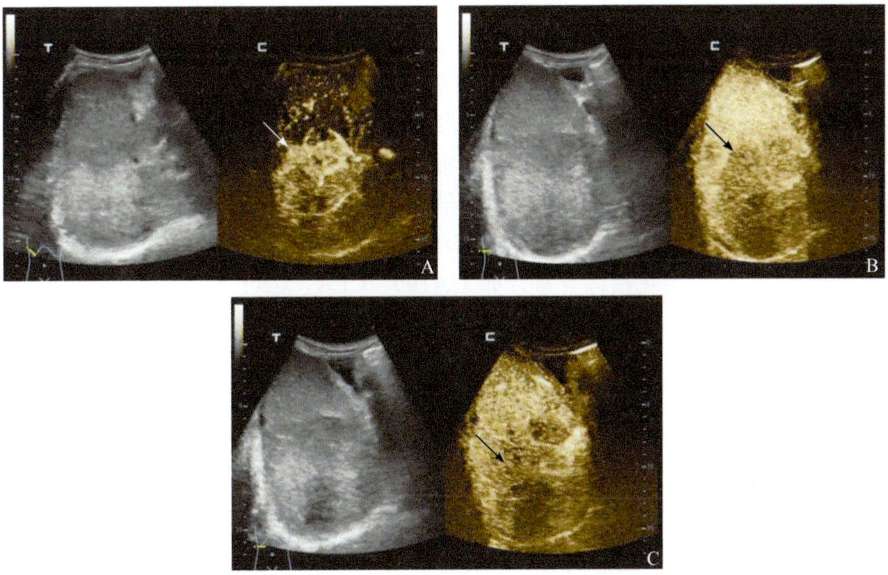

图 7-27 原发性肝癌超声造影双幅显示
A、B、C 三图左侧均为二维超声表现，右侧均为超声造影表现。A. 肝内团块动脉期高增强（箭头所示）；B. 肝内团块门脉期低增强（箭头所示）；C. 肝内团块延迟期低增强（箭头所示）

4. 少见类型原发性肝恶性肿瘤

（1）胆管细胞性肝癌：近年来有增多趋势。多发生于中、小胆管内。因胆管易被癌肿阻塞，致使远端小胆管明显扩张。二维声像图显示肝内局部区域的胆管内径增宽，外形常不规则，部分病例则可不出现胆管扩张。病灶为实质性低回声为主，分布不均匀，边界不清，少数其中心可见不规则

的无回声区，系坏死或液化。胆管细胞性肝癌常在其周围具有环状或不规则的无回声区，均为阻塞远端小肝管中胆汁淤积或小胆管扩张。彩色多普勒常能测及肿瘤内搏动性彩色血流，脉冲多普勒测及高阻力动脉血流。超声造影显示胆管细胞性肝癌呈快速环状或分支状强化，门脉期快速减退呈低回声，并呈分叶状表现，具有一定的特征性。

（2）肝胚胎性肉瘤：多发于幼儿或童年时期。生长迅速，肝脏肿大明显，可扪及巨大肿块。二维声像图显示肝内巨大高回声或高低混合回声占位，包膜欠清晰，内部为不规则的高回声，分布杂乱，其间可有多房型囊性表现。如有出血及凝血块则可表现为高回声光团。

（三）超声诊断价值

早期发现、早期治疗原发性肝癌是提高肝癌患者生存率的关键。常规超声是诊断原发性肝癌的首选影像诊断方法，有重要的临床价值。随着超声仪器分辨力的不断提高，原发性肝癌的检出率也逐年上升，尤其是小肝癌，有报道称可达70%～90%，结合彩色多普勒超声可使肝癌的诊断符合率大大提高。近年的实时超声造影技术，能够动态、实时地显示肝脏内病灶的动态血流灌注增强变化过程，明显提高了肝脏占位性病变的显示率，可显示毫米级的微小肝癌，可与增强 CT 和 MRI 相媲美。超声除了能够明确肿瘤性质外，还能显示肝癌与血管的关系、血管受侵程度及周围脏器情况，为临床选择治疗方案提供可靠的依据，还可用于肝癌术后的随访，观察治疗有无复发，判断疗效等。

四、转移性肝肿瘤

（一）病因、病理及临床表现

肝脏血供丰富，全身各组织器官的恶性肿瘤均可转移至肝脏，胃肠道肿瘤多经门静脉转移至肝；其他脏器肿瘤多经体循环转移至肝，亦有经淋巴系统或直接侵犯者。转移性肝癌（liver metastasis）大体病理与原发病灶基本一致，但大小不定，数目不等，可呈单个或多个孤立结节或全肝弥漫性分布大小不等的结节。癌结节多较硬，如有中央出血坏死则可较柔软，在肝表面可形成特征性的脐状凹陷，正常肝组织较少并伴有肝硬化。临床上，早期多无明显症状，多因常规检查而发现，可仅有原发癌的表现而无肝脏受累的症状，当发生肝广泛转移时，可出现上腹胀痛、发热、腹水等表现。实验室检查常出现原发灶的生化指标异常，如 CA199、CEA、CA125 等，除生殖腺恶性肿瘤转移外，AFP 多为阴性。

（二）超声表现

1. 二维超声 转移性肝癌在二维超声上表现各异、形态不一，小者多呈圆形，大者多呈椭圆形或不规则形，并可向肝表面突起。转移灶较多时，病灶可弥漫性分布或融合成团块，边界多清晰而光整，可呈不规则形。转移癌可呈高回声，亦可呈斑块状，内部分布不均，边界多不规则，周边常有细薄的暗环，即晕环，部分病灶后方回声轻度衰减。转移瘤较大时常挤压或推移门静脉、肝静脉、下腔静脉，使其管腔显示不清，但较少出现血管内癌栓现象，可在肝门及胰腺、腹主动脉周围有多个淋巴结肿大，多呈低回声，并可相互融合。如能发现原发灶，如肾、胰、膀胱、附件等处的异常回声，对支持肝内转移有肯定作用。

依原发灶不同，肝内转移灶的声像图各具有一定的特征性。

（1）乳腺癌：肝内出现单个或多个结节，呈牛眼征（图 7-28）或声晕样。

（2）胃癌：可有两种不同表现，可为边缘清晰的高回声结节；可为囊实性肿瘤，系具分泌功能的腺癌转移。

（3）胰腺癌：可为 0.5cm 以下的均匀低回声小结节，无后壁回声增强；亦可为囊实性肿瘤，腺癌分泌物积聚成液区。

（4）结肠癌：边界清晰的高回声结节在声像图上无特异性；但亦可呈现钙化型强回声结节，其后方可伴有声影，较有特异性（图 7-29）。

（5）肺癌：腺癌呈高回声结节或分隔型囊实性肿瘤；燕麦细胞癌多为牛眼样图形。

（6）肾癌：肾腺癌多为高回声结节，亦有少数病例出现钙化；肾盂癌多为低回声结节。

（7）胆囊癌：多为低回声结节，边缘常不规则。

（8）十二指肠肉瘤：可呈现低回声结节、高回声环状分层结节或中心无回声区的放射状分布声像图。

（9）卵巢癌：可出现高回声结节、分隔型囊实性结节或在甚少病例中出现钙化型结节。

（10）恶性淋巴瘤：弱回声结节，包膜十分清晰，可伴中心花蕊状增高回声小点。

（11）黑色素肉瘤：低回声结节，包膜十分清晰，中心部分可有较多的点状高回声；亦可为较大的实质性高回声结节，其中心为小型无回声区。

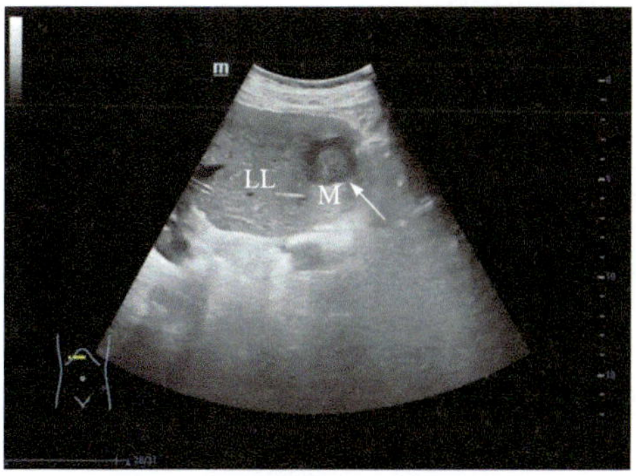

LL：肝左叶；M：肿块

图 7-28 肝内转移性结节牛眼征
箭头示牛眼征

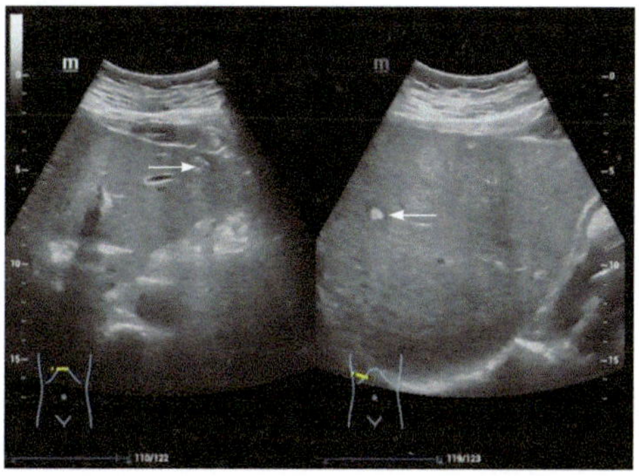

图 7-29 肝内钙化型强回声结节
箭头示回声结节

2. 彩色多普勒超声 转移性肝癌多具有原发灶肿瘤的血供特点，不同组织来源及分化程度不同的转移性肝癌，因其血供不同，彩色多普勒超声表现也有所不同。彩色多普勒常显示转移性肝癌有少量彩色血流，多为点线状，脉冲多普勒亦可测及动脉血流，其 RI 及 PI 均与原发性肝癌相似。部分病例仅在转移性结节周围呈现血管围绕或结节内部无血流。

3. 超声造影表现 注射造影剂后，转移性肝癌常在动脉期呈快速环状增强或整体增强，且消退较快，常在动脉晚期或门脉早期病灶呈低回声表现，出现消退的时间明显比原发性肝癌早（图 7-30）。

（三）超声诊断的价值

超声检查中，如发现肝内出现多个有晕环的高回声团块、中央液化的环状高回声团块、散在分布大小为 0.5～2cm 的低回声或多种回声型的团块，应考虑转移性肝癌的可能，此时，应结合其病史，尽量寻找原发灶，以明确诊断。但由于常规超声检查的局限性，加之转移性肝癌多为散在分布，声像图上表现多样化，有时即使同一种转移癌亦可有多种不同表现，因此，常规超声常不易检出原发灶。超声造影能大大提高转移性肝癌的定性诊断准确性和检出率。因此，对于转移性肝癌的诊断，还需结合临床检查及多种影像技术综合判断。

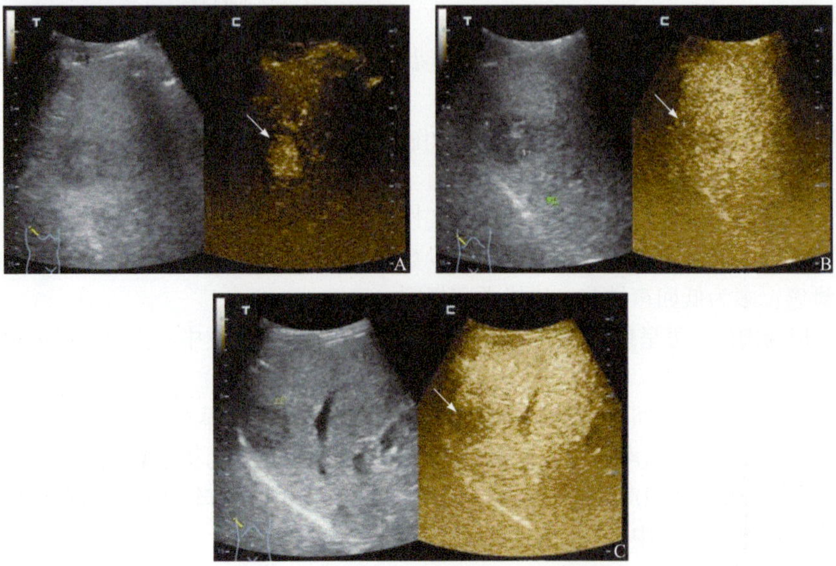

图 7-30 转移性肝癌超声造影双幅显示

A、B、C 三图左侧均为二维超声表现，右侧均为超声造影表现。A. 肝内结节动脉期高增强（箭头所示）；B. 肝内结节门脉期稍低增强（箭头所示）；C. 肝内结节延迟期低增强（箭头所示）

五、肝 脓 肿

（一）病因、病理及临床表现

肝脓肿（liver abscess）主要是由阿米巴原虫和化脓性细菌感染（大肠埃希菌、金黄色葡萄球菌等）引起的肝组织的坏死、液化，一般有典型症状。超声极易从体外测出，较其他医学影像检查更方便、有效。

1. 病因、病理 肝脓肿可分为阿米巴肝脓肿及细菌性肝脓肿两大类。

（1）阿米巴肝脓肿：阿米巴原虫多经门静脉进入肝脏，于门静脉小支内发生栓塞、溶组织等作用。局部肝组织坏死形成脓肿。脓肿周围结缔组织增生，脓肿内部为坏死的肝细胞、脂肪、脓细胞、脓栓及夏科-莱登晶体等。脓肿邻近的肝组织可呈现炎症反应。

（2）细菌性肝脓肿：一般在败血症后细菌经肝动脉进入肝脏。通常为多发小型的脓肿，少数情况可为较大脓腔。大体病理变化与阿米巴脓肿相似，但脓腔内无夏科-莱登晶体。

小型肝脓肿用药后可自愈，亦可逐渐发展、扩大，由数个小脓肿融合成一个大脓肿。慢性肝脓肿壁可纤维化，甚至可钙化。

2. 临床表现

（1）症状：发热（可高达 39～40°C）、右上腹痛为主要症状，常伴盗汗，疼痛多为持续性钝痛。阿米巴肝脓肿常有痢疾史。

（2）体征：肝大，有明显压痛。肝区叩击痛明显。有时可发现胸、背部局部肿胀，肿胀部位亦有压痛。严重者可有黄疸。

（3）实验室检查：白细胞常超过 20 000/mm³，中性粒细胞达 85%～90% 。细菌性肝脓肿血培养可能阳性。阿米巴肝脓肿在粪中可能找到溶组织阿米巴原虫。

（二）超声表现

1. 二维超声

（1）肝内出现一个或多个占位病变，典型者壁厚，且整个脓肿壁的厚度不均。一般外壁比较圆整，而内壁常极不平整，如“虫蚀样”改变（图 7-31）。少数脓肿壁较薄，内壁亦可平整。

（2）肝脓肿后壁一样具有回声增强效应，与肝囊肿相似。

（3）肝脓肿侧壁一般显示清晰，无回声失落现象。

（4）肝脓肿后方回声亦见增强，但强度比肝囊肿稍弱（图 7-32）。

（5）内部回声不均匀。

（6）周围炎症反应，在大多数肝脓肿外壁之外，具有环状由亮渐暗的分布。

（7）慢性脓肿囊壁钙化时，可显示其上方的半圈亮弧形反射。此反射下方为清晰声影。内部回声为声影所掩盖，不能显示。

（8）极少数情况下脓肿内部伴产气杆菌，则有气体后方的彗星尾征出现（图 7-33）。

2. 彩色多普勒超声　在完全液化的肝脓肿，脓腔内缺乏彩色血流信号；但在液化不完全或者肝脓肿早期或痊愈期时，常可在实性部分及脓肿周边显示彩色血流（图 7-34）。

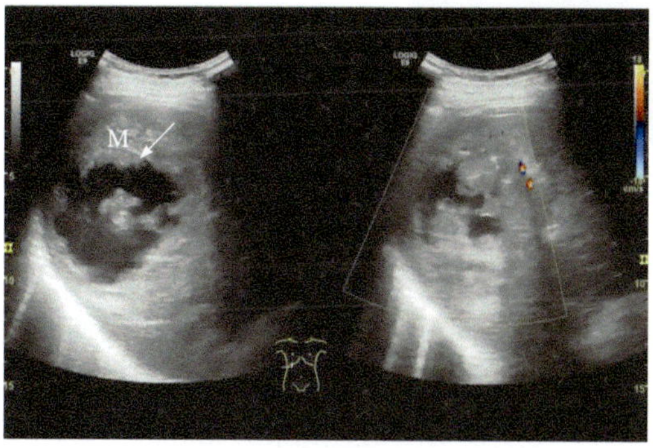

M：肿块

图 7-31　脓肿壁“虫蚀样”改变
箭头示“虫蚀样”改变

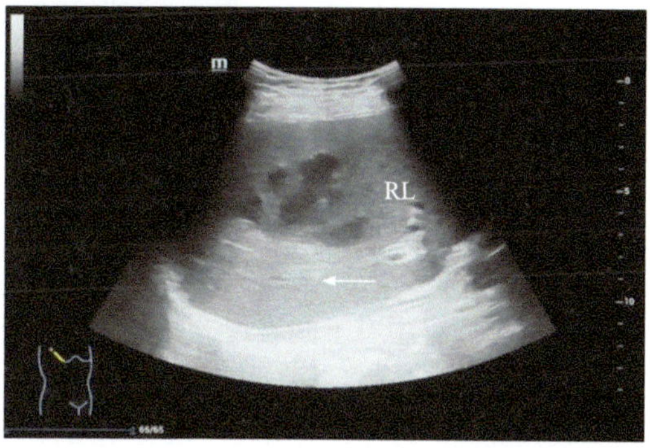

RL：肝右叶

图 7-32　脓肿后方回声增强现象
箭头示回声增强现象

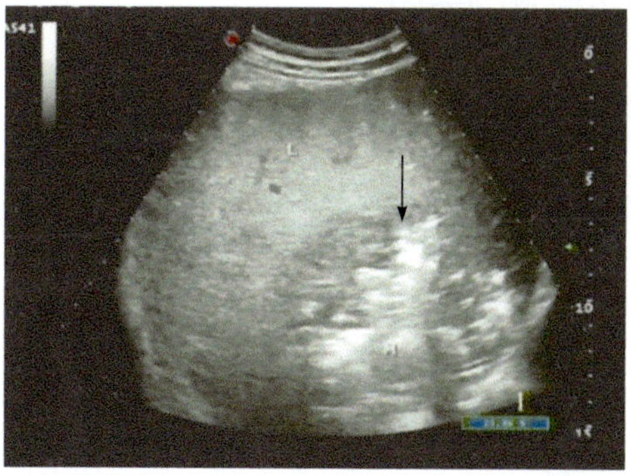

图 7-33　团块内可见强回声伴彗星尾征
箭头示彗星尾征

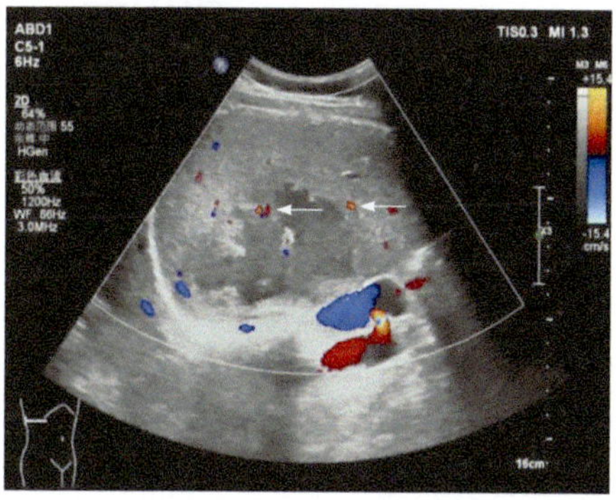

图 7-34　肝脓肿彩色血流图
肝脓肿实性部分及脓肿周边可测及彩色血流（箭头所示）

3. 超声造影表现　肝脓肿病灶在动脉期表现为实质部分快速增强，而坏死部分不出现增强，病灶呈现典型的蜂窝样改变，而门脉期和延迟期原增强部分减退呈等增强改变，如脓肿完全液化，则超声造影显示病灶呈无增强（图 7-35）。

（三）超声诊断的价值

典型肝脓肿超声诊断较容易，结合病史，其诊断符合率可达 100%。超声显像能清晰地显示脓肿的形态、大小、数目、内容物是否稠厚以及增厚的腔壁等，尤其对定位诊断有重要价值。但由于

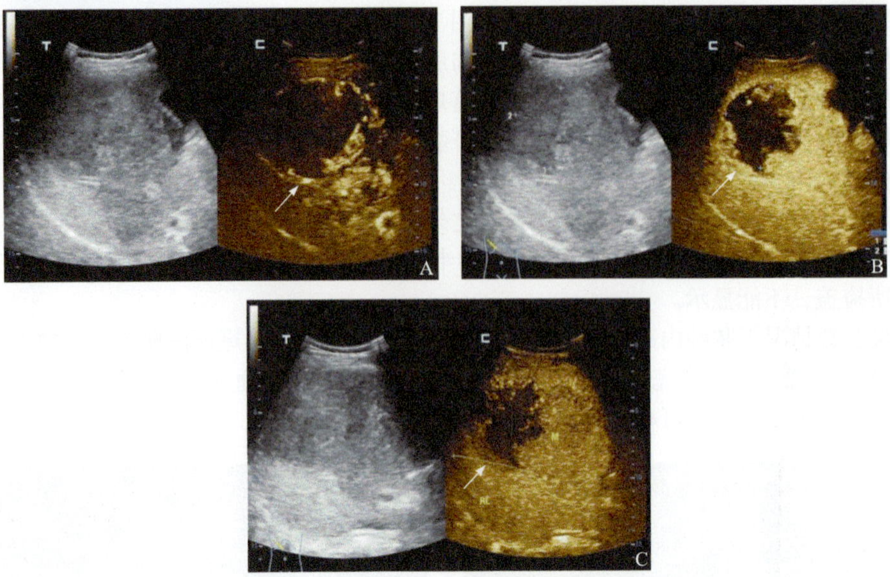

图 7-35　肝脓肿超声造影双幅显示

A、B、C 三图左侧均为二维超声表现，右侧均为超声造影表现。A. 实性部分高增强，坏死区无增强（箭头）；B. 实性部分等增强，坏死区无增强（箭头）；C. 延迟期实性部分近等增强，坏死区无增强（箭头）

肝脓肿在整个病程中有不同表现，使超声声像图表现多样化，并且由于抗生素的广泛应用使肝脓肿临床表现愈加不典型。近年来彩色多普勒超声及超声造影技术的应用使不典型肝脓肿的诊断符合率得到了较大提高。另外，利用超声检查重复性好的优势，定期密切随访，观察肝脓肿的声像图变化来明确诊断，可以提高诊断符合率。同时，超声引导可对病灶穿刺抽脓进行细菌培养和涂片检验，还可抽吸引流和注射抗生素进行介入性治疗。

第四节　肝脏弥漫性疾病

一、脂　肪　肝

（一）病因、病理及临床表现

脂肪肝（fatty liver）指由于各种原因引起的肝细胞内脂肪堆积过多的病变，主要为正常的脂质代谢途径紊乱，肝细胞中的中性脂肪、脂质沉着堆积过多，超过生理含量引起的可逆性改变。正常肝脂肪含量约 5%，增加至 40%～50%或全肝脏 1/3 肝小叶脂肪沉积，称为脂肪肝，其中主要为中性脂肪，其余为卵磷脂和少量胆固醇。长期营养不良、慢性感染或中毒、肥胖病、内分泌失常、糖尿病、酒精中毒性肝病或高脂肪、高胆固醇饮食均可引起脂肪肝。脂肪在肝内浸润过量，形成脂肪滴散布在肝组织和肝细胞内。大小不等的脂肪颗粒，使肝细胞肿大，内出现类脂空泡，严重者肝细胞呈类似脂肪组织的脂细胞。脂肪充盈肝细胞内可减弱其功能，易受亲肝毒物损害，形成肝硬化。脂肪肝内的脂肪滴可相互融合成大脂肪泡或脂肪囊肿，囊肿破裂，多伴局部炎性反应至坏死、纤维化。脂肪沉积多为弥漫性，在小叶中心或小叶的周边，也可呈不均匀的局灶性脂肪沉积。

近年来脂肪肝的发病年龄趋向广泛，从年轻肥胖者至老年，患者体重多超过年龄与身高的标准，特别在肥胖儿童。临床上多无自觉症状，部分可表现为轻度食欲缺乏、腹胀、维生素缺乏、易疲劳等一般症状。早期脂肪肝为可逆性，合理治疗后可恢复正常。重度脂肪肝时，肝大，肝包膜膨胀，韧带牵拉或脂肪囊肿破裂，炎性反应可致肝区痛及发热。有饮酒史或在肝炎期内，体重明显增加。

实验室检查胆固醇、谷丙转氨酶、血糖等增高。

（二）超声表现

1. 二维超声 肝内弥漫性密集、细小点状回声，呈“明亮肝”。肝区回声分布不均，近场回声增高，远场回声明显衰减。肝内血管结构清晰度明显降低，纹理不清，严重者可无法显示。肝脏普遍增大，包膜光滑。有时表现为肝内脂肪堆积，局限于肝的一叶或数叶，呈不规则分布，可呈相对稍高回声区，边界较清楚，后方无衰减，周围无声晕，称为非均匀性脂肪肝。弥漫性脂肪肝在灰阶超声上可分为：①轻度（图 7-36），肝实质回声密集增强；②中度（图 7-37），肝内血管显示不清，膈肌回声显示中断；③重度（图 7-38），肝脏后部分回声明显衰减，肝内血管及膈肌回声无法显示。

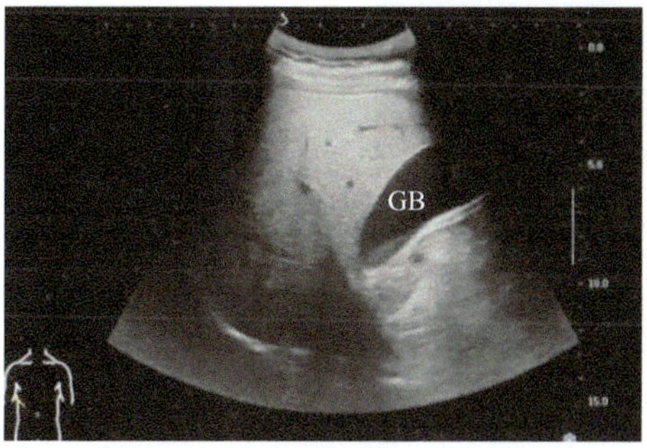

GB：胆囊

图 7-36 弥漫性脂肪肝（轻度）

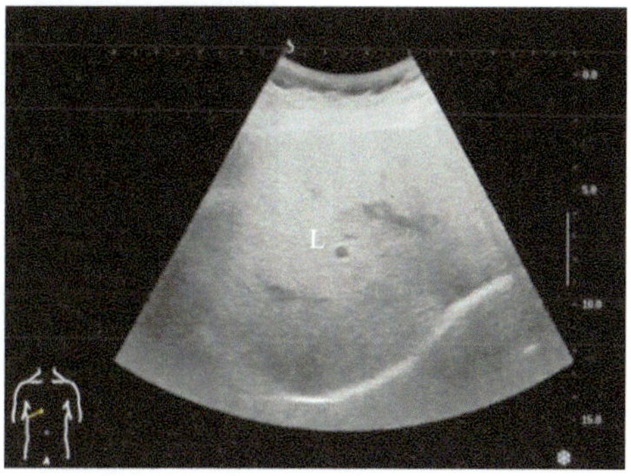

L：肝脏

图 7-37 弥漫性脂肪肝（中度）

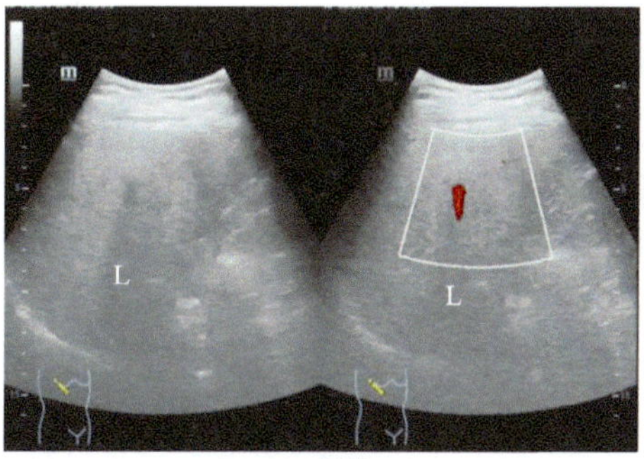

L：肝脏

图 7-38 弥漫性脂肪肝（重度）

2. 彩色多普勒超声 由于脂肪肝造成的声衰减，彩色多普勒显示肝内血流信号较正常明显减弱，出现门静脉、肝静脉等血流颜色变暗、变少甚至消失。脉冲多普勒显示的血流频谱形态仍为正常。非均匀性脂肪肝，彩色多普勒常无彩色血流显示。

3. 超声造影表现 主要用于鉴别非均匀性脂肪肝与局灶性肝病。注射造影剂后，肝内不均匀脂肪区域与周围肝实质同步增强和同步减退，在动脉期和门脉期未见异常增强区（图 7-39）。

（三）超声诊断的价值

弥漫性脂肪肝常规二维超声上具有一定的特征，诊断较容易，其诊断的准确性可达 80% 以上。但对非均匀性脂肪肝，有时单凭常规超声诊断较困难，超声造影对其鉴别诊断具有决定性的意义，诊断符合率可达 98% 以上。同时，超声检查可作为脂肪肝疗效随访的有效手段。

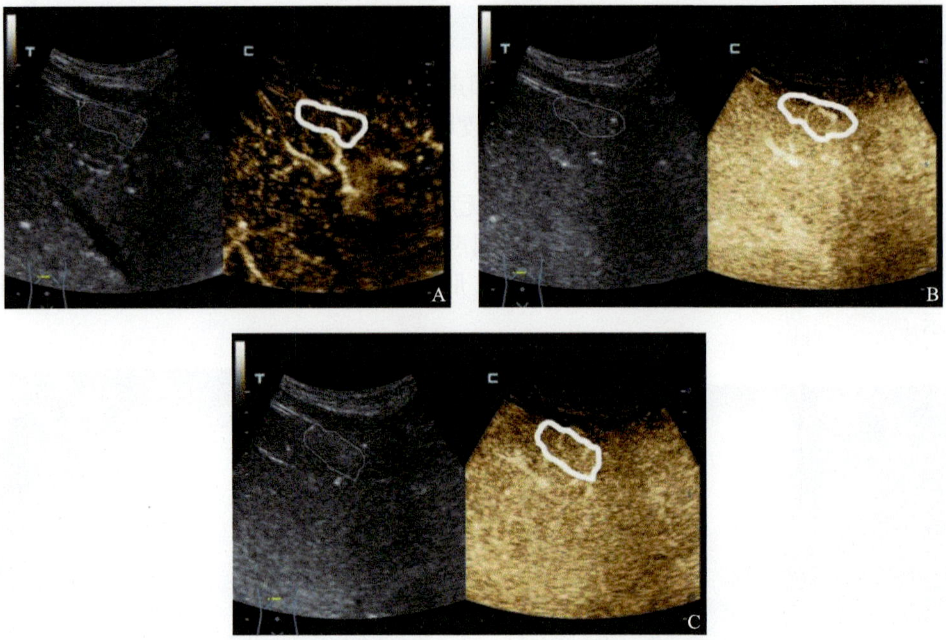

图 7-39　非均匀性脂肪肝超声造影双幅显示左侧

A、B、C 三图左侧均为二维超声表现，右侧均为超声造影表现。A. 动脉期未见异常增强区（标记内所示）；B. 门脉期未见异常增强区（标记内所示）；C. 延迟期未见异常增强区（标记内所示）

二、肝　硬　化

（一）病因、病理及临床表现

肝硬化（liver cirrhosis）是一种常见的慢性肝病，可由一种或多种原因引起肝脏慢性损害，肝脏呈进行性、弥漫性、纤维性病变。具体表现为肝细胞弥漫性变性、坏死，继而出现纤维组织增生和肝细胞结节状再生，这三种改变反复交错进行，肝小叶结构和血液循环途径逐渐被改建，使肝变形、变硬而导致肝硬化。

病因和病理分类有多种，一般根据其形态学或病因学进行分类。国际通用分类方法分为：①小结节性肝硬化，结节直径为 0.1～1cm，以酒精性肝硬化为代表；②大结节性肝硬化，结节直径大小不等，最大可达 5cm，以肝炎后肝硬化为代表，也称坏死后性肝硬化；③其他类型，如血吸虫性、淤血性、胆汁性肝硬化等。

肝硬化患者临床表现各异，早期无明显症状，后期则出现肝功能受损和门静脉高压表现。代偿期临床症状较轻，缺乏特异性，体检可发现肝脏轻度肿大，肝区触痛，实验室检查肝功能正常或轻度异常。失代偿期表现为肝功能减退，出现一系列全身症状如乏力、体重减轻、低热等；消化系统症状如厌食、腹胀、腹泻等；血液系统障碍，表现为低白蛋白血症、水肿、腹水、贫血、出血倾向；排泄解毒功能减退；内分泌失调可出现肝掌、蜘蛛痣、水钠潴留；胆汁分泌和排泄功能障碍可表现为黄疸。终末期可表现为多种并发症，如门静脉高压多表现为侧支循环形成（食管-胃底静脉曲张、腹部静脉曲张、痔静脉扩张）、脾大（脾亢）、腹水。其他并发症包括自发性细菌性腹膜炎、肝性脑病、水电解质和酸碱平衡紊乱、肝肾综合征、肝肺综合征、门静脉血栓形成等。

（二）超声表现

1. 二维超声

（1）早期肝硬化：肝大小变化不明显，典型酒精性肝硬化者肝脏可中度增大，肝包膜尚光滑，肝实质密集或较密中小点状，肝内回声普遍增高，透声性差，血管走行基本正常，无特征性的声像图改变。

（2）典型肝硬化（图 7-40）：声像图具有特征性表现，超声可以明确提示肝硬化，但不能区别门静脉性、坏死后性肝硬化。胆汁性肝硬化的诊断需结合肝胆系统病史。

1）肝脏大小、形态：结节性肝硬化的肝脏常缩小，以肝左叶缩小最为明显和常见，检查时需深吸气方能显示肝左叶全貌，肝右叶上、下径变短，肋间扫查示肝脏厚度变薄。需要指出，有些肝硬化因肝动脉血流增加，或血吸虫、酒精性肝硬化的肝左叶可代偿性增大。肝边缘角变钝或不规则。肝脏横切面失去正常的楔形形态，矢状切面上不呈三角形，而似椭圆形。

2）肝包膜：肝包膜增厚，回声增高，厚薄不均，肝表面凸凹不平，呈锯齿状、小结节状或粗结节状，在出现腹水时更为清晰。

3）肝实质：肝内回声增高、增粗，分布不均匀，部分呈颗粒状、结节状，可表现为低回声或高速结节，多为 0.5～2cm。

4）伴随征象（图 7-41、图 7-42）：肝内血管粗细不均或纹理紊乱，肝静脉常变细，门静脉可增宽，肝动脉可代偿性增宽。可伴有脾大、腹水、胆囊壁增厚。

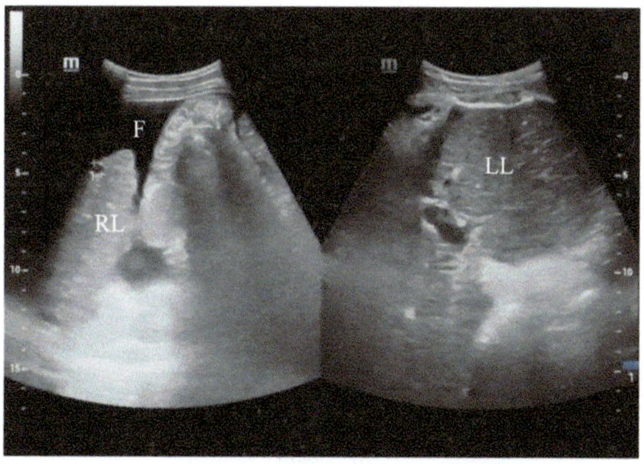

RL：肝右叶；LL：肝左叶；F：腹水

图 7-40 肝硬化声像图

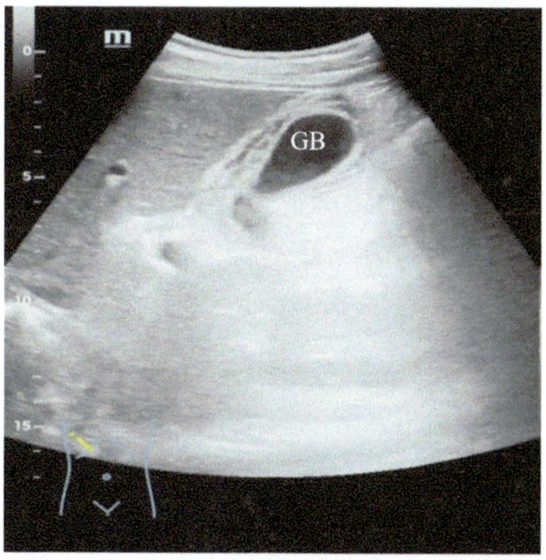

GB：胆囊

图 7-41 肝硬化伴随征象之胆囊壁增厚

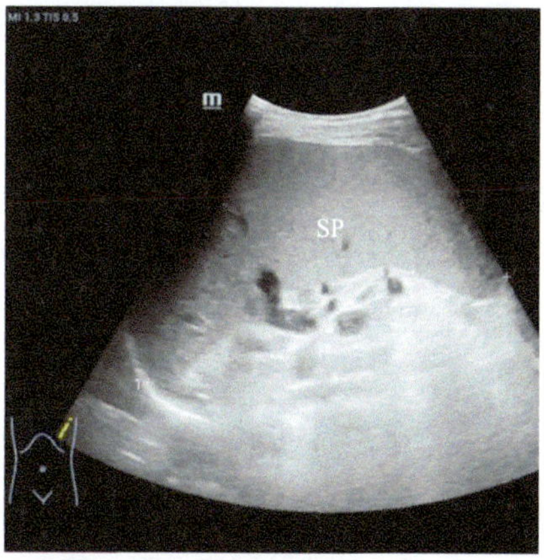

SP：脾脏

图 7-42 肝硬化伴随征象之脾大

2. 彩色多普勒超声 彩色多普勒显示门静脉扩张（>1.3cm），颜色可变暗，个别门脉内可有血栓形成，脉冲多普勒示门脉血流速度降低，部分呈双向甚至反向的离肝血流；彩色多普勒示肝动脉较正常者易显示或增宽，脉冲多普勒显示其流速增高，且 RI 亦增高；彩色多普勒示肝静脉变细、颜色变暗，脉冲多普勒示其流速减低，呈类似门静脉血流。同时，彩色多普勒还可显示脐静脉重开(图 7-43),并可见该彩色血流与门脉囊部血流相通;腹壁静脉曲张;食管-胃底静脉曲张(图 7-44);脾静脉增宽（图 7-45）等。

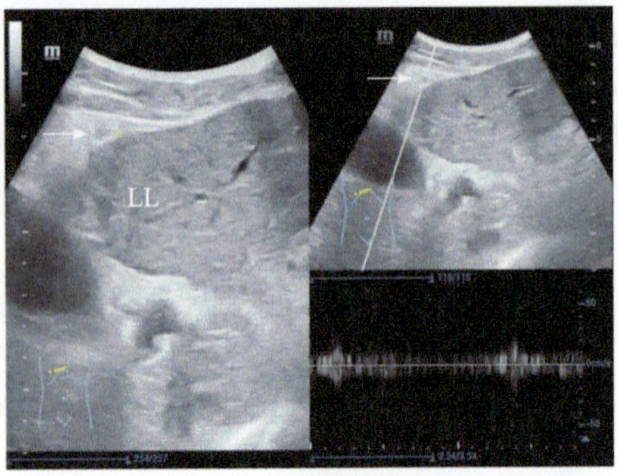

LL：肝左叶

图 7-43 脐静脉重新开放（箭头）

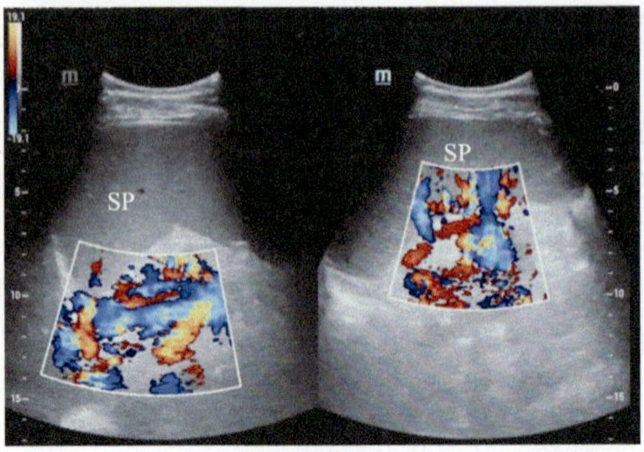

SP：脾脏

图 7-44 胃底静脉曲张彩色血流图

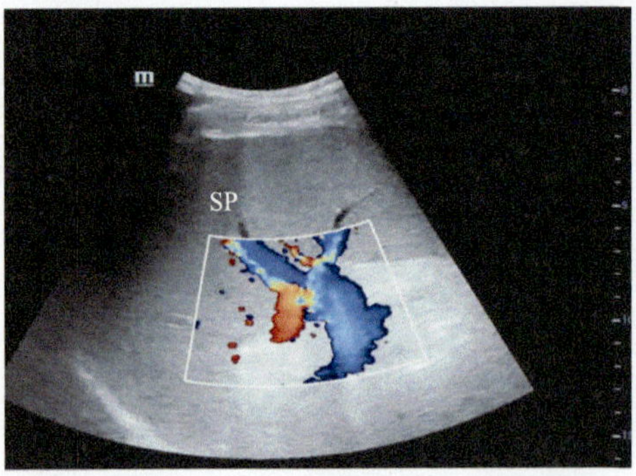

SP：脾脏

图 7-45 脾静脉增宽彩色血流图

（三）超声诊断的价值

超声是理想的无创影像检查方法，常规超声对典型的肝硬化诊断较容易，尤其是已形成门脉高压者，其诊断肝硬化的准确性可达 85%以上。但是，在早期肝硬化或肝纤维化时，常规超声诊断较困难，需经超声引导下肝穿刺活检才能确诊。此外，彩色多普勒超声通过门静脉系统的检测可评估门静脉高压形成与否及严重程度，并可判断其侧支循环形成的情况及治疗后的疗效判断等。

三、肝 淤 血

（一）病因、病理及临床表现

肝淤血亦称淤血性肝病（congestive liver），是右心衰竭最重要和较早出现的体征之一。主要是由于右心衰竭导致静脉回流受阻，使下腔静脉、肝静脉等压力升高，继而肝内中央小静脉扩张、淤血使其周围肝细胞发生缺血、缺氧、坏死和结缔组织增生等病理改变。临床上可在短时间内迅速加重原有症状，肝脏急剧增大，肝包膜迅速被牵张，疼痛明显，并出现黄疸、转氨酶升高、腹水等征象。

（二）超声表现

1. 二维超声 肝脏普遍肿大，包膜光滑；肝静脉增宽（多大于 10mm）（图 7-46），显示特别清晰，下腔静脉增宽（前后径多大于 18mm）（图 7-47），生理性搏动减弱或消失，并时而见腔内由于血流速度缓慢所致的“云雾”状回声；肝内回声密集增强，病程长者可增粗增强。

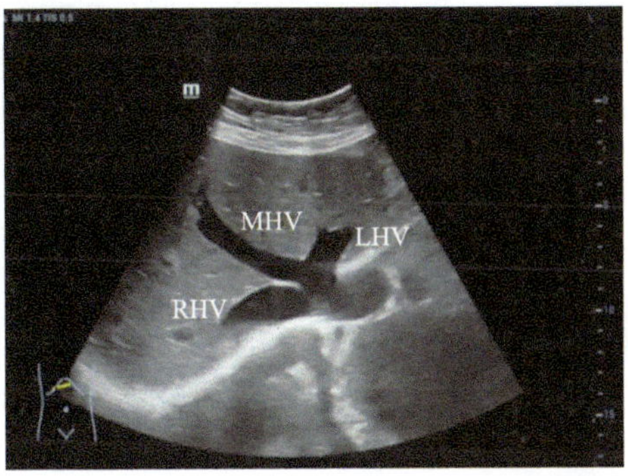

LHV：肝左静脉；MHV：肝中静脉；RHV：肝右静脉

图 7-46 肝静脉增宽

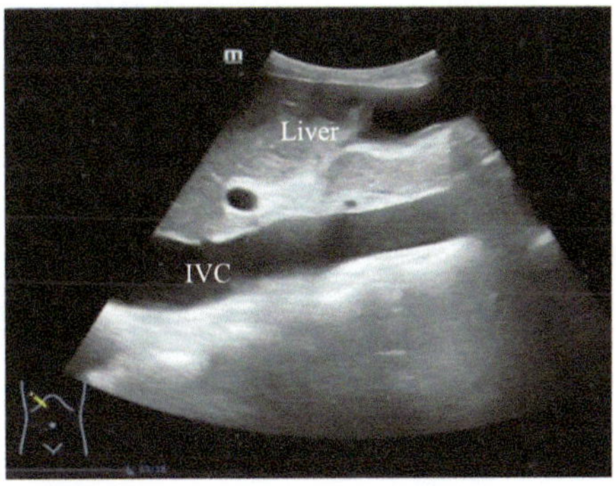

Liver：肝脏；IVC：下腔静脉

图 7-47 下腔静脉增宽

2. 彩色多普勒超声 下腔静脉和肝静脉内的血流颜色变暗，闪烁现象变弱；脉冲多普勒示肝静脉的离肝血流及下腔静脉回流速度降低，并且其两相或三相波形减弱甚至消失。

（三）超声诊断的价值

超声对心源性肝大的诊断有较高的特异性，需提醒临床医生，如出现肝大和下腔静脉扩张则基本可确立诊断。彩色多普勒对进一步确定诊断及分析病因提供了更多的依据。

（余进洪）

第八章　胆　　道

第一节　胆道超声解剖

胆道是肝脏将分泌的胆汁输送至十二指肠的管道系统，通过控制胆汁的运输、储存和调节的功能参与胃肠道的消化过程。超声声像图上主要分为胆囊和胆管两个部分；以肝门为界，胆管分为肝内胆管和肝外胆管，肝内胆管位于肝脏内部，由毛细胆管、小叶间胆管及段（叶）胆管逐级汇合成左、右肝内胆管。肝外部分包括肝总管、胆总管、胆囊（图 8-1）。

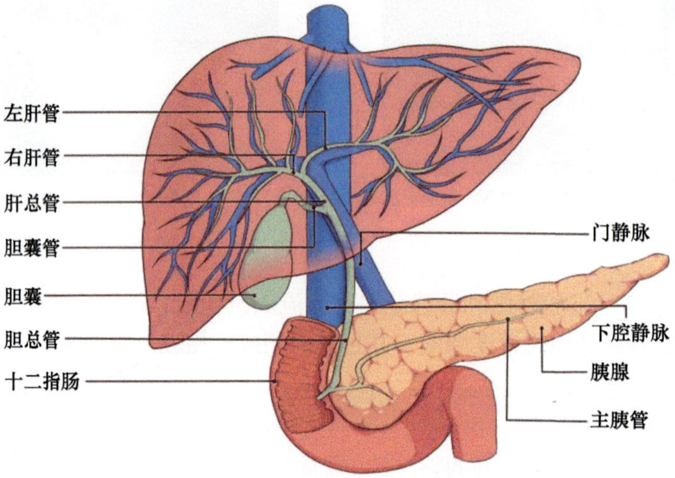

图 8-1　肝内外胆管与伴行的门静脉分布示意图

一、胆　　囊

胆囊位于胆囊窝内，是左、右半肝的分界线，是储存和浓缩胆汁的空腔器官。胆囊充满胆汁时为一个梨形的囊袋状结构。长 7～9cm，宽 2～3cm，囊壁厚不超过 2～3mm，容量为 40～60ml，主要分为胆囊底、体、颈和胆囊管四个部分，但前三者之间无明确的界线。胆囊底圆钝，为一游离盲端，底部前方邻近结肠肝曲，超声探查时应注意将底部全部显示，避免因肠气干扰较大时漏诊胆囊底部病变。胆囊底在体表的投影位于右侧锁骨中线与右肋弓的交界处，即墨菲（Murphy）点，当胆囊有炎症时，超声 Murphy 征阳性。胆囊体是胆囊底向左后方逐渐延伸变细的部分，附着于肝脏的胆囊窝。胆囊体向后上弯曲变窄形成胆囊颈部，胆囊颈起始部呈囊状膨大，称为哈氏（Hartman）囊，移行为胆囊管时管腔变窄，结石容易嵌顿于此处，临床上常于此处漏诊一些小结石，超声检查时尤应注意。胆囊颈和胆囊管的内壁黏膜局部呈螺旋状向腔内膨出，形成螺旋襞（Heister 瓣），有利于控制胆汁的流入与流出。胆囊管长 3～4cm，内径约 0.3cm，于十二指肠韧带内与肝总管汇合形成胆总管，超声声像图对正常胆囊管的显示较困难。

二、肝 内 胆 管

肝内胆管起自肝内的毛细胆管，继而汇集成小叶间胆管、肝段胆管、肝叶胆管和肝内左、右肝管。肝内胆管的行径与肝内门静脉和肝动脉及其各级分支走行大体一致，三者均为一结缔组织鞘（Glisson 鞘）所包绕（图 8-1）。肝内胆管可按肝的分叶、分段来命名，各肝段胆管为三级支，进一步汇入左内叶、左外叶、右前叶、右后叶的肝叶胆管为二级支，叶胆管在肝门处汇合成的左、右肝管为一级支。正常肝内胆管内径小于伴行的门静脉内径。正常超声声像图仅可显示左、右肝管，内径约 2mm，二级分支以上胆管难以显示，如果声像图显示二级分支以上胆管常常提示下段梗阻。

三、肝外胆管

肝外胆管包括肝总管和胆总管，左、右肝管汇合后为肝总管，肝总管与胆囊管汇合后为胆总管，由于超声声像图上一般很难直接显示胆囊管与肝总管的汇合处，因而一般将肝外段肝总管和胆总管合称为肝外胆管。多数肝外胆管与胰管在十二指肠内汇合后共同开口于十二指肠乳头，但也有部分不汇合或两者在进入十二指肠壁前汇合并开口于十二指肠大乳头。

（一）肝总管

左、右肝管出肝门后逐渐汇合成肝总管，肝总管长约 3cm，内径 0.4～0.6cm，走行于肝十二指肠韧带外缘内，下端和胆囊管汇合形成胆总管。

（二）胆总管

胆总管的长度因胆囊管汇合部位的高低不同差距较大，一般长 4～8cm，内径 0.6～0.8cm，当内径大于 1cm 时视为异常（图 8-1）。由于胆总管管壁内含有弹性纤维，当下端梗阻时常伴上段扩张，扩张后的胆管超声易于显示。解剖学上根据其行程可以将胆总管分为十二指肠上段、十二指肠后段、十二指肠下段（胰腺段）和十二指肠壁内段，胆总管在十二指肠上段时位于肝动脉的右侧、门静脉的前方，在十二指肠后段时走行于十二指肠上部后方，位于门静脉的右侧、下腔静脉的右前方，胰腺段走行于胰头后方的胆总管沟内或胰腺实质内，此段管径较窄，结石易停留于此处，胰头占位也可压迫此段管腔导致梗阻。在十二指肠壁内段时斜行穿入十二指肠降部中段的后内侧壁，与主胰管汇合，形成肝胰腹部（Vater 壶腹），开口于十二指肠大乳头。

由于胆囊管与肝总管汇合的位置变化很大，胆总管下端开口于十二指肠的位置及与胰管汇合的方式常有变异，且胰腺段和十二指肠壁内段常常由于前方肠道气体干扰而显示困难，超声常常不能显示胆囊管与肝总管汇合的位置，也不能将肝总管和胆总管完全分开，因而，超声声像图上很难明确区分上述四个解剖分段。

第二节　胆道超声探查方法及正常声像图

超声能利用胆道系统的胆汁作为透视窗，准确诊断胆道常见疾病，已成为胆道疾病的首选影像学方法。

一、胆道的超声探查方法

（一）探查前患者准备

（1）患者在行胆道超声检查前应禁食 8h 以上，使胆囊内有足够的胆汁充盈，利于胆道的显示和对疾病作出准确诊断。

（2）超声检查前 24h 禁高脂肪饮食，停用影响胆囊收缩的药物，以免胆囊收缩后影响疾病的检出。

（3）若胃肠道气体干扰较大，影响成像时，可在服用消胀药物 1～2 天后检查，若肠内容物干扰较大，宜在排便灌肠后检查。

（4）若患者需行胃肠钡剂或胆道 X 线造影检查时，应在超声检查后进行或检查前 2～3 天进行，以避免钡剂或造影剂的干扰。

（5）小儿或不合作者，可给予催眠药后在睡眠状态下行超声检查。

（6）胆囊收缩功能测量：空腹时检查胆囊，测量胆囊的最大长径（L）、最大横截面横径（W）和厚径（H），计算胆囊体积（V）= π/6（长径×厚径×横径），嘱高脂肪、高蛋白饮食（口服两个油煎鸡蛋），于进食 1h 或 2h 后，再次测量胆囊的大小并计算其体积。若患者不能高脂肪、高蛋白饮食，可口服 50% 硫酸镁 30ml 代替。胆囊收缩率 =（V_0−V_t）/V_0 ×100%，V_0：脂餐前胆囊体积，V_t：脂餐后胆囊体积，根据胆囊收缩率对胆囊收缩功能进行评定。郭万学等以进食 2h 后胆囊的收缩率评价胆囊收缩功能：①胆囊收缩率＞66%（2/3）：收缩功能正常；②50%≤胆囊收缩率＜66%：收缩功能尚可；③33%＜胆囊收缩率＜50%：收缩功能较差，属于可疑；④胆囊收缩率＜33%：收缩功能差；⑤胆囊大小同空腹大小：无收缩功能。姚丽婷等以脂餐 1h 后胆囊的收缩率评价胆囊收缩功能：①胆囊收缩率＞80%：收缩功能良好；②50%≤胆囊收缩率＜80%：收缩功能尚可；③胆囊收缩率＜50%：收缩功能较差。空腹时，胆囊测值小于正常值，提示胆囊无储存胆汁的功能，多伴有严重病变；胆囊增大时，多提示胆囊流出道有梗阻。

（二）患者体位

（1）仰卧位：是腹部超声检查的常用体位，检查时，嘱患者平静呼吸，腹部放松，两手平放或置于头部，充分暴露上腹部；探头平行于右侧肋弓下缘扇形扫查，显示肝内各级胆管和胆囊，必要时可补充肋间扫查。该体位简便易行，但前方的胃肠道气体可能会影响后方胆道系统的观察，胆囊颈部和肝外胆管显示效果也较差。

（2）左侧斜卧位：患者左侧斜卧位 45°，是胆道系统检查的重要体位，可以减少胃肠气体干扰，有助于提高胆囊和肝外胆管中下段的超声显示率。

（3）坐位或立位：主要用于特别肥胖的患者或高位胆囊，观察胆囊结石移动情况。

（4）膝胸位：患者双膝跪在检查床上，腹壁抬离床面，可以作为观察胆囊颈部结石的补充体位。

（三）超声扫查方法

（1）胆囊的扫查方法：由于胆囊位置变化较大，常规将探头置于右肋缘下，让患者适当深吸气时，左右缓慢滑动探头直到显示肝右叶下方胆囊轮廓后，根据胆囊的位置调整探头的倾斜角度，使探头与胆囊长轴平行以完整显示胆囊最大长轴断面，在此断面上，旋转探头 90°，横断面扫查胆囊，观察胆囊内部结构及其周围组织的关系。扫查胆囊时应该注意将胆囊显示完整，避免漏扫。注意识别各种伪像，正常胆囊前壁常出现细层状混响效应；胆囊后方由于胆汁的无反射常常出现增强效应，如果对局部显示造成干扰，应注意调整探头入射角度和调节机器参数以达到最佳显示效果。

（2）肝内胆管的扫查方法：由于肝内胆管与肝内门静脉伴行，扫查方法与肝脏相同，探头置于右肋缘下斜切并滑动扇扫，先显示门静脉的左、右、矢状部，再观察与门静脉相伴行的肝内胆管。

（3）肝外胆管的扫查方法：探头在右肋缘下显示肝总管，在右上腹沿肝外胆管走行方向纵切追踪胆管，上中段可以借助门静脉和下腔静脉寻找，扫查下段时探头略朝顺时针方向旋转并向下滑动至胰头。扫查肝外胆管时，需要对探头适当加压，减少胆管与探头距离，排开气体干扰，有利于清晰完整显示肝外胆管。

二、正常超声声像图

（一）胆囊

胆囊的形态具有个体差异，长轴切面多为呈梨形的囊袋状结构。胆囊壁薄而光滑连续，呈弧形的高回声光带，颈部有皱褶，后壁线较前壁线明亮，后方回声增强。胆囊颈部的 Heister 瓣呈高回声或强回声，注意旋动探头与结石鉴别。高频探头可显示胆囊壁高、弱、高的三层结构，内外两层高回声分别代表胆囊壁黏膜界面和浆膜界面，中间的弱回声带为囊壁的肌层；胆囊腔内无回声为胆汁。胆囊超声测值横径一般不超过 4cm，长径不超过 9cm，囊壁不超过 0.3cm（图 8-2）。胆囊颈部有一线状的高回声带连接到门静脉右支根部，此为肝中裂的纤维和脂肪组织，该解剖结构比较固定，可以作为识别胆囊的重要声像图标志（图 8-3）。

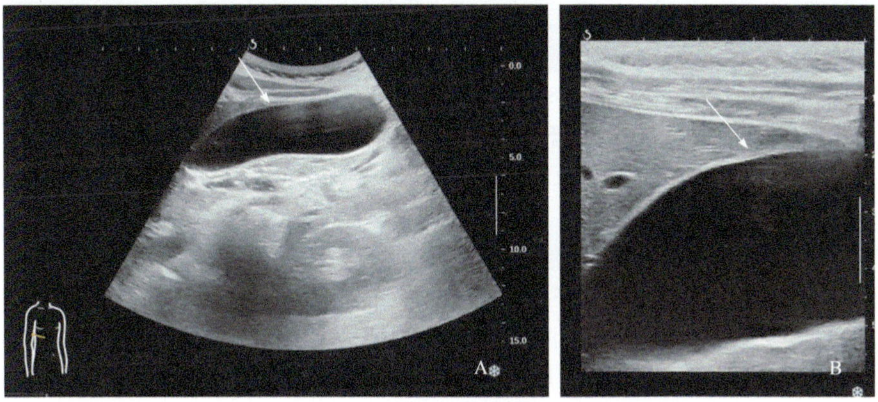

图 8-2 正常胆囊声像图

A. 低频探头扫查：胆囊长轴切面显示完整的胆囊，囊壁连续，囊内胆汁透声清晰（箭头所示）；B. 高频探头扫查：胆囊壁局部切面显示胆囊壁呈高、弱、高的三层结构（箭头所示）

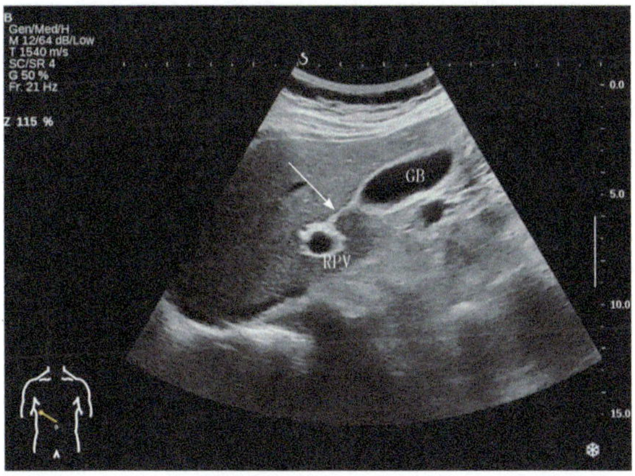

GB：胆囊；RPV：门静脉右支

图 8-3 肝中裂声像图

胆囊颈部连接到门静脉右支根部的线状高回声（箭头所示）为肝中裂

（二）肝内胆管

正常的肝内胆管内径较小，通常＜2mm，左右肝管紧贴门静脉左、右支的前壁走行，管径小于伴行门静脉管径的 1/3（图 8-4），目前正常的肝内胆管超声仅能显示一级支和少数二级支，二级分支以上的肝内胆管较难显示。肝内胆管扩张时超声容易显示，若扩张的胆管与伴行的门静脉内径相似则形成“平行管”征，可以借助彩色多普勒与伴行的门静脉相鉴别；门静脉左支矢状部及其外侧支的分支形成特征性的“工”字形结构，肝内胆管走行于“工”字形结构的内侧缘，可以此区别肝内胆管和门静脉。

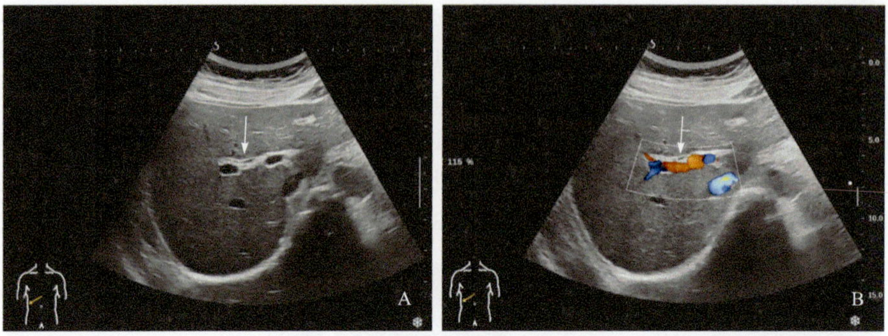

图 8-4　正常肝内胆管声像图

A. 二维灰阶超声成像：右肝内胆管一级支管径小于伴行的门静脉管径的 1/3（箭头所示）；
B. 彩色多普勒超声成像：鉴别肝内胆管与伴行的门静脉（箭头所示）

（三）肝外胆管

由于超声声像图上很难明确区分肝外胆管的四个解剖分段，在临床工作中，超声多采用肝外胆管二段分法，即将肝外胆管分为上、下两段，上段相当于解剖的十二指肠上段，自肝门部发出后伴行于门静脉主干的腹侧，下段则与下腔静脉伴行，走行于胰头的背外侧。肝外胆管上段超声易于显示，将探头置于右侧肋弓肝门处斜切，可显示与门静脉平行的肝外胆管上段，内径不大于伴行门脉的 1/3，有时可在门静脉与胆管处下方 1～2cm 处显示穿行于其间的肝右动脉圆形横切面（图 8-5）。肝外胆管内径测量在肝外胆管长轴切面（内缘到内缘）；正常胆总管的内径＜0.8cm，老年人内径较宽，可达 1cm。将探头在肝门处横切，胆总管、门静脉和右肝动脉共同显示为圆形结构，类似米老鼠的头部，称为“米老鼠”征，门静脉主干是“头”，右肝动脉是“左耳”，胆总管是“右耳”，彩色多普勒有利于血管和胆管的鉴别（图 8-6）。下段常常由于胃肠气体干扰显示困难，适当加压探头可提高胆总管远端部分的显示率，在胰头部横切，可显示胆总管胰头段。

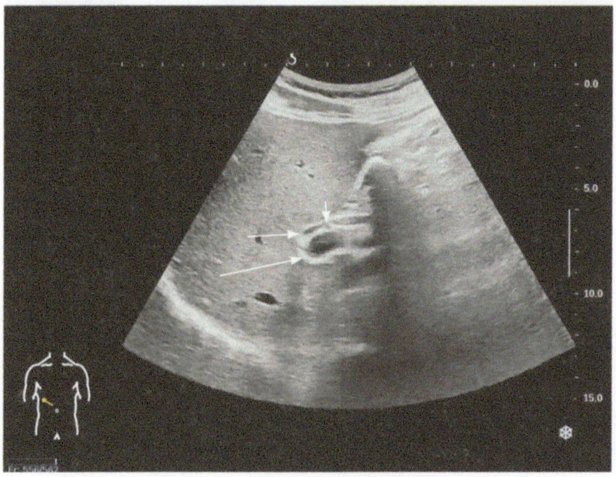

图 8-5　正常肝外胆管声像图

正常肝外胆管上段（中箭头所示）与伴行的门静脉（长箭头所示），肝右动脉（短箭头所示）穿行其间

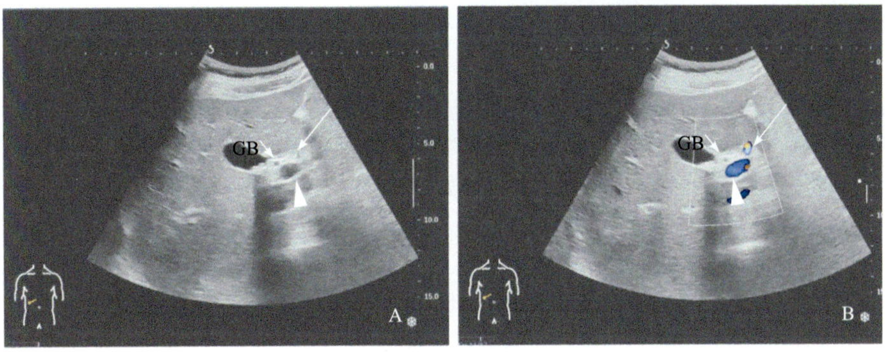

图 8-6 肝门处门静脉、肝动脉、胆总管声像图

A. 二维灰阶超声；B. 彩色血流显像；显示胆总管（短箭头所示）、门静脉（三角箭头所示）和右肝动脉（长箭头所示）共同显示为圆形结构，称为“米老鼠”征

第三节 胆 囊 病 变

正常胆囊具有储存、浓缩和调节胆汁排放的功能，胆囊腔内胆汁为均匀性液体，胆囊壁与胆汁间存在一定声阻抗差，形成良好的超声反射界面。胆囊壁呈清晰的高回声，胆囊腔内呈无回声，后方回声增强。当胆囊发生病变时，胆囊形态与大小、囊壁的厚度及均匀性、囊腔内胆汁的回声均可出现异常，甚至胆囊周围组织也可出现异常。

一、急性胆囊炎

（一）病因、病理及临床表现

1. 病因 急性胆囊炎（acute cholecystitis，AC）是胆囊被细菌感染或发生阻塞后胆囊出现一系列的炎性病变。最常见的原因为胆囊梗阻，其中 95%为胆囊结石，称为急性结石性胆囊炎（acute calculous cholecystitis，ACC），另有 5%没有合并胆囊结石，称为急性非结石性胆囊炎（acute acalculous cholecystitis，AAC），其发病机制尚不十分明确，可能与创伤、胆囊缺血、发育异常、胆汁淤积及排空障碍有关。结石梗阻等原因导致胆囊过度充盈，黏膜静脉充血致动脉阻塞及缺血，同时，浓缩的胆汁刺激胆囊黏膜，导致分泌物增多，进一步增加胆囊压力和损伤胆囊壁。细菌感染导致的急性胆囊炎多由于细菌经胆道逆行感染所致，致病菌多为革兰氏阴性杆菌（如大肠埃希菌）。

2. 病理 根据炎症的不同程度，可将急性胆囊炎分为以下 3 种类型。①单纯性胆囊炎：病变的初期阶段，胆囊黏膜充血水肿、炎症细胞浸润导致胆囊壁增厚，腔内压力升高，胆汁可正常或稍混浊，周围渗出增多；②化脓性胆囊炎：炎症进一步加重，炎症细胞累及胆囊壁全层，胆囊黏膜出现坏死、溃疡，脓性分泌物渗出，导致囊壁进一步增厚，胆囊轮廓模糊，与周围组织分界不清，胆囊腔内充满含有脓液的胆汁或脓性渗出物，导致囊内混浊；③坏疽性胆囊炎：炎症继续发展，胆囊腔内压力不断升高，体积增大，胆囊壁因受压导致血液循环障碍发生胆囊壁缺血性坏死，严重者可导致穿孔，粘连坏死的胆囊壁可穿通十二指肠、结肠、胃，形成胆瘘，胆汁进入腹腔可导致胆汁性腹膜炎，合并产气厌氧菌感染者，可出现气性坏疽。

3. 临床表现 急性胆囊炎因病变程度不同其临床症状有较大差别，多表现为右上腹部疼痛，轻者仅表现为右上腹部不适、消化不良、上腹部不同程度的压痛；重者可有严重的全身和局部症状，局部表现为右上腹剧烈疼痛，可放射至右肩、胸背部，同时伴有畏寒、发热、恶心、呕吐等全身症状，查体 Murphy 阳性。部分患者可有轻度黄疸。实验室检查：多伴有白细胞总数升高，血清转氨酶、胆红素及碱性磷酸酶均可升高。急性胆囊炎是临床常见急腹症之一，如果不能得到及时有效的治疗，病情会急速恶化，可于数小时内引发胆囊坏疽和穿孔、急性胰腺炎、门静脉炎、肝脓肿等并发症，有一定的致死率。

（二）超声声像图表现

1. 胆囊形态改变 ①胆囊体积增大，为最常见的超声表现。胆囊测值横径超过 4cm，长径超过 10cm，常常合并胆囊颈部或胆囊管结石嵌顿，超声检查时应特别留意胆囊颈部和胆囊管，可以改变患者体位以确定是否存在结石并可观察结石的移动（图 8-7）；②胆囊体积缩小：随着病程的进展，胆囊壁坏死、穿孔，囊壁的高回声线连续性中断，囊内容物流出致胆囊缩小，常伴胆囊周围积液。

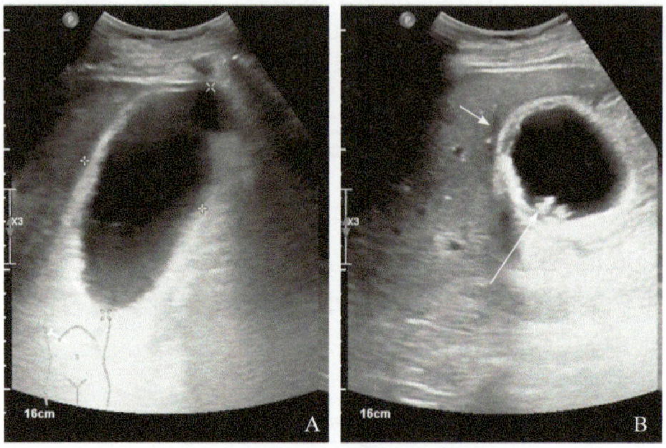

图 8-7 急性胆囊炎声像图

A. 胆囊长轴切面：胆囊大小约 10.5cm×5.4cm，内透声差，可见点状回声漂浮；B. 胆囊短轴切面：胆囊颈部可有多个强回声，改变体位时有移动（长箭头所示），胆囊壁增厚、肿胀，胆囊窝区少量积液（短箭头所示）

2. 胆囊壁改变 ①胆囊壁增厚：胆囊壁＞3mm 即为增厚，早期急性单纯性胆囊炎可仅表现为胆囊壁轻度增厚，胆囊形态饱满。病程进展到急性化脓性胆囊炎时囊壁弥漫性增厚，多大于 5mm。增厚囊壁呈“双边征”（double layer echo），即囊壁的浆膜和黏膜层回声增高粗乱、不规则，中间为细窄弱回声带（图 8-8）。②胆囊壁局部异常：疾病进展到坏疽性胆囊炎时，胆囊壁局部膨隆或连续性中断，常常伴胆囊周围积液，多提示胆囊穿孔。

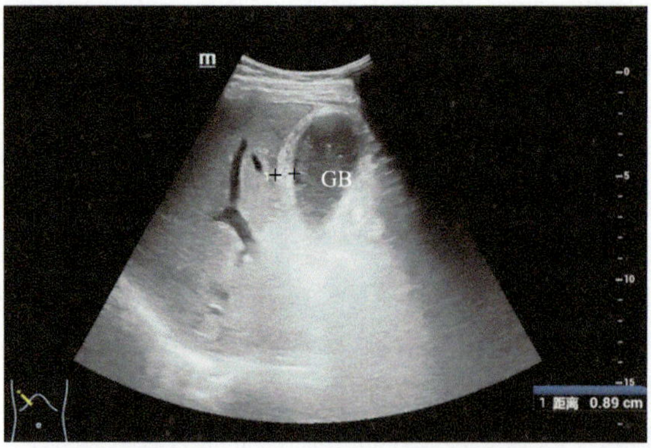

图 8-8 急性胆囊炎胆囊壁声像图

胆囊壁增厚，囊壁呈“双边征”（+之间）

3. 胆囊腔内改变 ①胆汁回声改变，疾病初期的单纯性胆囊炎胆汁可正常或稍混浊；病程进展到急性化脓性胆囊炎时，胆囊内的脓汁和碎屑在胆汁中表现为密集细点状或云雾絮状回声，常常提示胆囊积脓(图 8-7A);②胆囊内结石:急性胆囊炎常常伴有胆囊结石,以胆囊颈部多见(图 8-7B)。

4. 超声 Murphy 征 探头置于胆囊体表投影时，稍用力加压，患者深吸气时，即有疼痛者，称为超声 Murphy 征阳性。

5. 并发症 以胆囊穿孔最常见，多发生于急性坏疽性胆囊炎。胆囊穿孔后，扩张的胆囊缩小，胆囊壁连续性中断,胆囊周围可见边界不清晰的液性暗区,其内可见粗细不等的点状或絮状回声(图 8-9)。

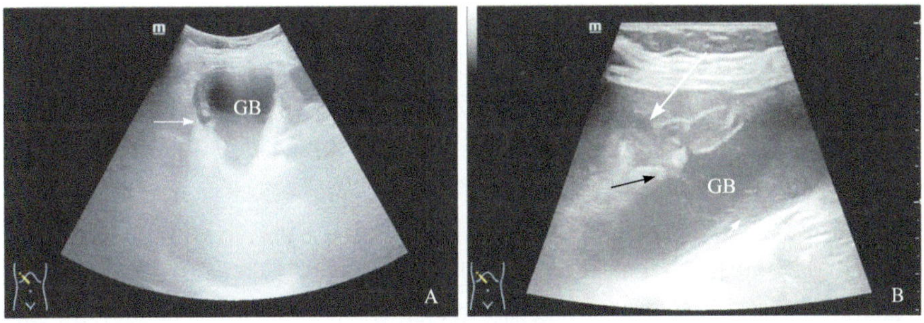

图 8-9 急性结石性胆囊炎伴胆囊壁穿孔声像图

A. 腹部低频探头胆囊长轴切面，胆囊穿孔处囊壁连续性中断（箭头所示）；B. 高频探头胆囊（GB）局部切面，胆囊腔内见细密回声（白色短箭头所示），更清晰显示胆囊壁穿孔处（白色长箭头所示）及周围液性暗区（黑色箭头所示）

（三）鉴别诊断

在某些肝病，如肝硬化低蛋白血症、急性肝炎，也可有胆囊壁增厚，胆囊腔内透声欠佳，但胆囊体积不增大，超声 Murphy 征阴性。

（四）超声临床应用价值

超声不受患者条件和地域限制，能进行实时、便捷的检查，结果迅速可靠，是诊断急性胆囊炎的首选影像检查方法。超声能清楚显示胆囊形态、囊壁及囊腔内的改变，进行病因诊断，判断疾病的病理发展阶段，预估病变的严重程度，及时发现并发症。这使得超声于胆囊炎外科手术治疗前具有积极导向的作用，利于开展有针对性的手术治疗，促使疾病转归。超声引导下经皮经肝胆囊穿刺置管引流术（percutaneous transhepatic gallbladder drainage，PTGD）是一种简便的胆囊穿刺置管引流技术（图 8-10），可以用于治疗有急性胆囊炎而手术风险很高的危重患者和老年患者，对低位胆道梗阻患者也可达到胆道引流的作用，手术时间短，痛苦少，耐受性高，疗效好。

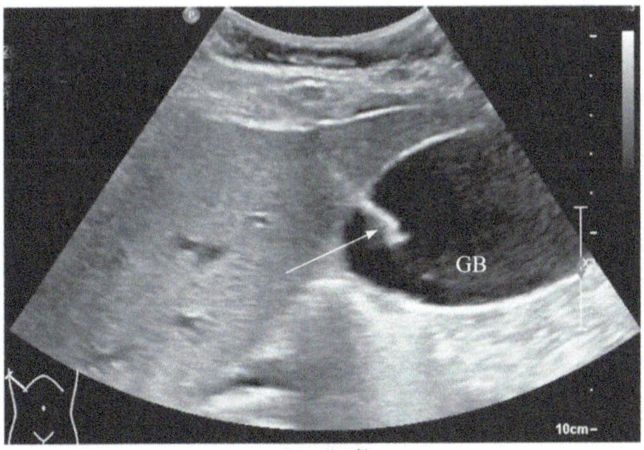

GB：胆囊

图 8-10 超声引导下经皮经肝胆囊穿刺置管引流术中超声声像图

超声实时显示穿刺针（箭头）进入胆囊（GB）内

二、慢性胆囊炎

（一）病因、病理及临床表现

1. 病因 慢性胆囊炎（chronic cholecystitis）可由急性胆囊炎迁延所致，也可因代谢性胆固醇沉积、胆囊管阻塞性胆汁淤滞等刺激胆囊，诱发慢性炎症。常同时合并有结石和胆囊功能不全。最常见的原因是结石间歇性阻塞胆囊管，使得胆囊发生炎症，出现水肿，随后阻塞缓解，临床症状减轻。结石和炎症形成恶性循环，反复发生，最终发展成慢性胆囊炎。

2. 病理 慢性胆囊炎的病理基础为胆囊内结石和炎症的反复刺激导致胆囊壁的慢性炎变和纤维组织增生。轻度仅表现为胆囊壁轻度增厚，可伴有结石，胆囊功能基本正常。胆囊管狭窄梗阻时，胆管中的胆汁不能进入胆囊，滞留于胆囊中，胆汁的胆色素被吸收，胆囊黏膜不断分泌黏液，使得胆囊腔内充满白色黏液，即白胆汁或胆囊积水，进一步加剧则使得胆囊壁显著增厚，黏膜损伤，肌层萎缩，胆囊功能减低，胆汁内有形成分增加，结石增多。严重者胆囊壁继续增厚，同时纤维化使得胆囊缩小，胆囊腔内充满结石，功能完全丧失，称为萎缩性胆囊炎。

3. 临床表现 多不典型，临床表现不一，但多数患者有反复右上腹疼痛史，疼痛多持续数分钟至数小时不等，多于进食高脂食物后出现，亦可无明显诱因，常被误认为胃部疾病。可伴有恶心、呕吐、厌油等消化道症状，有时会有右侧季肋部不适感。当患者出现白陶土样大便时，多提示胆囊管完全阻塞。但需注意，慢性胆囊炎临床症状的轻重程度并不反映其病理改变的严重程度。

（二）超声声像图表现

慢性胆囊炎的声像图表现与其病理改变相关，早期炎症较轻时，超声可无特异性发现，或仅表现为胆囊壁轻度增厚，囊腔内可有结石（图 8-11），脂餐试验可能显示收缩功能下降。炎症明显时，胆囊肿大，胆囊壁水肿、增厚，超过 3mm，囊壁回声减弱，可出现类似急性胆囊炎的“双边征”（图 8-12）。胆囊腔内结石和胆汁的混合组织碎屑、渗出物可凝聚成团块状，使胆汁混浊，透声差，表现为强弱不等的点片状、云絮状或团块状回声沉积。当胆囊萎缩时，胆囊腔内无回声区消失，胆囊窝显示为一弧形的强回声光带，后方伴有宽大声影，此为胆囊腔内充满结石，胆汁明显减少，甚至无胆汁。此时，出现胆囊前壁、结石和声影，形成特征性的囊壁-结石-声影三联征，即 WES 征（wall-echo-shadow），胆囊功能丧失（图 8-13）。

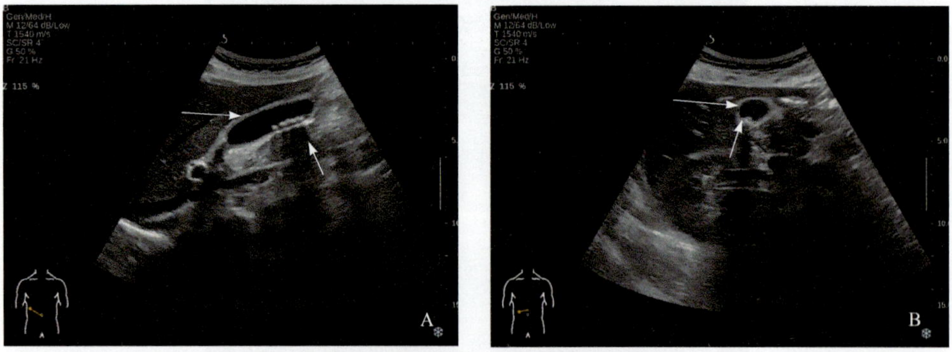

图 8-11 慢性结石性胆囊炎声像图

A. 胆囊长轴切面；B.胆囊短轴切面；胆囊大小正常，囊壁明显增厚达 4mm（长箭头所示），囊内可见多个强回声伴声影（短箭头所示）

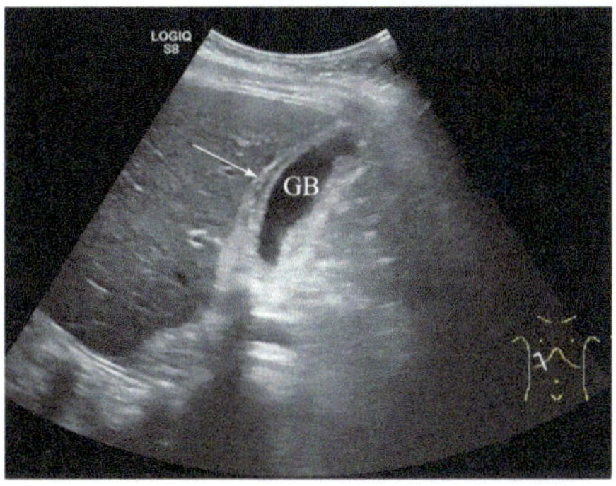

图 8-12 慢性胆囊炎声像图

胆囊（GB）壁增厚（箭头所示），呈“双边征”

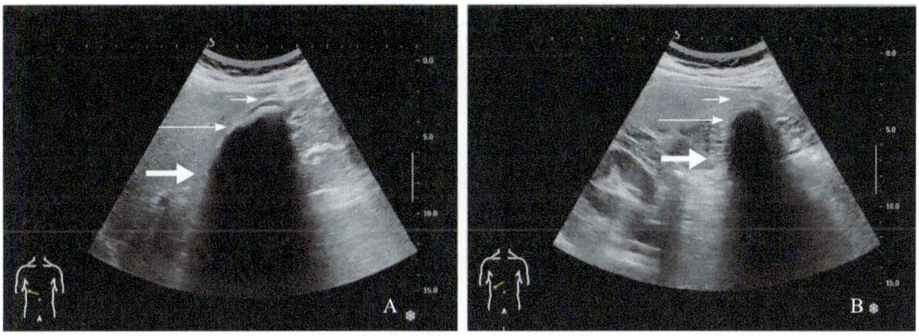

图 8-13 充满胆囊结石的 WES 征

A. 胆囊长轴切面；B. 胆囊短轴切面；胆囊轮廓不清，胆囊腔内液性暗区消失，胆囊窝区见高回声的胆囊前壁（短箭头所示），强回声的胆囊结石（长箭头所示）以及结石后方宽大的声影（粗箭头所示）

（三）鉴别诊断

（1）厚壁型胆囊癌：胆囊癌囊壁增厚多为局限性或弥漫性不均匀增厚，以体部和颈部增厚最为明显，可伴有周围组织浸润的表现。CDFI：胆囊癌供血动脉血流速度增快；超声造影胆囊癌囊壁异常灌注。

（2）胆囊腺肌症：弥漫型胆囊腺肌症时可表现为整个胆囊壁弥漫性增厚，是因胆囊黏膜及肌层过度增生所致，增生的黏膜上皮伸入肌层形成小囊状突出称为罗-阿窦，对该病的诊断具有高度特异性（图 8-14）。常常伴有胆囊收缩亢进可以鉴别。

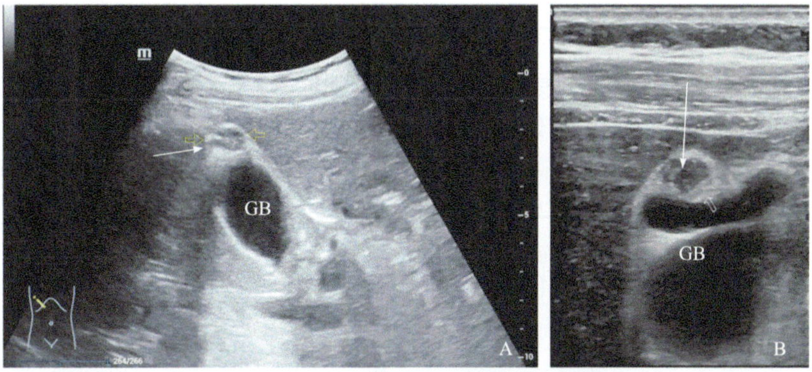

图 8-14 胆囊腺肌症声像图

A. 腹部低频探头胆囊（GB）长轴切面：胆囊底部囊壁局限性增厚（箭头）；

B. 高频探头胆囊壁局部切面：增厚的囊壁内见罗-阿窦（箭头）

（四）超声临床应用价值

超声检查可发现慢性胆囊炎患者胆囊壁增厚，并准确测量。慢性胆囊炎的超声检查结果与病理基本相符，可根据超声结果判断病变的严重程度，为临床选择合适的治疗方案、提供客观的依据。但胆囊壁增厚是慢性胆囊炎较为重要而非特异性表现，多种病因均可导致胆囊壁增厚、如餐后胆囊壁生理性增厚、胆囊腺肌症、胆囊癌、低蛋白血症、心力衰竭等，故还需结合病史及其他辅助检查联合诊断导致胆囊壁增厚的原因。

三、胆 囊 结 石

胆囊结石是常见的胆囊疾病，是急腹症常见原因之一，胆道系统的结石统称胆石症，我国胆石症的患病率在10%左右，且呈逐年升高的趋势。2016年一份meta研究表明，我国胆石症的危险因素包括家族史、肥胖、性别、饮食习惯、既往胆道病史及蛔虫史等。胆石症被喻为“4F”症，即肥胖（fat）、女性（female）、40岁（forty）、多次生育（fertile），说明了该病的高危因素。胆囊结石常与胆囊炎同时存在，并互为因果。

（一）病因、病理及临床表现

1. 病因 胆囊结石（cholecystolithiasis）是在多种因素作用下，胆汁中的有形成分（如胆固醇、胆色素、钙及黏液物质等）从胆汁中析出、凝集而形成并沉积于胆囊腔内。常见原因包括胆汁理化性质改变、胆汁淤积及胆道感染等。

2. 病理 依据结石的主要成分，将结石分为三种类型：胆固醇结石、胆色素结石及混合性结石（表8-1），以混合性结石最为多见。结石对胆囊损伤的病理基础为机械刺激，可使胆囊炎反复发作，导致胆囊壁纤维组织增生，囊壁增厚，重者胆囊萎缩，一些小结石可阻塞胆囊管导致急性胆囊炎发作。

表8-1 三种胆囊结石的临床病理特征

临床病理	胆固醇结石	胆色素结石	混合性结石
主要成分	胆固醇	胆色素	胆色素、胆固醇、钙盐
结石特点	常为单发，体积较大，多呈椭圆形，表面光滑	常为多发，体积较小，形态不规则，表面不光滑	常为多发，多呈多面体，少数呈球形，体积较小
好发部位	胆囊内多见	胆管内多见	胆囊，较大胆管
X线显影	阴性	阴性	阳性

3. 临床表现 胆囊结石的临床表现与结石大小、部位、有无阻塞及感染情况有关。多数患者无症状，称为无症状性胆囊结石。部分患者表现为不同程度的上腹部、剑突下疼痛，可伴有向肩部放射性疼痛。少部分患者可在饱餐、高脂饮食或结石嵌顿在胆囊颈部后出现典型的胆绞痛，伴感染时出现发热、体温升高。结石进入胆总管并导致胆总管梗阻时，可出现黄疸，若继发胆管炎，则表现为腹痛、高热和黄疸，即Charcot三联征（查科三联征）。查体时上腹肌紧张，右季肋部叩击痛，Murphy征阳性，有时可在右侧肋弓下缘触及肿大的胆囊。实验室检查示白细胞总数升高，血清转氨酶、胆红素、碱性磷酸酶均升高。

（二）超声声像图表现

根据胆囊结石的形态、大小、成分、数量和结石在胆囊内位置的不同，胆囊结石的声像图表现复杂多变，可分为典型胆囊结石和不典型胆囊结石。

1. 典型胆囊结石的超声表现

（1）胆囊腔内强回声团：胆囊腔内一个或多个强回声团，形态稳定。结石的形态、回声因其成分不同而有差异。较大的单个结石多呈椭圆形或半圆形，较小的多发结石形态常不规则，多个堆积沉积于胆囊后壁。边界清楚的胆囊结石强回声团可以在两个相互垂直的切面中得到证实。

（2）结石后方伴声影：强回声胆囊结石后方的无回声暗带。声影对辅助小结石的诊断尤为重要。

（3）结石可随体位改变而移动：在体位改变时，超声可实时动态观察结石向重力方向移动，仰卧位时结石多位于胆囊后壁（图 8-15）。该特征对胆囊结石与肿瘤性病变的鉴别诊断具有很高的特异性。因而，典型胆囊结石的声像图表现特征为胆囊腔内的强回声、强回声后方伴声影、随体位变化。

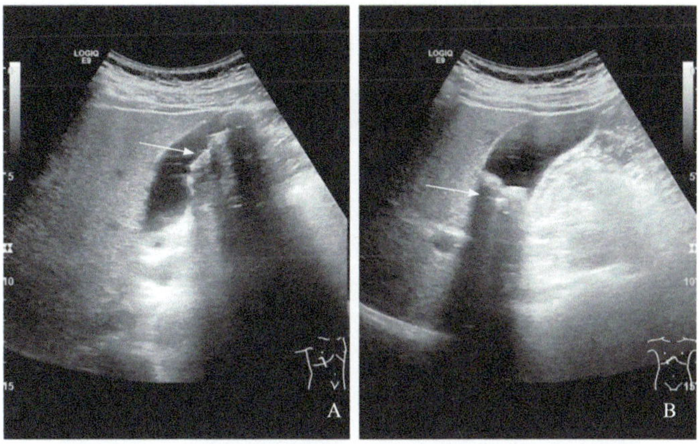

图 8-15 典型胆囊结石声像图

A. 左侧卧位胆囊长轴切面；B. 仰卧位胆囊长轴切面；胆囊结石随体位改变时沿重力方向移动，左侧卧位时胆囊结石位于胆囊底部，仰卧位时结石移动至胆囊体颈部（箭头）

2. 不典型胆囊结石的超声表现

（1）胆囊颈部结石：结石位于胆囊颈管，当结石周围有无回声的胆汁衬托时容易显示，横切面上呈牛眼征；无胆汁衬托时容易漏诊，尤其是当结石紧贴胆囊壁时，但可通过显示的后方声影进行诊断。当胆囊颈部结石嵌顿时，多合并胆囊肿大、胆囊胆汁淤积或胆泥形成。患者左侧卧位，探头斜放于右侧肋缘下透过肝窗扫查胆囊颈部，并配合患者的呼吸动作，有利于显示颈部结石（图 8-16）。

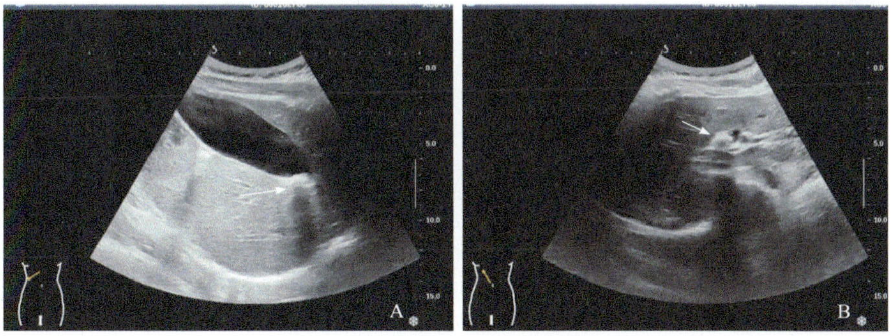

图 8-16 胆囊颈部结石声像图

A. 胆囊长轴切面；B. 胆囊短轴切面；长轴切面显示结石位于胆囊颈，短轴切面上呈牛眼征，后方伴声影（箭头所示）

（2）胆囊泥沙样结石：多是色素类结石，结构较松散。胆囊外形正常，囊内表现为无回声的胆汁。结石颗粒粗大时沉积在胆囊后壁，胆囊后壁呈强回声光带，后方声影宽大且明显，改变体位时可见明显移动（图 8-17）。当结石颗粒细小、呈泥沙样沉积在胆囊后壁且沉积层较薄时，后方声影不明显，有时只表现为胆囊后壁线样增粗，回声增强，常规低频超声扫查时容易漏诊，腹壁薄者可结合高频探头显示更加清楚（图 8-18）。

（3）充满型结石：胆囊腔内无回声区及胆囊正常轮廓消失，胆囊窝区仅见一弧形或半月形强回声光带，边界清晰或显示模糊，后方有宽大声影，致使胆囊后壁不显示或部分显示。增厚的胆囊前壁回声减弱，包绕呈强回声的结石，与后方声影共同构成 WES 征（图 8-13）。

（4）Mirizzi（米里齐）综合征：其形成的解剖基础是胆囊管与肝总管伴行过长，或胆囊管与肝总管的汇合位置过低。当结石嵌顿于胆囊颈部或胆囊管时引起胆囊炎，外部压迫肝总管导致梗阻，梗阻部位以上胆管扩张。超声检查发现胆囊颈部结石，胆囊体积增大，囊壁增厚，炎症反复发作时胆囊萎缩，体积缩小，胆汁减少，胆囊壁明显增厚。

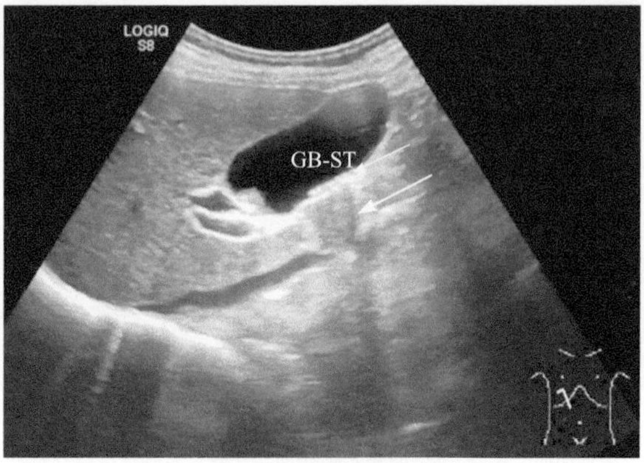

GB-ST：胆囊结石

图 8-17　典型胆囊泥沙样结石声像图

胆囊壁毛糙，后壁多个细小点状强回声沉积（细箭头所示），后方伴浅淡声影（粗箭头所示）

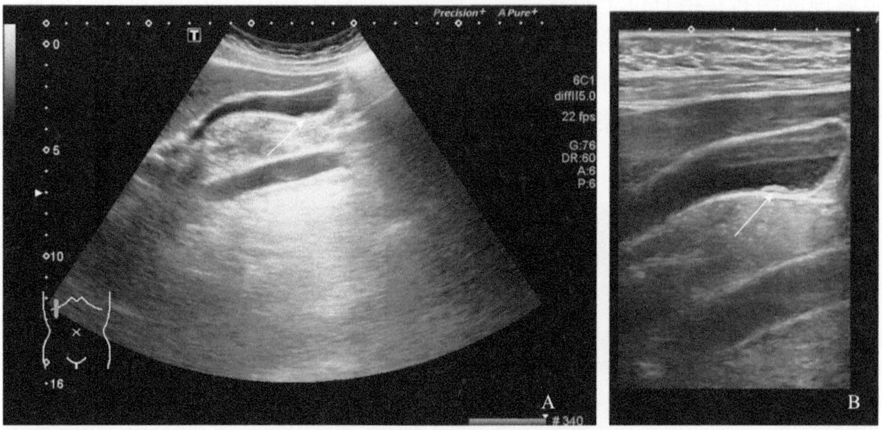

图 8-18　不典型胆囊泥沙样结石

A. 腹部低频探头胆囊长轴切面：低频探头扫查仅见胆囊后壁线回声增粗，声影不明显（箭头所示）；
B. 高频探头胆囊局部切面：高频探头清晰显示胆囊后壁细小结石（箭头所示）

（5）胆囊壁内结石：多发生在胆囊黏膜的下方，其形成与罗-阿窦有关。声像图表现为胆囊壁增厚、毛糙，内壁可见一个或多个点状强回声，因多次反射，后方出现彗星尾征或者快闪伪影，随体位改变移动不明显。

（三）鉴别诊断

某些药物也可引起胆囊假性结石，如患者在使用头孢曲松钠后胆囊腔内出现钙盐沉积，超声上难以与真性结石鉴别。此类结石主要成分为头孢曲松钙，也有少量的胆红素和胆固醇，通常具有以下特点：①小孩和成人均可发生；②结石出现快，消失也快；③结石较小或呈泥沙样；④常伴有肾结石。因而，超声检查发现胆囊结石时，应注意询问病史，若检查前有头孢类药物使用病史，应该停药后复查，避免误诊。胆囊内的胆泥团也可表现为强回声，但其后方不伴有声影，同时，改变体位或振动探头后，其形态和位置发生改变是胆泥和结石的重要鉴别点。

（四）超声的临床应用价值

超声对胆囊结石的诊断有很高的敏感性和特异性，超声检查可以发现约 95%的胆囊结石，在胆汁充盈时，能明确结石的大小、数量、位置及活动度，能很好地进行定位和定性诊断，同时判断胆囊有无炎症及炎症程度。对于条件允许的患者，使用高分辨力仪器和高频探头，在胆汁充盈状态下，可发现小至 1mm 的结石，同时超声能显示 X 线阴性的结石，为临床上腹痛的患者提供可靠的诊断。因而，在胆囊结石的影像检查学诊断中应首选超声检查。

四、胆 囊 癌

（一）病因、病理及临床表现

1. 病因 原发性胆囊癌（gallbladder carcinoma，GC）约占所有胆道疾病的 2.7%，是胆道系统中最常见的一种恶性肿瘤，其恶性程度高，侵袭性较强，5 年生存率仅 5%，但发病机制尚不明确。男女比例为 1∶2.1，女性胆囊癌的高发病率可能与雌激素水平有关。57.2%的胆囊癌合并胆结石，可能是胆囊结石引起的囊壁慢性机械损伤与胆汁中的致癌物共同作用引起胆囊黏膜上皮增生，从而导致恶性肿瘤。因此，建议胆囊结石患者积极进行手术治疗或定期随访。

2. 病理 胆囊癌大多为腺癌，包括硬癌、黏液癌和乳头状癌，少数为腺鳞癌、鳞癌、神经内分泌癌、肉瘤样癌、未分化癌、混合性癌等，多发生于胆囊体部和底部。胆囊癌转移较快，可有淋巴、血液、种植、直接侵犯等多种转移方式，以淋巴转移多见，靠近胆囊床体部的肿瘤可直接侵犯或经淋巴转移到肝脏。

3. 临床表现 胆囊癌多见于中老年女性，恶性程度高，预后差，临床症状不典型，确诊时大多数病例已处于晚期阶段。早期无症状或临床表现不典型，可表现为腹痛、黄疸、厌食、腹胀、消瘦、发热、腹部肿块等，其中以腹痛和黄疸较为常见，约分别占 75.5%、30.6%，部分患者可在胆囊其他良性病变手术时偶然发现。肿瘤侵犯邻近组织时可出现临床症状，如肿瘤突破浆膜层侵犯胆囊床，出现右上腹不适、疼痛，肿瘤体积增大时可在体表触及肿大的胆囊，此时往往已失去手术机会。

（二）超声声像图表现

胆囊癌在声像图上的特点主要包括胆囊形态不规则，囊壁增厚、回声不均匀，从囊壁向囊腔内突出实质性的稍强回声团，胆囊腔内胆汁的液性暗区消失，可有肝门处或腹主动脉旁淋巴结肿大。按其大体形态改变和进展程度，超声声像图可分为以下几种类型。①结节型：多为疾病的早期阶段，局部胆囊壁呈蕈伞状、乳头状或结节状向腔内突出，直径多大于 1cm，内部多呈中等回声，基底部较宽，表面不光滑，肿瘤内部回声不均质，超声造影表现为结节快速增强，发生在胆囊颈部时，早期即可致胆囊梗阻，使胆囊明显增大、积液；②厚壁型（图 8-19）：多表现为胆囊壁局限性或弥漫性不均匀增厚，以胆囊体部和颈部明显，胆囊的黏膜层和浆膜层不光滑，回声中断，肿瘤内部回声不均匀，血流信号丰富，多为动脉频谱，少数也可表现为胆囊壁均匀增厚，此型与慢性胆囊炎不易鉴别，容易误诊，尤其是均匀增厚型，超声造影（ultrasonic contrast）能提高该型胆囊癌诊断的准确率，超声造影诊断胆囊癌的标准为早期高增强、囊壁不规则、造影剂退出较快（图 8-20），超声造影和增强 CT 对厚壁型胆囊癌的诊断准确率均较高；③肿块型：胆囊轮廓模糊，失去正常形态，胆囊腔内正常的液性暗区消失，出现实质性肿块，肿块内部回声不均匀，血流信号丰富，为动脉频谱，此型容易误诊为肝内肿瘤，肿块内结石样强回声有助于二者的鉴别，本型多发生于疾病的晚期阶段，发现时多已不能手术切除；④混合型：此型兼具结节型和厚壁型的特点，胆囊壁不规则性增厚，肿块呈蕈伞状或结节状向腔内突出，此型较多见。

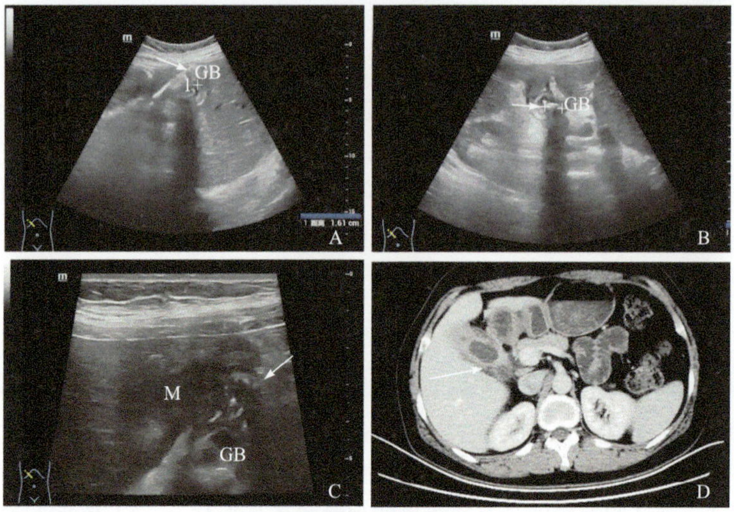

GB：胆囊；M：肿块

图 8-19 胆囊腺癌超声声像图及增强 CT 影像图

A、B. 低频探头胆囊切面：A. 胆囊腔内未见胆汁，胆囊壁不均匀增厚，以底部明显（箭头所示，+之间）；B：胆囊内伴有结石（箭头所示，+之间）；C. 高频探头胆囊局部切面：高频超声显示胆囊底部不规则增厚（箭头所示），紧邻胆囊底部肝实质内见边界欠清的低回声肿块（M）；D. 上腹部增强 CT 横断面：增强 CT 示胆囊壁不均匀增厚且不均匀增强（箭头所示）

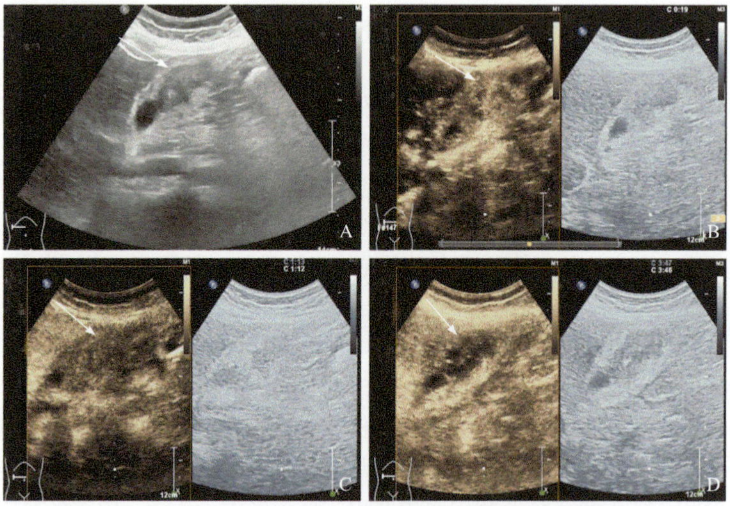

图 8-20 胆囊癌伴周围组织浸润灰阶超声及超声造影声像图

A. 胆囊二维超声长轴切面，二维超声显示正常胆囊壁结构消失，胆囊内见不规则低回声团（箭头所示）；B. 超声造影动脉期声像图，胆囊内低回声团于动脉期开始迅速充填呈高增强（箭头所示）；C. 超声造影门脉期声像图，于门脉期廓清呈低增强（箭头所示）；D. 超声造影延迟期声像图，呈“快进快退”模式，延迟期呈低增强（箭头所示）

（三）鉴别诊断

小的结节型胆囊癌需要与良性胆囊息肉样病变鉴别，胆囊息肉样病变体积较小，多小于1cm，形态规则、有蒂、表面光滑，而胆囊癌基底部较宽，表面不光滑，肿瘤内部回声不均质。目前，通常以超声检测息肉的大小作为重要鉴别诊断依据，认为息肉＞1cm是肿瘤性息肉的可能性较大，超声造影对＞1cm的胆囊息肉的鉴别诊断有重要临床应用价值。厚壁型胆囊癌需与慢性胆囊炎鉴别，两者均表现为胆囊壁增厚，慢性胆囊炎浆膜层和黏膜层连续性好，内部回声不均匀，其内无血流或少血流，而胆囊癌浆膜层和黏膜层回声中断，内多呈均匀低回声，为高速高阻血流信号。肿块型胆囊癌需与肝脏或结肠的肿块相鉴别，若在肿块内发现有结石样强回声则有助于鉴别，结肠的肿块周围多有气体样回声。

（四）超声的临床应用价值

胆囊疾病首选超声检查，由于胆囊癌的早期症状不明显，临床症状出现较迟且不典型，所以临床极少能够在早期作出诊断，超声能早期发现病变，文献报道的胆囊癌确诊患者中，约81.2%经超声发现，但超声对部分良、恶性病变鉴别仍较困难，因此，对于高危人群，应定期动态超声随访。CEUS能反映组织灌注特征，有助于胆囊癌的准备诊断。

五、胆囊息肉样病变

（一）病因、病理及临床表现

1. 病因 胆囊息肉样病变（polypoid lesions of gallbladder，PLG）又称胆囊隆起性病变，是一种基于形态学的命名方式，是指一类源于胆囊壁向胆囊腔内突出呈息肉状生长的非结石性病变。PLG多数情况为胆囊良性占位性病变，常在超声检查中偶然发现，高发年龄为30～50岁，目前其发病机制尚不完全清楚，可能与胆囊结石、慢性胆囊炎和胆固醇代谢异常有关，男性、年龄＞30岁、乙肝表面抗原阳性是PLG的三大危险因素，肥胖、吸烟、饮酒、高脂血症、糖尿病、胆道的解剖异常等也是其好发因素。有恶变风险，认为它可能是胆囊癌的诱发因素之一。

2. 病理 PLG是一类疾病的总称，囊括了20多种良恶性、真假性肿瘤，按其病理类型大致可分为两种类型：非肿瘤性息肉和肿瘤性息肉。非肿瘤性息肉包括胆固醇性息肉、胆囊腺肌瘤、炎性息肉、腺瘤样增生等，以胆固醇性息肉最多见，其为甘油三酯、胆固醇酯和胆固醇前体在胆囊黏膜内的异常沉积。肿瘤性息肉分良性非胆固醇性息肉和息肉型胆囊癌；息肉型胆囊癌，多为胆囊癌的早期阶段，病变体积较小，多局限于黏膜层和固有肌层，未突破浆膜层。良性非胆固醇性息肉包括除外非肿瘤性息肉和息肉型胆囊癌的所有PLG，病变类型多样、复杂，如胆囊腺瘤、血管瘤、脂肪瘤、纤维瘤等真性肿瘤。

3. 临床表现 多数PLG患者没有临床症状，临床检查缺乏阳性体征，只有极少数患者在饱餐后或者进食油腻食物后出现上腹部隐痛、不适等症状，多数患者在超声体检时发现。息肉在体内长期存在时，其体积可能会增大或者从胆囊壁上脱落而出现相应的临床症状；胆囊颈部的息肉脱落后可能会堵塞胆囊管，引起胆囊炎，出现右上腹痛；或者合并有胆囊结石时表现为胆囊结石的临床症状。

（二）超声声像图表现

PLG是一类疾病总称，因二维声像图表现相似，难以鉴别病理类型，超声统称为息肉样病变。其共同的声像图表现为：①附着于胆囊壁，不随体位改变而移动；②体积小，小于15mm，多数在

10mm 之内；③中等回声或高回声小结节，多无声影（图 8-21）。胆固醇性息肉与肿瘤性息肉声像图鉴别可从息肉的大小、数量等进行鉴别（表 8-2），国内有学者提出当息肉直径＞13mm 时是鉴别良、恶性息肉的最佳截断值。超声造影对于二维超声难以鉴别良、恶性的息肉，特别是直径＞10mm 的 PLG，能够较好地发现其微血流循环，从而更好地鉴别其良、恶性。但对于＜10mm 的 PLG，CEUS 未能提高其鉴别诊断价值。因而，对于大于 10mm 的 PLG，积极行超声造影可以提高其良、恶性鉴别诊断价值（图 8-22）。

表 8-2　胆囊良、恶性息肉样病变超声声像图表现

鉴别点	胆固醇性息肉	肿瘤性息肉
数量	多发，数量＞3 枚	单发
直径	＜10mm	＞10mm
形态	窄基底，椭圆形	宽基底，形态不一
CDFI	无明显血流	丰富，多为动脉频谱

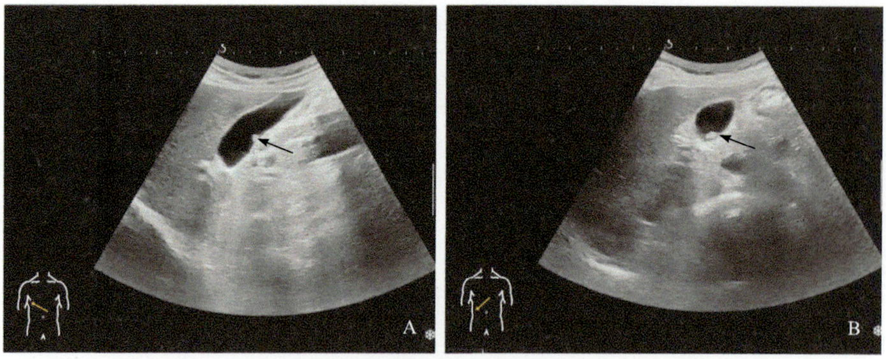

图 8-21　胆囊息肉病变声像图

A. 胆囊长轴切面；B. 胆囊短轴切面；胆囊壁上可见一高回声无声影（箭头所示）

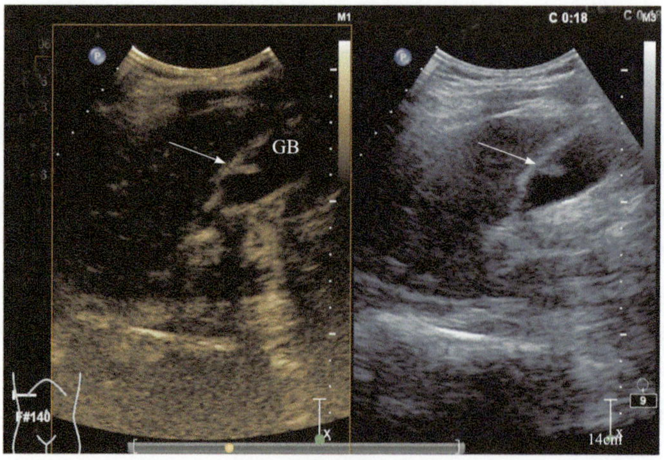

GB：胆囊

图 8-22　胆囊息肉样病变 CEUS 声像图

经肘部注入超声造影剂声诺维后，动脉期呈均匀稍高增强（箭头所示），静脉期及延迟期呈等增强

（三）鉴别诊断

PLG 需与正常胆囊螺旋瓣、胆囊分隔鉴别，因两者均表现为附着于胆囊壁且不随体位改变的小结节，但螺旋瓣有固定的解剖位置，位于胆囊颈部，胆囊分隔常常在胆囊相对两侧同时出现（图8-23），应该认识并掌握这些正常解剖结构，同时多切面多方位探查结节与胆囊壁的关系。

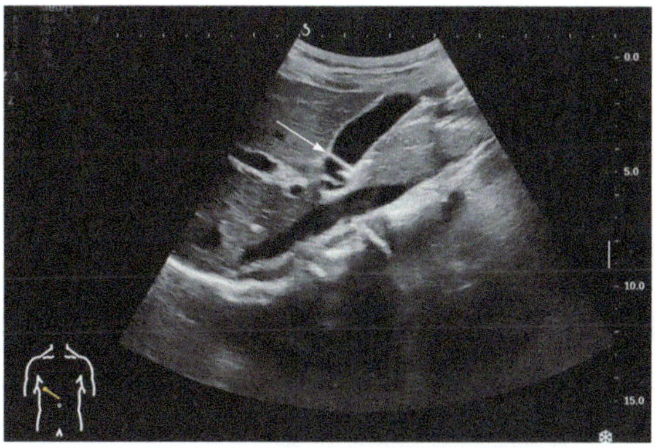

z 图 8-23 胆囊长轴切面，正常胆囊分隔（箭头所示）

（四）超声的临床应用价值

超声检查是 PLG 诊断的首选方法，可以多切面对胆囊进行扫查，能显示息肉样病变的大小、部位、数量、回声强度、蒂粗细、血流，评估胆囊收缩功能。超声对直径＞5mm 的息肉检出率可达 90%以上，具有较高的敏感性和准确度；同时，对良、恶性息肉具有一定的鉴别诊断价值，尤其是直径＞10mm 的 PLG。对于无临床症状、息肉直径较小的患者，可将超声作为长期随访的首选影像学检查。

第四节 胆管病变

胆管病变指发生于胆管系统的疾病，常见病变包括结石、肿瘤、寄生虫病、先天性畸形等。胆道的病变可造成胆道梗阻致胆汁淤滞，进一步影响肝脏功能，且常导致继发性感染、胆道结石等慢性刺激也可诱发恶性肿瘤。

一、胆管结石

胆管结石属于临床常见病，它与代谢紊乱、慢性炎症和寄生虫病有关，是外科性黄疸的最常见病因。根据结石的来源分为原发性结石和继发性结石。根据结石所在解剖位置分为肝内胆管结石和肝外肝管结石，发生于左右肝管汇合部以下的胆管结石为肝外胆管结石；位于左右肝管汇合部以上肝内各级胆管内的结石为肝内胆管结石，它可以单独存在，也可以与肝外胆管结石并存。

（一）病因、病理及临床表现

1. 病因及病理 ①肝内胆管结石多与胆道细菌、寄生虫感染及胆汁滞留有关。多数肝内胆管结石为肝外胆管结石导致肝内胆汁排出不畅而形成的色素性结石，常多发，形态、大小及数目不定，可广泛分布于肝内胆管系统，少数肝内胆管结石好发于胆管弯曲度较大的肝左外叶和肝右后叶；②肝外胆管结石分为原发性和继发性结石，原发性结石是指结石的形成部位在肝外胆管内，多为胆色素结石，少数为混合型结石和脂肪酸钙结石。继发性肝外胆管结石是指在胆囊或肝内胆管形成的结石随胆汁排入肝外胆管并停留在肝外胆管内，主要成分为胆固醇和黑色素钙，此类多见。

2. 临床表现

（1）肝内胆管结石好发于中青年，未发作时可无症状或仅伴有上腹部不适感，急性发作期表现为急性化脓性胆管炎症状，表现为肝区胀痛及胸背部不适，伴有寒战、高热、全身感染等，病程晚期可有轻度黄疸。肝门部结石嵌顿，肝门部胆管狭窄合并肝内胆管结石的病例多表现为慢性梗阻性黄疸、败血症、毒血症等症状。合并胆囊和肝外胆管结石时，有肝外胆管梗阻的症状和体征。

（2）肝外胆管结石多见于中老年患者，以男性多见，且多伴有长期反复发作的胆道系统感染病史。一般无症状或仅有上腹不适，当结石造成胆管梗阻时可出现腹痛或黄疸，伴有胆道炎症时常伴发高热，病情严重程度与梗阻部位、程度和感染的轻重相关。未发作时可无阳性体征或仅有剑突下和右上腹深压痛，合并胆管炎时可有不同程度腹膜炎征象。重症病例可出现中毒性休克、多器官衰竭等严重并发症，甚至死亡。

（二）超声声像图表现

1. 肝外胆管结石 根据肝外胆管结石的形态、大小、成分、数量和结石在胆管内位置的不同，其声像图表现形式多样，可分为直接征象和间接征象。

（1）直接征象：肝外胆管管腔内可见形态稳定的异常回声团，多为强回声后方伴有声影，少数松散的泥沙样结石可呈中等或弱回声（图 8-24），形态表现不一，多为球形，少数为新月形；异常回声团与管壁层次结构清楚，典型声像图特征为结石强回声和管壁之间有一细窄的液性暗环包绕。急性结石梗阻引起胆管壁炎症性水肿，在结石周围可见环状低回声的水肿带包绕，脂餐后或膝胸位可见结石强回声团位置的变动。

（2）间接征象：梗阻近端胆管扩张，肝外胆管常呈扩张状态，扩张程度与梗阻的部位、病程等相关；严重者可导致肝内胆管扩张。梗阻平面位于胆囊管开口以下，可伴有胆囊肿大、积液，伴有胆管炎症时可见管壁增厚，回声增强。

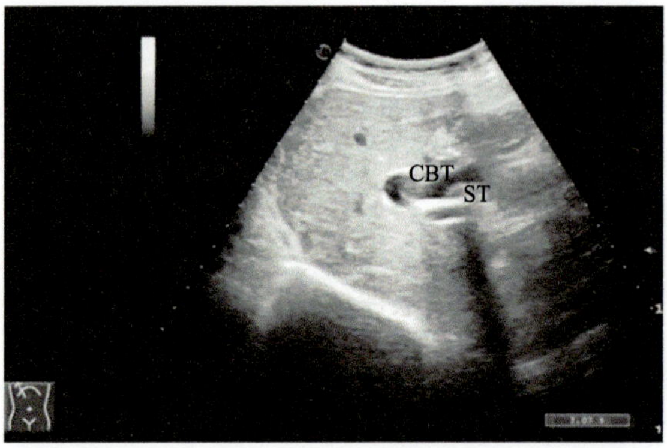

图 8-24 胆总管结石声像图

胆总管（CBD）管腔内可见强回声的结石（ST）伴声影，伴胆总管管腔内明显扩张

2. 肝内胆管结石 沿肝内胆管走行方向分布，因数量和部位的不同表现为不同的声像图特征，可分为直接征象、间接征象和并发征象。

（1）直接征象：沿肝内胆管走行的结石强回声伴声影，部分胆色素结石声影不明显（图 8-25），形态各异，可呈圆形、斑点状、条索状或不规则状，以不规则的条索状多见。当淤积的胆汁充盈胆管时，在声像图上可见结石周围有宽窄不等的环形弱回声带，管壁与结石边界清晰。当胆管内胆汁充盈不佳时，仅表现为胆管走行区或紧邻门静脉分布的边界欠清晰的强回声团。

（2）间接征象：结石梗阻近端肝内胆管扩张，常常呈囊状或多叉状扩张，扩张的小胆管与伴行的门静脉分支构成肝内平行管征。

（3）并发征象：肝内胆管结石阻塞导致小胆管胆汁淤积和反复感染，使所在区域的肝实质回声增粗、不均匀，甚至出现受累的肝叶、肝段实质硬化、萎缩，其余肝叶代偿性增大，部分因肝内胆管结石阻塞导致肝实质内多发脓肿。

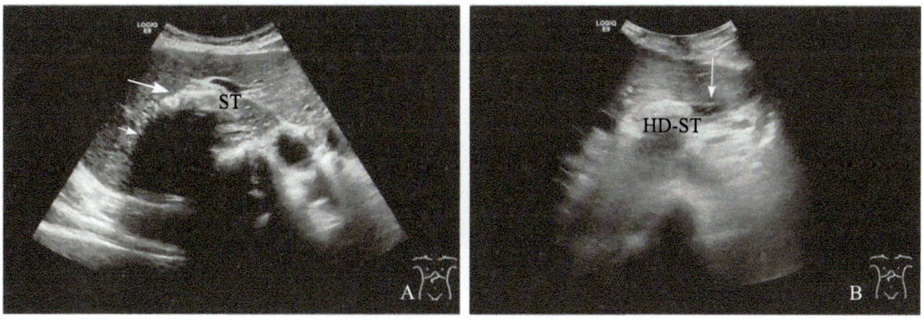

ST：结石；HD-ST：胆管结石

图 8-25 肝内胆管结石声像图

A. 右肝内胆管切面：右肝内胆管结石走行区可见条形强回声结石（长箭头）后方伴声影（短箭头）；B. 左肝内胆管切面：左肝内胆管结石走行区可见条形强回声结石后方伴浅淡声影，因结石梗阻引起梗阻近端胆管扩张（箭头）

（三）鉴别诊断

（1）由于部分容积效应，胆囊颈部或胆囊管的结石、肝门部肿大钙化淋巴结、靠近胆管的十二指肠内气体、与肝外胆管邻近的术后瘢痕组织等，可在胆管内形成伪像，出现肝外胆管结石的假阳性结果。通过变换体位，多层面观察与肝外胆管结石进行鉴别。胆管内小结石、胆总管下段结石不伴有胆管扩张时容易导致肝外胆管结石假阴性，可以通过脂餐后、膝胸位及加压法提高结石的显出率。

（2）肝内胆管积气：患者多有胆道手术史，常表现为左右支或二级胆管内形态不稳定、边界不清的强回声团，后方有多重气体反射，伴彗星尾征；改变体位时，位置上移，且不伴有胆管扩张（图 8-26）。

（3）肝内钙化灶：多分布于胆管分支间，表现为边界清晰的强回声团，后方可伴有声影，无胆管扩张。改变体位时，强回声位置无改变（图 8-27），可通过胆总管走行及是否伴有胆管扩张与肝内胆管结石鉴别。

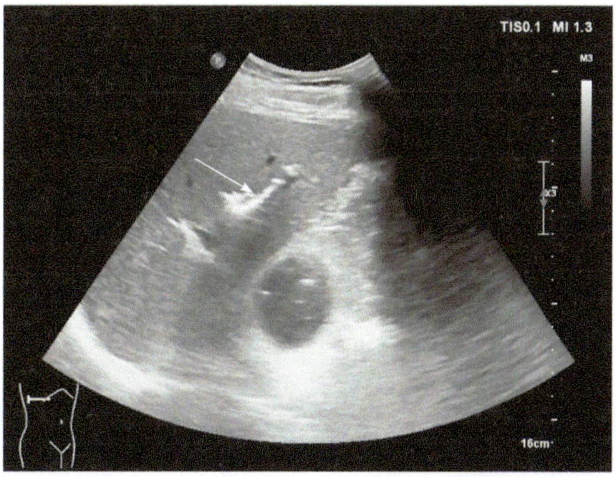

图 8-26 肝内胆管积气超声声像图

肝内胆管内的强回声团，后方无声影，伴彗星尾征，无胆管扩张（箭头所示）

（4）肝圆韧带：横切面扫查，肝圆韧带表现为肝左叶内的高回声团，不随体位改变而移动。长轴切面扫查可见高回声团自门静脉左支矢状部向前下方延伸（图 8-28），不难与肝内胆管结石鉴别。

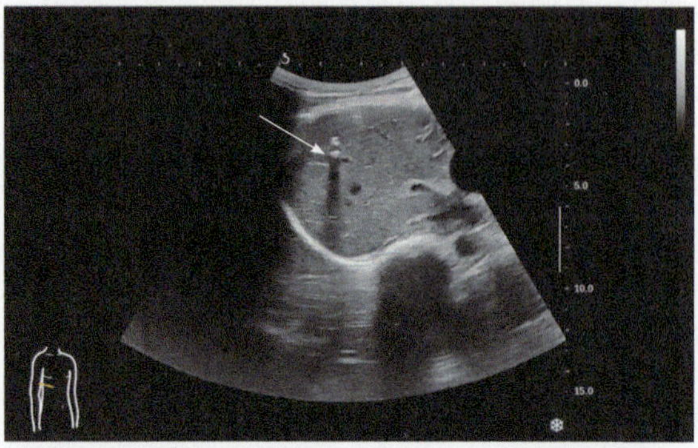

图 8-27　肝内钙化灶超声声像图

肝内钙化灶（箭头所示）分布于胆管分支间，后方伴有声影，无胆管扩张

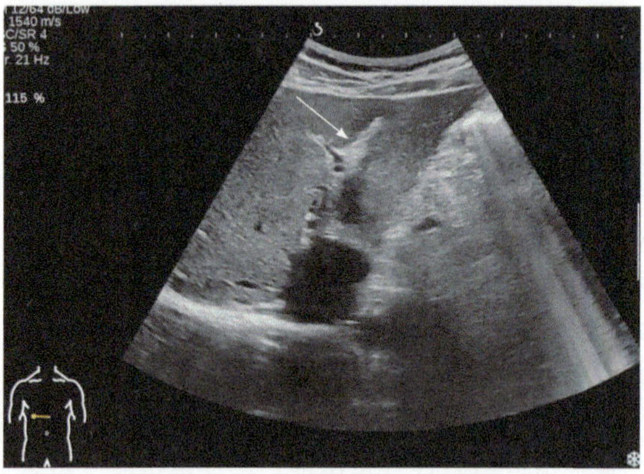

图 8-28　肝圆韧带超声声像图

肝左叶内的高回声的肝圆韧带（箭头所示）自门静脉左支矢状部向前下方延伸

（四）超声临床应用价值

有肝组织作为良好的“透声窗”，超声对肝内胆管结石的诊断准确率达 80%～95%，超声对肝外胆管结石的诊断准确率为 60%～90%，与结石的部位有关。超声不仅能发现结石，明确具体位置、数量和大小，还能发现其并发症，是胆管结石的首选影像学检查方法。随着微创外科的发展，超声还能在术中为操作者实时引导并定位结石位置，且无放射性损伤。但是，由于胃肠气体干扰等扫查条件的限制，经腹超声对下段结石的检出率较低。超声内镜（ultrasonic endoscope）能弥补这一不足，能够早期发现计算机断层扫描（computed tomography，CT）阴性的胆总管结石，且诊断准确性高于经内镜逆行性胰胆管造影术（endoscopic retrograde cholangiopancreatography，ERCP），文献显示 EUS 检测胆总管结石的准确性可达 94.0%，且并发症低于 ERCP。

二、胆　管　癌

（一）病因、病理及临床表现

1. 病因　胆管癌的发病机制尚不明确，可能与易感遗传因素和环境触发因素有关，但有研究表明，胆管结石、病毒性肝炎、反复感染等都可能是胆管癌的高危因素。胆管癌常合并胆道结石伴慢性炎症，这提示了胆道结石伴慢性炎症可能是胆管癌的病因之一。

2. 病理 80%的原发性胆管癌为腺癌，少数为未分化癌和鳞癌。肿瘤细胞在胆管壁呈乳头状或结节状生长并突入管腔，也可弥漫性浸润生长，使管腔增厚、僵硬，进一步导致病变段管腔狭窄或完全堵塞，近端胆管扩张。大体组织病理学分为 4 型：①乳头型，为管内多发病灶，向表面生长，形成大小不等的乳头状结构，排列整齐，癌细胞间可有正常组织；②硬化型，为大量纤维组织增生导致管壁环状增厚，并向外周浸润；③结节型，为管腔内结节状肿瘤，常位于胆管一侧；④浸润型，癌细胞沿胆管壁广泛浸润致管壁增厚、管腔狭窄，管周结缔组织炎症反应明显。胆管癌常在早期发生扩散和转移，常见转移部位为肝脏和局部淋巴结，也可侵犯门静脉、肝动脉、胆囊、胰腺、肠管和淋巴结等邻近组织。

3. 临床表现 好发于老年男性，胆管癌常常起病缓慢，早期无特殊症状和体征，典型的症状是进行性黄疸，可有肝区疼痛、食欲下降、体重减轻和消瘦等表现，部分患者有发热。随着病情进展，肿瘤组织弥漫性生长造成胆管堵塞时，肝内胆汁排出受阻，可出现肝大、门静脉高压和腹水。当继发感染时，可有高热、上腹部剧痛及胃肠道症状。

（二）超声声像图表现

1. 直接征象 胆管癌可发生于胆道系统的任何部位，以肝门部左右肝管汇合处、胆囊管与肝总管汇合处以及壶腹部多见。根据胆管癌发病部位，将胆管癌的直接征象分为以下三型：

（1）肝门部胆管癌（hilar cholangiocarcinoma）：此型最多见，约占胆管癌的 60%，也称 Klatskin（克拉茨金）瘤，肝门部胆管癌定义为累及肝总管、左右肝管及其汇合部的胆管黏膜上皮癌。特征性的声像图表现为截断征（图 8-29），即高度扩张的肝内胆管在肝门部突然被截断，肝外胆管和胆囊不扩张或萎陷；截断处可见边界不清的不均质性低回声或中等回声区，为匍行生长的癌瘤及其周围纤维组织回声；被截断的胆管近端形态不规则、管壁显示不清。截断处的实性肿瘤与显著扩张的肝内胆管构成蝴蝶形或蜘蛛形，谓之“蝴蝶征”或“蜘蛛征”。

（2）远端胆管癌（distal cholangiocarcinoma）：此型占胆管癌的 30%。依癌瘤在胆管内生长方式和大体病理形态的不同，癌瘤局部表现为三种类型，①乳头型：胆管壁上可见呈乳头状的高回声团突入胆管腔内，局部胆管壁连续性中断，部分可在管壁与肿瘤之间见到细线状胆汁无回声带；②截断型：肿块在扩张的胆管内表现为不规则的高或中等回声结节，与胆管壁分界不清，肿块组织和骤然截断的胆管壁分别与胆汁形成近似直角的界面回声（图 8-30）；③狭窄型：也称硬化型，声像图表现为管壁不均匀增厚，呈中或高回声带，胆管的梗阻端呈锥形狭窄，因肿瘤组织浸润，有时与周围组织分界不清。

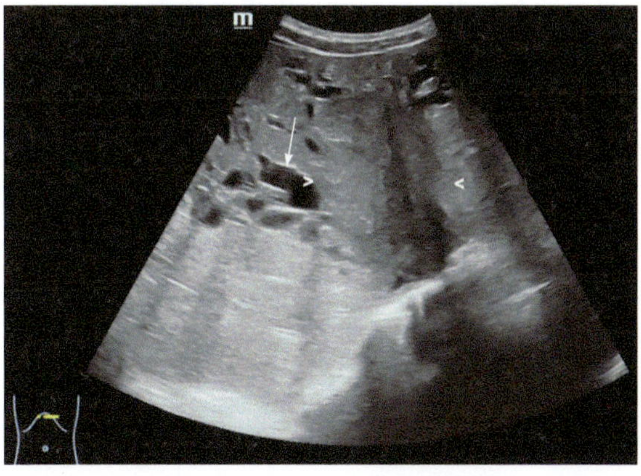

图 8-29 肝门部胆管癌声像图

肝门部探及一低回声肿块（> <之间），伴近端肝内胆管扩张（箭头所示）

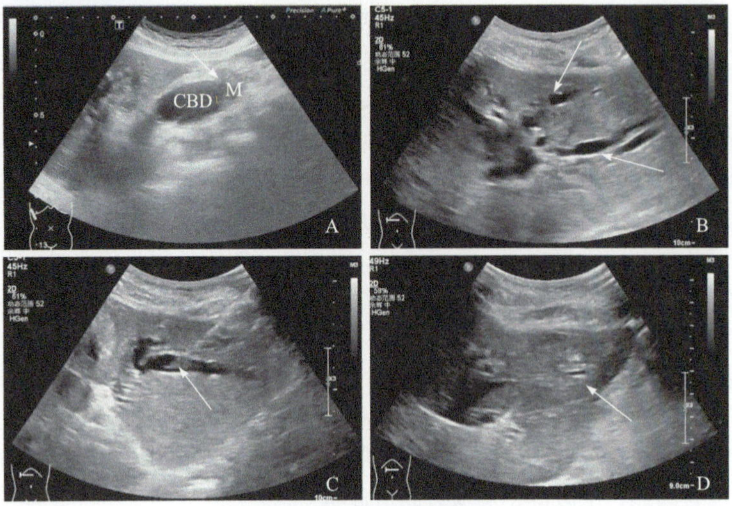

CBD：胆总管；M：肿块

图 8-30 胆总管下段腺癌超声声像图

A. 胆总管长轴切面：超声声像图显示胆总管明显扩张，内径约 2cm，下段可见大小约 1.4cm×1.1cm 的低回声结节（箭头所示）与胰头分界欠清；B. PTCD 术前左肝内胆管切面：左肝内胆管明显扩张（箭头所示）；C. PTCD 术中左肝内胆管切面：术中超声引导下穿刺针进入扩张肝内胆管；D. PTCD 术后左肝内胆管切面：PTCD 治疗后未见扩张胆管

（3）肝内胆管癌（intrahepatic cholangiocarcinoma）：此型最少见，约占胆管癌的 10%。超声声像图表现为肝实质内较大的不均质实性肿块，边界多不清，多为低回声或等回声，也可呈高回声；CDFI：肿块内无血流或探及少许血流，常常伴有肝内胆管梗阻导致的近端胆管扩张。

2. 间接征象 病灶近端胆道系统明显扩张、肝脏弥漫性肿大、肝门淋巴结肿大或肝内转移灶均可作为胆管癌的间接征象。

（三）鉴别诊断

1. 原发性硬化性胆管炎 需与硬化型胆管癌鉴别，两者均可表现为管壁弥漫性增厚，但是浸润型胆管癌的管壁不均匀增厚，管腔狭窄或闭塞，因截断导致近端胆管扩张，原发性硬化性胆管炎的管壁为均匀性增厚，呈强回声带，其近端胆管扩张较轻或不扩张。

2. 胆管结石、胰头癌等均可阻塞胆道，引起胆管扩张。胆管结石与管壁分界清晰，后方伴有声影，结合病史易与胆管癌鉴别。胆管下段肿瘤需要与胰头癌鉴别，可在横切面和纵切面探查，依据解剖位置加以鉴别，必要时结合超声造影和其他影像学检查。

（四）超声的临床应用价值

超声检查能显示胆管的形态及走行，评估胆管内肿瘤的部位、大小及对周围组织侵犯情况，能为临床确定治疗方案提供可靠依据。超声新技术中的 EUS 和导管内超声（intraductal ultrasonography，IDUS）对胆道狭窄的定性诊断准确率分别为 76% 和 89%，文献报道，联合 EUS 和 CT 两种技术对术前预测胆管癌不可手术切除性的敏感度达 73%。因而，联合多种影像学成像有助于胆管癌的准确诊断和治疗方案的制订。

三、胆道蛔虫病

蛔虫是人类寄生虫中最常见的线状绦虫，全世界大约有 33% 的人感染过，多见于热带国家。人类进食被虫卵污染的食物后，虫卵在肠道中孵化的幼虫经肠壁进入肠系膜小静脉，汇集进入门静脉主干，流经肝脏、左心和肺脏，最后经支气管树及上消化道再次进入肠道发育为成虫。

（一）病因、病理及临床表现

1. 病因 由于蛔虫喜游走和钻孔，同时喜碱厌酸。当蛔虫上行至十二指肠时，肠道内寄生的成年蛔虫经十二指肠乳头钻入含碱性胆汁的胆道时，就导致胆道蛔虫病。

2. 病理 蛔虫经 Oddi（奥迪）括约肌钻入胆道时，刺激胆总管括约肌阵发性痉挛而产生剧痛。胆道蛔虫病主要病理表现为胆道阻塞淤积和胆管炎症及痉挛。部分病例可出现急性化脓性胆管炎、败血症、急性和慢性胰腺炎、肝萎缩和胆石症等。

3. 临床表现 好发于儿童和青壮年，且以女性多见。主要临床表现为胆绞痛、急性胆管炎、急性胆囊炎和肝脓肿，患者多诉上腹部突发的“钻顶样”剧烈绞痛，向右侧肩部放射，呈阵发性发作或持续数天。间歇期时可无明显症状，发作期常伴有食欲不振、恶心、呕吐，呕吐物为胃内容物、胆汁，亦可吐出蛔虫。继发胆道感染时可出现寒战、发热等症状，造成胆道梗阻时可出现黄疸。患者常因幼虫的迁移而伴有肺部炎症。

（二）超声声像图表现

胆道蛔虫的超声声像图表现与蛔虫在胆管内的存活状态、位置有关。

1. 典型声像图表现 长轴切面时扩张的胆管内见两条呈“等号”状的平行强回声带，短轴切面呈同心圆征。宽约数毫米的平行强回声带为虫体（图 8-31）；高回声光带间的暗区为蛔虫的假体腔，其内可见间断的点线状高回声。当胆道内的蛔虫处于存活状态时，实时超声可见动态观察虫体在胆管内的蠕动。蛔虫死亡后，中间的低回声带逐渐模糊、消失，虫体萎缩裂解，回声不具有特异性，不易识别。

2. 蛔虫在胆管内不同位置超声声像图表现 蛔虫定居在胆管下段时，肝外胆管呈不同程度的扩张。蛔虫进入肝内胆管时，肝内胆管明显扩张，内探及平行双线状高回声带。蛔虫进入胆囊后，囊内可见呈双线状高回声平行带，常为弧形或蜷曲状。

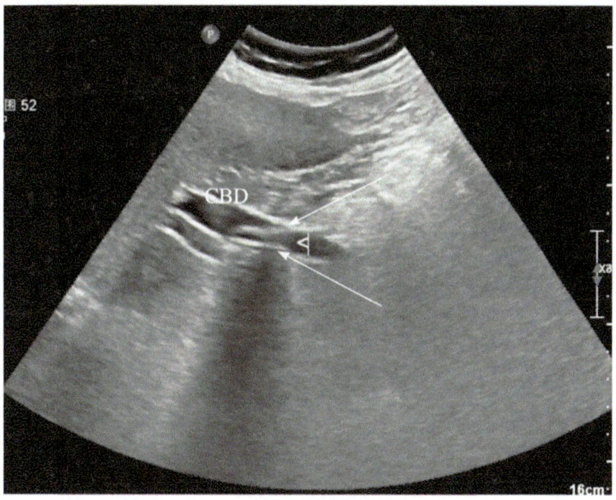

CBD：胆总管

图 8-31 胆道蛔虫的声像图

胆总管（CBD）长轴切面见扩张的胆总管内两条呈“等号”状的强回声（箭头）

（三）鉴别诊断

胆管内胆汁充盈不佳，或胆汁内含有脓团、气泡、胆泥、大量结石时，不易显示蛔虫的平行双线状回声带，容易出现假阴性。蛔虫死亡萎缩后，虫体断裂，不具有平行双线回声带，与无声影的胆道结石难以鉴别，但胆道结石引起的胆道扩张更明显。走行于胆管和门静脉之间的肝动脉在声像图上可显示为扩张胆管内的平行双线征，在二维超声上与胆道蛔虫病难以鉴别，容易出现假阳性，但肝动脉管壁有搏动感，彩色多普勒超声上有血流信号，可以对两者进行鉴别。胆道内置入 T 管时，也可表现为胆管内线状回声带，需结合手术记录，与胆道蛔虫鉴别。

（四）超声的临床应用价值

超声诊断胆道蛔虫病，方法简单且实用有效，准确性>95%。在胆汁充盈扩张的胆管内见到特征性线状高回声带可作为本病的诊断依据，超声实时显像发现蛔虫移动可进一步证实该诊断，还能及时发现并发症，对急腹症的诊断和鉴别诊断具有重要临床价值。由于肠道气体干扰，经腹超声难以直接显示胆总管十二指肠开口处的蛔虫，必要时需结合 ERCP。

四、阻塞性黄疸

阻塞性黄疸不是一种疾病，而是临床多种疾病症状群中的一种症状。根据疾病的性质，阻塞性黄疸通常分为良性和恶性两大类；根据解剖部位可以分为肝外梗阻性黄疸和肝内梗阻性黄疸（包括肝内机械性梗阻和肝内胆汁淤积）。

（一）病因、病理及临床表现

1. 病因 黄疸是胆红素代谢障碍引起血清内胆红素浓度升高而出现巩膜、黏膜、皮肤和体液黄染的一种临床体征。根据黄疸的发生原因可分为：溶血性黄疸、肝细胞性黄疸和阻塞性黄疸。阻塞性黄疸为胆道梗阻致胆色素排出受阻而形成的黄疸，临床上以胆道结石导致的梗阻多见，胆道蛔虫病、胆管及周围器官肿瘤均可导致胆管梗阻。

2. 病理 阻塞性黄疸梗阻可发生于肝内胆管至肝外胆管的任何部位，梗阻导致上方胆管内压力不断增高，胆管扩张，肝内小胆管或微细胆管、毛细胆管发生破裂，使结合胆红素从破裂的胆管溢出，反流入血液中而发生黄疸。

3. 临床表现 主要临床表现是黄疸本身的表现和由梗阻病灶引起的相应症状和体征。黄疸主要表现有皮肤、黏膜、巩膜黄染，尿液深染；胆汁中的胆盐刺激感觉神经末梢导致皮肤瘙痒；阻塞性黄疸时因大量的胆红素无法经消化系统排出，致大便发白，呈陶土样改变。如继发感染，可有寒战、高热、恶心、呕吐、食欲缺乏等。

（二）超声声像图表现

1. 典型超声声像图表现 胆道系统扩张，分为肝内胆管扩张、肝外胆管扩张和胆囊形态改变。

（1）肝内胆管扩张：当超声显示一级胆管的内径大于 3mm 或显示二级胆管与伴行的门静脉分支形成“平行管征”时，提示肝内胆管轻度至中度扩张（图 8-32）。肝内胆管重度扩张时，相伴行的门静脉因受压显示不清，扩张的胆管管壁不规则，管道增多呈树枝样改变，并向肝门部集中，后方回声增强。若梗阻重、病程长，扩张的胆管可延伸到肝实质边缘（图 8-33）。

（2）肝外胆管扩张：正常人肝外胆管上段内径 ≤6mm，7～10mm 为轻度扩张，>10mm 为显著扩张。扩张的肝外胆管管径与伴行的门静脉内径接近时，肝门部纵切面可出现“双筒猎枪征”或“平行管征”。肝外胆管梗阻后，胆管扩张比黄疸更早出现，因此胆管肿瘤早期或结石不完全堵塞胆管时，可以出现“无黄疸性胆管扩张”。

（3）胆囊形态改变：梗阻部位在胆囊管以上时，胆囊缩小或不显示。梗阻平面位于胆总管以下时，胆囊膨大，囊内胆汁淤积，显示为弱、中等或高回声的光点，无声影，随体位改变而移动。

2. 阻塞性黄疸的定位诊断和定性诊断

（1）阻塞性黄疸的定位诊断：根据胆道扩张的声像图可以判断梗阻的部位，从而对阻塞性黄疸进行定位诊断。①胆总管扩张提示胆道下段梗阻；②肝外胆管无扩张，双侧或单侧肝内胆管扩张则提示肝门部梗阻；③胆囊不大提示梗阻点位于胆总管以上；④胆囊肿大且肝内胆管扩张则提示梗阻点位于胆总管；⑤若胆总管和主胰管均扩张，则提示梗阻部位为十二指肠 Vater（法特）壶腹水平。

（2）阻塞性黄疸的定性诊断：引起胆道梗阻的常见病因包括胆道结石、胆管癌及胰腺癌，根据不同超声声像图表现可以分为以下三种类型。①胆管腔内病变，常见于胆管内结石、蛔虫、胆泥或炎性沉积物等，胆管结石和蛔虫均有其典型的声像图特征，炎性沉积物可在管腔内见到絮状或低回声团，可移动，与管壁有明确分界；②胆管壁病变，以胆管肿瘤多见，典型胆管癌有特征的截断征和相应的声像图表现；③胆管外病变，多见于胆道周围组织病变压迫胆道导致梗阻，如胰头癌、肝门部肝癌，梗阻部位可见肿瘤的软组织肿块影。

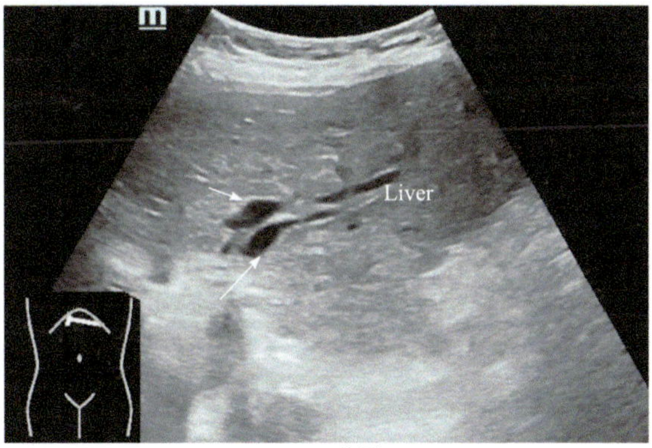

Liver：肝脏

图 8-32 肝内胆管扩张声像图

左肝内扩张的二级胆管（短箭头所示）与伴行的门静脉分支（长箭头所示）形成“平行管征”

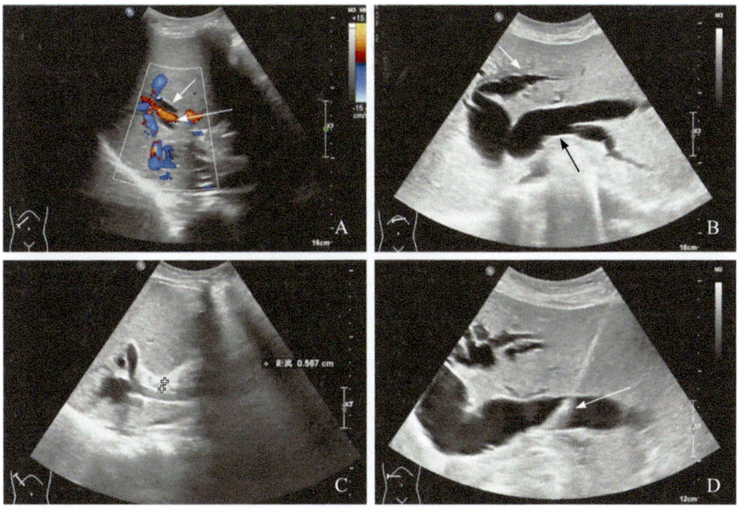

图 8-33 肝门部梗阻超声声像图

A. 肝右叶彩色多普勒超声成像：轻度扩张的右肝内胆管（短箭头所示）与伴行的血管（长箭头所示）；B. 肝左叶二维超声成像：左肝内胆管明显扩张（箭头所示）；C. 肝门部超声成像：胆总管不扩张（+之间）；D. PTCD 术中超声：实时显示穿刺针（箭头所示）进入扩张的左肝内胆管

（三）鉴别诊断

在声像图上根据肝内、外胆管有无扩张，能够快速作出梗阻性和非梗阻性黄疸的诊断。明确为梗阻性黄疸的，超声可以根据梗阻部位近端胆管扩张的原则，明确梗阻部位，进一步根据超声声像图特征对梗阻的病因进行诊断和鉴别诊断，鉴别是胆道本身病变还是胆道外病变所致的梗阻，判断病变的良、恶性。但是由于仪器设备的特点和疾病本身的特点，如毛细胆管和小胆管胆汁淤积等，超声检查阴性并不能完全排除梗阻性黄疸诊断。

（四）超声的临床应用价值

梗阻性黄疸是在各种原发疾病的基础上，患者胆道出现不同程度的阻塞，导致胆汁无法进入肠道发挥作用，致肝功能异常，易诱发肝炎、肝硬化等严重并发症，甚至导致死亡。超声是目前临床上最常用的影像学技术，具有操作简便、重复性强、费用低等优点，已作为黄疸诊断和鉴别诊断中的首选方法。超声检查能够清楚显示扩张的胆管、胆囊和胰头，对梗阻性黄疸梗阻部位判断的准确率可达 94.4%，同时能进行定性诊断，评估梗阻的原因。但是文献报道多层螺旋 CT 对发现梗阻病因更加实用，超声新技术 EUS 能够评估肿瘤病变对胆道系统的侵犯情况，联合 ERCP 可为下段梗阻性黄疸提供更多有价值的临床信息。

超声不仅对阻塞性黄疸具有很重要的定位、定性诊断价值，同时超声引导下 PTCD 是治疗梗阻性黄疸的主要方法之一，PTCD 是在影像技术的引导下经皮经肝在胆道内放置导管的一项技术，通过引流胆汁降低胆道压力，改善肝功能。传统的 PTCD 方法属于盲目穿刺，准确性差；CT 引导下穿刺非实时，且对人员有放射性损害；彩色多普勒超声引导 PTCD，具有创伤小、准确性高、安全等特点，能实时动态地观察PTCD术中针尖进入及导丝导管在扩张胆管内的运行情况（图 8-33D），穿刺成功率高，并发症低，具有很高的临床实用价值。

（袁红梅）

第九章　脾

第一节　脾脏超声解剖

脾脏为腹部实质性器官，也是人体最大的周围淋巴器官，在机体防御和免疫功能方面起着十分重要的作用。在胎儿时期的起始阶段有造血功能，第 5 或第 6 个月时造血功能开始下降直至消失。另外脾脏还有血液过滤、储血等功能。脾实质由红髓和白髓组成，含有丰富的血窦和网状内皮系统，外有包膜/脏腹膜包绕。脾脏质地比较柔而脆，腹部外伤时容易造成脾的损伤，如破裂乃至腹腔内出血。

脾脏位于左季肋部后外侧，相当于第 9 ~ 11 肋深面的左侧膈和胃之间，其长轴与第 10 肋骨方向基本一致。脾脏右前方与胃底、胃体相邻，其后与左肾及左肾上腺邻近，其下与结肠脾曲毗邻，脾门部与位于腹膜后的胰尾部相贴（图 9-1）。脾正常位置易受腹内压（腹水、妊娠）、胸膜腔内压（左侧胸腔积液、肺不张）和膈肌位置、运动的影响。脾是腹膜内位器官，由双层腹膜构成的胃脾韧带、脾肾韧带、膈脾韧带和脾结肠韧带固定。脾的支持韧带薄弱，易受周围脏器病变挤压和体位变动而发生位置改变。因此，超声检查时可以通过改变被检者的体位如右侧卧位和呼吸的深度，使脾得以更清晰地显示。

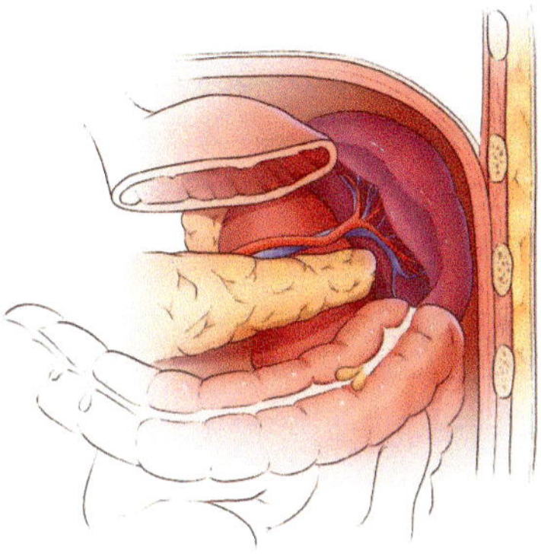

图 9-1　脾脏的解剖位置

脾脏形态差异较大，大致呈橘瓣形。脾有脏膈两面（图 9-2）、前后两端及上下两缘。脾膈面光滑隆起，对向膈。脾脏面向内凹陷而不规则，在脏面的脾门部有脾血管、神经和淋巴管出入。脾上缘朝向背内侧，有 2～3 个切迹，与第 11 胸椎同高；下缘比较宽钝，朝向腹外侧，贴近胸壁。脾切迹是脾触诊的标志，超声检查时勿将之认为脾包膜中断而误诊为脾外伤。

脾大小也存在个体差异，一般正常人脾长 8～12cm，厚 3～4cm，宽 6～8cm，重 100～200g。正常人的脾脏随年龄增长，体积变小。

脾的血管供应：脾动脉起自腹腔动脉，沿胰腺上缘蜿蜒走行，至脾门附近分若干细支动脉供应脾脏实质。由于血管之间缺乏足够的吻合支，脾动脉梗阻时易发生梗死。脾静脉与脾动脉伴行并靠近胰腺背侧，在脾门部接受来自脾内的静脉分支。脾静脉与肠系膜上静脉在胰颈背面汇合而形成门静脉主干。正常脾静脉宽 5～8mm，脾动脉管径为 4～5mm，在二维声像图和彩色多普勒血流显像上易于识别，故常作为脾门和胰腺背侧的声像图标志。

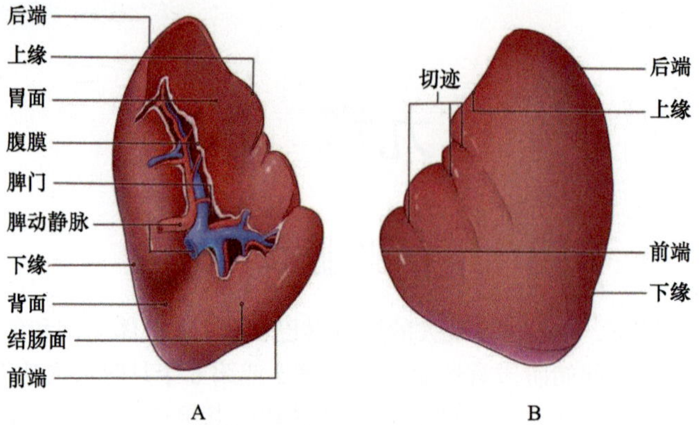

图 9-2　脾的脏面和膈面
A. 脾的脏面；B. 脾的膈面

在脾的附近，特别是在胃脾韧带和大网膜中可存在副脾（accessory spleen），出现率为 10%～40%。副脾的位置、大小不定，数目可不止一个。脾切除后副脾可增大，超声检查时切勿将之误认为肿物。

第二节　脾脏检查方法及正常声像图

一、超声检查方法

（一）患者准备

一般无须特殊准备，但不宜在饱餐后进行，以免脾过度地向后上方移位，而受到肺内气体的干扰。为清楚地显示脾门区、胰尾、左肾附近肿物，或进行左上腹部病变的鉴别诊断，应在空腹情况下进行检查。空腹检查后，饮水 300～500ml（小儿可在哺乳）后再查，可提高脾脏及其周围脏器的清晰度和显示率，有利于脾脏肿物的鉴别诊断。

（二）仪器条件

应用高分辨力实时超声诊断仪，通常选用凸阵探头。根据被检者年龄、体型和被检查器官的深度选择探头。在成人，一般采用 3.5～5.0MHz 探头，对于儿童多采用 5MHz 或更高频率的探头。另外，用微凸阵探头和相控阵探头观察膈顶部病变很有利，检查体瘦者和婴幼儿也很方便，有利于较窄的肋间探查。

（三）检查体位及扫查方法

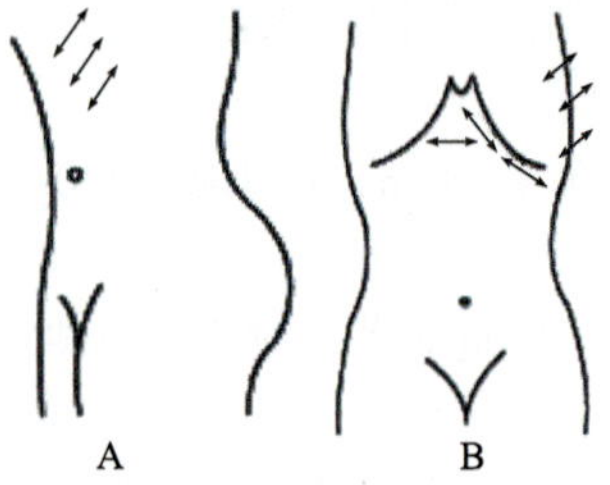

图 9-3　检查常用体位
A. 右侧卧位（30°～45°）；B. 仰卧位

检查常用体位如图 9-3 所示。

1. 右侧卧位（30°～45°）　将探头置于脾区第 9～11 肋间并靠近腋中线和腋后线，寻找位于左肾外上方的脾脏长轴图像。选择脾脏最长径及有脾门的血管外停顿，选择经脾门脾脏最长径切面测量脾的长径和厚径。也可将探头旋转 90°，作脾脏横切面扫查，选择脾门血管清晰处测量脾的宽径，但是后者临床比较少用。检查时可适当侧动探头，观察脾脏包膜和实质内有无异常回声，并用彩色多普勒血流显像技术（CDFI）注意观察脾门部及脾血管在脾内的延伸。

2. 仰卧位　将探头置于左腋后线附近，声束指向脊柱，可作脾冠状扫查，以显示脾、肾及其脊柱关系，但易受肋骨声影干扰。将探头角度偏向腹侧直至显示脾门，此为前倾冠状切面，同样可用于脾厚径和长径测量。仰卧位检查时操作不够方便，但可补充右侧卧位扫查的不足，尤其适合于危重病患者。在脾大时，可将探头沿左侧肋下向左肩方向侧动扫查，声束指向膈面，观察脾脏实质内有无局灶性或弥漫性病变。

脾大时，可将探头置于左侧肋下缘，声束指向膈顶部，显示脾下缘至膈顶的脾脏长轴切面及脾门血管，观察脾实质内有无局灶性或弥漫性病变。

（四）注意事项

1. 无论是仰卧位还是右侧卧位扫查，嘱患者上举左上肢、抱头，使肋间隙增大，有利于更清晰地显示脾脏。由于脾脏位置较深且位于膈顶部，易受肺部气体干扰，因此检查中，受检者的呼吸配合极为重要，深吸气时更利于显示。

2. 确认有无脾局灶性病变，须采用在肋间左右侧动扫查的手法，经过相互垂直的两个切面确认，具有重复性。若受检者脾大超过肋缘，应当在左上腹作补充扫查。

3. 如果超声检查在脾窝未能显示脾脏，应了解有无手术史。若无脾手术切除史，应注意寻找及鉴别有无脾脏先天性异常，包括有无异位脾、游走脾、内脏反位综合征、脾萎缩等，脾萎缩在老年人较多见。

二、正常声像图

（一）二维超声图像

1. 正常脾脏声像图　正常脾纵切面（沿肋间扫查）略呈半月形，边缘稍钝。

膈面呈整齐而光滑的弧线形回声，部分被肺气混响（多次反射）遮挡；脏面略凹陷，回声较高，有特征性的脾门切迹和脾血管断面。脾实质表现为非常均匀的点状中等水平回声，比左肾皮质回声稍高（图 9-4）。

通过腋后线冠状切面，可以清楚地显示脾与左肾、脊柱和肺的毗邻关系；通过左肾上横断扫查（最好采取坐位，饮水或口服造影剂），可清楚显示胰腺体尾部后方的脾静脉，观察脾门部的脾血管及与胰尾关系；通过左肋间斜断扫查，不仅可以观察脾轮廓和内部回声，对于脾门和脾血管的彩色多普勒检查也极为有利。

2. 副脾声像图　偶尔在少数正常人的脾门附近可发现副脾，呈小圆形或椭圆形结节，与脾实质回声相同，属正常变异，切勿误诊为脾门淋巴结肿大或胰尾部肿瘤（图 9-5）。

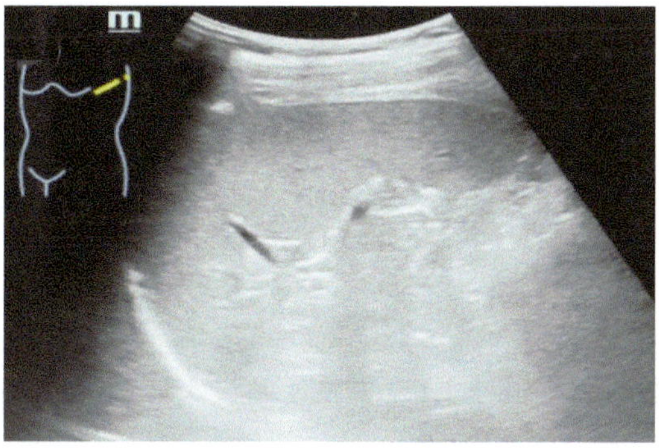

图 9-4　正常脾声像图

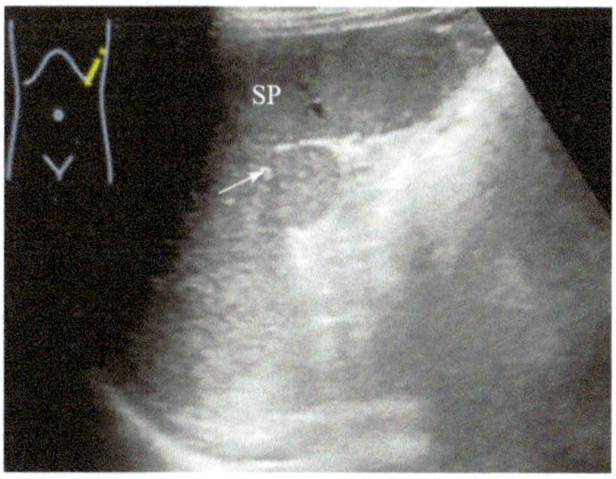

图 9-5　副脾声像图

（二）多普勒超声

CDFI 显示脾血管呈条状从脾门处进入脾实质内，并分支，呈树枝状分布，通常可显示一到二级分支，如图 9-6 所示。

脉冲多普勒超声显示脾静脉为连续性血流频谱，可受呼吸等因素的影响；脾动脉呈与心率一致的搏动性血流频谱。约有半数副脾有血管分支与脾动静脉相通，CDFI 可显示。

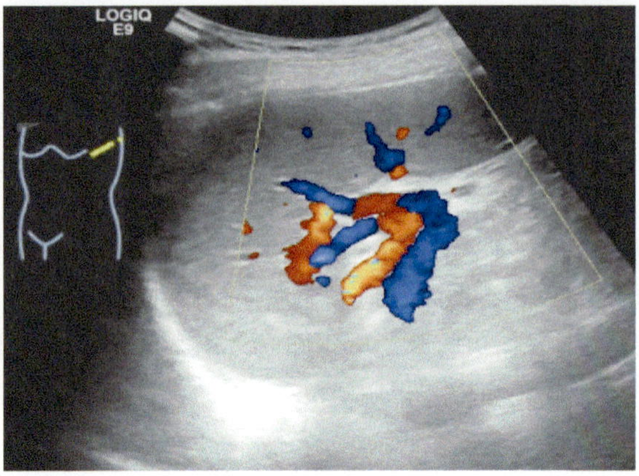

图 9-6　脾门部的血管

（三）超声造影

注射超声造影剂 10～15s 后，脾内小血管由脾门处开始呈放射状向内分支样增强，随后脾实质开始不均匀性增强。40～50s 后，脾实质呈均匀性增强，持续 5～10min。若存在副脾，注射造影剂后，副脾与脾脏呈同步增强，同步减退，其内部回声与脾实质回声相同。在造影早期，有时可观察到 1 支小动脉由脾门开始出现，并进入与其对应的副脾内。

（四）脾超声测量和正常值

脾的形态比较复杂而且多变异，其解剖位置又比较隐蔽，加上肋骨和肺内气体产生的影响，使准确的超声测量更加困难。

1. 脾径线的测量　测量指标有厚径、长径、宽径三种。临床上超声评价脾脏的大小，以长径和厚径较常用，宽径临床比较少用。

（1）脾厚径：通过左侧肋间前倾冠状面显示脾长轴切面的脾门，以脾动静脉为标志，测量脾门至脾膈面的间距（图 9-7）。

（2）脾长径：通过左侧肋间前倾冠状切面显示脾的最大长轴切面图像，测量其上下端间距（图 9-7）。

（3）脾宽径：垂直于脾长轴切面，在脾门处测量其最大横径。

2. 脾脏面积及体积的超声测量　脾脏面积及体积的测量因测量方法有一定的困难，且误差较大，所以临床实用价值小。

3. 正常脾脏测值

（1）成人脾脏正常值：脾脏长径 8～12cm；厚径男性不超过 4cm，女性不超过 3.8cm；宽径 6～8cm。

（2）婴幼儿及儿童脾脏测值（表 9-1）：有报道正常脾脏长径不应大于左侧肾脏长径，这种自身比较可能更为客观。

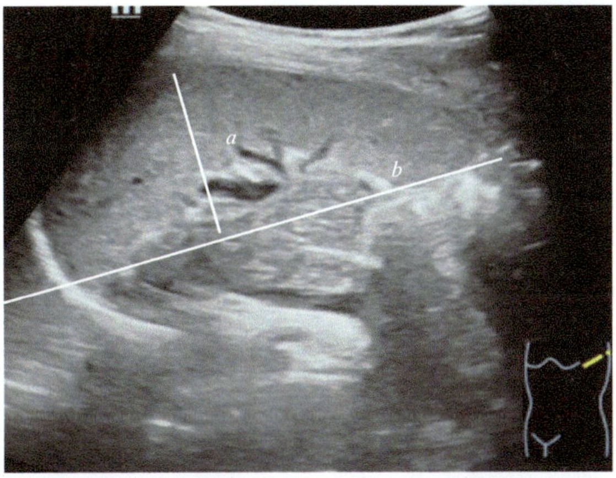

图 9-7 脾厚径（*a*）和脾长径（*b*）的测量

表 9-1 婴幼儿和儿童脾脏的正常测值

年龄	脾长径（cm）			
	第十百分数	中位数	第九十百分数	建议上限值
0～3 个月	3.3	4.5	5.8	6.0
3～6 个月	4.9	5.3	6.4	6.5
6～12 个月	5.2	6.2	6.8	7.0
1～2 岁	5.4	6.9	7.5	8.0
2～4 岁	6.4	7.4	8.6	9.0
4～6 岁	6.9	7.8	8.8	9.5
6～8 岁	7.0	8.2	9.6	10.0
8～10 岁	7.9	9.2	10.5	11.0
10～12 岁	8.6	9.9	10.9	11.5
12～15 岁	8.7	10.1	11.4	12.0

第三节 脾 脏 疾 病

一、脾脏弥漫性肿大

（一）病因、病理及临床表现

作为最大的网状内皮系统的组成部分，在所有的全身感染性疾病和普遍的造血系统疾病以及许多代谢性疾病中，脾脏都能受累。引起脾脏弥漫性肿大（diffuse splenomegaly）的病因很多，常见病因：①感染性疾病，急性及亚急性感染如传染性肝炎、细菌性心内膜炎、败血症、传染性单核细胞增多症、伤寒等；慢性感染如慢性肝炎、粟粒性结核、伤寒等；②淤血性疾病，如肝硬化继发门静脉高压、门静脉血栓形成、Budd-Chiari 综合征（巴德-吉利亚综合征）、慢性心力衰竭、慢性缩窄性心包炎等；③血液病，如红细胞和淋巴细胞生成异常性疾病和骨髓增生性疾病；④先天性代谢性疾病，如戈谢病、糖原沉着病等；⑤自身免疫性疾病，如系统性红斑狼疮、结节性动脉周围炎等；

⑥寄生虫性疾病，如慢性血吸虫病、慢性疟疾等。

脾脏弥漫性肿大常为全身疾病的一部分，除了有自身疾病的表现外，还有不同程度的脾大以及由脾大压迫周围器官所致的左上腹部不适、食欲缺乏、腹胀和疼痛。

（二）超声表现

1. 脾大 主要表现为超声测值增大（图 9-8）。有以下异常声像图之一者，可考虑脾大。

（1）成年男、女脾脏的厚径分别超过 4.0cm 和 3.8cm，长径超过 12cm。

（2）婴幼儿和儿童脾长径超过正常相同年龄组上限值或脾/左肾长径大于 1.25。

（3）在无脾下垂的情况时，脾下极超过肋下；或脾上极达到腹主动脉前缘。

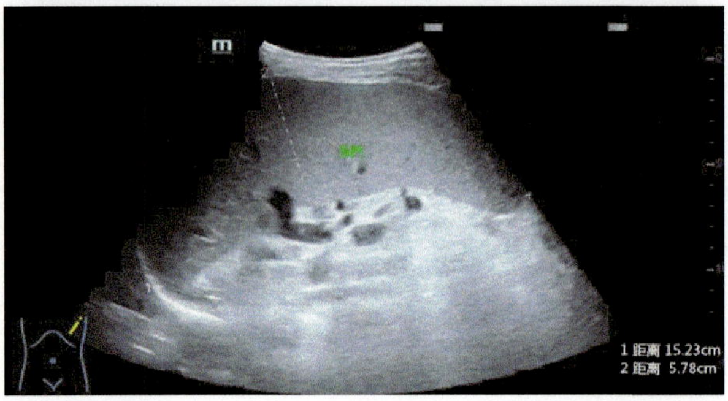

图 9-8 脾大

2. 声像图对脾大程度的评估

（1）轻度肿大：仅表现为脾测值超过正常值，脾形态无明显改变；仰卧位平静呼吸时不超过肋缘线，深吸气时不超过肋下 3cm。

（2）中度肿大：脾各径线明显增大，仰卧位平静呼吸时在肋下缘可探到脾下缘，深吸气超过 3cm，但未超过脐水平，也未对邻近器官产生压迫。

（3）重度肿大：脾体积进一步增大，对邻近器官如肾脏产生压迫性移位、变形或伴有横膈明显抬高；脾前缘可超过左锁骨中线，甚至抵达腹正中线，脾下缘可超过脐水平线抵达盆腔。

3. 脾脏内部回声 脾大时，脾内部回声通常无明显改变，或轻度均匀性改变，脾血管增宽。根据脾脏边缘改变及内部回声的变化，可将声像图分为三型：

Ⅰ型（柔软型）：又分为两型。①Ⅰa 型：脾长径和厚径轻度增大，呈扁圆形。常见于急性病毒性肝炎和败血症等；②Ⅰb 型：肿大脾的边缘较清楚，内部回声略低，条、点状回声稍增多。常见于急性疾病的后期、慢性肝炎、传染性单核细胞增多症、再生障碍性贫血和突眼性甲状腺功能亢进等。

Ⅱ型（充血型）：脾大，边缘圆钝。内部回声较低，早期条、点状回声分布尚均匀，随着病情加重，条、点状回声增强、增粗和增多，分布欠均匀。脾门区脾静脉增宽。常见于肝硬化、右心功能不全及班替综合征（Banti syndrome）。部分（约 12.9%）肝硬化门脉高压患者脾内可见弥漫性点状增高回声，无声影，称 Gamma-Gandy 结节（图 9-9），系门静脉高压时脾淤血伴脾内小出血，纤维结缔组织沉着，形成小结节，逐渐钙化所致。

Ⅲ型（硬化型）：脾脏普遍性增大，边缘明显圆钝，分界清晰。血液病时甚至可达到耻骨联合，形成巨脾。脾内部回声更低，点、条状回声增粗，分布不均匀，脾门血管内径一般不增宽。常见于各种白血病和恶性肿瘤。

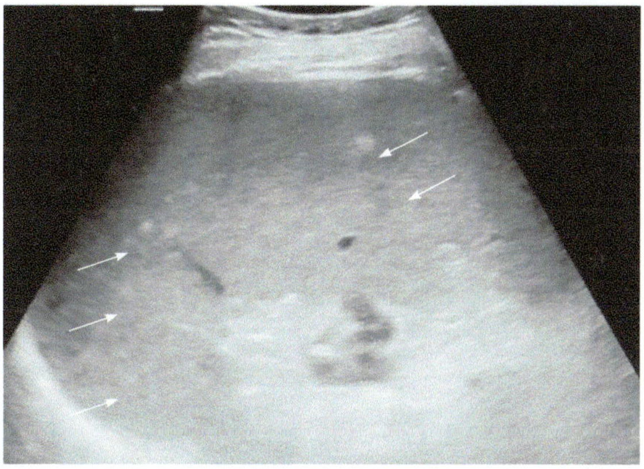

图 9-9 脾内 Gamma-Gandy 结节

肝硬化门脉高压症的患者脾内显示弥漫性点状增高回声（箭头所示），无声影

（三）超声诊断价值

1. 诊断与鉴别诊断 超声检查可以确定有无脾脏弥漫性增大，但对其病因鉴别诊断意义不大。核素扫描和 CT 检查也缺乏特异性。病因诊断主要依靠临床和实验室检查，如生化、细菌学、寄生虫学、免疫学和骨髓细胞学检查等。超声检查发现脾脏肿大时需与左上腹其他肿物鉴别。

（1）左上腹部肿物：腹膜后巨大肿物、肝左叶巨大肿瘤等周围脏器肿瘤，可使脾脏发生移位，误将肿物认为脾脏及其肿物。

（2）脾下垂和游走脾：脾下垂常合并其他内脏下垂，且多数脾下垂患者脾体积增长，这些有助于鉴别。游走脾多位于左侧腹盆腔，其回声与脾相似，努力寻找脾门血管和脾切迹有助于鉴别。必要时核素检查可以协助诊断。

2. 临床意义 超声检查有助于迅速诊断脾脏弥漫性肿大的程度，有助于与左上腹其他肿物鉴别，已经成为影像学检查的首选方法。值得注意的是正常人脾脏大小可有较大差异。超过正常测值指标的轻度脾大，其实际意义需要医生根据临床资料全面评估来决定。据研究，约有 25%的正常健康检查的儿童触及脾脏被超声检出轻度脾大，不少身体健康的职业运动员超声检查常有脾大。

超声检查对于脾脏弥漫性肿大的病因鉴别价值有限。

二、脾脏肿瘤

（一）病因、病理及临床表现

脾肿瘤（splenic tumor）比较罕见，有原发性（良、恶性）和转移性两类。临床上以恶性淋巴瘤和急性、慢性白血病引起者相对多见，它们往往引起普遍性均质性脾大，真正引起局灶性单发和多发结节损害者较少。

原发性良性脾肿瘤以血管瘤、淋巴管瘤、错构瘤、内皮瘤等相对常见。原发恶性肿瘤多为淋巴肉瘤和血管内皮肉瘤。脾转移性肿瘤一般是指源于上皮系统的恶性肿瘤，而不包括来源于造血系统的恶性肿瘤，如白血病。

脾脏原发良性肿瘤多无症状，脾大或肿物较大时可致左上腹不适、隐痛等。恶性肿瘤最早的临床症状和体征表现为左上腹不适或持续性钝痛，伴全身乏力、恶心，继而出现脾大或扪及肿块。

脾脏转移性肿瘤早期多无特殊症状或仅表现为原发病灶引起的症状。在脾明显肿大时，可产生类似原发性脾肿瘤的症状。部分患者晚期可出现全身乏力、倦怠、体重减轻、发热、贫血等恶病质症状。脾恶性肿瘤偶尔可自发脾破裂。

（二）超声表现

脾肿瘤的共同声像图表现为脾实质内局部占位性病变，可伴有脾大。

1. 脾血管瘤（splenic haemangioma）

（1）二维超声图像：脾内出现一个或数个圆形或椭圆形的病变。通常边界清晰、规整，内部多为高回声型（图 9-10A），亦可呈低回声型或混合回声型，内部回声不均匀，可呈筛网状改变（图 9-10B）。

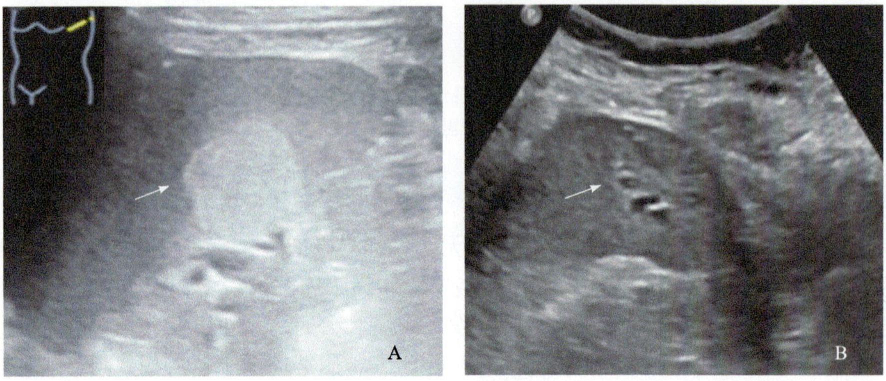

图 9-10 脾内血管瘤

A. 脾内高回声型血管瘤（箭头所示）；B. 脾内低回声型血管瘤（箭头所示），内呈筛网状改变

（2）多普勒超声：瘤体内常不显示明显的彩色血流信号，有时可见周围血管进入病灶，使边缘出现裂隙现象。个别瘤体内及周边可探及点状及短线状血流信号（图 9-11），为动脉或静脉血流频谱。

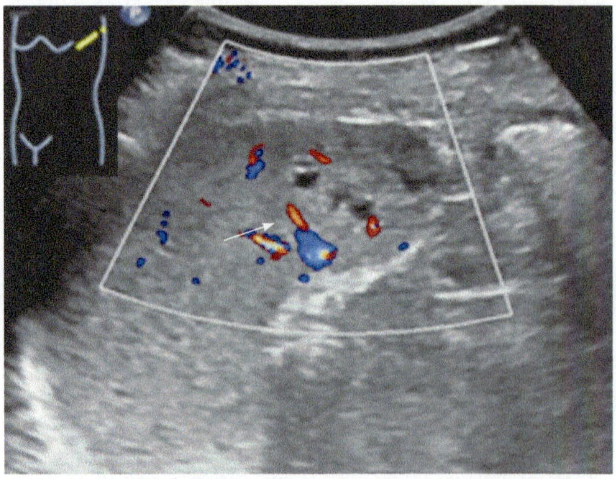

图 9-11 脾内血管瘤

CDFI 显示瘤体内及周边（箭头所示）可探及短线状血流信号

（3）超声造影：表现为快速呈向心性或弥散性增强，增强持续时间较长，呈现“快进慢出”模式，有时大的病灶增强会有回声衰减等病变。

2. 脾淋巴瘤（splenic lymphoma）

（1）二维超声图像：恶性淋巴组织弥漫浸润脾脏时，呈均匀低回声，脾脏弥漫性肿大，肿块不明显。如果恶性淋巴组织局限性浸润脾脏，脾内可见多个低回声肿物（图 9-12）。肿物中央回声稍高，类似靶环状结构。

（2）多普勒超声：瘤体及周边显示彩色血流，并可测及高速高阻动脉血流频谱。

（3）超声造影：为动脉相低增强，与脾血管瘤相比，为“快进快出”增强模式的表现。

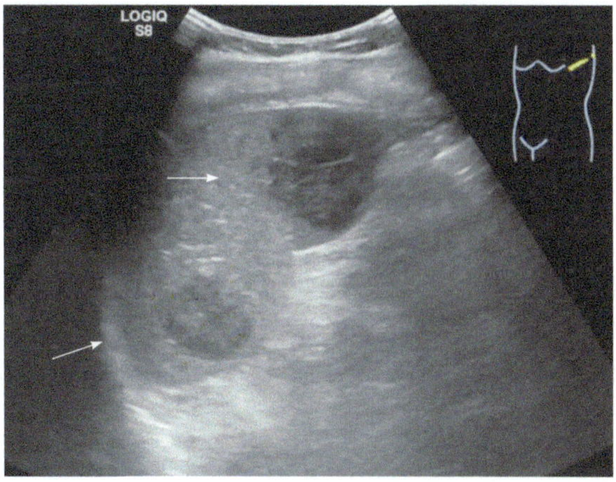

图 9-12 脾淋巴瘤声像图（箭头）

（三）超声诊断的价值

1. 诊断与鉴别诊断 根据声像图显示脾实质内占位性病变，诊断脾肿瘤比较容易。但是对脾脏肿瘤的良、恶性鉴别有一定难度。脾肿瘤尚需与脾梗死、血肿（hematoma）、脓肿、结核等鉴别。脾梗死和脾血肿在早期表现为低回声，以后呈混合性回声。脾血肿多有外伤史，呈特有的新月形。典型的脾梗死呈楔形，底部宽，朝向包膜，尖端指向脾门（图 9-13A），CDFI 可显示其内无血流信号（图 9-13B）。脾脓肿有急性感染症状，脾实质内呈不规则无回声区，其内有碎屑样回声。超声造影和增强 CT 常有助于鉴别诊断。超声引导细针组织学活检常能明确诊断。

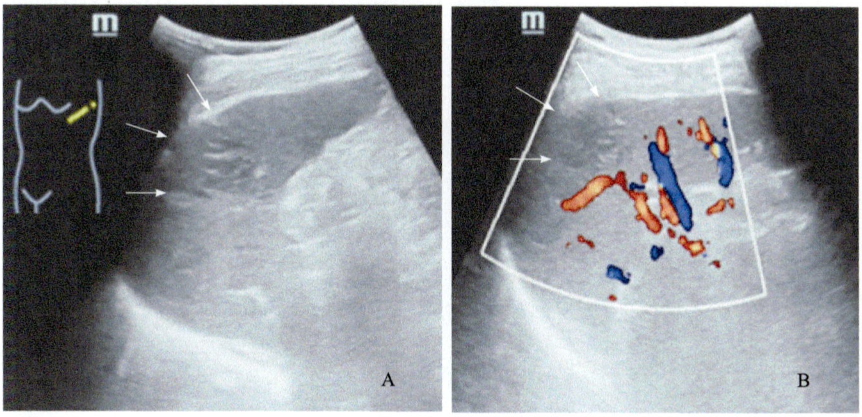

图 9-13 脾梗死

A. 脾梗死（箭头所示）二维超声表现；B. 脾梗死（箭头所示）CDFI 表现

2. 临床意义 超声检查能早期发现脾肿瘤，对脾囊实性病变的物理性质的鉴别具有很高的准确性，但对肿瘤的定性诊断仍存在一定的困难。CDFI 虽能反映脾肿瘤的血供情况，但对脾肿瘤的定性诊断也同样存在着局限性。超声造影可观察肿瘤血流灌注的表现，能明显提高脾内病灶的检出率，对定性诊断也很有帮助。采用超声引导下穿刺活检组织学或细胞学检查，可进一步提高脾肿瘤诊断的准确性。

三、脾 外 伤

（一）病因、病理及临床表现

在腹部闭合性损伤中，脾破裂（splenic rupture）居首位。脾破裂常有外伤史，自发性破裂相对少见。脾破裂可以分为以下三种类型：①真性脾破裂，破损累及包膜，引起不同程度的出血，即脾周围血肿或游离性腹腔内出血，后者易于导致失血性休克；②中央型脾破裂，即破裂发生在脾实质内，引起实质挫伤，实质内多发性小血肿或较大的血肿；③包膜下脾破裂，引起包膜下血肿。

脾破裂部位多见于脾外侧膈面，也可发生于脾上极、下极或脾门处。临床表现与破裂的部位、损伤类型及失血的轻重缓急程度有关。轻者仅表现为左季肋部局部疼痛；重者可出现局部交通、腹膜刺激征甚至休克等症状。脾破裂需要及时诊断和抢救，危重患者短时间内可因失血过多而死亡。

（二）超声表现

1. 二维超声表现

（1）真性脾破裂：①脾包膜连续性中断，常见于膈面或脾门处，局部低回声或无回声；②脾实质内低回声或高回声延伸至包膜中断处（图 9-14A），形态不规则。严重破裂时包膜多处中断，实质回声杂乱，脾正常形态消失；③脾周或腹盆腔内无回声区，是脾破裂重要的间接征象（图 9-14B）。脾微小破裂时，包膜和实质的回声改变不明显，脾周或腹腔内无回声区可能是唯一的诊断依据。

（2）中央型脾破裂（脾挫伤）：脾大小正常或重大，包膜光滑完整，脾实质内可见不规则的无回声或低回声（图 9-15），边界不清，部分病例病灶内可见高回声或混合性不均匀回声。

（3）包膜下脾破裂（脾包膜下血肿）：包膜下与脾实质之间见半圆形或者梭形低回声或无回声区，包绕脾实质（图 9-16A）；有时回声不均匀，可有低回声的团块和沉积物，代表血凝块和血细胞沉积；有时尚可见条索状分隔样结构，系机化所致，代表陈旧性血肿（图 9-16B）。

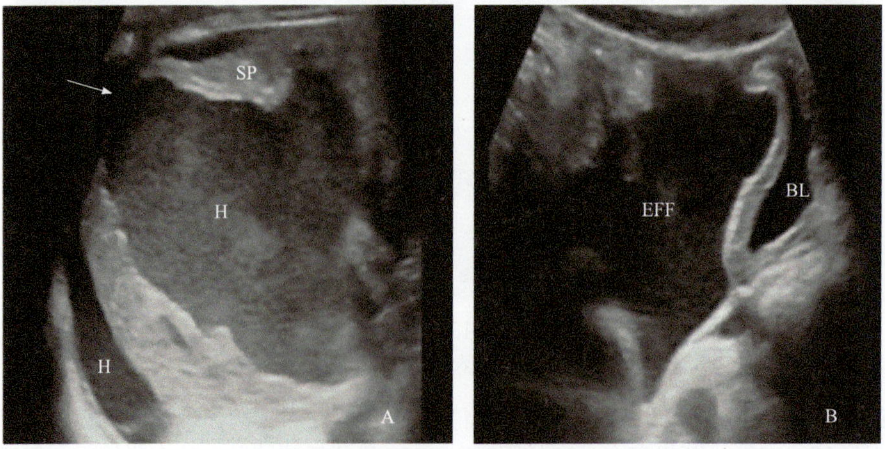

图 9-14　真性脾破裂

A. 脾（SP）增大，形态失常，实质内不规则低回声延续至包膜中断处（箭头所示），脾内及周围可见出血（H）；B. 盆腔积液（EFF），膀胱（BL）

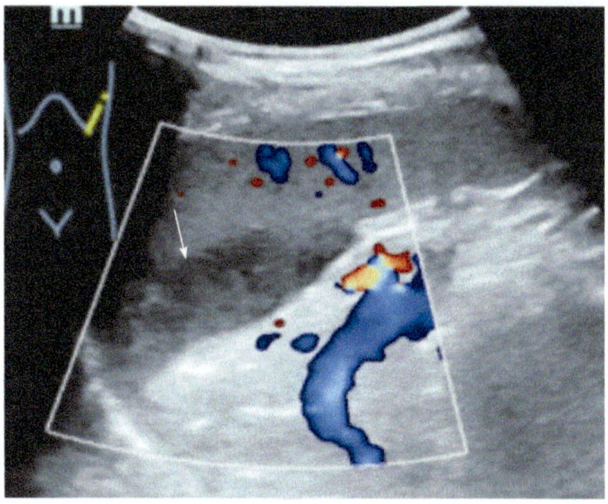

图 9-15 中央型脾破裂
脾实质内不规则低回声（箭头所示）

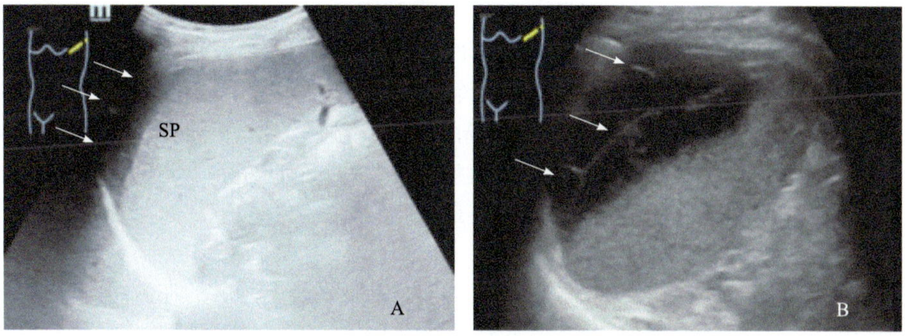

图 9-16 包膜下脾破裂
A. 脾（SP）包膜下与脾实质间见梭形低回声；B. 脾包膜下低回声区内见条索状分隔

2. 彩色多普勒 在出血或血肿区无血流信号。大量出血时脾动脉阻力指数降低，脾静脉血流减少。

3. 超声造影 超声造影优于常规超声检查。它能清晰地显示脾脏损伤病变的部位、范围，从而明确脾脏损伤类型并作出分级诊断。注射造影剂后，脾破裂区域显示为边缘清晰的轻度增强或不增强区，尤其在增强晚期尤为明显。实时超声如果发现造影剂外溢至脾周，或浓聚的形态发生改变，提示脾活动性出血。

（三）超声诊断的价值

1. 诊断与鉴别诊断 脾周或腹腔液性暗区和脾实质或包膜下低/无回声区，结合病史及症状可作出诊断。需要鉴别的疾病有：

（1）微小脾破裂和少量腹水：脾破裂有相应部位的外伤史，短期内连续观察有量的变化，破裂出血的无回声区内有点状弱回声。

（2）脾囊肿和脾破裂血肿：脾囊肿形态规则，圆形，有包膜，动态观察无变化，与脾组织分界清晰，囊肿间脾实质无异常。

2. 临床价值 超声是脾外伤的首选影像检查手段。常规超声检查有助于脾外伤的诊断并确定其类型，但有一定的局限性。超声造影有助于快速而准确地进行脾损伤的分级诊断和果断的临床处理。

（陈丽君 余进洪）

第十章 胰　　腺

第一节 胰腺解剖

胰腺（pancreas）位于人体中上腹部，是重要的消化腺体，具有内分泌和外分泌功能，内分泌部为胰岛，分泌胰岛素等内分泌激素;外分泌腺分泌含有淀粉酶、脂肪酶和胰蛋白酶等消化酶的胰液并通过胰管排入十二指肠。胰腺为腹膜外位器官，位置较深，位于胃的后方，横跨第1、2 腰椎水平。成人胰腺细长，长 12～19cm，横切面呈蝌蚪形、哑铃形或腊肠形。胰腺体表投影其上缘相当于脐上 10cm，下缘相当于脐上 5cm，胰腺位置可随呼吸运动和体位改变而发生一定程度的移动。

胰腺实质从生理解剖上分为头、颈、体、尾四部分。胰头为胰腺右端膨大的部位，胰头上下及右侧均被十二指肠包绕。胰头后方与下腔静脉相邻、前外侧方为胃十二指肠动脉，上方为小网膜囊。胆总管末端穿行于胰头的后上部，止于十二指肠的 Vater 壶腹。因此，胰头病变（如胰头癌）常侵犯胆总管造成胆总管进行性狭窄，导致梗阻性黄疸。胰头后下部向左后下方的钩状突起叫钩突，是胰头的一部分，钩突前方是肠系膜上静脉，后方是下腔静脉。钩突的下部向左延伸，有时可达肠系膜上静脉与腹主动脉之间（图 10-1）。

胰颈部是胰头与胰体间移行变薄部分，长约 2cm，以肠系膜上静脉的左侧缘与胰体分界。颈部前方与胃幽门部和十二指肠上部相邻,其后方有肠系膜上静脉穿行,并与脾静脉汇合成门静脉主干。胰头、胰颈部癌易压迫或侵及门静脉。

胰体前方为胃小网膜囊、胃，其后方裸露、无腹膜，直接与脾静脉接触，并与腹主动脉、肠系膜上动脉相邻，临床上常用这三支血管来定位胰体。脾动脉在胰体部上缘自腹腔动脉发出，并分为脾动脉和肝总动脉。胰体位置较为固定，为腹部钝性外伤的常见部位。

胰尾为胰体向左延伸部分，其末端直达脾门，左前方为胃，后方为脾静脉，再向后为左肾上极及左侧肾上腺。

胰管位于胰腺实质内，分为主、副胰管。正常主胰管起自胰尾，内径小于 2mm，自胰尾沿胰腺长轴右行向胰头汇合变粗，沿途汇集各小叶导管，在十二指肠大乳头处与胆总管汇合形成壶腹，也可单独开口于十二指肠大乳头。副胰管较主胰管细短，一端开口于十二指肠大乳头上方约 2cm处的十二指肠小乳头，另一端与主胰管相通，故当主胰管末端发生梗阻时，胰液可经副胰管流入十二指肠。

胰腺主要由十二指肠上、下动脉及脾动脉的分支供血。胰腺的静脉一般与同名动脉伴行，最后经脾静脉和肠系膜上静脉汇入门静脉。胰腺的神经支配为腹腔神经丛分支。胰腺淋巴管非常丰富，其引流途径常与脾动脉伴行，引流路径多，故胰腺病变易经淋巴转移。

胰腺的大小差异大，存在数种解剖变异。正常胰腺从十二指肠两侧胰芽发育而来，腹芽与背芽融合为胰腺，如果两个芽不融合，胰腺可能存在两个单独的管道，这种情况称为胰腺分裂，这种变异无生理影响。如果腹芽没有完全旋转，则可能存在环形胰腺，这时胰腺部分完全包围十二指肠，严重者可导致十二指肠闭锁。

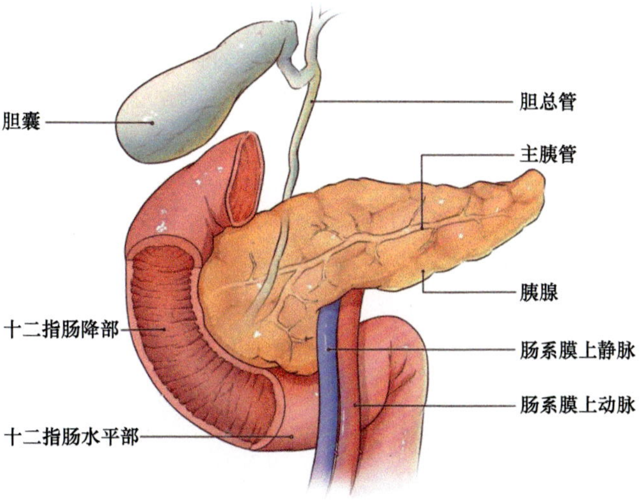

图 10-1 胰腺大体解剖

第二节 胰腺探查方法及正常声像图

一、超声检查技术

（一）检查前准备

嘱患者检查前一天清淡饮食，检查前禁食 8h 以上，可晨起空腹做超声检查。如胃内气体较多影响胰腺检查时，可饮水或口服声学造影剂 500～800ml，通过胃窗观察胰腺。胰腺位于胃后方，钡餐、胃镜检查会影响胰腺的显示，故超声检查应先于钡餐和胃镜检查。

（二）体位

1. 仰卧位 胰腺检查最常用体位，通过肝及充盈胃观察胰腺。

2. 侧卧位 当胃和结肠气体影响胰腺显示时，嘱患者饮水充盈胃腔，左侧卧位使气体向胃幽门或十二指肠处移动，以便于显示胰体及胰尾；右侧卧位可使气体向胃底及脾曲移动，便于胰头体显示。

3. 半坐位或坐位 当胃和结肠气体多时，也可采用此体位。此体位可使胃内气体上升至胃底或贲门部，肝充分下移推开横结肠，使胰腺得以良好地显示。

（三）仪器条件

超声扫查胰腺常采用凸阵探头，探头频率因人而异，成人一般选用 3.5MHz 探头，体型肥胖者可选用 2.5MHz 探头，体型瘦弱或少年儿童可选用 5MHz 探头或线阵探头。

（四）扫查方法

1. 上腹部横切、斜切扫查（胰腺长轴切面） 是胰腺超声扫查最常用的方法（图 10-2）。将探头置于剑突下向脐部扫查，胰腺长轴位于脾静脉前方。亦可行左高右低位斜切扫查，可获得胰腺的长轴切面图，显示胰头、胰体、胰尾。识别其周围的结构：十二指肠、下腔静脉、腹主动脉、胆总管、主胰管、肠系膜上动脉、脾动脉等。胰头位于下腔静脉前，在胰颈部后方的肠系膜上静脉与脾静脉汇合，胰体后方为脾静脉，探头侧向左上方清晰显示胰尾。

2. 上腹部纵切扫查（胰腺短轴切面） 可用纵切作为补充扫查，纵切面是观察胰腺肿瘤对周围大血管有无侵犯的重要切面。沿下腔静脉、门静脉、腹主动脉及脊柱左缘作上腹部纵切面分别可获得胰头、颈、体、尾部的短轴切面声像图。

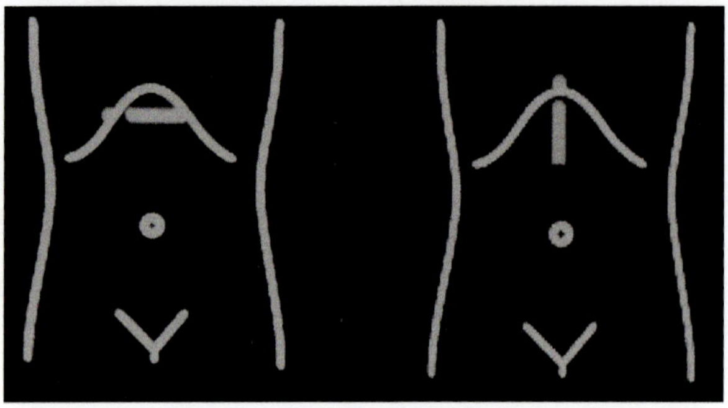

图 10-2 上腹部横切和纵切扫描

二、正常胰腺声像图及正常值

（一）胰腺正常声像图

正常胰腺横切面观察根据头、颈、体、尾比例及大小大致分为蝌蚪形、哑铃形或腊肠形，蝌蚪形头粗而体尾部逐渐变细；哑铃形体部细，头尾部粗；腊肠形头、体、尾几乎等粗。纵切时胰头呈椭圆形，胰体呈近似三角形，胰尾呈梭形或菱形。胰腺内部呈均匀性细小光点回声，实质回声稍强于肝脏，边界光滑整齐。正常成人胰腺外形饱满，回声比肝实质回声低，随着年龄增加回声改变，老年人胰腺回声较肝实质明显增强，外形通常萎缩。胰腺中央常可见到细长管状的无回声结构，为主胰管，其内径小于 2 mm（图 10-3）。

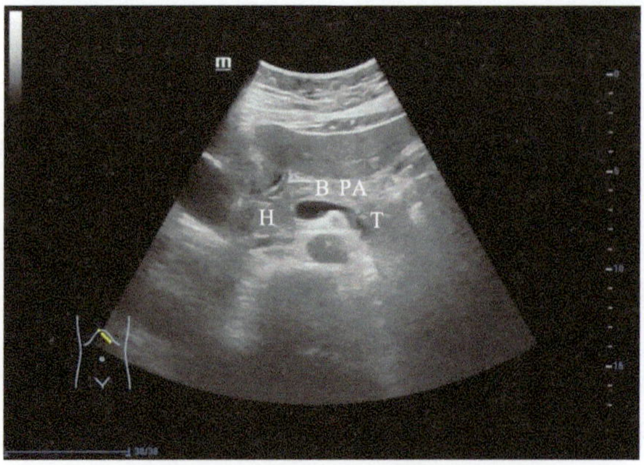

H：胰腺头部；B：体部；T：尾部；PA：胰腺

图 10-3 正常胰腺

（二）胰腺正常值

胰腺正常值目前尚无统一标准，目前公认以胰腺厚度作为大小衡量标准。根据胰腺头、体、尾部测量处的弯曲度各画一条切线，以切线的垂直线作为胰腺厚度，此测量方法称为切线测量法。胰头在下腔静脉前方测量，正常值<2.5cm；胰体在腹主动脉前方测量，正常值<2cm；胰尾在腹主

动脉或脊柱左侧测量，正常值＜3cm，主胰管内径为1～2mm。

第三节 胰腺疾病

一、急性胰腺炎

（一）病因、病理及临床表现

1. 病因、病理 急性胰腺炎（acute pancreatitis，AP）为消化系统常见的急腹症之一，急性胰腺炎存在多种病因，且存在地区差异，我国急性胰腺炎的主要病因是胆石症、胆道炎症，其次是酒精源性，国外急性胰腺炎的主要病因是酒精源性，另外暴饮暴食、酗酒、创伤也是其病因。此外内镜下逆行胰胆管造影术（endoscopic retrograde cholangiopancreatography，ERCP）是急性胰腺炎最常见的医源性病因，对高危人群需采取积极预防措施。

急性胰腺炎是由多种因素导致胰酶溢出腺泡和腺管，引起胰腺实质和周围组织发生自身消化的化学炎症。根据病理变化分为急性水肿型和急性出血坏死型，以前者多见。水肿型主要病理表现为胰腺间质充血、水肿，病变较轻，较常见。而出血坏死性胰腺炎，病理表现为大量胰腺腺泡、脂肪、血管坏死，伴周围大量血性渗出液，死亡率高，较少见。

2. 临床表现 腹痛是急性胰腺炎的主要症状，患者常在上腹或左上腹出现剧烈疼痛，呈持续性急性发作，少数患者无腹痛。急性水肿性胰腺炎以腹痛和消化道症状为主，临床表现常为上腹痛、恶心、呕吐、发热、白细胞增多、血和（或）尿淀粉酶升高等。而急性出血坏死性胰腺炎，病情急剧凶险，除上述症状加重外，胰腺出血或穿孔会导致胰外并发症，如胰腺假性囊肿、包裹性坏死、感染性胰腺坏死、急性呼吸窘迫综合征、败血症、低钙血症等。

此外实验室检查血清淀粉酶和（或）脂肪酶升高3倍以上时要考虑急性胰腺炎，对于早期或者后期就诊的患者，脂肪酶的敏感性可能更高；对于发病12小时后至3天内就诊的患者，淀粉酶的敏感性更高，但二者的活性高低与病情严重程度无相关性。血钙降低通常提示胰腺坏死严重。

（二）超声表现

1. 水肿型 多以轻-中度为主，胰腺边缘清晰、光滑（图10-4），大多数为弥漫性肿大，部分仅表现为局部肿大（多见于胰头和胰尾）；实质回声均匀性减低，严重者可呈无回声，此型胰腺炎易向重症转化；主胰管多不扩张。

2. 出血坏死型 常有严重弥漫性肿大，胰腺边缘重度肿胀，不规整，模糊不清，呈断续状（图10-5）。实质回声因出血、坏死变得不均匀，呈强弱回声及无回声混杂的不均质改变。胰管不扩张或轻度扩张。胰腺周围的渗出及其周围组织的水肿，于胰腺外周可见一层弱回声带，另外还可见腹水、肠腔扩张、积液或积气。部分重症胰腺炎患者可出现最严重的并发症即胰腺脓肿。

（三）超声诊断价值

大多数胰腺炎有较典型的超声表现，超声可以对其进行诊断、鉴别诊断及对病情的严重程度进行分析、指导临床治疗，可动态观察炎症的变化，还可以对胰周积液、假性囊肿进行随访监测。但需注意超声表现明显滞后于临床症状及血清淀粉酶异常，有些胰腺炎早期或病情较轻者甚至无异常声像图改变。因此不能依赖单次超声检查诊断急性胰腺炎，应动态随访观察。临床上主要依据血清酶学检查（如血清淀粉酶）及CT明确诊断。

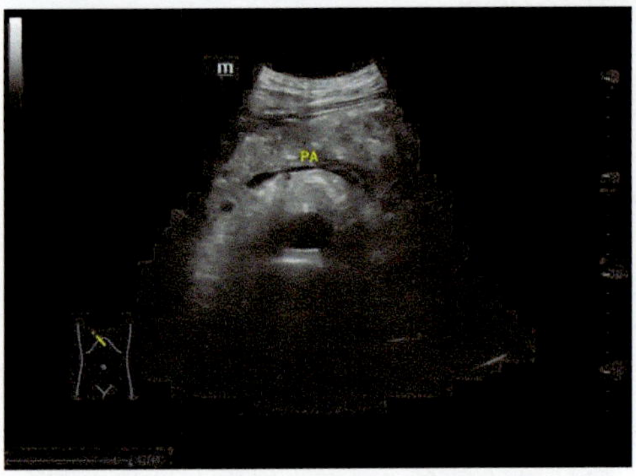

图 10-4 急性胰腺炎（水肿型）

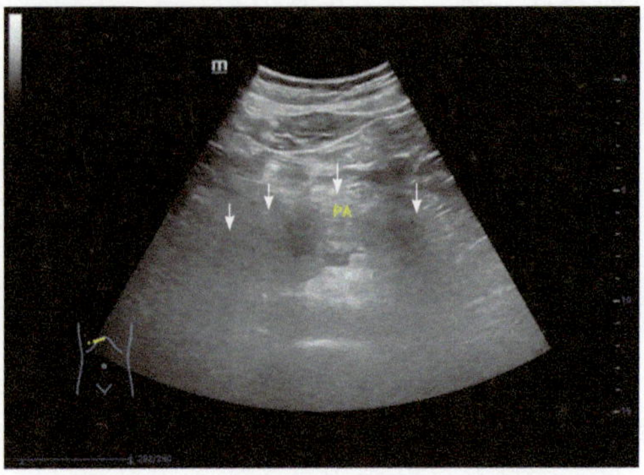

图 10-5 急性胰腺炎（出血坏死型）

二、慢性胰腺炎

（一）病因、病理及临床表现

【病因、病理】 慢性胰腺炎（chronic pancreatitis，CP）是指胰腺组织持续性或反复发生的炎症变化，通常把胰腺炎临床表现持续 6 个月以上的病理现象称为慢性胰腺炎。慢性胰腺炎发病原因与急性胰腺炎相似，可由急性胰腺炎迁延反复发作而来，也可继发于胆道结石或感染、慢性酒精中毒以及自身免疫反应等，此外肠液反流、胰管梗阻、高钙血症和高脂血症也可导致慢性胰腺炎。在我国胆道疾病是慢性胰腺炎的主要病因，胰腺炎与胆结石并存率达 18%～50%。

慢性胰腺炎病理特征为胰腺实质慢性炎性浸润损害，胰腺细胞被破坏，发生局灶性坏死，逐渐间质广泛纤维化增生、胰腺实质弥漫性钙化、胰管扩张及胰管结石，引起腺泡和胰岛细胞萎缩和消失，正常胰腺小叶结构消失，整个胰腺变小、变硬，被膜增厚，胰腺组织和功能发生不可逆改变，最终导致胰腺内、外分泌功能永久性丧失，常伴有假性囊肿形成。

【临床表现】 腹痛是慢性胰腺炎最常见的临床症状，常为反复发作的上腹部疼痛，可向腰背部放射，饮酒、饱餐可诱发。腹痛可分为两种类型：间歇性腹痛、持续性腹痛，我国慢性胰腺炎患者中间歇性腹痛占绝大多数（80%以上），持续性腹痛占 5%，约 10%的患者无腹痛症状。胰腺外分泌功能不全者，早期可无任何临床症状，后期可出现营养不良、体重减轻、脂肪泻等，其中体重减轻为仅次于腹痛的一种常见症状，我国慢性胰腺炎患者脂肪泻发生率为 22.9%。胰腺内分泌功能不全可表现为糖耐量异常或者糖尿病，我国慢性胰腺炎患者糖尿病发生率为 28.3%。慢性胰腺炎可出现假性囊肿、胆总管狭窄、十二指肠梗阻、胰瘘、胰源性门静脉高压、胰源性胸腹水、假性动脉瘤等并发症。慢性胰腺炎随访 8 年有 1.3%的患者可进展为胰腺癌。

（二）超声表现

不同病理类型的慢性胰腺炎有不同特征的声像图表现。

1. 胰腺大小和形态 大小变化无一定规律，约半数病例胰腺形态、大小正常，少数病例在病变后期，胰腺萎缩变小而较难显示。大部分可有不同程度增大，病情早期或急性发作期的胰腺多为轻度或局部肿大，但肿大程度不如急性胰腺炎明显，局限性肿大者称为局限性胰腺炎。

2. 形态和边缘 胰腺形态僵硬、不规则，轮廓欠清晰，边缘不规整、凹凸不平，与周围组织分界不清。这是大部分慢性胰腺炎的重要超声表现，对于胰腺大小比例正常的患者，此超声征象具有重要的诊断意义。

3. 内部回声　胰腺实质内部回声多增强、增粗，分布不均匀，内可见点、条状高回声带，系胰腺实质纤维化标志。胰腺实质内可见点簇状或斑片状强回声团的钙化灶或小结石，可伴有声影，这是胰腺实质的钙化（图 10-6）。

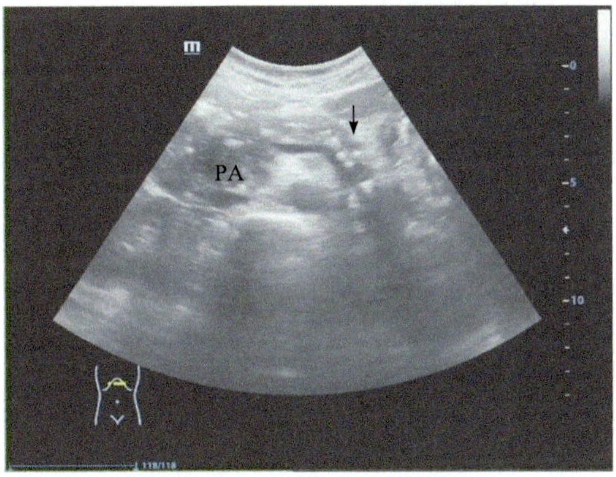

图 10-6　慢性胰腺炎伴结石

箭头示胰管结石；PA：胰腺

4. 胰管　主胰管增宽（内径超过 2mm），不规则扩张，粗细不均，走行扭曲，典型的表现为“串珠状”改变。主胰管内结石，表现为多发圆形或弧形强光团并伴有声影，这是慢性胰腺炎的胰腺结石，对慢性胰腺炎有确诊价值，但临床少见。慢性钙化型胰腺炎常伴有结石形成，胰管扩张较明显，梗阻型以轻中度扩张较常见。

5. 并发症　常伴有假性囊肿，胰腺形态失常，胰腺周围见一无回声区，无回声可表现为囊壁较厚而不规则，边界模糊，内部透声差，可见弱回声，部分囊肿透声可，无回声也可表现边界光滑、整齐，呈圆形亦可呈分叶状，其内多有回声，侧方声影不明显，后方回声增强。囊肿巨大时，可压迫周围器官、组织引起移位。囊肿可增大、自发破裂、缩小或消失。

6. 彩色多普勒血流显像　胰腺内无血流信号或血流信号稀少。

7. 鉴别诊断　慢性胰腺炎引起的胰腺局限性肿大，称为肿瘤样胰腺炎，需与胰腺癌进行鉴别，肿瘤样胰腺炎典型超声表现为：①肿瘤与非肿瘤边界不清；②炎性肿块边缘规则，无周围组织浸润；③炎性肿块大小和回声可发生变化；④肿瘤内可出现强回声钙化灶；⑤炎性肿块胰管尾部胰管不明显扩张或轻度不规则扩张；⑥肿瘤内可见胰管结构，胰管贯穿肿瘤内部，是区别胰腺癌的特征性表现；⑦动态随访发现炎性肿块有时自然消失，症状加重时肿块增大；⑧超声造影时肿块与胰腺实质同步增强、同步消退，是肿瘤性胰腺炎的诊断要点之一。

（三）超声诊断的价值

腹部超声能直接显示胰腺和胰周组织，根据胰腺钙化和胰管结石的典型表现可确诊慢性胰腺炎，对早期慢性胰腺炎的诊断具有一定的优势，但敏感性不高。新型的超声内镜（EUS）探头能紧贴十二指肠和胃壁对胰腺进行近距离扫描，更接近胰腺组织，避免了肠道气体和腹壁脂肪的干扰，加之分辨率高，相对于其他影像学检查可更早和更清晰地显示胰腺实质和胰管系统的细微改变，为慢性胰腺炎的诊断提供了一种新的有价值的方法，是超声诊断慢性胰腺炎的最佳方式。同时，超声内镜是慢性胰腺炎与其他胰腺肿块或囊性病变鉴别诊断的重要工具。内镜超声引导下细针穿刺活检检测恶性肿瘤是最可靠的方法。

三、胰 腺 囊 肿

胰腺囊肿（pancreatic cyst）是由各种原因引起的胰腺囊性病变，大体可分为真性囊肿和假性囊肿两类。真性胰腺囊肿少见，包括先天性囊肿、潴留性囊肿及寄生虫性囊肿等。假性囊肿较真性囊肿多见，多继发于胰腺炎症或损伤后并发症。

（一）病因、病理及临床表现

【病因、病理】 胰腺囊肿是由多种原因所致的囊性病变，包括真性囊肿和假性囊肿两类。胰腺真性囊肿少见，囊肿原发或继发于胰腺组织内，囊壁由腺泡上皮组织或腺管组成，一般体积较小（<3cm），区别于假性囊肿的最主要特点为真性囊肿囊壁覆盖有上皮细胞。真性囊肿包括先天性囊肿和后天性囊肿。先天性囊肿又称先天性多囊胰，因胰腺导管、腺泡发育异常所致，多见于小儿，与遗传因素有关。后天性囊肿包括潴留性囊肿、增殖性囊肿、寄生虫性囊肿。潴留性囊肿为较常见的真性囊肿，其实质是胰腺炎症、胰管狭窄或阻塞引起胰液潴留。寄生虫性囊肿患者多有疫区包虫病史。

胰腺假性囊肿是多继发于急、慢性胰腺炎和各种原因所致的胰腺损伤，如手术、外伤等。囊肿系胰腺组织破坏或胰管破裂引起胰液漏出，胰液、渗出液、血液及坏死组织等聚积，刺激网膜包裹及周围纤维组织增生，形成囊肿样改变，其囊壁由肉芽组织及纤维组织构成，无真正的上皮细胞覆盖，故称假性囊肿。胰腺假性囊肿体积较大，多位于胰腺周围，少数位于胰腺内，发于胰腺体尾部，一般位于胰腺腹侧面，囊壁为周围组织，如胃后壁、横结肠壁、肠系膜等。胰腺假性囊肿多与主胰管相通，大小不一，它是急、慢性胰腺炎或胰腺外伤后的常见并发症之一。

【临床表现】 胰腺囊肿的临床表现无特异性，与囊肿的大小、部位及病程缓急有关。体积较小、起病缓慢的囊肿多无临床症状及体征；而体积较大、病情较急的囊肿可压迫周围组织，出现相应临床症状，如上腹痛、腹胀、食欲缺乏、梗阻性黄疸、幽门梗阻等。其次，胰腺真性囊肿多无明显的症状及体征，发现上腹部肿块是就诊的主要原因之一。而小的假性囊肿患者无症状，大的假性囊肿患者常有急性胰腺炎、慢性胰腺炎或上腹部外伤史，出现上腹痛、腹胀以及上腹部可触及囊性包块，30%～50%的患者血淀粉酶增高。

胰腺假性囊肿最常见并发症是感染，最致命的并发症是出血，假性囊肿位于胃和十二指肠易形成瘘管，其次囊肿破裂胰酶大量外溢可侵蚀腹腔其他脏器，出现胰性腹水和胰性胸腔积液、胃十二指肠梗阻、阻塞性黄疸、节段性门脉高压等。

（二）超声表现

【真性囊肿】

1. 先天性囊肿 又称先天性多囊胰，胰腺实质内探及单个或多发的圆形或椭圆形无回声区，边界清晰，囊壁薄而光滑，后壁回声增强，内透声好，囊肿体积较小（图 10-7）。先天性囊肿常为多个囊，多凸出胰腺表面，临床上多合并多囊肝或多囊肾。先天性多囊胰极少见。

2. 潴留性囊肿 较常见的真性囊肿，超声显示胰腺实质内无回声区，多为单发，体积不大，位于主胰管附近的胰实质内，扩张的胰管可与囊肿相通。出现胰腺结石、钙化等慢性胰腺炎的超声表现则有助于本病的诊断。

3. 寄生虫性囊肿 包虫病发生于胰腺内，超声表现为囊肿呈圆形、壁厚、表面光滑、回声增强，内为无回声区，出现子囊或头节，表现为囊壁有高回声凸起或囊中的高回声团是重要的特点。

【假性囊肿】

胰腺或胰周探及无回声区，表现为大小不等的类圆形或不规则无回声，形态不规则，多单发，内可有分隔，少数可多发。早期因囊壁不成熟，其边缘显示模糊或不完整，与周围组织分界不清，动态随访囊壁逐渐增厚，囊壁清晰规整、呈强回声。合并出血或感染时，囊内可探及点片状或絮状低回声团块（图 10-8）。囊肿后方有回声增强效应。假性囊肿一般体积较大，与胰腺关系密切。彩色多普勒显示囊腔内无血流信号。大的囊肿可挤压周围器官，出现相应症状及超声表现，使其受压或移位，并与周围组织粘连。假性囊肿自发性破裂时，患者突然腹痛，超声显示囊肿变小，囊壁不完整并出现腹水。

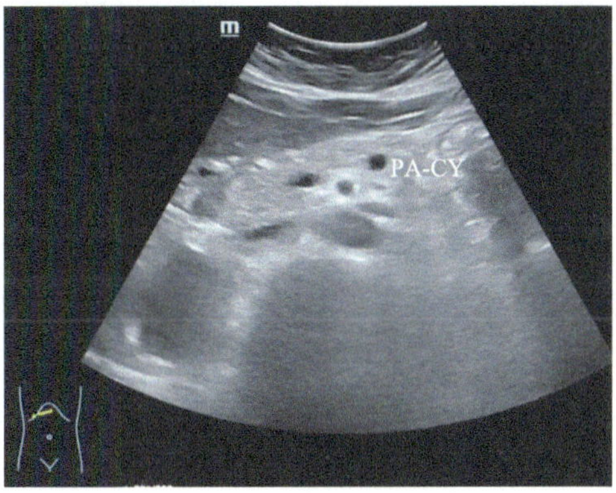

图 10-7 胰腺先天性囊肿

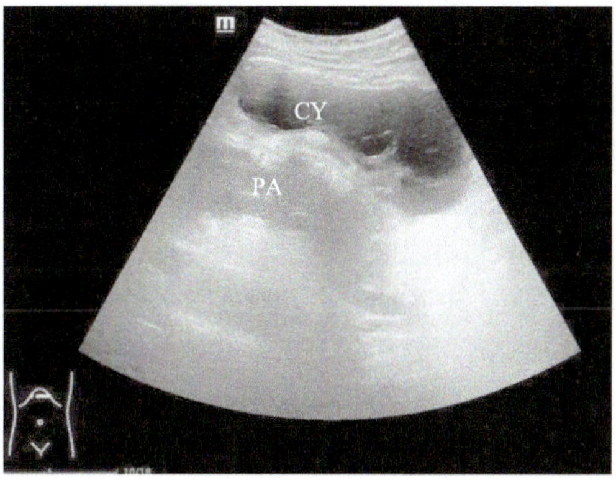

图 10-8 胰腺假性囊肿（CY）
内伴纤维条形分隔

（三）超声诊断的价值

超声检查可清晰显示囊肿，对其诊断具有特异性强、准确率高、操作简便、可重复性强等优点，是胰腺真性囊肿长期随访的首选检查方法。重症胰腺炎伴胰腺周围巨大假性囊肿形成时，可通过超声引导下的经皮胰腺囊肿穿刺置管引流减轻炎症病变，避免胰液及坏死物在腹腔内蔓延，另外还可用于胰腺囊性占位时囊液定性检查。

超声内镜可直接观察腔内结构，同时又可进行内镜可视部位的超声检查，以获得管道壁层次结构及周围邻近脏器的超声图像，进一步提高内镜和超声的诊断水平。超声内镜引导下假性囊肿引流术为胰腺假性囊肿的治疗提供了其他可能的方法，多项研究表明超声内镜引流胰腺假性囊肿疗效显著且安全性好，是一项非常好的技术，但目前对于胰腺假性囊肿患者如何选择最佳治疗方案仍缺乏指南。

四、胰 腺 癌

（一）病因、病理及临床表现

1. 病因、病理 胰腺癌（pancreatic carcinoma）是常见的消化系统肿瘤，也是胰腺最常见的恶性肿瘤。胰腺癌恶性程度高，5 年生存率低于 5%，是预后较差的恶性肿瘤之一。近年来胰腺癌发病率及死亡率均呈增高趋势，2017 年美国癌症协会发布的数据显示，美国胰腺癌死亡率居恶性肿瘤第 4 位，中国国家癌症中心最新统计数据也表明，胰腺癌位居中国城市男性恶性肿瘤发病率第 8 位，居北京市和上海市人群恶性肿瘤死亡率第 5 位。胰腺癌高危因素包括慢性胰腺炎、长期吸烟、高脂饮食、肥胖及糖尿病等。约 25%的病例与吸烟有关，5%～10%与遗传基因有关，见于某些罕见的遗传病，如多发性内分泌腺瘤Ⅰ型、遗传性非息肉病性结肠癌等。目前 *CDKN2A*、*BRCA1/2*、*PALB2* 等基因突变已被证实与家族性胰腺癌发病密切相关。

胰腺癌可分为原发性和继发性，其中原发性多见，继发性多为转移癌，较少见。胰腺癌按照组织学来源可分为上皮来源和非上皮来源，其中上皮来源的肿瘤包括来自于导管上皮、腺泡细胞和神经内分泌细胞的导管腺癌、腺泡细胞癌和神经内分泌肿瘤及各种混合性肿瘤，其中最常见源于胰管上皮。根据发生部位不同，胰腺癌可分为头部癌、体部癌、尾部癌、全体癌和钩部癌，其中胰头癌发病率最高，约占 3/4，体尾部胰腺癌较少见。胰腺癌通常是指发生在胰腺外分泌部的恶性肿瘤，好发于 45～65 岁男性，最常见的是腺癌，约占胰腺全部恶性肿瘤的 90%。早期胰腺癌体积小，肉眼难以发现，肿块进行性生长，呈胰腺实质内局灶性实性肿块，内可有出血、坏死，形成不规则囊样间隙，肿块较大可突出胰腺表面或侵及整个胰腺组织，呈弥漫型或多结节型表现。大体观肿块为实性、质硬，切面呈灰白色，由于癌肿呈浸润性生长，肿块与周围正常组织常分界不清。胰管因癌肿阻塞扩张、扭曲变窄，胰腺组织后期萎缩、纤维组织增生。

2. 临床表现 胰腺癌的临床表现主要与癌肿的发生部位、肿瘤的生长速度及病程长短有关。

胰腺癌起病隐匿，早期患者可无症状或症状不典型且无特异性，可表现为轻微上腹痛、消化不良或腹泻等。中晚期可出现腹水、黄疸、发热、食欲缺乏、体重下降、进行性乏力、腹痛、腹胀和顽固性腰背疼痛等症状，查体可触及肿块或肿大的胆囊。胰头癌阻塞胆总管可引起黄疸，症状较早出现，呈进行性加重。而体尾部胰腺癌的症状较胰头癌为隐蔽，早期诊断困难。胰腺癌的腹痛因肿块部位不同而异，胰头癌患者可有进食后上腹部胀满不适；胰体尾部癌引起的腹痛常位于左上腹或脐周，后期肿瘤侵及腹膜后神经引起顽固性腰背痛，可呈束带痛。胰腺癌生长速度快，胰腺内血管及淋巴管丰富，早期易发生转移，其主要转移途径是直接浸润和淋巴结转移，血行转移主要经门静脉转移，并可形成门静脉内癌栓，肝转移的发生率最高，其次为腹膜、肺、肾上腺。

胰腺癌出现临床症状大部分发现在中晚期，此时已错过最佳治疗时机，治疗效果差，预后差，因此胰腺癌的临床手术死亡率较高，而治愈率较低，早期发现胰腺癌意义重大。

（二）超声表现

1. 直接征象

（1）形态大小及边界：胰腺内肿物是诊断胰腺癌的最直接的依据。早期胰腺癌病灶小于 2cm，呈形态规整、边缘光滑的圆形实性团块，胰腺形态大小多正常；随着肿瘤的增大，癌块局限性肿大、膨出，呈膨胀性浸润生长，形态不规则或分叶状，肿块轮廓不整、边界不清，呈蟹足样或锯齿样向周围组织浸润。少数全胰腺癌胰腺呈弥漫性肿大而形态失常。当肿瘤大于 1cm 或向胰腺外突出时才能被超声发现。

（2）内部及后方回声：肿块多为实性低回声团块，回声尚均匀，或仅有少许散在光点，小的胰腺癌后方回声衰减不明显（图 10-9）。中晚期肿块较大，因伴有坏死、出血等改变，偶见坏死液化形成无回声区，在低回声内出现粗大不均的强回声斑点或呈混合回声，后方回声衰减明显。

（3）胰管改变：胰管扩张是胰腺癌的重要征象。主胰腺管多为均匀性扩张，内径大于 3mm。胰头体癌，胰管不同程度均匀扩张，内壁平滑；发生于胰管上皮的肿瘤，首先引起胰管扩张，典型时可见胰管内中等回声肿瘤；胰尾癌主胰管多不扩张。发生在胰腺钩突部的肿瘤一般不累及胰管、胆管，易导致漏诊。癌肿也可沿胰管浸润蔓延，引起胰管闭塞而不显示。

（4）彩色多普勒表现：多数胰腺癌癌肿本身缺乏血供，表现为团块内无明显血流信号或内部探及星点状搏动性彩色血流。弥漫性胰腺癌彩色血流多普勒可探及胰腺内血管迂曲扩张，走行异常，血流丰富。于上述部位取样，脉冲多普勒可检测到动静脉血流频谱，其流速改变，阻力指数减低。

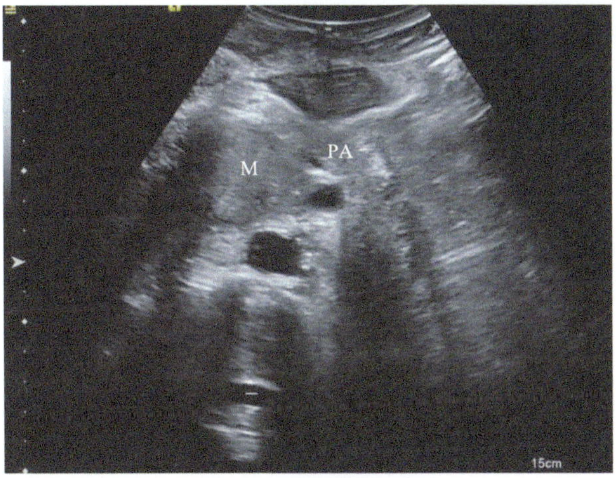

图 10-9　胰腺癌声像图

PA：胰腺。肿块（M）位于头部，后方不衰减

2. 间接征象

（1）胆道系统扩张：胰头癌或肿大的淋巴结可压迫、侵犯胆总管末端，导致梗阻部位以上胆管扩张、胆囊肿大（图 10-10），梗阻下方胆道狭窄闭塞。超声可见扩张的胆总管中断于胰腺的低回声肿块处。

（2）胰周脏器或血管受压：胰腺癌压迫肿瘤周围脏器、血管时，可致其移位、变形，或被肿块包绕。如胰头癌可引起下腔静脉移位、变形。

（3）胰周脏器浸润、转移：胰腺癌常侵犯的器官有肝、十二指肠、胃、脾等。胰腺癌淋巴转移较早，表现为胰周圆形或卵圆形多发结节，直径多在 1～2cm，呈弱回声或中等回声。胰腺癌最常见的血行转移脏器是肝脏，在肝内可见低回声或高回声结节。

（4）腹水：部分胰腺癌晚期可出现腹水。

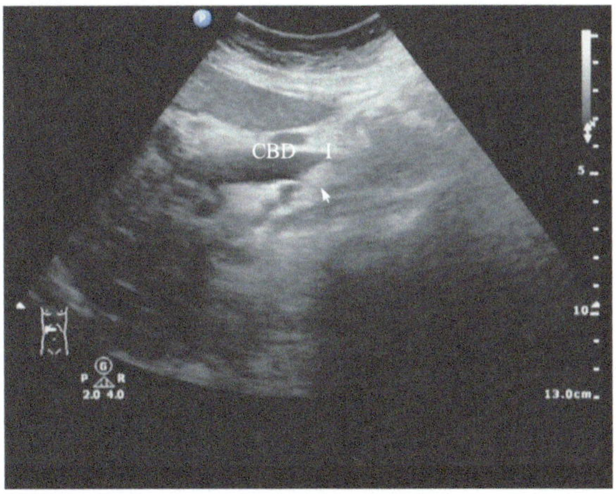

图 10-10　胆总管（CBD）下段占位（箭头），胆总管上段扩张

3. 超声造影　胰腺癌病变组织内血供不丰富，超声造影对鉴别诊断有较大诊断价值。典型胰腺癌造影增强为动脉期肿块内呈向心性增强，低增强，或肿块周边不均匀增强，内部有不规则无增强区，晚期呈低增强，造影开始增强时间晚于胰腺实质而减退时间早于胰腺实质，呈晚进快出特点。

（三）超声诊断的价值

腹部超声是胰腺癌普查和初筛的首选方法。其价格低廉、无损伤，并能较好地反复显示胰腺内部结构、胆道有无梗阻及梗阻部位。但作为腹膜后器官，胰腺解剖位置深，易受胃肠道气体及体型影响，超声声像图显示欠佳，对于早期胰腺癌的发现有难度。临床怀疑胰腺病变者，超声检查时应多体位、多切面观察，尽量清晰显示胰腺，必要时嘱患者饮水后检查或定期随访复查。近年来超声内镜技术的飞速发展使小胰腺癌的检出率明显提高，是检出小胰腺癌的重要诊断方法，具有较高的灵敏度和准确率，目前被认为是检测小胰腺癌最敏感的方式，尤其是超声内镜引导细针穿刺活检（fine needle aspiration，EUS-FNA），其已成为胰腺癌定位和定性诊断最准确的方法，将深入推动检出小胰腺癌的进程，以达到早期诊治胰腺癌的目标，显著改善患者预后。

（唐雪梅　顾　鹏）

第十一章　泌 尿 系 统

第一节　泌尿系统解剖

泌尿系统（urinary system）由肾脏、输尿管、膀胱和尿道，以及相关的血管、淋巴管及神经等组成。主要功能是生成和排出尿液。机体在新陈代谢过程中产生的废物如尿素、尿酸和多余的水分等，由循环系统送达肾脏，在肾内形成尿液并经输尿管道排出体外，并通过调节尿液的质和量，维持机体水、电解质和酸碱平衡。因此，泌尿系统在维持机体内环境的动态平衡中发挥着极为重要的作用。此外，肾脏还具有重要的内分泌功能。

一、肾 脏 解 剖

肾脏（kidney）是实质性脏器，大致位于第 11 胸椎到第 2 腰椎之间，部分被第 11、12 肋遮挡，形似蚕豆，左右各一，位于脊柱两旁腹膜后间隙，随人的呼吸和体位变化而上下活动，右肾由于受肝脏压迫，比左肾低半个椎体。肾脏大小因人而异，正常成年人肾长 10～12cm，宽 5～7cm，厚 3～5cm，男性略大于女性（图 11-1）。

肾脏分为实质和肾窦两部分，实质厚 1.5～2.5cm，又包括皮质及髓质。皮质位于浅层，厚 0.5～0.7cm，约占实质厚度的 1/3，富含血管，皮质伸入髓质内的部分称为肾柱；髓质位于皮质深面，约占实质厚度的 2/3，由 15～20 个肾锥体构成，肾锥体呈圆锥形，底部朝向皮质，与皮质分界不清，尖端称肾乳头并伸入肾小盏内。2～3 个肾小盏合成一个肾大盏，2～3 个肾大盏又合成肾盂。肾盏、肾盂为尿液分泌后的收集及引流系统。肾盂呈漏斗状，出肾门后移行为输尿管（图 11-2）。正常成人肾盂的存尿量为 5～10ml。

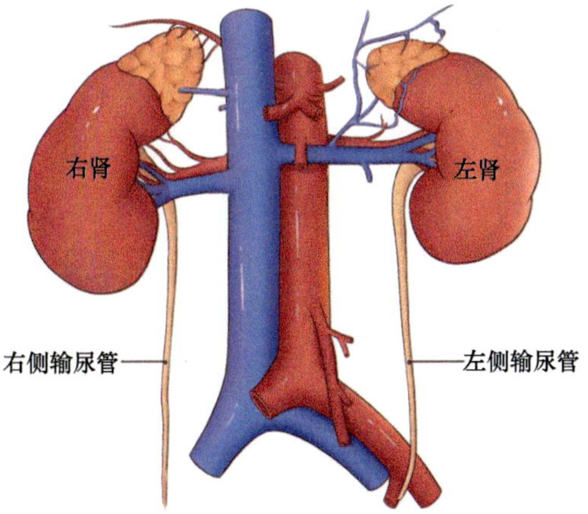

图 11-1　肾及输尿管的解剖位置

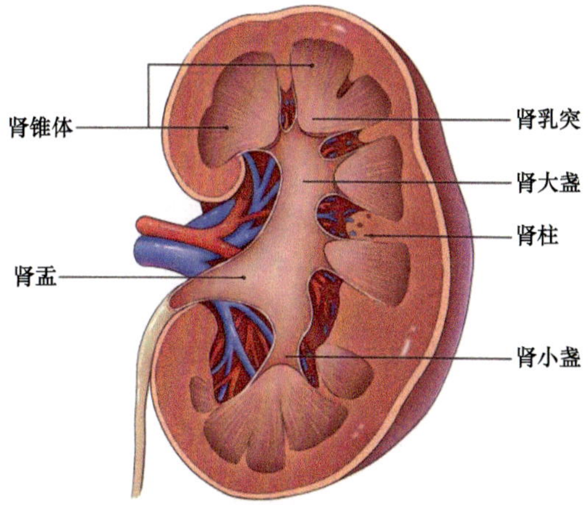

图 11-2　右肾冠状切面（后面观）

肾动脉起自腹主动脉，于肾门处分为前、后两支，前支较粗，供应区域大。入肾门后两支分成五支段动脉，分别为上前段、下前段、上段、下段及后段动脉，这些动脉相应地分布在肾的上前段、下前段、上段、下段和后段。上述动脉再分出大叶间动脉进入肾柱，再形成经过肾锥体基底部的弓状动脉，最后形成营养皮质的小叶间动脉。肾静脉的分支在肾门处汇合成肾静脉主干，右肾静脉较短，左肾静脉较长，左、右肾静脉水平向内走行汇入下腔静脉（图 11-3，图 11-4）。

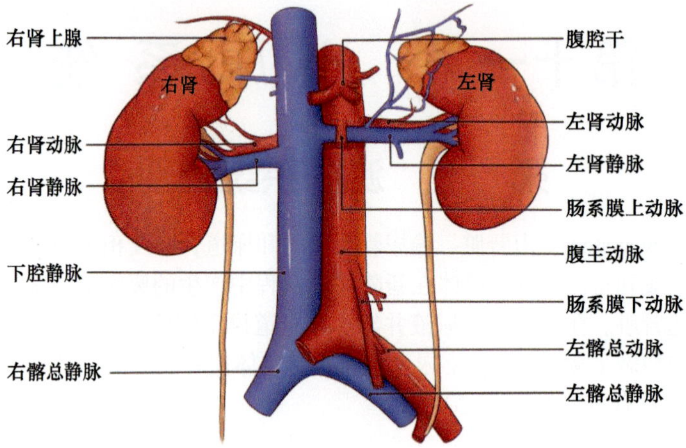

图 11-3　肾前面观示肾动、静脉分别起自腹主动脉及下腔静脉

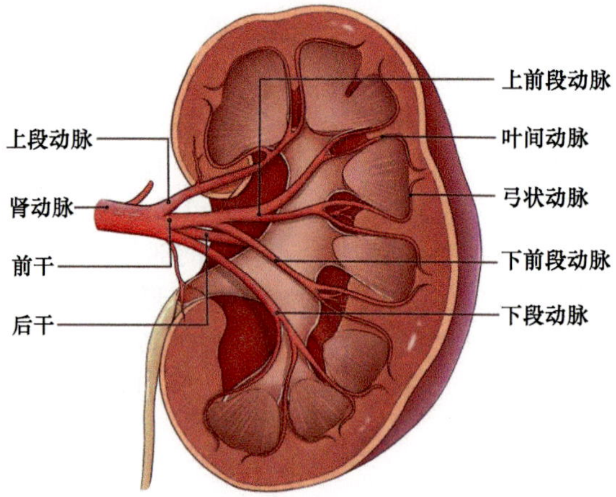

图 11-4　肾内动脉分支

二、输尿管解剖

输尿管（ureter）为一对肌性器官，左右各一，起于肾盂，止于膀胱三角，长 20～30cm，其内径粗细不一，为 0.5～1cm。临床上将输尿管全长分为上、中、下三段（图 11-1）。每侧输尿管均有三处狭窄，内径均在 0.2cm 左右。第一处狭窄位于肾盂和输尿管移行处，第二处狭窄位于越过髂动脉或髂外动脉处，第三处狭窄为膀胱壁内段。

三、膀胱解剖

膀胱（bladder）是储存尿液的肌性囊状器官，其大小、形状、位置及壁的厚度随充盈程度而异。一般正常成年人膀胱容量为 350～500ml，超过 500ml，通常会因膀胱壁张力过高而产生疼痛。膀胱位于骨盆腔内，前方为耻骨联合。女性膀胱后方与子宫、阴道相邻；男性膀胱后方与精囊、输精管壶腹、输尿管和直肠相邻。膀胱空虚状态全部位于盆腔内，充盈状态膀胱腹膜返折线可上移至耻骨联合上方，此时，在耻骨联合上方行膀胱穿刺术，不会伤及腹膜以及污染腹膜腔（图 11-5）。

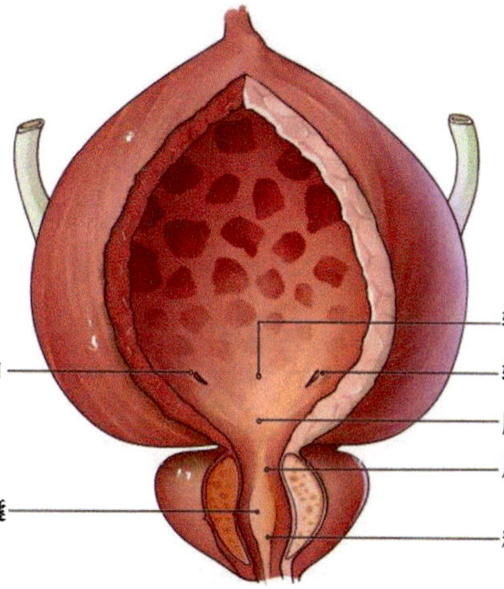

图 11-5 膀胱及男性尿道前列腺（前面观）

膀胱空虚时呈三棱锥形，分为尖、体、底和颈四部。膀胱尖细小，朝向前上方；膀胱底膨大，呈三角形，朝向后下方。膀胱尖与底之间为膀胱体。膀胱最下部为膀胱颈，此处有尿道内口，此结构是膀胱声像图正中矢状切面的重要标志。膀胱底部有个三角形区域，位于两侧输尿管开口及尿道内口之间，此处缺少黏膜下层，膀胱黏膜与肌层紧密相连，无论膀胱收缩或扩张，始终保持平滑，称为膀胱三角。膀胱三角为肿瘤、结核和炎症的好发部位，超声检查时应特别注意。

第二节 泌尿系统超声探查方法及正常声像图

一、肾 脏

（一）仪器选择

肾脏超声检查时，一般选择凸阵式探头，探头频率：成人一般选用 3.5MHz，小儿或婴儿一般选用 5～8MHz。

（二）检查前准备

一般不需要做特殊准备，但若同时检查输尿管和膀胱时，可嘱患者在检查前 1h 饮水以充盈膀胱。

（三）体位及检查途径

1. 被检查者可取左侧或右侧卧位，于侧腰部第 8～11 肋间，行冠状切面扫查右肾或左肾。旋转探头调整声束方向，可显示肾脏斜纵切面。

2. 被检查者可取仰卧位，探头置于右肋缘下，以肝脏为声窗扫查右肾。

3. 当经腹扫查困难时，被检查者可采取俯卧位经背部扫查。

（四）正常声像图

正常肾脏冠状切面呈豆状，肾轮廓光带明亮，包膜光滑完整，肾皮质呈均匀中低回声，回声略低于肝和脾回声；肾锥体呈放射状排列呈弱回声区，小儿肾锥体回声较成人更弱。肾窦回声是肾盂、肾盏、血管、脂肪等组织的综合回声，又称集合系统回声。肾窦呈椭圆形的高回声区，位于肾中央，其宽度占整个肾脏前后径的1/3～1/2。肾盂、肾盏内含有尿液时，肾窦回声中间出现无回声暗区，一般宽度<1cm。肾血管回声：肾内血管显示较难，肾门部位血管结构可以显示。右肋缘下经肝脏斜切，可观察到右肾静脉长轴，自右肾门向内侧走行，汇入下腔静脉，右肾动脉位于右肾静脉后方，直径0.5～0.6cm，有搏动。左侧腹部横切面可见到左肾静脉，在肠系膜上动脉起点下方，呈椭圆形无回声区，横跨腹主动脉汇入下腔静脉，左肾动脉位于左肾静脉后方。肾脏的大小与身高、年龄、性别等相关。正常成年人肾脏平均测值如表11-1，图11-6、图11-7所示。

表11-1 正常成年人肾脏平均测值 （单位：cm）

性别	长径	宽径	厚径
男性	10.6±0.6	5.6±0.5	4.2±0.4
女性	10.4±0.6	5.4±0.4	4.0±0.5

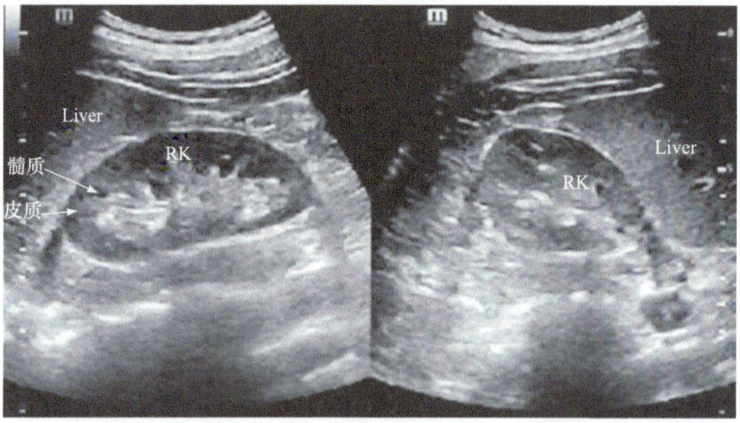

RK：右肾；Liver：肝

图11-6 正常肾脏声像图（右肾纵切面及横切面）

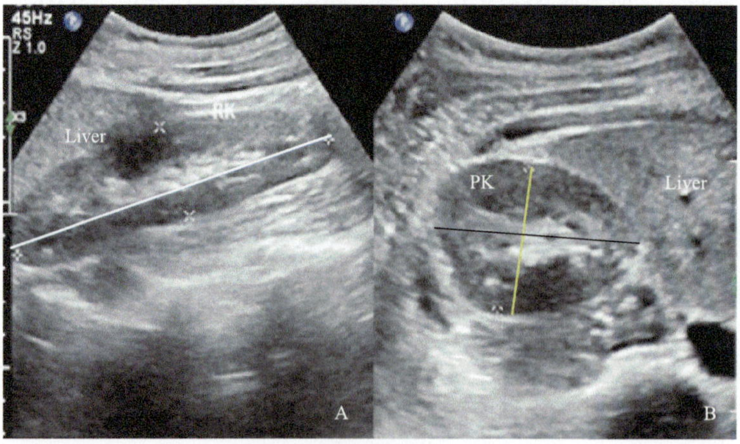

RK：右肾；Liver：肝

图11-7 正常肾脏的测量

A. 右肾冠状切面，白线测量肾脏长径；B. 右肾横切面，黑线测量肾脏宽径，黄线测量肾脏厚径

二、输 尿 管

（一）仪器选择

探头的选择和探头频率同肾脏检查。

（二）检查前准备

应在检查前做肠道准备，或空腹 8h，以避免肠气干扰。当同时检查膀胱时，也应嘱受检者适当充盈膀胱。

（三）体位和探测途径

检查时，采取分段探测法：①俯卧位背部肾区纵向扫查；②仰卧位下腹部经膀胱横向扫查。

（四）正常声像图

正常输尿管内径细小，超声图像不易显示。当受检者膀胱充盈时，以膀胱为声窗，可显示输尿管膀胱壁内段，正常输尿管内径一般不超过 5mm。

三、膀 胱

（一）仪器的选择

1. 经腹超声检查 一般选择凸阵式探头，频率 3.5～5MHz。

2. 经直肠超声检查 一般选择双平面或线阵探头，频率 5～7MHz，可观察膀胱颈部、三角区及后尿道的细微病变。

3. 经尿道膀胱内超声检查 一般选择一种很细管状探头。

（二）检查前准备

1. 经腹超声检查和经直肠超声检查 需适当充盈膀胱，可在检查前 1h 饮水充盈膀胱。必要情况下可经导尿管向膀胱内注入生理盐水直至患者感觉不适。经直肠检查尽量排净大便。

2. 经尿道膀胱内超声检查 因严格按照无菌操作原则，对探头及器械进行严格消毒，避免相互交叉感染风险。

（三）体位及探测途径

1. 经腹超声检查 采用仰卧位，充分暴露下腹部耻骨联合上方。为避免膀胱局部漏查，必要时向头侧、足侧及左右侧倾斜探头进行各方位不同角度扫查。扫查之后，可排空膀胱后再次检查。

2. 经直肠超声检查 可采用胸膝卧位、截石位或侧卧位。

（四）正常声像图

1. 经腹部超声 正常充盈膀胱内的尿液为均质无回声。排尿后膀胱内无回声基本消失。在耻骨联合以上膀胱横切面呈圆形或椭圆形，纵切面略呈三角形。正中矢状切面可见膀胱前壁、后壁及颈部，尿道内口开口于膀胱颈部，女性膀胱后下方为子宫、阴道；男性膀胱后下方为前列腺、直肠；

膀胱后侧壁可见输尿管膀胱壁内段。横切面膀胱后下方可见膀胱三角区，输尿管开口于此，呈略隆起的小乳头状强回声（图 11-8）。

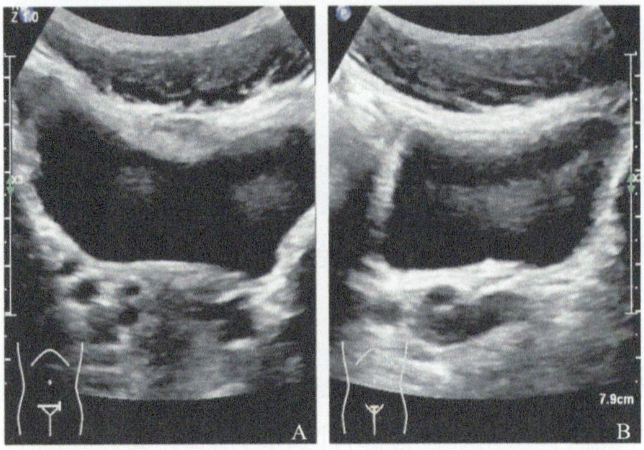

图 11-8　正常膀胱声像图（A. 纵切面；B. 横切面）

2. 彩色多普勒　膀胱壁光滑、连续，厚度随充盈状态不同而厚薄不一，膀胱壁厚 1～3mm。膀胱壁最内侧黏膜层回声稍强于肌层，黏膜下层常不易显示，中间肌层呈低回声，最外层浆膜层回声最强，呈强回声。膀胱后壁及后方深部组织增强，后壁及深部组织结构常显示不清，可将后场深度增益抑制。实时动态观察膀胱时，输尿管膀胱开口处可观察到喷尿现象，多为间歇性出现，若使用彩色多普勒超声，膀胱三角区输尿管口可见彩色尿流信号。

3. 膀胱容量及残余尿测定　膀胱容量是指膀胱在充盈状态下急欲排尿时，膀胱所容纳的尿量。残余尿是指自然状态下排尿后未能排尽而存留在膀胱内的尿量。膀胱残余尿与尿潴留不同，尿潴留是指膀胱内充满尿液而不能排出或仅能排出微少量的病理现象。正常成人膀胱容量平均为 350～400ml，残余尿量一般少于 10ml。膀胱容量及残余尿量测定有利于了解膀胱功能及病变程度。残余尿常用经腹检查，需先充盈膀胱观察膀胱情况，再排尿（图 11-9）。膀胱容量及残余尿测定常用公式如下：

$$V=4/3\pi r_1r_2r_3=1/6\pi d_1d_2d_3\approx 1/2d_1d_2d_3 \quad (11\text{-}1)$$

式中，V 代表膀胱容量或残余尿量，d_1、d_2、d_3 分别代表膀胱的上下径、左右径、前后径，r_1、r_2、r_3 分别代表膀胱的三个半径。

$$V=5PH \quad (11\text{-}2)$$

式中，5 是常数，P 是膀胱最大横切面积，H 为膀胱顶部至膀胱颈的高度。

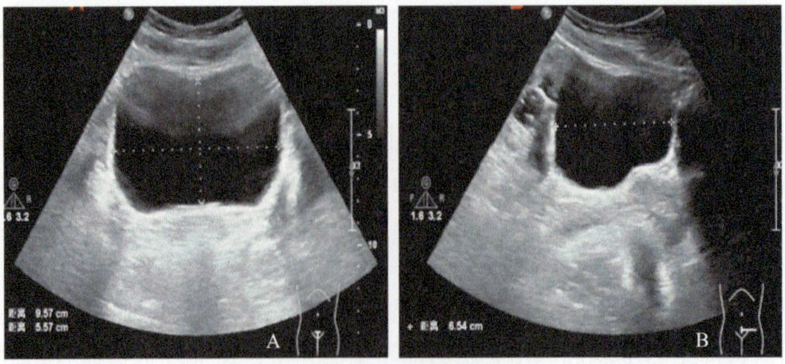

图 11-9　膀胱残余尿测定

A. 横切面测量左右径和前后径；B. 纵切面测量上下径

以上常用方法测定的膀胱容量或残余尿量与实际导尿量结果有误差，精确度不如导尿，特别对于少量残余尿，误差较明显。但超声测量膀胱容量及残余尿量简单易行，可反复进行，患者无痛苦，也无增加尿道感染的风险，并对下尿路梗阻及尿潴留等诊断比较方便、敏感，可评估膀胱功能。

第三节 泌尿系统疾病超声诊断

一、肾 结 石

（一）病因、病理及临床表现

肾结石（renal calculus）是泌尿系统常见疾病之一，以男性居多。其发病与职业、饮食、地理环境及气候等相关，可单发或多发。根据结石成分的不同，常分为草酸钙结石、磷酸钙结石、尿酸结石、氨基酸结石、黄嘌呤结石、磺胺结石等。结石的大小、硬度及形态与结石的化学成分密切相关。大部分结石含钙，因此 X 线易于显示，而尿酸结石及氨基酸结石不含钙，因此 X 线不易显示。单纯肾结石或结石较小时一般不引起疼痛，当结石引起尿路阻塞时，可引起疼痛及血尿。

（二）超声表现

典型的肾结石超声图像表现为肾窦区内点状或团块状强回声，后方伴声影（图 11-10）。草酸钙、磷酸钙结石由于较为坚硬，透声极差，声像图仅能显示结石的表面轮廓，因此呈弧形带状强回声团，后方伴明显声影，当结石充满肾盂和肾盏时，其外形轮廓酷似鹿角状而称为鹿角形结石。以尿酸、胱氨酸和黄嘌呤成分为主的结石，体积较小，密度较低，透声性较好，可呈点状或团状高回声或强回声，声像图可显示结石的全貌，后方无明显声影或声影较弱。若肾结石嵌顿引起梗阻时，结石的近端可见无回声区。如嵌入肾小盏或大盏柄部的结石，可引起局部肾小盏或大盏扩张积水；若肾结石移动至肾盂输尿管连接部并造成梗阻时，则表现为肾盂乃至肾盏扩张积水。

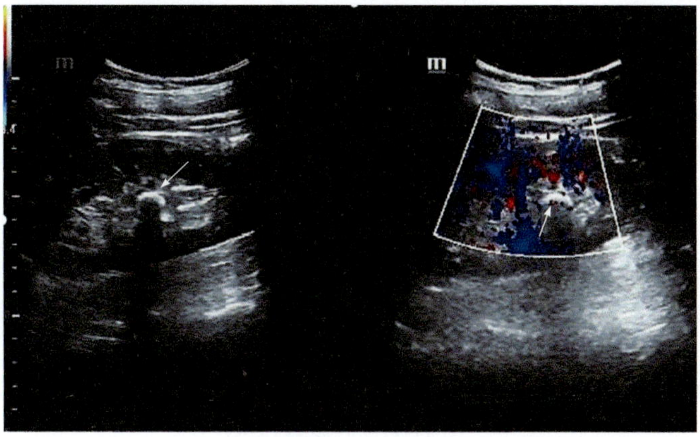

图 11-10 肾结石
箭头示左肾中盏强回声团，后方伴明显声影

（三）超声诊断价值

超声显像目前已经能发现直径<0.3cm 的小结石，并能检出透光结石，弥补 X 线片检查的不足。此外，超声探测可判定结石所处部位、大小和深度，有助于外科手术时寻找结石。

二、肾 积 水

（一）病因、病理及临床表现

肾积水（hydronephrosis）是尿路发生梗阻后，尿液从肾盂排出受阻，导致肾盂内压力增高，从而引起肾脏一系列生理与病理学改变。肾积水分为原发性肾积水和继发性肾积水。原发性又称先天性肾积水，多见于小儿，病因多为先天性肾盂输尿管连接处狭窄、异位血管压迫等，发展常较缓慢，症状多不明显或仅有腰部隐痛不适。继发性肾积水病因主要分为上尿路梗阻及下尿路梗阻，其中上尿路梗阻多发生于肾或输尿管结石、炎症、肿瘤、损伤等，亦可见于妊娠、月经期充血卵巢静脉压迫等外在因素，临床症状常表现为肾绞痛、恶心、呕吐等。下尿路梗阻多见于输尿管末端结石、膀胱结石、前列腺肿瘤等，临床症状多表现为排尿困难或膀胱不能排空，继而出现尿潴留，而引起肾积水常较晚。严重肾积水时，肾实质由于受压而逐渐萎缩，最后导致肾功能损害。

（二）超声表现

1. 轻度肾积水 肾外形和肾实质一般无改变，仅见肾窦回声出现窄带状或扁卵圆形无回声区，内透声清晰，前后径 2～3cm，后方有回声增强效应（图 11-11）。

2. 中度肾积水 肾体积轻度增大，肾盂、肾盏扩大呈花瓣形或烟斗形无回声区，无回声前后径 3～4cm。肾实质轻度受压、变薄（图 11-12）。

3. 重度肾积水 肾脏体积明显增大，形态失常，肾实质明显变薄，肾区被巨大囊状无回声区所代替，其间可见分隔光带，形成以肾门为中心放射状排列的多个锥形或圆形无回声区，呈多房囊状。无回声区周边呈花边状或椭圆形。无回声区前后径＞4cm。肾实质受压变薄的程度，可间接反映肾损害情况（图 11-13）。

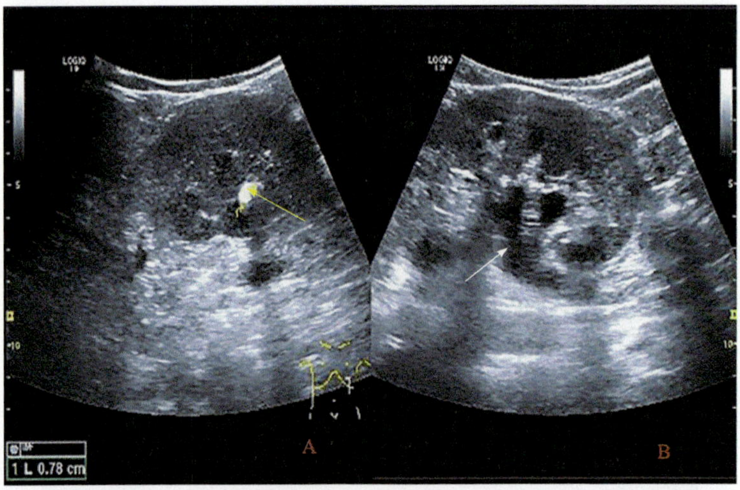

图 11-11 轻度肾积水

A. 箭头示左肾结石；B. 箭头示左肾轻度积水

（三）超声诊断价值

应用超声诊断肾积水较其他影像学方法敏感性更高，它既可准确判断有无肾积水和积水的程度，又可追踪显示肾积水的病因。而且超声检查不受肾功能的影响，尤其对碘过敏或静脉尿路造影不显影的无功能肾，更可显示出超声检查的优越性。此外，还可以多次运用超声检查动态观察肾积水的情况，如孕妇肾积水分娩前后的观察；肾或输尿管结石采用体外震波碎石，观察碎石前后肾积水的消长情况等。

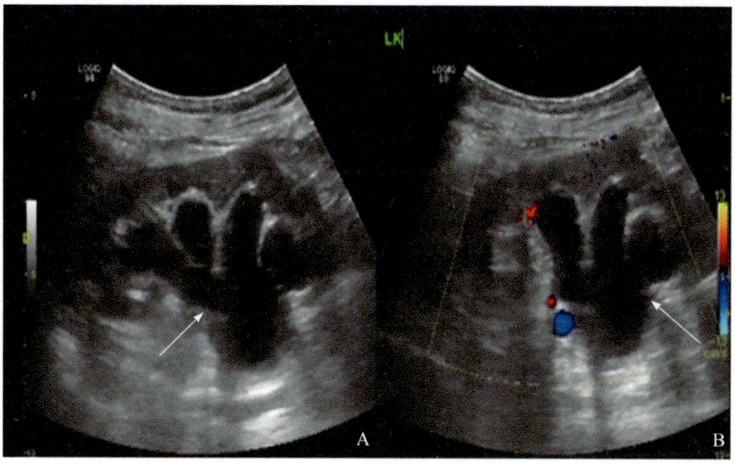

图 11-12 中度肾积水

A. 箭头示左肾中度积水，形似“烟斗”；B.CDFI：无回声中无血流信号

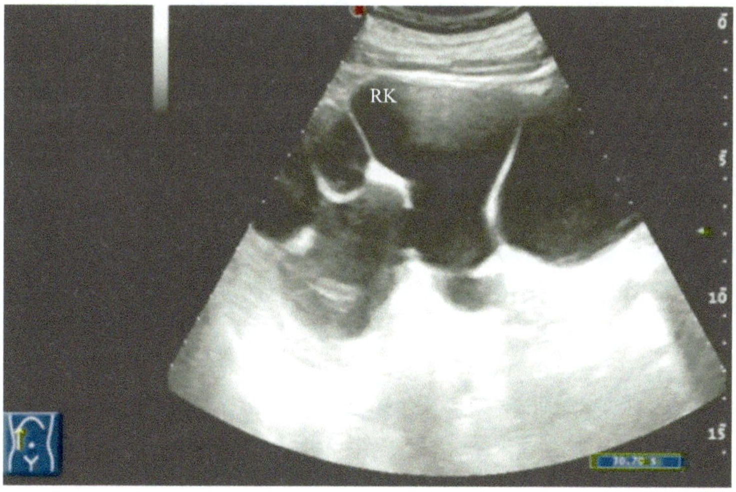

RK：右肾

图 11-13 重度肾积水

肾脏体积明显增大，肾实质明显变薄，肾区被巨大囊状无回声区所代替，其间可见分隔光带，呈多房囊状

三、肾 肿 瘤

（一）病因、病理及临床表现

肾肿瘤（renal tumor）是泌尿系统较常见的肿瘤之一，可分为良性和恶性肿瘤，以恶性肿瘤占多数。恶性肿瘤的发病原因尚未明确，可能与吸烟、肥胖、职业接触（如石棉等）以及遗传因素等相关。不同肿瘤病理及临床表现简述如下：①肾实质肿瘤在成人中多数是肾细胞癌，从肾小管上皮细胞发生，有包膜形成，可发生在肾实质任何部位，常累及一侧肾，多见于中老年人，瘤体直径多为 4～5cm，表面不光滑或呈结节状，常以间歇无痛性肉眼血尿为首发症状，肿瘤较大时可在腹部或腰部触及。②肾母细胞瘤又称 Wilms 瘤，多见于 2～5 岁幼儿，男女幼儿发病率无差别，起源于

后肾胚基，主要为由间质、胚芽和上皮三种成分组成的混合性恶性肿瘤，很少侵犯肾盏和肾盂，所以临床上一般无明显血尿，临床表现常为腹部包块，到晚期会出现腹痛、发热、消瘦、恶心、呕吐等症状。③肾盂癌是发生在肾盂或肾盏上皮的肿瘤，多数为移行细胞癌，少数为鳞癌和腺癌。好发年龄多在 40 岁以上，以男性多见。本病的临床症状以无痛性肉眼血尿为主，晚期会出现贫血和恶病质。④肾血管平滑肌脂肪瘤又称肾错构瘤，女性多见，其肿瘤成分主要由血管、平滑肌、脂肪组织等构成，直径为 1～2cm，无包膜，但边界清晰，临床一般无任何症状，仅于体检时发现。

（二）超声表现

1. 肾细胞癌（renal cell carcinoma） ①肾外形异常，较大的肾肿瘤可自肾表面隆起，形成结节，多呈圆形或椭圆形。②肾实质内局限性回声异常：按肿瘤回声的强弱可分为低回声型、等回声型、高回声型和囊性变 4 类。后者与实性肿瘤内部出血、坏死、液化过程有关。③肾窦回声异常：局部可出现外压性移位、变形、中断以至消失等表现。少数出现肾盂、肾盏扩张积水表现。④肾癌晚期，癌组织侵犯或随血行转移至肾静脉和下腔静脉时，静脉增宽，内有低或中等水平条带状回声，血管内局部血流信号变细或消失（图 11-14）。

2. 肾母细胞瘤（nephroblastoma） 患侧肾脏体积增大，瘤体较大，呈圆形或椭圆形，直径多为 6～8cm，边界清晰，其内部回声不均，因出血、坏死、液化及钙化等，表现为多种混合性回声。残余肾组织明显受压，肾盂变形，有时合并肾盏积水。CDFI 显示病灶内血管增多，粗而扭曲，呈红、蓝、花色血流束，被挤压或残余的肾实质内血流信号稀少。

3. 肾盂癌（carcinoma of renal pelvis） 肾窦区可见异常低回声区，部分或全部占据肾窦区，边界清楚。有时酷似肾积水，但其透声性较肾盂积水为差。肾盂癌可阻塞尿液的排出，继发轻度肾积水。CDFI：癌肿内可显示点样血流束。超声不易发现长径在 1cm 以下的肾盂肿瘤或浸润性生长的扁平状肿瘤，需结合 CT 及肾盂造影，以提高诊断率。

4. 肾血管平滑肌脂肪瘤（肾错构瘤，renal angiomyolipoma） 肾错构瘤的声像图表现为三种类型：第一种为边界清晰的高回声团，体积较小，直径一般为 1～2cm，圆形或椭圆形，常位于肾表面或接近肾表面，后方无衰减（图 11-15、图 11-16）。第二种往往肿瘤较大，直径一般为 3～4cm，且伴有出血的表现，呈洋葱样，由强回声及低回声间隔构成，后方可有声衰减。第三种为单侧或两侧肾实质内多个大小不等的高回声团块，边缘不规则，内部回声不均匀，部分肿瘤内可见散在无回声区。CDFI 显示肿瘤内一般无血流信号（图 11-15），大的错构瘤偶然在肿瘤内可见少许点状血流。

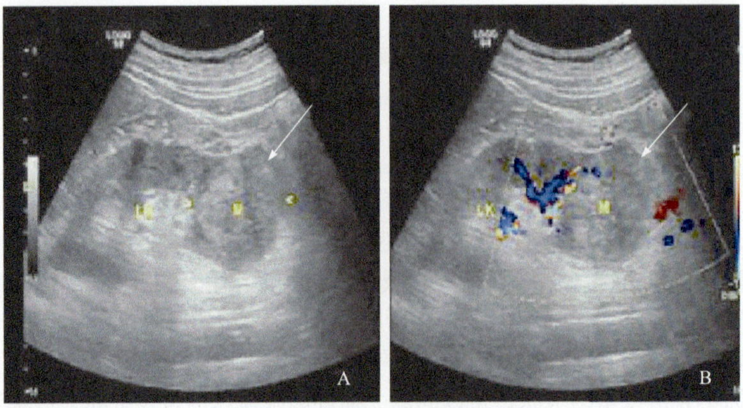

图 11-14 左肾透明细胞癌

A. 箭头示左肾下份不均匀低回声团，边界欠清晰；B. CDFI：箭头示病灶内及周边测及血流信号

（三）超声诊断价值

超声检查不仅可发现肾内占位性病变，还有助于区别实性、囊性和囊实性肿物，目前超声显像可显示直径 1.5cm 以上肿物，故对肾脏肿瘤的早期诊断，判断良、恶性有重要意义。

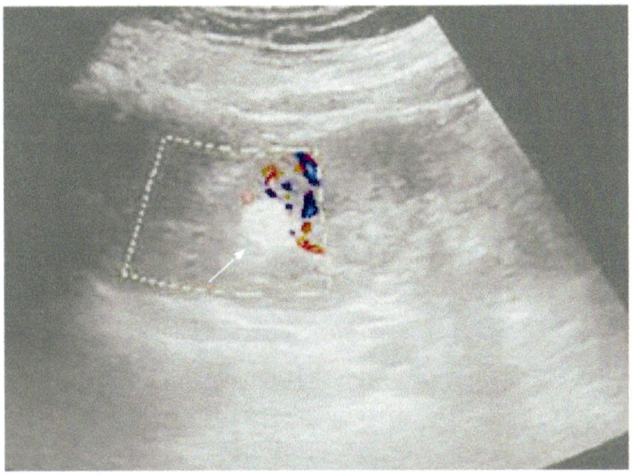

图 11-15　左肾错构瘤

箭头示错构瘤呈高回声团，形态规则，边界清晰，CDFI 示其内未测及血流信号

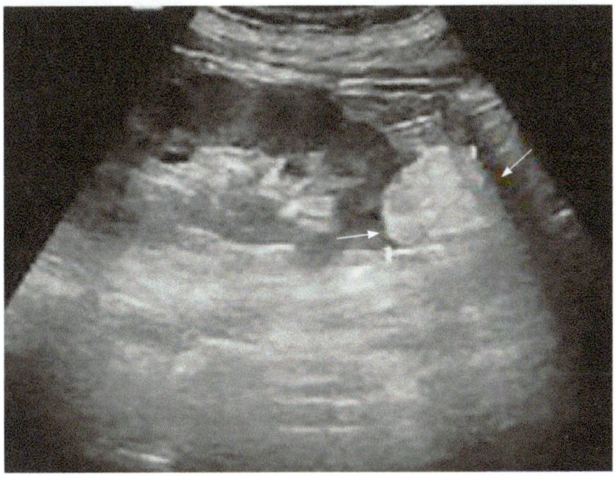

图 11-16　左肾下极错构瘤

箭头示病灶呈高回声团，边界清晰

四、肾囊性疾病

肾囊性疾病（renal cyst）是泌尿系统最常见的疾病之一。其病因复杂多样，根据病因可分为先天性或遗传性、进展性或获得性。根据病理改变可分为孤立性、多发性及多囊性。部分肾囊性疾病最终会引发慢性肾功能不全。绝大部分肾囊性结构可以通过超声检查确诊。

（一）单纯性肾囊肿

1. 病因、病理及临床表现　单纯性肾囊肿是成年人最常见的肾囊性疾病，发病原因尚不清晰，可发生在任何年龄阶段，以成年人多见，儿童少见，一侧或双侧肾同时发生，可单发也可多发，大小不一，大者甚至在 10cm 以上。其囊壁薄而光滑，囊内为淡黄色澄清液体。肾囊肿一般不与肾盂和肾盏相通。大囊肿可向内生长压迫肾窦并使其变形或移位，向外生长可突出包膜挤压周围脏器与组织。

（1）孤立性肾囊肿：肾实质内仅一个囊肿，称为孤立性肾囊肿，发生在青少年者，多为先天性肾囊肿，直径一般为 1～2cm；发生在老年者，多为后天性老年退行性变，有的直径可达 5cm 以上。肾囊肿囊壁发生局限性钙化时，称为囊壁钙化型肾囊肿。

（2）多发性肾囊肿：一侧或双侧肾实质内散在分布的大小不等的多个囊肿，囊壁光滑，囊内透声好，直径为 0.5～10cm，有时可压迫肾窦并使其变形。

（3）感染性肾囊肿：囊肿因某种原因合并感染时，称为感染性肾囊肿。囊壁水肿增厚，囊内透声不清，混浊，重度感染时，其内可有脓液和组织碎屑沉淀或漂浮。

（4）出血性肾囊肿： 由于某些原因导致囊肿内出血时，称为出血性肾囊肿。囊肿可在短时间内不同程度增大。

2. 超声表现

（1）孤立性肾囊肿：单侧或双侧肾实质内显示的单个无回声区，呈圆形或椭圆形，囊壁薄而光滑，内透声好，后方回声增强。囊肿直径为 0.5～10cm（图 11-17）。

（2）多发性肾囊肿：单侧或双侧肾实质内显示数个无回声区，且大小不等，囊壁薄而光滑，内透声好，后方回声增强。囊肿较多时可互相重叠、挤压或变形。囊肿直径在 1～10cm 不等，囊肿之间残存的肾实质回声仍正常（图 11-18）。多发性囊肿需与多囊肾相鉴别。

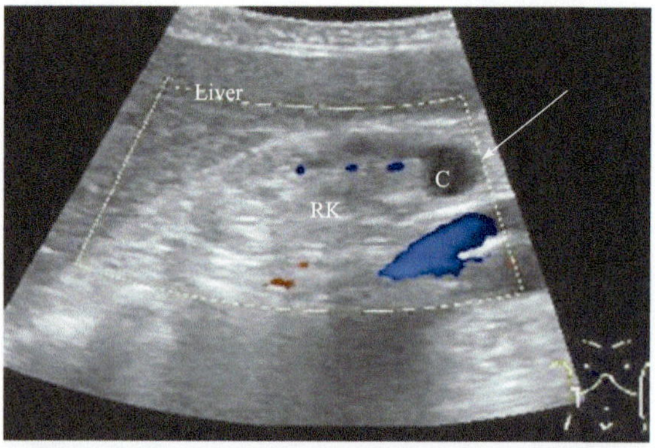

Liver：肝脏；RK：右肾；C：囊肿

图 11-17 右肾囊肿（孤立性）

右肾下份单发囊性无回声（箭头），圆形，囊壁光滑

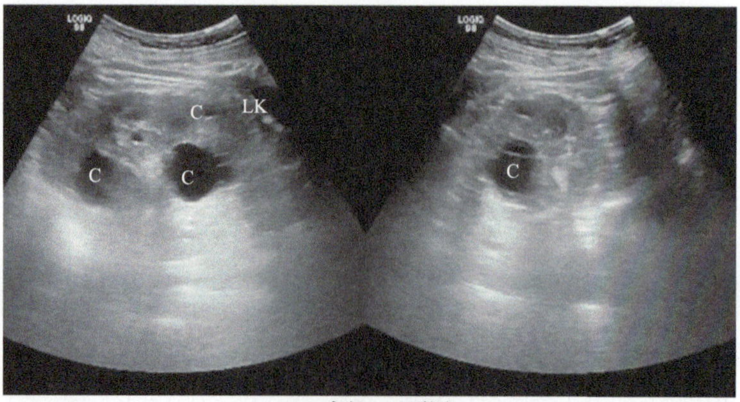

LK：左肾；C：囊肿

图 11-18 左肾囊肿（多发性）

（3）感染性肾囊肿：由于感染程度的不同，肾囊肿内所含感染性内容物有所不同，致其声像图表现有较大差异。通常囊肿合并感染时，囊壁可有不同程度的水肿增厚，轻度感染时，与单纯性肾囊肿声像图不易区分，重度感染时，其内常有脓栓或脱落的组织碎片，声像图可表现为片状或块状高回声沉淀和漂浮，并随体位改变而移动。

（4）出血性肾囊肿：其声像图改变与囊内出血的多少和出血时间有关。囊内未形成凝血块时，无回声区内可见散在或密集的点状低回声，随体位改变而移动；当囊内有血凝块形成时，无回声区内可显示出血不规则高回声团；若囊内反复多次出血且出血量较多时，当血凝块机化后，可呈现类实质性回声，需与肾肿瘤相混淆。

3. 超声诊断价值 超声对于诊断肾囊肿有绝对性的价值，可靠性高达 95%以上。能准确检查出囊肿的位置、数目以及评估囊内液体的性质，此外，超声引导还有助于肾囊肿内注射无水乙醇等介入性治疗。

（二）肾盂源性囊肿

1. 病因、病理及临床表现 肾盂源性囊肿为胚胎期输尿管反常发育所形成与肾盂或肾盏交通的囊肿。囊肿的内容物主要为尿液成分，其大小在多数情况下受尿液量的影响。一般没有特殊临床症状，但当合并尿路感染时，可出现相应临床症状。

2. 超声表现 主要表现为肾盂或肾窦周围轮廓较小的无回声区，呈圆形或椭圆形，囊壁清晰欠光滑，直径一般在 1～2cm 之间，很少大于 3cm（图 11-19）。由于肾盂源性囊肿内容物多为尿液成分，故可叮嘱受检者膀胱充盈后检查，并测量囊肿最大径线，然后嘱受检者排空尿液后再次检查，并对该囊肿进行测量，可发现囊肿有不同程度缩小，这是该类囊肿的声像图特点。

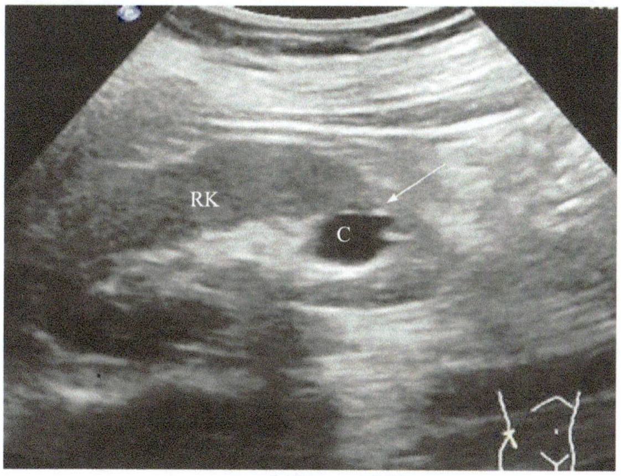

RK：右肾；C：囊肿

图 11-19 右肾盂囊肿

肾窦旁单发囊性无回声（箭头所示），圆形，囊壁光滑

3. 超声诊断价值 肾盂源性囊肿在膀胱充盈及排尿后大小有所改变，而超声对于此类型的囊肿诊断准确率较高。

（三）钙乳性肾囊肿

1. 病因、病理及临床表现 钙乳性肾囊肿又称为肾钙乳症，是发生在肾盂源性囊肿基础上，在囊内形成多个直径为 0.2～0.5cm 的小沙粒状结石，并附着于囊肿后壁，囊内小结石随体位变化而移动。本病临床可无任何症状。

2. 超声表现 本病与肾盂源性囊肿超声声像图基本相同，不同之处在于该病囊内有沙粒状小结石，呈高回声或强回声。

3. 超声诊断价值 超声不仅可显示囊肿的位置、大小与形态，还可与类似本病的不同类型的肾囊肿相鉴别。

（四）多囊肾

1. 病因、病理及临床表现 多囊肾是胚胎在发育过程中，由于肾小管和集合管之间的连接发生障碍，导致尿液生成后自肾小管排出受阻，形成无数个大小不等的尿潴留性囊肿。临床上主要分为婴儿型和成人型两大类。婴儿型多囊肾为常染色体隐形遗传性疾病，临床较为少见，多为双侧病变，其内分布大小不等的多个囊腔。肾损害的程度较轻，发展缓慢。成人型多囊肾为常染色体显性遗传，有明显的家族遗传倾向。多为双侧病变，肾脏体积明显增大，包膜呈多囊状隆起。因受囊肿压迫，肾实质有不同程度的损害。多囊肾与多囊肝常同时合并存在。成人型多囊肾临床较为常见，发展缓慢，早期可无临床症状，随着病情的发展，肾功能衰退逐渐加重，后期可进展为尿毒症。

2. 超声诊断 成人型多囊肾典型声像图表现为双肾显著增大，形态失常，肾内可见弥漫分布数个大小不等的无回声区，圆形或椭圆形，部分囊肿可因相互挤压而呈多角形或不规则形，肾实质和肾窦回声往往难以区分，肾实质回声明显增强，多数囊肿直径为0.5～2.5cm。囊内无回声区透声较好，当合并感染或囊内出血时，囊内无回声区透声差（图11-20）。

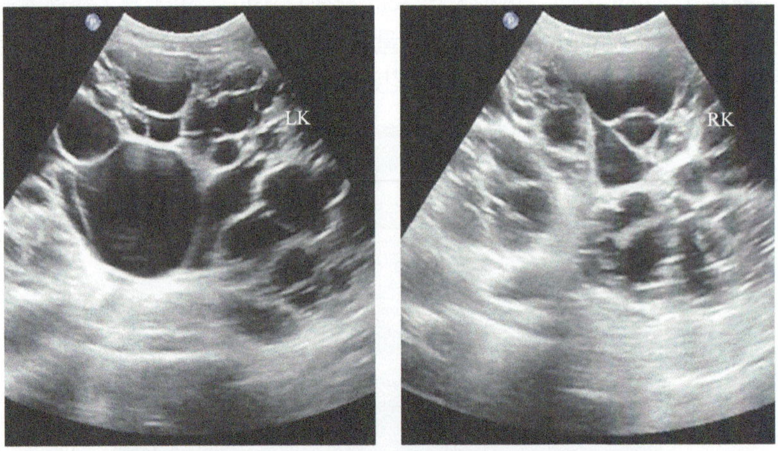

RK：右肾；LK：左肾

图11-20 多囊肾

双肾形态失常，实质内多个大小不等囊性结构

3. 超声诊断价值 超声诊断多囊肾的敏感性和特异性均较高。若同时伴有多囊肝，超声诊断结果更为准确。

五、肾周脓肿

（一）病因、病理及临床表现

由身体其他部位的化脓性感染，经血行进入肾皮质并引起严重感染而形成的脓肿，称为肾皮质脓肿。多个肾皮质脓肿可相互融合形成肾痈，亦可穿破肾包膜累及肾周围脂肪囊，形成肾周脓肿。致病菌多为金黄色葡萄球菌。肾周脓肿常发病急，主要表现为腰腹部疼痛，伴有高热、寒战、食欲不振等症状。患侧腰部可有叩击痛，可触及肿大肾脏。

（二）超声表现

肾周脓肿早期声像图主要表现为肾脏体积增大，外形饱满，肾实质回声不均匀，局部肾实质明显增厚，可见边缘不规则的高、低回声区域，CDFI 显示肾内高、低回声区域内血流信号明显增多。若病情未能得到有效控制，形成化脓性感染时，实质内显示单个或多个无回声区，其边界不清晰，囊壁增厚，内透声差，有云雾状细点回声或有沉淀样回声。CDFI 显示无回声区内无明显血流信号（图 11-21）。

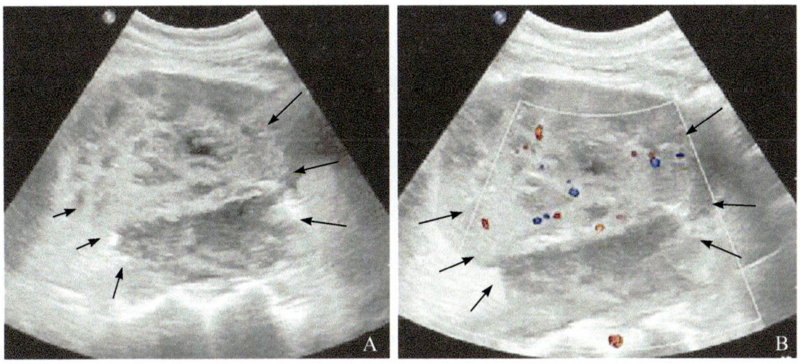

图 11-21　肾脓肿及肾周脓肿

A. 肾脏形态饱满，实质回声不均匀，内部结构紊乱，箭头示近肾门处可见不均质弱回声团，边界不清，其内部透声不清晰，可见细点状回声；B. CDFI：病灶显示内稀疏点状血流（箭头所示）

（三）超声诊断价值

超声能清晰显示肾脓肿的大小、位置及形态，以及有无突破包膜侵入周围或有无向内突破肾盂形成脓肾等。此外，应用超声动态观察治疗前后的转归情况，更为简便实用。

六、肾外伤

（一）病因、病理及临床表现

肾外伤分为闭合性损伤和开放性损伤，其中以闭合性损伤多见，约占 80%，开放性损伤约占 20%。肾损伤多见于交通事故，此外还可见于外伤性打击、刀刺伤、高空坠落伤等。男性多于女性，青少年多于中老年人。根据临床和放射学检查所见与病理改变的关系，可将肾损伤分为 4 种类型（图 11-22）。

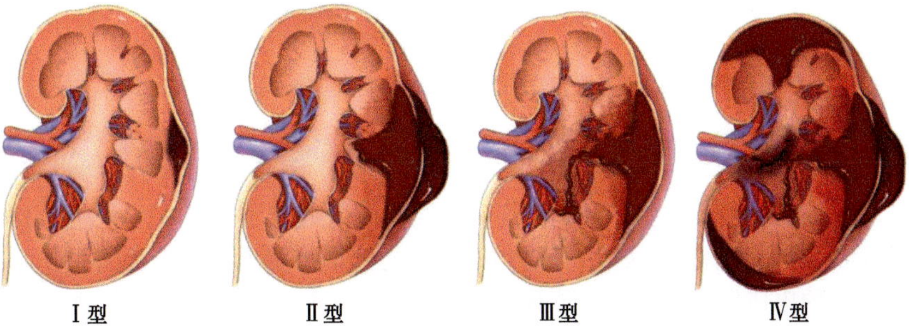

图 11-22　肾损伤分型示意图

Ⅰ型（肾挫伤）：有外伤史，肾实质内有挫裂伤，但被膜和集合系统完整，被膜下可有小血肿。

Ⅱ型（肾实质裂伤）：肾实质和被膜破裂，肾内有血肿，并常伴有明显肾外血肿。

Ⅲ型（肾盏撕裂伤）：肾盏和肾盂撕裂，内有血凝块，同时有肾实质损伤，但肾被膜完整。

Ⅳ型（肾广泛性撕裂或断裂伤）：肾被膜、实质和集合系统均有广泛的损伤，甚至肾蒂完全断裂。肾损伤的主要临床表现为伤侧腰部肿胀、疼痛或强直，多数患者有不同程度的镜下或肉眼血尿。损伤程度严重者，可出现血压下降、休克甚至死亡。

（二）超声表现

由于肾损伤程度不同，病理改变各异，因此肾损伤的超声图像也有不同的表现。

1. 肾挫伤 肾包膜完整，包膜下可有范围较小的弱回声或透声较差的无回声区，常呈细条状，超声造影能清晰显示出肾包膜下出血的位置和范围。局部肾实质回声不均匀，或其内显示范围较小的弱回声或透声较差的无回声区。

2. 肾实质裂伤 肾包膜局部回声连续性中断，或局部向外膨出，内为弱回声或透声差的无回声区，出血量大时，可表现为肾的大部分被无回声包绕。肾弥漫性肿大，实质内显示边缘不规则的弱回声或透声差的无回声，因受肾实质内或肾周血肿压迫，肾窦可有变形，彩色多普勒示无回声内无明显血流信号。

3. 肾盏撕裂伤 肾包膜完整，肾脏轮廓明显增大，实质内可见边缘不规则透声差的无回声区，肾窦扩大有不规则无回声，与实质分界不清，肾盏和肾盂可有不同程度的分离扩张，若有血块堵塞肾盂输尿管连接部时，肾盂积血量增多，无回声区内可见云絮状低回声漂浮。

4. 肾广泛性撕裂伤 除有肾实质裂伤和肾盏撕裂伤的声像图表现外，肾创伤较重者，肾盏可完全性断裂，损伤的肾脏结构模糊不清，肾周脂肪囊内可见范围较大的弱回声和无回声区（图 11-23）。

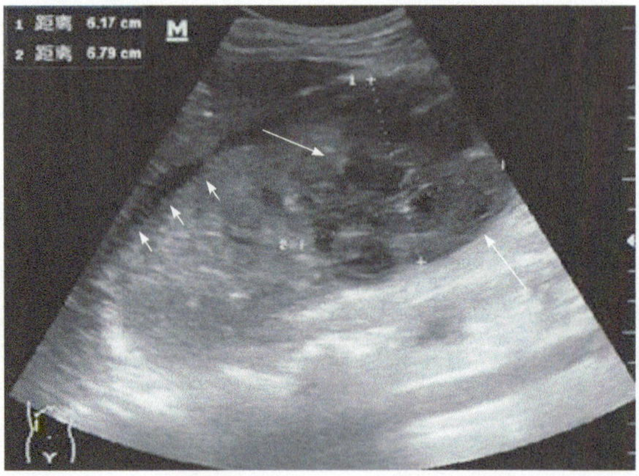

图 11-23 肾破裂

长箭示右肾下极可见杂乱稍低回声团；短箭示肾周带状无回声为局限性积液

（三）超声诊断价值

多数轻型的肾损伤可经保守治疗治愈，若为重度肾损伤则应尽早实施手术进行治疗。因此尽早对肾损伤作出诊断，对临床治疗至关重要。超声不仅能迅速而准确地判断有无肾损伤和损伤的程度、动态观察肾损伤后的出血情况，也可根据不同程度肾损伤的声像图征象进行分型，若再结合彩色多普勒和超声造影检查，可进一步了解有无肾血管损伤及其肾内的血供情况等。

七、肾先天性异常

通过超声检查，可以发现一些常见的肾脏先天性异常，包括先天性肾缺如或肾发育不全、先天性双肾融合畸形（马蹄肾，也称“U”形肾）（图 11-24）、重复肾、游走肾以及异位肾等。

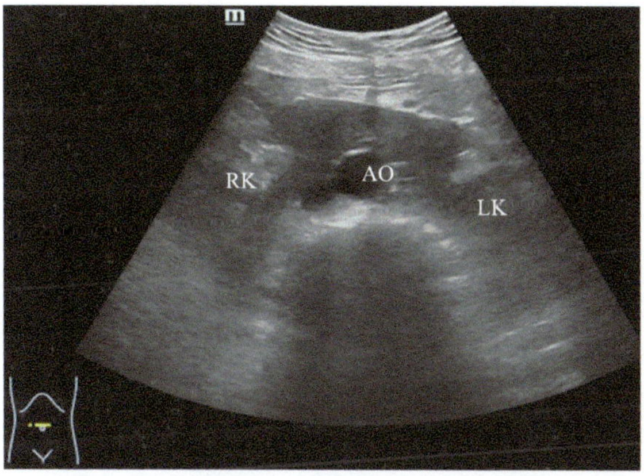

RK：右肾；AO：腹主动脉；LK：左肾

图 11-24 马蹄肾

右肾下极及左肾下极于腹主动脉前方融合在一起

八、肾动脉狭窄

（一）病因、病理及临床表现

肾动脉狭窄患者多是因为高血压疾病就诊检查而被发现。最常见于动脉粥样硬化，多发生于中老年人，男性多于女性，狭窄的部位多位于起始段。肾动脉狭窄还发生于大动脉炎患者，多见于青年女性，往往为腹主动脉病变所累及，发病原因尚不十分清楚。其他比较少见的原因还包括肾外性肿瘤压迫、肾动脉血栓等。由于一侧肾动脉狭窄，导致肾灌注减少和肾动脉缺血，近球细胞反应性释放肾素，肾素与 α^2 球蛋白结合生成血管紧张素Ⅰ，其在血浆和组织中血管紧张素降解酶的作用下降解为血管紧张素Ⅱ，后者具有强烈的收缩血管作用，还能刺激肾上腺球状带分泌醛固酮。醛固酮可促进钠和水潴留，使细胞外液的容量增加，体内升压物质积聚，导致肾血管性高血压。肾血管性高血压常表现为头晕、头痛以及眼底视网膜改变，长期肾灌注不足还会导致肾衰竭。

（二）超声表现

肾血管的超声扫查和肾脏扫查体位一致，也可有仰卧位、侧卧位及俯卧位，患者最好在禁食 8h 后的条件下进行，主要利用多普勒超声进行检查。二维超声显示患侧肾脏体积缩小，狭窄处肾动脉管径变细，CDFI 狭窄处血流呈混迭的五彩镶嵌血流，彩色区域范围很小（图 11-25）。

肾动脉狭窄主要由狭窄处动脉的收缩期峰值速度（peak systolic velocity, PSV）确定（图 11-26），多数文献推荐 PSV≥180cm/s 或≥150cm/s 分别用于诊断内径减少≥60%或≥50%的肾动脉狭窄。此外，还可根据肾动脉与腹主动脉 PSV 比值、肾动脉与肾内动脉 PSV 比值反映狭窄的程度，且不受上、下游动脉狭窄的影响。目前对于肾动脉狭窄的超声诊断国际没有统一的标准，常用的推荐标准如下：

1. 内径减少≥60%的肾动脉狭窄诊断标准 ①肾动脉湍流处 PSV≥180cm/s；②肾动脉与腹主

动脉 PSV 比值≥3.5（腹主动脉 PSV＜50cm/s，不宜使用肾动脉与腹主动脉 PSV 比值指标，此时，肾动脉 PSV≥200cm/s 可提示内径减少≥60%的肾动脉狭窄；严重肾动脉狭窄时肾动脉 PSV 可在正常范围内）。

2. 重度肾动脉狭窄（内径减少≥70%或 80%）的诊断标准 ①肾内动脉小慢波改变，表现为收缩早期波消失、频谱低平，收缩早期频谱倾斜。②收缩早期加速时间≥0.07s。

3. 肾动脉闭塞的诊断标准 ①闭塞段管腔内既无血流信号，也未能测及血流频谱。②肾内动脉小慢波改变。

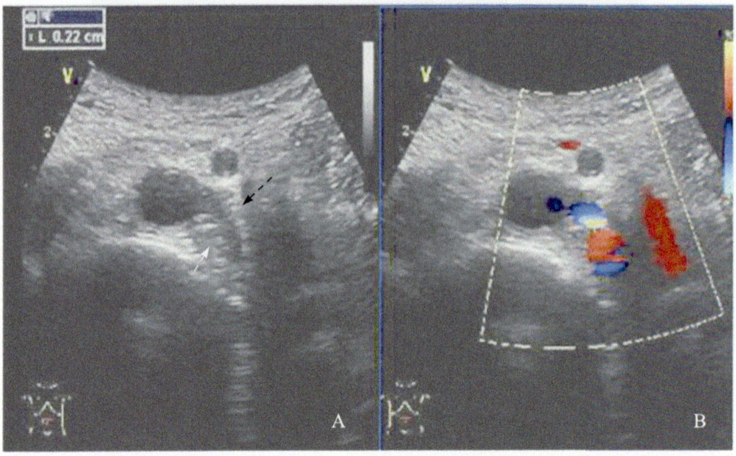

图 11-25 左肾动脉起始段狭窄

A. 黑箭头示左肾动脉起始段，白箭头为粥样斑块；B. 狭窄处肾动脉彩色血流呈花色

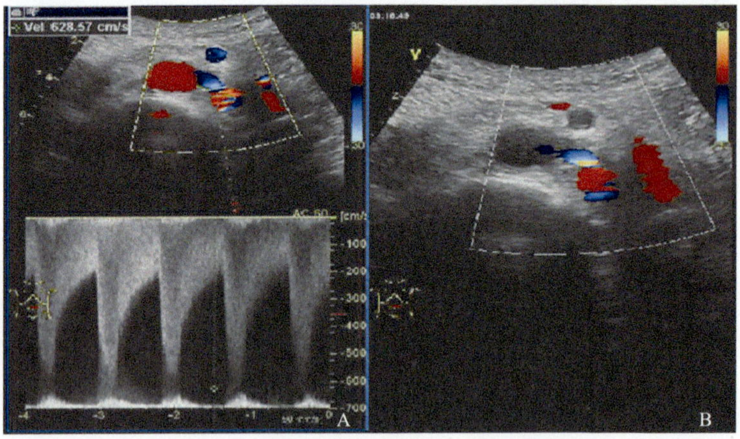

图 11-26 左肾动脉起始段狭窄频谱多普勒

A. 与图 11-24 同一患者，频谱多普勒示左肾动脉起始段血流速度增快，达到 628.57cm/s；B. 狭窄处肾动脉彩色血流呈花色

（三）超声诊断价值

彩色多普勒超声检查可以根据狭窄动脉的血流动力学改变来判断是否存在狭窄以及狭窄程度，能够获得较高的诊断正确率，且具有无创、价廉、方便和无辐射的优点，被认为是诊断肾动脉狭窄的良好筛选工具，也是本病球囊扩张术和支架植入术后疗效评价与随访的重要手段，已逐渐被临床医生所接受。但是该项检查受到肥胖、仪器及操作者技术等因素限制，肾动脉狭窄率较低，诊断肾动脉狭窄的成功率受到一定的影响。

九、输尿管结石

（一）病因、病理及临床表现

输尿管结石（ureteral calculus）绝大部分继发于肾结石，原发性输尿管结石少见。常常是由于肾结石下移至输尿管形成，常嵌顿于输尿管三个狭窄处。好发于中年男性，多为单侧发生。结石直径为 0.4～1cm，较小结石可随尿液排出，较大结石若排出不畅，则会引起输尿管黏膜损伤，发生充血、水肿和出血。此外，结石还可刺激输尿管壁发生痉挛性收缩，继而引起腰腹痛。因此，常见临床表现为血尿、排尿不畅及阵发性腰腹痛。

（二）超声表现

输尿管结石可发生在输尿管任一部位，若发生于肾盂输尿管移行处，超声图显示为肾盂积水，积水量的多少和结石嵌顿的时间成正比；若结石位于输尿管中段，则结石以上输尿管扩张伴肾盂积水；若结石位于输尿管末端，则输尿管全程扩张伴肾盂积水。结石呈强回声团，后方伴片状声影。

（三）超声诊断价值

超声对于输尿管结石的诊断具有较高的敏感性，超声检查可清楚显示输尿管内透 X 线的阴性结石，弥补 X 线的不足，并了解输尿管结石梗阻所致肾积水的程度，同时还可发现与输尿管结石并存的其他泌尿系统疾病。

十、膀 胱 肿 瘤

膀胱肿瘤（bladder tumor）是泌尿系统最常见的肿瘤，好发于膀胱三角区近输尿管开口处，顶部最少，侧壁介于两者之间。肿瘤大小不等，可单发或多发。

（一）病因、病理及临床表现

1. 病因 引起膀胱肿瘤的病因很多，通常认为与以下因素相关。吸烟是最常见的致癌因素，吸烟量越大，吸烟时间越长，膀胱癌发生的危险性越高。长期接触致癌物质的从业人员，如油漆、染料等，膀胱癌发生的风险明显增加。膀胱慢性炎症及长期异物刺激会增加膀胱癌发生率。某些镇痛类药物也可能诱发。

2. 病理

（1）膀胱肿瘤分为上皮性和非上皮性两类，绝大多数来源于上皮组织且以恶性居多（>95%），其中约 90%为移行上皮癌，少数为鳞状上皮癌及腺癌。

（2）世界卫生组织（WHO）根据膀胱癌分化程度将其分为 G1、G2、G3 三个级别（G1：分化良好；G2：中度分化；G3：分化不良）。

（3）膀胱癌根据生长方式分为原位癌、乳头状癌、浸润癌。原位癌局限于黏膜内，无乳头与浸润基底现象。移行上皮癌多为乳头状，低分化癌多伴浸润。鳞癌和腺癌常为浸润性癌。

（4）膀胱癌根据癌浸润膀胱壁的深度为主要依据进行分期，目前常用的分期方法有 JMS 分期和 TNM 分期。

3. 临床表现 多好发于 50～70 岁男性，男女发病比例约为 4∶1，间歇性无痛肉眼血尿是膀胱癌最常见和最早出现的症状，出血量与肿瘤大小、多少、分化程度常不成比例。肿瘤晚期常因肿瘤坏死、溃疡或感染而引起尿频、尿急、尿痛表现。鳞癌和腺癌为浸润性癌，分化程度低，预后差。

（二）超声表现

1. 膀胱内无回声区可见肿块回声，呈乳头状、菜花状或结节状，向膀胱内突出，部分可表现为膀胱壁局限性增厚。肿块大小不等，范围大小不一，形态不规则，表现不光滑。

2. 肿瘤附着处膀胱壁的连续轮廓是否完整是判断肿瘤对膀胱壁浸润程度的主要依据。早期病变可见窄蒂与膀胱壁相连，凸入膀胱，膀胱肌层未受侵犯，此时膀胱壁回声连续、肌层回声清晰。带蒂肿瘤可随体位改变而摆动。晚期肿瘤基底部一般较宽，呈浸润性生长。肿块基底部侵入膀胱浅肌层、深肌层，甚至侵及膀胱周围组织或器官。局部膀胱壁增厚，回声模糊，膀胱连续性中断（图 11-27）。

3. 部分膀胱肿瘤内可见强回声点、斑或团状小结石、钙化斑等，其深部无声影，应注意与前列腺增生凸入膀胱相鉴别。膀胱肿瘤发生于膀胱憩室时，膀胱镜不易探查，此时超声对肿瘤观察比较有利。

4. 彩色多普勒多能显示肿块内及周边有血流信号，并可见膀胱壁血管进入肿块内，多为动脉血管，脉冲多普勒多能检测出动脉频谱。

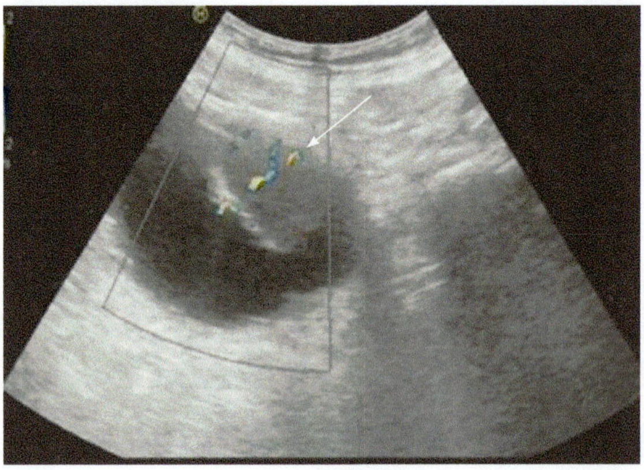

图 11-27 膀胱癌

膀胱内实性占位（箭头所示），形态不规则，边界不清；CDFI：其内探及条状血流信号

（三）超声诊断价值

超声检查作为无创筛查，可作为膀胱肿瘤影像诊断首选，可了解膀胱肿瘤部分、大小、数目以及浸润深度。对较小肿瘤容易漏诊，应与膀胱镜相结合。超声检查简单易行，可见反复多次进行，无辐射，为临床提供定位、定量甚至定性诊断，并为临床诊治、预后及术后随访提供参考。

十一、膀 胱 结 石

（一）病因及临床表现

膀胱结石（bladder stone）多发于男性，可分为原发性及继发性两类。原发性膀胱结石常与营养不良和低蛋白饮食等相关。继发性膀胱结石常见于肾盂及输尿管结石落入膀胱、膀胱憩室、神经源性膀胱及下尿路梗阻（前列腺增生等）。膀胱结石典型症状为排尿突然中断，改变体位后可继续排尿，可伴疼痛、排尿困难及膀胱刺激症状。并发感染时，膀胱刺激症状更明显，甚至有脓尿。

（二）超声表现

膀胱内见单发或多发点状或团状强回声，远场见明显声影，一般随体位改变可见移动，有些结石嵌入膀胱黏膜内，可无移动。

膀胱结石大小不等，从米粒大小到占据整个膀胱。大的、致密的结石后方常有大片声影（图 11-28）；小的、密度低的后方声影常不明显。有时可见膀胱憩室结石、缝线结石，膀胱结石伴嵌顿或伴有膀胱炎者，肾脏、输尿管可有相应的表现。

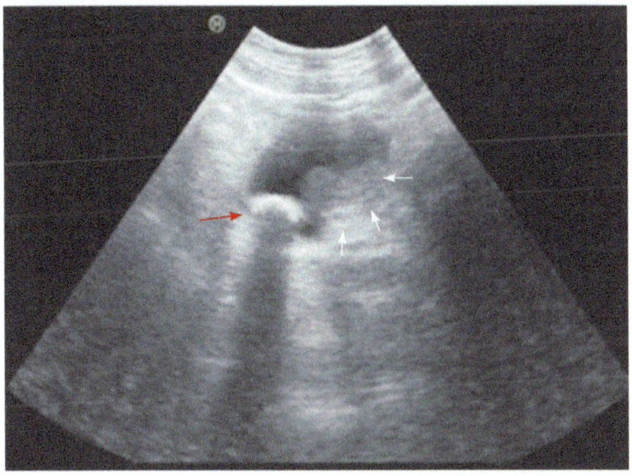

图 11-28 膀胱结石

红箭头示膀胱内强回声团，后方伴片状声影；白箭头示膀胱内血凝块呈絮状弱回声

（三）超声诊断价值

超声诊断膀胱结石较容易，3mm 以上的结石几乎都能显示。虽然不易发现 3mm 以下结石，但其他检查更不易发现。超声不但能显示结石大小、数目、位置，而且能发现 X 线不易显示的结石。超声检查简单易行，无辐射，故超声是诊断膀胱结石的首选方法。

十二、膀胱异物、出血

（一）病因及临床表现

膀胱异物多数为患者本人或他人将异物经尿道放入并逆行入膀胱，膀胱手术或经尿道器械操作不慎遗留的膀胱异物非常少见。膀胱异物种类繁多，形态大小不一，异物存留于膀胱可引起出血或继发感染，出现尿频、尿急、尿痛等膀胱刺激症状。

（二）超声表现

膀胱内异物回声强度及形态随异物种类不同而不同。金属异物多为强回声，后方可伴有声影或彗星尾征，非金属异物多为稍强回声，后方可无声影或伴有浅淡声影。膀胱内异物可随体位改变而移动，比重大向重力方向移动，比重小则向反重力方向移动，异物较大时可能移动受限。继发膀胱内出血或感染时，膀胱内可见血凝块或膀胱炎性改变声像。

膀胱出血时，膀胱内可见血凝块，呈团块状或絮状强回声，形态不规则，大小不等。多漂浮在膀胱内，少部分附着于膀胱壁上，与膀胱壁不相连，膀胱壁多连续、光滑、完整。膀胱内血块随体位改变可见移动，彩色多普勒显示血块内无血流信号（图 11-29）。

（三）超声诊断价值

患者多能提供异物的种类、形状、大小，超声不但能清晰显示异物，而且能够发现 X 线或 CT 不易发现的异物。患者有肉眼血尿，膀胱内可见稍强回声，随体位改变而移动，多考虑为血凝块。

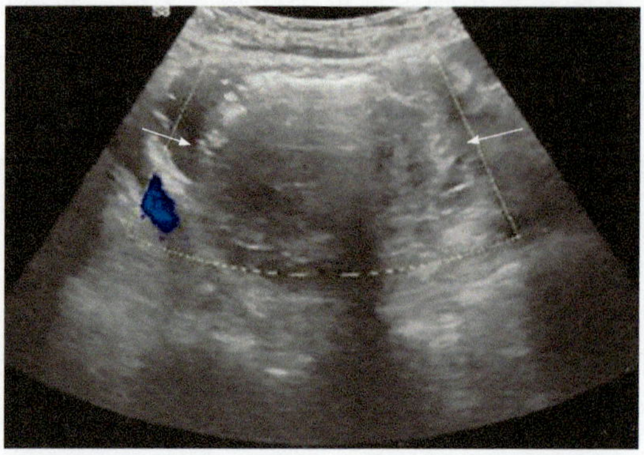

图 11-29 膀胱内血凝块，随体位改变可见移动
箭头示血凝块

十三、膀 胱 炎

（一）病因、病理及临床表现

膀胱炎（cystitis）是泌尿系统最常见的疾病，女性发病率明显高于男性，多系细菌感染。急性非特异性膀胱炎发病突然，以浅表膀胱炎多见，尿道内口及膀胱三角区明显，仅黏膜层、黏膜下层受累，可见黏膜出血、水肿、片状出血斑或浅表溃疡等；常有尿频、尿急、尿痛等膀胱刺激症状及终末血尿，偶见全血尿。慢性非特异性膀胱炎多为急性感染的迁移或慢性感染所致，膀胱黏膜苍白、变薄或增厚，偶见溃疡；常有反复发作或持续存在的尿频、尿急、尿痛等膀胱刺激症状。特异性膀胱炎以膀胱结核最常见，多继发于肾结核，不仅黏膜层、黏膜下层受累，还会累及肌层，使膀胱壁广泛纤维化，导致膀胱挛缩，膀胱容量缩小。

（二）超声表现

1. 急性非特异性膀胱炎 膀胱形态大小无异常，一般仅有膀胱壁内侧粗糙或不同程度的增厚，尿道内口及膀胱三角区明显。增厚的膀胱回声减低，膀胱容量减小。

2. 慢性非特异性膀胱炎 早期膀胱无明显异常，除急性膀胱炎的声像外，膀胱壁粗糙、增厚更广泛及更明显。轻者膀胱容量变化不大，重者膀胱容量明显减少。

3. 膀胱结核 早期膀胱大小、形态无明显异常；晚期膀胱壁多有不同程度增厚，黏膜不均匀，回声增强，严重者膀胱增厚更显著，有时可见钙化。膀胱内无回声区可见漂浮的絮样或片状稍强回声。肾脏及输尿管常有相应的超声表现。

（三）超声诊断价值

多数轻型非特异性膀胱炎在超声声像图上并无明显异常，临床多是根据症状、体征及化验结果诊治。膀胱结核早期超声多无特异性，晚期对膀胱壁增厚及钙化可作出诊断；对有肾结核患者，我们应警惕是否合并膀胱结核及其相应的临床症状及超声表现。

（刘 健 王 洁）

第十二章　男性生殖系统

第一节　男性生殖系统解剖

男性生殖系统分为内生殖器和外生殖器两部分。内生殖器包括睾丸、输精管道及附属腺；外生殖器包括阴茎、阴囊（图 12-1、表 12-1）。

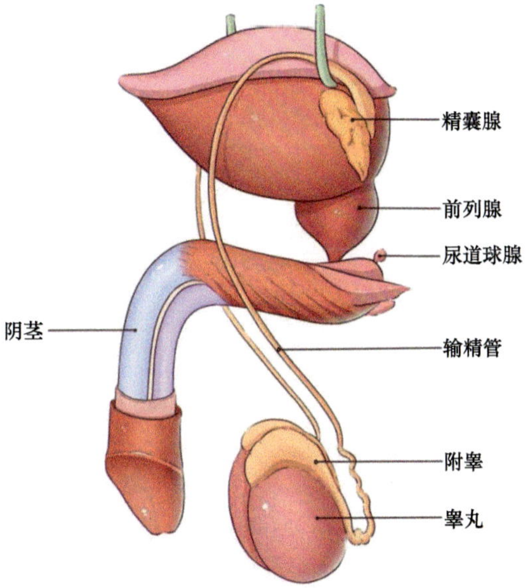

图 12-1　男性生殖系统解剖模拟图

表 12-1　男性生殖系统解剖及功能

器管	解剖结构	功能
内生殖器		
睾丸		产生精子、分泌男性激素
输精管道	附睾	暂时储存精子、分泌供精子营养的附睾液
	输精管、射精管、尿道	运送精液
附属腺	精囊腺、前列腺、尿道球腺	产生精液的组成成分，为精子提供营养
外生殖器		
阴囊		保护睾丸，调节阴囊内的温度，有利于精子的形成
阴茎		性交器官

一、前列腺及精囊腺

（一）前列腺解剖

前列腺为实质性器官，位于膀胱后下方，呈倒置栗形。其上宽下尖，上端称为前列腺底，邻近膀胱颈；下端称为前列腺尖；底与尖之间称为前列腺体。男性尿道穿过前列腺，该段尿道称为尿道前列腺部。射精管由前列腺底后缘进入前列腺，开口于尿道前列腺部后壁上的精阜。前列腺的排泄管道开口于尿道前列腺部后壁上的尿道嵴。

根据前列腺疾病好发的特点，多位学者对前列腺进行分叶、分区带。

前列腺一般分为五叶：前叶、中叶、左侧叶、右侧叶及后叶。前叶很小，位于尿道前方；中叶呈楔形，位于尿道前列腺部与射精管之间；左侧叶及右侧叶最大，位于前叶、尿道前列腺部及中叶的两侧；后叶位于射精管及侧叶的后方。由于前列腺各叶在超声声像图上无法区分，因此，该种分叶方法在超声诊断中难以运用。

根据前列腺疾病的好发部位及组织学特点，Frank（弗兰克）将前列腺分为内腺及外腺。McNeal（麦克·尼尔）于20世纪提出将前列腺分为两带四区，两带为非腺性组织带和腺性组织带；腺性组织带进一步分为尿道周围区、移行区、中央区及周围区（图12-2、表12-2）。该种分法在超声诊断中运用较为普遍。

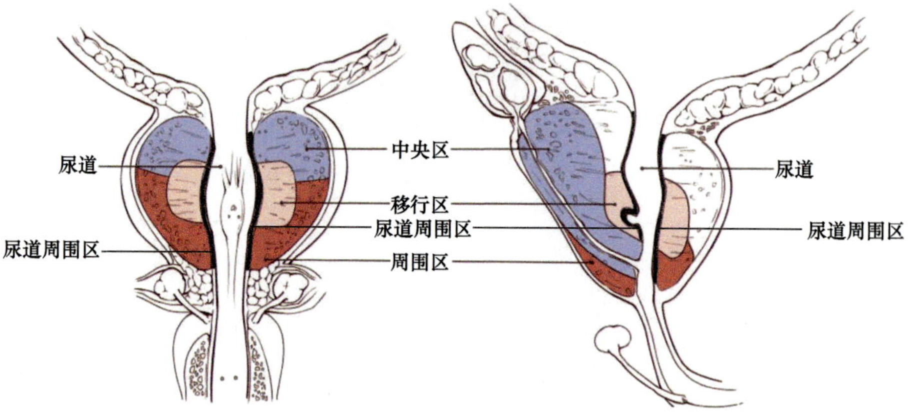

图12-2　前列腺解剖示意图

尿道周围区为包绕尿道一周的前列腺组织，其占前列腺体积约1%

表12-2　前列腺带区分法及意义

McNeal分法	意义
尿道周围区（约1%）	—
移行区（5%～10%）	前列腺增生好发部位
中央区（25%）	—
周围区（70%～75%）	对雄性激素敏感，前列腺癌好发部位

（二）精囊腺解剖

精囊腺是一对附着于膀胱的长椭圆形囊性器官，位于前列腺后上方及膀胱后下方（图12-3）。其表面凹凸不平，排泄管与输精管壶腹的末端汇合成射精管。

二、阴囊及其内容物

（一）阴囊解剖

阴囊是位于阴茎后下方的囊袋样结构。其皮肤表面沿中线走行的阴囊缝将阴囊分为左、右两腔，每个腔内均有睾丸、附睾、输精管睾丸部、精索、被膜、血管、神经及淋巴管等。一般情况下左侧阴囊位置稍高于右侧（图 12-4）。

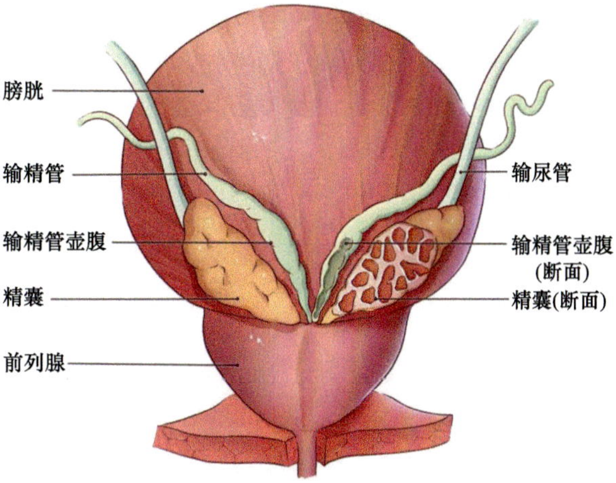

图 12-3 膀胱、前列腺及精囊腺（背面观）位置关系示意图

阴囊壁为腹壁的延续，由外向内结构层次为皮肤、肉膜、精索外筋膜、提睾肌、精索内筋膜及睾丸鞘膜（图 12-5）。

阴囊的皮肤薄而柔软，色素沉着，有稀疏弯曲的阴毛。阴囊皮肤含丰富的皮脂腺与大汗腺，其分泌物与外阴的细菌作用后可产生特殊气味。皮肤下无脂肪组织，与肉膜紧密结合。

肉膜厚 1～2mm，为腹前外侧壁 Scarpa（斯卡帕氏）筋膜及会阴部 Colles（利科斯）筋膜的延续。其内含有平滑肌纤维，可随温度的改变而舒缩；温度低时，阴囊收缩，出现皱襞；温度高时，阴囊伸展，皱襞消失。该种变化可以调节阴囊内的温度，有利于睾丸产生精子。

肉膜的深面即为包裹睾丸和精索的被膜：精索外筋膜、提睾肌、精索内筋膜、睾丸鞘膜。精索外筋膜是腹外斜肌腱膜的延续；提睾肌源自腹内斜肌及腹横肌，可上提睾丸；精索内筋膜来自腹横筋膜，较为薄弱；睾丸鞘膜为腹膜的延续，包绕睾丸及附睾，分为脏层、壁层，脏层紧贴睾丸和附睾表面，壁层紧贴精索内筋膜内面，两层之间即为鞘膜腔；正常情况下腔内有少量液体，当发生炎症时，液体增多，形成鞘膜积液。

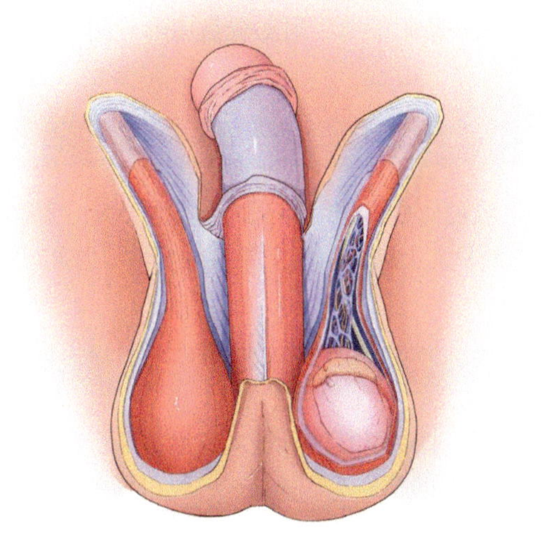

图 12-4 双侧阴囊位置示意图（正面观）

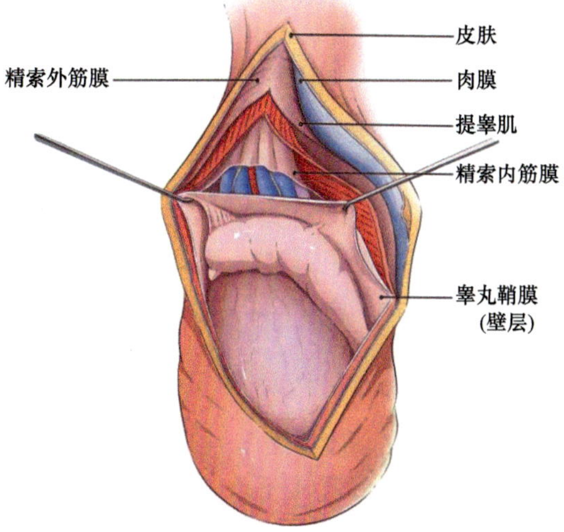

图 12-5 阴囊壁由外向内结构示意图（正面观）

（二）睾丸解剖

睾丸是位于阴囊内的一对椭圆形器官，左右各一，表面光滑，分为前后两缘、上下两端、内外两面。上端及后缘被附睾覆盖；前缘及下端游离于阴囊腔内（图 12-6）。青少年的睾丸随着性成熟迅速发育，老年人的睾丸随着性功能的衰退而萎缩变小。

睾丸表面由白膜包被，后者在睾丸后缘增厚，并向睾丸内伸入，形成睾丸纵隔；睾丸纵隔发出许多小隔，将睾丸实质分成 200 多个睾丸小叶；睾丸小叶之间的结缔组织称为睾丸间质；每个睾丸小叶内有 2～4 条精曲小管；精曲小管移行为精直小管，最后汇合为睾丸网；睾丸网发出 12～15 条睾丸输出小管，由睾丸后缘进入附睾（图 12-7）。

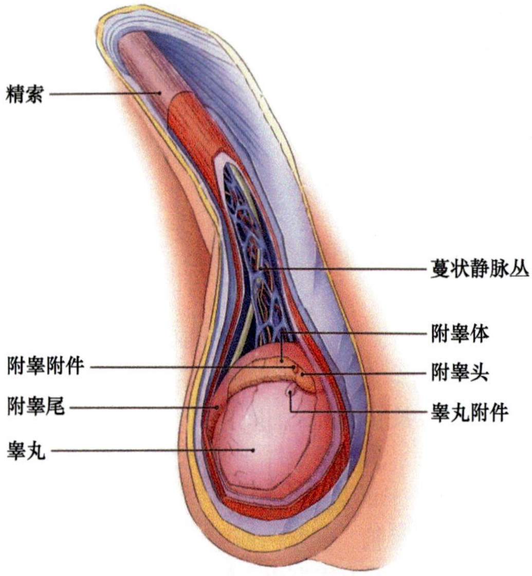

图 12-6　睾丸、附睾、精索解剖示意图

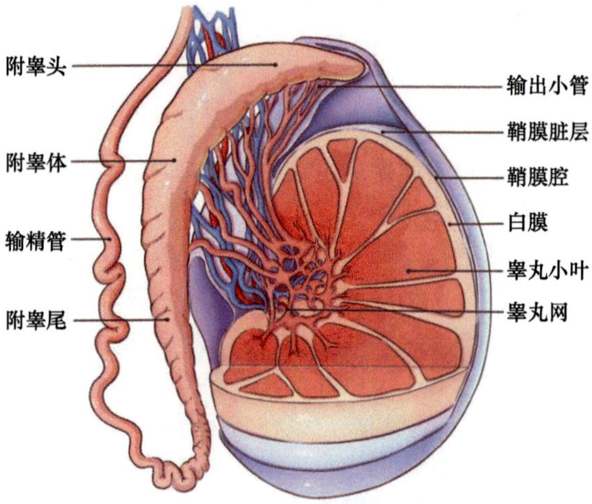

图 12-7　睾丸、附睾模式图

（三）附睾解剖

附睾是由多个迂曲细小的管状结构构成的器官，呈新月形，紧贴睾丸的上端和后缘，可分为头、体、尾三部分。睾丸输出小管进入附睾头，其末端汇合成一条附睾管；附睾管盘曲形成附睾体及附睾尾；附睾尾向上移行为输精管（图 12-7）。

（四）精索解剖

精索是柔软的圆索状结构，左右各一，由三层被膜包被构成。其由外至内结构层次为：精索外筋膜、提睾肌、精索内筋膜。精索由腹股沟管深环延续至睾丸上端，其内主要有输精管、睾丸动脉、蔓状静脉丛、输精管动静脉、神经、淋巴管和鞘韧带等。

（五）输精管解剖

输精管是附睾管的延续；前者出附睾尾向上进入精索，通过腹股沟管进入盆腔，走行在膀胱后方，与精囊管汇合成射精管，向下开口于尿道前列腺部后方的精阜。

第二节 男性生殖系统超声探查方法及正常声像图

一、前列腺及精囊腺

（一）前列腺

前列腺的超声检查方法主要有：经腹前列腺超声检查、经直肠前列腺超声检查、经会阴前列腺超声检查。

1. 经腹前列腺超声检查

（1）检查前准备：受检者需充盈膀胱，使膀胱中度充盈即可，过度充盈膀胱会压迫前列腺，影响前列腺图像质量。

（2）探头选择：常选用频率为3.5～5MHz的凸阵扇形探头。

（3）检查方法：受检者取仰卧位，将探头置于耻骨联合上方，显示膀胱三角区后再向下扫查，可显示前列腺。

（4）正常声像图：正常前列腺横切面呈板栗形，纵切面前列腺呈倒三角形，正中线见尿道口轻微内凹；其包膜光滑，呈细线状；内部回声均匀（图12-8）。CDFI：前列腺内部见少许点状血流信号。

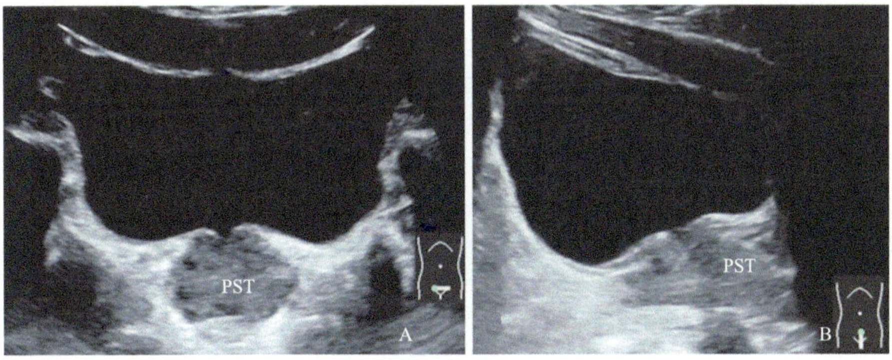

PST：前列腺

图12-8 经腹正常前列腺声像图

A. 横切面；B. 纵切面

2. 经直肠前列腺超声检查

（1）检查前准备：受检者需排便，膀胱内少量尿液；检查前可对受检者进行直肠指检，初步了解前列腺情况，如质地、大小、有无结节等，同时检查受检者是否存在严重痔疮等检查禁忌证。

（2）探头选择：常用腔内探头，频率为6～10MHz。

（3）检查方法：受检者可采用左侧卧位、截石位或膝胸位，最常用左侧卧位。检查时，将套有乳胶保护套的腔内探头插入肛门，进入4～6cm即可观察前列腺。根据不同检查目的，选择适合的频率进行检查。升高频率，可清晰观察到前列腺外腺回声及内部细微特征；降低频率，可清晰观察前列腺轮廓及边界。

（4）正常声像图：横切面扫查时，前列腺底部至尖部图像由倒置栗形逐步变为圆形，并且逐步变小。纵切面探头向左或向右扫查时，先观察到内腺，呈低回声，随着转动的方向，外腺逐渐出现，呈中低回声或中等回声。正常的前列腺轮廓清晰，包膜完整，回声均匀，呈细密点状分布（图12-9）；CDFI：其内见少许分布均匀的点状或者短棒状血流信号。

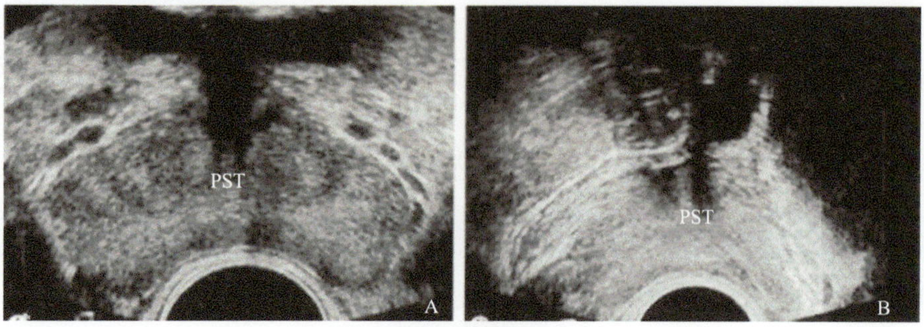

PST：前列腺

图 12-9　经直肠正常前列腺声像图

A. 横切面；B. 纵切面

3. 经会阴前列腺超声检查

（1）检查前准备：受检者无须特殊准备，但个别阴毛丰满影响成像质量者，需备皮。

（2）探头选择：常选用频率为 3.5～5MHz 的凸阵扇形探头。

（3）检查方法：受检者取截石位，将探头置于会阴部或肛门前缘，作连续扫查。该方法适用于经腹前列腺显示不佳，但有经直肠前列腺检查禁忌证的受检者。

（4）正常声像图：采用斜冠状切面时，左右叶腺体对称，回声均匀，加压时通过观察前列腺形态改变程度估计前列腺的软硬度。经会阴纵切时，因探测方向不同，邻近探头方向为前列腺尖端，远离探头方向为前列腺底部，与经腹前列腺纵切图像倒置。一般经会阴前列腺扫查因冠状切面图像质量差而不采用该种扫查方式。

前列腺大小正常测值：前列腺检查中，最大横切面时，前列腺左侧壁至右侧壁的直线距离为横径（左右径），前列腺前壁至后壁的直线距离为厚径（前后径）；最大纵切面时，前列腺底部至尖端的中轴线距离为长径（上下径）。青春期以后，成年男性前列腺横径为 3～4cm，厚径为 2～3cm，长径为 3～4cm，该方法是超声估测前列腺体积是否增大的常用手段。

（二）精囊腺

1. 检查方法　精囊腺的检查方法与前列腺检查方法相同，可经腹、经直肠、经会阴进行检查。经腹部及经会阴超声可观察精囊腺的大体形态、与周围组织关系，其内部结构无法观察，如要观察其细节，则需经直肠超声检查。

2. 精囊腺正常声像图

（1）经腹精囊腺超声检查：可显示精囊腺大致形态，横切面呈粗大条形。对精囊的内部结构显示不清（图 12-10）。

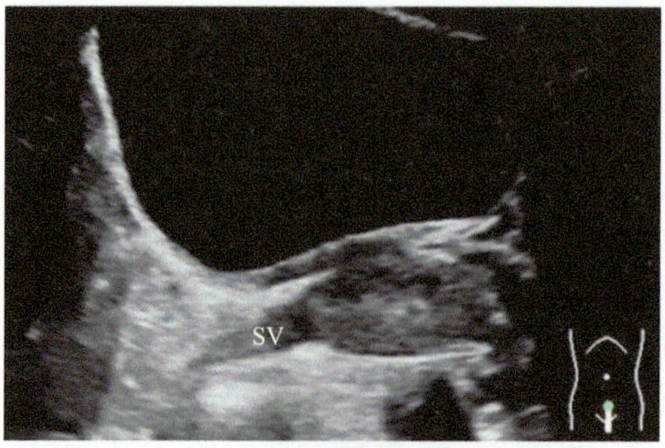

SV：精囊腺

图 12-10　经腹精囊腺声像图

（2）经直肠精囊腺超声检查：精囊腺形态和回声受其内是否充盈液体影响。当其内精液充盈时，可表现为一对低无回声管腔样结构，壁平整、光滑，其内可有细密点状回声，用探头挤压，可见“流动征象”（图 12-11）。

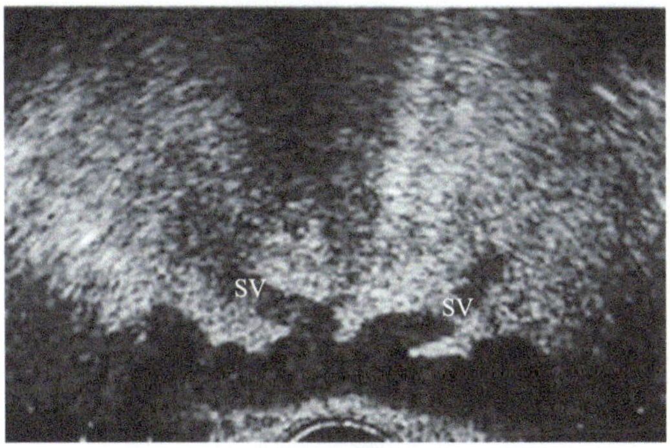

SV：精囊腺

图 12-11 经直肠精囊腺声像图

3. 精囊腺正常测值 正常精囊腺长 4～5cm，宽 1.5～2cm。

二、阴　　囊

（一）检查前准备

受检者无须特殊准备，隐睾患者适当充盈膀胱，探头套橡胶套。

（二）探头选择

常选用频率为 7～12MHz 的线阵探头，当阴囊严重肿大时，可先用频率较低的凸阵探头扫查。

（三）检查方法

常规检查时，受检者取仰卧位，充分暴露外阴，嘱咐受检者将阴茎向头侧上提使阴囊上移，探头轻放，直接对阴囊内容物进行连续上、下、左、右扫查，观察其内容物的病变情况。当隐睾、精索静脉曲张和斜疝检查时，受检者取站立位，使隐睾和疝下降、精索静脉充盈，以利于找到病变。

（四）观察内容

1. 阴囊壁有无增厚，有无占位性病变。
2. 鞘膜腔有无积液。
3. 睾丸、附睾大小、形态、内部回声，有无占位性病变。
4. 精索静脉的走行，是否存在曲张。

（五）正常声像图

1. 睾丸正常声像图 正常睾丸纵切面呈椭圆形，长 3～5cm，宽 2.5～3.5cm，厚 1.5～2.5cm。其包膜呈连续细线状高回声，内部呈中等细密点状回声，中央见一条细长高回声带，称白膜；在睾丸门处白膜增厚，深入睾丸实质内，走行与附睾平行，称为睾丸纵隔（图 12-12）；在横切面时，睾丸纵隔呈边界不整齐的点状高回声。有时，可在睾丸上极见一结节样回声，此为睾丸附件，直径一般不超过 1cm（图 12-13）。CDFI：睾丸实质内见少许星点状或短棒状血流信号（图 12-14）。

2. 附睾正常声像图 附睾紧贴睾丸，大多数情况下，头、体、尾不能在同一切面显示。附睾头厚度约不超过 1cm，附睾体厚度不超过 0.5cm，附睾尾厚度不超过 1cm。附睾头位于睾丸上极，回声与睾丸相似（图 12-15）；附睾体大多位于睾丸前方，部分男性附睾体部位于睾丸后方，呈条

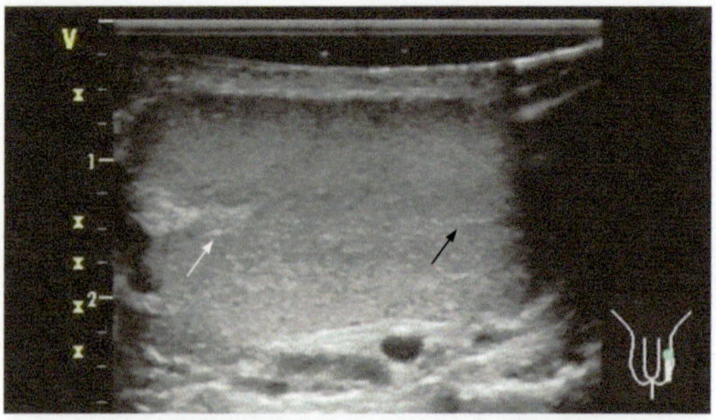

图 12-12 睾丸纵隔、睾丸白膜声像图

白箭头示睾丸纵隔；黑箭头示睾丸白膜

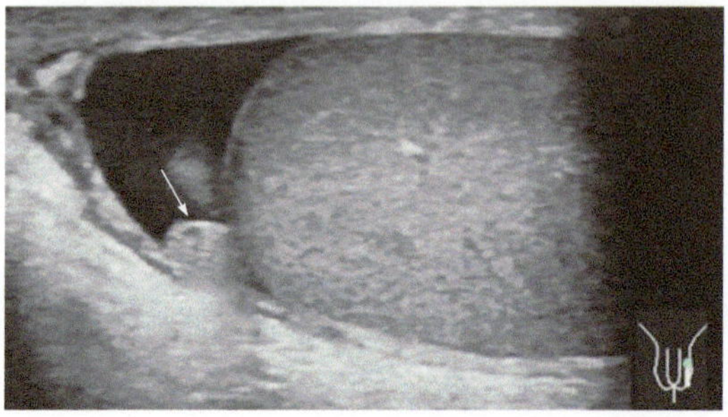

图 12-13 睾丸附件声像图

白箭头示附件

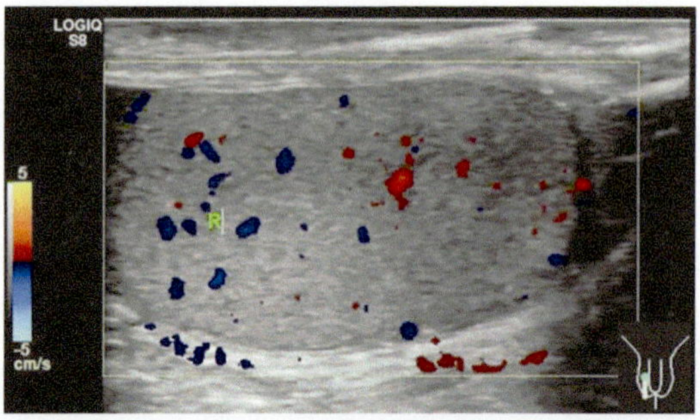

图 12-14 正常睾丸彩色血流声像图

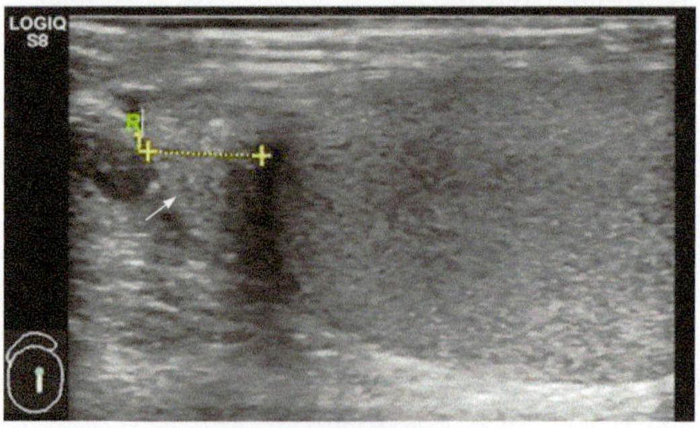

图 12-15 正常附睾头声像图

白箭头示附睾头

带状中等回声，上接头部，下连尾部；尾部位于睾丸下极，呈不规则三角形，回声稍低于睾丸实质，且不均匀。CDFI：附睾内可见少许点状血流信号。

3. 精索正常声像图　精索走行区见多条无回声管状结构，此为精索内的睾丸动脉、蔓状静脉丛、输精管动静脉等；CDFI 见动静脉伴行走行声像（图 12-16）。正常精索静脉走行相对平直，平卧位且平静呼吸时，精索静脉内径不超过 0.15cm，屏气时内经可达 0.18cm，平静呼吸时精索静脉内径大于 0.2cm 可考虑为曲张；当直立位平静呼吸时，精索静脉内径大于 0.3cm 时，亦可考虑精索静脉曲张（图 12-17）。因左侧精索静脉垂直汇入左肾静脉，使静脉回流受阻，曲张较右侧更为常见。

4. 鞘膜腔正常声像图　正常情况下，鞘膜腔内有少量液体，起润滑作用，最深处不超过 1.0cm，液体透声好，无粘连带；当各种因素如炎症等导致鞘膜分泌液体过多或吸收过少，导致液体聚集在鞘膜腔内，腔内积液深度超过 1.0cm 时则为鞘膜腔积液（图 12-18）。

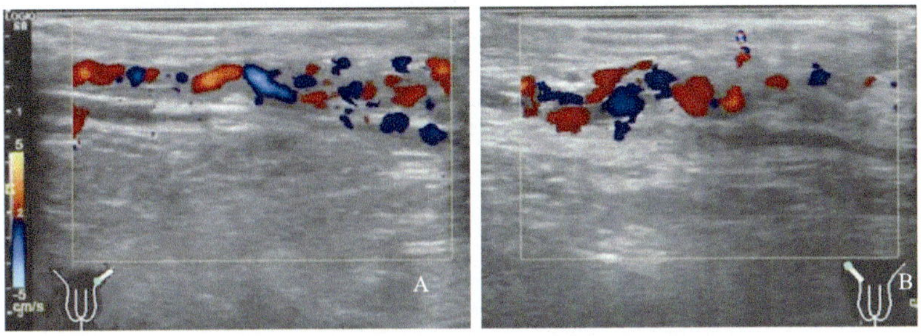

图 12-16　正常精索动静脉彩色血流显像声像图

A. 左侧精索彩色血流显像；B. 右侧精索彩色血流显像

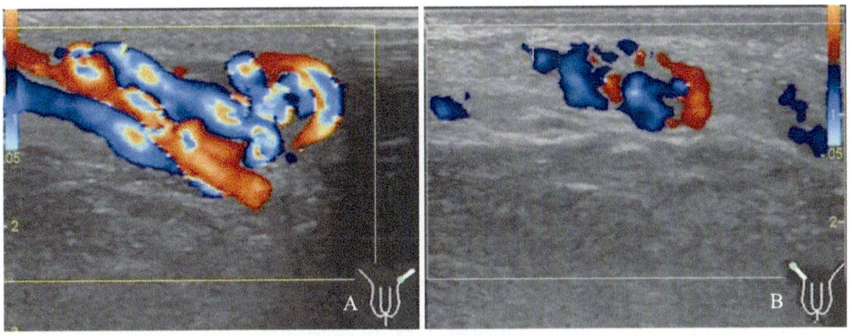

图 12-17　精索动静脉声像图

A. 精索静脉曲张声像；B. 正常精索动静脉

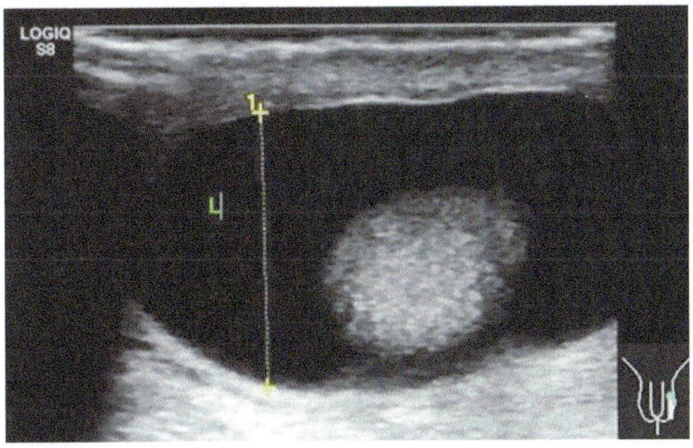

图 12-18　睾丸鞘膜腔积液声像图

5. 阴囊壁正常声像图 正常阴囊壁呈中等回声，厚度约0.5cm（图12-19）。

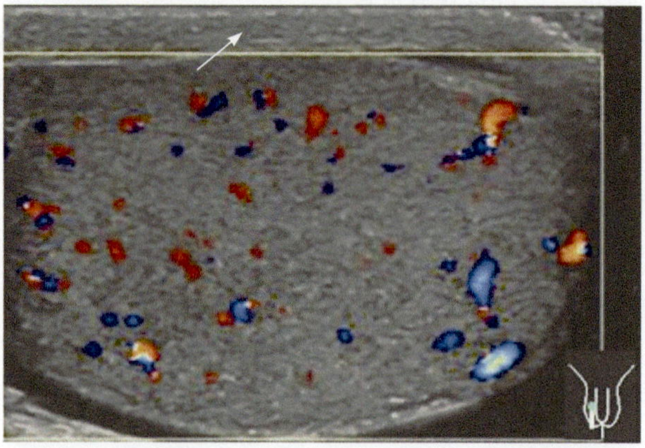

图12-19 阴囊壁、睾丸声像图（白箭头示正常阴囊壁）

第三节 男性生殖系统疾病的超声诊断

一、前列腺炎

（一）病因、病理及临床表现

【病因及病理】 前列腺炎（prostatitis）多见于中青年男子。因前列腺排泄管开口于后尿道，容易被感染。常见病因：①尿道上行感染；②尿道内滞留导尿管引起的医源性感染；③邻近器官如直肠等的炎症通过淋巴管引起的感染；④性行为频繁、盆腔充血诱发的炎症。根据病程的不同，前列腺炎可分为急性和慢性（图12-20）。

1. 急性前列腺炎（acute prostatitis，AP） 该种类型炎症组织学表现为前列腺组织水肿，腺泡内见大量白细胞弥漫性浸润，治疗后大部分炎症可消退。

2. 慢性前列腺炎（chronic prostatitis，CP） 可分为细菌性和非细菌性。大多数慢性前列腺炎患者无急性炎症过程。组织学上，前列腺分为内层和周围层，内层腺管为顺行，周围层腺管为逆行。当后尿道感染时，细菌将逆行进入周围层；当排尿障碍时，感染的尿液也可逆行至前列腺组织内，形成结石，使感染难以控制；同时，前列腺上皮的类脂质膜可阻挡多种抗生素进入前列腺，使慢性前列腺炎难以根治。病理改变为前列腺增大、纤维化或瘢痕形成。

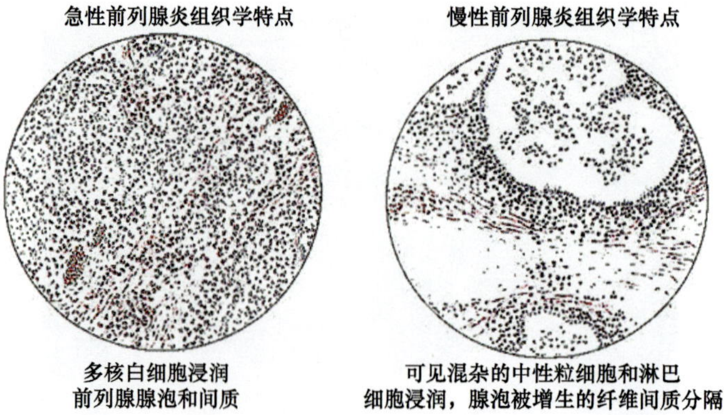

图12-20 前列腺炎组织学特点

【临床表现】

1. 急性前列腺炎　发病急，典型症状为尿频、尿急、尿痛。严重时患者可出现高热、寒战等感染性症状；亦可出现排尿困难及尿潴留等梗阻症状。

2. 慢性前列腺炎　反复尿路感染，患者出现尿频、尿急、尿痛等症状；亦可出现会阴部、下腹部隐痛；尿道口有白色分泌物流出；性功能障碍等。

（二）超声表现

多数轻症前列腺炎声像图改变不明显，炎症较重时，可表现出一定的超声声像图特征，但无特异性。

1. 急性前列腺炎　①包膜回声清楚、连续；②前列腺体积轻度或中度增大，内部回声均匀降低，当合并脓肿形成时，内部见低回声或无回声区，经直肠前列腺超声检查时，探头加压，该区域内可见液体流动征象；③CDFI：前列腺内部见丰富血流信号。

2. 慢性前列腺炎　①包膜回声清楚、连续，可有轻度不平整；②前列腺体积稍增大或正常，两侧对称；③内部回声不均匀，当累及范围较多时，可出现片状减低回声区，亦常伴有钙化回声；④对邻近器官组织无压迫、侵犯现象，精囊、膀胱等结构无异常。⑤CDFI：血流信号可增加或无异常。

（三）诊断要点

1. 急性前列腺炎　①临床表现：感染症状如发热、畏寒、尿频、尿急、尿痛、排尿困难等；② 超声表现：前列腺体积增大，内部回声减低，可伴有脓肿形成，前列腺内血流信号丰富；③实验室检查：白细胞增高，血清前列腺特异性抗原（PSA）轻度增高（4ng/ml＜PSA＜10ng/ml）。

2. 慢性前列腺炎　①临床表现：反复尿路感染伴排尿困难等；②超声表现：前列腺内部回声减低，可伴有脓肿形成，前列腺内血流信号丰富；③实验室检查：白细胞可轻度增高，血清前列腺特异性抗原轻度增高（4ng/ml＜PSA＜10ng/ml）。

（四）超声诊断价值

超声对前列腺炎诊断无特异性。轻症急性前列腺炎超声图像可无明显改变，经直肠超声可评估炎症对前列腺的侵犯情况。当形成脓肿时，可对脓肿的范围、发展情况做评估，为临床治疗提供参考。慢性前列腺炎可有超声声像图的改变，虽无特异性，但可根据前列腺的声像图表现，为临床诊断提供证据。

二、良性前列腺增生

（一）病因、病理及临床表现

【病因及病理】　良性前列腺增生（benign prostatic hyperplasia，BPH）是 50 岁以上男性常见疾病之一。目前关于其病因无统一说法，可能与雄性激素有关。此外，雌激素、生长因子、炎症细胞、神经递质及遗传因素等可能是良性前列腺增生的相关因素。

良性前列腺增生好发于内腺，少部分外腺亦可出现；增生的成分主要由纤维、平滑肌和腺体组成。其主要表现为前列腺上皮及间质增生。首先为间质增生，尿道前列腺部黏膜下腺体区出现纤维结节；进而腺上皮出现增生；增生组织将前列腺组织向外周推挤，使其退变，使腺体组织变为纤维增生，形成灰白色假膜，称外科包膜（图 12-21）。

【临床表现】　病程早期，仅表现为尿频、尿急，特别是夜尿增多；当有炎症或伴发结石时，患者则出现尿急、尿痛等临床症状；随着病程进展，可出现尿线变细、排尿困难；在排尿困难的基础上，常因受凉、饮酒、劳累等发生急性尿潴留，患者完全不能排尿，腹部胀痛难忍。病程晚期时，因长期尿路梗阻易引发尿路感染，加重梗阻，则可能损伤肾脏，出现肾盂积水、肾功能不全等。

前列腺体积增大的程度与尿道阻塞程度及疾病严重程度无正相关关系，为明确疾病的严重程度，一般将良性前列腺增生分三期（表 12-3）。

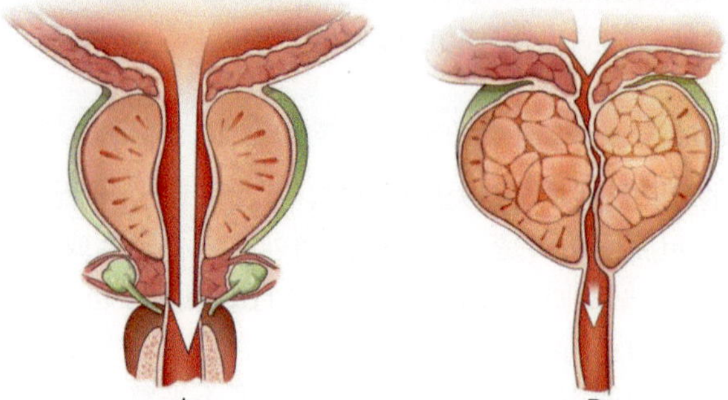

图 12-21　正常前列腺尿道与前列腺增生尿道模拟图

A：正常前列腺尿道；B：前列腺增生推挤、挤压尿道，引起排尿困难

表 12-3　良性前列腺增生分期

分期	表现
一期	尿频、夜尿增多、尿无力、排尿困难，无残余尿
二期	膀胱逼尿肌失代偿，出现残余尿
三期	膀胱排空功能减退，尿潴留、肾功能不全等并发症

（二）超声表现

1. 直接征象　①形态变化：前列腺体积增大，以前后径增大明显，失去其板栗形态，呈椭圆形或圆形；当肿大到一定程度，可使膀胱颈变形抬高，前列腺凸向膀胱腔。当各部位增生程度相同时，前列腺可呈对称性增大；当各部位增生程度不同时，亦可表现为不对称性增大（图 12-22）。②内部回声：增大的内腺回声均匀或欠均匀，可成结节样改变。增生的结节表现为形态规则，边界清晰的高回声、中等回声（图 12-23），极少数表现为低回声。③伴随表现：常伴有前列腺结石形成，表现为分布于内外腺交接处的点状和（或）斑片状强回声，多数不伴声影（图 12-24、图 12-25）。CDFI：前列腺内部血流信号无改变或稍增多。

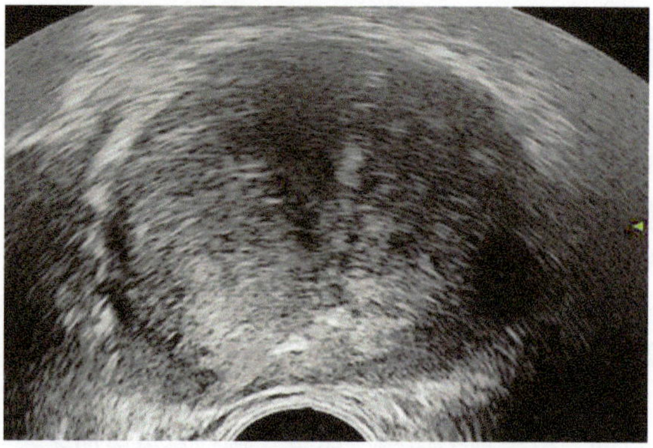

图 12-22　经直肠良性前列腺增生声像图

前列腺体积呈球形增大，形态饱满，包膜光滑完整，实质回声欠均匀

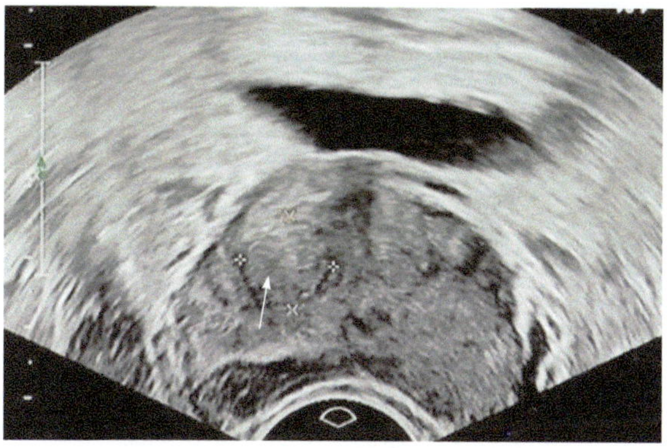

图 12-23　经直肠良性前列腺增生超声声像图

前列腺体积增大，实质内见一形态规则的中等回声结节（白箭头）

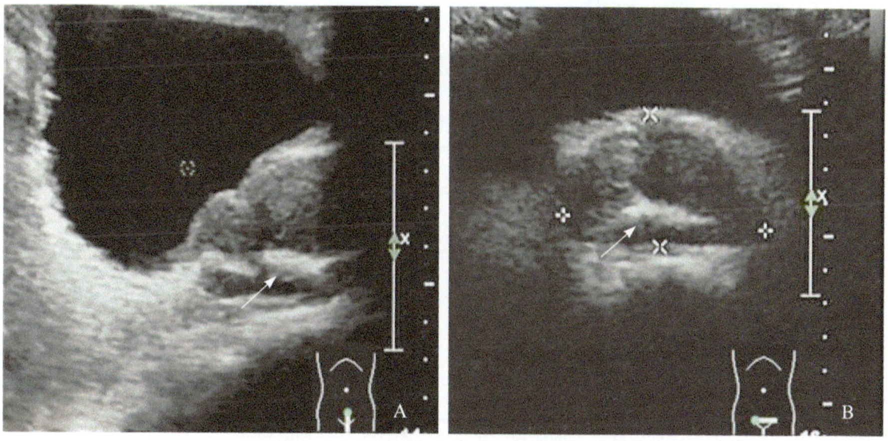

图 12-24　经腹部良性前列腺增生声像图

A：前列腺纵切面；B：前列腺横切面；前列腺体积增大，内外腺比例失常，以内腺增大为主，内外腺分界可辨认，内外腺交界处见强回声的钙化或结石（白箭头）

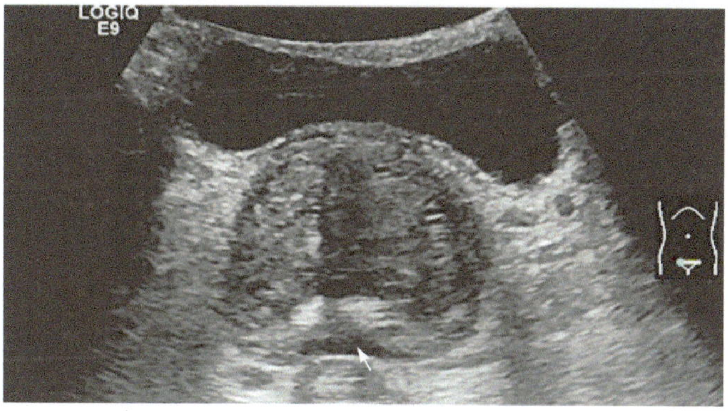

图 12-25　经腹部良性前列腺增生声像图

前列腺呈球形增大，内外腺比例失常，以内腺增大为主，外腺变薄，内外腺分界清楚，内腺成低回声，外腺成中等回声

2. 间接征象　当重度前列腺增生且时间较长时，可出现膀胱残余尿增多、膀胱壁代偿性增厚、膀胱肌小梁形成、膀胱假性憩室形成、双肾及输尿管积水等尿路梗阻表现（图 12-26）。

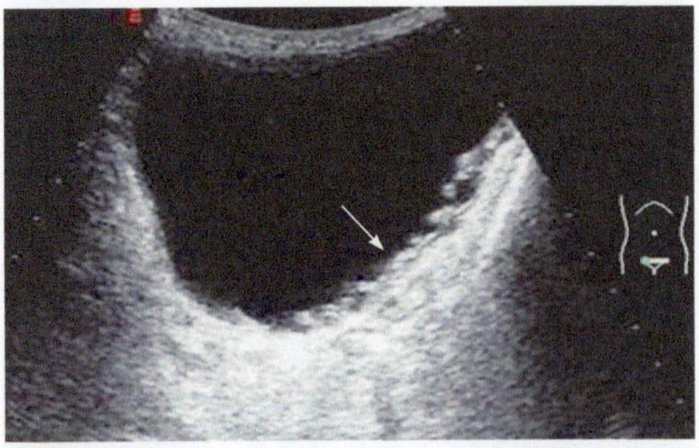

图 12-26 膀胱肌小梁形成声像图

良性前列腺增生并发膀胱内壁增厚，见多个大小不等结节样凸起（白箭头所示）

（三）良性前列腺增生分度

根据 Rous 标准，良性前列腺增生分度见表 12-4。

表 12-4 良性前列腺增生分度

分度	体积	重量（g）	形态
正常前列腺	2cm×3cm×4cm	18～20	板栗大小
Ⅰ度增生	约为正常 2 倍	21～25	鸽蛋大小
Ⅱ度增生	为正常 2～3 倍	26～50	鸡蛋大小
Ⅲ度增生	为正常 3～4 倍	51～60	鸭蛋大小
Ⅳ度增生	超过正常 4 倍	＞75	鹅蛋大小

注：良性前列腺增生分度仅能说明前列腺增生的体积变化程度，不代表尿道梗阻程度，尿道梗阻程度主要取决于增生的部位

（四）超声诊断价值

超声检查是前列腺疾病的首选影像学检查方式，其可以根据前列腺的大小、形态及内部回声评估前列腺增生的程度和疗效，同时可评估尿路梗阻的程度。

经腹及经会阴前列腺超声检查对前列腺的内部结构显示较差；经直肠前列腺超声检查则可更好地观察前列腺腺体内的细微结构改变，评价是否存在并发症，特别是超声引导下前列腺穿刺活检术，有助于鉴别良性增生和肿瘤病变。

三、前列腺癌

（一）病因、病理及临床表现

【病因及病理】 前列腺癌（prostatic cancer，PCa）好发于老年男性，病因尚不清楚。多数研究表明，前列腺癌可能与遗传、年龄、种族、性行为、饮食等有关。前列腺癌好发于外腺，特别是包膜下，常为多发病灶区。根据肿块形态，可分为结节型（约 70%）、浸润型（约 30%）两种类型。大多数前列腺癌为腺癌。不同类型前列腺癌生长速度不同，一部分生长缓慢，长期观察无明显变化，甚至少部分退化消失，称为“潜伏癌”；另一部分生长极快，早期即可突破包膜，向周围组织侵犯，如侵犯射精管、精囊、膀胱等邻近器官，同时，可通过血行引起骨转移（图 12-27）。

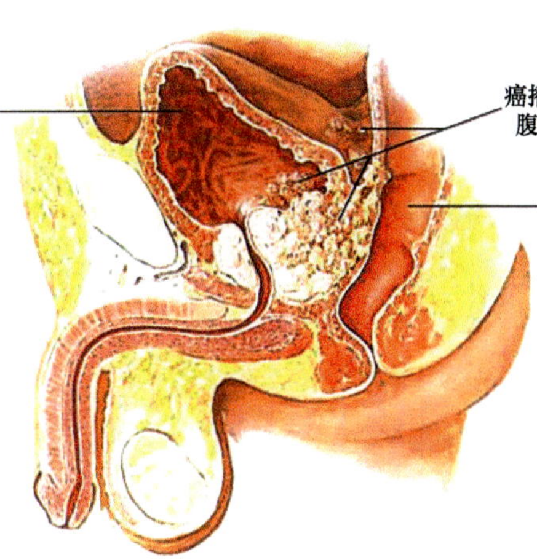

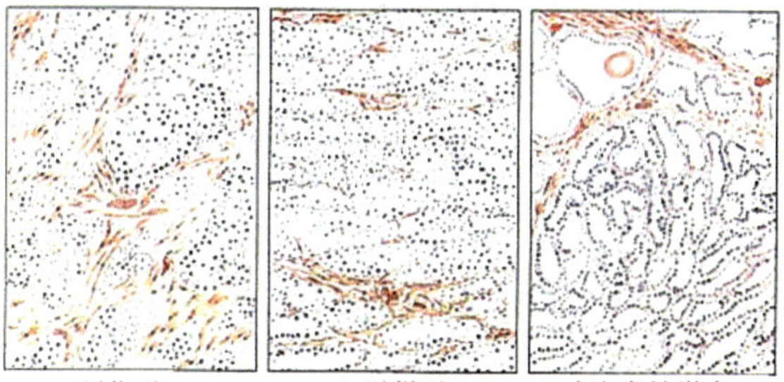

图 12-27　前列腺癌组织学特点

【临床表现】　为方便前列腺癌的诊治，临床根据不同的需要将其进行分期，在众多的分期种类中，改良 Jewett 分期法和 TNM 分期法最为常用。

1. 改良 Jewett 分期法　将前列腺癌分为四期，见表 12-5。

2. TNM 分期法　TNM 分期主要根据原发肿瘤的局部情况、淋巴结转移情况、远处器官转移情况进行分期，详见表 12-6。

早期前列腺癌患者无明显临床症状，常因体检时直肠指检发现或在前列腺增生的切除标本中发现。在死后解剖标本中亦可偶然发现。

进展期前列腺癌患者可表现出与良性前列腺增生相同的排尿困难等临床表现，实验室检查前列腺特异性抗原异常增高。

晚期前列腺癌患者根据转移的部位出现不同的临床症状。5%～20%可发生局部浸润及远处转移。局部浸润主要是直接向精囊及膀胱底部浸润，后者可引起排尿困难等尿道梗阻表现；淋巴转移最先至闭孔淋巴结，随后转移至骶骨前淋巴结、髂骨淋巴结、主动脉旁淋巴结及内脏淋巴结；血行转移主要表现为骨转移，其中脊椎转移最为常见，可表现为腰骶部等处疼痛。男性肿瘤骨转移应首先考虑到前列腺癌转移的可能。

表 12-5　前列腺癌 Jewett 分期

分期	表现
A 期	临床及影像学不能检出，仅在组织学检查中发现肿瘤细胞
	A1：局限于前列腺内某一小区域
	A2：仍局限于前列腺内，呈弥漫性病灶

续表

分期	表现
B 期	肿瘤仅局限于前列腺内，无远处转移
	B1：局限于前列腺一侧叶内，直径小于 1.5cm
	B2：肿瘤组织累及一叶以上或直径大于 1.5cm，但未超过包膜
C 期	病灶突破前列腺包膜，侵犯邻近器官，无转移
	C1：病灶仅突破前列腺薄膜，无邻近器官侵犯
	C2：病灶侵犯盆腔其他器官
D 期	临床及病理均有转移
	D1：盆腔淋巴结转移，局限腹主动脉分叉以下
	D2：腹主动脉分叉以上淋巴结及其他器官有转移

表 12-6 肿瘤 TNM 分期

分期	表现
原发肿瘤（T）分期	
Tx	原发肿瘤不能评价
T0	无原发肿瘤的依据
T1	临床无法发现、组织学发现的肿瘤 T1a 瘤体积＜切除组织的 5% T1b 瘤体积＞切除组织的 5% T1c 穿刺活检发现的肿瘤
T2	局限前列腺内的瘤 T2a 肿瘤限于单叶的 1/2 T2b 肿瘤超过单叶的 1/2，但限于该单叶 T2c 肿瘤侵犯两叶
T3	肿瘤局部浸润，突破包膜 T3a 肿瘤仅侵犯前列腺包膜 T3b 肿瘤侵犯精囊
T4	肿瘤侵犯除精囊外的其他邻近组织结构
区域淋巴结（N）分期	
Nx	无法评估淋巴结转移
N0	无淋巴结转移
N1	1～2 个区域有淋巴结转移
N2	3～6 个区域有淋巴结转移
N3	7 个及以上区域有淋巴结转移
远处转移（M）分期	
Mx	远处转移无法评价
M0	无远处转移
M1	有远处转移

（二）超声表现

1. 直接征象 ①位置：病灶多位于外腺，亦可分布于前列腺各区带；②病灶回声及形态：常为低回声结节，少数为等回声或不均匀高回声结节，形态不规则，结节边界常模糊不清；③CDFI：病变区血流信号增加，多为低速血流信号。

2. 间接征象 ①前列腺形态：当结节较小时，前列腺外形无明显改变；当结节较大时，腺体左右侧不对称，向周围组织隆起；②包膜不光滑，当包膜被浸润时，可见包膜线中断，与周围组织分界不清（图 12-28、图 12-29）；③外周侵犯及转移：当邻近器官受侵犯时，如精囊腺、膀胱、直肠、睾丸等，可表现为受侵犯部位形态失常，其内见病灶回声；有转移时，可见淋巴结肿大声像和（或）远处器官（如肝脏）内实性占位声像；④继发征象：当尿道受侵犯或膀胱颈受侵犯时，可表现尿潴留、双侧输尿管扩张、双肾积水等尿路梗阻征象。

3. 诊断要点 ①临床表现：早期无明显临床表现，晚期可出现排尿困难、尿潴留、腰骶椎疼痛等症状；②超声表现：前列腺形态失常，双侧不对称增大，外腺见边界不清低回声区，包膜可中断，并见周围组织侵犯及远处转移表现；③实验室检查：血清 PSA 异常增高（>10ng/ml）。

需注意，前列腺癌确诊的金标准为组织活检病理结果，如超声引导下前列腺组织活检。

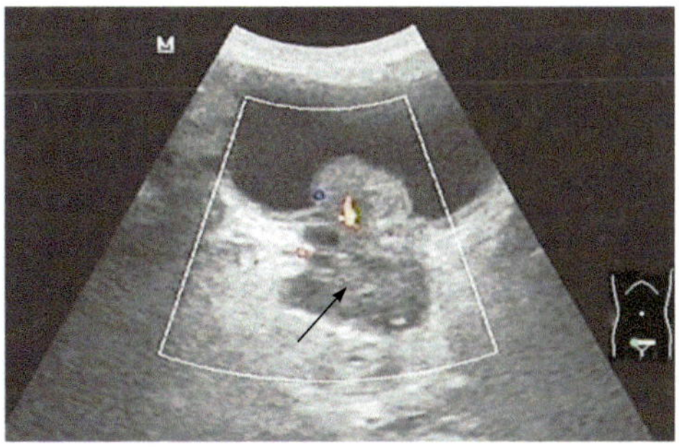

图 12-28　经腹前列腺癌声像图

前列腺形态失常（箭头所示），包膜不平整，向周围组织侵犯，内部回声不均匀，见短棒状血流信号

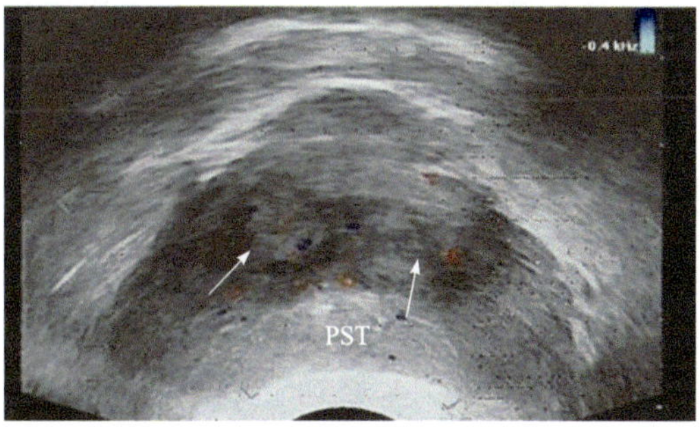

PST：前列腺

图 12-29　经直肠前列腺癌声像图

前列腺内见两枚低回声结节（箭头所示），界线欠清晰，周边见包绕的低回声晕，结节内及周边见血流信号

4. 鉴别诊断 前列腺癌需与前列腺脓肿、良性前列腺增生、前列腺结核等鉴别（表 12-7）。

表 12-7　前列腺癌、良性前列腺增生、前列腺炎、前列腺结核鉴别要点

鉴别要点	前列腺癌	良性前列腺增生	前列腺炎	前列腺结核
病灶部位	外腺多见	内腺多见	呈弥漫性改变	任何部位
病灶回声	多为低回声	多为中高回声	片状低回声区	多为低回声
前列腺形态	形态失常，非对称性增大	形态饱满，以内腺增大为主	大小无异常或轻度对称性增大	因病灶分布情况而定
包膜	可中断、不光滑	连续、光滑	当形成脓肿并突破包膜时，可中断	连续、光滑
结石或钙化	常病灶周围	内外腺交界处	散在分布	散在分布
侵犯及转移	有	无	无	可有
临床表现	早期无明显表现；晚期可有尿路梗阻、腰骶椎疼痛等转移症状	反复尿路梗阻症状	起病急，全身感染症状	有结核病史，早期症状不明显，晚期可表现为血精、血尿、排尿困难等
血清 PSA	>10ng/ml	>4ng/ml，<10ng/ml	>4ng/ml，<10ng/ml	<4ng/ml

（三）超声诊断价值

在前列腺癌的影像学诊断中，超声检查占有重要地位。经直肠超声检查的敏感性高于直肠指检，其组织分辨率也超过 CT 和 MRI；超声引导下组织学活检更为临床可疑早期癌的患者提供病理诊断和鉴别诊断依据。同时，超声检查对前列腺原发肿瘤早中期的分期，准确性高于 MR 和 CT。但其对盆腔淋巴结转移不及 MRI 和 CT；对前列腺癌 D 期诊断，核素扫描更有其优势。

四、睾丸扭转

（一）病因、病理及临床表现

【病因及病理】 睾丸扭转即精索扭转（Spermatic cord torsion），指各种因素使精索绕其纵轴旋转，其本质是精索内的精索动静脉扭转后血流障碍，引起睾丸、精索、附睾的一系列缺血性改变。睾丸扭转后，首先发生静脉回流障碍，引起睾丸、附睾及周围组织静脉性淤血水肿；如未能及时解除扭转，则睾丸发生动脉血供障碍，导致其不可逆的坏死。扭转程度大多数为 180°～360°，程度大者可达 720°。睾丸扭转的病理变化与扭转的程度及时间有关。扭转程度越大，时间越长，对睾丸的损害程度就越大，预后越差。睾丸扭转 6h 内复位，绝大部分可恢复功能；扭转超过 360°且时间超过 6h，睾丸功能恢复的可能性极低。

根据扭转的部位，睾丸扭转可分为鞘膜内型、鞘膜外型（图 12-30）。新生儿期和青春期为两个高发年龄段。新生儿易发生鞘膜外型，主要原因是睾丸、附睾等与阴囊壁未贴合，呈游离状态；青少年易发生鞘膜内型，主要原因与解剖结构异常有关，如睾丸鞘膜、系膜过长增加睾丸活动度；睾丸下降不全或异位等。此外，外界温度改变、剧烈运动、睾丸手术史等可引起提睾肌收缩加强，易发生睾丸扭转。

【临床表现】 主要表现为患者突然一侧阴囊内睾丸疼痛，常在睡眠或剧烈运动后发生，初为隐痛，很快转为剧痛，呈持续性并放射至腹股沟及下腹部，可伴有恶心、呕吐。部分患者可自行缓解。患侧阴囊皮肤红肿，睾丸肿大，伴有明显触痛，睾丸位置抬高或横位，精索常有增粗、压痛。

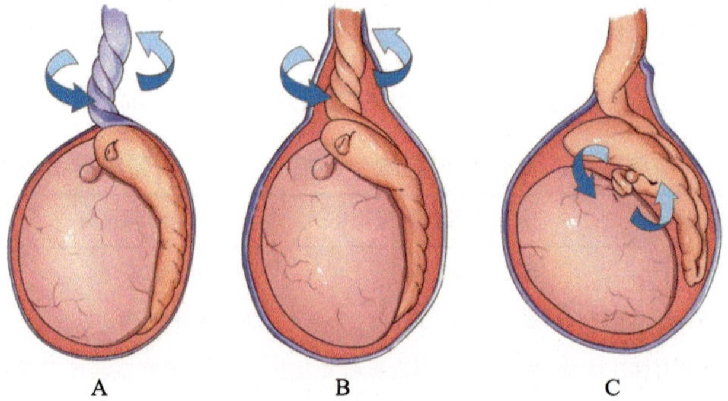

图 12-30 睾丸扭转类型

A. 扭转发生于睾丸鞘膜之外；B. 扭转发生于睾丸鞘膜之内；C. 扭转发生于睾丸、附睾之间

（二）超声表现

睾丸扭转超声表现与扭转时间长短相关。根据扭转时间的长短，可分为急性期、亚急性期、慢性期。

1. 急性期（少血供） 在睾丸上方见紊乱回声团，睾丸二维图像无异常，与健侧相似，仅表现为阴囊壁增厚，睾丸位置改变，呈横位或斜位；随后睾丸轻度肿大，实质回声弥漫性减低，精索、附睾肿大，CDFI 显示睾丸及附睾内血流信号较健侧减少或消失。此期多发生于扭转后 6h。如在该时间段内被松解，睾丸仍较健侧增大，血流信号较健侧增多，但短时间内很快恢复正常（图 12-31）。睾丸附件扭转时，睾丸体积正常或轻度肿大，附件肿大，即在睾丸上极与附睾之间见不均匀紊乱回声团块，CDFI：睾丸内血流信号正常，团块内无血流信号。此期是拯救睾丸的关键时期。

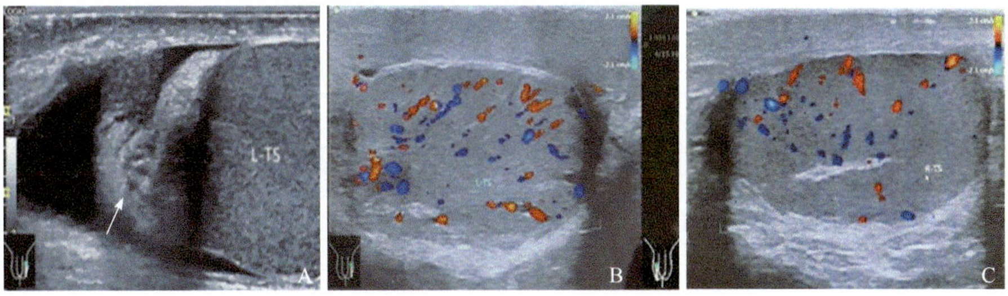

图 12-31　睾丸扭转及松解后双侧睾丸血流对比声像图

A. 左侧睾丸上方见一紊乱回声团（白箭头所示）；B. 左侧睾丸扭转松解术后血流增多；C. 右侧睾丸正常血流声像图

2. 亚急性期（缺血型）　此时睾丸已经坏死，失去救治机会。二维声像图睾丸肿大，内部实质见局限性或弥漫性不均质低回声或无回声，当出现实质回声显著减低伴有明显网状或小蜂窝状等改变时，提示睾丸已坏死（图 12-32）。附睾肿大，精索增粗，鞘膜腔内见积液。CDFI：睾丸、附睾及扭转的精索部分等无血流信号（图 12-33），仅阴囊壁见血流信号。

3. 慢性期（萎缩期）　此期睾丸继续坏死，睾丸体积缩小，内部可见强回声钙化灶。CDFI：睾丸内无血流信号。

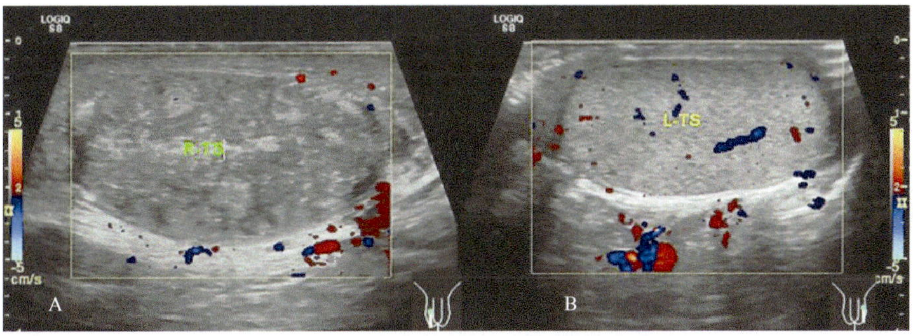

图 12-32　睾丸扭转亚急性期声像图

A. 右侧睾丸扭转亚急性期，体积较左侧明显增大，内部回声不均匀，弥漫分布减低回声区，其内未见明显血流信号，仅阴囊壁见少许条状血流信号；B. 左侧睾丸正常血流声像图

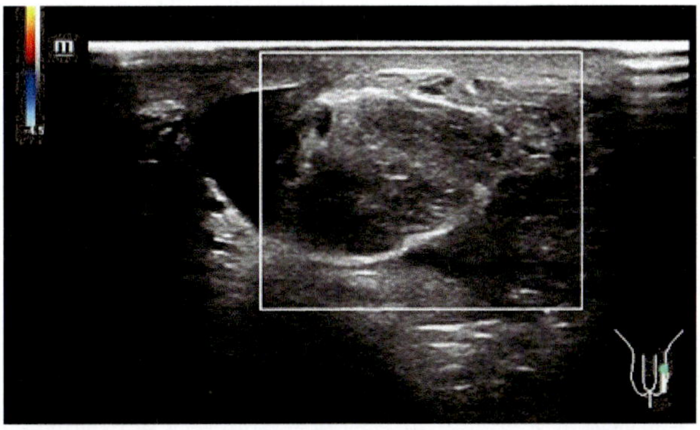

图 12-33　亚急性期睾丸扭转部位彩色血流声像图

左侧睾丸扭转部位呈杂乱团块改变，周边见少许积液回声，其内未见明显血流信号

4. 诊断要点 ①临床表现：突然一侧阴囊内睾丸疼痛，阴囊红肿，阴囊抬高试验阳性；②超声表现：患侧睾丸增大，呈横位或斜位，回声减低不均，伴有少量积液，附睾亦可显著增大；CDFI：睾丸内部血流信号减少或消失。

5. 鉴别诊断 临床上，睾丸扭转与急性睾丸炎需鉴别（表 12-8），以免错过睾丸扭转治疗的最佳时机。

表 12-8 睾丸扭转与急性睾丸炎鉴别要点

鉴别要点	睾丸扭转	急性睾丸炎
好发人群	青少年	成年人
超声特点	睾丸血供减少或消失	睾丸血供丰富
位置	睾丸呈横位或斜位	睾丸位置无变化
临床表现	起病急，局部症状重，全身症状轻	起病相对较缓，伴有发热等全身感染症状
阴囊抬高试验	疼痛加剧	疼痛缓解

注：自行缓解后，睾丸因淤血表现为低回声；CDFI 示血流信号明显增多，与急性睾丸炎难以区分

（三）超声诊断价值

彩色多普勒超声是睾丸扭转首选的影像学检查。仅凭二维声像图无法准确诊断睾丸扭转的时长，需通过对睾丸内部回声的变化及血流信号的特点，提示睾丸扭转的预后与转归。

五、睾丸创伤

（一）病因、病理及临床表现

【病因及病理】 睾丸创伤（testicular trauma）主要是外来暴力或医源性等因素所致，可分为闭合性损伤和开放性损伤。闭合性损伤主要为睾丸挫伤、睾丸破裂、睾丸脱位；开放性损伤主要包括穿透伤等。以睾丸挫伤、睾丸破裂较为多见。

受外力挫伤时，睾丸内出血，白膜未破，轻者出血少，仅为睾丸组织内渗血；睾丸遭受巨大暴力损伤明显时，组织间隙分离，睾丸隔破裂，小血管破裂出血，睾丸内形成血肿；睾丸裂伤时，白膜破裂，睾丸内部压力突然增大，包膜无法承受而断裂，睾丸实质破裂，溢出包膜，鞘膜腔内积血。睾丸脱位较为罕见，常为巨大挤压力将睾丸通过正常解剖空隙或组织膜间隙挤压到阴囊以外的部位。

【临床表现】 有明确外伤史，患者受暴力时当即剧痛，当疼痛难以忍受可出现晕厥，伴恶心、呕吐。阴囊触痛、肿大、皮肤表面青紫，阴囊内容物扪及不清。

（二）超声表现

1. 阴囊壁 当睾丸受创后，阴囊壁通常水肿、增厚，各结构层次不清；当损伤较重时，阴囊壁层次分离，形成皮下血肿，表现为不规则无回声区。CDFI：阴囊壁血流信号较健侧增多。睾丸损伤根据损伤程度表现出不同声像。

2. 睾丸挫伤（contusion of testis） 挫伤较轻时，睾丸形态、大小无变化，包膜完整，损伤部位回声紊乱，范围常不规则，与正常组织无明显分界或有分界（图 12-34）；CDFI：损伤部位睾丸内血流信号稍增多，正常实质血流常无明显异常。当睾丸鞘膜腔少量积血时，可表现为少许无回声区。

3. 睾丸血肿（hematoma of testis） 睾丸明显增大，形态饱满，包膜完整。当以组织间弥漫

性渗血为主时，声像图表现为睾丸实质内的一个或多个低无回声区；当以大血肿为主时，声像图表现为睾丸实质内大片状低、无回声区，内部见点絮状回声（图 12-35）。CDFI：血肿区域无血流信号，其余睾丸实质内血流信号增加。

4. 睾丸破裂（ruptured testicle） 睾丸形态失常，包膜中断，根据不同的损伤程度，内部回声表现不同。可有血肿形成，睾丸破裂线可见，睾丸组织溢出包膜。常合并大量鞘膜腔内积血（图 12-36）。

5. 睾丸脱位（dislocation of testis） 单纯的睾丸脱位表现为阴囊内未见睾丸声像，于腹股沟管外环口附近见睾丸回声。CDFI：睾丸内血流信号稀少或无血流信号。当合并睾丸损伤时表现为相应的声像。

6. 睾丸内异物 见于枪击伤、穿透伤。睾丸鞘膜腔或睾丸内见异物回声。如子弹等金属，表现为强回声伴彗星尾征。

7. 诊断要点 ①临床表现：有明确外伤史，阴囊剧痛，可放射至腹部；查体时，可见阴囊淤血、肿胀，可扪及包块；②超声表现：因损伤程度不同，睾丸表现不同。睾丸挫伤仅表现为挫伤部位回声紊乱；睾丸血肿表现为睾丸实质内的一个或多个低、无回声区，白膜完整；睾丸破裂表现为睾丸形态失常，包膜中断，内部回声杂乱等。

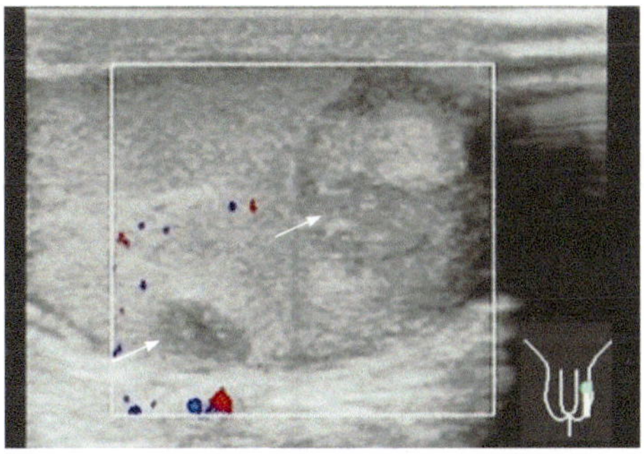

图 12-34 睾丸挫伤声像图

左侧睾丸内两处减低回声区（白箭头所示），形态尚规则，内部回声不均，其内未见明显血流信号。结合外伤史，考虑为睾丸损伤

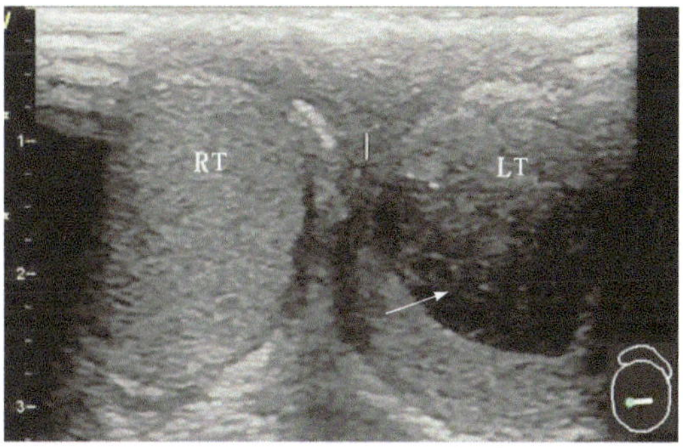

RT：右侧睾丸横切面；LT：左侧睾丸横切面

图 12-35 睾丸血肿形成声像图

白箭头示睾丸挫伤形成巨大血肿，呈低无回声

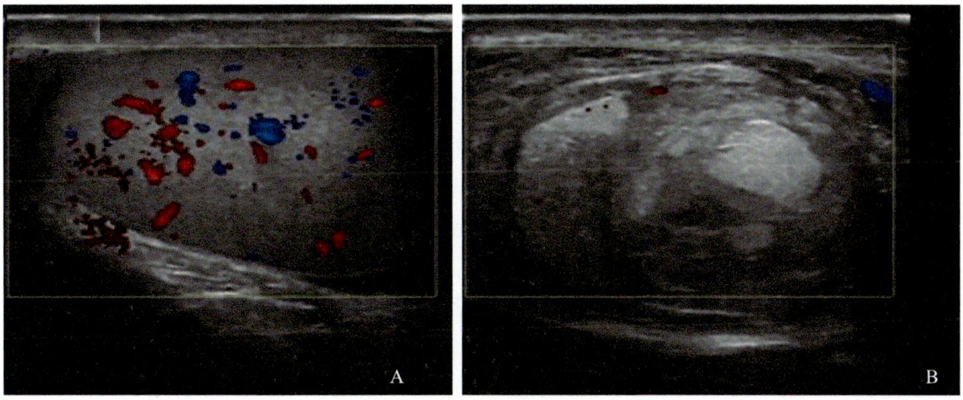

图 12-36 睾丸破裂声像图

A. 显示右侧睾丸破裂，包膜中断，内部回声紊乱，见大片状增高回声；B. 显示左侧睾丸正常声像图

（三）临床诊断价值

超声检查是睾丸损伤首选影像学检查方式，结合外伤史及剧烈疼痛等临床表现，超声医生能快速明确损伤部位、损伤范围及损伤程度，为选取治疗措施及判断预后提供有力依据。

六、睾丸肿瘤

（一）病因、病理及临床表现

【病因】 睾丸肿瘤（testicular cancer，TCa）发生率较低，仅占男性恶性肿瘤的1%～2%，目前有关资料已证明隐睾、睾丸生殖细胞肿瘤病史、家族史、两性畸形及不育症5个因素可促使睾丸肿瘤的发生。但更多的肿瘤病因目前仍不完全明确，可能与病毒感染、环境污染、内分泌异常、损伤及遗传因素等有关。

【病理】 睾丸肿瘤根据组织特点分为原发性肿瘤和继发性肿瘤两类。继发性睾丸肿瘤较为罕见，绝大多数为原发性。原发性睾丸肿瘤又可分为生殖细胞肿瘤和非生殖细胞肿瘤两大类，生殖细胞肿瘤可分为精原细胞瘤和非精原细胞瘤（表12-9）。

1. 精原细胞瘤（seminoma） 最为常见的一类睾丸肿瘤，占睾丸肿瘤的90%～95%。该类肿瘤发生于曲细精管的生殖上皮，生长速度较缓慢，预后一般较好。典型精原细胞组织切片表现为大圆形或多角形，胞膜清楚，胞质透明，核大居中。

表12-9 睾丸肿瘤组织学分类

睾丸肿瘤		组织学分类
原发性肿瘤	生殖细胞肿瘤	—
	精原细胞瘤	典型精原细胞瘤、间变型精原细胞瘤、精母细胞性精原细胞瘤
	非精原细胞瘤	胚胎瘤、畸胎瘤、绒毛膜癌、内胚窦肿瘤、胚胎性腺癌
	非生殖细胞肿瘤	—
	性腺基质瘤	间质细胞瘤、支持细胞瘤
	性腺胚细胞瘤	—
继发性肿瘤		网状内皮组织肿瘤、转移性肿瘤

2. 非精原细胞瘤 该类肿瘤来源于纤维组织、平滑肌、血管和淋巴组织等睾丸间质细胞，虽然比较少见，但恶性程度高，较早出现淋巴和血行转移，预后较差，如胚胎瘤、畸胎瘤、绒毛膜癌等。

（1）胚胎瘤：为一种高度恶性肿瘤，肉眼观察肿瘤呈灰白色实性，可破坏睾丸包膜，向周围浸润，镜下细胞分布可呈腺泡样、脉管样、乳头样，复杂多变。

（2）畸胎瘤（teratoma）：根据分化程度的不同，畸胎瘤可分为成熟型、未成熟型、恶性（未分化型）畸胎瘤三种类型。①成熟型畸胎瘤由分化成熟的三种胚层构成，组织切片可见正常形态的细胞、组织，可含有软骨、肝肠、肌肉及神经等，约20%可发生转移；②未成熟型畸胎瘤由不成熟的三种胚层组织构成，含有轻度分化或原始细胞，细胞核大，分裂活跃，形态异常明显；③恶性畸胎瘤包含分化良好和不良好的组织，其中可含有各种癌样细胞，如胚胎样组织等。一般幼儿畸胎瘤预后较好，成熟型畸胎瘤不发生转移。

（3）绒毛膜癌：是非精原细胞瘤中预后最差的类型。单独的绒毛膜癌较为罕见，其多与其他类型的生殖性肿瘤混合存在，人绒毛膜促性腺激素（HCG）的升高对绒毛膜癌成分的存在具有特异性。

3. 睾丸恶性淋巴瘤（malignant lymphoma of testis） 该类睾丸肿瘤常弥漫整个睾丸，并累及附睾。肉眼观察为灰白色或红色，难以与精原细胞瘤鉴别。镜下可见淋巴瘤呈浸润性生长，破坏精曲小管。成人睾丸淋巴瘤大多数为弥漫性大细胞型。

【临床表现】 本病好发于 20～40 岁的青壮年，临床症状多变。早期患者可能没有症状，病程缓慢，患侧睾丸呈无痛性增大。当肿瘤出血坏死或血管栓塞时，患者可出现患侧阴囊局部皮肤发红、疼痛，伴有畏寒、发热、寒战等感染性症状，与急性睾丸炎难以鉴别。晚期根据转移的部位，患者可表现出相应的症状，如骨关节疼痛、咳嗽和呼吸困难等症状。少数有人绒毛膜促性腺激素（hCG）分泌的睾丸肿瘤患者可见乳房肿大。体格检查时，可见患侧睾丸肿大，质地坚实并有沉重感，失去正常弹性，表面光滑或有数个较大且与睾丸分界不清的肿块。

（二）超声表现

1. 精原细胞瘤（seminoma） ①睾丸大小改变：呈均匀性增大，睾丸形态不发生变化，保持椭圆形；②内部回声：常表现睾丸内的低回声或中低回声结节，界线模糊或清晰（图 12-37）；③包膜：因精原细胞瘤较少突破包膜侵犯周围组织，因此大多数包膜光滑完整；④CDFI：多数病灶部位血流信号增加、杂乱。

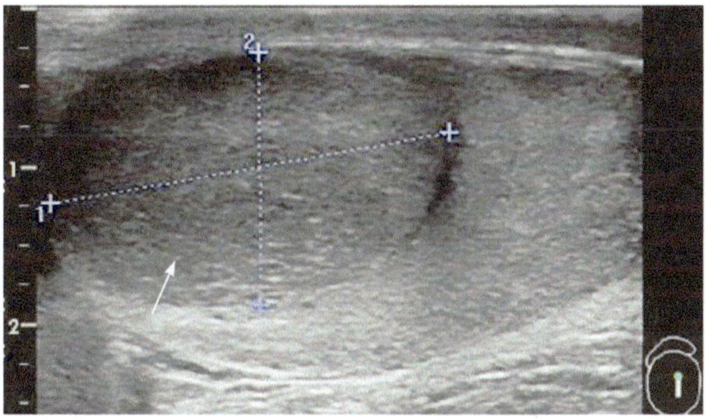

图 12-37　睾丸精原细胞瘤声像图

白箭头示病灶呈低回声，边界清楚，形态规则，内回声欠均匀

2. 胚胎瘤（embryonal carcinoma） ①睾丸大小改变：早期隐匿性癌由于体积小，除局部回声异常外可无明显睾丸形态和大小改变。中晚期肿瘤较大时，呈分叶状生长，致睾丸呈不规则增大，形态失常；②内部回声：常表现为混合性回声，因肿瘤生长过快，瘤内发生出血、坏死、纤维化、钙化。多数小钙化灶呈多个斑片状强回声（图 12-38）；③包膜：胚胎瘤恶性程度高，生长快，常突破包膜侵犯周围组织，因此可见包膜中断征象；④CDFI：血流信号增加、杂乱。

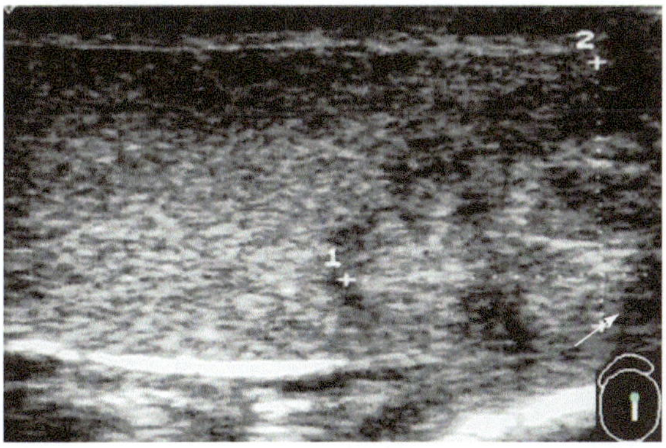

图 12-38　睾丸胚胎瘤声像图

白箭头示睾丸下份见一紊乱回声，界线不清，形态不规则，突破包膜，侵犯附睾尾

3. 畸胎瘤（teratoma） ①睾丸大小改变：因肿瘤呈不规则团块，因此睾丸形态失常，体积增大；②内部回声：常表现为混合回声，瘤内可见钙化强回声；③CDFI：病灶内血流信号稀疏或无明显血流信号（图 12-39）。

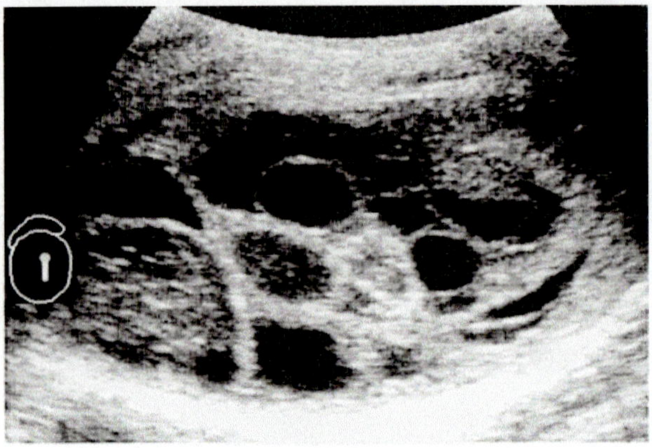

图 12-39 睾丸畸胎瘤声像图

睾丸体积增大，几乎未见正常睾丸实质回声，其被囊实性结构占据

4. 睾丸恶性淋巴瘤（malignant lymphoma of testis） ①睾丸大小改变：睾丸呈均匀性明显增大，大于正常睾丸体积的 3 倍以上；②内部回声：睾丸呈均匀极低回声；③CDFI：睾丸血流信号丰富，因淋巴细胞无限增生伴血管扩张，特别是小儿，表现为异常丰富血流信号。④淋巴结转移：恶性淋巴瘤可沿精索淋巴结向腹膜后淋巴结及肾门淋巴结转移，表现为腹膜后及腹主动脉旁肿大淋巴结声像。

5. 睾丸表皮样囊肿（epidermoid cyst of the testis） 囊壁边界清楚，有时周边可见“蛋壳样”的环状钙化；病灶内部回声减低不均匀，可因成分不同而显现内部回声差异，部分病灶内低回声与超高回声交错分布，呈“洋葱皮样”改变（图 12-40）；部分病灶中央可见液化坏死灶。

6. 睾丸造影 睾丸肿瘤造影时，一般恶性肿瘤表现为注入造影剂后病灶血流信号增强，走行迂曲不规则。

7. 鉴别诊断 ①睾丸肿块良、恶性鉴别：超声对睾丸内团块的良、恶性无特异性声像图表现，鉴别主要依据穿刺病理活检。②睾丸肿瘤需与睾丸创伤鉴别：睾丸创伤有明确的外伤史，且起病急；睾丸肿瘤一般无明确外伤史，起病相对较缓。

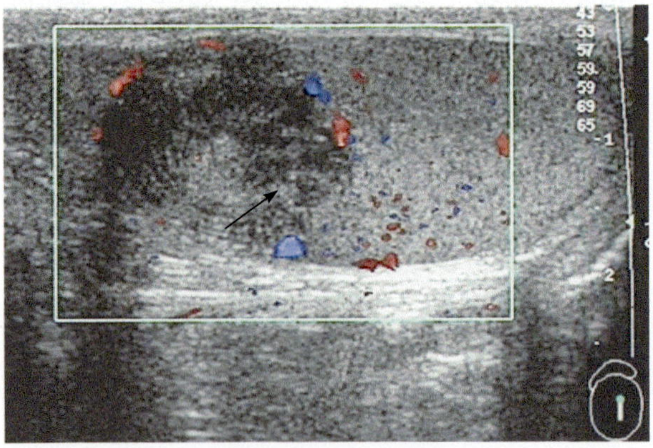

图 12-40 睾丸表皮样囊肿声像图

箭头示睾丸中份实质内见一中低回声团，界线清楚，内部回声不均匀，呈“洋葱皮样”改变

（三）超声诊断价值

超声对于睾丸肿瘤的诊断，不仅能发现病变，还能评估病变的范围及程度；具有丰富经验的超声医生结合病史，甚至可对部分具有特异性超声表现的睾丸恶性肿瘤进行定性诊断，如精原细胞瘤。另外超声检查可了解腹腔、腹膜后、肾门有无淋巴结转移，腹股沟、髂窝的血管旁有无淋巴结等病灶，方便术后复查。

七、急性附睾睾丸炎

（一）病因、病理及临床表现

【病因及病理】 急性附睾睾丸炎（acute epididymo-orchitis）主要是因为致病菌通过各种途径，导致附睾及睾丸产生炎症改变。常见的致病菌为大肠埃希菌、葡萄球菌、铜绿假单胞菌等。当尿路感染时，致病菌可通过尿道进入输精管引起感染，炎症最先累及附睾尾，由附睾尾延至附睾头，再由附睾头波及睾丸；当急性腮腺炎消退后，致病菌亦可通过血行播散，炎症首先累及睾丸，由睾丸传至附睾头，最后波及附睾尾。根据受累程度和范围，可分为附睾炎、睾丸炎及附睾睾丸炎。根据病程，可分为急性、慢性。

炎症早期，炎症部位水肿，被中性粒细胞、浆细胞及淋巴细胞浸润，随后发展为脓肿。炎症后期，炎性作用使附睾管周围纤维化，造成管腔堵塞，精子无法通过附睾管，若两侧均堵塞，则导致男性不育。

【临床表现】 急性睾丸炎起病急，患侧阴囊红肿、睾丸肿大，患者可出现疼痛，并可反射至腹股沟区及腰部；严重者可伴有局部发热等感染症状。多数患者在睡眠时突然发生附睾炎，附睾肿胀进程较快，几小时内体积可增大数倍。此时患者高热，可出现膀胱炎、前列腺炎等相关症状。慢性睾丸附睾炎多是急性睾丸附睾炎的长期炎症未控制得当所致。

（二）超声表现

1. 急性睾丸炎 ①形态：睾丸均匀性增大；②包膜：表面光滑；③内部回声：病灶部分回声减低，当脓肿形成时，可见不规则低回声或无回声区；④伴随表现：当脓肿破溃或炎性刺激时，睾丸鞘膜腔内见积液回声；⑤CDFI：睾丸实质内见丰富血流信号，当脓肿液化时，脓肿区无明显血流信号，周边血流信号丰富（图 12-41）。

2. 急性附睾炎 ①形态：附睾不规则肿大；②内部回声：不均匀性减低，以附睾尾更为明显，当合并脓肿液化坏死时，实质回声内可见无回声区；③CDFI：附睾实质内见丰富血流信号（图 12-42）。

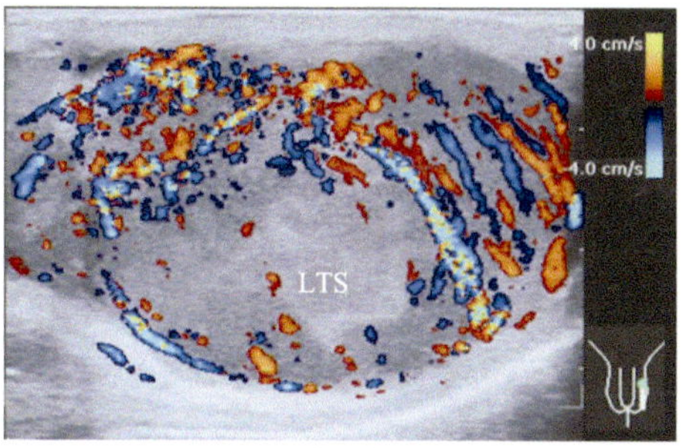

LTS：左侧睾丸

图 12-41 急性睾丸炎声像图

睾丸体积增大，内部回声不均匀性减低，其内见丰富条状血流信号

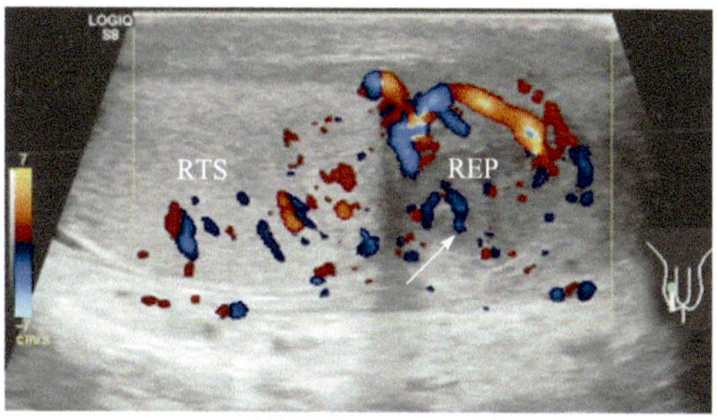

RTS：右侧睾丸；REP：右侧附睾

图 12-42 急性附睾炎声像图

白箭头示附睾尾体积增大，回声减低，不均匀，其内见丰富血流信号。睾丸回声欠均匀，其内血流信号丰富

3. 周围炎症反应 精索被累及时，表现为精索增粗、肿大，血流信号丰富（图 12-43）；睾丸鞘膜腔内可见少许积液征象（图 12-44）。

4. 诊断要点 ①临床表现：近 1 个月有急性腮腺炎病史；突发阴囊红肿、疼痛；②超声表现：睾丸、附睾肿大，精索增粗，其内血流信号丰富，可见脓肿形成；③实验室检查：白细胞增高。

5. 鉴别诊断 急性附睾睾丸炎需与睾丸扭转、睾丸肿瘤进行鉴别（表 12-10）。

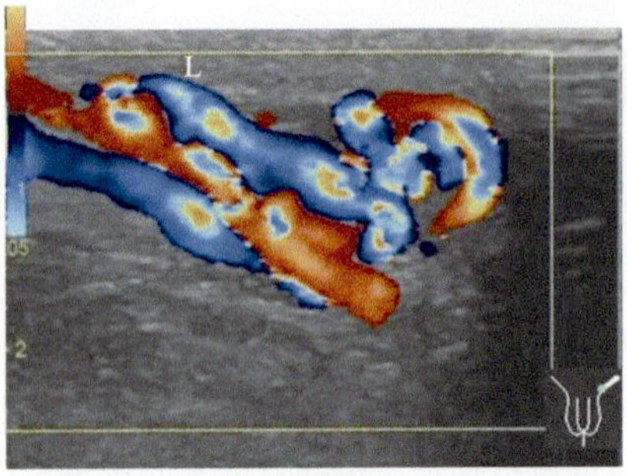

L：左侧

图 12-43 精索增粗声像图

急性附睾睾丸炎累及精索时，精索动静脉增宽，血供丰富

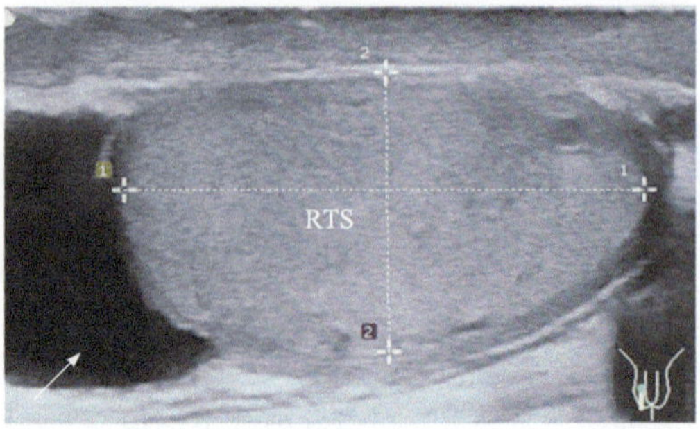

RTS：右侧睾丸

图 12-44 睾丸鞘膜腔积液

急性睾丸炎时，睾丸回声不均匀，睾丸鞘膜腔内见积液（白箭头）

表 12-10 急性附睾睾丸炎、睾丸扭转、睾丸肿瘤鉴别诊断

鉴别要点	急性附睾睾丸炎	睾丸扭转	睾丸肿瘤
起病急缓	急	急	相对缓慢
睾丸位置	无变化	横位或斜位	无变化
血流信号	丰富，血管走行正常	血供先丰富后恢复正常	大多数血供丰富，血管走行迂曲
附睾肿大	常合并附睾肿大	根据扭转的部位决定	一般无
睾丸形态	均匀性增大	均匀性增大	形态失常，包膜不平整
实验室检查	白细胞升高	无明显异常	甲胎蛋白及绒毛膜特异性抗原升高

（三）超声诊断价值

彩色多普勒超声检查是急性阴囊疼痛的首选影像学检查手段。该检查可鉴别睾丸扭转、急性附睾睾丸炎，明确疼痛的原因，同时可以了解炎症累及的范围、程度和有无脓肿形成，评估炎症的治疗效果及预后。

（刘 健 梁 艳）

第十三章 妇 科

第一节 女性盆腔解剖

一、女性盆腔解剖结构概要

女性骨盆较男性骨盆宽而浅，由骶骨、尾骨和左右两块髋骨组成。以耻骨联合上缘、髂耻线与骶胛上缘的连线为界，分为大骨盆（即假骨盆）和小骨盆（即真骨盆）。大骨盆内脏器主要为升结肠、降结肠和小肠。小骨盆内主要脏器为膀胱、尿道、输尿管、卵巢、输卵管、子宫、阴道和直肠。

根据盆腔的解剖结构可以分为前盆腔、中盆腔和后盆腔，前盆腔内主要为膀胱、尿道，中盆腔内主要为子宫、双侧附件和阴道，后盆腔内主要为直肠子宫陷凹及直肠。腹膜反折于膀胱、子宫和直肠间，形成膀胱子宫陷凹和直肠子宫陷凹，后者为女性腹膜腔最低处（图 13-1）。腹腔的渗出液、积脓、出血等易聚集于此。

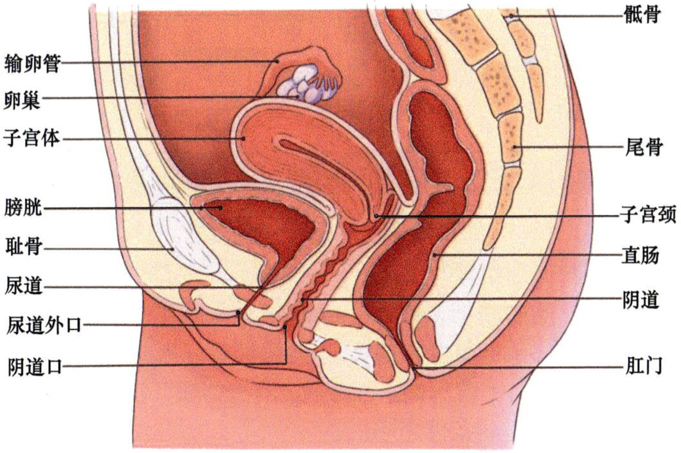

图 13-1 女性盆腔正中矢状切面

二、女性内生殖器

女性内生殖器为小骨盆内主要器官，包括子宫、阴道、输卵管和卵巢（图 13-2）。输卵管和卵巢被称为附件。

（一）阴道

阴道（vagina）位于骨盆下部的中央，为肌性管道，长 10～12cm。阴道前壁与膀胱、尿道邻接，后壁与直肠贴近。阴道壁环绕宫颈周围的部分形成阴道穹，可分为前穹窿、后穹窿和两侧穹窿。后穹窿位置较深，其顶端与直肠子宫陷凹贴近。

（二）子宫

子宫（uterus）位于骨盆腔中央，呈倒置的梨形，成年人子宫重 50g，长 7～8cm，宽 4～5cm，

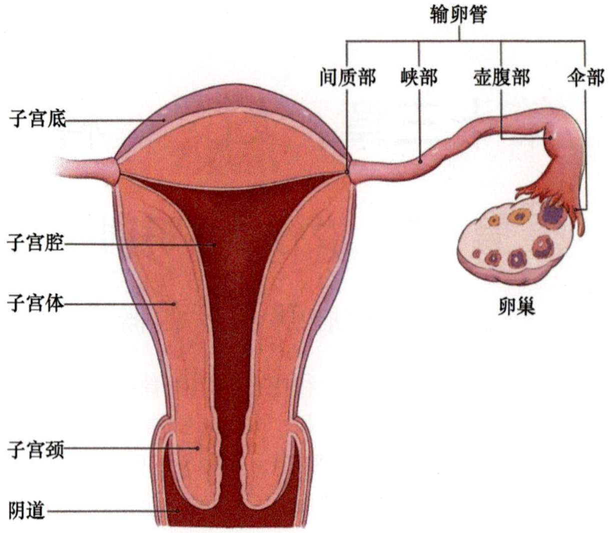

图 13-2 女性内生殖器

厚 2.5～3cm。子宫体壁由三层组织构成，外层为浆膜层，中层为肌层，内层为黏膜层。子宫上部较宽，称为子宫体；上端隆突部分称子宫底；两侧为子宫角，与输卵管相通；子宫下部较窄呈圆柱状，称为子宫颈（cervix）。子宫腔呈上宽下窄的三角形，容量大约为 5ml。子宫体与子宫颈长度之比常常因不同的发育阶段和内分泌激素水平的不同而有差异，婴儿期的比例为 1∶2、青春期的比例为 1∶1、成人期的比例为 2∶1。

（三）输卵管

输卵管（fallopian tube）为一对细长而弯曲的管道肌性器官，内侧与宫角相通，外端游离，与卵巢接近，全长 8～14cm。根据输卵管的形态可分为间质部、峡部、壶腹部、伞部四部分。间质部是输卵管穿过子宫壁的部分，直径最细，约为 1mm；峡部是间质部外侧的一段；壶腹部位于峡部外侧，管腔宽大且弯曲，大约占输卵管全长的 2/3，是输卵管妊娠的最好发部位，约占 60%；伞部在输卵管最外侧端，开口于腹腔，其游离端呈漏斗状，有“拾卵”作用。输卵管作为精卵结合的唯一场所，功能正常是自然受孕的必要条件之一。

（四）卵巢

卵巢（ovary）位于输卵管的后下方，左右各一，呈扁椭圆形，借卵巢系膜与子宫阔韧带后层相连。成年女性的卵巢大小约为 4cm×3cm×1cm，重 5～6g，绝经后卵巢萎缩、变小、变硬。卵巢的表面有一层致密的结缔组织称为白膜，向内部分为皮质和髓质。皮质中含有数以万计的始基卵泡和致密的结缔组织，髓质内含有疏松结缔组织和丰富的血管、神经、淋巴管及少量的平滑肌纤维。髓质内不含卵泡。

三、女性内生殖器官的血液供应

盆腔内脏器血管除两侧卵巢动脉发自腹主动脉，子宫动脉、阴道动脉和阴部内动脉均是髂内动脉的分支。子宫动脉发自髂内动脉前干，多为一支，发出后沿腹膜后骨盆侧壁向下向前行，距离宫颈外侧约 2cm 处横跨输尿管前方达子宫侧缘，之后分为升支、降支。升支较粗，沿子宫侧缘迂曲上行，称为宫体支，并沿途发出分支至子宫，分支由子宫肌层至内膜分别是弓状动脉、放射状动脉、垂直动脉及螺旋动脉。当升支至子宫角时，又分为三支，一支分布于宫底部，一支分布于输卵管，另一支分布至卵巢。降支较细，分布于子宫颈、阴道上部，又称子宫颈-阴道支。

卵巢由卵巢动脉、子宫动脉的卵巢支供血，具有双重血供。卵巢动脉自腹主动脉前壁发出，沿腰大肌前面下行至盆腔并跨过输尿管与髂总动脉下段，与卵巢前缘平行，发出小支入卵巢实质内。

盆腔静脉的数目多于动脉，并与相应脏器及其周围形成较丰富的静脉丛。盆腔静脉丛主要有膀胱静脉丛、子宫静脉丛、阴道静脉丛及直肠静脉丛。子宫静脉丛与子宫的弓状动脉伴行，在肌层中呈环状流通（图 13-3）。

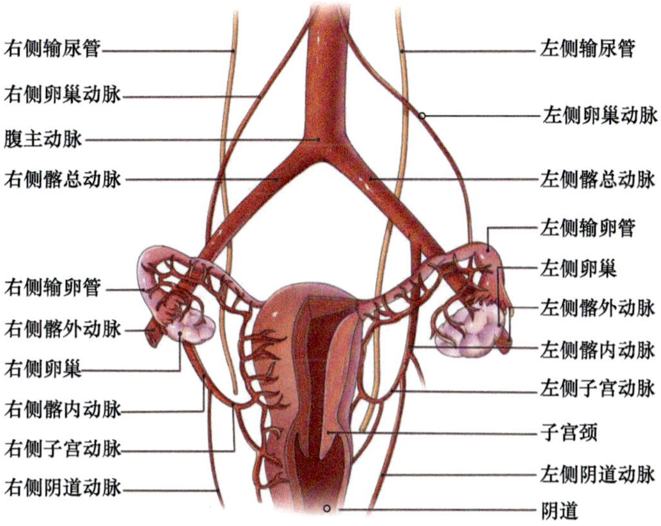

图 13-3　子宫及卵巢血供

四、女性生殖器邻近器官

膀胱、尿道、输尿管、直肠及阑尾与女性生殖器毗邻。若女性生殖器出现病变时，常会累及邻近器官，增加诊疗上的难度。女性生殖器与泌尿系统同源，若女性生殖器发育异常时，也可能或伴有泌尿系统的异常。

第二节　妇科超声探查方法及正常声像图

一、妇科超声检查基本要求及适应证

（一）仪器准备

女性盆腔超声检查的仪器设备应配备经腹扫查探头和腔内（经阴道、经直肠）探头。

（二）安全性

目前没有证据表明女性盆腔超声检查、经阴道超声检查对女性生殖系统有不良影响，但女性盆腔超声检查仍应遵循“最小剂量”原则，即完成该检查尽可能使用最小超声能量。

（三）隐私保护

尊重患者隐私，检查空间相对隐蔽；注意保护患者隐私，不与无关人员谈论患者病情。

（四）妇科超声检查适应证

1. 下腹部疼痛及痛经。
2. 盆腔占位性病变诊断。
3. 内分泌异常，包括月经周期异常、不规则阴道流血及多囊卵巢综合征。
4. 原发或继发性不孕症的盆腔检查及排卵监测。
5. 妇科检查不满意时评估盆腔。
6. 了解宫内节育器情况。
7. 其他影像学检查可疑盆腔异常。
8. 可疑先天性生殖道畸形。
9. 盆底功能障碍性疾病患者的盆底观察。
10. 恶性肿瘤高风险人群定期检查。
11. 评估术前、术后盆腔结构；手术或介入治疗的术中监测；术后、分娩后或流产后阴道出血、盆腔疼痛及感染等。

二、妇科超声检查途径及方法

根据患者及检查目的不同，检查方法有所选择，常规检查途径包括经腹、经阴道、经直肠等超声扫查。

（一）经腹超声检查

经腹超声检查（transabdominal ultrasound scanning，TAS）是最常用的检查途径，适用于排除盆腔有无包块，但对盆腔内小病灶分辨力较差。

1. 检查前准备及检查体位 检查前饮水 500～1000ml 并适度充盈膀胱。被检查者取平卧位并暴露下腹部。

2. 检查仪器 选用凸阵探头，探头频率 3.5～5MHz。

3. 检查方法 探头涂抹适量耦合剂并放置于下腹部，先纵向扫查显示子宫正中矢状面，即宫内膜回声线与宫颈管内膜回声显示在同一矢状切面上，同时纵向扇形扫查观察子宫、子宫颈。然后以子宫矢状面为中心，将探头旋转 90°，进行横断面的连续平行扫查。之后双侧附件区进行多切面扫查。

（二）经阴道超声检查

经阴道超声检查（transvaginal ultrasound scanning，TVS）的探头与盆腔器官接近，图像分辨力高，可提高微小病变的检出率，但此检查途径不适用于无性生活史者。若盆腔病灶较大、位置较高时，该检查也经常与经腹部扫查联合进行以免漏诊。

1. 检查前准备及检查体位 被检查者需排空膀胱，取截石位并暴露外阴部。被检查者臀部下方应铺垫一次性垫巾。

2. 检查仪器 选取经阴道腔内探头，探头频率为 5～9MHz。

3. 检查方法 先将探头顶端涂抹适当耦合剂并套上隔离套，然后将探头轻轻、缓慢置于被检查者阴道前或后穹窿，扫查顺序同经腹超声检查。

（三）经直肠超声检查

经直肠超声检查（transrectal ultrasound scanning，TRS），用于经腹超声检查图像不清，又不能经阴道检查者。如未婚女性、老年阴道萎缩、阴道较大肿瘤、阴道畸形等。

1. 检查前准备及检查体位　被检查者当天排空大便，检查前需排空膀胱。取左侧卧位并双腿屈曲，或者取膀胱截石位，暴露肛周部。被检查者臀部下方应铺垫一次性垫巾。

2. 检查仪器　选取经直肠腔内探头，探头频率 5～9MHz。

3. 检查方法　先将探头顶端涂抹适当耦合剂并套上隔离套，然后将探头轻轻、缓慢置于被检查者直肠内。扫查子宫及双侧附件的方法、顺序与经阴道超声检查相似。

（四）妇科超声新技术

1. 三维超声　为评估病变提供三维成像信息，包括子宫腔形态、肿块与子宫腔的关系、盆底结构，宫内节育器的形态和位置等。

2. 实时三维超声　子宫输卵管超声造影可用于评估生殖系统发育有无异常、子宫腔有无病变及双侧输卵管是否通畅。

3. 经周围静脉超声造影　对女性盆腔疑难疾病进行辅助诊断，如盆腔肿块来源、子宫恶性病变浸润程度的评估等，但需严格掌握适应证及禁忌证。

4. 穿刺活检　妇科疾病在超声引导下进行穿刺活检，通过超声引导注药、引流等，达到诊断与治疗的目的。

5. 超声弹性成像　可以对组织如子宫肌瘤、息肉、宫颈恶性病变和宫颈功能不全等进行硬度的定性和定量评估，可以提供一定的诊断价值。

三、子宫附件正常超声表现

（一）子宫

1. 形态和位置　子宫位于膀胱后方，育龄期子宫纵切面呈倒梨形，子宫体横切面呈椭圆形。纵切面上子宫颈与阴道夹角关系表示倾，子宫体与子宫颈夹角关系表示屈，即子宫前倾前屈指子宫颈与阴道、子宫体与子宫颈均形成开口向前的夹角。子宫过度前屈或过度后屈指子宫体与子宫颈间夹角小于 90°（图 13-4）。

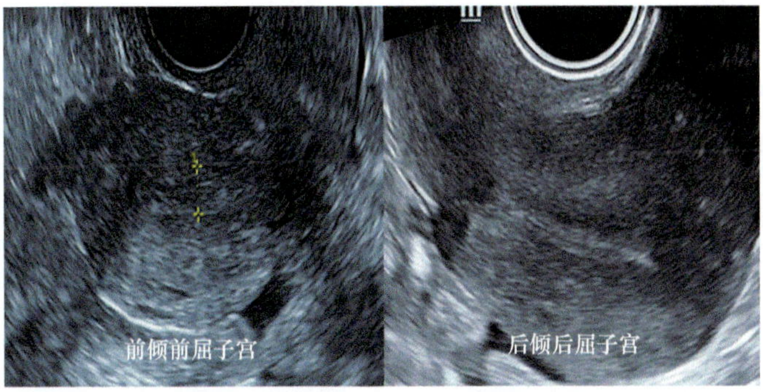

图 13-4　正常子宫纵切面二维声像（经阴道）

2. 子宫体（uterine body）　呈均质的实质结构，轮廓线清晰光滑，内部为均匀的中等回声。子宫腔（uterine cavity）呈线状高回声，周围有内膜包绕。三维超声成像显示子宫冠状面，子宫腔和内膜呈倒三角形（图 13-5）。

3. 子宫颈（cervix uteri） 呈均匀中等回声，但回声水平略高于子宫体肌层回声。宫颈管位于子宫颈中央，纵切面呈梭状，回声呈线状或带状高回声（图 13-6）。子宫颈纵切向下显示阴道回声，阴道壁为低回声，中央为高回声的阴道气体线。

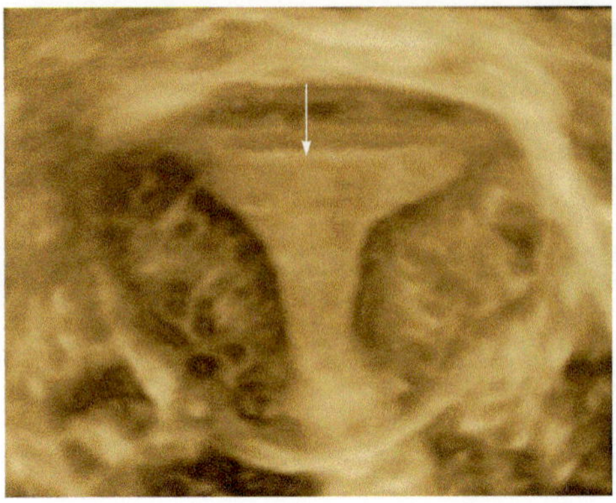

图 13-5 正常子宫三维声像

箭头示子宫

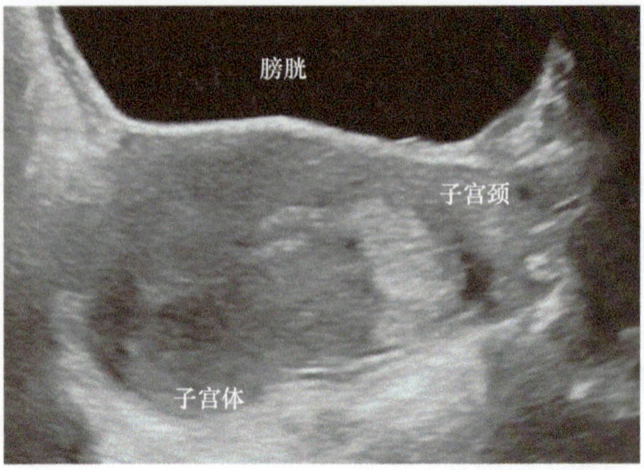

图 13-6 正常子宫颈二维声像（经腹部纵行扫查）

4. 内膜 子宫内膜回声及厚度随着月经周期发生不同改变，内膜厚度测量均取双层内膜。

（1）月经期：月经周期第 1～4 天（即卵泡早期），内膜较薄，厚度为 3～6mm，内膜由回声不均匀变为均匀整齐的带状等回声，分层结构不清（图 13-7）。此时期卵泡较小。

（2）增生期：月经周期第 5～14 天（卵泡期），在雌激素作用下，内膜发生增殖期改变，呈均质低回声，联合宫腔线和内膜基底层与子宫前后壁间构成的三条强回声界线，形成“三线征”（图 13-8）。此期内膜逐渐增厚，厚度可达约 10mm，代表卵泡发育成熟即将排卵。

（3）分泌期：月经周期第 15～28 天（黄体期），排卵后期在孕激素作用下内膜发生分泌反应，内膜回声由基底层向内膜表面依次增强，呈均匀的中、高回声（图 13-9）。此期内膜厚度可达 10～13mm。

5. 子宫的测量 包括子宫体和子宫颈的测量。首先找到宫腔线与宫颈管线相连的标准纵切面，在此切面上进行子宫体及子宫颈长径和前后径的测量，然后找到子宫底最大横切面，两侧子宫角横切面的稍下方水平进行子宫横径的测量。在不同年龄段、不同的生长发育期，女性子宫大小有明显差异。经产妇的子宫三条径线之和为 15～18cm，未产妇的子宫三条径线之和为 12～15cm。绝经后的子宫逐渐缩小，双侧内膜正常厚度参考值约≤0.4cm。

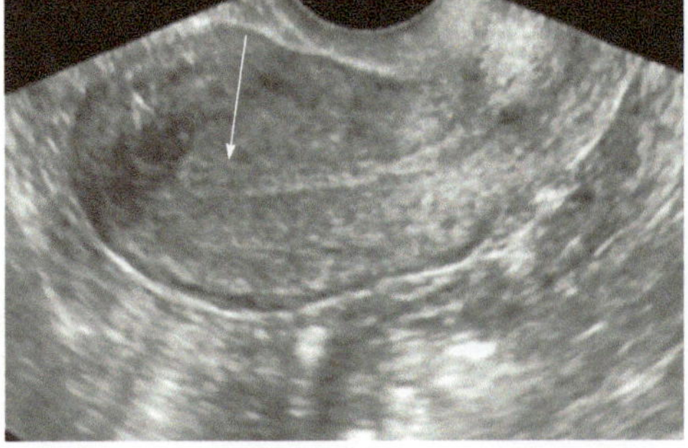

图 13-7 月经期子宫内膜声像（纵切面）

箭头示月经期子宫内膜

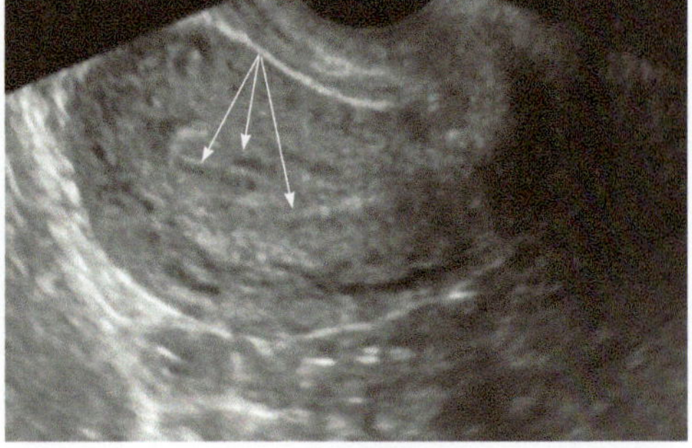

图 13-8 增生期子宫内膜声像（纵切面）

箭头示增生期子宫内膜

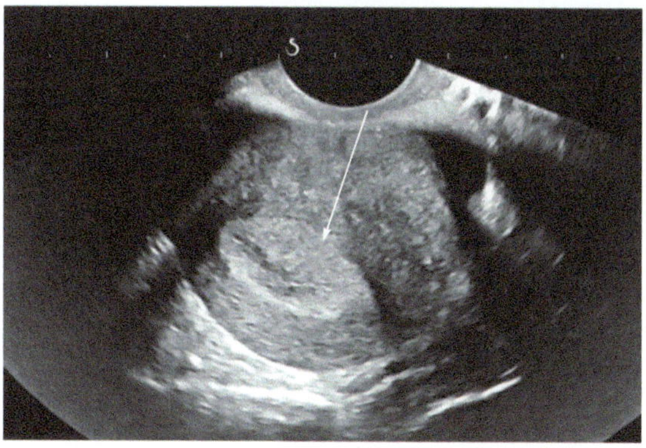

图 13-9　分泌期子宫内膜声像（横切面）
箭头示分泌期子宫内膜

（二）卵巢

1. 形态和位置　卵巢位置变化较多，可位于子宫旁、子宫外侧上方、子宫后方或盆腔侧壁髂内动脉和髂外动脉分叉处下方，借卵巢固有韧带连于子宫角。采用经阴道超声扫查时在髂内动脉前方容易寻找到卵巢。识别卵巢最主要的结构特征是卵巢实质内有卵泡回声，但绝经后妇女的卵巢无卵泡，辨认较为困难。

2. 卵巢声像　正常卵巢呈椭圆形，周围皮质呈低回声，皮质内可见卵泡回声。卵巢中央为髓质，因不含卵泡，回声略高（图 13-10）。

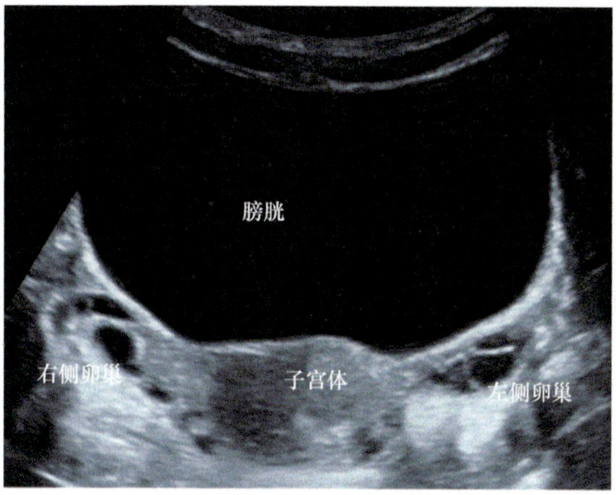

图 13-10　正常卵巢声像（下腹部横切面）

3. 卵泡发育　卵巢内卵泡大小随着月经周期变化，目前二维超声成为卵泡监测的重要手段。

（1）月经期：双侧卵巢内可见数个窦卵泡，卵泡直径在 3～7mm。

（2）增生期：一般仅一侧卵巢内可见优势卵泡发育，优势卵泡增长速度为 1～2mm/d，直径可达 18～28mm 成为成熟卵泡。

（3）排卵期：一侧卵巢内优势卵泡因排卵转变为黄体，一般形成不规则环状低回声。

4. 卵巢测量　找到卵巢最大长轴切面，测量卵巢长径、前后径，并将探头转动 90°获得最大横切面，测得横径。

（三）输卵管

正常情况下，输卵管直径最宽约 5mm，因此正常输卵管在二维超声上不易显示，只有当输卵管发生病变引起其积液、积脓等形态学改变时，才有可能在二维超声探查下找到输卵管病灶。

第三节 子宫疾病

一、子宫肌瘤

子宫肌瘤（uterine myoma）是育龄期女性一种常见的生殖系统良性肿瘤，由平滑肌和纤维间质组成。好发于30～50岁女性。

【病因、病理及临床表现】

1. 病因 目前虽尚未完全明确子宫肌瘤具体发病机制，但其发生与发展是多个因素联合作用的结果，雌、孕激素及其受体在肌瘤的发生、发展中起着重要作用，饮食结构、生活习惯、精神压力、年龄及盆腔炎等妇科疾病是其发生、发展的危险因素和诱因。同时生长因子的作用、*MED12*基因突变等分子机制均参与子宫肌瘤的发生、发展。

2. 病理 子宫肌瘤肉眼切面观呈灰白色，可见旋涡状或编织状结构。镜检下肌瘤主要由梭形平滑肌细胞和不等量纤维结缔组织构成，肌细胞大小均匀，排列成旋涡状或栅状，核为杆状。肌瘤可发生玻璃样变性、囊性变、红色变性及肉瘤样变等，病理亦出现相应改变。

3. 临床表现 大多数肌瘤患者多无明显症状，仅在体检时发现。然而，临床表现与肌瘤的生长部位、大小及有无变性有关。常见主要的临床症状：

（1）月经改变：表现为经量增多及经期延长，是子宫肌瘤最常见的症状。多见于较大的肌壁间肌瘤及黏膜下肌瘤，可继发贫血及其相关症状。

（2）腹部肿块：非常大的肌瘤可以引起患者腹部胀大，并触及包块，包块可活动伴或不伴有压痛，生长缓慢。

（3）白带增多甚至阴道排液：肌壁间肌瘤较大使子宫腔面积增大，内膜腺体分泌增多，致使白带增多；子宫黏膜下肌瘤若出现感染等可出现脓血性、伴有恶臭的阴道流液。

（4）压迫症状：子宫前壁下段较大的肌壁间肌瘤、浆膜下肌瘤可压迫膀胱引起尿频、排尿困难、尿潴留；子宫后壁较大肌瘤可压迫直肠导致便秘或压迫下腔静脉导致下肢肿胀等症状。

（5）腰酸背痛、下腹坠胀：急性的平滑肌梗死可导致红色变性，常常出现在妊娠期，引起剧烈的疼痛，必要时对妊娠妇女采取开腹肌瘤挖除术，可改善母亲与胎儿结局。

【超声表现】

1. 子宫非对称性增大或形态失常 肌壁间肌瘤最多见，黏膜下肌瘤子宫常均匀增大；肌壁间肌瘤、浆膜下肌瘤数目较多或较大时可使子宫非对称性增大。

2. 子宫肌瘤声像特征 以低回声多见，也可呈等回声或高回声，此外，因肌瘤可以出现各种类型的变性，如玻璃样变性、囊性变、脂肪样变、红色变性及肉瘤样变等，所以超声亦有相应复杂表现。

（1）肌壁间肌瘤：子宫肌层内见低回声或等回声结节，体积较大者可伴有声衰减，肌瘤因有假包膜而边界较清晰，且与正常肌层之间界线清晰（图13-11）。

（2）浆膜下肌瘤：子宫肌层内结节向浆膜外突出，使子宫变形。完全突出子宫体的浆膜下肌瘤，可见一蒂与子宫体相连。向子宫体两侧突出形成阔韧带肌瘤（图13-12）。

（3）黏膜下肌瘤：子宫内膜变形、缺损，子宫肌层内低回声结节向子宫腔突出或完全位于子宫腔内（图13-13），带蒂黏膜下肌瘤可脱入宫颈管内，仔细观察可见其有蒂与子宫壁相连，形成宫颈管内实性占位。

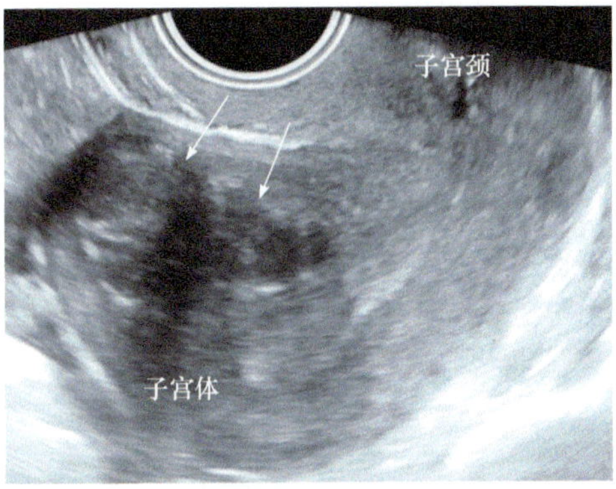

图 13-11 肌壁间子宫肌瘤声像
箭头示肌壁间子宫肌瘤

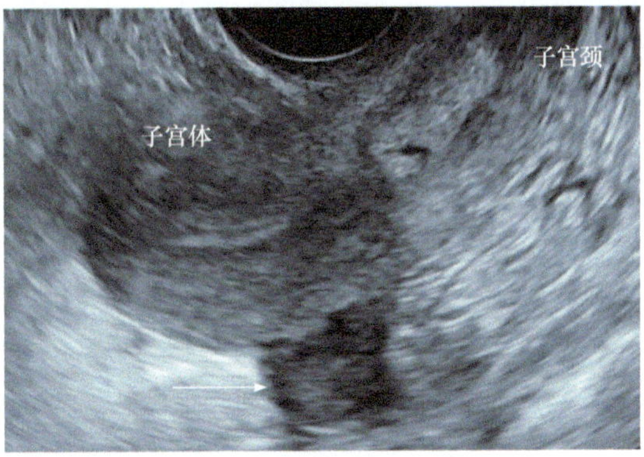

图 13-12 浆膜下子宫肌瘤声像
箭头示浆膜下子宫肌瘤

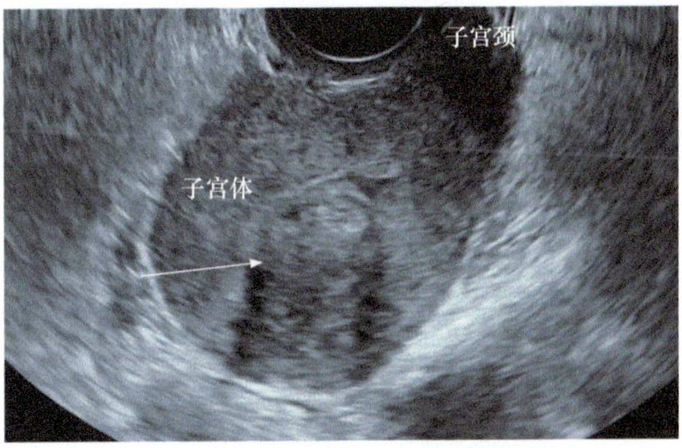

图 13-13 黏膜下子宫肌瘤声像
箭头示黏膜下子宫肌瘤

【鉴别诊断】

1. 子宫腺肌病 主要临床表现为继发性进行性痛经，可伴有经期延长、月经量增多。超声表现为子宫增大，肌层增厚，肌层回声多呈不均匀强回声，与周围正常肌层界线不清。

2. 子宫内膜息肉与黏膜下肌瘤 黏膜下肌瘤多呈类圆形低回声，内膜息肉多呈椭圆形高回声。彩色多普勒显示黏膜下肌瘤以周边环状血流为主，息肉可见滋养血管自蒂部伸入内部。

3. 卵巢肿瘤与带蒂浆膜下肌瘤 需找到肿物的血供来源、浆膜下肌瘤与子宫相连的蒂及血管，同时观察到同侧正常卵巢，则可明确诊断子宫肌瘤。

二、子宫腺肌病

【病因、病理及临床表现】 子宫腺肌病（adenomyosis）是指具有功能的子宫内膜腺体和间质细胞侵入子宫肌层并伴有纤维组织与平滑肌组织的增生。大多数学者认为与多次妊娠或者分娩时引起宫壁创伤而造成慢性子宫内膜炎有关。该病多见于 40 岁以上的经产妇。

病理特点为子宫肌层病灶呈弥漫型和局限型两种改变，镜检表现可见肌层内呈岛状分布的子宫内膜腺体与间质。剖面见肌层增厚明显、质硬，未见旋涡状结构，肌壁间见到增厚的肌纤维带和囊腔，囊腔内可见陈旧性血液。该病的局限型病灶同子宫肌壁间肌瘤表现相似，但前者和周围肌层没有明显分界。

子宫腺肌病的主要临床表现为进行性痛经并逐渐加重，同时可伴有月经量的增多、经期延长。

亦可并发不孕症。妇科查体时扪及子宫均匀性增大、质硬，且可出现压痛。

【超声表现】

1. 子宫多呈均匀性增大，以前后径增大较为明显，轮廓无明显改变。多数子宫腺肌病累及后壁，所以大多数子宫后壁肌层增厚。子宫内膜也因病灶推挤出现前移或后移。

2. 弥漫型子宫腺肌病表现为整个肌壁弥漫性增厚，肌壁回声呈不均匀增强，与周围正常肌层界线不清，肌层内可见散在不规则小液性暗区，后方伴有“栅栏样”回声衰减（图 13-14）。局限型子宫腺肌病呈局限性不均匀增强病灶，与周围肌壁无明显界线，其内见小的液性暗区。彩色多普勒显示病灶内血流呈散在条索状或星点状分布，周边未见环状血流信号（图 13-15）。

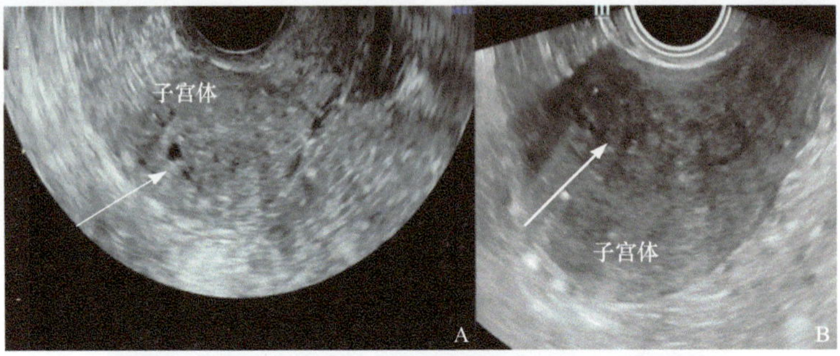

图 13-14　子宫腺肌病二维声像

A. 不规则小液性暗区病灶；B. 局限性不均匀增强病灶

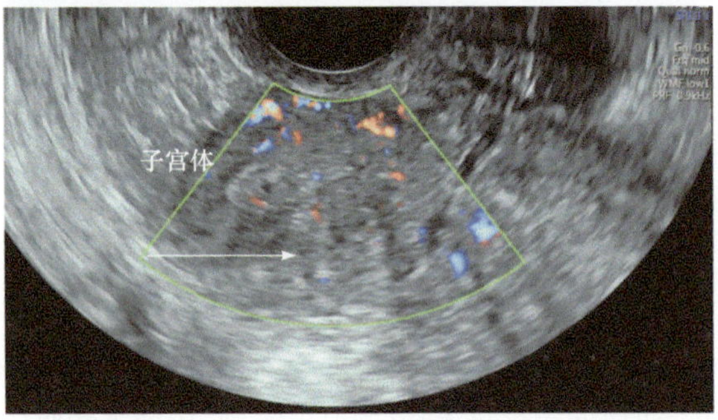

图 13-15　子宫腺肌病彩色多普勒声像

箭头示病灶内血流呈散在的星点状分布，周边未见环状血流信号

【超声诊断价值】 子宫腺肌病与子宫肌瘤的超声声像图极相似，在鉴别诊断时需要结合临床表现或症状，还应注意超声声像中病灶与周围肌壁界线是否清晰。经产妇可采用经阴道超声扫查更为适宜，对病灶边界、内膜位置的识别更为清晰。

三、子宫内膜增生

【病因、病理及临床表现】 子宫内膜增生（endometrial hyperplasia）属于内膜腺体和间质的异常增殖，相比正常增殖期的内膜而言，子宫内膜增生症还伴有腺体和间质的比例失调。子宫内膜增生症的诱因主要有：持续的无排卵、多囊卵巢、单纯雌激素替代治疗或一些能够生成雌激素的卵巢肿瘤，如颗粒细胞瘤等。此病育龄期妇女高发。

子宫内膜增生病理主要为单纯增生和复杂增生。其中，单纯增生的腺体呈囊性扩张，由丰富的细胞间质包绕，而复杂增生的腺体拥挤，间质少。伴有不典型细胞的增生中发生内膜癌的概率约为25%，而不伴有不典型细胞的增生中，有 2%的概率发展为内膜癌。

常见临床表现为不规律子宫出血，月经周期紊乱，经期缩短或明显延长等。妇科体格检查子宫轻度增大、饱满，基础体温为单相型。

【超声表现】 子宫内膜增生的二维超声典型表现为：子宫大小、形态正常或子宫体稍大，肌层回声正常；内膜增厚，回声增强，常呈椭圆形，边界清晰，囊腺性增生内可见无回声区。目前尚无统一的超声诊断标准诊断子宫内膜增生，大多数观点认为内膜厚度＞10mm（双层内膜）方可诊断子宫内膜增生，若内膜明显增厚＞15mm（双层内膜），则可较明确诊断子宫内膜增生（图 13-16）。子宫内膜增生的彩色多普勒血流显像并无特征性表现。

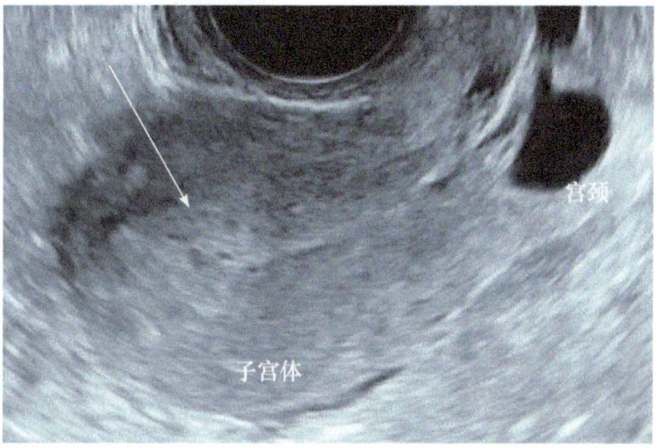

图 13-16 子宫内膜增生声像

箭头示子宫内膜见散在无回声

【超声诊断价值】 经阴道超声诊断内膜增生需同时结合临床表现或病史，因部分正常内膜在月经后期也可增厚且回声均匀。如果月经量正常不应轻易下诊断。彩色多普勒超声对鉴别内膜良、恶性病变有一定帮助，但最终确诊仍需靠诊刮病理检查。

四、子宫内膜息肉

【病因、病理及临床表现】 子宫内膜息肉（endometrial polyp）病因目前尚不明确。子宫内膜息肉作为妇科较为常见的良性病变，其发生率比较高，国内资料统计约为 5.7%。该病可发生于任何年龄，其中以 50～60 岁高发。

病理特点为过度增生的内膜组织，其表面覆盖有上皮组织，其内部有不等量的内膜腺体、间质和血管。约有 20%的子宫内膜息肉可表现为多发，恶变比较少见。

子宫内膜息肉的临床表现主要是子宫不规则出血或月经过多，对于生育期妇女而言可造成不孕，也有部分患者可无任何临床表现。

【超声表现】 二维图像表现子宫体积增大不明显，宫腔线可变形或者消失，子宫腔内可探及单个或者多个中-高回声结构，通常呈带形、椭圆形或者舌形，其大小差别不一。该结节边界清晰，结节也可位于宫颈管内甚至宫颈外口。该中-高回声结构的基底部子宫内膜连续，这是与黏膜下子宫肌瘤的重要鉴别点（图 13-17）。在彩色血流显像中，可于体积较大的息肉蒂部探及滋养血管（图 13-18）。

【超声诊断价值】 超声检查是诊断子宫内膜息肉的首选辅助检查，特别是采用经阴道超声检查，可以清晰观察内膜的细微变化。宫腔息肉呈弥漫性生长时，在超声图像中可表现为子宫内膜异常增厚，此时行子宫腔声学造影（图 13-19）即可对内膜息肉和宫内膜增厚进行鉴别。需要注意的是，子宫内膜息肉需与子宫黏膜下肌瘤、子宫内膜增生过长、宫内残留物及子宫内膜癌等相鉴别。

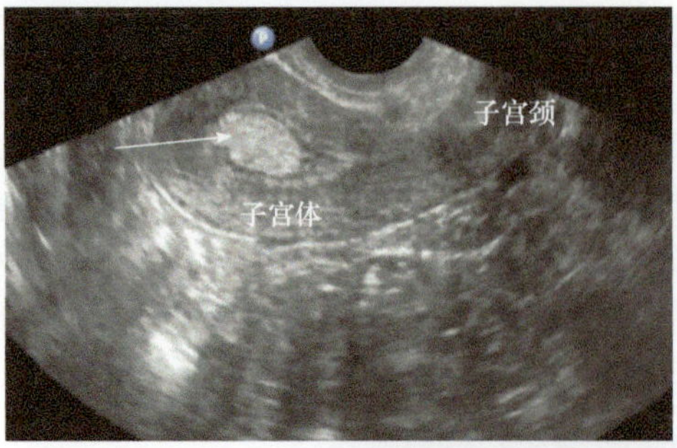

图 13-17 子宫内膜息肉二维声像

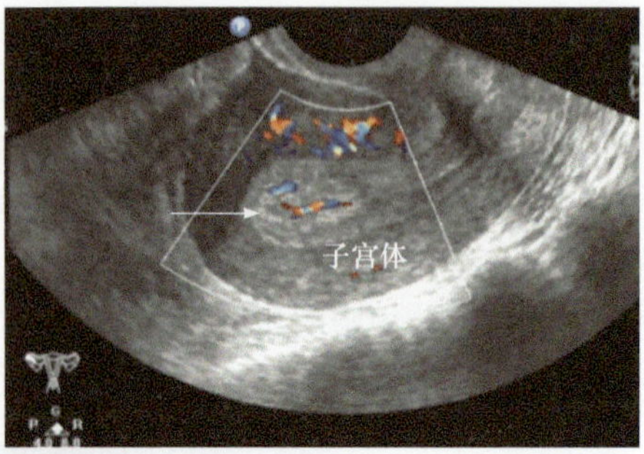

图 13-18 子宫内膜息肉彩色多普勒声像

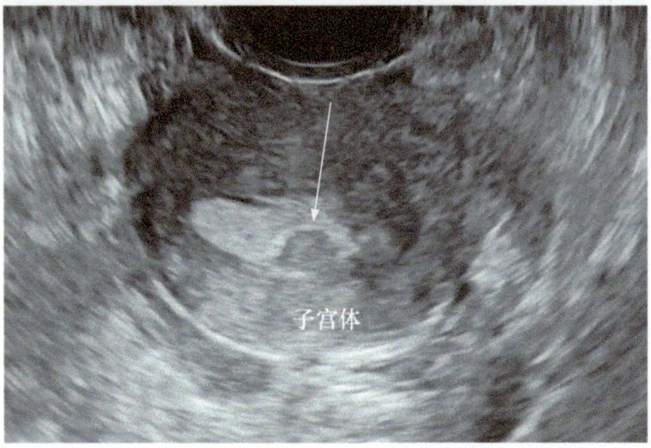

图 13-19 子宫腔声学造影（子宫内膜异常造影）

五、子宫内膜癌

【病因、病理及临床表现】 子宫内膜癌（endometrial carcinoma）是指发生于子宫内膜的一组上皮性恶性肿瘤，又称为宫体癌，好发于围绝经期和绝经后女性。子宫内膜癌属于女性生殖系三大常见恶性肿瘤之一，占女性生殖系恶性肿瘤的 20%～30%。在发达国家，子宫内膜癌是最常见的妇科恶性疾病，相比之下，在发展中国家宫颈癌更常见。目前子宫内膜癌的确切病因尚不清楚，研究发现其风险因素都直接或间接地与雌激素暴露有关，包括肥胖体型、未婚未育、绝经时间延迟、糖尿病、高血压、无拮抗的雌激素使用，以及他莫昔芬的治疗等。

组织学检查显示超过 80%的子宫内膜癌呈子宫内膜样组织学类型。子宫内膜癌根据发病机制和生物学行为特点可分为雌激素依赖型（Ⅰ型）和非雌激素依赖型（Ⅱ型）。Ⅰ型与长期单纯的雌激素治疗有关，从子宫内膜增生进展而来，预后较好。Ⅱ型为非激素依赖，通常与萎缩的子宫内膜有关，预后较差。根据分化的类型，腺癌可以进一步细分为：1 级，高分化；2 级，中度分化；3 级，低分化。子宫内膜癌的国际妇产科联盟（International Federation of Gynecology and Obstetrics，FIGO）分期（表 13-1），又称手术病理分期，与患者治疗方式及预后等密切相关。

表 13-1 子宫内膜癌 FIGO 2018 分期（手术病理分期）

分期	肿瘤范围
0 期	原位癌（浸润前癌）
Ⅰ期	肿瘤局限于子宫体
ⅠA	肿瘤局限于子宫内膜
ⅠB	肿瘤浸润肌层深度＜1/2 肌层
ⅠC	肿瘤浸润肌层深度≥1/2 肌层

续表

分期	肿瘤范围
Ⅱ期	肿瘤侵犯子宫颈，但未超越子宫
ⅡA	仅宫颈黏膜腺体受累
ⅡB	子宫颈间质浸润
Ⅲ期	肿瘤局部和（或）区域扩散
ⅢA	肿瘤侵犯浆膜和（或）附件（直接蔓延或转移），腹水或腹水有癌细胞
ⅢB	阴道浸润（直接蔓延或转移）
ⅢC	盆腔和（或）腹主动脉旁淋巴结转移
Ⅳ期	肿瘤侵及膀胱和（或）直肠黏膜，和（或）远处转移
ⅣA	肿瘤侵及膀胱和（或）直肠黏膜
ⅣB	远处转移，包括腹腔内淋巴结转移，不包括阴道、盆腔浆膜和附件的转移以及主动脉旁和（或）腹股沟淋巴结转移

病理改变主要分为局限型和弥散型两种表现，病变大多位于子宫底部。该病的早期表现为子宫内膜表面粗糙，当病变较小和（或）较表浅时，可无肿块形成，可因为多次诊刮造成切除的子宫标本中找不到癌灶。局限型内膜癌的癌瘤多呈菜花状或息肉状向子宫腔内生长；弥漫型内膜癌由于累及子宫内膜的范围较广，可呈多灶样改变。子宫内膜癌的转移途径主要为子宫肌层浸润、淋巴和血行转移等。

子宫内膜癌高发年龄为 50～60 岁女性，临床表现主要为绝经后患者出现持续性或间断性的阴道流血，出血量常为少至中等量，未绝经患者出现经期出血或月经量增多及经期延长等表现。子宫内膜癌的确诊以刮宫和子宫内膜活检病理检查结果为金标准。

【超声表现】

1. 子宫内膜回声　癌早期仅表现为内膜少许增厚，回声较均匀，与内膜增生过长无法鉴别，需结合临床病史和诊断性刮宫判断。随着病情进展可见子宫内膜明显增厚，育龄期内膜厚度大于 12mm，绝经后内膜大于 5mm，内膜呈局灶性或弥漫性不均匀混合性回声，增厚内膜病灶区可呈低回声或高低不均匀杂乱回声，也可呈不均匀高回声。当病灶累及子宫颈或者肿块突入宫颈管内引起阻塞，可合并宫腔积液，宫腔液性暗区内见散在低回声（图 13-20）。

2. 子宫肌层回声　若病灶累及肌层时，病灶处内膜基底层与肌层界线不清，局部肌层呈不均匀低回声。

3. 晚期浸润表现　子宫轮廓模糊、形态失常并体积增大，与周围组织分界不清；当病灶浸润子宫宫颈时，可出现子宫颈增大或变形，宫颈管结构不清，同时子宫宫颈回声杂乱不均匀；当病灶向子宫体外侵犯并转移时，子宫旁出现混合性低回声团块，其声像图与卵巢囊腺癌相似，容易误诊。

4. 彩色多普勒超声表现　子宫内膜或内膜基底部可显示局灶性较丰富彩色血流信号，有肌层侵犯时，局部肌层血流信号增多（图 13-21）。子宫内膜或内膜基底部可检测到异常低阻力型动脉血流频谱，阻力指数常低至 0.4 以下。

【超声诊断价值】　超声检查方便、无创，可以实时动态地观察子宫大小、内膜厚度、内膜回声是否均匀、宫腔内有无赘生物，对子宫内膜低回声线的观察分析，可以提示有无肌层浸润及其程度等，其诊断符合率达 80%以上。同时彩色多普勒及脉冲多普勒可为子宫内膜肿瘤新生血管生成提供更加准确的信息。诊断子宫内膜癌首选检查方式是经阴道超声，其比经腹超声更具优势，结合诊刮病理检查是确诊本病的常用方法。当晚期病灶伴有远处转移或浸润时，联合经腹超声检查可获得更完整的诊断信息。因此超声成为诊断子宫内膜癌最常规的检查，也是初步筛查的方法。

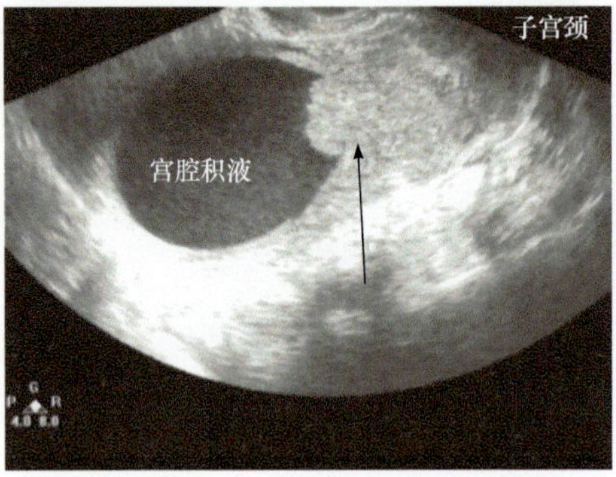

图 13-20 子宫内膜癌二维超声声像

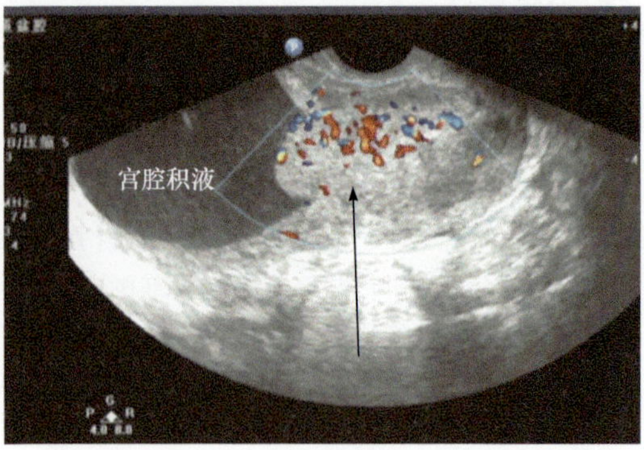

图 13-21 子宫内膜癌彩色多普勒声像

六、慢性宫颈炎

【病因、病理及临床表现】 慢性宫颈炎是女性常见的妇科疾病之一，大多为分娩或流产所致。据调查，我国已婚女性中患慢性宫颈炎者约占 60%，主要表现为宫颈肥大、宫颈糜烂、宫颈黏膜炎等，其中以宫颈糜烂最为常见。慢性宫颈炎中，若出现宫颈息肉，其病理表现主要为：宫颈息肉单发居多，呈粉红色，表面光滑，质地柔软，多呈扁圆形或长圆形。慢性宫颈炎的临床表现主要为少量阴道流血、阴道分泌物增多等。

【超声表现】

1. 宫颈肥大 纵断面示子宫颈与子宫体比例增大，子宫颈外形规则，宫颈管梭形结构存在，回声增强或减低、不均匀。

2. 宫颈纳氏囊肿 绝大多数情况下是宫颈转化区内鳞状上皮取代柱状上皮的过程中，新生的鳞状上皮覆盖堵塞子宫颈腺管口，导致腺体分泌物滞留形成囊肿。超声声像表现为子宫颈内见多个囊性无回声区（图 13-22），呈圆形，边界清，大小不一。若于囊内无回声区探及细密点状中等回声，可能提示囊肿合并感染或出血。彩色多普勒示病灶内未探及明显血流信号。

3. 宫颈息肉 经阴道超声发现宫颈管内呈等回声或高回声结节，边界清，形态规则，呈椭圆形（图 13-23）。蒂部位于宫颈管内。由于息肉回声与宫颈管内膜回声相似，较小的宫颈息肉超声诊断困难。若宫颈管内有少量液体，此时宫颈息肉即可清晰显示。

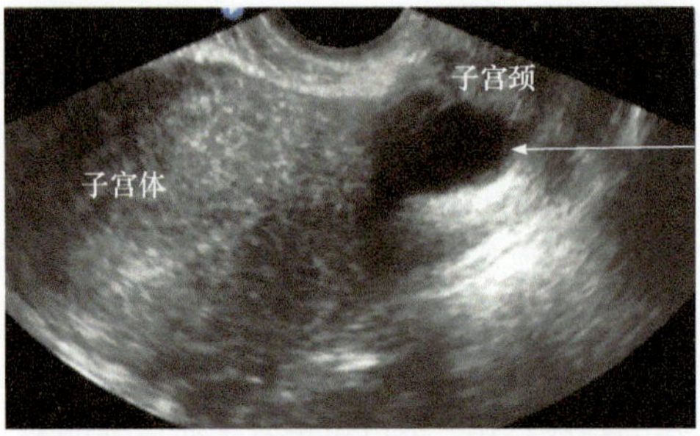

图 13-22 宫颈纳氏囊肿二维超声声像

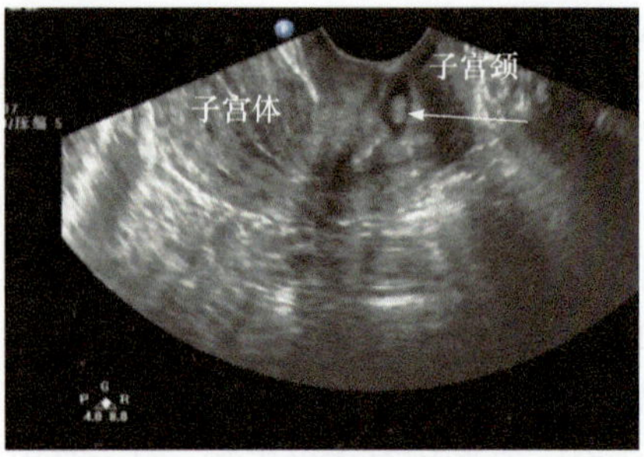

图 13-23 宫颈息肉二维超声声像

【超声诊断价值】 在慢性宫颈炎的诊断过程中，常规的妇科检查方法只能对子宫颈外的病变进行检查，而对子宫颈内的异常变化诊断具有一定局限性，但是超声检查对子宫颈的整体形态以及宫颈管内的异常变化能够给予较准确的评估，因此超声检查宫颈息肉的检出率要明显高于妇科检查。所以当妇科检查子宫颈为阴性时，而超声检查探查到子宫颈内的囊肿和（或）息肉，可以据此对患者在临床上进行补充诊断。

七、宫 颈 癌

【病因，病理及临床表现】 宫颈癌（cervical cancer）是女性肿瘤中发病率排名第二的恶性肿瘤，仅次于乳腺癌。该病好发于 20～50 岁妇女。目前较为明确的病因主要有人乳头瘤病毒（human papilloma virus，HPV）感染以及与性生活有关的因素等。

宫颈癌病理可有鳞癌、腺癌及其他的恶性肿瘤。在阴道镜下，早期癌可见子宫颈有粗糙发红或颗粒状区域，表面略隆起，触之易出血；在肿瘤生长明显时，以外生性生长为主的肿瘤呈乳头状、息肉状或蕈伞状；以内生性生长为主的肿瘤，其瘤组织主要向周围和深部浸润，外突表现不明显；若坏死明显，可于肿瘤表面查见溃疡。

临床表现最常见为接触性出血，即性生活或妇科检查后阴道流血，也可表现为阴道流血不规则，或经期长、经量多，老年患者常为绝经后不规则阴道流血。多数患者有白色或血性、稀薄如水样或米泔状、有腥臭味的阴道排液。晚期根据病灶累及范围出现不同的继发性症状，如尿频、尿急、便秘、下肢肿痛等。

【超声表现】 早期宫颈癌在超声检查中多无明显改变。当肿瘤形成明显结节时，可见子宫颈增大，形态如常或者失常，可于病变处探及低回声或中、高回声，边界多不清晰，形态常不规则（图 13-24），血流显像中可探及肿块内的丰富血流信号（图 13-25），常呈高速低阻的动脉血流频谱。需要注意的是，晚期宫颈癌要注意同宫颈肌瘤、恶性滋养细胞肿瘤和宫颈妊娠进行鉴别。宫颈肌瘤大多形态规则，可于肌瘤周边探及环状血流信号。而恶性滋养细胞肿瘤或宫颈妊娠有停经史或妊娠史，可据此进行鉴别。

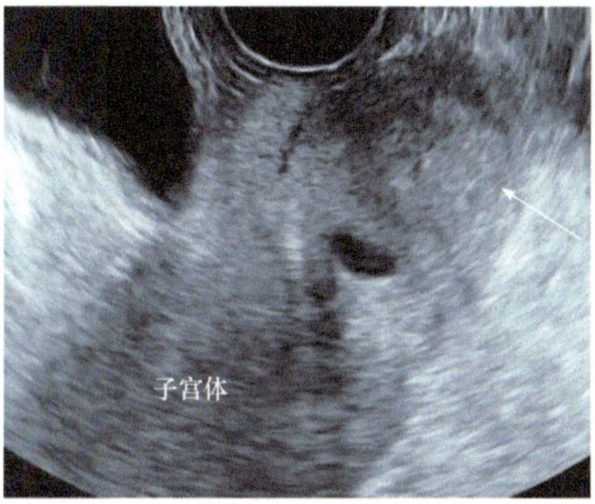

图 13-24 宫颈癌二维超声声像

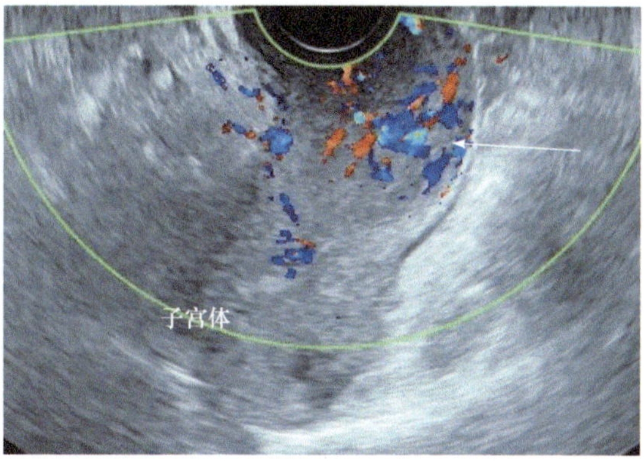

图 13-25 宫颈癌彩色多普勒声像

【超声诊断价值】 宫颈癌在临床上容易诊断，其诊断主要依据宫颈细胞学检查以及阴道镜下组织活检。当病变发展到中晚期时，子宫颈的形态和内部回声发生改变，此时超声检查对宫颈癌的浸润程度有一定的诊断价值。

八、子宫发育异常

胚胎第 3～4 周卵黄囊内胚层出现原始生殖细胞，第 4～5 周泌尿生殖嵴形成，第 4～6 周末原始生殖细胞迁移到生殖嵴形成原始生殖腺，第 8 周原始生殖腺分化为卵巢。在生殖腺发育为卵巢后，泌尿生殖嵴外侧的中肾管退化，双侧副中肾管的头段形成双侧输卵管，双侧副中肾管中段及尾段合并发育成子宫和阴道上段。合并初期尚保持有中隔，将其分为两个腔，大约在胎儿第12周末中隔消失，成为单一内腔。

【病因、临床表现】 女性先天性生殖道畸形是指在胚胎发育过程中副中肾管发育停止、双侧副中肾管融合失败、中隔吸收不全所导致生殖管道发育异常，其发病率达4%～7%。表现为子宫、子宫颈发育异常，阴道畸形，包括处女膜闭锁，阴道横隔、纵隔及先天性阴道闭锁等。因副中肾管发育异常不影响卵巢发育，双侧卵巢多无异常表现。副中肾管发育异常可合并泌尿系统的异常，如异位肾、单肾等。

根据内生殖器官的胚胎发生学异常，子宫先天性畸形可以分为三类：

1. 中肾管发育不良所致的畸形

（1）双侧副中肾管发育不良所致的畸形

1）先天性无子宫：双侧副中肾管完全未发育。形态学表现为无子宫，双卵巢发育可正常。

2）始基子宫：两侧副中肾管汇合后短时间内即停止发育。形态学表现为子宫小，宫体厚度<1.0cm，没有子宫内膜，双卵巢可发育。临床表现为无月经。

3）幼稚子宫：两侧副中肾管汇合后在子宫发育至正常之前停止发育。形态学表现为子宫各径线小于正常，子宫体与子宫颈的比例为3∶2，有子宫内膜，但很薄。临床表现为经量稀少。

（2）一侧副中肾管发育不良所致的畸形

1）单角子宫：一侧副中肾管发育完全，另一侧副中肾管完全不发育或发育停止，其中发育停止的一侧可形成残角子宫。

2）单角子宫合并残角子宫：一侧副中肾管发育完全，另一侧副中肾管不同程度发育形成残角子宫。

2. 副中肾管融合不良所致的畸形

（1）双侧副中肾管完全不融合形成完全分离的两个子宫体、两个子宫颈及两条阴道。

（2）双侧副中肾管部分融合不良所致的畸形根据融合不良的程度，形态学表现如下。①双角双颈子宫：两个子宫体，两个子宫颈，一条阴道；②双角单颈子宫：两个子宫体，一个子宫颈，一条阴道；③弓形子宫：子宫底中央凹陷，子宫壁向子宫腔突出如马鞍状。

3. 双侧副中肾管融合后中隔吸收不良所致的畸形 形态学表现为：完全纵隔子宫，子宫纵隔达子宫颈内口或外口；不完全纵隔子宫，子宫纵隔为部分纵隔，纵隔终止于子宫颈内口之上。

临床表现：先天性无子宫、痕迹子宫或始基子宫、幼稚子宫青春期以后没有月经来潮。先天性无阴道、先天性无子宫、阴道横隔、阴道闭锁、单角或双角子宫、纵隔子宫临床表现为婚后性生活困难或者多次流产、早产或者不孕。

【常见子宫畸形的超声表现】

1. 先天性无子宫（congenital absence of uterus） 在充盈的膀胱后方，经腹或经阴道纵、横切面均未探及子宫声像。先天性无子宫常合并先天性无阴道，因此，无阴道气体线显示。

2. 始基子宫（primordial uterus） 在充盈的膀胱后方，经腹或经阴道扫查仅探及呈条索状的低回声，无正常子宫形态，无内膜线显示。

3. 幼稚子宫（uterine hypoplasia） 盆腔内有子宫轮廓显示，测量子宫的前后径、长径、宽径小于正常，子宫前后径<2cm，内膜回声不明显，或呈细线状（图13-26）。

4. 双子宫（uterus uterus） 盆腔内显示两个子宫声像，各有子宫腔内膜回声。子宫底横切面显示呈蝶状（图13-27），下移探头到子宫体见横径较宽，再向下向耻骨后方倾斜扫查，可显示两个宫颈管及阴道气体线回声。

5. 双角子宫（uterus bicornis） 经腹横切面扫查见子宫底平面显示羊角形的两个子宫角，各有子宫腔回声，但仅有一个子宫颈及阴道（图 13-28）。三维超声显示更清晰（图 13-29）。

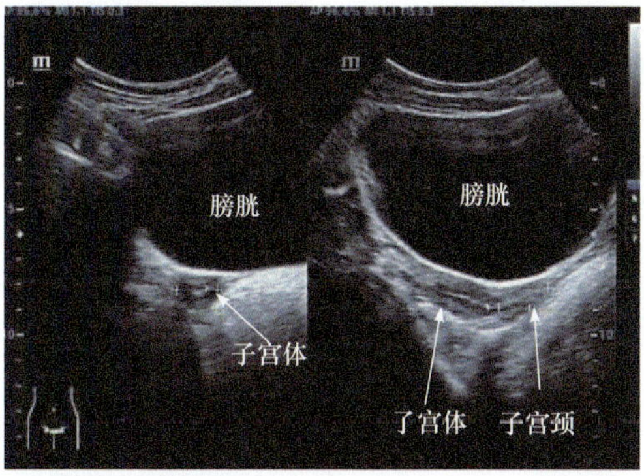

图 13-26　幼稚子宫声像

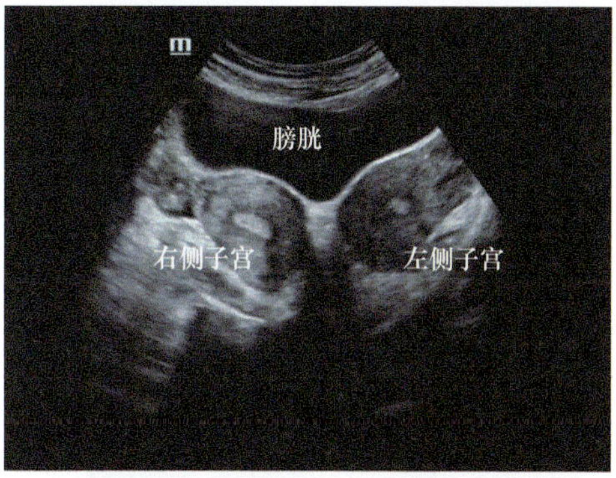

图 13-27　双子宫声像

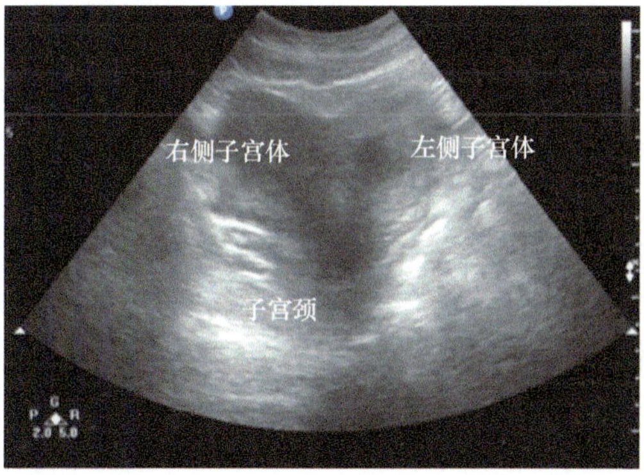

图 13-28　双角子宫二维超声

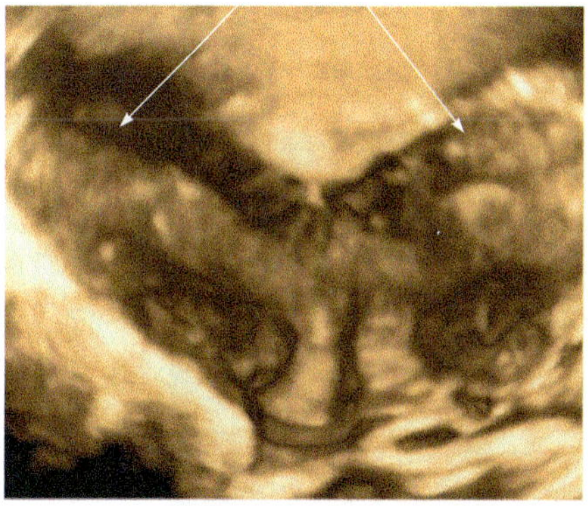

图 13-29　双角子宫三维成像

箭头示双角子宫

6. 纵隔子宫（uterus septus）　子宫轮廓、形态无明显改变。横切面显示子宫底部较宽，子宫横径测值大于正常，子宫腔回声呈倒“八”字形或“Y”形（图 13-30）。完全纵隔子宫横切面自子宫底向子宫颈方向扫查，可见两个宫内膜回声呈左右或前后排列。不完全纵隔显示子宫内膜左右或前后排列，内膜间可见衰减的中隔回声。三维超声能清晰鉴别不完全与完全纵隔子宫（图 13-31、图 13-32）。

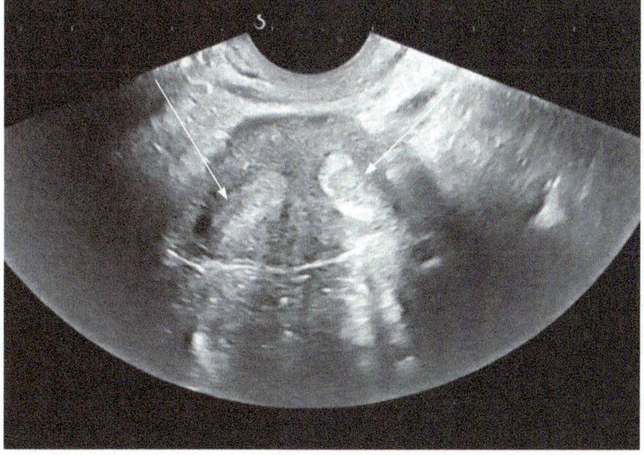

图 13-30　纵隔子宫二维声像

箭头示纵隔子宫

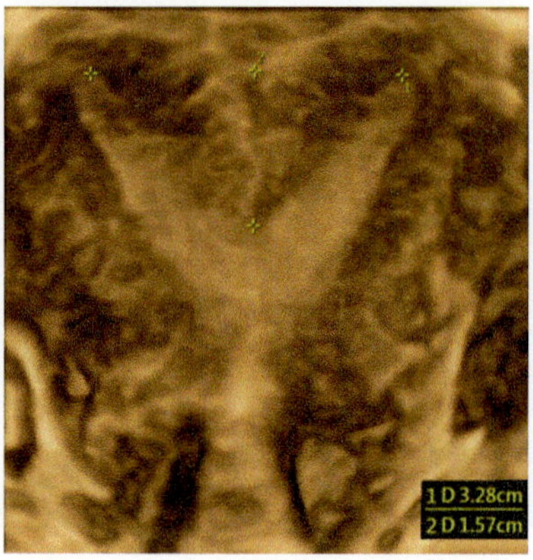

图 13-31　不完全纵隔子宫三维声像

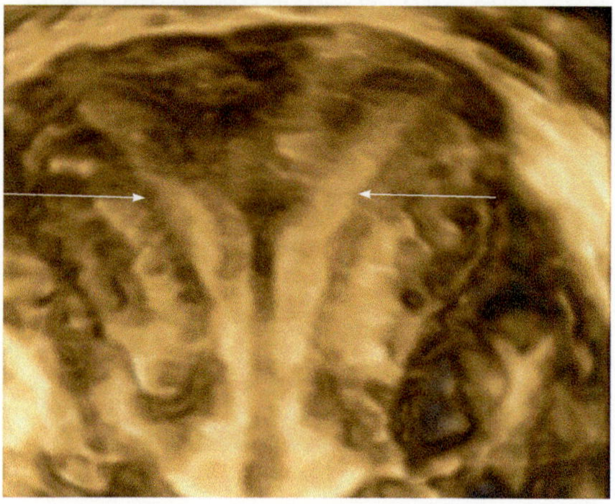

图 13-32　完全纵隔子宫三维声像
箭头示完全纵隔子宫

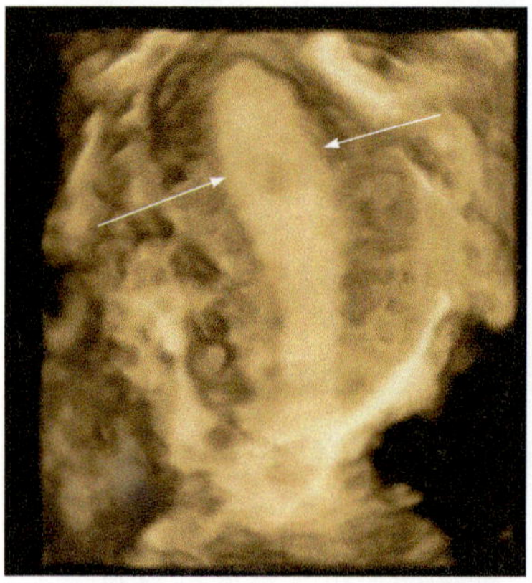

图 13-33　单角子宫三维声像
箭头示单角子宫

7. 单角子宫（unicornuate uterus）　一侧副中肾管发育正常，另一侧副中肾管完全未发育。由于仅有一侧血管，血液供应不足，临床表现为不孕症、习惯性流产。超声表现为子宫外形呈梭状，横断面扫查横径较小，宫腔内膜呈管道状，向一侧稍弯曲，三维超声较二维超声能明确诊断（图 13-33）。同侧可见正常卵巢。

8. 残角子宫（rudimentary horn of uterus）　一侧副中肾管发育正常，另一侧副中肾管中下段在发育过程中停滞，形成不同程度的残角子宫。表现为发育侧子宫旁见一实性团块，非妊娠时回声与子宫相似，有纤维组织束与发育侧的子宫体相连。实性团块内可有或无内膜回声（图 13-34、图 13-35），容易误诊为浆膜下肌瘤。少数残角子宫内有少许积液。当残角子宫妊娠时，内含胚胎才被引起注意。

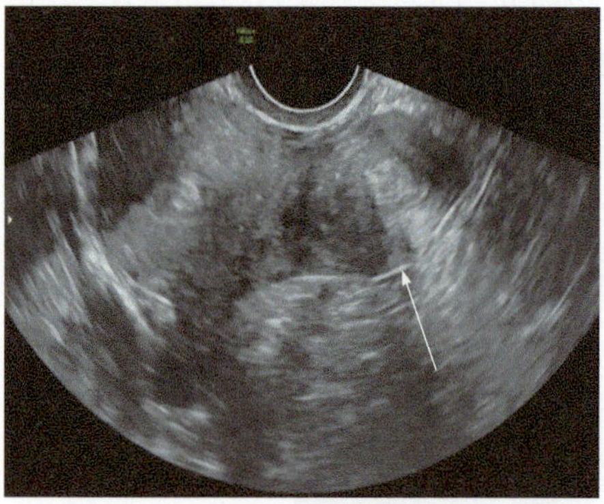

图 13-34　残角子宫（内膜型）
箭头示残角子宫

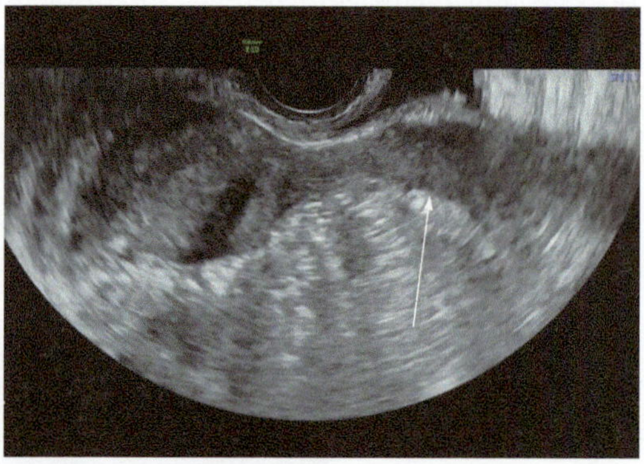

图 13-35　残角子宫（无内膜型）
箭头示残角子宫

9. 弓形子宫（arcuate uterus）　子宫外形、轮廓正常，子宫底部未完全融合，子宫底部中央区肌层增厚，向子宫底、子宫腔轻度突出，超声冠状面上可见子宫底处内膜呈弧形内凹，该弧形内凹夹角＞90°。若行三维成像可在冠状面上两侧子宫角内膜处作一连线，测量子宫底处子宫内膜弧形内凹的垂直距离，测量距离＜1cm（图 13-36）。若测量距离＞1cm，可诊断不完全性纵隔子宫，这也是鉴别要点。通常患者无任何临床症状。

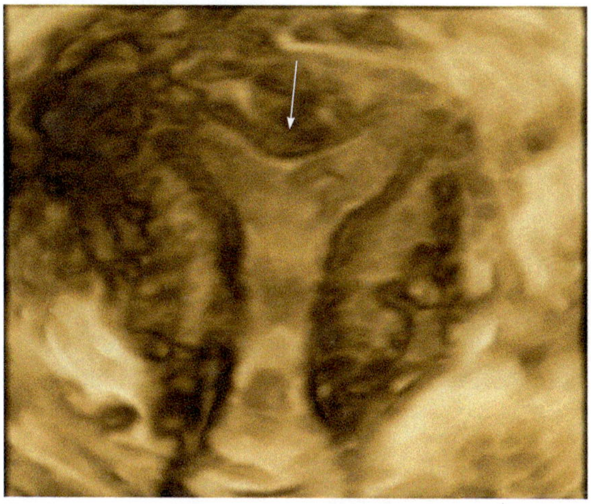

图 13-36　弓形子宫三维成像

箭头示弓形子宫

【超声诊断价值】 女性生殖器官发育异常的种类较多，二维超声扫查能够显示子宫外形轮廓、子宫腔内膜形态，判断子宫发育异常的重要标志是子宫内膜回声的确定，超声检查时注意采用多种检查途径及扫查方法。双子宫、双角子宫、纵隔子宫经腹扫查更有利于显示位置与结构。双角子宫、残角子宫注意与子宫关系密切的浆膜下肌瘤、卵巢肿瘤或附件炎性包块相鉴别。女性生殖器官发育异常可能合并泌尿系统发育异常，如肾缺如、异位肾等。三维超声成像、超声声学造影的检查技术，可以获得子宫、子宫颈的冠状切面，更清晰地显示子宫内膜、子宫腔形态，直观地显示子宫畸形的细节，补充二维超声诊断子宫发育异常的不足。

九、宫内节育器

宫内节育器（intrauterine contraceptive device，IUD）是女性最常见、最普遍的一种避孕方法，具有安全有效、简便经济的特点。IUD 主要是干扰胚胎在子宫内的着床，多数学者认为其避孕机制是基于局部组织对于异物的组织反应所致。由于 IUD 的材质不同，所引发的组织反应亦不相同。目前节育环的种类较多，如 T 形环、带铜 V 形宫内节育环、母体乐、带铜宫内节育环等（图 13-37）。各种节育环有各自的优缺点，要选择适合自己的节育环，才能保证避孕效果，并且副作用小。IUD 常见异常主要有：IUD 位置下移、带节育器妊娠、IUD 脱落、IUD 变形、成角、IUD 异位、IUD 穿孔等。

【病因、临床表现】 IUD 异常病因：IUD 的大小、形状与子宫腔不适应、IUD 放置时间过长以及子宫腔形态异常或子宫畸形等，均可造成 IUD 的脱落、变形、嵌顿、穿孔等异常。①IUD 位置下移：会损伤子宫内膜，使子宫肌层发生过度伸展，从而易引起患者阴道不规则出血、白带增多或血性白带、腰骶部坠痛或下腹部下坠等，从而增加盆腔感染的机会。②带节育器妊娠：如果使用 IUD 的育龄期女性有停经史及下坠感、不规则阴道出血、腹痛等急腹症表现时，需警惕异位妊娠的发生。

【超声表现】

1. IUD 声像图　由于各种 IUD 的形状、材料不同，其超声表现不尽相同。金属节育器表现为子宫腔内强回声、其后方可见彗星尾征。塑料节育器也表现为子宫腔内强回声，伴后方声影，但无彗星尾征（图 13-38～图 13-40）。

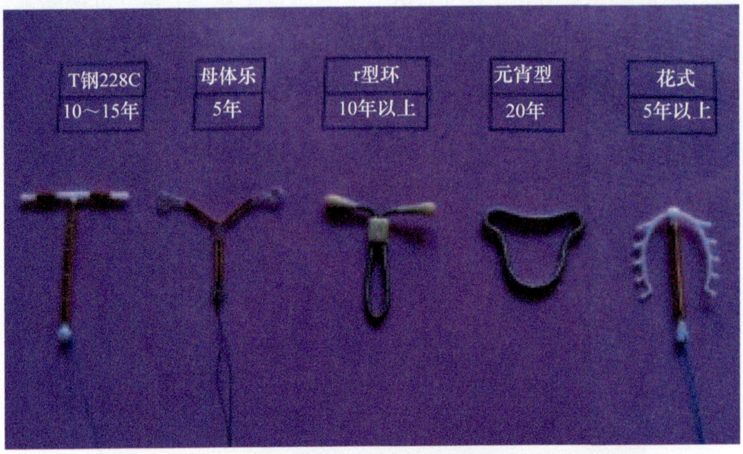

图 13-37 节育环的种类

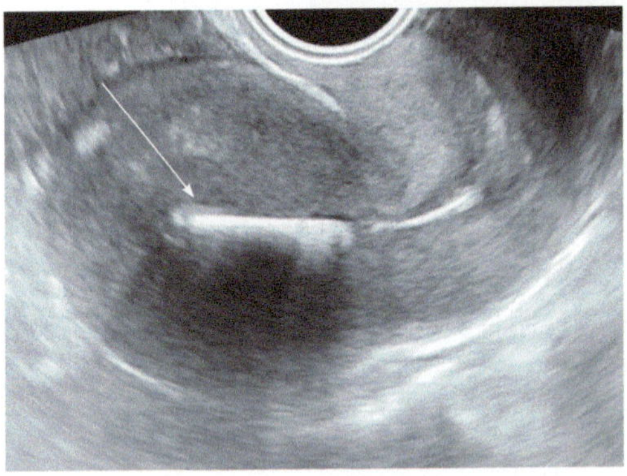

图 13-38 纵切节育器（箭头）声像

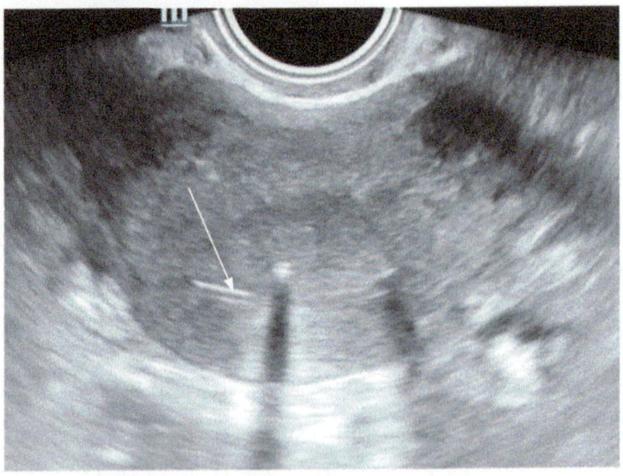

图 13-39 横切节育器（箭头）声像

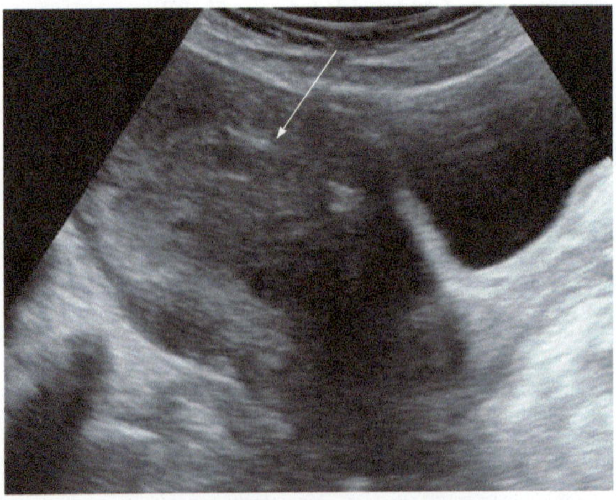

图 13-40 （子宫腺肌病患者）纵切曼月乐节育器（箭头）声像

2. IUD 异常的超声声像图

（1）常见 IUD 异常声像：①最常见的是 IUD 位置下移，即子宫纵切面扫查 IUD 上缘至子宫底外缘浆膜层之间的距离超过 2.0cm，或 IUD 下缘已达子宫颈内口以下。②IUD 脱落，即 IUD 脱落至宫颈管或者完全脱离子宫。③异位，指 IUD 不在子宫腔内的正常位置，而是部分或全部位于子宫肌层、浆膜层或腹腔内。

（2）带节育器妊娠超声表现：①子宫增大，增大的径值与孕周基本符合。②合并宫内妊娠，早孕期在子宫腔内可探查到形态完整的孕囊，而于孕囊旁边或接近子宫颈内口处，可探及强回声的 IUD，中晚孕期由于子宫体积增大及胎体、胎盘与 IUD 回声相互重叠、遮挡等，易导致 IUD 的结构显示不清。③异位妊娠：国内外的大量研究显示，使用 IUD 者可增加异位妊娠发生概率。

【超声诊断价值】 常规二维超声可以判断 IUD 的位置是否异常，IUD 有无下移、嵌顿、脱落，有无带环妊娠等。三维超声可以判断 IUD 的立体形状、显示与盆腔脏器的关系，可以提供 IUD 的全面信息，是临床超声诊断的重要补充。

第四节　卵 巢 疾 病

一、卵巢非赘生性囊肿

【病因、病理及临床表现】 卵巢瘤样病变病理类型包括妊娠黄体瘤、间质卵泡膜细胞增生症、间质增生症、卵巢重度水肿等。临床上常见的瘤样病变为功能性囊肿，即非赘生性囊肿，包括滤泡囊肿、黄体囊肿、子宫内膜异位囊肿等。

滤泡囊肿可以由优势卵泡未破裂形成，可以多发，但一般为单侧，直径为 3～10cm，平均 2cm。孤立性的滤泡囊肿比较常见，可以从胎儿时期一直存在直到绝经。由于囊肿可以自行消退，绝大多数生理性囊肿患者没有症状。囊肿发生出血、扭转或破入盆腔时，可引起腹痛、盆腔积液等临床症状。

优势卵泡破裂排卵后生成黄体。黄体大小一般在 1.5～2.5cm，除非黄体直径到达 3cm 以上，否则不能简单将黄体等同于黄体囊肿。黄体囊肿一般是单房单侧性，大小 3～6cm，平均直径 4cm。除非发生扭转，一般都无须治疗，2～3 个月经周期后，一般自行消退。扭转或破裂可引起临床症状。一旦发生受精，将形成妊娠黄体囊肿。典型的黄体囊肿可长至最大约 3cm，但也有长大到 5～10cm，在妊娠 16 周左右吸收。

黄素化囊肿（高反应性黄素化）是功能性囊肿，大小 3～20cm。出现黄素化囊肿代表患者人绒毛膜促性腺激素（hCG）水平高。黄素化囊肿和妊娠滋养细胞肿瘤如葡萄胎、侵蚀性葡萄胎和绒癌有关，也可见于卵巢过度刺激综合征，偶见于正常单胎或多胎妊娠。黄素化囊肿通常采用保守治疗，因为一旦消除促性腺激素的来源，囊肿常可自行消退。

子宫内膜异位囊肿又称卵巢巧克力囊肿，指的是异位于卵巢上的子宫内膜病灶随着月经周期中激素水平的变化而发生周期性坏死、脱落和出血，经血无法排出，积聚在卵巢，外观上子宫内膜异位囊肿内的陈旧性出血像巧克力一样，故称为巧克力囊肿。典型的异位内膜组织在镜下可见子宫内膜腺体、间质、纤维素及出血等成分。患者常出现月经紊乱、痛经、不孕等表现。妇科检查可扪及与附件区活动度差的肿块。病变累及直肠阴道间隙时，可在阴道后穹窿触及触痛明显的小结节，或腹腔镜观察到阴道后穹窿局部隆起的紫蓝色斑点。血清 CA125 水平可能升高。

【超声表现】

1. 卵巢单房囊肿 滤泡囊肿、黄体囊肿和单纯性囊肿均可表现为卵巢内的单房囊肿。囊肿壁薄，边界清，直径一般不超过 50mm，偶可达 70～80mm。囊肿一侧常可见正常卵巢结构，呈半月形附于囊肿边，内见小卵泡。CDFI 示囊壁上细小环状或半环状血流信号（图 13-41）。

2. 黄体血肿 根据黄体内出血量和时间不同，其声像图表现多样化。黄体早期，囊内出血较多时表现为卵巢内近圆形囊肿、囊壁厚，囊内杂乱不均质低回声；黄体中期，血肿内血液凝固，囊壁变薄而规则、内壁光滑、囊内回声减低，呈粗细不等网状结构；黄体晚期，血液部分吸收，囊内回声可呈实性稍高回声，当血液完全吸收后形成黄体囊肿，囊壁变得光滑，囊内无回声。CDFI 显示囊肿周围环状血流信号（图 13-42），记录到高速低阻的血流频谱，阻力指数有时可低于 0.40。

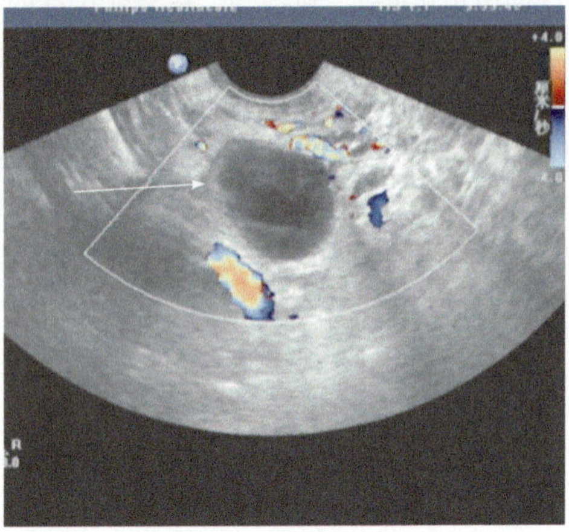

图 13-41　卵巢单房囊肿

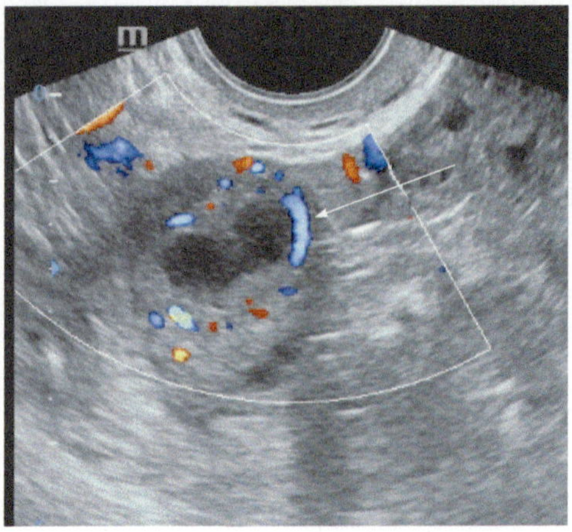

图 13-42　黄体血肿

3. 黄素化囊肿　一般出现在滋养细胞肿瘤患者和促排卵治疗患者中，单侧或双侧卵巢区可见边界清晰、光滑的薄壁无回声区，呈圆形或椭圆形，大小不一。内部可见分隔光带，无回声、内部透声好。黄素化囊肿一般无症状，随着滋养细胞肿瘤治疗后，囊肿可逐渐自行缩小、消失。

4. 巧克力囊肿　典型超声表现为卵巢内见边界尚清楚的囊性暗区，呈圆形或椭圆形，囊壁较厚，内壁欠光滑，可单发也可多发，直径一般为 5～6cm，最大可达 20cm 以上；囊内回声多数为均匀云雾状低回声，也可呈无回声内散在密集细弱点状回声、类实质型和混合型回声，内部回声可随体位改变而发生移动或漂浮。部分巧克力囊肿可观察到周期性变化，月经期囊肿内部回声增多、体积稍增大，月经期过后则相反。彩色多普勒超声示病灶内无明显血流信号，仅囊壁上见部分条状血流信号（图 13-43）。

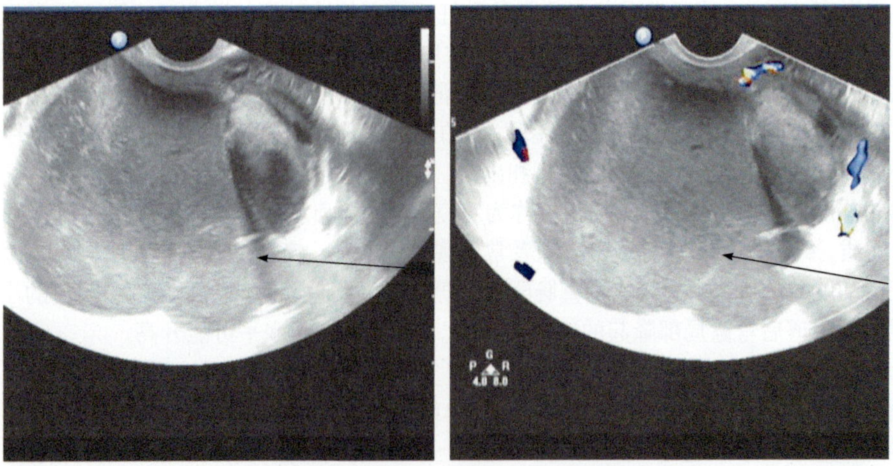

图 13-43　卵巢内膜异位囊肿二维超声及彩色多普勒表现

【超声诊断价值】　超声检查可对卵巢组织的多样性变化进行较准确的超声物理声像特征判定，故超声检查是其首选检查项目。超声检查可以作为卵巢囊肿定期复查的工具，简单、方便。通过随诊观察大小变化并结合临床对其加以鉴别。

二、卵巢畸胎瘤

【病理及临床表现】 卵巢畸胎瘤（ovarian teratoma）分为成熟性畸胎瘤和未成熟性畸胎瘤，两者相比，成熟性畸胎瘤是良性病变，未成熟性畸胎瘤是恶性病变。成熟性畸胎瘤是最常见的盆腔生殖细胞肿瘤，也称良性囊性畸胎瘤，也是年龄小于 20 岁女性最常见的卵巢肿瘤，肿瘤来源于胚胎卵黄囊的生殖细胞。畸胎瘤可发生在任何年龄段。虽然畸胎瘤包含了 3 个胚层的组织（外胚层、中胚层、内胚层），皮样囊肿仅含有外胚层组织，但术语“皮样囊肿”和“畸胎瘤”还是常互换使用。畸胎瘤标本中可见牙齿、头发、腺体组织（汗腺、顶浆腺、皮脂腺）、神经组织和甲状腺组织等。未成熟畸胎瘤是年龄小于 30 岁妇女最常见的恶性肿瘤，大约一半患者会出现甲胎蛋白升高。组织学检查显示某些畸胎瘤内同时含有成熟和不成熟成分。畸胎瘤的恶性潜能和它的组织成熟度呈负相关，但成熟性畸胎瘤很少发生恶变（小于 1%）。

畸胎瘤患者通常没有症状，但也可能出现疼痛、腹胀或扪及肿块。畸胎瘤可发生而扭转引起急腹症。

【超声表现】 畸胎瘤的超声表现多种多样，包括囊性为主肿块、混合回声肿块伴钙化、混合回声肿块内出现脂-液分层及弥漫性强回声团不伴声影等。畸胎瘤最多见的超声表现是实性为主的混合性团块，内含代表钙化或脂肪的强回声斑、伴或不伴声影。这种类型的畸胎瘤，因为超声表现与肠气相似，容易漏诊。囊性团块内的强回声结节称为“皮样囊肿”或 Rokitansky 结节，其内可能包含牙齿、毛发或脂肪。偶尔可表现为“冰山之巅”征，指的是前方极强回声伴后方大片声影（图 13-44），这会影响团块后方更多结构的显示。脂-液分层征是指液体成分位于较深的位置，而强回声的脂肪漂浮于液体的上方（图 13-45）。畸胎瘤的超声表现根据其所含有的成分（皮肤、毛发、牙齿、骨骼、脂肪）不同而复杂多样。有时可见毛发束漂浮于液体内，这是畸胎瘤较特异性的表现，称为“皮样网格”征（图 13-46）。

【超声诊断价值】 典型的卵巢成熟性畸胎瘤，超声诊断不困难。但是声像图较难区别良、恶性。若肿瘤形态不规则，内部回声杂乱、实性部分较多，且在短期内迅速长大者，应考虑恶性可能。

三、卵巢囊腺瘤

【病理及临床表现】 卵巢囊腺瘤（cystadenoma of the ovary）为最常见的卵巢良性肿瘤，发生于体腔上皮性的良性上皮瘤，系来自覆盖卵巢表面的生发上皮，包括浆液性囊腺瘤和黏液性囊腺瘤，两者的鉴别要点如表 13-2 所示。

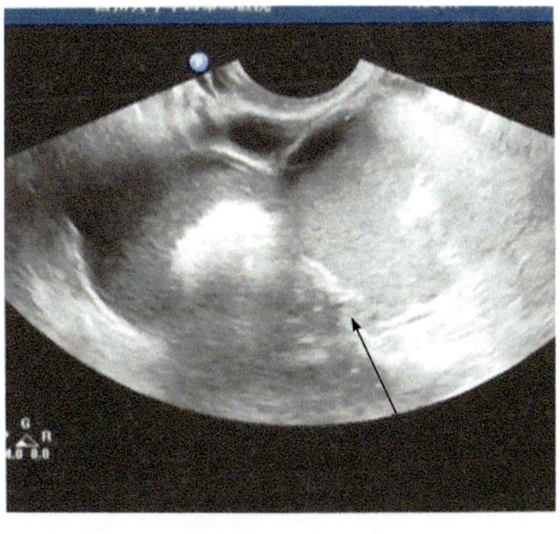

图 13-44 畸胎瘤（“冰山之巅“征）

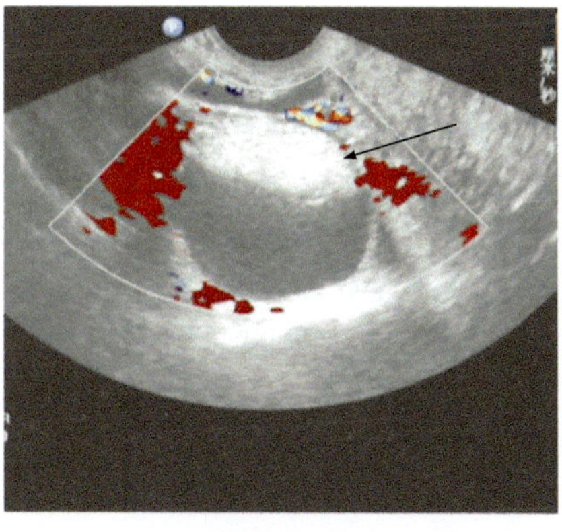

图 13-45 畸胎瘤（脂-液分层征）

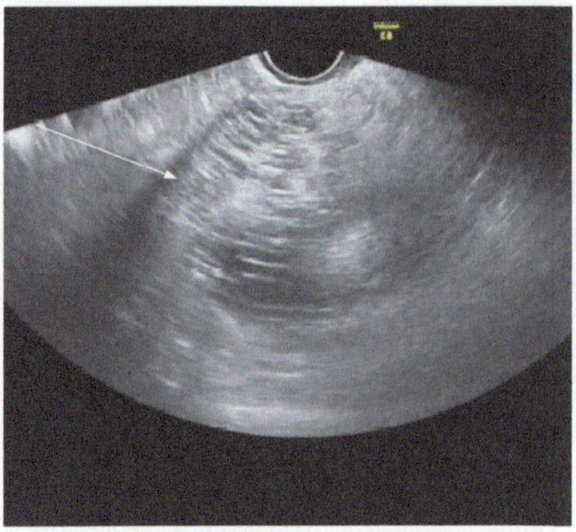

图 13-46　畸胎瘤（“皮样网格”征）

表 13-2　浆液性囊腺瘤和黏液性囊腺瘤的鉴别要点

鉴别要点	浆液性囊腺瘤	黏液性囊腺瘤
好发年龄	生育年龄和绝经期，20～80 岁	30～50 岁
囊肿特点	单房多见，壁薄且内壁光滑，囊内为淡黄色清亮液体，多房者可见乳头	大多为多房性，体积较大（可达 30cm 以上），壁较厚，切面见大小不等的囊腔内含胶冻样黏液，囊内较少见乳头
镜下特点	囊壁为纤维结缔组织，内衬单层柱状上皮	囊壁为纤维结缔组织，内衬单层高柱状黏液上皮，可见杯状细胞和嗜银细胞
瘤体破裂时是否发生腹膜种植	否	是，黏液种植于腹膜形成腹膜黏液瘤，多限于腹膜表面生长，不浸润脏器实质

临床表现肿瘤较小时无症状，常在妇科体检时发现。当肿瘤增大时，腹部可扪及肿块或出现腹胀。肿瘤增长到腹盆腔时，可出现气急、心悸、尿频、便秘等压迫症状。妇科查体见腹部膨隆，叩诊实音，无移动性浊音。双合诊和三合诊检查可在子宫一侧或双侧触及圆形或类圆形肿块，多为囊性，表面光滑、活动，与子宫无粘连。最常见的并发症是卵巢蒂扭转，为常见的妇科急腹症，约10%卵巢肿瘤可发生。常于体位突然改变，或妊娠期、产褥期子宫大小、位置改变时发生，典型症状是体位改变后突发一侧下腹剧痛，常伴恶心、呕吐甚至休克。双合诊检查可叩及压痛的肿块，以蒂部最明显。治疗原则是一经确诊尽快手术。

【超声表现】

1. 单纯性浆液性囊腺瘤　单房多见，直径为 5～10cm。肿块呈圆形或椭圆形无回声，边界清楚，囊壁薄而完整、厚度均匀且内壁光滑，囊内含清亮透明浆液或混浊囊液。多房性囊腺瘤囊内多发分隔回声且纤细，分隔壁光滑、厚度均匀（图 13-47）。

2. 浆液性乳头状囊腺瘤　肿物呈单房或多房囊性，边界清楚，囊内壁见单个或多个乳头状突起，呈结节状或不规则状（图 13-48）。乳头较小时仅表现为囊肿壁局部增厚。囊液多呈完全性无回声，若囊液为混浊液时，无回声区内可充满点状回声，彩色多普勒表现为乳头上可见少许血流信号。

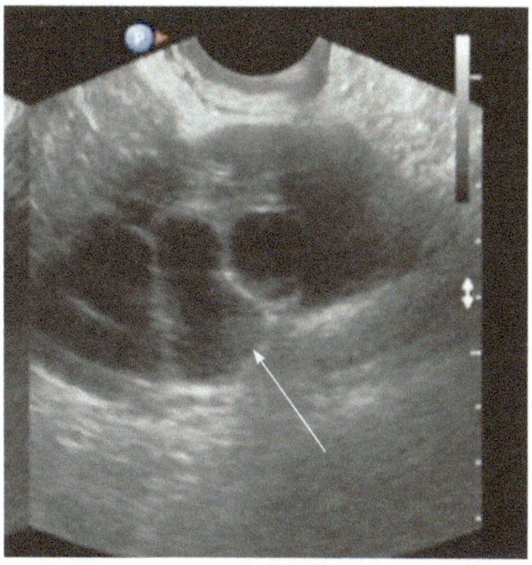

图 13-47　浆液性囊腺瘤（多房性）

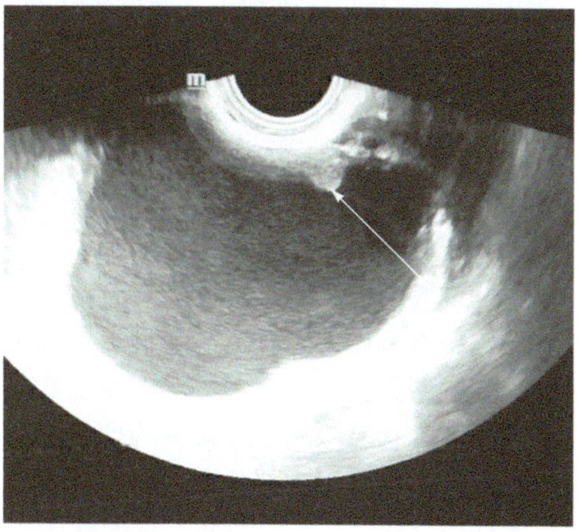

图 13-48　浆液性囊腺瘤（乳头状）

3. 黏液性囊腺瘤　多为单侧性，肿物体积较大，多在 10cm 以上，轮廓清晰，囊壁厚且均匀，呈圆形或椭圆形无回声，无回声内分隔较多，呈多房样，分隔光滑而均匀。囊内无回声区中充满较密或稀疏点状回声，少数囊壁上可见乳头状突起。彩色多普勒超声示肿瘤的囊壁、囊内分隔及乳头上可探及血流信号（图 13-49）。

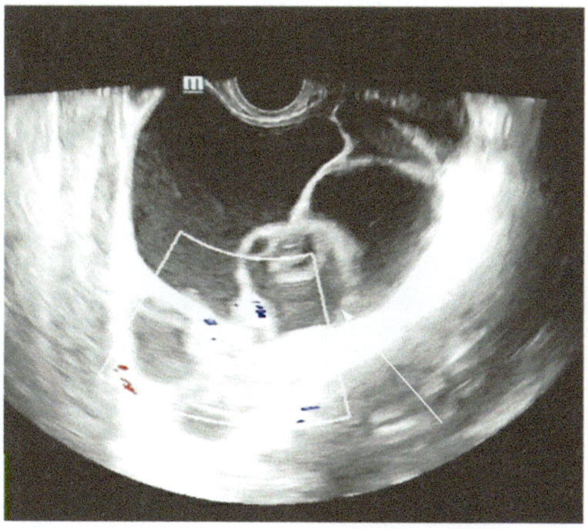

图 13-49　黏液性囊腺瘤彩色显像

【超声诊断价值】　超声发现肿物时，首先判断肿物的囊实性，若为囊性肿物，观察囊壁厚薄、囊内有无分隔、分隔是否均匀，囊壁内是否有乳头状突起，彩色血流观察有无血流。经阴道超声检查能更好地观察囊内回声特征。单纯性浆液性囊腺瘤与其他单纯性卵巢囊肿声像表现相似，单次超声检查鉴别较困难，可结合临床并通过随诊观察大小变化等加以区别。卵巢肿瘤的病理类型复杂，但是声像表现有一定的共同性，因此部分肿瘤有着相似的声像图表现，超声诊断囊性卵巢肿瘤仅能提示良性或恶性的可能诊断，而不是肿瘤的病理诊断。应结合临床及相关实验室检查资料综合分析，以提高诊断率。

四、卵　巢　癌

卵巢癌（ovarian carcinoma）是女性生殖系统中最常见的恶性肿瘤之一，早期发病隐匿，患者就诊时已处于临床中晚期，因此早发现、早诊断对卵巢癌患者的治疗具有重要临床意义。

【病因、病理及临床表现】 卵巢恶性肿瘤可发生在任何年龄，45～64 岁是高峰年龄，该病的发病原因主要与遗传、内分泌因素、环境因素、家庭因素等有关，20%～25%的卵巢恶性肿瘤患者有家族史。按照世界卫生组织（WHO）制定的卵巢肿瘤组织分类，分为上皮性肿瘤（50%～70%）、生殖细胞肿瘤（20%～40%）、性索-间质肿瘤（约 5%）、转移性肿瘤（5%～10%）。原发性卵巢恶性肿瘤分为上皮性和非上皮性两大类，转移性肿瘤可来自体内任何部位的原发癌，常见的转移癌有乳腺、胃、肠、生殖泌尿道及其他脏器。转移方式主要有腹腔种植、淋巴道转移。

卵巢恶性肿瘤种类繁多，病理结构复杂，病理特点的共同性是肿瘤组织细胞结构失常，排列紊乱，肿瘤内出血、坏死等改变。病理上可分为：浆液性乳头状囊腺癌、黏液性囊腺瘤、内胚窦瘤、颗粒细胞瘤、卵巢转移癌、卵巢淋巴瘤、卵巢甲状腺肿性类癌等。

浆液性乳头状囊腺癌是最常见的卵巢恶性肿瘤，占卵巢上皮性癌的 50%，病理约有 50%的患者发生于双侧卵巢，多为部分囊性、部分实性，呈乳头状生长。该病多发生于绝经期前后的人群，早期可无任何临床表现，中晚期常见的临床表现有腹痛、腹胀、盆腔包块等。黏液性囊腺瘤相对少见，可由黏液性囊腺瘤演变而来。多出现在单侧，包块通常体积较大，外形常不规则，主要的临床表现是腹部包块。

【超声表现】 浆液性或黏液性囊腺瘤两者在二维超声图像上难以区别，均表现为单侧或双侧囊实混合性的肿块，形态不规则，边界清晰或欠清晰（图 13-50）。以囊性为主的肿块，囊壁较厚而不均，内有分隔且粗细不均，囊液常呈无回声；以实性为主的肿块，囊内壁见实性块状突起，内部可见大小不等的囊性区，乳头向外生长时肿块边界不清。彩色多普勒超声表现为肿瘤的实性部分探及较丰富的血流信号（图 13-51），呈高速低阻型动脉频谱。晚期病例盆腹腔探及游离液性暗区，若伴有大网膜转移，则可见大网膜明显不规则增厚，彩色多普勒可于增厚的大网膜内探及较丰富的血流信号。直肠子宫陷凹与膀胱子宫陷凹处腹膜亦常发生肿瘤的种植转移，主要表现为腹膜的局限性不规则增厚，彩色多普勒可于其内探及血流信号。

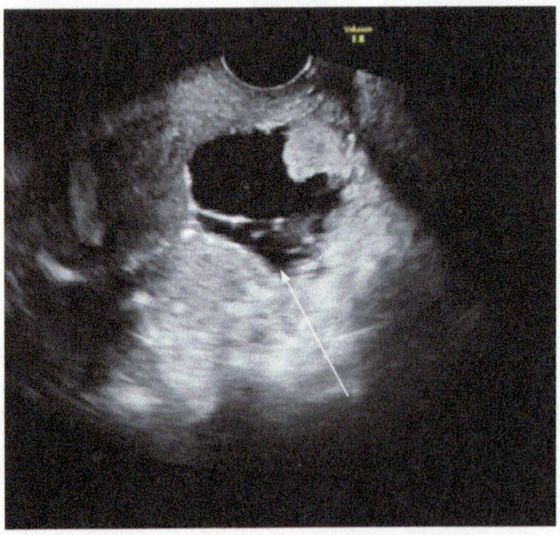

图 13-50 囊腺癌二维超声表现

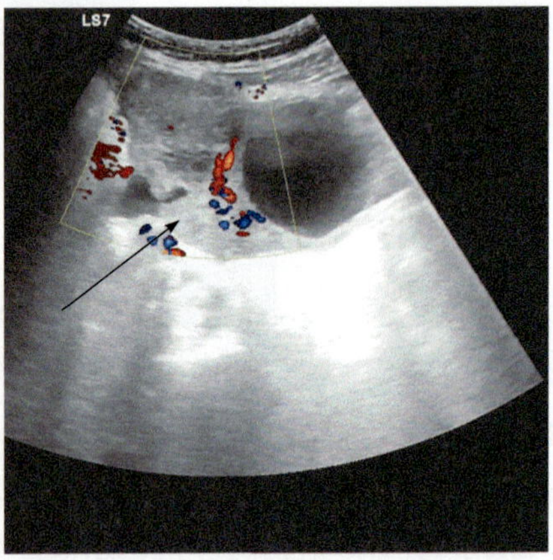

图 13-51 囊腺癌彩色血流表现

【超声诊断价值】 卵巢恶性肿瘤有时可合并感染，临床症状是急性盆腔炎症的表现，声像图表现错综复杂，难以作出明确诊断，必要时可考虑行超声引导下穿刺活检以明确诊断。

腹水常由卵巢恶性肿瘤引起，但需要注意的是，炎性疾病特别是结核也经常出现腹水，也可于附件区探及包块，但包块通常体积较小、边界不清、与周围组织可有粘连，结核时大网膜与腹膜也可出现增厚，但多表现为均匀一致的弥漫性轻度增厚，腹水内常可见纤维粘连带，可于盆腔探及游离液性暗区，有时也可于直肠子宫陷凹探及种植转移病灶。既往恶性肿瘤病史也有助于卵巢转移癌的诊断，当探及双侧卵巢实性包块内的树枝状血流信号时，即应高度怀疑卵巢转移癌，应进一步检查胃肠道、乳腺等，追踪原发灶来源，以期更加准确地诊断，优化更有针对性的治疗方案。

五、输卵管炎性疾病

【病因、病理及临床表现】 输卵管炎性疾病多发生在性活跃的生育期妇女，与下生殖道感染、子宫腔内手术操作后感染、性卫生不良、邻近器官炎症直接蔓延等相关。

输卵管炎性疾病病理表现主要为：急性炎症期输卵管增粗、管壁增厚，管腔内可出现积脓，当累及卵巢时可出现输卵管卵巢脓肿。而慢性炎症期输卵管管壁变薄，管腔内积液变清亮。

根据临床表现输卵管炎性疾病可分为急性和慢性，其中，输卵管急性炎症时，患者可出现发热、腹痛的临床表现；而慢性输卵管炎症时，患者的临床表现主要为下腹坠胀不适。

【超声表现】

1. 急性输卵管炎症 于附件区卵巢旁探及迂曲的厚壁管状结构，囊腔内可见积液，透声差，其内可见密集点状回声，病变部位触痛明显，彩色多普勒可于囊壁上探及丰富血流信号。而当炎症累及卵巢时，无法探查到正常卵巢，附件区被多房厚壁囊性包块或囊实混合性包块所占据，彩色多普勒示可于囊壁上或实性部分探及丰富血流信号。

2. 慢性输卵管炎症 可于附件区探及多房性或迂曲管道状薄壁囊性结构（图 13-52），囊腔透声好，卵巢一般可显示，彩色多普勒示囊壁上血流信号不丰富。

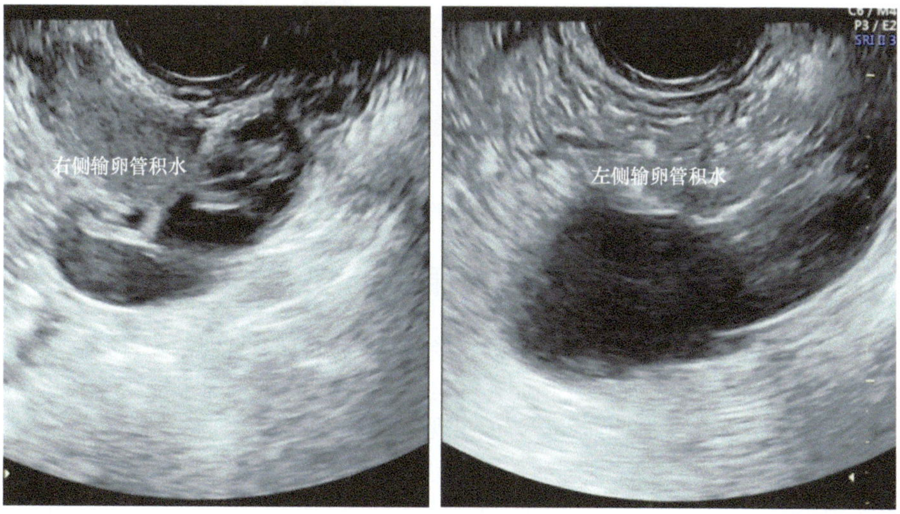

图 13-52　双侧输卵管积水

【超声诊断价值】 从解剖学角度上讲，输卵管纤细狭长，间质部与子宫腔相连，伞端呈喇叭口状，一般情况下，输卵管无病变时，正常的输卵管与盆腔内的肠管混在一起，单凭二维超声无法识别。只有在输卵管出现异常改变时，如输卵管增粗、输卵管管腔内有积液、输卵管形成结节或包块时，二维超声大多可予以识别，再综合临床病史、化验检查结果等资料可以基本对病变性质进行初步判断。

（张　煜　周丽红　李明星）

第十四章　产　　科

第一节　正常妊娠生理

妊娠指的是胚胎或胎儿在母体子宫内生长发育的过程。自卵子受精开始至胎儿及其附属物从母体排出，全过程平均约38周（相当于月经龄40周），分为三个时期：胚前期、胚期、胎儿期。而临床上常以月经龄计算孕周，按照时间段分为早期妊娠、中期妊娠、晚期妊娠三个时期。早期妊娠指孕12周末前，中期妊娠指孕13周至27周末，晚期妊娠指28周后至胎儿分娩（图14-1）。

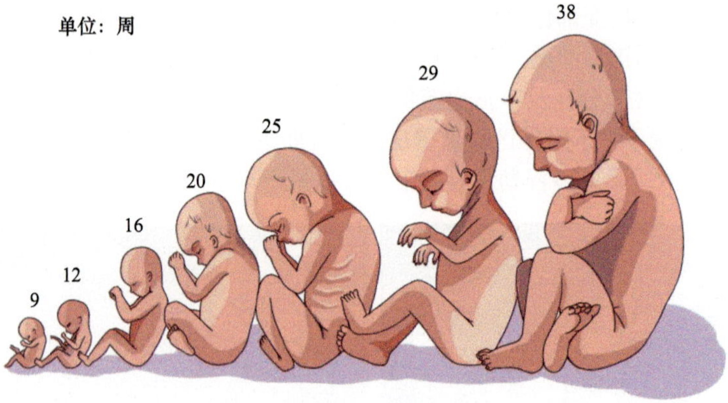

图14-1　胎儿的发育示意图

一、妊 娠 生 理

一般精子和卵子在输卵管壶腹部与峡部的相接处形成受精卵，此时约为月经周期的第15天，输卵管的蠕动及其内膜纤毛的摆动使受精卵在有丝分裂的同时，进入子宫腔着床，此时约受精后第6～7天。受精卵分裂产生的细胞叫卵裂球，但出现12～16个卵裂球时称桑葚胚。继续分裂后，细胞间逐渐出现小的腔隙，最后汇合形成一个大腔，桑葚胚变成一个中空的胚泡（blastocyst），也称为早期囊胚（图14-2）。在受精后第2周胚泡完成植入过程。胚泡继续分化发育成胚盘（embryonic

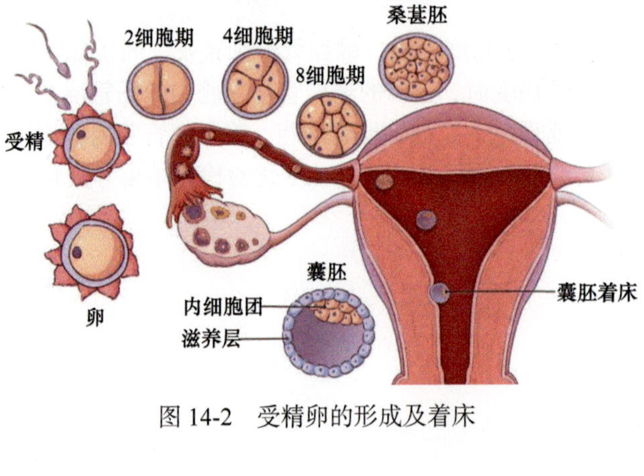

图14-2　受精卵的形成及着床

disc）、羊膜囊和原始卵黄囊，三者形成一个复合体。胚盘即人体的原基。在受精后第 3 周开始胚盘内的内外中胚层各自进行特殊分化，形成若干特定的组织或器官。至第 8 周末胚胎已具人体雏形，有上下肢芽，而且 90%的器官系统已经建立，此期的胚胎发育对环境等各种不良因素及各种致畸原十分敏感，易致胎儿中枢神经系统、心脏、肢体、五官等各种先天性畸形与异常。从第 10 周起，胎儿体内结构已基本形成，通常不会有大的改变，只是随孕周增加而不断发育成熟并具有功能，故从第 10 周起也称为胎儿期。

二、胎儿血液循环特点

来自胎盘的动脉血，经脐静脉进入胎儿体内，一部分经肝脏窦状隙与门静脉的静脉血混合，集合成数条肝静脉后入下腔静脉，一部分通过静脉导管直接入下腔静脉。这两束血流与来自身体下半部的静脉血混合，注入右心房。大部分血液经房间隔上的卵圆孔流入左心房，再经左心室到主动脉及其分支，供应胎儿上半身。来自胎儿上半身的静脉血经上腔静脉入右心房，经三尖瓣入右心室再入肺动脉。由于胎儿的肺尚无功能活动，因而肺动脉的血液大部分经动脉导管流向主动脉，供应胎儿下半身。仅有 10%的血液经肺静脉回流至左心房。胎儿血液循环的大部分血液是混合性的，但混合的程度不同。供应肝、头颈和上肢的血液含氧和营养物质较多，而到肺、躯干和下肢的血液含氧和营养物质较少，适应了胎儿头部发育较快的需要（图 14-3）。

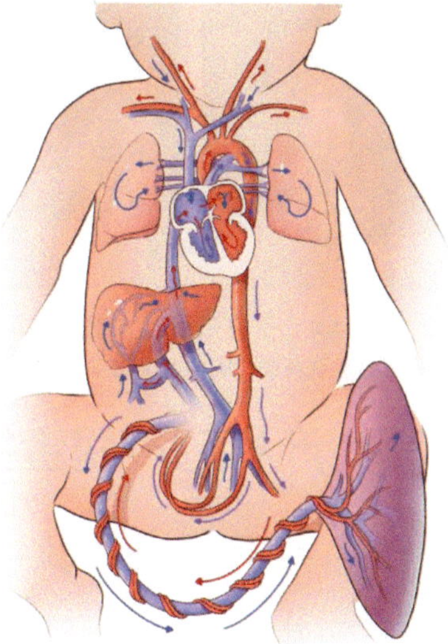

图 14-3 胎儿血液循环示意图

胎儿出生后，由于胎盘循环中断，肺开始呼吸，血液循环发生了变化。体内的脐动脉逐步萎缩闭锁成膀胱圆韧带，脐静脉闭锁成肝圆韧带。由于肺功能活动开始，肺动脉血液全部到肺，不再经动脉导管到主动脉，致使动脉导管闭锁成动脉导管索。由于肺静脉血液全部流回左心房，房内充满血液，内压增高，压迫卵圆孔瓣膜与房间隔粘连，卵圆孔关闭，转变为与成人一样的体循环和肺循环。

三、妊娠期子宫及卵巢变化

妊娠期母体子宫体积及容积明显增大。容积从非孕期 5ml 增加到足月时的约 5000ml，增大了 1000 倍。其体积也由非孕期 6cm×5cm×3.5cm 增加至足月的 35cm×25cm×22cm。位置由非孕期的盆腔上升至腹腔内。其肌层由非孕期的厚约 1cm 增加到 2～2.5cm。妊娠末期肌层开始变薄，子宫下段形成，肌层厚度一般不会小于 0.3cm。母体卵巢妊娠期略增大，排卵和新卵泡发育停止。在妊娠期，孕妇的卵巢中一般仅能发现一个妊娠黄体。黄体的功能在第 10 周左右被胎盘功能取代，黄体开始萎缩。

四、妊娠期子宫颈变化

正常情况下，子宫颈长度≥3cm，从子宫颈内口至子宫颈外口均呈闭合状态。妊娠早期时，子宫峡部也呈闭合状态，所以声像图上的“宫颈管”显得很长。中孕期末或晚孕期子宫峡部才渐渐扩张形成子宫下段。观察及测量子宫颈长度可了解子宫颈状况，排除有无子宫颈功能不全（cervical incompetence）。当宫颈管长度小于 3cm，而且子宫颈内口有不同程度扩张时应引起重视。

五、妊娠期子宫动脉变化

子宫动脉血流反映的是子宫血液供应，随着胎儿的生长发育出现相应的变化，中孕期子宫动脉直径可增加 40%～60%，随着孕周的增加，子宫动脉舒张期流速增高，阻力降低，一般孕 17 周后舒张早期切迹消失（图 14-4）。

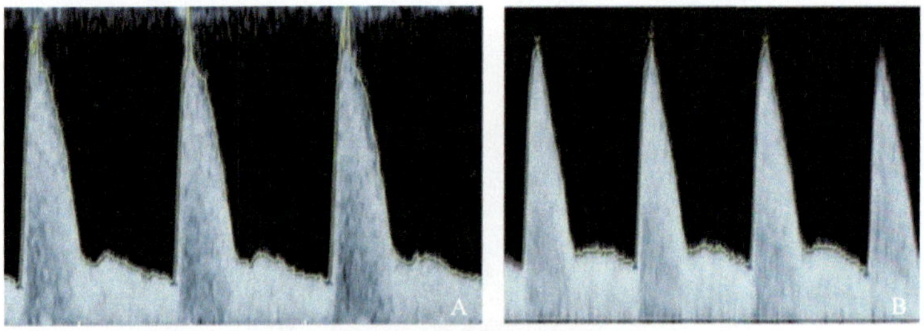

图 14-4　子宫动脉血流频谱

A. 非孕期子宫动脉频谱；B. 中孕期正常子宫动脉频谱

第二节　产科超声检查技术

一、超声检查途径

检查前应告知孕妇产科超声检查的适应证、最佳检查时间、该次检查的内容、检查风险、检查所需时间及孕妇所需准备等。

孕期超声可行经腹或经阴道超声检查两种。经腹超声检查时，早孕期时应充盈膀胱，中晚期没有特殊要求无须充盈膀胱，选用频率 3.5～5MHz 的凸阵探头。经腹超声方便可行、孕妇容易接受。经阴道超声检查时，应排空膀胱，选用 5～7MHz 阴道探头，探头置于孕妇的阴道内。经阴道超声对某些检查项目优于经腹超声，如检查孕妇子宫颈长度、胎盘下缘与子宫颈内口的关系、有无血管前置等情况。

二、超声检查技术

经腹超声检查，与腹部其他超声检查一样，孕妇取仰卧位、暴露腹部，腹壁涂以耦合剂，探头置于腹壁进行检查。经阴道超声或经会阴超声时，孕妇取膀胱截石位，探头涂上耦合剂后再套上避孕套就可操作。检查时将阴道探头缓慢插入阴道内，探头头端置于阴道前穹窿、后穹窿或子宫颈表面。若疑有前置胎盘或低置胎盘时，探头只能进入阴道的中段，避免碰触子宫颈及子宫下段而引起出血。根据胎儿的体位及所检查的目标，探头可作纵切、横切、斜切等多方位的扫查以获得最满意、最理想的图像。

第三节　正常产科超声表现

一、早期妊娠

（一）妊娠囊

母体妊娠后，超声在子宫腔内首先发现的妊娠标志是妊娠囊（gestational sac，GS）。超声诊断仪分辨力不断提高，临床中能观察到子宫腔内妊娠囊的时间也在提前。经腹超声一般在停经后5～6周可发现妊娠囊，而经阴道超声扫查可提前3～4天，即在停经30天左右可用探头频率5MHz以上的阴道探头发现宫内直径 1～3mm 的妊娠囊。超声表现为增厚的子宫蜕膜内见极小的无回声（图 14-5）。最初妊娠囊的形态为圆形，以后可表现为椭圆形、腰豆形或不规则形。同时，一侧的卵巢内可见妊娠黄体。

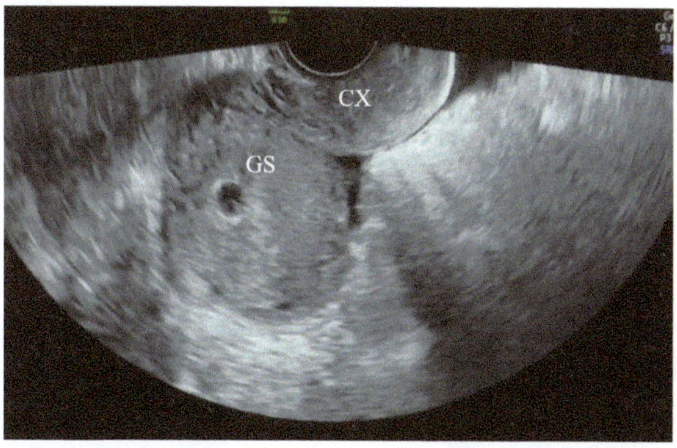

GS：妊娠囊；CX：子宫颈

图 14-5　经阴道超声

停经约 30 天，宫内见直径 1～3mm 的妊娠囊

（二）卵黄囊

卵黄囊（yolk sac，YS）是妊娠囊内超声能发现的第一个解剖结构。正常妊娠时，卵黄囊呈球形，囊壁薄，呈细线状强回声，中央为无回声，透声好，在孕 5～10 周，卵黄囊直径稳步增长，最大不超过 5～6mm。正常妊娠 5～6 周期间，经阴道超声检查可 100%显示卵黄囊（图 14-6）。在妊娠 7 周时卵黄囊直径最大。约 10 周时开始消失，12 周后完全消失。卵黄囊过大（≥10mm）或过小（＜3mm）或不显示均提示妊娠后果不良。当妊娠囊大于 20mm 而未见卵黄囊或胎芽，可能是孕卵枯萎，属于难免流产，所以早期妊娠重复超声检查始终不见卵黄囊或卵黄囊体积过大或过小，提示预后差。卵黄囊也是宫内妊娠的标志，它的出现可以排除宫外妊娠时宫内的假妊娠囊。

（三）胎芽及心管搏动

一般而言，在胎芽（fetal pole）长约 2mm 及以上时，常规能检出心脏的搏动，此时，孕囊平均值 13～18mm。如果孕囊平均直径大于 25mm 或胎芽大于 5mm，还不能确认胎心搏动，要进一步追踪胚胎发育及预后。约 6.5 周时，胚芽头臀长（crown-rump length，CRL）约与卵黄囊径线相等，以后胚芽头臀长超过卵黄囊径线。7 周时超声声像图上的胚胎也越来越清晰，能分出头尾部。8 周时肢芽冒出，声像图上胚胎初具人形（图 14-7）。

（四）羊膜囊

早期羊膜囊（amnion）菲薄，超声不易显示（图 14-8）。当胎芽发育到约 7mm 时，正常妊娠常可显示弧形羊膜和羊膜囊。由于羊膜腔较绒毛膜腔增大更快，最终羊膜与绒毛膜紧密相接。一般在孕 12～16 周羊膜与绒毛膜全部融合，胚外体腔消失（一般在孕 14 周），此时不再显示羊膜，也有少数羊膜腔和绒毛膜腔延迟在 20 周才融合。如果 20 周后仍未融合，需进一步密切跟踪随访，排除胎儿及附属物可能出现的不良结局。

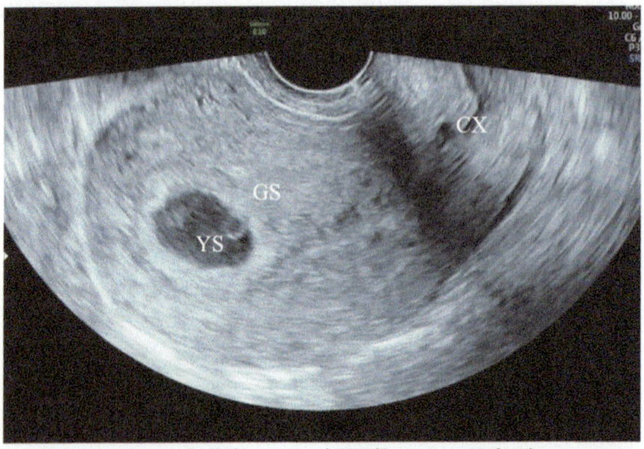

YS：卵黄囊；GS：妊娠囊；CX：子宫颈

图 14-6　孕 5 周妊娠囊内可见卵黄囊

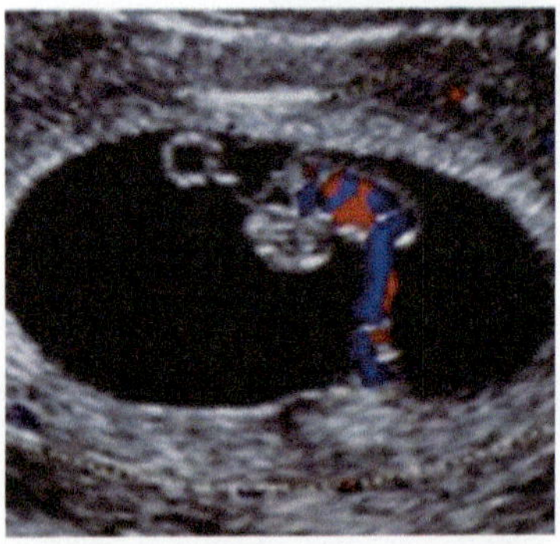

图 14-7　孕 7～8 周胎芽，可见规律的心管搏动

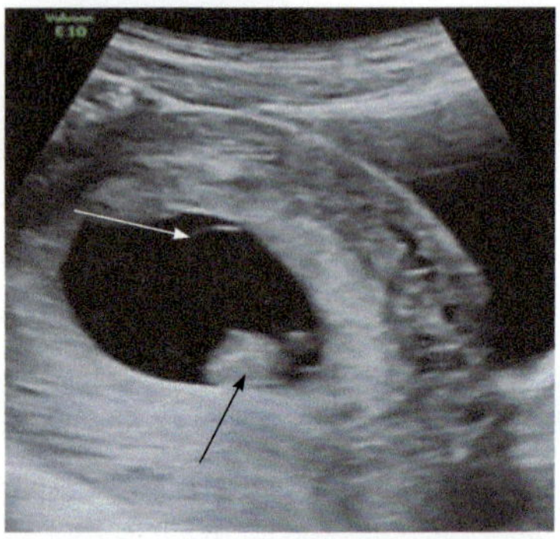

图 14-8　孕 9 周，妊娠囊内可见羊膜带（白箭头）、胎芽（黑箭头）

（五）胎儿颈后透明层厚度

胎儿颈后透明层厚度（nuchal translucency，NT）是指胎儿颈部皮下的无回声带，位于皮肤高回声带与深部软组织高回声带之间（图 14-9、图 14-10）。早孕期 NT 增厚与唐氏综合征、先天性心脏病及一些遗传性综合征相关。当持续增厚的 NT 呈单腔或多腔囊性改变时，逐渐发育成水囊瘤，此时可伴有或不伴有胎儿水肿。胎儿期水囊瘤随着孕周的增加，仍然可以逐渐消退至正常或颈部皮肤皱褶增厚，但需要进一步行产前诊断排除与非整倍染色体畸形相关性疾病。所以中孕期超声检测到 NT≥3mm 或者颈部皮肤皱褶厚度（nuchal fold，NF）≥6mm，胎儿患唐氏综合征的危险性及心

脏结构异常的风险性大大增加。

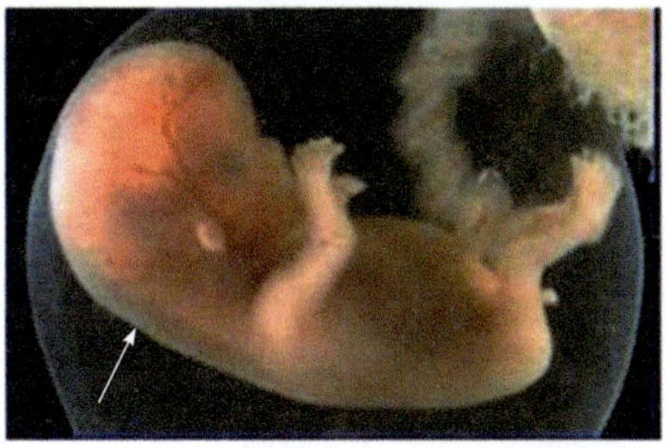

图 14-9 NT（箭头）示意图

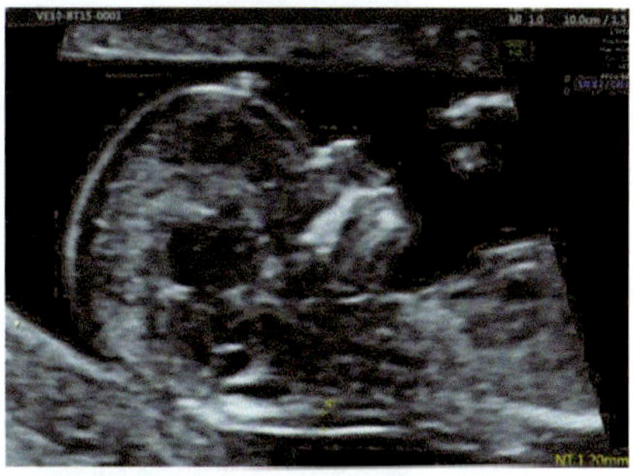

图 14-10 NT 测量的标准切面

二、中晚期妊娠

孕 13 周至孕 27 周末为中期妊娠，孕 28 周以上为晚期妊娠。而孕 37 周至孕 42 周为足月妊娠，孕 42 周以上为过期妊娠。

孕 13～16 周胎儿全身已趋发育完善，孕 16 周起，几乎所有器官结构都能被高分辨率超声探头观察到。故临床中中晚期妊娠常常通过超声影像学方法来监测胎儿宫内生长发育情况。能明确以下内容：①胎儿数目和胎儿是否存活；②估测胎儿妊娠龄和胎儿体重；③探测胎儿结构是否有畸形存在；④了解胎儿附属物情况（包括胎盘、羊水、脐带等）；⑤胎儿胎位或胎产式。

根据我国医疗具体国情出发，中国医师协会超声分会将我国产前超声分为四个层次，制定了《产前超声检查指南》，根据指南要求，将中孕期胎儿超声检查分为Ⅰ、Ⅱ、Ⅲ级及会诊或专家级别 4 类。对各类超声检查所对应的检查医疗机构、超声诊断资质的医生以及留图标准也进行了相应的规定，分为产前超声筛查和产前超声诊断两部分。产前超声筛查包括Ⅰ级产科超声检查、Ⅱ级产科超声检查及Ⅲ级产科超声检查。产前超声诊断也称针对性产前超声诊断、Ⅳ级产科超声检查。①Ⅰ级产科超声检查：只对胎儿大小、胎位、胎盘等进行筛查，不对胎儿结构畸形进行筛查。②Ⅱ级产科超声检查：对胎儿大小以及卫生部规定的六大类致死性畸形进行筛查，六大类致死性畸形包括无脑儿、严重脑膨出、严重开放性脊柱裂、严重胸腹壁缺损致内脏外翻、单腔心、致死性软骨发育不良。③Ⅲ级产科超声检查：对胎儿主要解剖结构进行系统观察以及对严重结构畸形进行系统筛查。常见疾病包括严重颅脑畸形（无脑儿、重度脑积水、严重脑膨出、无叶型前脑无裂畸形等）、严重淋巴水囊瘤、单腔心、严重胸腹壁缺失内脏外翻、严重脐膨出、直径超过 5cm 畸胎瘤、致死性软骨发育不良、严重开放性脊柱裂及股骨、胫骨、腓骨、肱骨、尺骨、桡骨的严重缺失等。④Ⅳ级产科超声检查：指会诊或专家级别产科超声检查。按照卫生部《产前诊断技术管理办法》的规定，产前超声诊断是在具有产前诊断资格的医疗机构、由具有产前超声诊断资质的医生进行。主要对产前发现或怀疑胎儿异常以及具有胎儿异常高危因素的孕妇进行诊断。

（一）胎儿面部

妊娠 12 周后胎儿头面部发育基本完善。主要选取面部正中矢状切面、面部冠状切面、眼眶横切面及三维成像等来观察胎儿面部鼻、唇、眼等情况（图 14-11）。尤其是三维超声表面成像可直接描绘出胎儿面部特征，是面部发育异常重要的辅助手段，尤其在胎儿唇裂的临床应用。

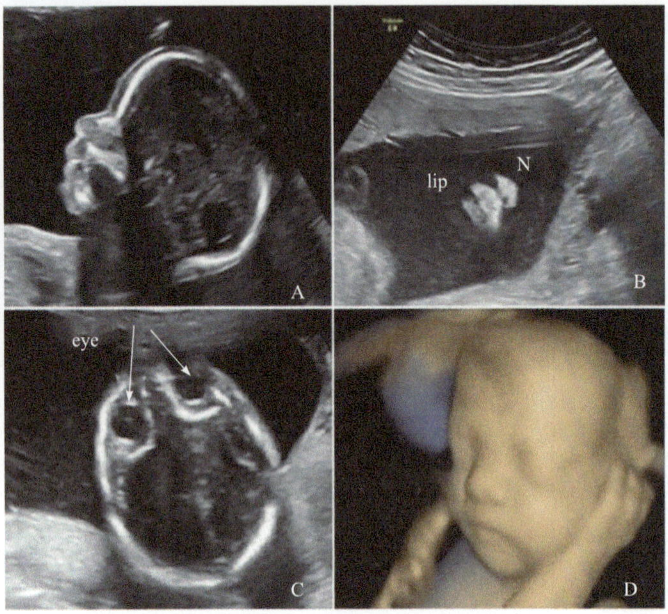

lip：嘴唇；N：鼻；eye：眼睛

图 14-11 胎儿面部声像及三维成像

A. 面部正中矢状切面；B. 面部冠状切面；C. 眼眶横切面；D. 面部三维成像

（二）胎儿头颅

胎儿头颅结构在妊娠 16 周后逐渐清楚显示。孕 30 周前平均每周增长约 3mm，孕 30 周后平均每周增长约 2mm，孕 36 周后平均每周增长 1mm。随着孕龄的增长，胎儿颅骨逐渐钙化。通过颅脑不同切面来观察和分析颅脑各解剖结构是否存在异常。一般情况下，从颅顶到颅底观察 5 个横切面，以及一个矢状切面和冠状切面，包括侧脑室平面、丘脑平面、小脑横切面等（图 14-12）。通过这些切面可以观察颅内重要结构，包括丘脑、脑中线、透明隔、第三脑室、侧脑室、脉络丛、小脑、颅后窝池等。

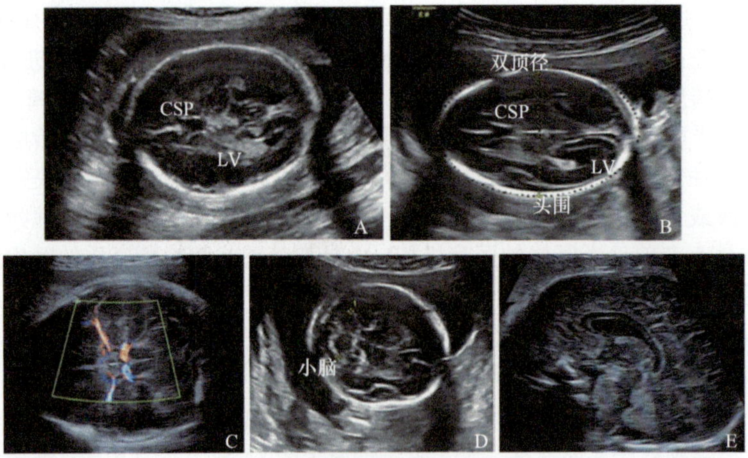

CSP：透明隔；LV：左侧侧脑室

图 14-12 胎儿头颅声像

A. 侧脑室平面；B. 丘脑平面（测量双顶径和头围的标准平面。孕中晚期可观察到第三脑室宽度为 2～3mm，若达到 5mm 为第三脑室扩张）；C. 中脑平面，显示大脑 Wills 环；D. 小脑横切面；E. 胎头矢状切面

（三）胎儿肢体骨骼

妊娠 12 周后胎儿脊柱显示清晰。椎体横切呈近三角形强回声结构，由前一个、后两个骨化中心组成，中部为椎管（图 14-13）。纵切时为两条平行整齐排列的串珠带状强回声，至尾椎终点两带合拢（图 14-14）。脊柱有自然的生理弯曲，但仅为前后弯曲，如果为侧弯应注意有无脊柱异常。肋骨表现为脊柱两旁串珠状大小一致的强回声，胸部横切时肋骨与胸椎构成半圆形，冠状切面肋骨呈篱笆状，排列整齐，间隔一致。

妊娠中期羊水适中，胎动较活跃，四肢成像好，此时是检查胎儿四肢畸形最佳时期，四肢超声检查应遵循一定的检查顺序，对胎儿每条肢体均从近端向远端逐一追踪显示，依次显示肱骨、尺桡骨、手、股骨、胫腓骨、足（图 14-15）。

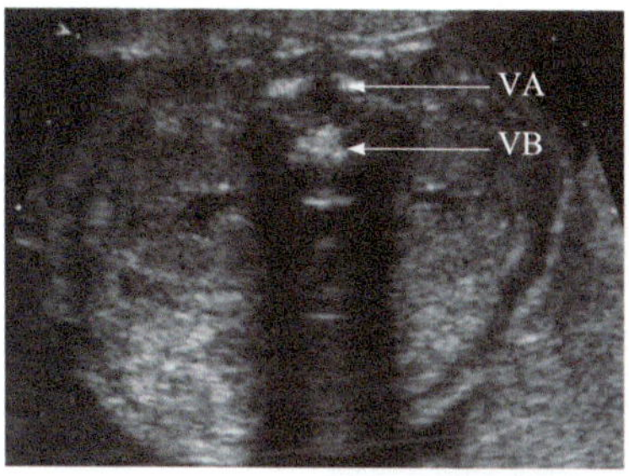

VA：椎弓骨化中心；VB：椎体骨化中心

图 14-13　脊柱横切面

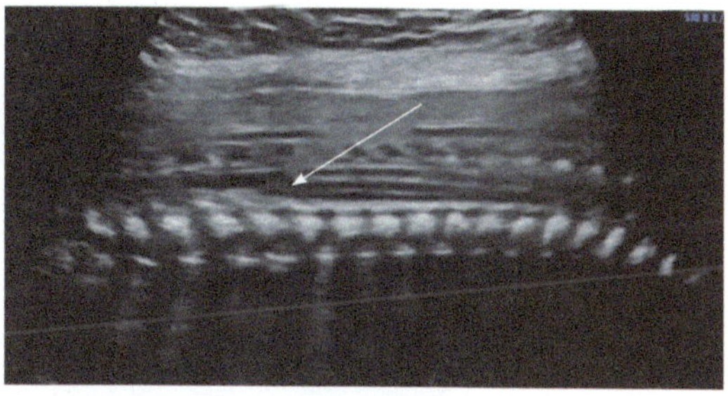

图 14-14　脊柱纵切面

箭头所示为脊髓圆锥终端

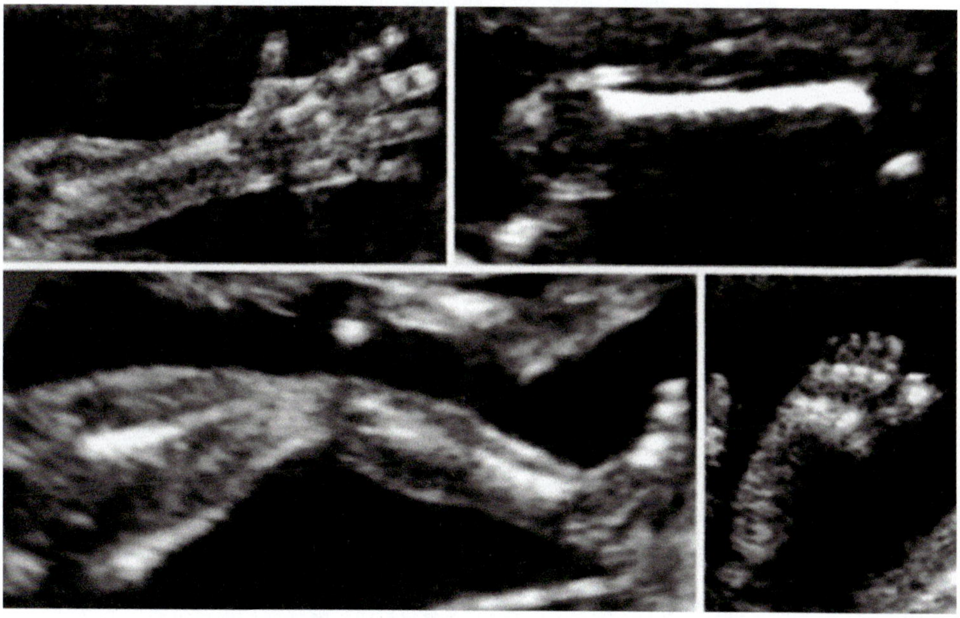

图 14-15　胎儿四肢

（四）胎儿心脏与大血管

胎儿心脏主要检查切面有：心尖四腔切面、左室流出道切面、右室流出道切面、大动脉短轴切面、心室短轴切面、三血管切面、动脉导管弓和主动脉弓切面等。检查内容包括左右心室、左右心房、主动脉、肺动脉、动脉导管、房间隔、室间隔、卵圆孔、二尖瓣、三尖瓣等。

（五）胎儿胸廓与胎肺

心尖四腔切面上，心脏两侧为胎儿肺，呈实质性较均质结构，回声稍高于肝脏回声，右肺面积稍大于左肺。肺的下方为膈肌，呈低回声带。正常肺组织及胸腔径线随孕周的增加而增长。可用胸围大小间接评估肺发育情况。

（六）胎儿腹腔脏器

腹腔脏器主要有肝脏、胃泡、肠道、胆囊、双肾、膀胱等。主要筛查切面有腹部横切面（图 14-16）、双肾横切面（图 14-17）、脐轮横切面、膀胱横切面（图 14-18）等。

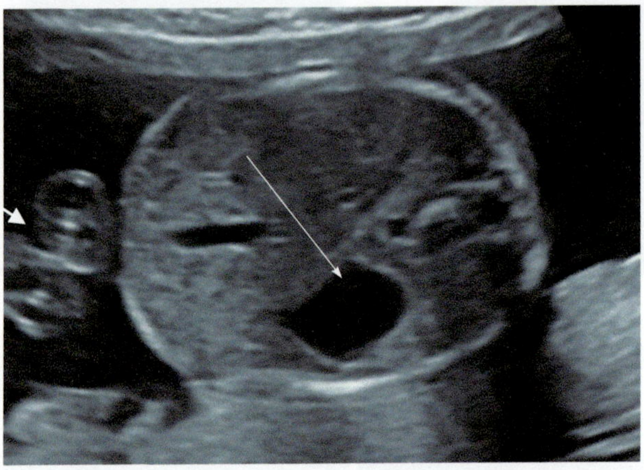

图 14-16　胃泡腹部横切面

一般情况下胃泡直径不大于 5cm，当胎儿胃泡未（箭头示胃泡）见显示或体积过大时警惕胎儿消化道畸形，务必反复动态观察

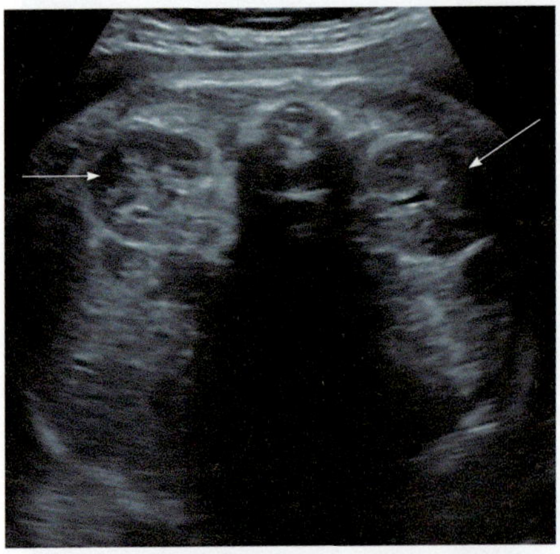

图 14-17　孕 36 周胎儿双肾横切面

箭头示其双肾横切面

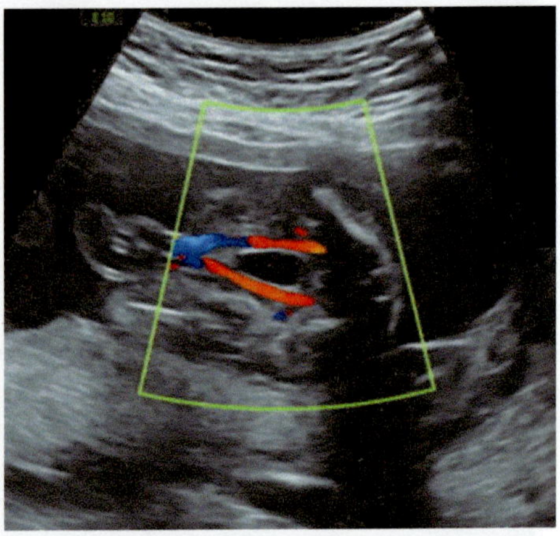

图 14-18　膀胱横切面可见膀胱两旁的脐动脉

（七）外生殖器

中晚孕期，超声检查辨认胎儿性别准确率可达 97.1%。男性显示阴囊、睾丸、阴茎。女性显示大小阴唇。

（八）胎盘

胎盘（placenta，PL）是胎儿与母体间进行营养物质交换的器官，由羊膜、叶状绒毛膜和底蜕膜构成，可附着于子宫前壁、后壁、侧壁或宫底部。孕 12 周后胎盘功能逐渐成熟（图 14-19）。孕 10～12 周起超声即可清晰显示胎盘轮廓、胎盘回声、厚度及附着点。胎盘呈均匀的中等回声，其厚度随孕周增加而增厚，一般厚 1～4cm，足月孕时不超过 5cm，呈扁圆形盘状，重约 500g，直径 16～20cm。每次超声检查时均应明确胎盘与宫颈内口的关系。

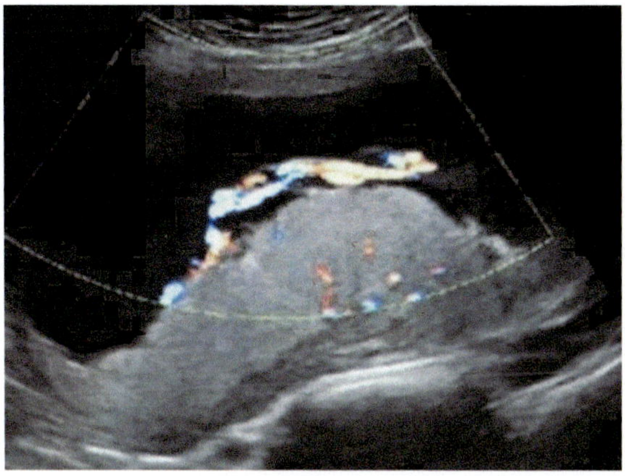

图 14-19 孕 22 周胎盘厚约 2.2cm

（九）羊水

妊娠早期羊水（amniotic fluid，AF）主要来源于母体血清经胎膜进入羊膜腔的透析液，妊娠中期主要为胎儿尿液。胎儿通过吞咽羊水使羊水量趋于平衡。母体、胎儿、羊水三者间不断进行液体交换。妊娠早期羊水量较少，中期后逐渐增加，到晚孕期又开始减少，通常孕 32 周羊水量最多，妊娠足月时羊水量在 800～1200ml。多数情况下，正常羊水指数（amniotic fluid index，AFI）在 5～18cm，一般认为 AFI 小于 5cm 为羊水过少，大于 22cm 为羊水过多。

（十）脐带

脐带（umbilical cord，UC）是胎儿与胎盘间相互连接的带状器官。足月妊娠时长度 30～70cm，平均 50cm，直径 1～2.5cm。表面被羊膜覆盖。脐带内有一条脐静脉及两条脐动脉，血管周围有华通胶保护。超声表现为于漂浮的羊水池中纵切时可见扭曲的绳索样带状物，横切时呈“品”字形排列的两条脐动脉与一条脐静脉。彩色多普勒可更加清晰地显示脐带内血管数量和螺旋情况（图 14-20）。

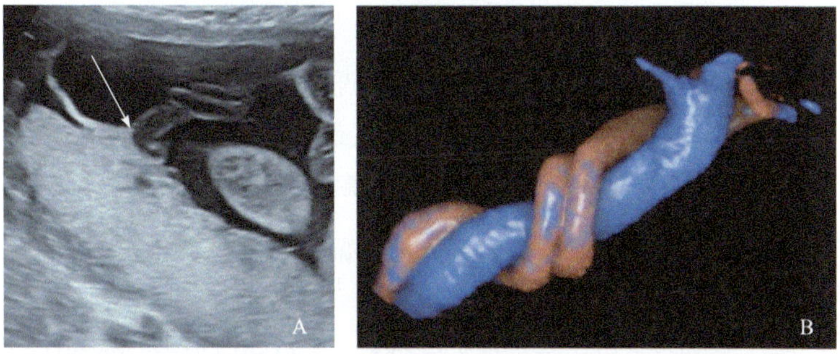

图 14-20 脐带插入口及彩色多普勒显示脐带内血管数量

A. 脐带插入口（箭头所示）；B. 脐带内两条脐动脉与一条脐静脉呈螺旋状

第四节　异常产科超声表现

一、流　　产

妊娠于不满 28 周、胎儿体重不满 1000g 而因某种原因（非人工方法）终止并排出母体者，称自然流产（简称流产）。

【病理与临床】 流产的病因复杂多样。目前认为流产的发生与子宫局部微循环变化、免疫因素、遗传因素、内分泌异常、子宫解剖异常、生殖道感染、父方因素、精神心理因素及不良生活习惯等有关。流产的临床表现主要为停经后尿妊娠试验阳性并出现阴道流血和腹痛。根据流产发生的时间，可将流产分为早期流产和晚期流产。早期流产是指流产发生在 12 周之前，晚期流产是指发生在 12 周之后。临床中早期流产常见。早期流产时，因病情病程进展不同，可分为先兆流产、难免流产、不全流产、完全流产等临床类型。

【超声表现】 早期流产因流产类型不同，超声表现也不同。各类型流产之间需仔细鉴别，还需与异位妊娠时子宫腔内假妊娠囊鉴别。

1. 先兆流产 超声表现与正常宫内妊娠接近，子宫腔内可见孕囊、胚芽及原始心管或胎心搏动；有阴道流血时子宫腔内可见积液存在，积液量多少不定，与病情有关，出血量多、时间长者子宫腔内见絮状杂乱回声。

2. 难免流产 超声表现有两种类型。①孕囊位置异常型：孕囊下移至子宫颈内口或宫颈管，宫颈管部分或全部扩张。原始心管或胎心搏动可以存在，也可消失。②孕囊形态异常型：孕囊平均直径小于孕周或随访中未见增大，孕囊变形、囊壁不规则或塌陷萎缩，孕囊位于子宫腔内正常位置或下移至子宫腔下段。卵黄囊消失或过大（直径 10mm 以上），未见胚芽或见胚芽在随访中无增长，或胚芽长度达 3mm 以上仍无胎心搏动，则流产将难以避免（图 14-21）。

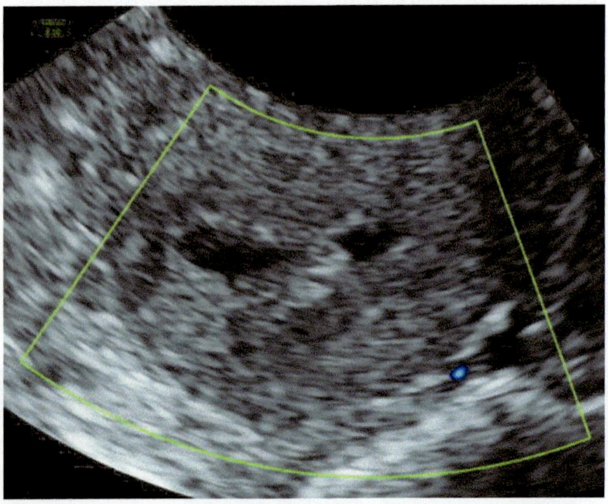

图 14-21　难免流产停经 50 天，阴道流血就诊，宫内假孕囊

3. 不全流产 超声表现为子宫腔内或宫颈管见妊娠残留物呈不均匀的中低回声区或中高回声区，而无孕囊等正常妊娠表现。

4. 完全流产 超声表现为子宫接近正常子宫大小，子宫腔内未见妊娠囊样结构，内膜回声呈线状。子宫腔内或见少量积液，子宫颈内口闭合。

5.稽留流产 超声表现为子宫腔内见团块状中低回声区、内部回声紊乱，或见宫内死亡的胚胎或胎儿。

【临床价值】 超声诊断流产的临床价值很高，目前唯有超声是最方便、最准确、应用最广的手段。绝大部分流产病例都能通过超声作出诊断，指导临床医生采取相应的措施，仅小部分患者需测定血 hCG 以协助诊断。超声诊断难免流产及稽留流产的病例，可以指导临床及时处理，避免盲目保胎，以致造成流产大出血甚至宫内感染等并发症发生。

二、异 位 妊 娠

异位妊娠是指受精卵在子宫内膜腔以外的任何区域着床，如输卵管、卵巢、子宫颈、腹腔等位置（图 14-22）。异位妊娠是妇产科常见的急腹症，发病率约 1%，是孕产妇的主要死亡原因之一。其中以输卵管妊娠最常见，占异位妊娠 95%，其中壶腹部妊娠约占 78%，其次为峡部、伞部，间质部妊娠最少见。本内容主要介绍输卵管妊娠。

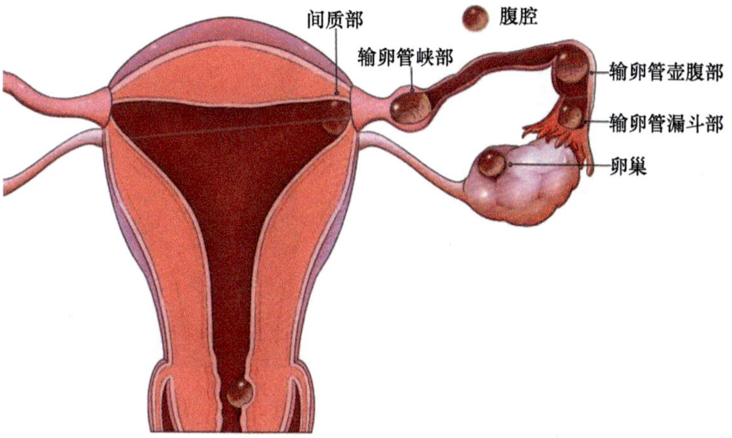

图 14-22 常见异位妊娠部位示意图

【病理与临床】 异位妊娠相关的原因如下。①炎症：盆腔炎、输卵管炎是异位妊娠的主要病因；②输卵管异常，如输卵管手术史、输卵管发育不良或功能异常；③宫内节育器；④性激素与避孕药的应用；⑤其他如子宫肌瘤、子宫腺肌症等。

临床表现与受精卵着床部位、有无流产或破裂、出血量多少及时间长短等有关。典型症状为停经后腹痛与阴道流血。异位妊娠未发生流产或破裂时，临床表现不明显，诊断较困难，需采用辅助检查方能确诊。异位妊娠发生破裂时表现为剧烈腹痛、晕厥甚至失血性休克等严重临床症状。

【超声表现】 异位妊娠的共同声像为子宫体积稍增大，子宫内膜明显增厚，但宫内无妊娠囊结构，有时可见子宫腔内积血，形成假妊娠囊声像。根据妊娠囊着床的部位不同，其超声表现也不同。①未破裂型：附件区见一类妊娠囊环状高回声结构，壁厚、回声强，中央呈无回声（图 14-23）。停经 6 周以上者经阴道超声可观察到卵黄囊、胚胎和原始心管搏动。此期盆腔及腹腔内多无积液声像。②流产型：附件区可见边界不清、形态不规则混合回声包块，团块内有时可以辨认类妊娠囊结构，可有少量盆腔积液。③破裂型：附件区可见较大、形态不规则混合回声包块，无明显包膜，内部回声杂乱，难以辨妊娠囊结构，盆腹腔内有大量游离液体，呈大量细密点状回声或云雾样回声。④陈旧型：附件区可见实质性不均匀高回声包块，边界清晰，包块内不能辨认妊娠囊结构，可有少量盆腔积液。CDFI 提示包块内血流信号不丰富。间质部妊娠（图 14-24）和宫角妊娠（图 14-25）鉴别较困难，三维超声冠状切面能比较直观地显示胚囊与子宫内膜、子宫角部肌层之间的立体关系，有助于诊断的鉴别。

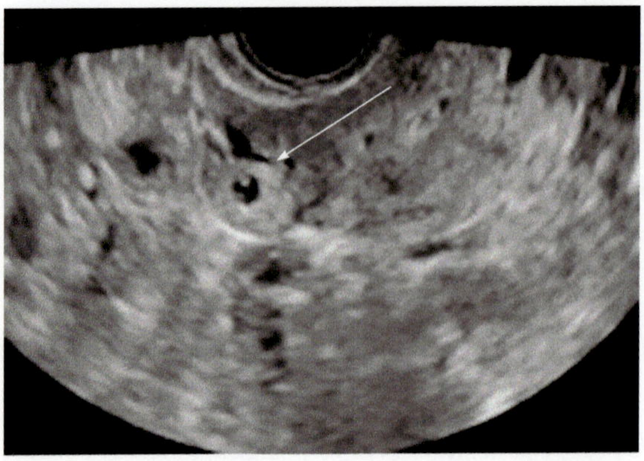

图 14-23　输卵管妊娠二维成像（箭头示妊娠囊）

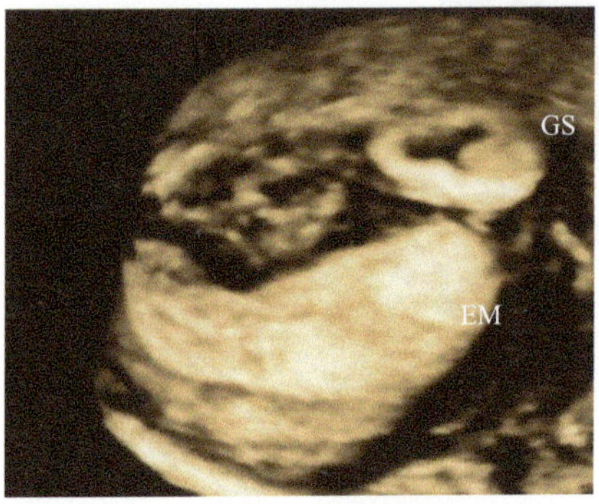

GS：妊娠囊；EM：宫内膜

图 14-24　间质部妊娠三维成像

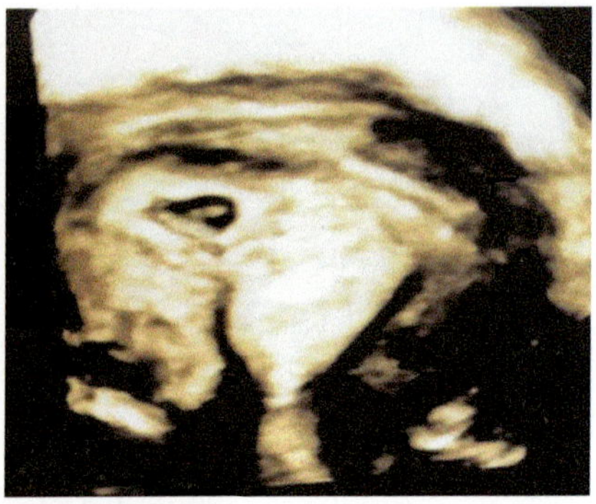

图 14-25　宫角妊娠三维成像

【临床价值】　经阴道超声是早期诊断异位妊娠的重要影像学方法。停经后经阴道超声扫查较经腹扫查能更早检出附件区包块并描述妊娠包块大小及盆腔出血多少，帮助临床医生决定治疗方案及手术方式，做到真正的早期诊断、早期治疗。

三、滋养细胞肿瘤

妊娠滋养细胞肿瘤（trophoblastic tumor）是一组来源于胎盘绒毛滋养细胞的病变。根据其良、恶性程度及病理学特点可分为：葡萄胎（hydatidiform mole）、侵蚀性葡萄胎（invasive mole）及绒毛膜癌（choriocarcinoma）三类。葡萄胎为良性病变。但若葡萄胎组织侵入子宫肌层或转移至子宫以外，即为侵蚀性葡萄胎。绒毛膜癌为一种高度恶性的肿瘤，可继发于葡萄胎，也可继发于流产或足月分娩后，少数还可发生于异位妊娠后。

（一）葡萄胎

【病理与临床】　葡萄胎的发生与多因素有关，主要与孕妇年龄及胚胎染色体异常有关。年龄小于 15 岁怀孕发生该病的风险比 25～30 岁怀孕者高 6 倍，大于 45 岁怀孕的风险更高，约 300 倍。其病理是妊娠后胎盘绒毛滋养细胞增生和间质水肿，形成大小不一的水疱，水疱间由细带相连成串状如葡萄而得名，包括完全性葡萄胎和部分性葡萄胎两种。完全性葡萄胎病检未见正常绒毛组织，而部分性葡萄胎可见部分正常绒毛组织，病变的绒毛滋养细胞增生程度相对较轻。

葡萄胎的临床表现主要为停经后阴道流血，子宫迅速增大，与妊娠月份不一致，有时伴腹胀、腹痛，双侧卵巢囊性增大成黄素化囊肿。妊娠反应较正常妊娠加剧，或妊娠剧吐，少数出现子痫前期高血压、蛋白尿、水肿等表现，亦有出现甲状腺功能亢进症状者。

【超声表现】

1. 完全性葡萄胎 超声表现为子宫体积明显大于停经孕周，子宫腔内充满了大小不等的密集无回声及光点，如蜂窝状（图 14-26）。宫内未见确切胚芽、胎盘、羊水等。宫内有出血时可见子宫腔内不规则的无回声区。约 2/3 患者附件区可见单侧或双侧壁薄的多房性囊肿，称为黄素化囊肿。

2. 部分性葡萄胎 超声表现为子宫略大于或等于正常妊娠月份，子宫腔内见变形的小于孕周的妊娠囊，或局部蜂窝状结构，或原始胎盘内回声紊乱区，胚囊内可见存活的胚胎回声或死亡的胚胎声影。卵巢黄素化囊肿较少见。

【临床价值】 葡萄胎如未及时诊断、处理，可发生反复出血、子宫腔积血，也可在自然排出时发生大出血。超声可以辅助诊断葡萄胎，为临床及时处理、减少并发症提供依据。超声还能指导临床清宫，评价清宫是否完全。

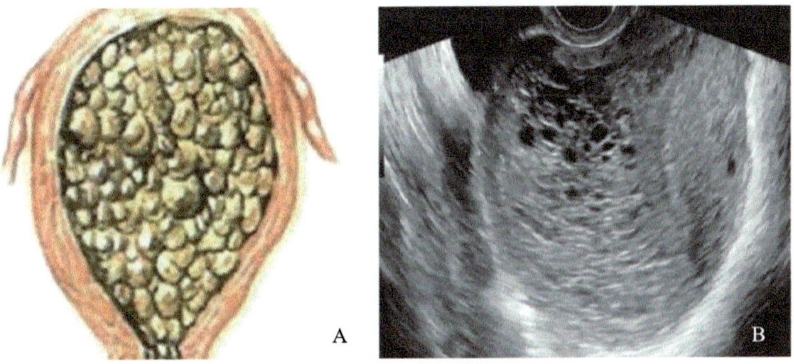

图 14-26 完全性葡萄胎

A. 示意图；B. 二维超声表现

（二）侵蚀性葡萄胎和绒毛膜癌

【病理和临床表现】 侵蚀性葡萄胎除葡萄胎组织侵入肌层或转移至子宫以外，镜下还可见滋养细胞中度增生，有时高度增生伴分化不良。临床表现为葡萄胎清除后出现不规则阴道流血，妇科检查子宫不能如期复原。另外还可有转移表现，如肺转移时出现胸痛、血胸、咳嗽、血痰、反复咯血；阴道、子宫颈转移时见紫蓝结节，破溃后可以大量出血；脑转移时有头痛、偏瘫、呕吐、平衡失调及昏迷，脑疝形成时可突然死亡；肝、肾、消化道、泌尿道、盆腔内亦可有病灶转移。

绒毛膜癌则见不到绒毛结构，只能见到成团的滋养细胞及血块、坏死组织。绒毛膜癌的症状与侵蚀性葡萄胎相似，不仅可发生于葡萄胎清宫后，也可发生在产后、流产后，故产后、流产后的滋养细胞肿瘤即为绒毛膜癌，而且其病程发展也较侵蚀性葡萄胎迅速、凶险。两者约 60%继发于葡萄胎，30%继发于流产，10%继发于足月妊娠或异位妊娠。继发于葡萄胎排空后半年内者组织学诊断多数为侵蚀性葡萄胎、一年以上者多为绒毛膜癌、半年至一年以内者侵蚀性葡萄胎和绒毛膜癌均有可能，且时间间隔越久、绒毛膜癌的可能性越大。总之，两者在临床表现、诊断和处理原则等方面基本相同，且该组疾病多经化疗得以治愈，很多病例缺乏组织学依据。

【超声表现】 超声表现为葡萄胎刮宫后或产后、流产后子宫复旧不佳，形态饱满，外形可不规则。子宫体回声极不均匀。肌壁间散在多个不规则小团块状回声增强区及回声减弱区，大小不一，常呈海绵状或蜂窝状，也可局限于部分肌壁内，为滋养细胞侵蚀子宫肌层后坏死、出血的表现，严重时达子宫浆膜层，子宫外形失去原有轮廓，有时较难看清子宫腔回声或内膜中断。一侧或双侧亦可有黄素化囊肿回声。如有穿孔，直肠子宫陷凹或腹腔见游离无回声区。

当子宫颈有滋养细胞侵入时，声像图见子宫颈增大，回声不均，强弱不一，与宫体病灶相似。若阴道内有病灶，超声可见子宫颈下方阴道部位无回声区，但不如妇科检查清晰。盆腔内转移灶常位于子宫双侧后方，形态不规则，边界不清，与子宫无明显界线。有破溃出血时，腹盆腔内有游离液体回声。膀胱受累则见膀胱内壁不平整，有突起，多位于膀胱后壁近子宫部位。伴有破溃出血时，膀胱内充满血液、血块，声像图为无回声区中有中等回声团块且可随体位改变而移动。少数患者膀胱输尿管开口受累，导致该侧肾盂积水。

【临床价值】 超声表现结合临床表现，可辅助临床诊断及鉴别诊断该类疾病，且对临床分期及预后、随访提供重要信息。需要注意的是极少数绒毛膜癌在子宫体可查不出原发灶，因此，超声检查阴性不能排除绒毛膜癌的诊断。

四、妊娠合并子宫肌瘤、子宫畸形及卵巢肿块

（一）妊娠合并子宫肌瘤

子宫肌瘤可发生于子宫肌层的任何部位，多为肌壁间肌瘤。妊娠后随着激素的变化，肌瘤一般都较妊娠前增大，有些肌瘤增长迅速，径线超过 10cm 甚至 20cm。肌瘤过大会引起早产，红色变性时腹痛剧烈且伴发热。肌瘤的回声与未妊娠时相似，呈圆形或椭圆形中低、中等回声。较大的肌瘤内部回声不均。伴钙化时见强回声光点光斑，后方有声影。巨大的子宫肌瘤占据了腹盆腔的大部分，胎儿被挤在一边。

（二）妊娠合并子宫畸形

常见子宫畸形有双子宫、双角子宫、纵隔子宫、单角子宫等。根据孕囊着床位置不同，声像表现不同。如双子宫畸形一侧妊娠时，见妊娠囊位于一侧子宫腔内，而旁边另有一未妊娠子宫，未妊娠子宫小于妊娠子宫，但较饱满，内膜较厚，有时未妊娠子宫腔内见假妊娠囊。双角子宫或不全纵隔子宫妊娠时，见子宫底部有一纵向突起，突向子宫腔。

（三）妊娠合并卵巢肿块

妊娠期间卵巢肿块的类型与非妊娠期一样繁多，包括功能性及赘生性。有囊性、混合性或实质性肿块。妊娠越早期越容易被发现，因为子宫相对较小，卵巢不易被阻挡而诊断。随着子宫的增大，子宫底的升高，卵巢也会随之升高，故肿块多不在盆腔内，而是在腹腔里。

第五节　常见胎儿畸形

妊娠中晚期，高端超声诊断仪可清晰显示胎儿外形和内脏结构，对胎儿畸形的检出率很高，也是产前胎儿监测的重要手段。20～24 周是筛查胎儿畸形的重要时期。超声检查是从形态学角度进行判断，只有胎儿存在解剖结构异常，才有可能被超声声像分辨与鉴别。

一、颜面部畸形

（一）小眼畸形

【病理与临床】 小眼畸形（microphthalmia）是一种罕见畸形。导致小眼畸形的原因很多，主

要有染色体畸形（如 9、13、18 三体，染色体缺失等），环境因素（如胎儿先天感染、胎儿酒精综合征等），某些基因综合征（如常染色体显性或隐性或 X 连锁遗传的某些畸形）。

【超声表现】 明显小眼畸形的产前超声诊断不难。二维超声表现为患侧眼眶及眼球明显小于健侧，在双眼横切面上明显不对称；双侧小眼畸形时表现为双侧眼眶及眼球明显缩小，此时可有眼内距增大及两眼眶直径不成比例等（图 14-27）。

【预后】 在很大程度上取决于合并畸形或综合征的严重程度。仅仅只是小眼畸形，可通过整形美容手术达到美容效果。轻者眼球结构可正常，但有视力差、斜眼等，重者完全无视力。而独眼、无眼畸形常合并其他结构畸形或严重并发症，其预后很差。

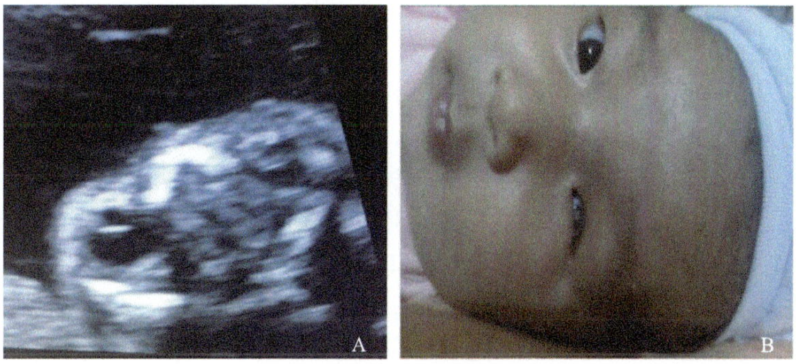

图 14-27　左眼小眼畸形
A. 眼眶横切面；B. 出生后 1 个月

（二）唇裂

【病理与临床】 唇裂（cleft lip）是最常见的颜面部畸形，发病率约为 1%，男性约为女性的 2 倍。唇裂常伴有腭裂，仅仅只是单纯腭裂较少见。唇裂的发生受遗传因素和环境因素共同影响。故唇裂有家族性发病倾向，为多基因遗传。环境因素尤其是化学因素可引起唇裂的发生，某些药品及 X 线都可诱发唇裂。唇裂有许多类型，目前临床上根据裂隙的程度和部位来分类。通常将唇裂分为：①Ⅰ度唇裂，裂隙只限于唇红部（图 14-28）；②Ⅱ度唇裂，裂隙达上唇皮肤，但未达鼻底；③Ⅲ度唇裂，从唇红至鼻底完全裂开，多数伴有腭裂（图 14-29）。根据腭裂的程度也可将腭裂分为：①Ⅰ度腭裂，悬雍垂裂或软腭裂；②Ⅱ度腭裂，全软腭裂及部分硬腭裂，但裂口未达到牙槽突；③Ⅲ度腭裂，从悬雍垂至牙槽突全部裂开。Ⅰ、Ⅱ度为不完全腭裂，一般不伴唇裂，由于其唇部及牙槽突完整，因此产前很难诊断。Ⅲ度为完全性腭裂，常伴有同侧唇裂。

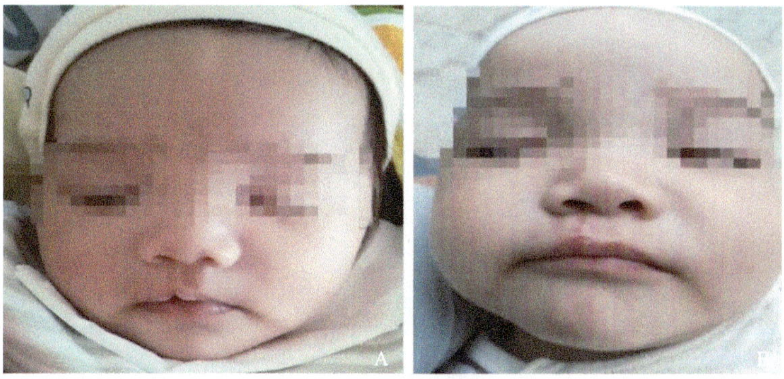

图 14-28　Ⅰ度唇裂
A. 术前；B. 术后

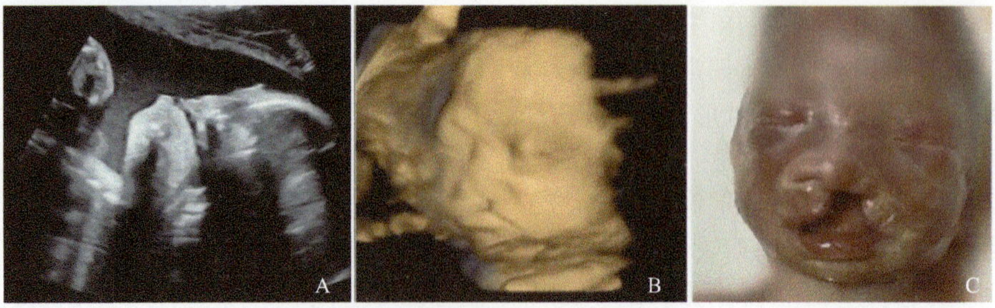

图 14-29 同一唇裂胎儿产前与产后对比

A. 面部正中矢状切面；B. 三维成像；C. 产后对比

【超声表现】

1. 唇裂超声表现 单纯唇裂在颜面部冠状切面和横切面最清楚，主要表现为一侧或双侧上唇连续性中断，中断处为无回声带，可延伸达鼻孔，上牙槽突连续性好，乳牙排列整齐。

2. 唇裂超声表现 颜面部冠状面为一侧或双侧上唇连续性中断，胎儿口唇微张时呈“八”字形，中断处为无回声暗带，暗带可延伸达鼻孔，引起受累侧鼻孔变形、变扁，鼻翼塌陷。三维超声显示胎儿上唇部结构连续中断，严重者可见“豁口”，鼻与唇间结构紊乱显示模糊，甚至见鼻塌陷、扭曲。如果在口唇部横切面扫查显示牙槽突中断，可提示牙槽突裂。牙槽突裂超声诊断相对容易，而仅为硬腭裂或软腭裂超声诊断较困难。随着超声产诊人员诊断水平的提高及标准切面的增多，单纯性腭裂的诊断已经在产前大为提高。

【预后】 不伴其他结构异常的唇裂可以通过手术修补治愈。但严重唇裂合并其他结构异常或染色体异常者，其预后取决于伴发畸形的严重程度。

（三）耳畸形

【病理与临床】 常见严重耳畸形有：无耳畸形、小耳畸形及耳低位，常常合并其他器官或系统的畸形，其预后取决于合并畸形的严重程度。通常外耳廓畸形常合并外耳道畸形，耳道闭锁者可能为先天性耳聋患者（图 14-30）。

【超声表现】 二维超声表现为耳廓正常形态消失，长度变短，回声增强。三维成像可以辅助诊断，但是对于是否并发耳道闭锁，产前超声显示困难。

【预后】 单纯耳廓畸形可在出生后安装仿生耳廓等进行手术修补治愈，伴随耳道闭锁或鼓膜损害者，可能会有听力上的丧失。

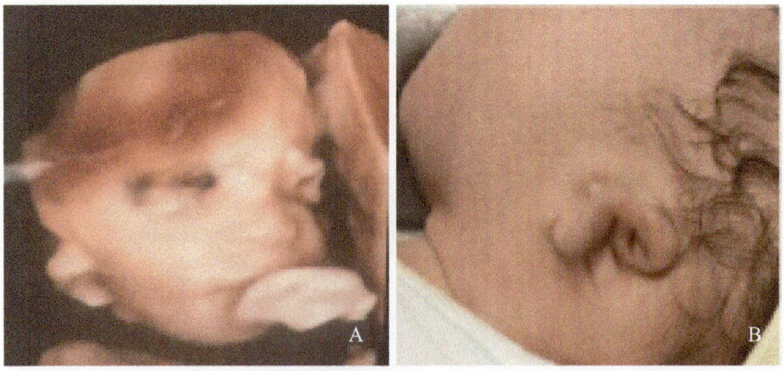

图 14-30 耳廓异常患儿常合并耳道闭锁

A. 耳廓形态异常三维图片；B. 同一胎儿产后耳图片

二、中枢神经系统畸形

胎儿中枢神经系统发育异常的发病机制复杂，可能与遗传和环境因素有关，包括颅内结构异常和脊柱异常。临床常见的颅脑畸形包括露脑畸形、无脑儿、脑膨出、Dandy-Walker 畸形、前脑无裂畸形、脑积水及小头畸形等。临床常见的脊柱异常包括脊柱裂（闭合性和开放性）、脊膜膨出等。此类畸形多数伴有羊水过多，故产前超声诊断不难。

（一）无脑畸形

【病理与临床】　无脑畸形（anencephaly）是神经孔闭合失败所致，是神经管缺陷的最严重类型。主要特征是大脑、颅骨、头皮的先天性缺失。虽然无脑畸形的大脑半球可以发育，但大脑的暴露部分会逐步毁坏，导致出血，并发生神经元和神经胶质的纤维化。其面部表现为眼球突出，呈蛙眼面容。

【超声表现】　无脑畸形的产前超声诊断较为容易，最早在孕 12 周时即可确诊。主要依据是颅顶部的缺失，眼眶以上无脑组织或见回声杂乱、边界不清的块状物（图 14-31）。

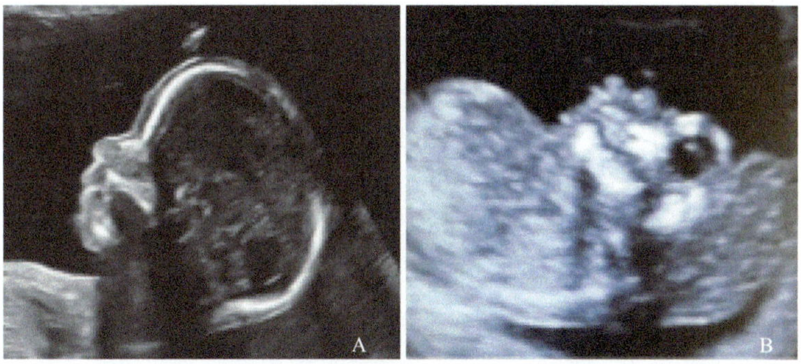

图 14-31　无脑儿二维超声表现

A. 正常胎儿矢状面；B. 无脑胎儿矢状面

【预后】　无脑畸形预后极差，一般在出生后几个小时内死亡。因此，无脑畸形一旦作出诊断均应终止妊娠。

（二）露脑畸形

【病理与临床】　露脑畸形主要特征为颅骨缺失，大脑组织直接暴露于羊水中，但其表面有脑膜覆盖。由于没有颅骨保护，在羊水中受到胎儿反复胎动及胎手反复触摸的机械因素和化学因素的刺激，使脑组织破落于羊水中，久而久之，脑组织越来越少，只剩下颅底和面部结构，最终发展成为无脑畸形。有学者认为，露脑畸形和无脑畸形有时并无明显界线，露脑畸形往往是无脑畸形的前期。

【超声表现】　颅盖骨部分或完全缺失，脑组织存在，有脑膜覆盖。脑组织结构紊乱，浸泡于羊水中。

【预后】　预后同无脑畸形，一旦作出诊断均应终止妊娠。

（三）脑膨出及脑膜膨出

【病理与临床】　脑膨出（encephalocele）是指颅骨缺损伴有脑膜和脑组织从缺损处膨出；脑

膜膨出（meningocele）则仅有脑膜而没有脑组织从颅骨缺损处膨出。常发生于枕部（约占 75%），少部分发生在偏中线的其他部位，如顶部偏中线区（约占 12%）。包块可大可小，包块内容物为脑膜、脑脊液和（或）脑组织。常伴有小头畸形、脑积水、脊柱裂等。

【超声表现】 颅骨强回声连续性中断是脑或脑膜膨出的特征性表现之一。当颅骨缺损处有脑组织和脑膜膨出时，呈不均质低回声包块，当有大量脑组织膨出时，可导致小头畸形。当颅骨缺损处仅有脑膜膨出时，囊内仅含脑脊液而呈无回声。

【预后】 该病预后与膨出部位、膨出大小、膨出组织多少、染色体是否正常、有无合并其他畸形等有关。脑组织膨出越多、合并其他畸形越多或合并染色体异常者，其预后越差。

（四）脊柱裂

【病理与临床】 脊柱裂（spina bifida）是后神经孔闭合失败所致，主要特征是背侧两个椎弓未能融合在一起而引起的脊柱畸形，脊膜和（或）脊髓通过未完全闭合的脊柱疝出或向外暴露。可发生在脊柱的任何一段，常见于腰骶部和颈部。主要包括开放性脊柱裂和闭合性脊柱裂，其主要鉴别点在于表面是否有皮肤覆盖，即是否具有皮肤的完整性。如果皮肤缺损为开放性脊柱裂，如果皮肤完整为闭合性脊柱裂。临床中，开放性脊柱裂占大部分。

【超声表现】 较大的脊柱裂（3 个或 3 个以上脊椎受累）容易通过产前超声发现。较小的脊柱裂因病变较小，超声很难显示脊柱异常的直接声像。

1. 脊柱裂的脊柱特征 脊柱矢状切面时，受累脊柱位于后方的强回声线连续性中断，裂口处皮肤及深部软组织回声连续性也中断。脊柱横切面时，位于后方的两个椎弓骨化中心向后开放，呈典型的“V”或“U”形改变。脊柱冠状切面可显示后方的两个椎弓骨化中心距离增大。

2. 脊柱的脑部特征 特征性改变为小脑发育不良，体积变小，形态弯曲呈香蕉状，称“香蕉脑”，伴颅后窝池消失，“柠檬头”征等（图 14-32）。

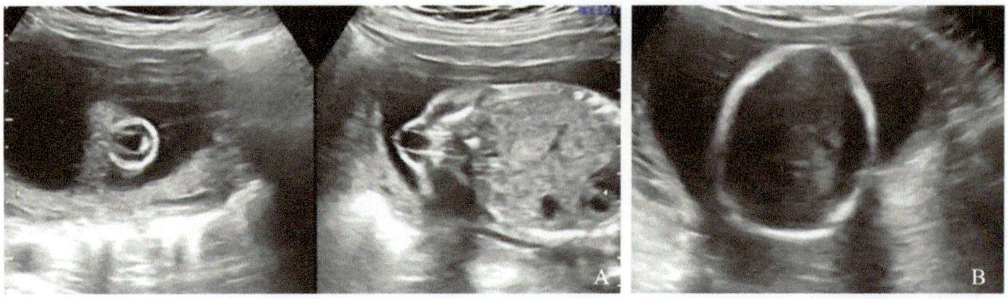

图 14-32 脊柱裂患儿

A. 骶尾部闭合性脊柱裂伴脊膜膨出（其表面皮肤完整）；B. 同时头颅呈“柠檬头”征

【预后】 病变部位越低，病变内仅含脑脊液而无神经组织，其预后越好。25%胎儿死亡。早期外科手术可以使许多脊柱裂患儿存活，但存活者常有双下肢瘫痪、大小便失禁等严重功能障碍。

三、胎儿先天性心脏畸形

先天性心脏畸形是一种常见的先天畸形，其发病率在活产新生儿中占 5‰～10‰，在死胎中可高达 30‰。大多数先天性心脏畸形的病因尚不清楚，普遍认为是个体基因或染色体的变化造成的，也有专家认为是基因和其他因素综合作用的结果，比如环境因素、父母的饮食、健康状况，或者是母亲在怀孕期间的药物使用等。随着精密超声诊断仪的不断优化和产前诊断技术的提高，越来越多的先天性心脏畸形在产前可以得到诊断。针对性胎儿先天性心脏畸形诊断首选超声。

四、胎儿胸部畸形

胸部畸形除了心脏畸形外，还有肺、膈肌及胸壁发育异常。常见疾病包括：先天性肺囊腺瘤、隔离肺、先天性膈疝等。

（一）先天性肺囊腺瘤

【病理与临床】 先天性肺囊腺瘤（congenital cystic adenomatoid malformation，CCAM）畸形是一种肺组织错构畸形。组织学上以支气管样气道异常增生、缺乏正常肺泡为特征，故正常肺泡发育受阻。CCAM 是最常见的胎儿胸腔肿块，经常在出生前消退，血供来自于肺动脉。

根据显微镜和大体解剖结构特征，可分为 3 种类型。①Ⅰ型（大泡型）：病变以多个较大囊肿为主，囊肿大小不等，多为 2～10cm；②Ⅱ型（小泡型）：病变内有多个囊肿，囊肿大小不超过 2cm；③Ⅲ型（微泡型）：病变内有大量细小囊肿，直径不会超过 0.5cm，呈实质性改变，有大量腺瘤样结构，其内可见散在、薄壁类似支气管的结构。

【超声表现】 声像图上（图 14-33），CCAM Ⅰ型表现为大囊肿型，肺实质内见一个或多个圆形无回声区，边界清晰，囊肿大小不一，直径一般大于 2cm；Ⅱ型显示为多个小囊肿，直径不超过 2cm；Ⅲ型声像图上病变呈均匀一致的强回声区，无任何囊肿可见。

【预后】 CCAM 预后主要取决于残留正常肺组织的多少，只要残留的正常肺组织多，预后是好的，但是一旦合并水肿，死亡率几乎 100%。

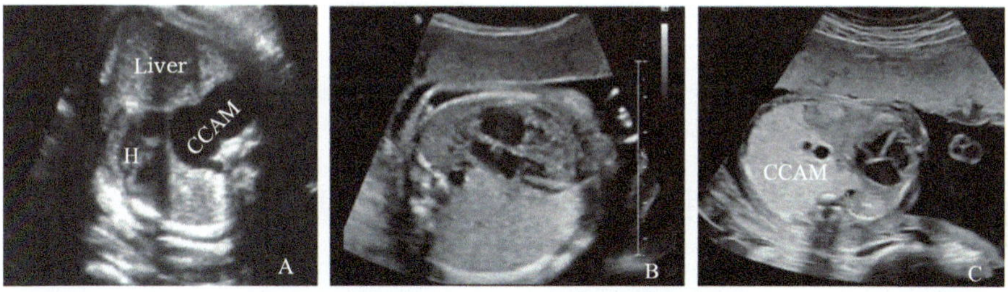

Liver：肺脏；H：心脏；CCAM：先天性腺瘤

图 14-33 先天性肺囊腺瘤分型

A. CCAM Ⅰ型；B. CCAM Ⅱ型；C. CCAM Ⅲ型

（二）隔离肺

【病理与临床】 隔离肺为胚胎时期一部分额外发育的气管和支气管肺芽与正常肺组织分离单独发育，并接受主动脉供血而形成的无功能的肺组织团块。隔离肺分为叶内型和叶外型，叶内型位于脏胸膜组织内，其囊腔病变与正常的支气管相通或不相通，临床多见；叶外型被自己的胸膜包盖，独立于正常肺组织之外，囊腔与正常支气管不相通。

【超声表现】 隔离肺在超声声像图上表现为肺内或肺外查见均匀一致的强回声团，边界清晰，常累及一侧肺或一叶肺，也可造成纵隔偏移，但是隔离肺主要出现在下叶肺。彩色多普勒可显示其血供来自胸主动脉分支。

【预后】 无论哪种类型，其预后均很好，尤其在逐渐缩小的隔离肺胎儿预后更佳，出生后可不出现任何呼吸道症状。

（三）先天性膈疝

【病理与临床】 先天性膈疝（congenital diaphragmatic hernia，CDH）是膈发育缺陷导致的腹

腔内容物疝入胸腔。大多数发生于左侧，占 75%～90%，发生在右侧者仅占 10%，双侧发生者约 2%。横膈缺损常发生于第 12 孕周，但是内容物的疝入时机不定，孕早期到出生后数小时都有可能，疝入的内容物常为胃、小肠、肝脏、脾脏等。因此，CDH 是一种进展性的损害。

【超声表现】 膈疝时，超声可以清晰显示膈肌缺损，腹腔内容物疝入胸腔。声像图上表现为胸腔占位性病变，以左侧多见。病灶回声与疝入内容物有关，常为混合性。若是胃泡，胸腔内可见一大的囊性结构；若是小肠，则显示为不规则的肠管断面内含有液体（肠梗阻时有肠管扩张声像）。心脏及纵隔可推向右侧（图 14-34）。

【预后】 大多数 CDH 病例（60%）是孤立存在的，即不合并其他解剖或染色体缺陷；但是约 40%合并一些其他畸形异常，常合并心脑畸形及染色体异常。胎儿期被诊断的膈疝其预后较差，出生后病死率可高达 80%。主要与肺的发育不良相关。故产前超声可以通过肺头比(lung-to-head ratio，LHR）来预测其预后。通常情况下， LHR＜1.0 的胎儿均死亡，LHR＞1.4 的胎儿均存活。

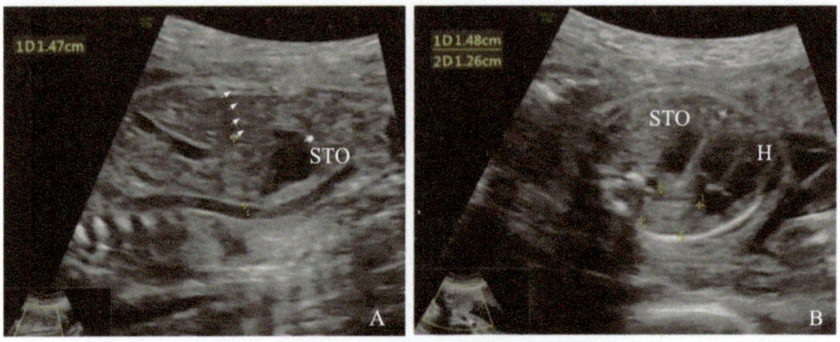

STO：胃泡；H：心脏；箭头所示为膈肌

图 14-34 左侧膈疝

A：膈肌矢状切面见胃泡疝入胸腔，测量数据为膈肌缺损宽度；

B. 胸廓横切面见心脏与胃泡同一切面显示，测量数据为被压缩的肺组织

五、胎儿腹腔脏器及腹壁畸形

（一）消化道闭锁

胎儿胃肠道畸形是常见的先天畸形，高分辨率超声的普及让胎儿腹内脏器的先天畸形在产前即可作出诊断。但是胎儿腹腔内脏器解剖结构较多，变异大，某些疾病产前超声只能通过间接声像判断。临床中，常见畸形有消化道闭锁（如食管闭锁、幽门狭窄或闭锁、十二指肠狭窄或闭锁、空肠与回肠狭窄或闭锁、小肠梗阻、结肠梗阻、肛门闭锁等）、胎粪性腹膜炎、胎儿腹腔肿瘤（如肝血管瘤、肾母细胞瘤、骶尾部畸胎瘤、腹腔囊性包块等）。

1. 食管闭锁 是严重的新生儿消化道畸形之一，分为 5 型（图 14-35）。①A 型：食管近端及远端均为盲端，不伴食管气管瘘；②B 型：食管近端通入气管形成食管气管瘘，远端为盲端；③C 型：食管近端为盲端，远端形成食管气管瘘；④D 型：食管上下两端均形成食管气管瘘；⑤E 型：食管管腔通畅但伴食管气管瘘。目前大部分食管闭锁在 18 周以前均未被发现，大约在 20 周以后出现羊水过多等症状时才被发现。所以，在孕早（中）期羊水正常而中（晚）期羊水突然增多并发现胃泡变小或不显示时一定要警惕此病。

2.十二指肠狭窄或闭锁 是围生儿最常见的肠梗阻，占小肠闭锁的 37%～49%，可发生于十二指肠的任何部位，以十二指肠第二段最多见。超声表现为横切胎儿腹部时可见“双泡征”。两个无回声区分别为扩张的胃泡和与胃泡相连的十二指肠（图 14-36）。十二指肠狭窄或闭锁也是典型 21 三体综合征的标志，当超声提示有此病可能时，应进一步行胎儿染色体检查。如果未合并染色体异

常，其预后较好，伴染色体异常或其他脏器结构异常时预后不良。

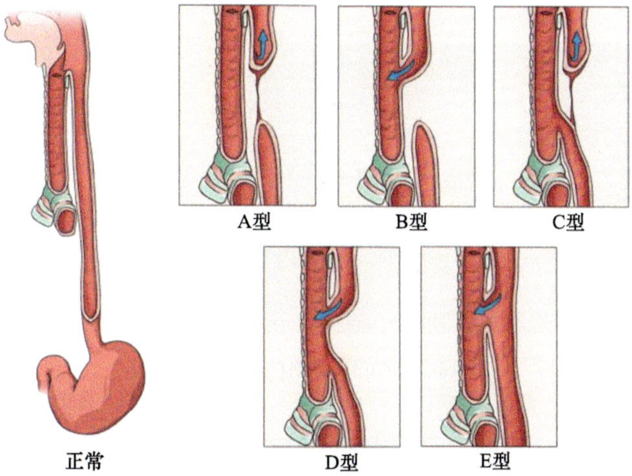

图 14-35 食管闭锁示意图

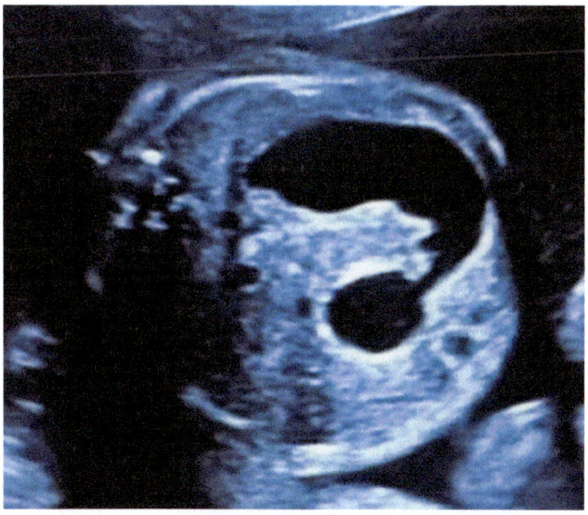

图 14-36 十二指肠梗阻表现为上腹部“双泡征”

3. 空肠与回肠闭锁或狭窄 可发生于小肠的任何部位，空肠者占 50%，回肠者占 43%。空肠闭锁早期表现为胃和十二指肠全程扩张，之后根据梗阻部位及程度出现小肠近胃周部分扩张以及羊水过多等间接声像表现（图 14-37）。

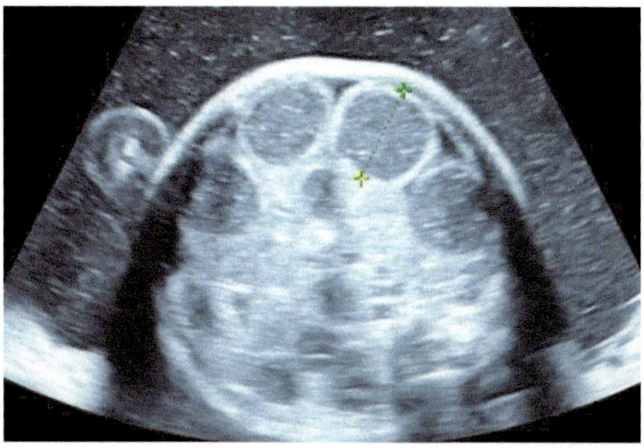

图 14-37 空肠闭锁

4. 肛门闭锁 产前超声缺乏特异性。即使产前超声可见肛门同心圆征，也不能完全诊断此病（图 14-38）。

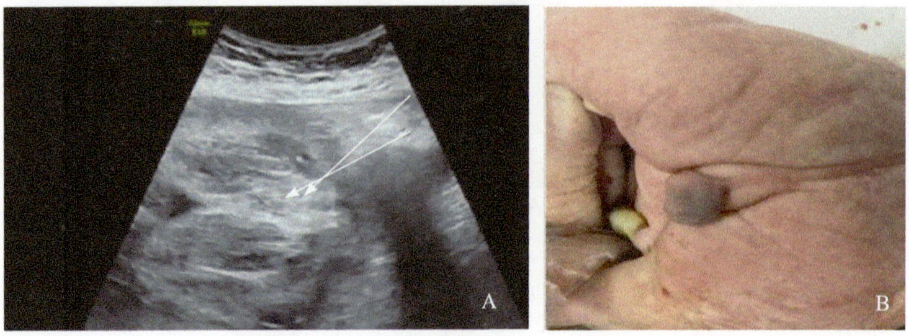

图 14-38 肛门闭锁产前产后对比

A：二维超声提示肛门区同心圆征未见；B：胎儿出生后未见肛门

（二）腹壁发育异常

1. 脐膨出（omphalocele） 为腹壁中线（包括肌肉、筋膜和皮肤）缺损，腹腔内容物突入脐带内。肠管、胃泡、肝脏是最常见的脐膨出内容物，其表面覆盖腹膜和羊膜（图 14-39）。其发病常与染色体异常有关。最常见的染色体异常是 18 三体综合征和 13 三体综合征，其次为 21 三体综合征、45-XO 及三倍体等。

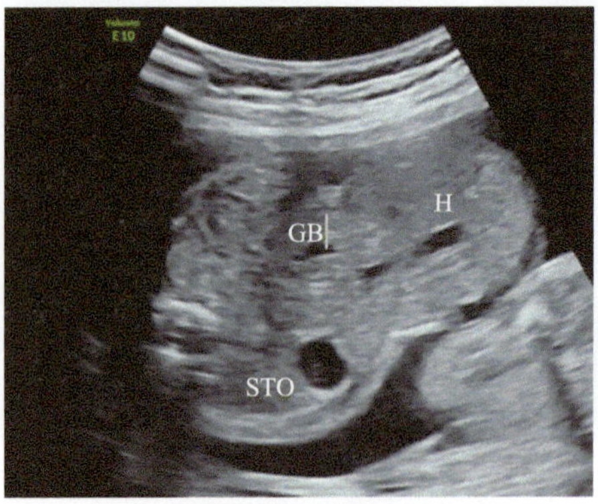

STO：胃泡；GB：胆囊；H：肝脏

图 14-39 脐膨出

2. 腹裂畸形（gastroschisis，GS） 也称内脏外翻，是腹腔脏器（如肠管）外翻相关的一侧腹壁全层缺陷的先天性缺陷，是由于胚胎发育过程中头尾两襞发育不良，导致腹壁在脐旁发生缺损，即形成腹裂畸形。其病因目前尚未明确。疝出的腹腔脏器表面无被膜覆盖，大多为肠管，漂浮于羊水中，少数为肝脏、胆囊、胃泡、膀胱等。与脐膨出不同，腹裂通常较少合并染色体异常及其他结构畸形。其预后主要取决于出生后的手术治疗。单纯腹裂的预后较好，存活率达 90%～95%，而继发肠闭锁、肠坏死、肠穿孔的复杂腹裂存活率较低（70%～80%），且这类新生儿住院时间较长并有远期并发症。

3. 肢体-体壁综合征（limb body wall complex，LBWC） 是一种少见的致死性腹壁缺陷，其主要特征为脐带过短或缺失、胸腹壁严重缺损、内脏外翻、脊柱侧弯、羊水过少。此病较少合并染色体异常。

4. 泄殖腔外翻 是一组少见且严重的腹壁缺损及泌尿生殖道畸形的并发症，主要包括脐膨出、内脏外翻、肛门闭锁、脊柱畸形，也称 OEIS（omphalocele，bladder exstrophy，imperforate anus，clubfeet）综合征。产前超声示脐下腹壁膨出物伴外翻的典型“象鼻征”声像图，且膀胱无回声不能显示。此畸形为致死性畸形，如果仅有膀胱畸形，则可行外科手术纠正。

5. 羊膜带综合征（amniotic band syndrome，ABS） 也称羊膜带破裂并发症。是由于羊膜带缠绕或粘连胎体某一部分引起胎儿变形或肢体截断的一组复合畸形。胎头、躯干、肢体可单独受累或联合受累。引起的畸形种类常为多发性不对称性畸形，如肢体缺损、颅面缺损、脏器缺损及脊柱侧凸等。

6. 梨状腹综合征（prune-belly- syndrome） 又称腹壁肌肉缺如综合征，是一种罕见的先天畸形，更多见于男性，包括腹壁肌肉缺陷（缺如或发育不良）、膀胱过度扩张、输尿管扩大、睾丸未降等畸形。该综合征可能与尿道狭窄、尿道发育不全、后尿道瓣膜、泄殖腔的持久存在有关。其特征性表现为膀胱巨大，充满整个下腹部（图 14-40）。

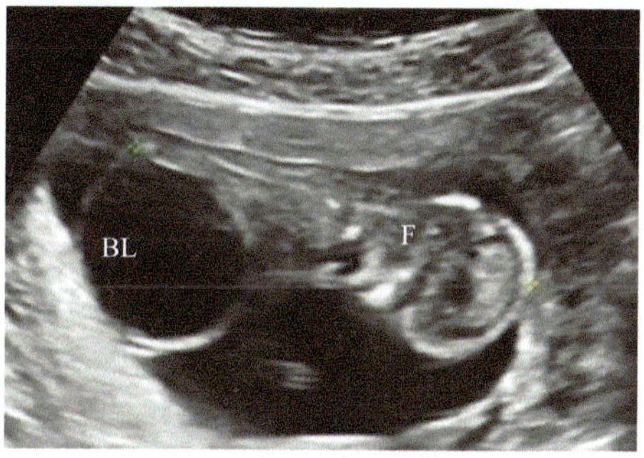

F：胎儿；BL：膀胱

图 14-40　梨状腹综合征胎儿膀胱巨大

六、泌尿系统畸形

（一）肾积水

【病理与临床】 胎儿肾积水（hydronephrosis）可由泌尿道梗阻性病变和非梗阻性病变（如膀胱输尿管反流）引起。最常见的原因是肾盂输尿管连接处梗阻、膀胱输尿管反流、膀胱输尿管连接处梗阻、后尿道瓣膜及重复肾等。

【超声表现】 肾积水严重程度不同，超声表现不一样。可仅有肾盂扩张，也可肾盂肾盏均扩张，肾皮质变薄。超声诊断标准：孕周小于 28 周胎儿，当肾盂扩张前后径大于 7mm 为肾盂增宽；当孕周大于 28 周，肾盂扩张前后径大于 10mm 为肾积水。超声诊断肾积水的敏感性为 69%～100%，假阳性率可高达 37%～81%。

【预后】 肾盂扩张小于 4mm，出生后大多数胎儿为正常胎儿。产前诊断肾盂宽度在 5～10mm 的胎儿，出生后动态观察至 2 岁，大部分宝宝无泌尿道梗阻等相关临床疾病。产前诊断肾积水的胎儿出生后，出现肾脏病理情况的可能性增高。产后应行肾功能检查及排泄性膀胱尿路造影，以除外梗阻和膀胱输尿管反流。

（二）肾缺如

【病理与临床】 肾缺如（renal agenesis）有双侧肾缺如和单侧肾缺如。由于单侧肾缺如不影响胎儿生长发育，不影响泌尿道功能且羊水量正常，故产后也能正常生存。双侧肾缺如是泌尿道最严重的畸形。在产前常导致羊水过少，胎儿受压及活动受限，甚至肺发育不成熟，胎死宫内等。

【超声表现】

1. 双侧肾缺如　双侧肾区、盆腔、腹腔及胸腔内均不能显示胎儿肾脏声像图。肾上腺相对增大，出现肾上腺平卧征（lying down adrenal sign），CDFI 不能显示双侧肾动脉。胎儿膀胱长时间不能充盈显示。严重者无羊水。

2. 单侧肾缺如　缺如的一侧超声不能显示肾脏声像，可显示肾上腺平卧征，发育正常的肾脏呈代偿性增大。CDFI 可显示肾缺如侧肾动脉缺如，而对侧肾动脉存在。膀胱充盈显示，羊水量一般正常。

【预后】　双肾缺如是致死性畸形，出生后不能存活。再孕肾缺如的危险性增高，有家族遗传倾向者，风险值更高。不合并其他畸形的单侧肾缺如预后好，和正常人一样生存生活，预期寿命也不受影响。

（三）婴儿型多囊肾

【病理与临床】　婴儿型多囊肾病（infantile polycystic kidney disease），也称 Potter Ⅰ型，是一种常染色体隐性遗传病。其特点是双肾对称性增大，肾脏的实质内充满了扩张的集合系。其病因是原发性集合管缺陷，肾盂、肾盏及肾乳头均无异常。病变总是累及双侧肾脏，呈对称性，肾脏极度增大，但仍保持正常肾脏椭圆形态。

【超声表现】　典型的胎儿型多囊肾声像图表现为双侧肾脏增大伴肾实质回声增强，可以占满整个腹腔，故腹围明显增大。常常伴羊水过少及膀胱未见显示。

【预后】　胎儿期发病的预后极差，往往死胎、死产或产后立即死亡。死因多是严重肾衰竭或肺发育不良。故产前诊断婴儿型多囊肾，同时伴有严重羊水过少者，应终止妊娠。

七、骨骼系统及肢体畸形

（一）成骨发育不全

【病理与临床】　成骨发育不全是Ⅰ型胶原蛋白合成障碍的先天性遗传疾病，表现为骨折、蓝巩膜、骨质脆弱等。可以分为Ⅰ～Ⅳ四种类型，Ⅱ型最严重。Ⅱ型胎儿多是死胎、死产或是在新生儿期死亡。

【超声表现】　成骨发育不全在宫内能作出诊断的主要是Ⅱ型。一般在孕 15～16 周，超声就能显示长骨极短、弯曲、成角骨折等声像图特点。其中股骨短小最为明显，极短时无法进行长度测量。颅骨变薄，且钙化差，故颅内结构显示清晰。若将探头稍用力地推压胎头，钙化极差或无钙化的胎头即可出现变形。肋骨骨折表现为多发性。胸腔狭窄时，胸廓回声呈“铃状”或“啤酒瓶状”。成骨发育不全Ⅰ型和Ⅲ型有时宫内也能作出判断，但诊断时间较Ⅱ型迟。诊断依据也是长骨短而弯曲，但没有Ⅱ型严重。

【预后】　成骨发育不全Ⅱ型为致死性畸形，任何孕周作出该诊断都可终止妊娠。

（二）软骨发育不全

【病理与临床】　软骨发育不全（achondroplasia）是常染色体隐性遗传性疾病，也是致死性软骨营养障碍。表现为四肢极度短小，短躯干及一个很不相称的大头。

【超声表现】　本病声像图特点主要是长骨极短，孕中期超声就能测出长骨短于正常，越到孕晚期长骨短小越明显。颅骨或椎体低钙化或无钙化，胸腔狭小，胎儿水肿，甚至颈部出现水囊瘤和羊水过多。

【预后】　本病为致死性骨骼畸形，任何孕周作出诊断都应该终止妊娠。

（三）致死性侏儒

【病理与临床】　致死性侏儒是一种致死性骨骼畸形。表现为长骨尤其是股骨和肱骨（肢根型）极短、长骨弯曲、胸腔狭小、头颅相对较大。其病因不明。病理上，长骨尤其是股骨及肱骨极短，并伴有弯曲。胸腔狭窄、肋骨短，但躯干长度显示正常。本病脊柱椎体扁平，椎间隙增宽。前额突出，眼距增宽，并有鞍状鼻。患儿手脚正常，但指（趾）短，呈“香肠状”。由于颅缝早闭，头颅表现为苜蓿叶状，有时还存在脑室扩张或脑积水。

【超声表现】　最明显的声像图为长骨极短、弯曲，呈“电话筒”状改变，并以股骨和肱骨更为明显。其他伴有胸腔狭小、头颅苜蓿叶状。有些病例伴有皮肤软组织增厚及羊水过多等。

【预后】　本病为致死性骨骼畸形，任何孕周作出诊断都应该终止妊娠。

（四）软骨发育不良

【病理与临床】　软骨发育不良（hypochondroplasia）是一种常染色体显性遗传，可有不同程度的表现型。纯合子软骨发育不良则为致死性骨骼畸形。杂合子软骨发育不良表现为肢根型肢体短小侏儒，肢体弯曲、脊柱前凸、大头、塌鼻。杂合子患儿可以存活。存活中的胎儿可以正常生存，智商大多也都正常，只是身材很矮小。有家族遗传史的软骨发育不良，一定要行产前诊断明确其类型。

【超声表现】　软骨发育不良的产前超声无明显特征性，仅可表现为近心端肢体短小。即使晚期妊娠时股骨小于正常值，有时也并非此病。宫内生长迟缓胎儿也往往在晚期妊娠表现出股骨短于正常。但生长发育迟缓的宝宝同时还应存在腹围小于正常、羊水偏少或过少，以及脐动脉多普勒血流异常等征象。

【预后】　目前还无法产前作出软骨发育不良的明确诊断。但是软骨发育不良患者可以正常生存，智商大多也都正常，只是身材都很矮小。

（五）四肢畸形

四肢畸形多种多样，如马蹄内翻足、畸形手、多指/趾、指骨缺失（图 14-41）或发育不良等。有些只是单纯肢体畸形，有些与遗传性疾病有关或是某些综合征的表现之一。四肢畸形中尤其是手足畸形，越早越容易被超声检出。因为越早羊水相对越多，胎动也相对越多，有利于超声观察。一般认为，四肢畸形最佳超声诊断孕周为 13～14 周。

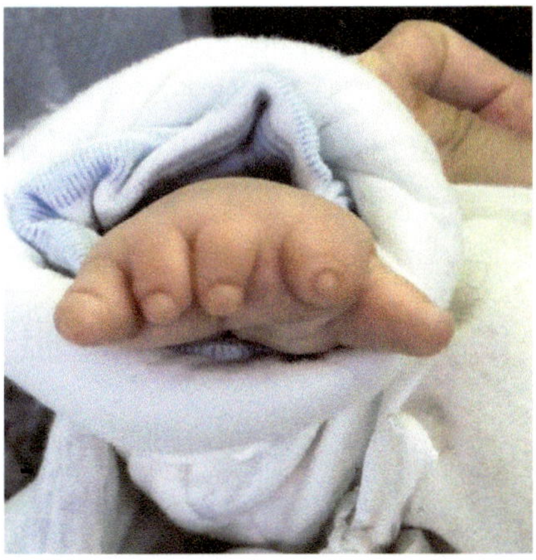

图 14-41　右手手指指节及形态异常

八、胎儿其他异常

（一）非免疫性胎儿水肿和免疫性胎儿水肿

非免疫性胎儿水肿是指胎儿体内水分过剩，通常积聚在组织、器官、细胞外及浆膜腔。常见于胎儿贫血，其中最常见的是α-地中海贫血。当胎儿发生心律失常和心脏解剖结构异常时也会发生胎儿宫内心力衰竭，出现胎儿水肿。胸腔肿瘤推挤胎儿纵隔使静脉回流障碍也会发生胎儿水肿。一些胎儿染色体异常者（如 Turner 综合征）往往在早中期妊娠即出现严重水肿表现，如颈部水囊瘤、胸腔积液、腹水等。

免疫性胎儿水肿主要由于母婴血型不合导致胎儿贫血所引起，可以是 ABO 血型不合，也可以是 Rh 血型不合等。我国汉族妇女绝大多数是 Rh 阳性，故新生儿溶血病极为少见。而 ABO 血型不合虽为常见，但一般病情较轻，危害性较小，引起宫内胎儿免疫性水肿十分少见。

无论哪种水肿，超声通常表现为胎儿全身性皮肤水肿增厚至少大于 0.5cm、至少有两处局部液体积聚或浆膜腔积液、胎儿肝脾大、胎盘增厚、胎儿心功能不全、羊水过多等。

（二）小于胎龄儿

小于胎龄儿（small for gestation age infant，SGA）指出生体重低于同胎龄体重第 10 百分位数以下或低于同胎龄平均体重 2 个标准差的新生儿。除外种族或产次或母体身高、体重等因素而造成的“健康小样儿”。这部分胎儿除了体重及体格发育较小外，各器官无功能障碍，无宫内缺氧表现。所以 SGA 可分为以下三种情况，①正常的 SGA（normal SGA）：胎儿结构及多普勒血流评估均为正常，无宫内缺氧，胎儿生长按照自己固有的生长速度生长，但低于第 10 百分位。②异常的 SGA（abnormal SGA）：存在结构异常或遗传性疾病的胎儿。③胎儿生长受限（fetal growth restriction，FGR）：指无法达到其应有生长潜力的 SGA，可同时伴有母胎多普勒血流异常，主要见于影响子宫和胎盘血流灌注的妊娠并发症，如妊娠期高血压综合征、妊娠期合并肾疾病、免疫性疾病、严重心脏病等。当然胎儿自身异常也是影响因素，如 21 三体、18 三体、13 三体染色体异常综合征或基因异常。另外，胎盘和脐带也会受影响，如胎盘过成熟、脐带过细、脐带扭转打结等。

临床中，产前识别 FGR 很重要。根据 FGR 发生的时间和严重程度，临床给予的处理不同，其预后也会有很大差别。

（三）宫颈功能不全（cervical incompetence）

宫颈功能不全亦称子宫颈内口闭锁不全、子宫颈口松弛症，是导致早产及中、晚期重复性流产的一个主要原因。其病理生理机制主要是子宫颈的纤维组织、弹性纤维及平滑肌等均较少，或由于子宫颈内口纤维组织断裂，峡部括约肌能力降低，使子宫颈呈病理性扩张和松弛。

宫颈管功能不全的诊断标准：①宫颈管宽度超过 0.6cm；②子宫颈内口宽度≥1.5cm；③宫颈管长度小于 2.5cm；④宫颈管内显示有突出的羊膜囊，囊内有或无胚胎。满足上述任意两项即可诊断，诊断明确后应立即进行相应的处理，包括保守治疗和手术治疗。

第六节　胎儿心脏

一、正常胎儿心脏检查

（一）胎儿心脏胚胎发育和循环系统

人类的心脏与大血管是由中胚层发育而成，主要包括以下几个阶段：胚胎心脏发育的初始阶段包括单一纵行原始心管弯曲扭转（即心室右袢），心房静脉窦与动脉总干朝向头侧方集中；房室管心内膜垫靠拢愈合，把房室管分为左、右两个部分，从而心房、心室和动脉干左右分隔开，最终心脏发育成形。胎儿期与出生后的循环不同，在胎儿期，心房水平卵圆孔和大血管水平、动脉导管水平处于开放状态，这两个路径是胎儿宫内生存的重要循环通道。在胎儿循环系统中，脐静脉分别通过肝静脉、静脉导管汇入下腔静脉，然后经右心房、卵圆孔进入左心房、左心室、主动脉到全身各个器官。而进入肺动脉的血流由于胎儿无呼吸，大部分经过动脉导管进入降主动脉，仅有少部分肺动脉血流经肺静脉回流到左心房。

（二）胎儿超声心动图检查的适应证与方法

以往认为仅对有先天性心脏病的危险因素如家族遗传史、心外畸形等的高危孕妇进行胎儿超声心动图检查。但现研究表明还有大部分胎儿心脏病发生原因尚不明确，所以目前普遍认为对低风险的胎儿也应进行先天性心脏病筛查。胎儿超声心动图检查一般应在孕中期（18～24 周）进行，检查技术要求高清晰度妇产科超声诊断仪，探头频率通常为 4～5MHz，在确保穿透能力的情况下应尽可能选用较高频率的探头以获得高质量的图像。

（三）胎儿超声心动图的检查内容

胎儿超声心动图检查主要运用二维超声、M 型超声、频谱多普勒和彩色多普勒等技术，扫查的切面主要包括心尖四腔切面、流出道切面、大动脉短轴切面、腔静脉长轴切面、动脉导管弓切面、主动脉弓切面、三血管和三血管-气管切面等。

1. 心尖四腔切面 心尖四腔切面是胎儿心脏检查最重要切面之一（图 14-42）。扫查方法：可先获取胎儿标准腹部横切面，通过胎儿腹部横切面向胎儿胸部方向移动探头。心尖四腔切面显示的内容包括心房、心室、房室瓣、室间隔、调节束和部分肺静脉与左心房的连接关系。该切面能够获得心脏在胸腔的位置、心尖朝向、心胸比率、房室连接等重要信息，同时能够诊断和排除大多数常见心脏畸形，如房室间隔缺损、房室瓣膜狭窄和闭锁、左右心系统发育不良、心脏肿瘤、心包积液以及心肌疾病等。

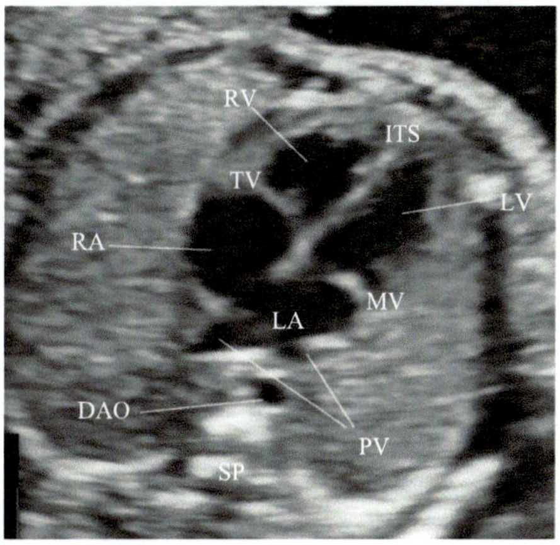

图 14-42 胎儿心尖四腔切面
显示左心房（LA）、左心室（LV）、右心房（RA）、右心室（RV）、室间隔（IVS）、降主动脉（DAO）、肺静脉（PV）、脊柱（SP）、二尖瓣（MV）、三尖瓣（TV）

2. 左、右室流出道切面 左室流出道切面在心尖四腔切面的基础上，将探头向头侧方轻微调整探头角度即可获得，此时探头继续向头侧方前倾，即可显示右室流出道切面。流出道切面可显示心室大动脉的连接关系以及膜周部和肌部室间隔（图 14-43），如果在此两切面间调整探头角度则可显示主动脉、肺动脉的交叉关系，这对诊断大动脉转位等畸形可提供重要信息。

3. 大动脉短轴切面 可在大血管水平心底部由五腔心长轴垂直旋转而获得。该切面可显示主动脉的短轴截面，其周围分别为左右心房、三尖瓣、右心室、右室流出道、肺动脉以及左右分支，还可显示主动脉、肺动脉的交叉关系（肺动脉主干及右肺动脉位于左前方并包绕升主动脉），对诊断大血管转位、心室双出口等有重要意义。

4. 心室短轴切面 也称胸骨旁短轴切面，在心尖四腔的基础上将探头旋转 90°后再轻微侧动探头即可获得一系列短轴切面。该切面可通过二尖瓣腱索水平 M 型超声评估心室腔的大小、心室壁、间隔的厚度以及心室的收缩、舒张功能等，同时也可用于评估大血管的起源关系和胎儿心律失常等。

5. 三血管切面 三血管切面（图 14-44）可在心室流出道切面基础上向头侧方平移探头获得，如果继续向上平移即可获得三血管-气管切面。三血管切面显示肺动脉主干起自右心室并分为左、右肺动脉，同时可见上腔静脉和升主动脉紧邻肺动脉主干，肺动脉位于最前方，上腔静脉位于最后，主动脉居中，肺动脉内径最大，上腔静脉最小。该切面对分析大动脉的位置关系与发育水平极其重要，当三血管征在管腔大小、排列、走行以及数目上发生异常时则可能出现以下心脏畸形：法洛四联症、大动脉转位、肺动脉闭锁和共同动脉干等。

6. 动脉导管弓和主动脉弓切面 首先扫查胎儿脊柱的矢状切面，然后从右侧旁矢状位向左侧旁矢状位扫查，即可获得主动脉弓切面；动脉导管弓长轴切面可在主动脉弓的基础上继续向左侧旁矢状位移动探头获得。主动脉弓曲度较大，形似“拐棍把”，弓上方可见头臂干、左颈总动脉、左锁骨下动脉发出（图 14-45）。动脉导管弓长轴具有较大的弯曲角度，起始部更靠前，其解剖形态类似“曲棍球棒”，动脉导管弓与降主动脉连接，无任何血管分支。该切面主要用于评价主动脉弓降部缩窄、离断以及动脉导管提前收缩、闭锁等。

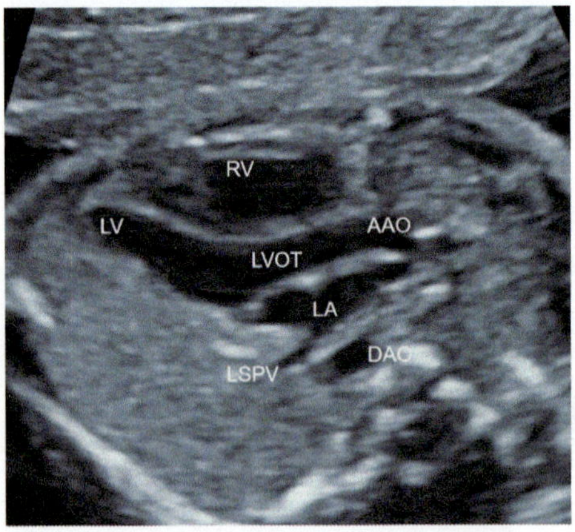

图 14-43 胎儿左室流出道切面

显示左心房（LA）、左心室（LV）、左室流出道（LVOT）、升主动脉（AAO）、右心室（RV）、降主动脉（DAO）、左上肺静脉（LSPV）

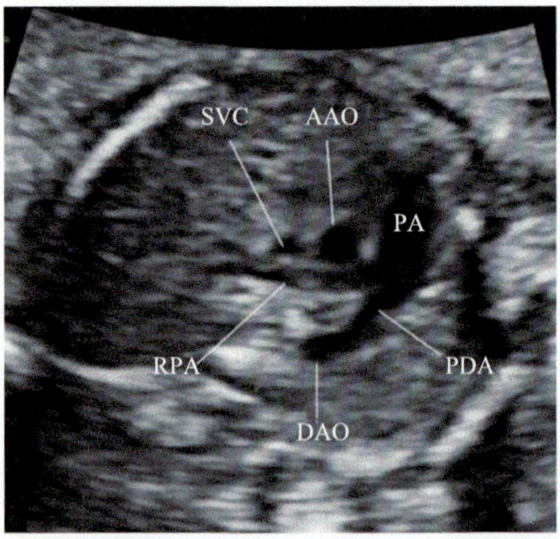

SVC：上腔静脉；AAO：升主动脉；PA：肺动脉；RPA：右肺动脉；DAO：降主动脉；PDA：动脉导管

图 14-44 胎儿三血管切面

PA、AAO 和 SVC 从左到右依次斜行排列，PA 位于最前方，内径最大，AAO 位于中央，内径次之，SVC 位于最后方，内径最小

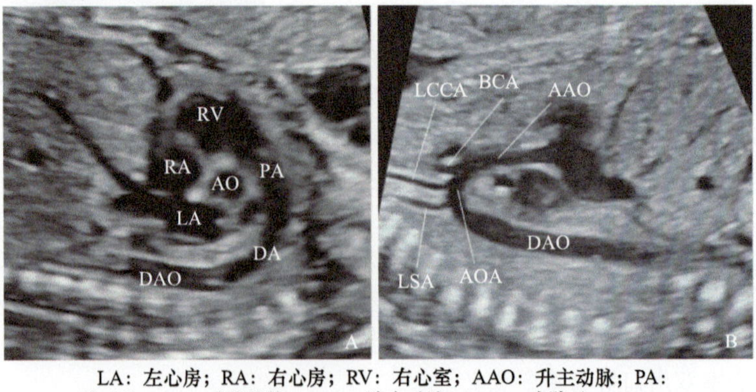

LA：左心房；RA：右心房；RV：右心室；AAO：升主动脉；PA：肺动脉；DA：动脉导管；DAO：降主动脉；BCA：头臂干；LCCA：左颈总动脉；LSA：左锁骨下动脉

图 14-45 动脉导管弓切面（A）和主动脉弓切面（B）

二、常见胎儿心脏畸形

常见的先天性心脏病包括：室间隔缺损（VSD）、房间隔缺损（ASD）及动脉导管未闭（PDA）等。复杂性先天性心脏病包括：大血管转位（TGA）、永存动脉干（PTA）、单心房（SA）、单心室（SV）、左心发育不良综合征、右室双流出道、法洛四联症、三尖瓣下移畸形等。

（一）室间隔缺损

【概述】 室间隔缺损（ventricular septal defect，VSD）作为最常见的胎儿心脏病，是由于胚胎期心室间隔发育不全形成的左、右心室间的异常通道，在心室水平产生异常分流，其既可单独存在，亦可合并如房间隔缺损、主动脉缩窄、法洛四联症等其他心脏畸形。

【病理解剖与病理生理】 室间隔由膜部、漏斗部和肌部组成，其中膜部较小，位于主动脉右冠瓣、无冠瓣的下方，是中心纤维体向室间隔的延伸，与三尖瓣隔瓣、前瓣以及二尖瓣前叶关系密切，为室间隔缺损的好发部位。根据缺损部位的不同，可将室间隔缺损分为膜周部室间隔缺损、双动脉下型室间隔缺损和肌部室间隔缺损。

在胎儿时期，由于肺循环阻力较高，血液大部分通过动脉导管进行交通，胎儿循环的左、右心室间的压力相近，没有明显压力阶差存在，缺损处可产生左向右或右向左的分流，亦可不产生分流，所以单纯室间隔缺损不论位置，在产前超声检查中均可能漏诊，尤其是小缺损，更不易检出。

【胎儿超声心动图表现】

1. 特征性超声表现 是室间隔连续性中断。

2. 心底短轴切面 对于室间隔缺损分型有帮助。

3. 左心室长轴切面 可显示流出道部或膜周部室间隔缺损。

4. 心尖四腔切面 显示肌部、流入道部室间隔缺损。

5. 彩色多普勒显像 可以显示室间隔缺口处左向右、右向左或者双向分流，频谱多普勒可探测到低速的分流频谱（一般小于 2m/s）（图 14-46、图 14-47）。

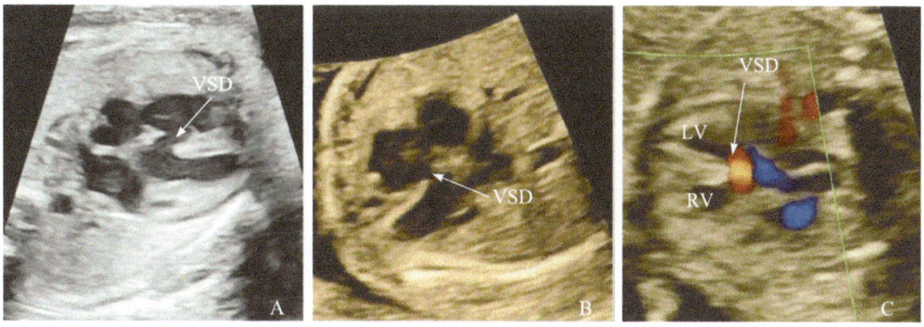

LV：左心室；RV：右心室

图 14-46 心尖四腔切面二维超声

A、B. 流入道切面显示室间隔缺损（VSD）；C. 彩色多普勒显示室间隔缺损右向左的分流

【治疗与预后】 室间隔缺损的预后取决于缺损的大小、位置以及是否合并严重的其他心脏畸形。单纯膜周部或肌部小室间隔缺损预后良好，绝大部分患者在出生前或出生后 1～2 年内自然闭合。未闭合的室间隔缺损应择期采取修补或封堵术。较大的室间隔缺损应早期进行外科修补术。

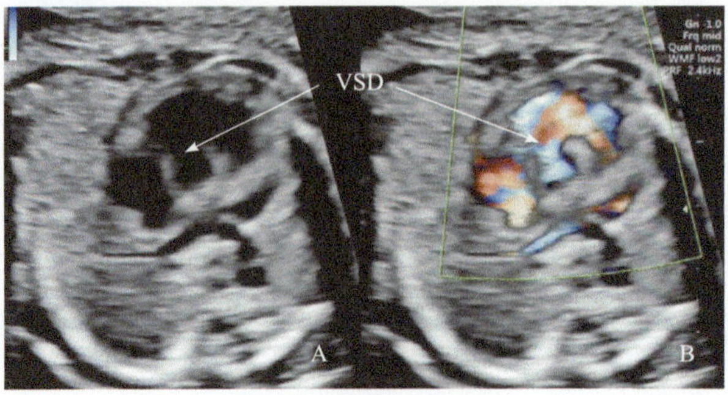

VSD：室间隔缺损

图 14-47 大动脉短轴切面二维超声（A）和彩色多普勒超声（B）

（二）单心室

【概述】 单心室（single ventricle，SV）是一种较少见的先天性心脏畸形，是指左、右心房或共同心房只与一个主要心室腔相连接的畸形。其发病率在存活婴儿中为 1：6500，占先天性心脏病发病率的 1%～2%。

【病理解剖与病理生理】 单心室性房室连接描述的是一组心脏畸形，房室连接完全或大部分连接于一个心室腔。Elliott 将其分为三种亚型。

1. 右室双入口（DIRV） 主腔结构为右心室，残余左心室腔在主腔的后下方。

2. 左室双入口（DILV） 此型占绝大多数，主腔结构为左心室，残余右心室腔位于主腔的前上方。

3. 不定型心室双入口（DIIV） 仅有单心室腔。胎儿期由于并列循环以及肺组织没有通气，单心室对胎儿的病理生理没有明显影响，如果合并完全性房室间隔缺损，瓣膜反流可引起心脏扩大导致心力衰竭。

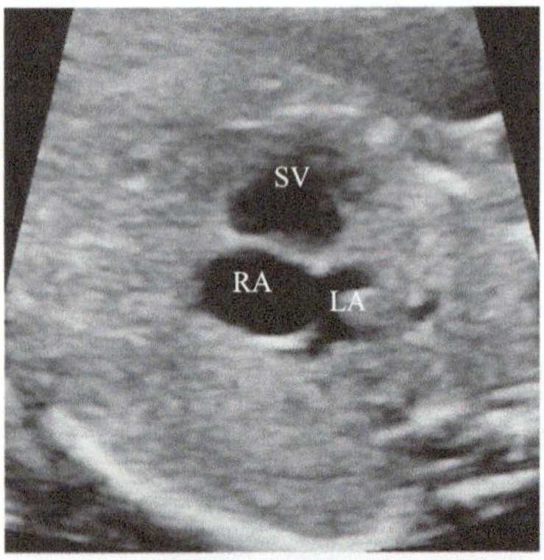

LA：左心房；RA：右心房；SV：单心室

图 14-48 胎儿心室双入口二维超声（心尖四腔切面）

【胎儿超声心动图表现】 单心室主要通过心尖四腔切面判断主腔形态和房室连接关系对其进行分型。共同特征是心尖四腔切面室间隔不显示，“十”字交叉结构失常，仅显示一个心室腔（图 14-48）。

1. 正常心室结构消失，变为一小腔（残腔）和大腔（主腔），残存室间隔分隔残腔和主腔，甚至可能只有一个心腔。

2. 小腔可发出大动脉，也可不与大动脉相连（即残存陷窝）。

3. 左、右心房通过共同房室瓣、双侧房室瓣或一侧闭锁的房室瓣与主腔相连。

【治疗与预后】 该病在胎儿时期能够较好地耐受，出生后由于是单心室循环，可采用 Fontan 手术、肺动脉环缩术等进行治疗。手术方式的选择主要根据大血管的排列和血流灌注情况而定。

（三）单心房

【概述】 单心房（single atrium，SA）是指胚胎发育期房间隔未发育造成房间隔几乎完全缺失，左、右心房形成一共同心房腔的一种先天性心脏病。单心房可单独存在，但常合并左侧上腔静脉、右位心、心内膜垫缺损等。

【病理解剖与病理生理】 单心房系胚胎发育过程中房间隔的第一隔和第二隔均未发育，导致形成一个共同心房；在胎儿时期，卵圆孔处于开放状态，正常右心房血流的一部分经卵圆孔进入左心房，所以即使患有单心房畸形亦可无明显血流动力学障碍。出生后由于动静脉的血液在单心房内相互混合后一部分进入左心室，再到体循环，临床上可出现发绀。

【胎儿超声心动图表现】

1. 心尖四腔切面显示，房间隔几乎完全缺失（图 14-49）。
2. 常常合并其他畸形，如单心室、心内膜垫缺损等。

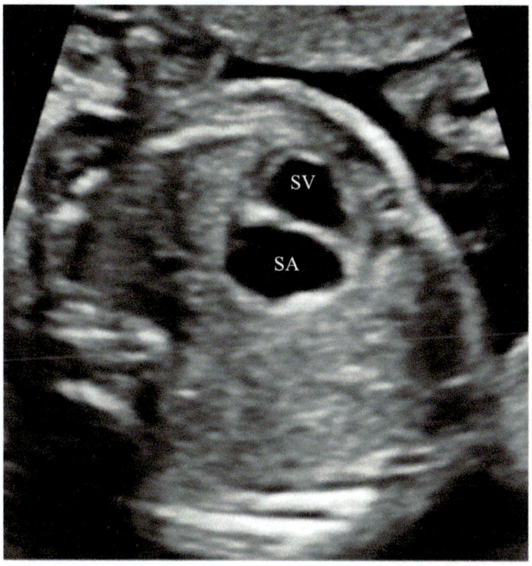

SV：单心室；SA：单心房

图 14-49　单心房、单心室二维超声（心尖四腔切面）

【治疗与预后】 主要采用手术治疗，预后取决于是否合并其他心内畸形，单纯单心房手术效果良好。

（四）完全型大动脉转位

【概述】 完全型大动脉转位（complete transposition of great arteries，TGA）为胎儿时期比较常见的一种紫绀型先天性心血管畸形，占先天性心脏病总数的 5%～7%。其主要特点为房室连接一致，而心室动脉连接不一致，表现为肺动脉发自左心室，主动脉发自右心室。该病约 40%合并有室间隔缺损和肺动脉狭窄（左室流出道梗阻）。

【病理解剖与病理生理】 完全型大动脉转位绝大多数情况是由于主动脉下圆锥发育完善，而肺动脉下无圆锥，导致主动脉瓣与二尖瓣之间失去连接，使主动脉前移与右心室相连。胎儿期由于肺泡无呼吸功能，动脉导管、卵圆孔开放，且主动脉、肺动脉的血氧饱和度无明显差别，轻微的血氧饱和度差异对胎儿无明显影响，所以在胎儿时期无明显表现。而出生后体、肺循环是两个独立的循环，如果两者之间没有交通（如房间隔缺损、室间隔缺损等）就会出现缺氧、酸中毒、青紫等表现。

【胎儿超声心动图表现】 完全型大动脉转位如不合并室间隔缺损，胎儿心尖四腔切面通常是正常的，左室流出道切面显示肺动脉从左心室发出，并在起始部不远处分叉为左、右肺动脉，主动脉从右心室发出，位于肺动脉的前方，与肺动脉呈并列走行关系（图 14-50）。三血管、气管切面显示血管数目异常，仅能观察到一条大血管（主动脉）和右侧的上腔静脉。室间隔缺损和肺动脉狭窄（左室流出道梗阻）为该病最常见的并发症，典型的表现为在室间隔膜周部观察到回声失落。

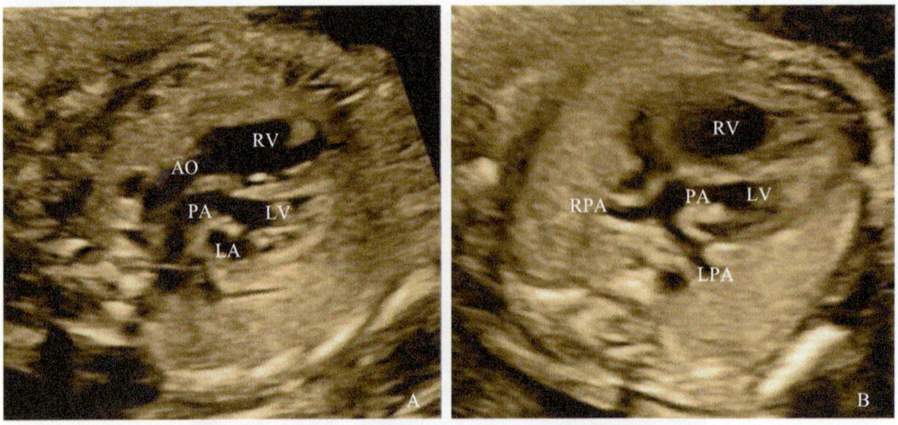

图 14-50 胎儿完全型大动脉转位心脏斜切面

A. 左室流出道切面；B. 三血管、气管切面；主动脉（AO）位于肺动脉（PA）右前方，起自右心室（RV），肺动脉起自左心室（LV），分叉为左肺动脉（LPA）和右肺动脉（RPA）

【治疗与预后】 完全型大动脉转位的胎儿在宫内耐受较好，产前重点观察、随访并发症室间隔缺损和肺动脉狭窄的程度；出生后需要到三级医疗机构重点监护，在发绀前及时进行治疗（主要采用 Switch 手术），预后良好。

（五）心内膜垫缺损

【概述】 心内膜垫缺损（endocardial cushion defect，ECD），是房室间隔缺损和房室瓣畸形的一组病变，主要表现为共同房室瓣连接。心内膜垫缺损是常见的心脏畸形，占所有婴幼儿先天性心脏病的 4%～7.4%，与染色体异常高度相关，尤其是 21 三体综合征。根据两个桥瓣间纤维组织相连和与室间隔的附着位置关系，可将心内膜垫缺损分为完全型、部分型和过渡型。其中部分型（原发孔型房间隔缺损）最为多见，完全型次之。部分型心内膜垫缺损包括原发隔缺损和二尖瓣前叶裂。完全型心内膜垫缺损是房室间隔原发隔缺损联合流入部室间隔缺损及异常左、右心室的共同房室瓣的心脏畸形。过渡型心内膜垫缺损介于以上两型之间。

【病理解剖与病理生理】 正常房室瓣在室间隔上附着点不在同一水平，右心房和左心室之间的部分间隔称为房室隔。心内膜垫缺损时房室瓣在交界水平失去各自的瓣环，不能够保持二、三尖瓣正常形态，从而形成五个叶，最为典型的表现为骑跨于左右心室之间的上、下桥瓣。

【胎儿超声心动图表现】 部分型心内膜垫缺损包括房间隔的原发隔缺损及二尖瓣前叶裂，可见房间隔下段近十字交叉处的回声失落，共同房室瓣呈线样插入及房间隔原发隔缺损但没有大的室间隔缺损；完全型表现为心脏十字交叉部结构消失，共同房室瓣呈线样交叉；心尖四腔切面能测量非均衡型心内膜垫缺损的心室大小，从而更好地对心肌进行评估（图 14-51）。多普勒超声显示收缩期大部分完全型心内膜缺损共同房室瓣反流，反流束常起源于瓣膜中心。心房、心室的增大程度与瓣膜反流侧一致。该病常常伴发心内、心外畸形，心内畸形如肺动脉狭窄、右室双出口等。由于胎儿心脏对瓣膜的反流耐受程度较差，易引发心力衰竭，从而可导致胎儿水肿。

【治疗与预后】 各型心内膜垫缺损出生后均需手术干预，完全型应尽早进行手术治疗，避免形成不可逆性肺动脉高压。预后较差的原因主要是合并有严重心内和心外畸形。

（六）法洛四联症

【概述】 法洛四联症（tetralogy of Fallot，TOF）是最常见的紫绀型先天性心脏病之一，主要包括：主动脉瓣下（对位不良性）室间隔缺损、漏斗部肺动脉狭窄、右心室肥厚（出生前通常并不

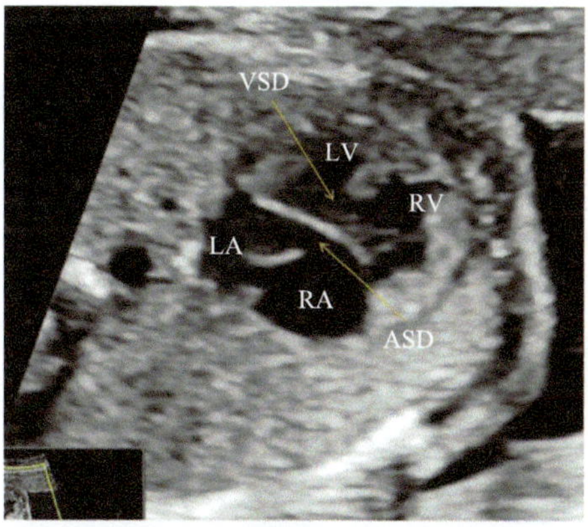

LA：左心房；RA：右心房；LV：左心室；RV：右心室；VSD：室间隔缺损；ASD：房间隔缺损

图 14-51 心尖四腔切面二维超声显示完全型心内膜垫缺损

表现）、主动脉根部骑跨于室间隔缺损，其最基本病理改变为肺动脉狭窄和室间隔缺损，且室间隔缺损较大，通常位于膜周部。

【病理解剖与病理生理】 法洛四联症的胎儿由于肺泡组织尚未开放，属于并行循环，气体交换完全依靠胎盘进行，因此该种心血管畸形胎儿的血液循环不受明显影响。但由于其常伴有右室流出道或肺动脉狭窄及主动脉瓣下室间隔缺损，回流到右心室的血流主要通过室间隔缺损流入主动脉供应头颈部以及经主动脉峡部回到胎盘行气体交换。主动脉根部同时接受右心室和左心室的血液，血流量增多引起其内径增宽，肺动脉血流量因肺动脉狭窄、室间隔缺损相对减少，严重者主动脉血流可经导管逆灌入肺动脉。患儿出生后由于肺动脉存在狭窄导致右心室压力增高，进一步加重右心室肥厚，右心内未进行血氧交换的血液通过室间隔缺损分流到升主动脉，引起发绀；同时由于肺血流量减少，通过肺静脉回流到左心的血液亦减少，因此左心容积变小。

【胎儿超声心动图表现】 法洛四联症的胎儿心脏超声主要有以下表现。

1. 心尖四腔切面 显示左右心比例正常范围。

2. 心尖五腔切面 显示膜周部主动脉瓣下室间隔缺损伴增宽骑跨的主动脉（多普勒可显示右向左分流）。

3. 三血管切面 显示由于肺动脉狭窄导致主肺动脉发育细小及由于血流量增加导致主动脉扩张（主动脉管径大于肺动脉），升主动脉走行平行于室间隔，主、肺动脉位置关系基本正常（图 14-52）。

4. 肺动脉狭窄时彩色多普勒 其前向血流加速，严重者主动脉血流可经导管逆灌入肺动脉。

【治疗与预后】 出生后主要通过手术治疗，预后主要取决于肺动脉发育情况。

（七）左心发育不良综合征

【概述】 左心发育不良综合征（hypoplastic left heart syndrome，HLHS）是一组复杂的心脏畸形，指左侧心脏发育不良引起的一系列心脏畸形的总和，包括左心室和左室流出道严重发育不良，导致体循环心输出量减少。左心发育不良综合征的主动脉瓣通常是闭锁的，偶尔胎儿左心发育不良综合征表现为重度主动脉狭窄。该病约占先天性心脏病的 1.7%。

【病理解剖与病理生理】 左心发育不良综合征根据不同程度的左心室发育不良畸形可以分为以下几个亚型：主动脉瓣及二尖瓣闭锁；主动脉瓣及二尖瓣狭窄；主动脉瓣狭窄及二尖瓣闭锁；主动脉瓣闭锁及二尖瓣狭窄。胎儿时期由于是并列循环，即便主动脉发生闭锁，头和上肢的血液可由动脉导管分流供应，故不会造成较为明显的影响。但出生后肺循环阻力迅速下降，肺血流量剧增，右心血通过开放的动脉导管的血量明显减少，从而体循环血流减少，则会引发循环衰竭。

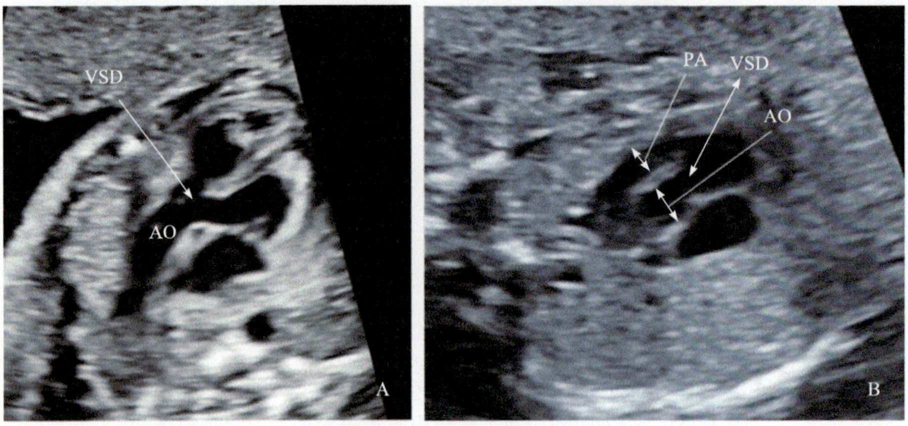

图 14-52 心尖五腔切面和大动脉短轴切面显示法洛四联症

A. 心尖五腔切面；B. 大动脉短轴切面。心尖五腔切面显示室间隔缺损（VSD）伴有主动脉（AO）骑跨。大动脉短轴切面显示肺动脉（PA）发育细小，主动脉（AO）扩张，同时可显示室间隔缺损（VSD）

【胎儿超声心动图表现】 左心发育不良综合征超声主要表现为：

1. 左心室发育不良（缺如）伴左室壁回声增强，左心房小，彩色多普勒示舒张期左心室充盈缺损。

2. 左心室壁肥厚，左心房变小，彩色多普勒显示舒张期左心室有少许血流信号充盈。

3. 重度主动脉狭窄的心尖四腔切面显示左心室扩张，彩色多普勒显示右心房和右心室的单侧血流信号充盈。

4. 由于左心房压不断增加，彩色多普勒可见卵圆窝处左向右分流信号。

5. 主动脉弓发育差（动脉导管弓血流逆灌注）；主动脉根部发育不良或未发育（内径细小或难以显示）；肺动脉主干和动脉导管代偿性扩张；肺静脉频谱异常（左心房压增加导致）（图 14-53）。

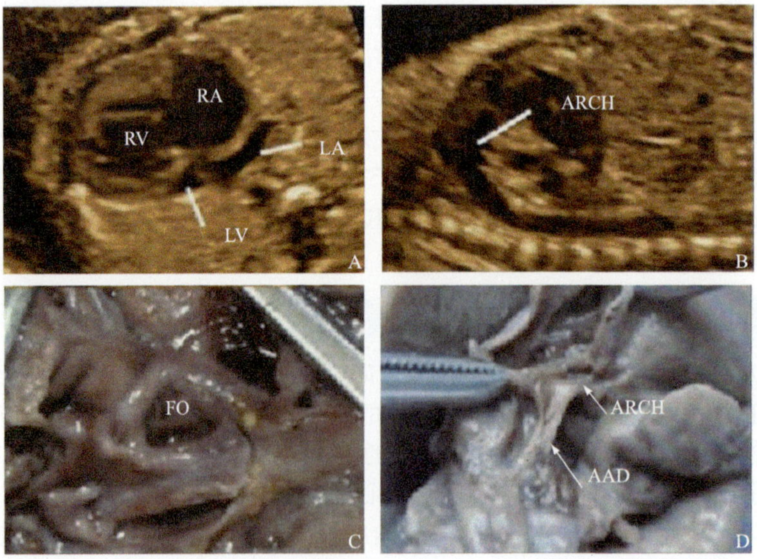

RA：右心房；RV：右心室；LA：左心房；LV：左心室；FO：卵圆窝；ARCH：主动脉弓

图 14-53 左心发育不良综合征二维超声和病理解剖

A. 心尖四腔切面显示左侧房室瓣闭锁，左心明显减小；B. 主动脉横弓发育不良；C. 尸检显示卵圆孔闭锁；D. 尸检显示升主动脉及主动脉弓发育不良

【治疗与预后】 左心发育不良综合征存在三尖瓣异常（反流）和（或）卵圆孔分流受限提示预后不良。目前治疗方式包括 Norwood 手术和心脏移植。

（八）三尖瓣下移畸形

【概述】 三尖瓣下移畸形，又称埃布斯坦综合征（Ebstein's anomaly）是一种罕见的先天性心脏畸形，约占分娩活婴儿的 1/20 000。由 Ebstein 首先报道，故亦称为 Ebstein 畸形。本病三尖瓣向右心室移位，主要是隔瓣叶和后瓣叶下移，将右心室分为两个腔，心房化的右心室和功能性右心室，常伴有房间隔缺损、室间隔缺损、动脉导管未闭、肺动脉口狭窄或闭锁。

【病理解剖与病理生理】 三尖瓣下移畸形多为隔叶及后叶下移，附着于室间隔及右室后壁，隔叶发育不良（增厚或融合）甚至缺失。由于瓣叶下移，右心室被分为两个腔，下移瓣膜以上的右心室腔与右心房融合，为房化右心室，其壁薄。瓣膜以下至心尖部的右心室，为较小的功能性右心室。由于三尖瓣本身的发育不良导致三尖瓣关闭不全，于收缩期产生大量的三尖瓣反流，使右房和房化右室显著扩大，容易发生心功能不全和胎儿水肿，导致胎儿宫内死亡。由于胎儿心脏明显增大，可以影响胎儿肺的发育，导致许多三尖瓣下移畸形胎儿在刚刚出生时就因为不能适度通气，出现发绀和严重心力衰竭而死亡。

【胎儿超声心动图表现】 心尖四腔切面显示三尖瓣隔瓣或后瓣较二尖瓣附着点明显下移；三尖瓣前叶冗长，活动幅度较大；三尖瓣叶增厚，发育不良，收缩期关闭有裂隙；右心房和房化右心室明显增大；功能右心室很小，在心尖显示为三角形的小腔；左心室受压，相对较小；心胸比例明显增大；彩色多普勒血流显示右心房有大量的五彩镶嵌的反流信号（图 14-54）。

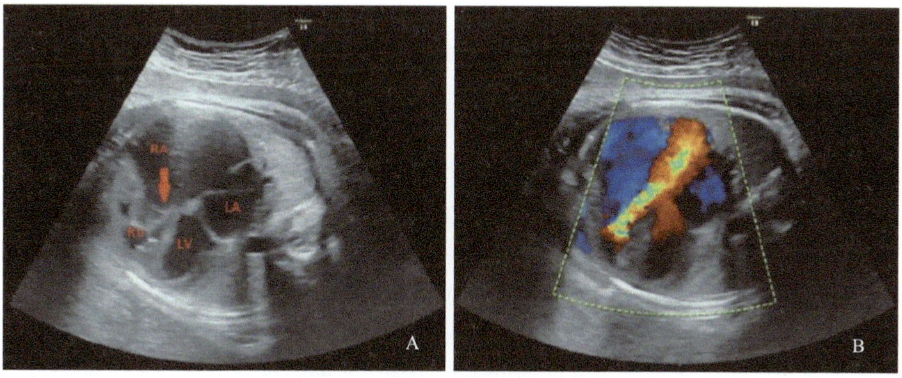

图 14-54　心尖四腔切面二维超声及彩色多普勒

A. 心尖四腔切面二维超声，显示 Ebstein 畸形三尖瓣相对于二尖瓣明显向心尖下移，形成房化右心室；B. 心尖四腔切面彩色多普勒，显示 Ebstein 畸形收缩期扩大的右心房内重度三尖瓣反流

【治疗与预后】 三尖瓣下移畸形的预后取决于瓣膜的发育情况以及是否合并有其他严重畸形，出生后即出现发绀者预后较差。

第七节　常见胎儿附属物异常

（一）前置胎盘

【病理与临床】 临床上通常将孕 28 周后胎盘附着于子宫下段，甚至胎盘下缘达到或覆盖宫颈内口，其位置低于胎儿先露的情况，称前置胎盘。主要与孕妇既往的子宫腔操作史引起的子宫内膜病变和损伤有关，比如多产、多次人流术、多次刮宫术等。前置胎盘是妊娠期出血的主要原因，处理不当可危及母儿生命。在妊娠晚期易发生产前出血，胎儿窘迫、早产、羊水栓塞等。由于子宫下段蜕膜发育较差，位于子宫下段的前置胎盘易发生胎盘植入，使产后胎盘剥离不全而发生产后大出血。

【超声表现】 前置胎盘类型按照胎盘与子宫颈内口的关系来分类：①完全性前置胎盘指子宫颈内口完全被胎盘组织覆盖。②边缘性或部分性前置胎盘指胎盘组织达到子宫颈内口边缘或覆盖部分宫颈内口。③胎盘低置状态指胎盘下缘距子宫颈内口 2cm 以内。完全性前置胎盘于临产后因子宫颈内口扩张可变为部分性前置胎盘。因此前置胎盘应以最后一次超声检查结果为准。诊断途径可有经腹、经阴道或经会阴，经阴道超声更准确、更可靠（图 14-55）。

【临床价值】 如果产前超声明确诊断了前置胎盘，临床上将加强对孕妇的管理和宣教，做出周密的产前计划，可大大减少前置胎盘并发症的发生。

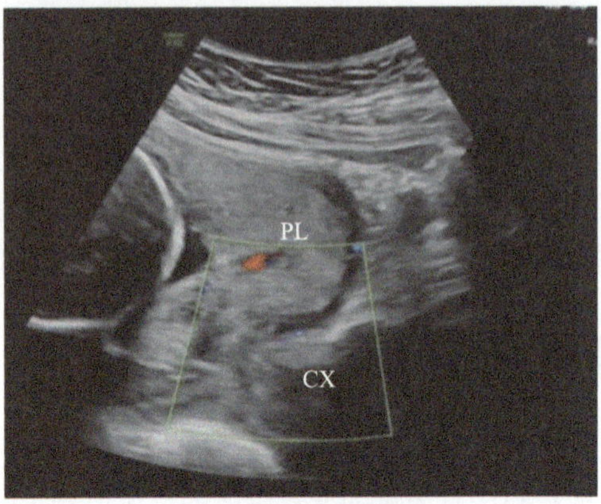

PL：胎盘；CX：子宫颈

图 14-55 完全性前置胎盘

胎盘下缘完全覆盖子宫颈内口

（二）胎盘植入

【病理与临床】 胎盘植入是指胎盘绒毛异常植入到子宫肌层。植入的基本原因是蜕膜基底层的缺乏，部分或完全由疏松结缔组织替代。植入的常见部位为子宫瘢痕、黏膜下肌瘤、子宫下段、残角子宫等部位。合并前置胎盘可出现阴道出血。

【超声表现】 胎盘增厚，面积增大，胎盘内血池异常丰富，表现为大小不等、形态不规则的无回声，内见流动的云雾样回声。胎盘后间隙消失或不显示，胎盘后方子宫肌层低回声带消失或明显变薄。严重者胎盘附着处出现子宫局部向外生长包块。如果胎盘绒毛组织侵入膀胱壁，超声显示膀胱浆膜层强光声带消失。CDFI 显示胎盘周围血管分布明显增多且粗而不规则（图 14-56）。

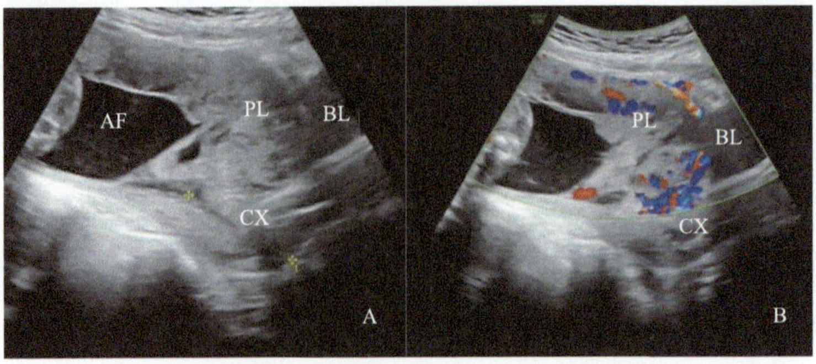

PL：胎盘；BL：膀胱；AF：羊水；CX：子宫颈

图 14-56 前置胎盘并胎盘植入

A. 胎盘后方子宫肌层低回声带消失；B. CDFI 显示胎盘内血管数量增多、增粗

【临床价值】 胎盘植入是产科严重并发症，可导致产后大出血、子宫穿孔、继发感染等。超声提示该诊断者，临床应提前计划治疗方案。

（三）胎盘早剥

【病理与临床】 胎盘早剥（placental abruption）是植入位置正常的胎盘在胎儿娩出前部分或全部从子宫壁剥离，是妊娠晚期的一种严重并发症，往往起病急、进展快。通常有腹痛、阴道流血、子宫张力高等临床表现。其预后主要取决于出血量及剥离的范围。大多数学者认为剥离处的血肿<60ml 时结局是良好的，也有人认为子宫底或子宫体血肿较子宫颈上方的血肿预后更差。引起胎盘早剥的原因有很多，主要因素是血管病变，如重度妊娠期高血压综合征、慢性高血压、慢性肾脏疾病、全身血管疾病等。另外，外界机械性外伤、外转胎位术、脐带短或脐带绕颈等均可引起胎盘早剥。其他因素如母体滥用可卡因、吸烟、孕妇高龄等均是胎盘早剥的诱因。

临床中按照出血程度多少分为轻型和重型两种类型。①轻型胎盘早剥：以出血为主，一般胎盘剥离面不超过胎盘的 1/3，多见于分娩期；②重型胎盘早剥：以隐性出血和混合性出血为主，胎盘剥离面超过胎盘的 1/3，同时在胎盘与子宫壁之间有较大的血肿，多见于重度妊娠期高血压综合征。

【超声表现】 因胎盘着床部位、剥离部位、剥离面大小、出血时间等不同，胎盘早剥有不同的超声表现。早剥早期，可于胎盘与子宫壁间见形态不规则的无回声区，其内可见散在斑点状回声，有时为条状回声（图 14-57）。早剥后期，出血处呈不规则高回声团，血凝块小者可以逐渐软化吸收，血凝块大者可见该处胎盘明显增厚，胎盘胎儿面向羊膜腔内膨出。如果胎盘早剥位于胎盘边缘，可见胎盘边缘与子宫壁分离、隆起。

【临床价值】 剥离面小，无临床症状。剥离面积大，出现腹痛、阴道流血等临床症状。诊断明确胎盘早剥及早剥类型后可以指导临床及时处理，避免出现子宫胎盘卒中、产后大出血等危急情况。

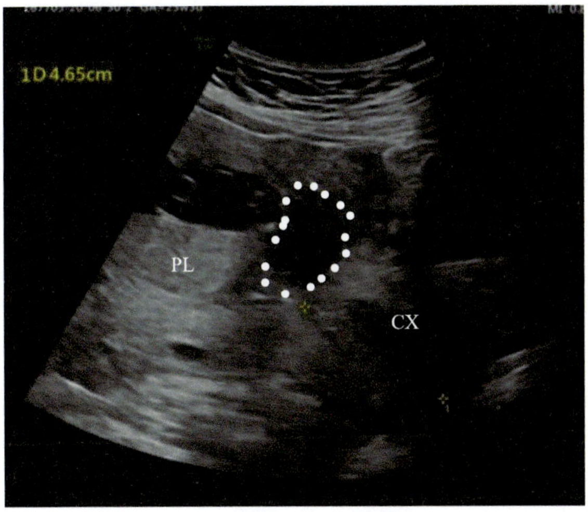

PL：胎盘；CX：子宫颈

图 14-57　胎盘早剥（白色标记为剥离血肿）

（四）血管前置

【病理与临床】 血管前置指胎膜血管位于胎儿先露前方跨越子宫颈内口或接近子宫颈内口，是绒毛的异常发育所致。胎盘血管走行于胎膜，接近或者覆盖子宫颈内口，没有脐带华通胶的保护，很容易破裂。血管前置的确切病因目前尚不清楚，但常发生于脐带帆状入口、副胎盘和双叶状胎盘等。前置的胎膜血管对创伤极敏感，尤其在胎膜破裂的时候。未诊断的血管前置与超过 60%的围产儿死亡相关。

【超声表现】 二维声像上可见子宫颈内口胎膜上有管状无回声附着，CDFI 显示子宫颈内口有血流信号，并用脉冲多普勒证实此动脉搏动的频率与胎儿心率一致（这样可以与孕妇宫颈血管鉴别）（图 14-58）。妊娠中期诊断血管前置的孕妇，建议在妊娠晚期复查超声，因为接近 15%的前置血管在妊娠晚期消失。

【临床价值】 血管前置的胎儿出生结局最重要的影响因素是产前的明确诊断。在大多数情况下，诊断为血管前置的胎儿为避免死产需要提早进行剖腹产结束妊娠。

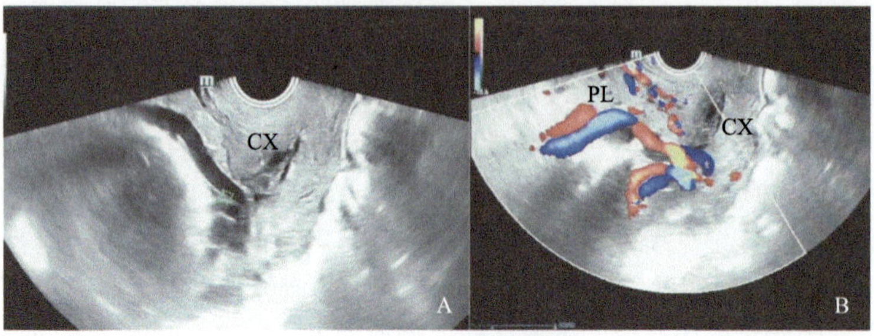

PL：胎盘；CX：子宫颈

图 14-58 血管前置

A. 子宫颈内口胎膜上可见管状无回声；B. CDFI 示管状无回声为脐动脉血流

（五）单脐动脉

【病理与临床】 病理机制可能是最初的一根正常脐动脉内血栓形成导致萎缩所致，并非原始发育不全。单脐动脉胎儿合并其他畸形的发生率增加 30%～60%。

【超声表现】 脐带的横切面显示由两根脐动脉和一根脐静脉组成的正常“品”字形结构消失，而由仅含一根脐动脉和一根脐静脉组成的“吕”字形结构所取代。彩色多普勒血流显像示一红一蓝两个圆形结构。

【临床价值】 单脐动脉可能与所有较大器官畸形有关，也可能与染色体异常有关，而且具有单脐动脉的胎儿，即使无相关畸形存在，其 FGR 的危险性也可能增加。所以单脐动脉诊断明确后，应对该类胎儿增加产检次数。

（六）脐带入口异常

【病理与临床】 当脐带入口在距胎盘任何边缘 2cm 以内时，称边缘性脐带插入；当脐带入口位于胎盘边缘时，称球拍状胎盘（图 14-59）；这两者均无临床意义。当脐带入口在胎盘边缘以外的游离胎膜内，称帆状脐带插入。存在帆状脐带入口的胎儿常发生血管前置，预后和血管前置相同。

【超声表现】 脐带插入胎盘处位于胎盘边缘，或脐血管沿着胎膜走行后入胎盘组织。CDFI：可见胎膜上有脐动脉血流信号。

【临床价值】 当帆状脐带插入时，位于胎膜上血管，尤其是位于子宫颈内口处胎膜上血管由于没有华通胶保护而发生断裂，使胎儿宫内氧供中断，短时间内发生胎死宫内。故诊断明确的帆状脐带插入并血管前置，都不建议行阴道分娩。

（七）羊水过多

【病理与临床】 妊娠晚期羊水量超过 2000ml 为羊水过多，分慢性羊水过多和急性羊水过多两种，前者是指羊水量在中晚期妊娠即已超过 2000ml，呈缓慢增多趋势，后者指羊水量在数日内急剧增加而使子宫明显膨胀。

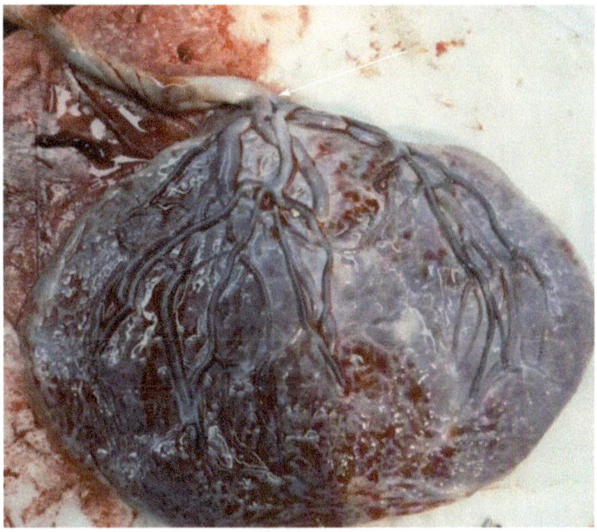

图 14-59 球拍状胎盘产后图
箭头示脐带插入口位于胎盘边缘

【超声表现】 目前超声诊断羊水过多通常以羊水指数来评定，即将母体腹部以脐为中心分为四个象限，将每个象限的羊水最大暗区的最大垂直径相加来估测羊水量。当四个象限的垂直深度相加＞24cm 时，即诊断羊水过多。

【临床价值】 当发生羊水过多时，应仔细观察胎儿有无合并畸形存在。较常见于胎儿消化道畸形和胎儿神经管缺陷。

（八）羊水过少

【超声表现】 羊水过少通常指妊娠足月时羊水量少于 300ml。一些临床实验研究发现羊水过少与宫内缺氧、母体血容量减少及尿液生成减少有关。因此，凡能引起这三种情况出现的因素均可以导致羊水过少，如过期妊娠、胎儿泌尿系统畸形、肺发育不良、胎膜早破等。

【超声表现】 羊水指数小于 5cm 称羊水过少，当羊水指数在 5～8cm 时称羊水偏少。

【临床价值】 超声应积极寻找羊水过少的原因，重点排查泌尿系统的解剖结构是否有畸形。对于确诊为羊水过少的胎儿，应每周随诊并监测胎儿生长发育及多普勒情况以排除胎儿宫内窘迫可能。

第八节 母胎血流动力学意义

（一）脐动脉血流

正常脐动脉在妊娠 12～14 周前无舒张末期血流，至 12～14 周时才出现舒张末期血流，并随着孕周的增加而流速增高。因为妊娠 12～14 周起，胎盘三级绒毛内血管迅速分支，血管面积迅速增加，胎盘阻力下降，随孕周的增加胎盘阻力持续下降。

当胎儿宫内生长发育迟缓时，脐动脉最明显也是最早发生变化的。首先出现舒张末期血流降低，PI 升高。脐动脉阻力的升高造成进入胎盘换氧的血流降低，血氧分压也降低便诱发了脑保护效应，使舒张末期血流进一步减少，或舒张期血流消失甚至出现反流。但是，胎动、胎儿呼吸样运动前后、母体与胎儿体温、母体心率等可影响其测值，所以一次超声测得脐动脉 S/D、PI 值略微升高不一定表示胎儿存在缺氧，需复查与随访（图 14-60）。

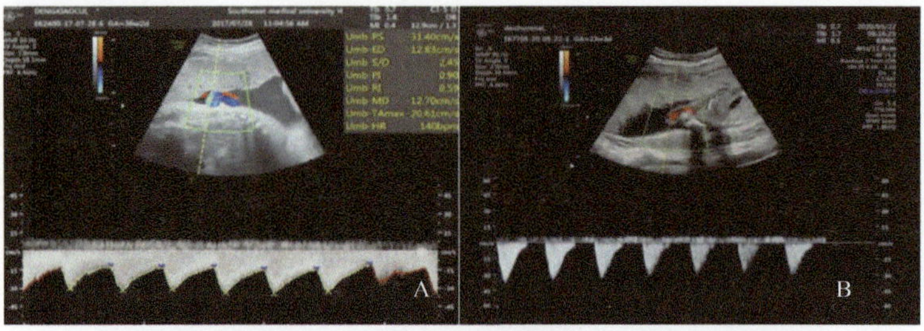

图 14-60 脐动脉血流

A. 正常脐动脉血流超声图；B. 胎儿缺氧时脐动脉血流图

（二）大脑中动脉血流

大脑中动脉发自基底动脉环的左右两侧，向大脑的双侧行走，略微向前。大脑中动脉的探测方法是先寻找双顶径平面，略微向下方平行移动探头，显示大脑脚。再用彩超检查显示基底动脉环，呈等五边形，尖端向前。将取样容积置于大脑中动脉的中段，就可得到其多普勒血流频谱图。当胎儿缺氧时，由于脑保护效应，大脑中动脉反映出脑血供增加的情况，即脑部血管扩张，阻力降低。在多普勒超声上，表现为舒张末期流速增加，PI 值下降。大脑中动脉不如脐动脉那样过分敏感，如果测得阻力降低，很有可能是处在缺氧状态下血流重新分配的结果。严重低氧血症的大脑中动脉才极度扩张，血流量很大。如果持续脑组织缺氧，随后可发生脑水肿，导致不可逆的脑组织损伤。

（三）静脉导管血流

静脉导管（ductus venosus，DV）紧贴肝右叶后下方连接肝内脐静脉和下腔静脉，在胎儿期间是一条很重要的血液循环中央通道，它输送从胎盘来的含氧量较高的血液进入下腔静脉，又凭着其较高的流速，将这股血液直接射向卵圆孔而进入左心以供应头部所需。当右心负荷过大，心功能失代偿时，静脉回流发生困难。频谱多普勒显示 a 波血流消失或反流，D 波或 SD 血流也都下降。静脉导管测量一般用来判断有无右心衰竭，从而决定分娩时间。

（罗志建 王文渊 李明星）

第十五章　超声在其他方面的应用

第一节　胃肠道超声

胃肠道超声检查因受气体和内容物的干扰，从体表探查较难获得清晰的图像。近年来随着超声仪器的发展以及胃肠造影剂的研制与应用，胃肠道超声诊断水平不断提高。目前尽管纤维胃镜和X线低张双重造影仍是胃肠疾病的重要检查方法，它可以清晰显示胃黏膜细微改变，有助于发现早期病变，但是它们对胃黏膜下肿物、肿瘤的内部结构、浸润深度、有无转移以及分期诊断有一定局限性。胃肠超声检查可显示胃壁的厚度、层次结构、胃充盈与排空的情况，可以实时观察胃壁蠕动状况，显示胃黏膜下及胃周情况，有助于了解肿瘤的边界及浸润情况，提示有无淋巴结及远处脏器转移等，从而弥补纤维胃镜和 X 线低张双重造影的不足。近年来超声内镜的使用日益增多，该技术既可以肉眼观察胃黏膜处病灶的形态，又可以探查病灶内部结构和浸润深度，还可以钳取病变组织进行病理检查，更有助于明确诊断及治疗方案的制订。

一、胃肠道解剖概要

胃肠道是一个很长的肌性管道，长度大约是 9m，从口腔起始，终止于肛门（图 15-1）。整个消化道的胃壁及肠壁层次是一样的（图 15-2）。最内层是上皮层，为黏膜面；上皮层深面是黏膜肌

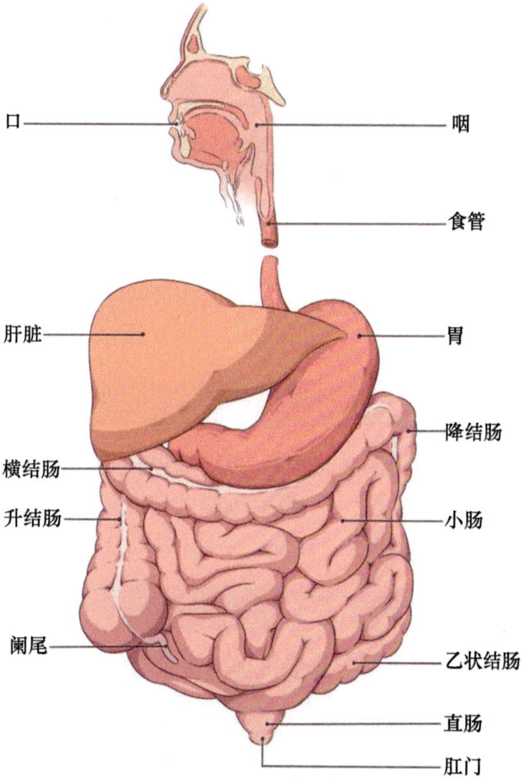

图 15-1　胃肠道解剖图

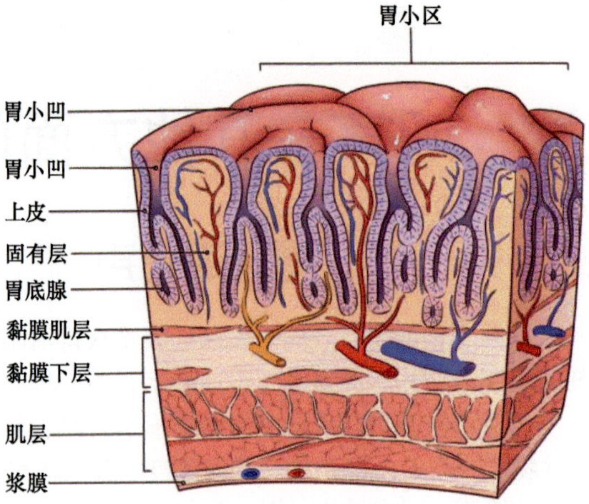

图 15-2 胃壁

层，由固有层及黏膜肌组成。散在分布于黏膜肌上下的是成片的淋巴组织。黏膜肌的下方是更加疏松的网状组织，叫作黏膜下层，此层最厚；更深的一层是固有肌层，又叫作外肌层，该结构是由环状分布的内层和纵向走行的外层平滑肌构成；消化道壁的最后一层是浆膜层，是分布于肠周的一层薄的上皮层。

胃的容量约 1400ml，其个体差异较大。胃的入口为贲门，出口为幽门。胃可分为胃底部、胃体部和幽门部。贲门位于第 11 胸椎与第 6、7 肋软骨之间胸骨左缘的高度，幽门位于第 12 胸椎右侧，胃底部向上突到左侧第 5 肋高度。十二指肠位于第 1～3 腰椎水平，十二指肠上部在门静脉、胆总管、胃和十二指肠动脉的前方通过，下行部在椎体右侧沿胰头部向下，升部在肠系膜上动脉前方。空回肠由肠系膜连接于腹后壁。回盲部是回肠和盲肠的移行部，易发生肿瘤性病变。

二、胃肠道超声检查技术

（一）仪器

高分辨力实时超声诊断仪是进行胃超声检查的理想仪器，超声探头一般可选用线阵式、凸阵式及扇形扫描式。其中以凸阵式最佳，线阵式较好，扇形扫描式次之。探头频率一般用 3～5MHz，根据受检者年龄、胖瘦程度及病变深度选择，小儿、体瘦或浅表区域可选用较高频率。内镜超声采用 5～7MHz 或更高频率。

（二）仪器调节

胃肠道为含气体和液体的空腔脏器，扫查时，必须根据扫查目标所处的位置，随时调节聚焦区的深度补偿曲线。尤其在胃肠充水的情况下，声束远侧的胃肠壁常因后方增强效应而回声过强，使其结构显示不清，必须降低相应深度的增益补偿，才能使后方的组织结构显示清楚。

（三）显像方法

空腹胃一般处于收缩状态，胃腔内含有较多气体与黏液，故超声检查常无法显示胃壁组织结构。为了克服这一弊端，几年来已有许多学者应用了各种类型的显像方法，并获得一定的效果。根据通常所使用充盈剂的回声情况，可概括为三类：

1. 均质无回声类 是指能使胃腔充盈，并形成均匀的无回声区。多用饮水充盈，此外还有胃超声快速显像液等。

2. 混合回声类 指能使胃腔充盈，并形成不均质的混合性回声。多应用海螵蛸混悬液、汽水、过氧化氢等。

3. 均质等回声类 是指能使胃腔充盈，并形成均匀的类似实质性的等回声。其代表是“胃窗-85 超声显像剂”。据文献报道，该充盈剂有助于消除声学伪像，增强对胃壁低回声病变的分辨力，并对胃后方器官及其病变显示较清楚。成人用量一般为 500ml 左右，儿童则根据年龄和进食量决定。

三、检查前准备

通常把胃超声检查安排在上午空腹状态下进行，如有必要，可饮显像剂 500～1000ml 后再行检查。检查前一日晚餐宜进清淡软食，不食易产气食物。检查前 8h 内禁止饮水。注意将胃超声检查安排在 X 线钡剂检查或胃镜检查之前，若患者已行钡剂或胃镜检查，可延至次日或于钡剂排尽后进行超声检查，急腹症患者不必受此项限制。幽门梗阻患者因有较多胃液潴留，一般可直接检查。若用充盈剂时，检查前需洗胃，并抽尽胃内潴留物。肠道检查前需常规清洁灌肠。

四、超声检查方法

（一）体位

一般采用仰卧位和右侧卧位。必要时可采用坐位或半坐位。经直肠检查时，需用腔内探头经肛门插入，患者取膝胸卧位。

（二）胃的扫查方法

根据胃的各部位，按顺序依次从食管下段、贲门、胃底、胃体、胃角、胃窦到幽门和十二指肠球部进行缓慢、连续的扫查，同时可以配合体位的改变从而得到满意的图像。

扫查时应注意观察内容：胃腔充盈情况、胃腔整体和各断面形态、胃壁层次结构是否清晰、连续性是否完整、胃内容物排空情况及胃蠕动方向和强度；发现可疑病灶时应以其为中心行多切面扫查，详细了解病灶浸润范围与深度、胃壁僵直度及周围情况；疑似胃癌时应检查肿瘤与邻近脏器关系，肝脏、腹膜后淋巴结及腹腔内有无转移等。

（三）十二指肠及空回肠的扫查方法

在显示胃窦长轴切面后探头向右移动可观察到十二指肠球部，再依次向下、向左作纵向和横向扫查，可观察到降部、水平部和升部。空回肠由于范围广，走行无规律，可在整个腹腔内行纵、横及斜切面相结合的“交叉式”“拉网式”扫查。

（四）结肠的扫查方法

一般可分为经腹壁、盐水灌肠经腹壁和经直肠扫查三种方法。

1. 经腹壁扫查 右肋弓下扫查，在肝右叶下方、右肾上可观察到结肠肝曲；左肋弓下扫查可显示脾和左肾，其内侧为结肠脾曲；从结肠肝区和脾曲沿右侧和左侧腹部扫查，可探及升结肠和降结肠；从结肠肝曲到脾曲作横向扫查，可观察到横结肠。经腹探测直肠病变，可适当充盈膀胱，在耻骨上进行矢状和横切面扫查，于前列腺、精囊或子宫、阴道的背侧可看到直肠。

2. 盐水灌肠经腹壁扫查 先经肛门插入 Foley（福莱）导管，将气囊充气，在超声观察下以均匀速度注入温度为 37～40℃的生理盐水。同时经腹壁扫查。检查顺序一般为直肠—乙状结肠—降结肠—

结肠脾曲—横结肠—结肠肝曲—升结肠—回盲肠。注水量应考虑到患者的耐受力和充分显示到病变。

3. 经直肠扫查 用直肠专用探头或腔内探头置入肛门作360°旋转扫查。

五、胃肠道正常声像图

（一）胃正常声像图

空腹时胃腔内可见气体强回声，随胃蠕动发生变化，胃壁呈低回声，厚薄均匀，边缘完整。饮水后胃腔充盈扩大，内呈液体回声点伴小气泡漂浮，胃壁层次结构显示清晰。

口服胃窗超声造影剂后，胃腔呈中等回声，胃壁呈低回声，食管下段-贲门部切面，在肝左外叶脏面、腹主动脉前方可见倒置漏斗状图像（图15-3），中心为管腔内气体高回声，前后两条线状弱回声为前后壁肌层，外侧高回声为浆膜，其上端呈尖端向后上的鸟喙状结构。超声尤其是内镜超声可显示胃壁的五层结构，即三层强回声夹带两层低回声（图15-4），从内到外分别为：第一层线状高回声，为胃腔内液体与黏膜之间的界面回声；第二层为低回声，由黏膜层和黏膜肌层构成；第三层为高回声，代表黏膜下层及其与肌层的界面回声；第四层为低回声，为肌层回声；第五层为最外层的高回声带，为浆膜层与周围组织的界面回声。

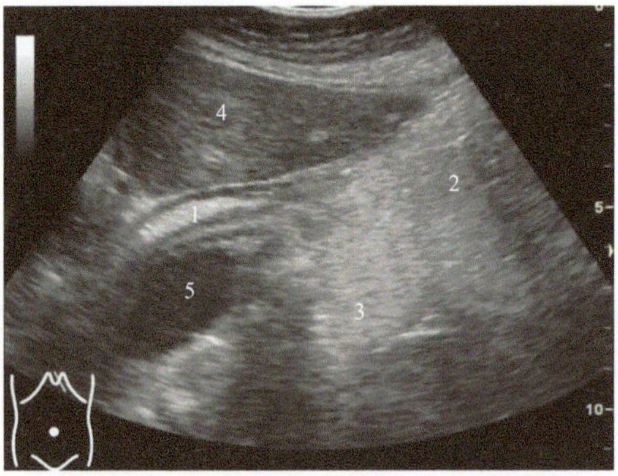

1. 食管；2. 胃体；3. 胃底；4. 肝左叶；5. 腹主动脉

图15-3 剑突下食管下段胃连接部长轴切面

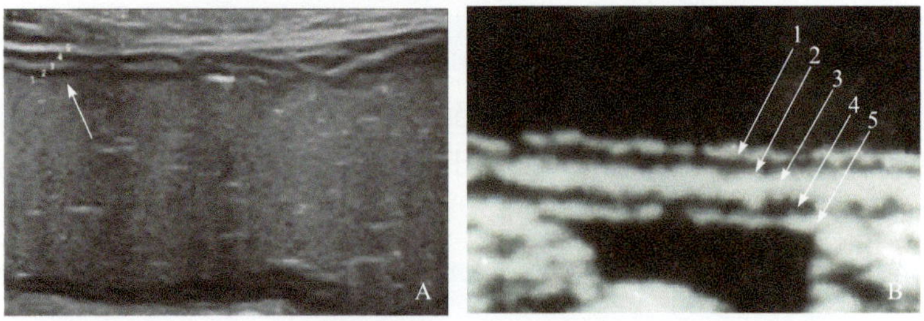

1. 黏膜表面(高回声)；2. 黏膜(低回声)；3. 黏膜下层及其与肌层的界面回声(高回声)；4. 固有肌层(低回声)；5. 浆膜(高回声)

图15-4 正常胃壁五层结构

A. 箭头示胃壁；B. 胃壁局部放大

（二）肠管正常声像图

1. 十二指肠声像图特征 十二指肠位置固定，球部位于胆囊内下方、胰头的右前方。幽门开放时可见液体充盈，呈长锥状含液结构，与胆囊长轴平行。球部远端与降部相连，降部远端向左侧与水平部相连，形成“C”形环绕胰头。

2. 肠管回声有三种表现

（1）进食后充盈状态：肠管内充满混有气体的肠内容物，形成杂乱的回声反射，后方有声影，大量游离气体可形成强回声，并有多重反射。

（2）空腹状态：周边肠壁呈低回声、中心肠腔内可见气体强回声反射。

（3）肠积液状态：肠管内有大量液体时，表现为管状无回声，肠壁五层结构清晰可见，并可见呈“鱼刺征”样排列的小肠黏膜皱襞或结肠袋。

六、胃　疾　病

（一）胃溃疡

1. 病理和临床发现　胃溃疡（gastric ulcer）是消化道最常见的疾病之一。胃溃疡多位于小弯侧或胃窦部，近幽门处多见。溃疡通常单发，呈圆形或椭圆形缺损；溃疡直径多在2cm以内，边缘整齐、规则，底部常可穿越黏膜下层，深入肌层至浆膜层。由于消化性溃疡具有慢性穿透性的病理特点，故往往易损害胃壁内的较大血管，引起出血。部分溃疡穿孔后，常与邻近器官，包括胰腺、肝脏、横结肠、脾脏等器官发生粘连，甚至继发感染。胃溃疡多见于20～50岁，临床表现有进食后上腹部痛、反酸、嗳气等症状。病情呈慢性经过，易反复发作，可并发呕血、便血、幽门梗阻及急性胃穿孔等病变。

2. 声像图表现

（1）黏膜面局限性中断，出现凹陷（图15-5）。凹陷形态规整，边缘对称，底部光滑，呈“火山口”样。

（2）凹陷处周边胃壁局限性增厚，呈低回声，厚度常小于1.5cm，范围小于5cm。

（3）较大胃溃疡凹陷可突出胃壁，部分凹陷周缘可显示“黏膜纠集征”，此征具有诊断意义。

（4）溃疡直径大于1cm者，局部胃壁蠕动减弱，而直径小于1cm的胃溃疡一般无明显的胃蠕动变化。

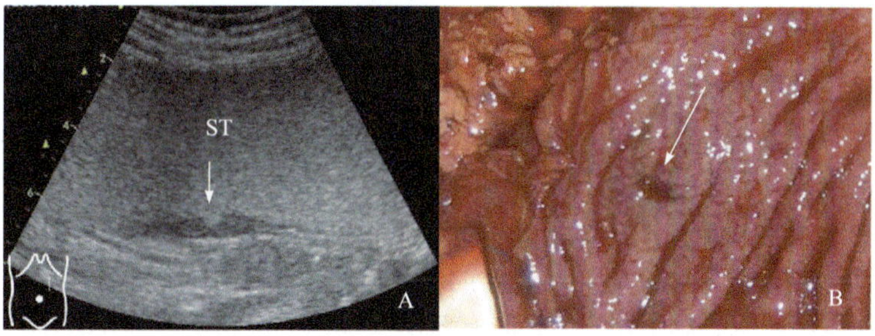

图15-5　胃溃疡

A. 胃壁局限性增厚，黏膜面局限性中断，出现凹陷（箭头所示）；B. 胃溃疡大体解剖，箭头示溃疡面

3. 诊断与鉴别诊断　超声诊断胃溃疡的主要依据是局部胃壁较厚，中央凹陷性缺损。但是对声像图不典型的病例，诊断困难。鉴别诊断中注意与溃疡型胃癌鉴别，在连续超声观察中若出现溃疡凹陷不规则扩大，或凹陷较小，但周围隆起明显增厚，范围扩大、形态不规则，应高度警惕溃疡恶变。

4. 临床价值　超声虽可显示胃壁五层结构及其溃疡数目、大小及深度等断面征象，但敏感性较低，对浅表或较小溃疡以及胃体部溃疡容易漏诊，导致假阴性或假阳性。因此，超声诊断胃溃疡的临床价值受到限制，但超声可作为接受内科治疗的患者的随诊检查方法，以了解局部胃壁增厚程度以及溃疡的进展、愈合情况，作为判断疗效的客观依据。

（二）胃息肉

1. 病理和临床表现 胃息肉（gastric polyp）为胃黏膜局限性隆起性病变，分假性和真性两种。假性息肉系黏膜炎性增生形成；真性息肉，又名息肉样腺瘤，最常见，由增生的黏膜腺上皮构成，多为单个，表面呈结节状，多数有蒂，大小一般不超过 2cm。息肉样腺瘤属于癌前期病变，病理资料表明，25%～50%胃息肉并发癌变。胃息肉的平均发病年龄在 40 岁以下，早期通常无明显症状。如息肉表面糜烂、溃疡，可有上腹不适、腹痛、恶心、呕吐及消化道出血等症状。幽门部较大的带蒂息肉可堵塞幽门引起间断性梗阻。

2. 声像图表现 自胃黏膜层向胃腔内突出的低回声或中等回声团块，1～2cm 大小，基底狭窄，呈蒂状（图 15-6）。多为单发，也可多发，改变体位不能与胃壁分离。胃壁各层结构连续正常。

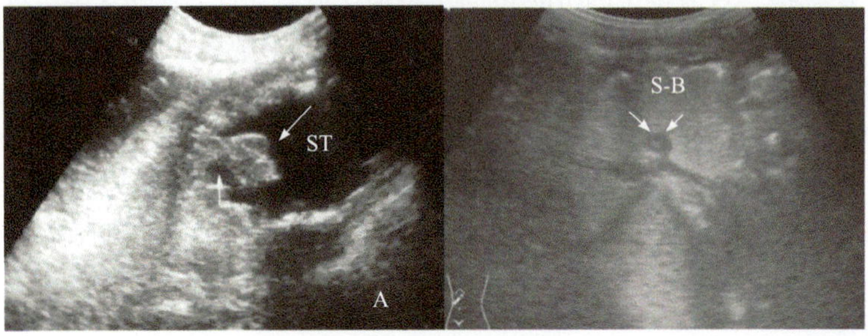

图 15-6 胃息肉

自胃黏膜层向胃腔内（ST）突出的中等回声团块。A. 饮水充盈胃时，箭头示胃息肉呈不均匀等回声；B. 显像剂充盈胃时，箭头示胃体部（SB）胃息肉呈低回声，基底狭窄，呈蒂状

3. 诊断与鉴别诊断 根据声像图显示胃壁上 1～2cm 大小的带蒂低回声团，高度怀疑为胃息肉。但应注意与息肉型胃癌及胃巨皱襞症（Menetrier 病）鉴别。息肉型胃癌生长快，多大于 2cm，基底较宽，对胃壁有浸润，附着处可见黏膜中断。皱襞症声像图特征为黏膜皱襞回声粗大，呈琴键状。

（三）胃癌

1. 病理和临床表现 胃癌（gastric carcinoma）起源于胃黏膜上皮，是最常见的恶性肿瘤之一，其发病率在全部癌症中占第三位，在我国消化道恶性肿瘤中占第一位。胃癌在胃的任何部位都能发生，好发部位依次为胃窦（包括幽门前区）、小弯、贲门、胃底和胃体。胃癌绝大多数为腺癌，此外，较常见的还有黏液癌（包括印戒细胞癌）和低分化癌（包括髓样癌和硬癌）。

早期胃癌是指病变仅侵及黏膜与黏膜下层的胃癌，内镜超声可发现。进展期胃癌又称中晚期胃癌，指癌肿侵犯深度已超越黏膜下层，达到固有肌层或更深。胃癌早期病变较小且往往无明显临床症状，超声检出相对困难。随着病情发展可逐渐影响胃功能，尤其当形成溃疡或发生梗阻时症状明显，如上腹痛、食欲减退、恶心、呕吐等，呕血与黑便提示胃癌伴出血。此外，晚期胃癌患者可有腹部肿块、腹水以及锁骨淋巴结肿大等现象。

2. 声像图表现 胃癌的声像图表现较复杂。为了与临床和病理分期统一，尽可能依据其成像图所见的大小、形态、范围和侵及壁的深度进行客观描述和分期。

（1）早期胃癌：超声经腹壁探查显示困难，其确诊主要依靠胃镜活检。超声内镜检查对早期胃癌的检出有重要价值，有待普及。

（2）进展期胃癌：癌病变侵及固有肌层是进展期胃癌的特征，同时胃壁层次紊乱、中断。当癌肿累及浆膜层时，则胃壁浆膜回声线不规则或中断，甚至穿透浆膜，向胃外生长。进展期胃癌的基本声像图表现为胃壁局限性或弥漫性增厚、隆起，通常呈不均质低回声，形态不规则，胃壁结构破坏，胃壁隆起的厚度>15mm，局部蠕动消失（图 15-7～图 15-9）。

（3）残胃癌：声像图表现与进展期胃癌基本类似，主要显示胃壁增厚、隆起，内部回声不均质，层次破坏，黏膜面不规整，凹陷或凸出，胃腔出现不同程度的狭窄。残胃可使用胃充盈法进行检查。

（4）胃癌转移征象：影响胃癌患者预后的因素颇多，其中以胃壁浆膜是否累及与淋巴结转移范围最为重要。①淋巴转移：为胃癌转移的主要途径。首先转移到局部淋巴结（图 15-9），胃下部的癌肿常转移至幽门下、胃小弯及腹腔动脉旁淋巴结；胃上部癌肿常转移至胰旁、贲门旁、胃大弯处淋巴结，晚期胃癌可转移到腹主动脉周围的淋巴结。②直接扩散：主要显示胃壁病变处浆膜回声中断，肿块回声与毗邻脏器分界模糊，受累器官和组织回声异常。③血行转移：多发生在癌晚期，常转移至肝脏、肺、骨骼与脑等处。肝转移瘤常为多发性，呈近圆形的低回声或强回声团，典型病例可呈"靶心样"变化，大小不等，边界尚清晰。④种植性转移：当癌细胞，特别是黏液癌细胞浸润至胃浆膜后，可脱落到腹腔，种植于腹壁、盆腔器官及腹膜。声像图显示胃浆膜层回声中断，腹

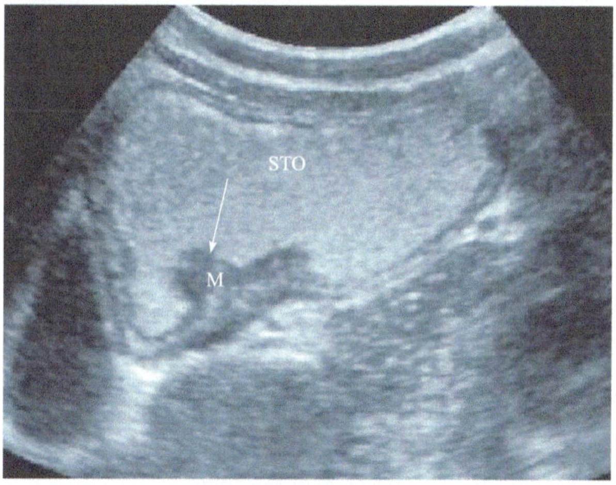

STO：胃泡　M：肿块

图 15-7　胃窦部胃癌

箭头示胃窦部局限性增厚，呈低回声，向胃内凸起，周缘毛糙，病变黏膜面增厚不均匀

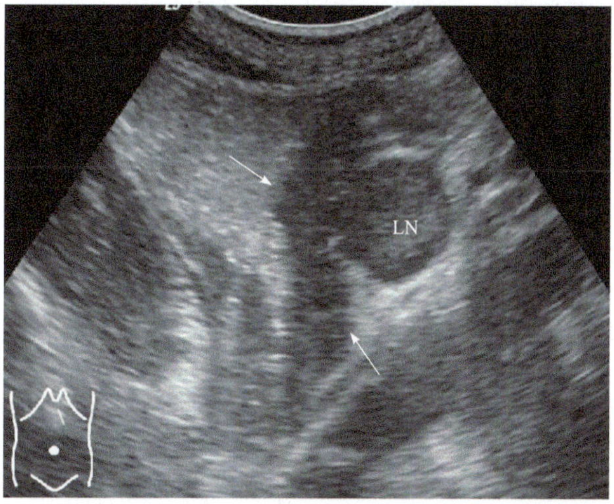

图 15-8　胃底弥漫浸润型胃癌

胃壁不均匀增厚，边界欠清晰（箭头示），胃周围淋巴结（LN）转移

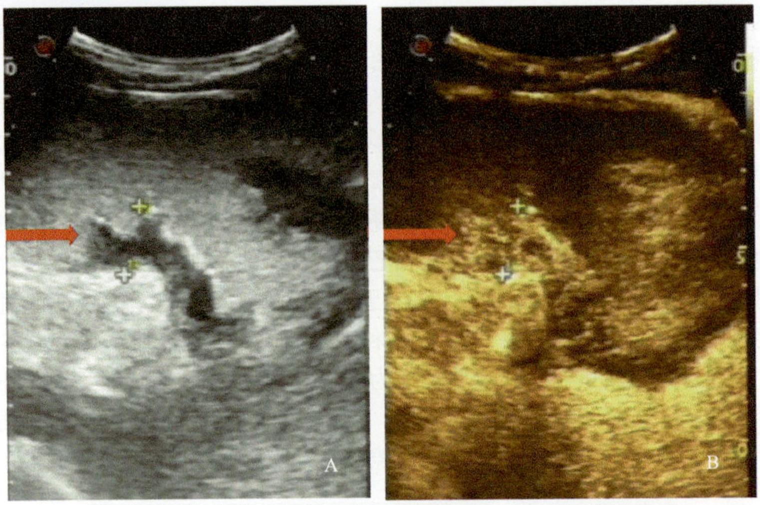

图 15-9　胃窦部胃癌

A. 胃窦部局限性增厚，呈低回声，向胃内凸起，表面凹凸不平，病变侵及黏膜层、黏膜下层及肌层；B. 经静脉超声造影显示动脉期病灶高增强，血供丰富

腔内出现腹水。腹膜种植结节则多位于盆腔和小肠系膜处，但多数难以显示，可合并肠粘连。此外，女性胃癌患者可向卵巢转移，形成转移性黏液癌，称 Krukenberg 瘤，所以对女性卵巢肿大并腹水者，应常规进行胃部超声检查。

3. 诊断与鉴别诊断　早期胃癌的超声表现需与胃炎及部分活动性胃溃疡进行鉴别。胃癌的局部胃壁层次破坏，而胃炎多为弥漫性均匀增厚，层次完整。但是，多数情况下难以鉴别。所以超声检出病变时应嘱患者及时接受胃镜活检，在排除胃癌后，可进行超声随访观察。胃溃疡表现为黏膜面局部凹陷伴强回声光斑，周围胃壁增厚，厚度一般不超过 5mm，结构层次清晰。

此外，肿块型胃癌须与胃息肉、胃腺瘤、胃平滑肌肿瘤、胃肉瘤等相鉴别。仅仅根据病变的形态、内部回声及其侵犯分布特征进行鉴别往往不可靠，准确诊断尚需依靠胃镜活检。

4. 临床价值　胃超声检查的最大优势是声束能穿透胃壁显示胃壁的层次结构。它作为一种非创伤性的诊断方法可以为临床提供癌肿的部位、大小和形态，估计病变侵犯胃壁的范围和深度，特别是能够了解胃周器官的转移情况，弥补了胃镜和 X 线检查的不足，为临床选择治疗方案提供依据。

七、肠 道 疾 病

（一）肠梗阻

1. 病理和临床表现　由于病理因素导致肠腔内容物不能正常运行或通过肠道发生障碍时，称为肠梗阻（intestinal obstruction），是常见而严重的急腹症之一。肠粘连是小肠梗阻最常见的原因，肿瘤是导致结肠梗阻的最常见原因。

在肠梗阻发生早期，可因不同的病因或不同的梗阻位置而发生不同的病理改变，但都会出现肠管扩张、积液和积气，最终发生穿孔和坏死。机械性肠梗阻时，其上端肠管蠕动亢进。麻痹性肠梗阻时无明显的狭窄部位，蠕动波消失。腹痛是肠梗阻最先出现和最常见的症状，多为阵发性绞痛，伴有肠鸣音亢进、呕吐、腹胀。麻痹性肠梗阻可以无腹痛。完全性肠梗阻时则无排气和排便。

2. 声像图表现

（1）机械性肠梗阻

1）肠管扩张：腹部小肠部位可见扩张肠管内径超过 3cm，结肠内径多超过 5cm。因肠管内积液、积气，立位或坐位纵行扫查可看到气液平面。梗阻早期气体不多，肠管内也可看到肠腔内容物的回声呈斑片状强回声（图 15-10）。

2）肠壁改变：肠管黏膜显示清晰，纵切面上可见皱襞水肿、增厚，在液体衬托下呈现琴键征，乳头状或鸡冠状改变（图 15-11）。

3）蠕动增强：充盈或扩张肠管的纵切面上显示肠壁蠕动波幅度增大，肠管蠕动活跃，肠内液体往复流动及气过水征。

（2）绞窄性小肠梗阻时，肠壁血运阻断后，除上述肠管扩张外还有以下特征：

1）肠蠕动迅速由强变弱，蠕动波幅度由大变小，以至无蠕动。

2）腹腔内出现游离液体回声，尤其于短期内复查时可发现腹腔游离无回声区大量增加。

（3）麻痹性肠梗阻：除肠管高度扩张外，肠蠕动明显减弱或消失为其特征。

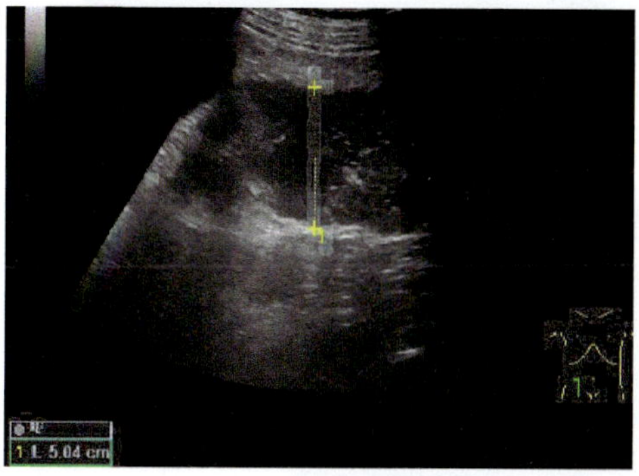

图 15-10　结肠扩张，其内可见斑片及斑点状强回声

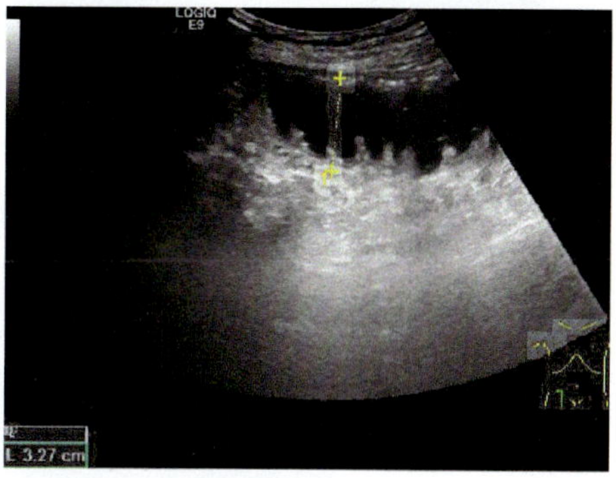

图 15-11　小肠扩张，可见“乳头状”肠黏膜

3. 诊断与鉴别诊断　结合临床症状“痛、闭、胀、吐”，超声检查发现肠管扩张，肠腔内有气液平面，蠕动增强，即可诊断小肠梗阻。若有短期内腹水大量增加并且肠蠕动由强变弱，即说明肠壁血供障碍，病情将迅速发展恶化，临床上应采取积极主动的治疗措施或立即手术。

4. 临床价值　小肠梗阻时依据临床表现一般可以确诊，超声检查诊断小肠梗阻的意义在于：梗阻早期扩张的肠管内尚无明显气体，因缺乏气体对比，X 线检查可无阳性发现；但超声扫查容易发现小肠积液扩张和肠蠕动改变，从而能早于 X 线检查提示小肠梗阻。如发现短期内腹水明显增多或肠蠕动由强变弱，超声可以明确提示病情恶化。另外对妊娠女性疑有肠梗阻者，超声检查可作为首选。

（二）肠套叠

1. 病理和临床表现　一段肠管套入相连接的另一段肠管内称为肠套叠（intussusception）。本病是常见的小儿急腹症，占儿童肠梗阻首位，多在 2 岁之内发生，95%患者原因不明，成人较少见。一般为近侧肠管套入远侧肠管，远侧肠管套入近侧肠管者罕见。套叠处形成三层肠壁：外壁称鞘部；套入部由返折壁与最内壁组成。鞘部的开口处为颈部，套入部前端为顶部套入的肠管，常因血管受压而发生充血、水肿、肠壁增厚，甚至坏死。

肠套叠的类型最多见的是回盲型；其次为回结型；回回型、结结型较少，无论哪种类型，几乎都导致肠梗阻。腹痛、呕吐、血便、腹部包块是肠套叠的主要临床表现。腹痛为突然发生，间歇性反复发作，发作时常呕吐，发作数小时内多数排果酱样黏液便，查体时腹部可扪及活动性包块。

2. 声像图表现　肠套叠部位显示边界清楚的包块。其横切面呈大环套小环的特征表现，即同心圆征或牛眼征（图 15-12）。外圆呈均匀的低回声环带，系鞘部肠壁回声，低回声带系水肿增厚的返折壁及其与鞘部之间的少量肠内液体形成。在大的外圆内，又有一个小低回声环带，形成内圆。

内、外圆间为高回声环，中心部为高回声团，其边缘欠光整。套叠部的纵切面呈套筒征或假肾征（图 15-13）。有时可能显示套叠的顶部和颈部，顶部呈指头状盲端。假肾征通常是在套叠时间较长，肠壁发生严重水肿时出现。

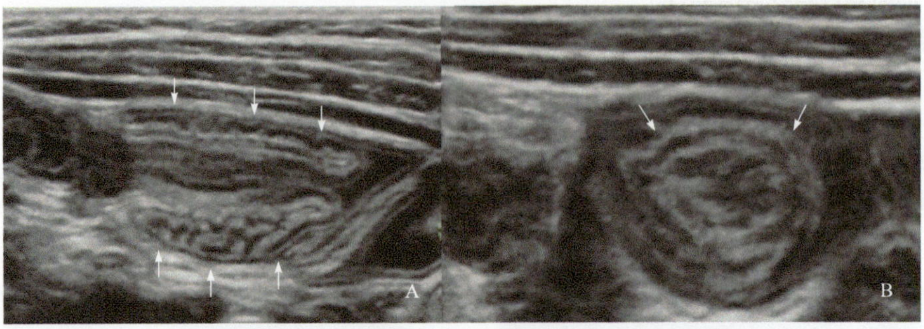

图 15-12 肠套叠

A. 纵切面呈套筒征（白箭头）；B. 横切面呈同心圆征（白箭头）

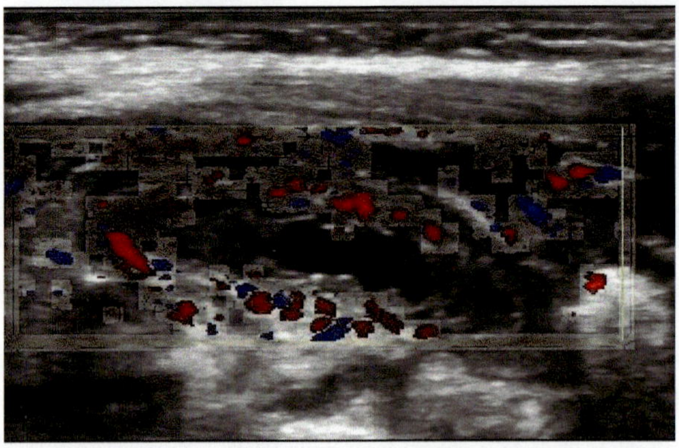

图 15-13 肠套叠部位呈假肾征，CDFI 显示局部肠壁可见点状血流信号

3. 诊断与鉴别诊断 根据小儿突然出现反复发作的间歇性腹痛、哭闹、呕吐、血性黏液便和腹部包块，声像图显示包块具有同心圆征或套筒征征象，即可诊断为肠套叠。肠套叠主要应与肠道肿瘤鉴别。后者起病慢，病程相对较长，声像图多数表现为假肾征，边缘欠规整，很少有同心圆征。对成人肠套叠，要特别注意同时有肿瘤存在。

4. 临床价值 超声显像对肠套叠诊断的准确率在 92%以上，与传统的采用 X 线空气或钡剂灌肠检查比较，方法简便、迅速，结果准确、可靠，在超声监视下复位，与国内报告的 X 线下空气灌肠复位成功率相近，且无 X 线照射的缺陷，为治疗肠套叠开辟了新途径。

（三）结肠癌和直肠癌

1. 病理和临床表现 结肠癌（colon cancer）（包括直肠癌）是胃肠道常见的恶性肿瘤，占全部胃肠道癌肿的第二位。可发生于结肠的任何部位，但以直肠、乙状结肠和直肠乙状结肠曲部为最常见。根据肉眼所见结肠癌可分为：①巨块型，呈菜花样肿物，突向肠腔内，表面伴有溃烂、出血、继发感染及坏死。②溃疡型，多为周围隆起，中央凹陷溃疡，此型出现梗阻症状较晚。③狭窄型，癌肿沿黏膜生长蔓延，使肠腔呈环状狭窄，此型易导致肠梗阻。临床以混合型多见，但以其中一种类型为主。

结肠癌的浸润和转移有直接扩散、淋巴转移、血行转移及腹腔种植等途径。主要临床表现有便血、大便习惯改变、腹部包块、腹水、淋巴结肿大等，也可合并梗阻症状，主要有腹痛、便秘、腹胀、呕吐和肠蠕动亢进等，有时可见肠型。

2. 声像图表现 超声对进展期结肠癌有较高显示率，经腹超声发现的结肠癌多属中晚期。主要声像图有以下几个方面。

（1）肠壁增厚：表现为肠壁不均匀增厚或向腔内、腔外生长之不规则肿块，多呈假肾征或牛眼征表现（图 15-14）。其增厚程度为 1～4.5cm，大于 1.5cm 者占 70%。

（2）肠腔狭窄：由于癌肿在肠壁呈环形浸润生长（图 15-15），肠腔狭窄变形，其肠腔显示如线条状改变。

（3）肿瘤回声：肿瘤区域一般呈低回声或强弱不均的实质性回声。

（4）梗阻征象：肿物部位近端肠道扩张、内容物滞留。根据肿瘤浸润生长方式以及狭窄程度的不同，可出现不完全性或完全性肠梗阻表现。

（5）其他征象：肿瘤部位肠管僵硬、肠蠕动消失。

（6）肿瘤转移征象：可见肿瘤淋巴回流区域淋巴结肿大和（或）肝脏等器官内转移灶。

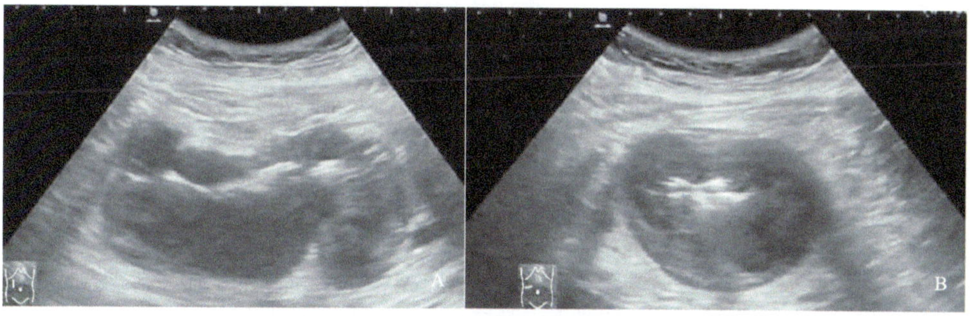

图 15-14 升结肠癌声像图

A. 纵切面呈假肾征；B. 横切面呈牛眼征

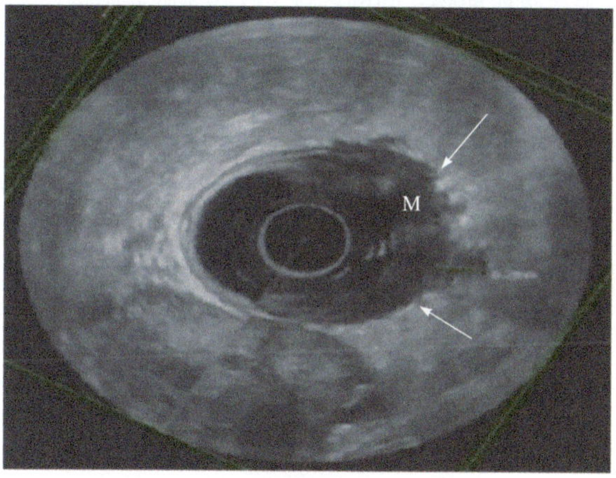

M：肿块

图 15-15 直肠癌（经直肠超声显示）

癌肿在肠壁呈环形浸润生长（箭头示），局部肠壁结构不清晰

3. 诊断与鉴别诊断 声像图显示结肠壁局限性增厚，呈假肾征或牛眼征，结合临床表现即可对结肠癌作出诊断。本病应与下列疾病鉴别。

（1）结肠平滑肌肉瘤：肿瘤可向肠腔内或肠腔外生长。声像图所见肿物较大，直径多大于 5cm，形态规则或不规则，瘤体内可见大片坏死液化无回声区，溃疡深大而不规则，肿瘤内可发生假腔。

结肠平滑肌肉瘤易发生肝脏和周围淋巴结转移。

（2）结肠恶性淋巴瘤：以回盲部最多见，表现为肠壁增厚或形成肿块，呈弱回声，透声性较好。

（3）肠结核：好发部位在回盲部，增殖型肠结核由于极度增生的结核性肉芽肿和纤维组织使肠壁呈瘤样肿块。声像图所见肠壁局限性增厚、边缘僵硬、管腔狭窄变形，与结肠癌容易混淆，鉴别诊断除结核病史、体征以及其他检查资料进行分析外，X线钡剂灌肠对肠结核的诊断具有重要价值。

以上疾病依靠声像图鉴别常很困难，最后确诊需要超声引导下细针穿刺细胞学和（或）组织学检查。

4. 临床价值 国内有学者认为，肿瘤浸润一旦造成肠壁增厚，超声扫查即可显示病变的范围和形态特征，尤其是进展期大肠癌显示率较高。经腹壁超声检查所见的结肠癌多已是中晚期病变，对早期结肠癌的检出率很低，故不能作为诊断结肠癌的首选方法。但超声检查在显示结肠癌有无腹膜转移、淋巴结转移和肝脏等远处脏器转移方面具有一定价值。

（刘　健）

第二节　腹膜后组织超声

一、腹膜后组织结构的解剖

腹膜由腹层腹膜和脏层腹膜组成。两层腹膜之间形成一个潜在腔隙，称为腹膜腔。腹膜后方称为腹膜后间隙，是内含脂肪、结缔组织和筋膜的潜在间隙；其上界为膈肌，下达骶骨岬，两侧达腰方肌外缘及腹横肌的腱部，后界为腰大肌和腰方肌筋膜。

腹膜后间隙以肾前筋膜和肾后筋膜为分界线，将腹膜后间隙分为肾旁前间隙、肾周间隙和肾旁后间隙。肾旁前间隙是后腹膜与肾前筋膜之间的区域，侧方为侧椎筋膜，间隙内包括升结肠、降结肠、十二指肠和胰腺。肾周间隙为肾前筋膜与肾后筋膜之间的区域，包括肾、肾上腺及其周围脂肪。肾旁后间隙是位于肾后筋膜与腹横筋膜之间的区域，内部无脏器结构，含腰交感干、血管、淋巴结及脂肪等（图 15-16）。

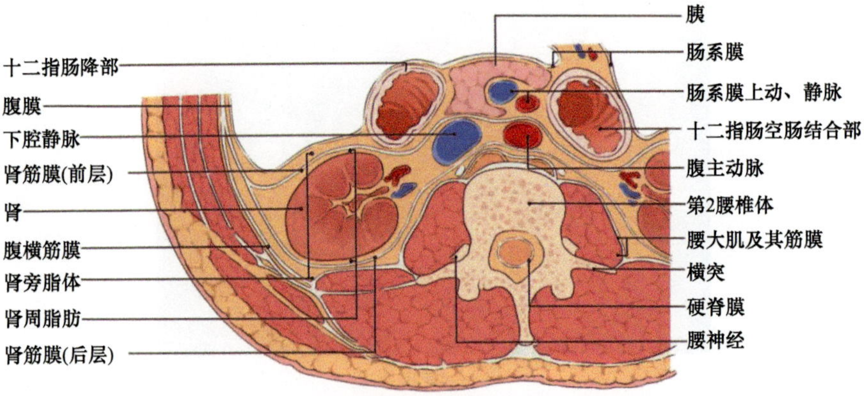

图 15-16　腰部腹膜后间隙横切面

腹膜后淋巴结分为腹膜后组和腹膜浅组。腹膜后组淋巴结位于腹膜后大血管周围，其分组与伴行动脉相关，因此沿着腹膜后大血管寻找肿大淋巴结为常用扫查方式。腹膜浅组淋巴结又称为内脏淋巴结，位于腹膜后各器官门部，其命名与所在脏器相关（图 15-17，表 15-1）。

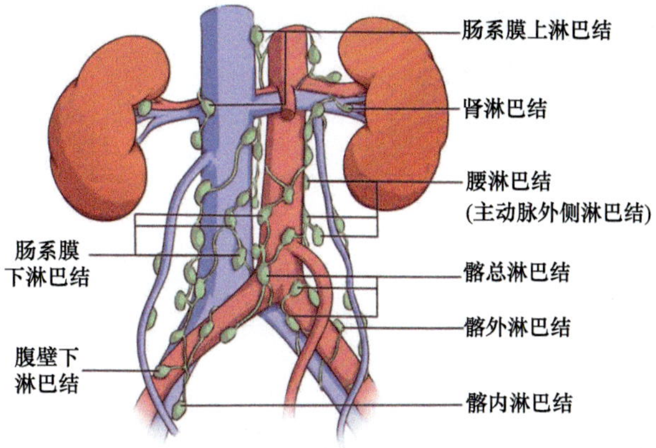

图 15-17 腹膜后淋巴结分布

表 15-1 腹膜后间隙主要淋巴结分布及异常大小

位置	分布区域	异常大小（mm）
膈肌脚	膈肌脚后方	>6
腹膜后	腹主动脉和（或）下腔静脉周围	>10
肠系膜及腹腔干	腹主动脉前方腹腔干起始部和肠系膜动脉周围	>10
盆腔	沿髂动静脉分布	>15

二、超声在腹膜后组织疾病的应用

（一）检查方法

1. 检查前准备 检查前两日，禁止钡餐、钡灌肠等增加干扰的操作。检查前空腹 8～12h，紧急情况下无须做准备。

2. 探头选择 常选用频率为 3.5～5MHz 的凸阵扇形探头。

3. 检查方法 受检者呈仰卧位，根据需要可侧卧位。腹膜后脏器可根据具体情况经腹部、经侧面、经背部进行连续扫查观察。腹膜后间隙扫查通常根据腹膜后脏器、大血管、脊柱等进行定位。

4. 观察内容 ①腹膜后脏器及其周围是否存在异常；②腹膜后是否存在异常团块。若发现异常团块，需对其位置、数量、大小、形态、回声特征、周围情况等进行评价；③腹膜后血管是否存在夹层、血栓等。

5. 正常声像图 ①腹主动脉纵切面及其分支纵切面：显示腹主动脉及其主要分支长轴切面（图 15-18）。②胰腺长轴切面：显示胰腺长轴、十二指肠降部横切面，肝总管肝外段横切面，门静脉、脾静脉及肠系膜上动脉横切面等（图 15-19）。③正常腹膜后淋巴结一般不可见，正常情况下肾上腺亦不可见。

（二）腹膜后常见疾病分类

腹膜后常见异常团块根据不同的回声特点可分为囊液性肿块和实性肿块，具体见表 15-2。

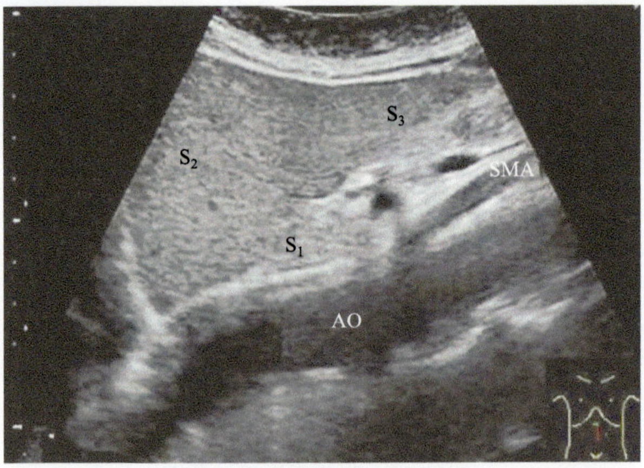

图 15-18　腹主动脉纵切面

在腹正中线或左正中旁 1cm 处矢状切面，显示左肝（S_1、S_2、S_3段）以及腹主动脉（AO）长轴、肠系膜上动脉（SMA）等结构

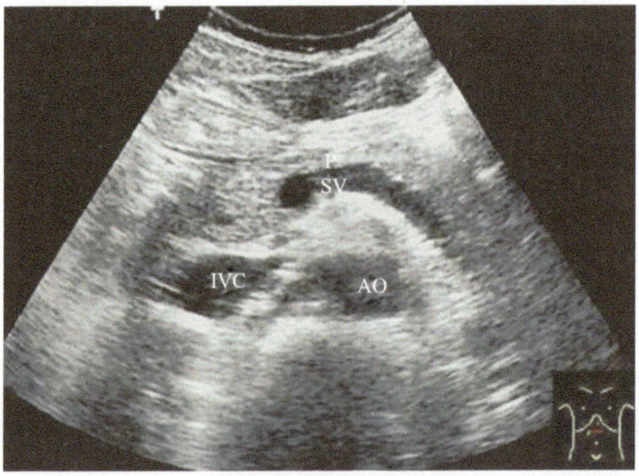

图 15-19　胰腺长轴切面

显示胰腺（P）、腹主动脉（AO）横切面、下腔静脉（IVC）横切面、脾静脉（SV）长轴切面等结构

表 15-2　腹膜后异常团块分类

回声特点分类	病因、病理分类
囊液性回声团块	囊肿：假性胰腺囊肿、输尿管囊肿
	肿瘤：囊状淋巴瘤、畸胎瘤等
	感染：肾脓肿、结核性脓肿等
	损伤：血肿
实性回声团块	原发性肿瘤：脂肪肉瘤、平滑肌肉瘤、纤维肉瘤、恶性畸胎瘤、淋巴瘤、神经鞘瘤等
	继发性肿瘤：肿大淋巴结等

（三）腹膜后囊液性团块

1. 病因、病理及临床表现

（1）病因及病理：腹膜后囊液性团块常见的有假性胰腺囊肿、腹膜后脓肿、腹膜后血肿、淋巴

囊肿、皮样囊肿等。①假性胰腺囊肿：胰腺炎时，蛋白水解酶破坏胰腺细胞壁，多余的消化酶渗出于肾旁间隙，被周围组织包裹，形成假性囊肿；其多发生于急性胰腺炎后2周左右。②腹膜后脓肿：常见于肾旁前间隙；常因急性阑尾炎穿孔或十二指肠、结肠外伤穿孔导致严重感染而形成。③腹膜后血肿：常见于外伤、手术后并发症；同时，腹主动脉瘤破裂、凝血功能障碍等疾病如白血病均为其病因。④淋巴囊肿：常因医源性因素导致淋巴结破裂，淋巴液渗出形成；通常发生于术后2～3周，若较小可自行吸收，若较大则需干预治疗。⑤皮样囊肿：来源于胚胎残留组织，其内充满皮脂，为畸胎瘤的一种，好发于女性婴儿及儿童。

（2）临床表现：因不同病因，患者可有不同的临床表现。如脓肿、假性囊肿多有感染史，常伴有白细胞增高及疼痛感；血肿则大多伴有明显外伤史或手术史，起病较急，伴有失血性休克等表现。

2. 超声表现　腹膜后囊液性团块可能有相同或相似的超声表现，此时需结合病理及临床表现综合诊断。

（1）假性胰腺囊肿：常于胰腺周围见囊性结构，多见于胰腺尾部区域，形态、大小各异，可单发，亦可多发，一般囊内透声性较差，与周围组织粘连不清；结合胰腺炎病史可诊断（图15-20）。

（2）腹膜后脓肿：多见于肾周及髂窝。团块常表现为囊性回声，界线清晰，形态不规则，囊壁厚薄不均，囊内透声性较差，见絮状回声或斑点回声漂浮。超声医师无法仅凭超声声像图区分脓肿和复杂囊肿，需结合临床并抽吸囊液以明确诊断。

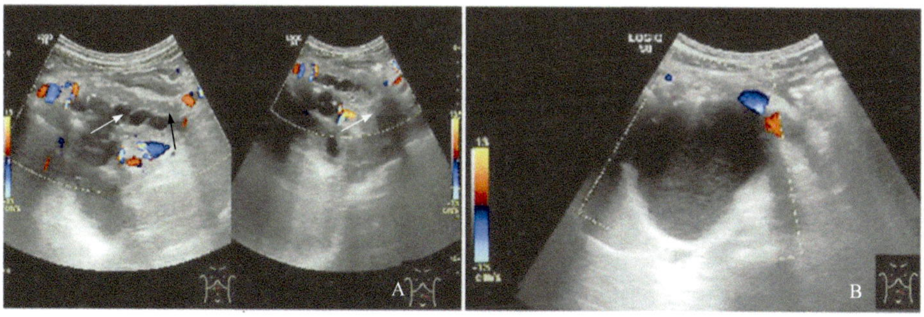

图15-20　胰腺炎后假性囊肿

A. 急性胰腺炎治疗后期：胰腺体积增大，回声减低，不均匀（黑箭头所示），主胰管不均匀性扩张，其内透声性较差（白箭头所示），CDFI：内部未见明显血流信号，周边见短棒状血流信号；B. 胰尾区假性囊肿：胰尾区见一无回声结构，界线清晰，形态尚规整，内透声性欠佳，见弱回声点沉积，CDFI：其内未见明显血流信号

（3）腹膜后血肿：腹膜后间隙见形态不规则的异常回声团块，随出血时间的不同可有不同的超声表现。动态观察，出血期可表现为无回声，随着时间的推移，可呈中等回声，与肝脏回声相似；血肿吸收溶解期，血肿回声可进一步增高，并且逐渐变小，最后完全吸收或在出血部位形成钙盐沉积。

（4）淋巴囊肿：多呈单纯性囊肿表现，即形态规则、囊壁光滑、壁薄的无回声结构。当继发感染时，囊内透声性变差，见点状回声漂浮。

（5）皮样囊肿：常紧邻脊柱，为圆形或椭圆形结构，包膜完整，囊内回声因其成分而不同。当为稀薄液体时，皮样囊肿表现为透声性较好的无回声结构；当其内的脂质和毛发混合时，表现为囊内强回声团块，团块的大小与脂质毛发多少相关，后方多伴有声影，加压时可见飘动（图15-21）。

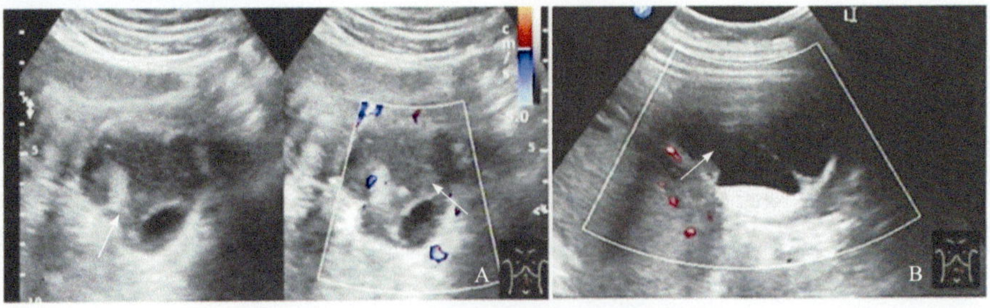

图 15-21 皮样囊肿（囊性畸胎瘤）

A. 箭头所示为囊实性结构，界线可辨认，形态尚规整，以囊性为主，囊性部分透声性较差，其内见弱回声点漂浮及分隔回声，实性部分为不规则中高回声，CDFI：该团块实性部分见少许点状血流信号；B. 箭头所示为囊性结构，界线清楚，形态规整，内透声性好，后壁见强回声沉积，形成脂-液面

（四）腹膜后实性团块

1. 病因、病理及临床表现 腹膜后的实性团块主要分为原发性肿瘤和继发性实性肿瘤。原发性肿瘤指非肾、胰腺等器官来源的位于腹膜后的肿瘤，其发病率较低。常见的实性肿瘤为脂肪肉瘤、平滑肌肉瘤等。脂肪肉瘤为腹膜后最常见的原发性肿瘤，平滑肌肉瘤次之。前者生长缓慢，好发于中年男性。后者可发生于子宫、胃肠道、腹膜后间隙等处，好发于中年女性。初期患者无明显临床表现，当肿瘤长大压迫邻近组织、器官时，可出现相应临床表现，如腹部饱满、疼痛、体重下降等恶病质表现，黄疸、下肢水肿、腰背部疼痛等压迫或侵犯性表现。继发性实性肿瘤主要为转移性病灶，以淋巴结转移灶最为多见。

2. 原发性腹膜后肿瘤超声表现（图 15-22）

（1）肿瘤位置：一般肿瘤的后缘常紧贴脊柱前缘，呼吸移动度小、肿瘤较大时，可推挤前方器官，在肿瘤前方可见网膜（呈中等回声）和含气肠腔（呈强回声）蠕动。

（2）肿瘤形态边界：形态常不规则，这是由于肿瘤发生在腹膜后狭窄的间隙内，生长受到一定限制，呈现出形态各异。当肿瘤存在包膜时，边界清晰；反之，肿瘤无包膜时，边界常不清。

（3）内部回声：可为低回声、混杂回声或高回声，但以低回声多见。当团块出现坏死、出血、囊性变时，其内部可见不规则无回声或低回声区；当团块内有钙化时可见斑片状强回声。

（4）CDFI：恶性瘤体内部及其周边可见丰富、紊乱血流信号，多为低阻型血流。良性瘤体内部大多无明显血流信号，仅周边见少许血流。

病例简述：患者，女性，67 岁，因“扪及腹部包块半年，逐渐长大伴腹胀半年”入院。专科查体：右上腹右肋下明显凸出一肿块，大小约 18cm，边界尚清，欠活动，轻微压痛，肿块下缘位于脐上一横指。

实验室检查：肿瘤标志物 CA153 30.3U/L↑，HE4 172.80pmol/L↑；血常规：WBC 4.94×10^9/L、Hb 90g/L↓、Hct 27.90%↓。

超声表现（图 15-22A、B）：右上腹见一大小约 16.8cm×15.8cm×18.0cm 的混合回声团块，边界欠清，形态欠规则，内部回声不均匀，实性部分以低回声为主，囊性部分呈小片状暗区，CDFI：团块内可见少许血流信号。周围器官明显受压，团块与周围器官分界欠清。

手术标本（图 15-22C）：腹膜后包块恶性软组织肿瘤。

术后病理：腹膜后恶性神经周围神经鞘膜瘤。

3. 继发性腹膜后肿瘤超声表现 继发性腹膜后肿瘤多为淋巴结转移。

（1）位置：腹膜后淋巴结多分布于腹膜后大血管及脊柱周围。

（2）边界及形态：大多数淋巴结边界清楚，炎性肿大淋巴结可保持椭圆形，原发恶性淋巴结多表现为纵横比小于2，甚至形态不规则。

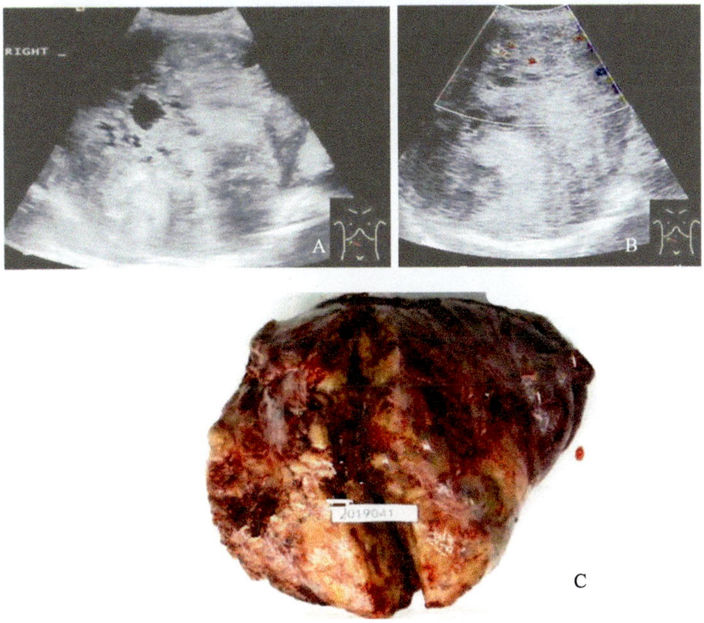

图 15-22　腹膜后恶性神经周围神经鞘膜瘤

（该病例由四川省抗癌协会肿瘤超声专家委员会：核工业四一六医院，刘家开、周春美、许可、杜君、李凯提供）

（3）内部回声：常表现为低-中等回声，炎性淋巴结保持正常淋巴门结构（图 15-23A）；原发恶性淋巴结回声可表现为低回声或无回声，且皮质不对称性增宽，正常淋巴门消失（图 15-24）。当发生结核性淋巴结转移时，淋巴结内部也可发生坏死、纤维化等改变，显示为高回声区与弱、无回声区混杂成不均质图像。

（4）CDFI：炎性肿大的淋巴结见由淋巴门进入的丰富树枝状血流信号（图 15-23B）；原发恶性淋巴结可见其内紊乱的丰富血流信号（图 15-24）；结核性淋巴结可表现为血流信号减少或消失。

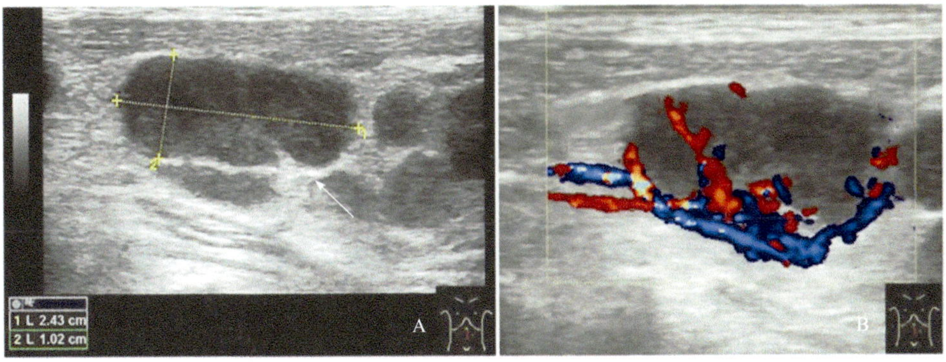

图 15-23　炎性肿大的淋巴结

A. 淋巴结界清，形态规整，呈椭圆形，内部呈中低回声，箭头示淋巴门结构；B. CDFI：可见由淋巴门进入的丰富树枝状血流信号

4. 腹膜后肿瘤与腹腔内肿瘤鉴别

（1）腹膜后间隙原发肿瘤与腹腔内肿瘤鉴别：当腹膜后肿瘤较大时，常突向腹腔，并可使腹腔与腹膜后解剖关系发生改变，此时将难以判断肿瘤来源。当肿瘤较小时，可根据所在的位置辨别其来源（表 15-3）。

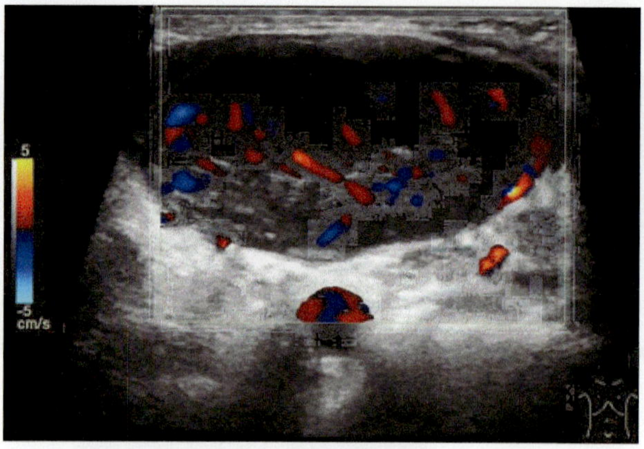

图 15-24　恶性肿大淋巴结

淋巴结形态饱满，纵横比小于 2，淋巴门及髓质高回声消失，内部回声不均，见极低回声，CDFI：其内见稍显紊乱的丰富血流信号

表 15-3　腹膜后间隙原发肿瘤与腹腔内肿瘤位置鉴别

鉴别要点	腹膜后间隙原发肿瘤	腹腔内肿瘤
与脊柱关系	位于脊柱旁	距离脊柱远
活动度	小	大
典型超声表现	越峰征	悬吊征

1）腹膜后间隙原发肿瘤：常位于脊柱旁，不随呼吸运动或体位改变，活动度小；仰卧位扫查可见越峰征，即患者仰卧位，做腹式深呼吸时，肿瘤不动，其前方的腹腔脏器随呼吸头-足移动，如攀上或越过山峰。

2）腹腔内肿瘤：距离脊柱较远，活动度较大；当肿瘤中等大小时，患者取膝胸卧位扫查，此时受重力影响，肿瘤下垂，向腹壁侧运动，此为悬吊征阳性。

（2）腹腔后间隙肿瘤与腹膜后器官肿瘤鉴别：腹膜后肿瘤易与胰腺、肾脏、肾上腺及十二指肠等腹膜后脏器的肿瘤混淆。如胰头旁肿大淋巴结常误诊为胰头癌，脊柱旁肿大淋巴结与发生在肾门处的肾脏肿瘤常难以鉴别。此时，需多切面观察肿瘤与上述脏器的关系，根据腹膜后肿瘤的特征性超声特点和间接征象加以鉴别。腹膜后间隙肿瘤常位于脾静脉后方，使脾静脉抬高或脾静脉与腹主动脉、下腔静脉距离加宽。腹膜后器官肿瘤（如胰腺肿瘤）位于脾静脉前方，可使脾静脉受压。

（五）超声在腹膜后组织疾病诊断中的价值

良、恶性腹膜后团块的超声声像图表现相似，难以鉴别，因此仅凭团块的超声声像图不能明确其病理学性质，需进一步影像学检查或对其穿刺活检确诊。但超声动态观察可评估团块的变化，如是否增大、是否侵犯周围器官、是否存在远处转移；并且在一定程度上可评价肿瘤的分期。

虽然 CT 是评估腹膜后组织疾病的主要影像学方法，但超声因其无辐射、价格低廉、可引导穿刺明确其性质、动态观察疾病进展及预后等优点，在腹膜后病变中占据着越来越重要的地位。

（刘　健　梁　艳）

第三节　肌肉神经骨骼系统

一、概　　述

随着超声工程学的进展和探测技术的进步，近些年来肌骨超声发展迅速，在临床中应用的广度和深度不断扩大。相对于腹部、心脏与妇产等传统常用超声应用领域，肌骨超声的重点主要是针对疼痛和功能障碍问题，超声可在患者主动、被动运动状态下实时显示关节、骨骼、肌肉及肌腱的形态变化与相互间作用，有助于疾病的诊断。目前，肌骨超声已成为与 X 线、CT 和 MRI 并列的肌肉骨骼系统主要临床影像诊断技术之一。

（一）应用范围和适应证

肌骨超声的涵盖范围很广，可用于评价皮肤、筋膜、肌肉、肌腱、韧带、周围神经、关节及部分骨骼的病变。肌骨超声没有绝对禁忌证，可广泛应用于创伤骨科、运动医学、疼痛、康复和风湿免疫等学科相关疾病的诊断。

（二）仪器设备

根据检查部位的不同，探头使用频率一般在 5～18MHz，最好具有梯形拓宽成像功能。肌骨超声检查肌腱、神经时，在满足探测深度的情况下，尽可能使用较高频率的线阵探头。检查皮肤时，建议有条件者使用超高频的超声生物显微镜。同时，仪器应具有较高灵敏的血流显示能力，首选能量多普勒超声观察目标区域的血流情况。

（三）常见伪像

各向异性伪像是肌骨超声中最常见的伪像，是指声束与肌肉、肌腱、神经等观察目标垂直时呈高回声，不垂直时产生的低回声的现象，侧动探头这种回声就会发生改变（图 15-25、图 15-26）。

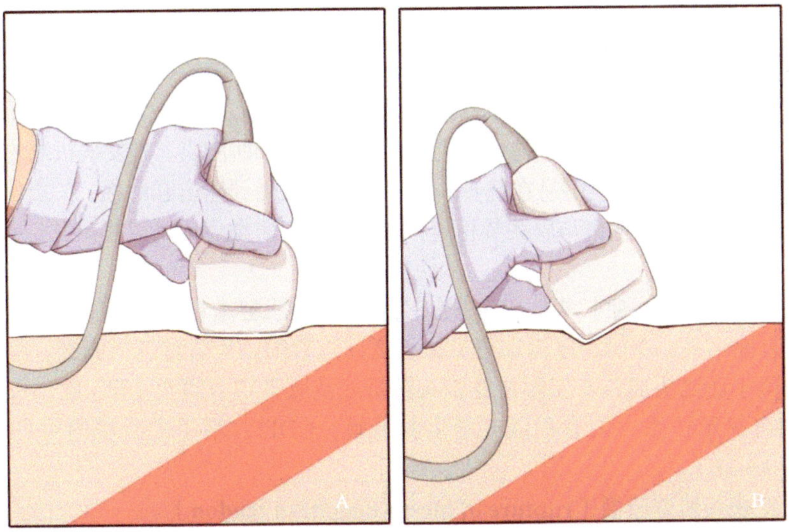

图 15-25　消除各向异性伪像示意图

A. 探头垂直于皮肤；B. 侧动探头

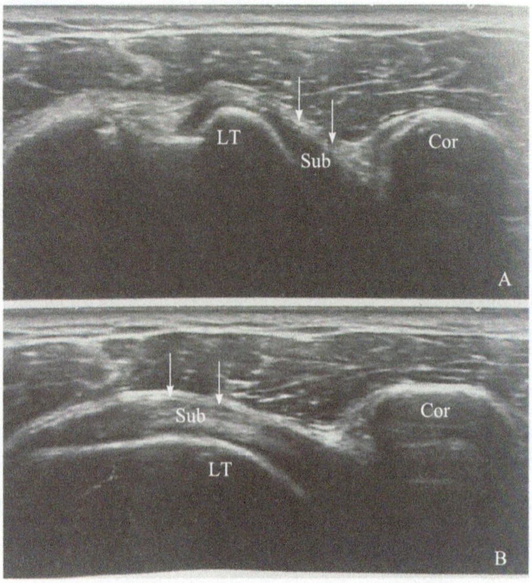

Sub：肩胛下肌腱；LT：小结节；Cor：喙突

图 15-26 肌腱的各向异性伪像

A. 肩关节内旋位时，肩胛下肌腱与声束不垂直，呈低回声；
B. 肩关节外旋位时，肩胛下肌腱的伪像得到明显改善，呈稍高回声

二、肌骨常见疾病的超声诊断

肌骨超声检查涉及四肢肌肉、骨骼、神经等组织，检查者应熟练掌握肌骨系统的解剖，并了解患者的症状和体征，在检查时，常常需要让患者采取一定的体位才能将这些结构清晰显示出来。除此之外，还需要对疾病的发病机制、临床表现有较准确的认识，才能对声像图表现进行准确的解读，对病变性质、严重程度、累及范围等作出准确的判断。检查过程中，灵活应用双侧关节或肢体对比检查，便于发现某些细微的病变。常见检查部位为肩、肘、腕、髋、膝、足等四肢关节、肌肉、肌腱以及外周神经等结构改变。

（一）肩部常见疾病

1. 肱二头肌长头肌腱腱鞘炎（tenosynovitis of biceps long head tendon）与肌腱病（tendinopathy）

（1）疾病概述：肱二头肌长头肌腱病变主要包括肌腱病和肌腱炎，其发病机制主要为撞击和摩擦。在肩部外展和内旋时，该肌腱易在肱骨头与喙肩弓之间受到撞击和磨损，久之使肌腱发生退行性改变。另外由于肱二头肌腱鞘与肩关节相通，肩关节的任何炎症均可以累及肱二头肌腱鞘，引起肌腱及腱鞘的炎症。

（2）超声表现：肱二头肌长头肌腱劳损病变可表现为肌腱增粗，内部结构显示欠清，严重者肌腱可变细、表面不平，有时肌腱内部可见纵行低回声裂隙，为肌腱纵行撕裂。肌腱劳损病变最显著的部位常位于肱二头肌长头肌腱在肱骨头转折处及肱骨结节间沟上部。肱二头肌长头肌腱腱鞘炎时，腱鞘可显示扩张，内有积液或增生的滑膜，CDFI：增生的滑膜内可见血流信号丰富（图 15-27、图 15-28）。

2. 肱二头肌长头肌腱断裂（rupture of biceps long head tendon）

（1）疾病概述：肱二头肌长头肌腱断裂多发生在已有肌腱病和有进行性退变的肌腱上，患者年龄多发于 50 岁，无明显外伤史，少数患者可为肩部直接暴力外伤所致。长头肌腱断裂的部位多位于盂肱关节内水平，断裂后肌腱回缩，导致肱骨结节间沟空虚。

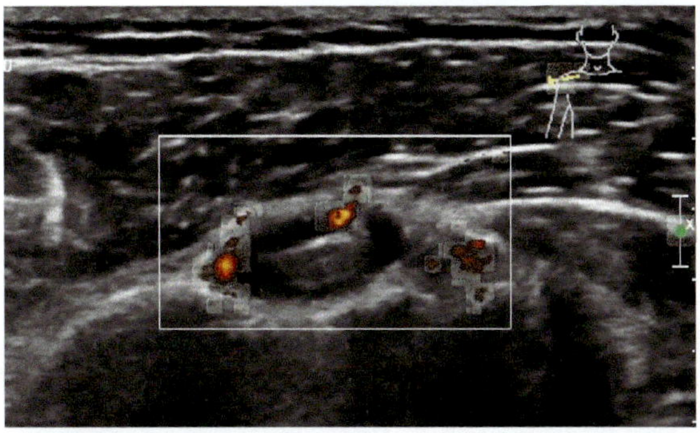

图 15-27　肱二头肌长头肌腱腱鞘炎（短轴）
腱鞘显示扩张，内可见低回声环绕肌腱，为积液或增生的滑膜

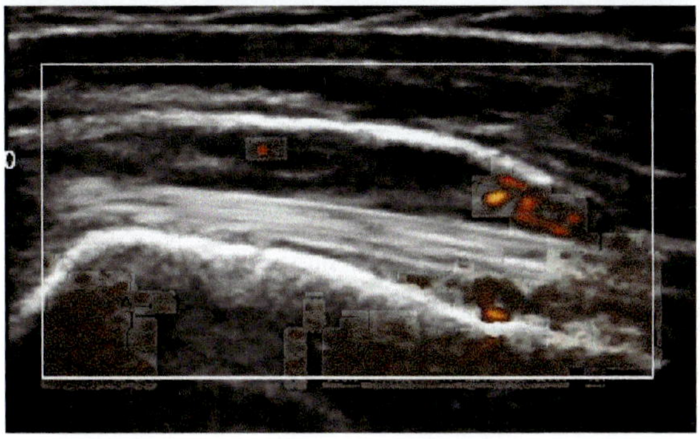

图 15-28　肱二头肌长头肌腱腱鞘炎（长轴）
能量多普勒超声显示腱鞘内可见点状及短棒状血流信号

（2）超声表现：肱骨结节间沟处未见长头肌腱结构，局部可见长条形积液或低回声瘢痕组织；结节间沟远侧可见断裂肌腹回缩增厚，用力屈肘时，可见该包块增大（图 15-29）。

急性创伤性肱二头肌长头肌腱断裂有明确创伤史，局部疼痛并向上臂前部放射，慢性肌腱劳损后撕裂，患者多无明显疼痛感或感觉轻微。查体与上臂中下段见明显的软组织包块，以屈肘时明显。慢性劳损者往往患侧肌力能获得较好代偿，双侧对比肌力降低不一定明显。

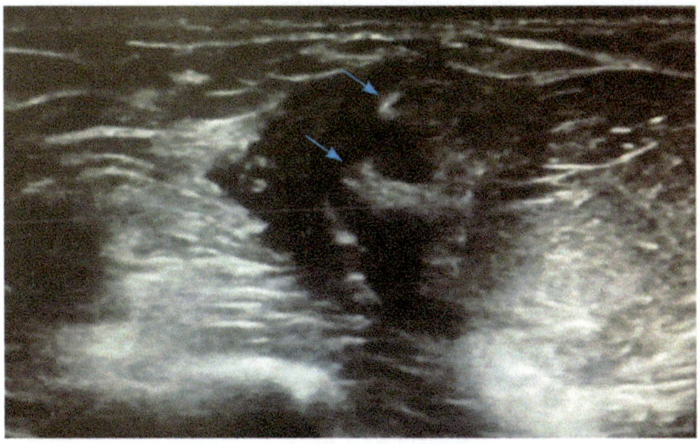

图 15-29　肱二头肌长头肌腱断裂
箭头处为断端

3. 粘连性关节囊炎（adhesive capsulitis）

（1）疾病概述：粘连性关节囊炎是一种以进行性发展的肩关节疼痛及活动受限为特点的肩关节疾病，亦称冻结肩。其发病率为 2%～5%，患者年龄多大于 40 岁，女性略多见。该病主要临床表

现为：肩部疼痛；肩部主动或被动活动受限；X 线检查常无阳性发现。主要病理改变为关节滑膜囊炎性、纤维化，继而增厚、粘连、挛缩，关节囊外可见纤维组织增生。

（2）超声表现：肩袖间隙软组织增厚，回声减低，血流信号增多（图 15-30）；喙肱韧带增厚，回声减低。盂肱下韧带增厚，回声减低。

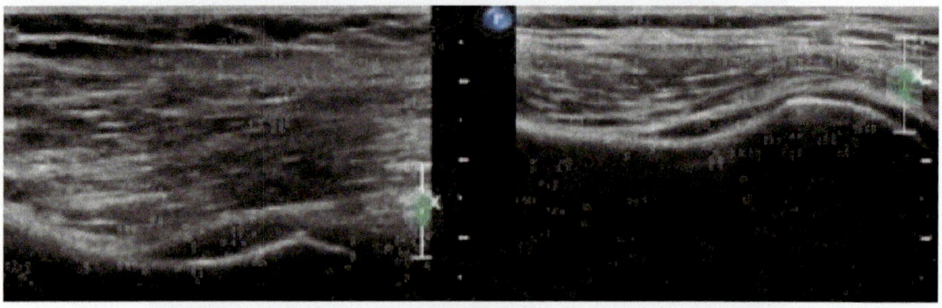

图 15-30　双侧腋窝腋下关节囊对比

左图明显增厚

（二）肘部常见疾病

1. 高尔夫球肘

（1）疾病概述：高尔夫球肘（golfer’s elbow）即肱骨内上髁屈肌总腱肌腱病，为前臂屈肌总腱止点处由于反复牵拉累积性损伤所致的肌腱病，肌腱内可出现退变和撕裂。一些需要反复做肘外翻动作的运动，如高尔夫球、投掷标枪、壁球等运动，易导致此病的发生。主要表现为肱骨内上髁处压痛，握物、前臂抗阻力旋前可使局部疼痛加剧。

（2）超声表现：肱骨内上髁处屈肌总腱增厚、回声减低，病变可为局限性或弥漫性，部分病变内可见丰富血流信号。肌腱撕裂时，肌腱内部可见低回声或无回声的裂隙。病程长者，肌腱内部可见钙化。肌腱与肱骨内上髁止点处可见骨皮质不规则改变或骨赘形成。

2. 网球肘

（1）疾病概述：网球肘（tennis elbow）即肘外侧伸肌总腱肌腱病，是由于肱骨外上髁伸肌总腱的慢性劳损导致肌腱微小撕裂，继而瘢痕组织形成，而瘢痕组织在创伤条件下又可发生再撕裂，形成恶性循环。主要症状为运动时肘关节外侧疼痛，以后逐渐变为持续性疼痛，可向肘上、肘下放射。检查时肱骨外上髁处压痛明显，被动屈腕、抗阻力伸腕均可导致肘外侧疼痛。

（2）超声表现：于肱骨外上髁处可见肘外侧伸肌总腱增厚、回声减低，病变可为局限性或弥漫性，部分病变内可见丰富血流信号。肌腱撕裂时，肌腱内部见低回声或无回声裂隙。部分肌腱内可见钙化灶。肌腱于肱骨外上髁止点处可见骨皮质不规则改变。

（三）腕关节常见疾病

1. 桡骨茎突狭窄性腱鞘炎（tenosynovitis stenosans of styloid process of radius）

（1）疾病概述：又称 de Quervain 病，为腕背侧第 1 腔室内肌腱（拇长展肌腱和拇短伸肌腱）的劳损或与其滑车反复磨损所致的腱鞘炎，更多见于第 1 腔室内两个肌腱之间有分隔的患者，其中拇短伸肌腱更易被累及（图 15-31）。临床主要表现为腕桡侧部位疼痛，腕尺偏时疼痛可加重。

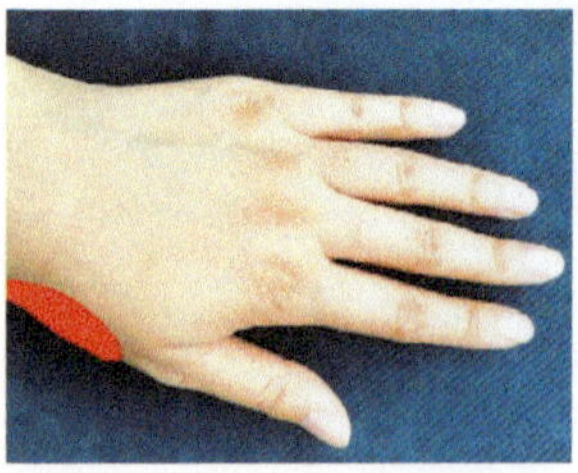

图 15-31　显示疼痛范围（腕部桡侧区域）

（2）超声表现：可见拇长展肌腱和拇短伸肌腱增粗，腱鞘增厚，有时病变仅累及其中一个肌腱，PDI 常于增厚的腱鞘内见血流信号。

2. 手腕部肌腱腱鞘炎

（1）疾病概述：腱鞘炎发生于有腱鞘的肌腱。炎症可继发于反复性微小创伤、劳损、骨性结构对肌腱的摩擦、异物、感染、关节炎等。

（2）超声表现：急性浆液性腱鞘炎时，腱鞘内积液增加，横切面超声显示肌腱周围有环状的积液（图 15-32）。积液的宽度有时可超过包绕肌腱的直径。积液内可呈无回声，也可见一些碎屑回声；碎屑可为细胞成分或代谢产物；积聚的白细胞、纤维素、胆固醇、羟磷灰石结晶、尿酸钙等都可使积液内的回声增加。腱鞘炎也可表现为腱鞘增厚、呈实性低回声。CDFI：腱鞘内有时可见较丰富血流信号（图 15-33）。感染性腱鞘炎时，积液回声可明显增高，肌腱周围软组织水肿、增厚。

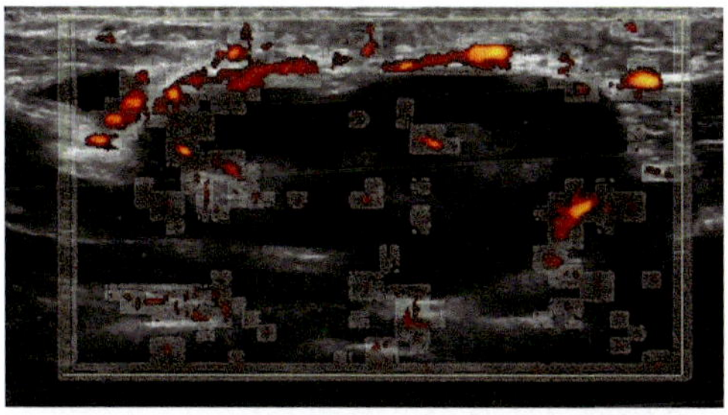

图 15-32 手腕指伸肌腱腱鞘炎（短轴）

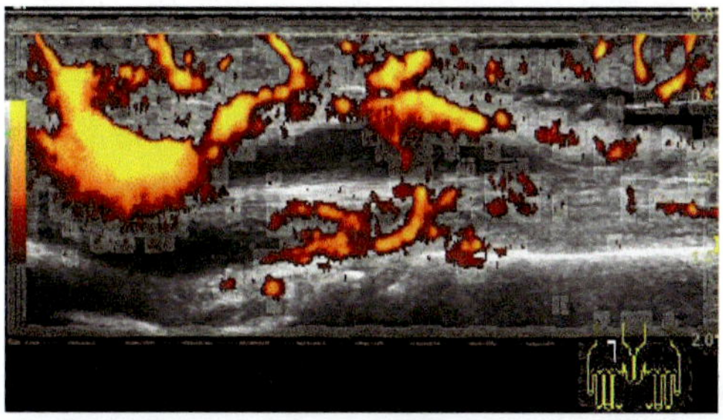

图 15-33 手腕指伸肌腱腱鞘炎（长轴）

（四）膝关节常见疾病

髌腱病（patellar tendinopathy）最常累及髌腱的近端止点处，为反复微小创伤和劳损所致。该处的病变亦称为跳跃膝，多见于从事踢、跑、跳的运动员。主要表现为慢性反复的膝前部疼痛和髌腱髌骨附着处压痛。

超声表现：病变常累及髌腱上段中后部肌腱组织，局部肌腱增厚、回声减低，有时可伴有小的撕裂（图 15-34）。病变内有时可见较丰富血流信号。髌骨下缘骨皮质不规则。

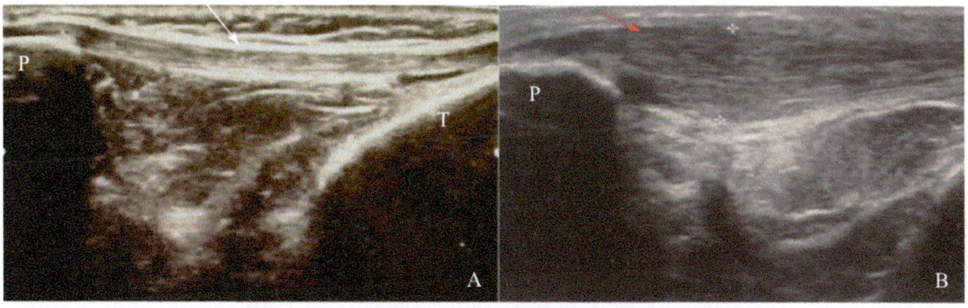

P：髌骨；T：胫骨；箭头示髌腱

图 15-34 双侧髌腱对比

B 图髌腱明显较 A 图肿胀

（五）足踝关节常见疾病

1. 踝外侧韧带损伤（injury of lateral ligament of ankle）

（1）疾病概述：踝外侧韧带损伤远远多于踝内侧韧带损伤，其损伤是由于踝关节内翻损伤所致。距腓前韧带损伤最常见，约占所有踝关节韧带损伤的 70%。严重的损伤可导致距腓前韧带和跟腓韧带同时损伤，占 20%～40%。而较为强韧的距腓后韧带则较少损伤。

（2）临床分型：根据损伤所累及的韧带数目和韧带损伤程度可将踝关节外侧韧带损伤分为 4 型：Ⅰ型为距腓前韧带拉伤或部分损伤；Ⅱ型为距腓前韧带完全断裂；Ⅲ型为距腓前韧带完全断裂伴跟腓韧带部分断裂；Ⅳ型距腓前韧带和跟腓韧带均全部断裂。Ⅰ型和Ⅱ型损伤治疗后一般不会出现关节不稳的并发症，而Ⅲ型和Ⅳ型损伤常需要手术治疗，否则易出现踝关节不稳、慢性疼痛，继而出现骨性关节炎。

（3）超声表现：Ⅰ型：韧带轻度拉伤而无明显撕裂，超声显示韧带增厚、回声减低（图 15-35）。Ⅱ型：韧带部分撕裂，为韧带的部分纤维中断。Ⅲ型：韧带完全撕裂，为韧带的连续性完全中断，两断端回缩、弯曲，断端之间可出现液性低回声。慢性者，有时残余韧带组织可被吸收而导致韧带结构消失。Ⅳ型为韧带的撕脱骨折，可见韧带附着处出现异常骨折片，后方伴声影。

（4）其他表现：距腓前韧带损伤可伴有关节囊撕裂，从而导致踝关节腔内积液流至踝前外侧软组织内。跟腓韧带的完全损伤可导致踝关节腔与腓骨肌腱的腱鞘相通。动态超声检查：①超声前抽屉试验：用于判断距腓前韧带是否为完全撕裂。患者取俯卧位，患足垂于检查床外，检查者用手握住患者足前部向前牵拉，同时让踝关节跖屈和内翻，动态观察距腓前韧带，如韧带完全断裂，则可见韧带断裂处间隙增宽，外踝与距骨之间间隙亦增大；而在韧带部分撕裂患者，韧带长度则无明显变化，外踝与距骨之间距离亦无明显改变。②踝关节背屈位检查：用于判断跟腓韧带是否为完全断裂，踝背屈时跟腓韧带如无断裂，可绷紧并将其浅侧的腓骨肌腱向外推移，而跟腓韧带完全断裂时则无此现象发生。

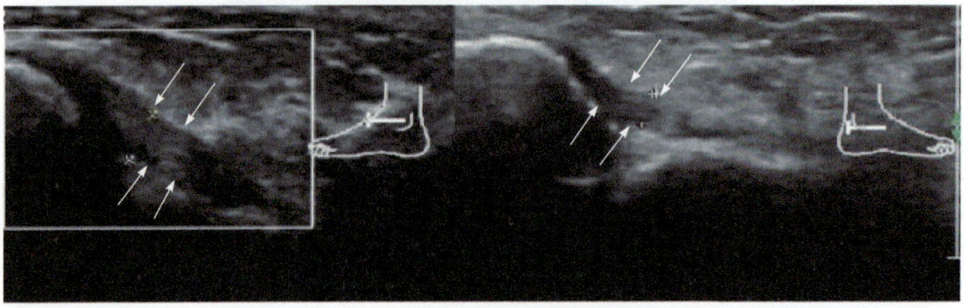

图 15-35　双侧距腓前韧带对比

箭头示韧带，左图明显肿胀

2. 跟腱病（achilles tendon disease）

（1）疾病概述：跟腱病为跟腱的非炎性退行性改变。其主要病理改变为肌腱缺氧，出现黏液变性、脂肪变性等。

（2）超声表现：跟腱局部性或弥漫性增厚，回声减低。位于跟腱近段的病变可为弥漫性分布，或主要累及跟腱的内侧部分，而跟腱远段的病变多累及跟腱的深层组织。常伴有跟骨后滑囊炎。部分病变内可见血流信号增加（图 15-36）。

3. 足底筋膜炎　发生于足底筋膜近段与跟骨起点处，表现为增厚（大于 4mm）、回声减低，测量时需在其长轴进行。尽管将此病称为足底筋膜炎，但其病变与局部反复的微小损伤、撕裂的修复、组织退变或水肿有关。足底筋膜急性损伤时，如部分断裂，可表现为增厚、回声减低；如完全断裂，局部可见筋膜完全断裂且伴不均质的积血。

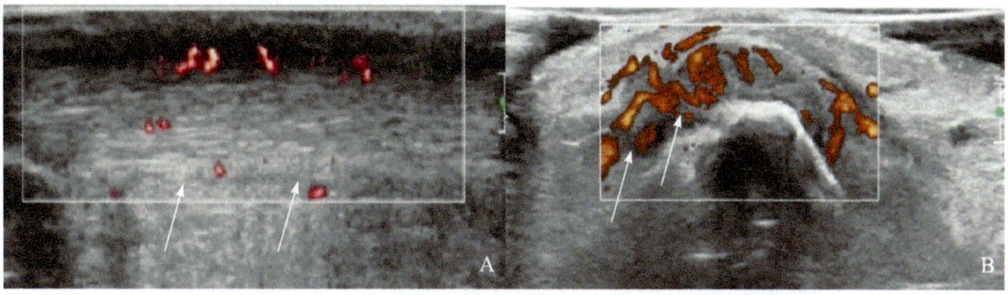

图 15-36 跟腱病

组织回声减低，血流增多（箭头所示）。A. 长轴切面；B. 短轴切面

（六）小儿髋关节发育不良

新生儿及婴幼儿髋关节主要由软骨构成，股骨头也尚未骨化，X 线不仅有放射性损害，且很难准确显示髋关节结构形态。超声检查作为一种无创、安全、易行、费用低、可动态观察的检查手段，是早期发现发育性髋关节发育不良的最普遍且最有用的影像学检查方法。发育性髋关节发育不良是婴幼儿骨骼系统最常见的致残性疾病之一，通过早期筛查、规范化诊断和治疗可有效避免发生严重的后遗症。未及时诊断及干预治疗的发育性髋关节发育不良可能导致髋关节退化性疾病，从而成为 60 岁以下患者髋关节置换术最常见的原因之一。所以肌骨超声评估可以作为临床常规筛查的手段。

（七）肌骨超声在周围神经中的应用

周围神经超声检查通过观察周围神经的位置、走行和声像图表现等，判断神经有无部分或完全断裂，神经有无卡压、肿胀、粘连、肿块或位置异常等；明确创伤性周围神经损伤的部位和损伤程度；了解周围神经卡压的可能病因等，这就要求深入掌握周围神经的局部解剖知识。虽然周围神经的局部解剖通常相对复杂且很细小，但每根神经在其特定的走行节段都有典型的解剖标志，这些解剖标志包括骨性突起、肌肉、肌腱和血管。根据神经与这些解剖标志之间的紧密关系，容易识别目标神经，有助于神经病变的超声诊断评价。

周围神经超声检查适用于：①外伤性周围神经损伤；②神经卡压综合征；③神经源性肿瘤；④ 神经感染性病变等。一般使用高频线阵探头，建议使用 10MHz 以上探头。较深的部位建议使用 5MHz 以上探头。通过双侧对比检查，主要观察神经连续性是否完整，神经外膜、神经束膜、神经束等回声有无改变，神经与周围软组织的关系以及神经位置有无异常等。

腕管综合征（carpal tunnel syndrome）为正中神经在腕管内受压所引起的临床综合征，其原因可分为局部性和全身性。常见局部因素包括腕管容积变小或骨赘、肌肉变异、腕管内肿块、滑膜炎等所致的腕管内容物增多；从事反复的屈、伸腕活动者等。本病女性多见，好发于绝经前后期或妊娠期，可能是由于雌激素缺乏，失去了抑制垂体激素的作用，从而刺激结缔组织的生长，使腕管狭窄，腕管内压力增高。

（2）临床表现：中年女性，40～60 岁好发，开始为感觉障碍，主要为桡侧 3 个半手指麻木、疼痛，夜间加重，夜间发病或症状加重为其特点。病变严重者可出现运动障碍，主要为拇指无力或动作不灵活等。

（3）超声表现：腕管远段内的正中神经受压变扁（图 15-37），腕管近段内的正中神经增粗（图 15-38），回声减低，其内神经纤维束结构有时显示不清。受压处正中神经有时可见切迹征。PDI：增粗的神经内可见血流信号增多。定量指标可测量正中神经在腕管近段的横截面积，多数研究认为如横截面积＞10mm^2 可提示腕管综合征。其他定量指标包括腕管近段正中神经横截面积（与前臂远段比较）>2mm²、腕管远段神经扁平率（即正中神经最大横径与前后径比值）>3、腕横韧带隆起高度>4mm，诊断时可参考这些指标。超声可发现多种引起腕管综合征的外部原因，包括先天性异常或获得性病变。先天性异常包括腕管处异常肌腹、正中动脉等；后天因素包括指屈肌腱鞘炎、腱鞘囊肿、脂肪瘤、血管瘤或淀粉样沉积等。

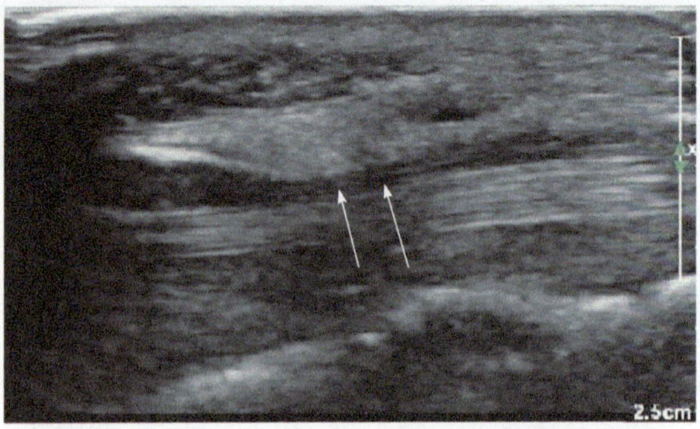

图 15-37　腕部正中神经卡压变细（箭头）

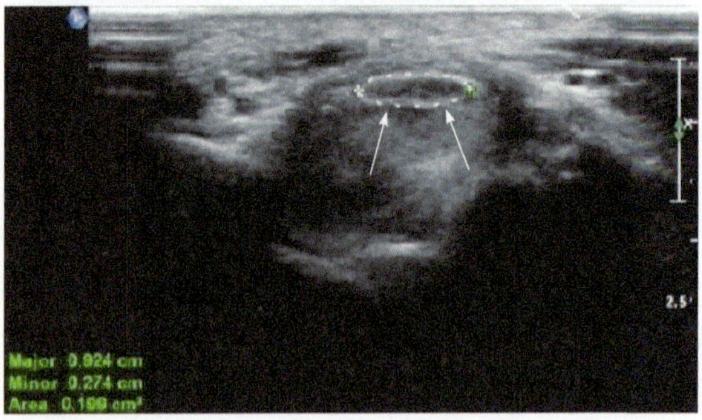

图 15-38　腕管处正中神经肿胀（箭头）

（八）肌骨超声在免疫性疾病中的应用

1. 痛风性关节炎（gouty arthritis）

（1）疾病概述：痛风是由于遗传性或获得性病因引起嘌呤代谢紊乱和（或）尿酸排泄减少所致的高尿酸血症。特征性病理改变为痛风石形成。痛风石为尿酸盐针状晶体，并产生慢性异物反应，周围被上皮细胞、巨噬细胞所包围形成的异物结节。痛风石常见于关节软骨、滑膜、腱鞘、关节周围组织、皮下组织、骨骺及肾间质部位。

（2）临床表现：该病多见于男性，男、女之比为 20∶1，可大致分为三期，即无症状高尿酸血症期、急性痛风性关节炎期、慢性痛风性关节炎期（图 15-39）。

（3）超声表现：特异性超声征象：①关节软骨双轨征（图 15-40），关节软骨表面见线状强回声，可连续或不连续，与声束是否垂直于软骨表面无关。②滑膜增厚伴“落雪”征，关节或腱鞘内滑膜增厚，内可见散在点状强回声，呈“落雪”征，点状强回声堆积形成聚集体（图 15-41）。③痛风石形成，早期为低回声小结节，内回声均匀，称为软痛风石；结节增大时，回声可增强，内回声不均匀，部分结节内可见钙化灶，称为硬痛风石。痛风石周围组织发生炎性改变时，其周围可见低回声晕环形成（图 15-42）。

非特异超声征象：①关节腔积液，关节腔扩张，其内积液增多；②骨侵蚀病变，病变严重时，可侵及骨质而导致局部骨质缺损。

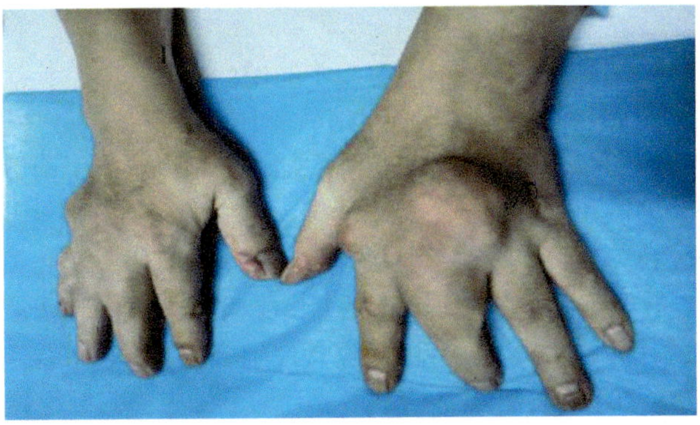

图 15-39　痛风性关节炎在手部的表现

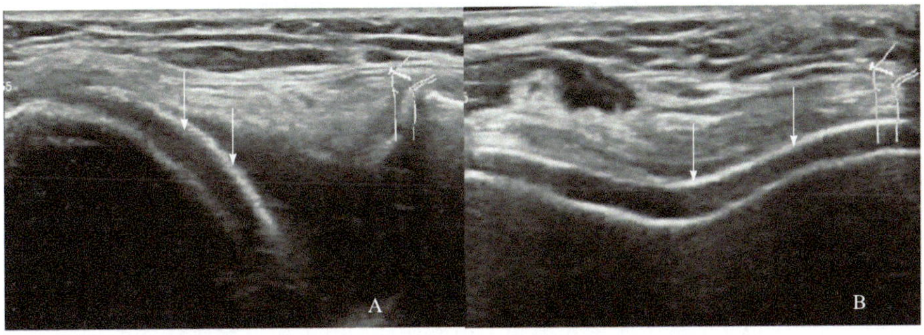

图 15-40　尿酸盐沉积形成特征性声像双轨征（箭头）

A. 股骨外上髁软骨表面尿酸盐沉积；B. 股骨滑车软骨表面尿酸盐沉积

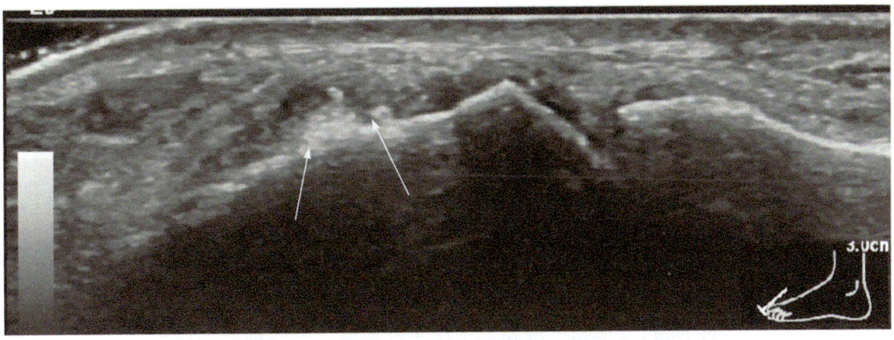

图 15-41　左足第 1 跖趾关节少许高回声聚集体

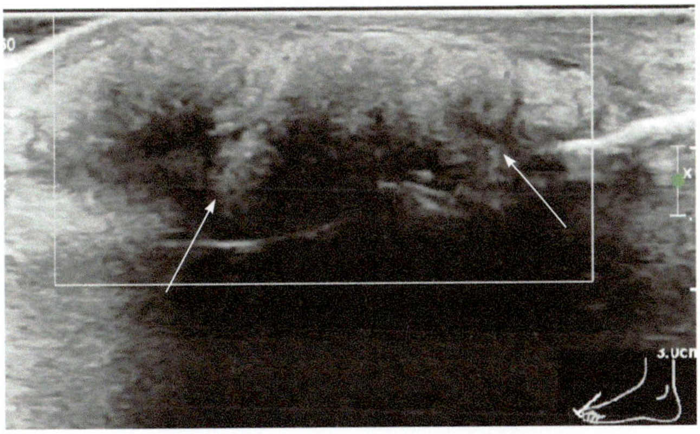

图 15-42　左足第 1 跖趾关节痛风石

2. 类风湿关节炎（rheumatoid arthritis）

（1）疾病概述：类风湿关节炎是以关节受累为主的慢性自身免疫性疾病，早期表现为对称性多发性关节炎，以关节滑膜最先受累，继而累及关节软骨和软骨下骨，最终导致全关节破坏。

（2）临床表现：青壮年女性多见，红细胞沉降率加快，类风湿因子阳性。双侧对称性多关节受累，以小关节为主，指间关节和腕关节是主要靶器官。近侧指间关节最常发病，常呈梭状肿大，其次为掌指（跖趾）关节、腕关节、膝关节、肘关节、踝关节、肩关节及髋关节等。起病隐匿，可出现反复发作的关节疼痛、肿胀和明显晨僵现象。晚期由于肉芽肿可造成软骨或软骨下骨破坏和骨吸收，并由纤维瘢痕组织所代替，使关节发生纤维性骨性融合，导致关节强直、半脱位，病程常迁延数十年。6.25%的类风湿关节炎患者有皮下结节形成，结节的中央为纤维素性坏死，周围为栅栏组织细胞和慢性炎症细胞。受累关节附件可发生腱鞘炎和滑囊炎。

（3）超声表现：①类风湿关节炎累及关节时，超声可见关节腔扩张，内可见积液，滑膜增生，PDI示增生的滑膜内可见血流信号增多。病变严重者，可见骨侵蚀病变，表现为骨表面不规则缺损，其内充填以实性低回声的血管翳。②类风湿关节炎累及肌腱时，显示腱鞘增厚，内可见积液，肌腱也可表现为增粗，内部回声减低、不均匀，严重者可发生肌腱撕裂。在类风湿关节炎患者，肌腱撕裂多发生于拇长伸肌腱和小指伸肌腱。③肌骨超声可以通过血流信号的多少对疾病的活动性进行评价，比如评价类风湿关节炎患者增厚滑膜的炎症轻重情况，并进行半定量分级。以腕关节背侧扫查为例，桡腕关节及腕骨间关节间可见增厚的低回声，为增生的滑膜组织，其内可见不同程度的血流信号：0级无血流信号；Ⅰ级为点状血流信号；Ⅱ级为血流信号充盈面积不到滑膜的一半；Ⅲ级为充盈面积在滑膜的一半以上，甚至完全充填整个滑膜组织。由于免疫系统疾病的很多患者临床症状相同，但是发病原因不同，所以应用同样的药物所起的效果不一定相同，一个治疗方案用药一段时间后需要评估疾病的活动性（图15-43），以确定是否继续用药或者改换治疗方案，而肌骨超声就是一个很好的选择，它无创、检查方便、可重复操作，是一项性价比较高的检查手段。

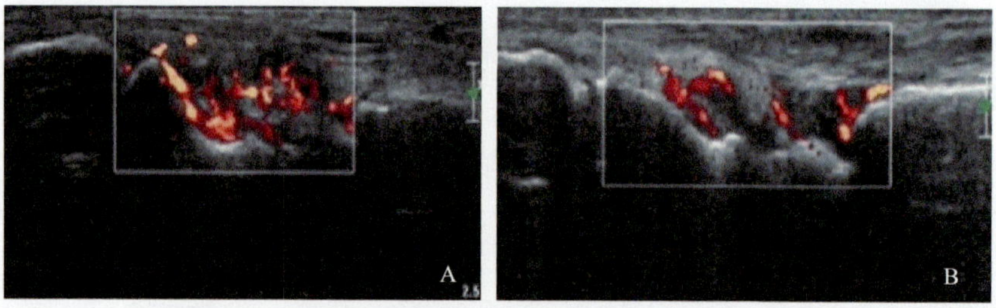

图15-43　手腕部滑膜增生伴炎性改变，治疗前后变化

A. 治疗前血流信号丰富，为Ⅲ级；B. 治疗后血流信号减少，为Ⅱ级

三、肌骨介入性超声

随着肌肉骨骼系统超声在国内的迅速推广和诊断水平的不断提高，超声引导下肌肉骨骼系统疾病介入治疗在国内也得到了迅猛发展，临床上有很多地方可以使用肌骨超声介入技术。比如最常见的关节周围注射治疗，是通过超声引导下可视化操作，能精准地在疼痛和功能障碍的骨关节、腱鞘或周旁软组织内注射抗炎药物，达到缓解或治疗的目的，如膝骨关节炎、肩周炎、肌腱病、腱鞘炎等。肌骨超声介入技术还可用于脊柱相关疾病的介入治疗，包括小关节注射、选择性神经根阻滞、硬膜外阻滞以及神经射频消融术等。

超声引导介入操作还需要术者熟悉或掌握相关的解剖知识、仪器调节，并需要充分的练习，以掌握娴熟的操作方法，才能真正达到精准可视。

（游岚岚　刘　健）

第四节　介 入 超 声

一、超声引导下介入穿刺的基本流程及技术方法

穿刺是介入诊断、治疗最基本的一项操作技术。最早的穿刺操作是盲法穿刺，操作者用手触摸穿刺目标，凭感觉和经验将穿刺针刺入靶目标内。随着影像技术的快速发展及微创诊断治疗技术的精准化要求，现代介入诊断治疗的穿刺操作多在影像引导下进行。超声引导下穿刺是在超声实时引导、监视下完成的，全程可显示进针点及穿刺针走行，做到实时、精准、安全的操作，且无辐射，是目前临床最常用的介入引导方法，也是超声介入医生必须掌握的基本技术。虽然介入超声诊疗技术种类众多，但无论是介入诊断还是介入治疗，都应遵循最基本的操作流程及规范，以达到在保证安全的前提下成功完成诊疗操作，体现介入超声诊疗技术所应具有的微创、实时、安全、精准、高效的优势。

（一）介入穿刺基本流程

遵循规范化的介入超声诊疗流程可提高诊疗效果，并在微创诊疗时有效降低介入手术风险的发生，为安全有效实施介入诊疗提供保障。介入超声流程主要分为介入诊疗前、中、后三个环节，贯穿整个介入超声诊疗期。

1. 介入超声诊疗前的流程具体内容

（1）明确患者诊疗目的：首先要明确患者就诊的目的是介入性诊断还是介入性治疗，或二者兼顾。

（2）了解患者现病史、既往史：通过了解患者现病史及既往史情况，包括基础疾病情况、药物应用情况及过敏史等方面，评估介入诊疗必要性、时机和风险。

（3）评估患者一般状况：包括生命体征和体格检查等。

（4）评估相关实验室检查资料：所有超声介入诊疗操作前均需完善血常规、凝血功能、输血全套、血糖等相关检查，部分肿瘤活检时还需完成肿瘤标志物的检查，有出血风险者需检查血型。

（5）影像学资料评估：介入操作诊疗前均需进行常规超声检查，以评估靶病灶或靶区的位置、大小、血供情况以及毗邻关系，设计安全有效穿刺路径等。对于需行消融治疗的患者，如无超声造影禁忌证，原则上消融治疗前均应行超声造影检查，尤其对常规超声不能明确显示病灶者，超声造影可以明确肿瘤位置、大小、内部血流分布等情况，为消融治疗术前治疗方案的设计提供参考，同时有助于消融治疗术后疗效的评估。还要根据不同的病灶或靶区情况，完善其他相关影像学检查，为介入超声安全有效诊治提供更多的保障，如超声引导下前列腺穿刺活检需结合磁共振成像、周围性肺肿瘤的穿刺活检应结合胸部 CT 平扫或增强等，通过整体评估，以提高诊治的有效率。

（6）严格把握适应证和禁忌证：根据患者现病史、既往史、一般状况及相关实验室及影像学结果，评估是否符合适应证、有无禁忌证以及拟行介入诊疗的预期效果。对于介入治疗的患者要在治疗前明确术前诊断，如超声引导下乳腺微创旋切术应在术前穿刺活检，明确为良性病灶时方可实施。

（7）介入诊疗方案制订：在完成上述评估的基础上，根据疾病特点、诊疗部位、所使用的介入诊疗方法、患者伴随疾病以及可能的风险及预防措施等，制订详细的介入诊疗方案。必要时，通过多学科联合诊疗（MDT）的方式，结合疾病的临床综合治疗方案确定介入诊疗方案。

（8）签署知情同意书和相关术前准备：术前需与患者及家属充分沟通，交代患者病情、病灶情况、可选择的治疗方法及其优劣、介入诊疗的预期效果、操作方法、治疗费用、可能的并发症和预防处理措施等。最后根据评估结果及治疗方案，进行相应的术前准备，主要包括患者准备、器具物

品及方案实施的准备、并发症预防与处理的准备等。

2. 介入超声诊疗中的流程具体内容

（1）患者及介入物品准备

1）患者准备：包括患者体位及状态的准备，按照不同诊疗技术要求，嘱患者以合适、稳定且舒适体位配合。

2）所需物品准备：根据诊疗技术项目不同而异，包括穿刺针、引流管、标本瓶、消融针、超声造影剂、麻醉药品、心电监护等器具、药品和设备。

（2）超声定位、消毒与铺巾：根据相关影像学检查对靶目标进行超声定位，并做好体表标记，以体表标记为中心进行皮肤消毒、铺巾，暴露拟穿刺点，探头覆盖无菌探头套并涂以无菌耦合剂。

（3）介入操作方案的执行：按照介入诊疗前制订的方案执行操作，首先根据不同项目要求选择不同的麻醉方式；其次确认穿刺点和穿刺路径，且穿刺路径上能避开较大血管等重要结构；最后按预设穿刺路径，行活检、置管、注药、消融等操作。操作过程中密切观察穿刺部位、针道及脏器周围声像图表现，密切观察患者生命体征，观察有无出血、迷走反射等并发症及副作用出现，及时对症处理。

（4）操作完成后恢复与观察：患者术后在恢复室留观半小时后再次超声检查穿刺部位及周围脏器，胸、腹腔穿刺需术后观察胸腔积液和腹水并做记录。观察患者有无异常症状及体征，如有可疑征象则需进一步密切观察或处理。

（5）出具诊疗报告并交代注意事项：操作完成后，应根据操作流程及时出具完整详尽的介入诊疗报告。同时，需要向患者及家属详尽交代术后注意事项。

3. 介入超声诊疗后评估及处理 ①患者一般状态评估，介入超声诊疗操作的大部分并发症发生在24h内，会出现不同程度的不适症状和体征等。因此，在诊疗后对患者的一般状态进行严密观察和评估，有助于对并发症的早期发现和及时处理。②脏器功能评估，尤其是消融治疗，可能因肿瘤灭活范围较广等因素影响该脏器本身或毗邻脏器的功能，所以应严格落实规范操作，以及准确的术后评估，并及时对症处理。③诊疗效果评估：不同的诊疗操作，其评估内容不同。比如评估穿刺活检组织是否满足病理诊断需要；通过置管后观察有无出血、引流是否通畅、引流液的颜色和量及患者症状缓解情况，评估置管的效果；消融治疗后通过超声造影检查即可评估消融范围及肿瘤是否残存等。

（二）介入穿刺操作方法

常用的超声引导穿刺方法有3种：①专用穿刺探头引导穿刺；②穿刺支架引导穿刺法；③实时引导徒手穿刺法。三种穿刺方法各有优势，操作者结合实际情况可选择不同的方法。对于有一定经验的介入超声操作者，多采用实时引导徒手穿刺法（图15-44）。

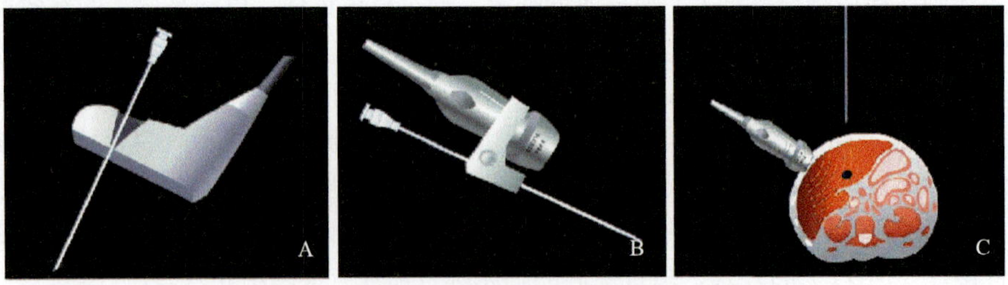

图15-44 超声引导穿刺方法

A. 专用穿刺探头引导穿刺；B. 穿刺支架引导穿刺法探头；C. 实时引导徒手穿刺法

1. 专用穿刺探头或穿刺支架引导穿刺法 应用专用穿刺探头或在超声探头上安装引导装置，

穿刺针经专用探头上的针槽或穿刺引导装置进入靶目标内，该方法可精确控制穿刺针的走向，较适用于初学者或穿刺经验不丰富者。穿刺引导装置包括引导架和导槽，目前临床常用的引导架有两类，即一次性使用的塑料架和可重复性使用的金属架。一次性塑料架属于一次性使用医疗耗材，独立包装，内含一次性探头套及耦合剂，使用方便，导向准确，降低了患者间交叉感染的概率。重复性使用金属架可消毒重复使用，费用低，不足之处是每次使用后需要严格消毒，否则有患者间交叉感染的风险，而且穿刺架多次使用后发生磨损，容易影响导向精准度。

2. 实时引导徒手穿刺法　对于有一定经验的介入超声操作者，多采用实时引导徒手穿刺法。操作者一手执探头，扫查显示病灶，另一手执穿刺针刺入靶目标内，选用徒手穿刺法的基本原则有两条：①可以灵活选择最短且安全的穿刺路径；②超声可实时清晰显示穿刺路径。徒手穿刺法操作难度大，经验依赖性强，操作者必须经过严格的专业训练并积累较丰富的穿刺经验。实时引导徒手穿刺法，按照穿刺针与探头的关系可分为平面内穿刺法和平面外穿刺法两种方式，其中平面内穿刺法穿刺针长径与探头长轴一致（图 15-45A），并位于超声扫查平面内，穿刺进针时超声可清晰显示针尖位置及穿刺针的走行轨迹，是徒手穿刺最常用的方法。平面外穿刺法穿刺针与引导探头短轴相交（图 15-45B），探头扫查到的是穿刺针的横切面，穿刺过程中声像图上仅可显示穿刺针的横切面，呈点状强回声，难以确定针尖位置。在临床实施徒手穿刺操作中常需要两种方法配合使用。

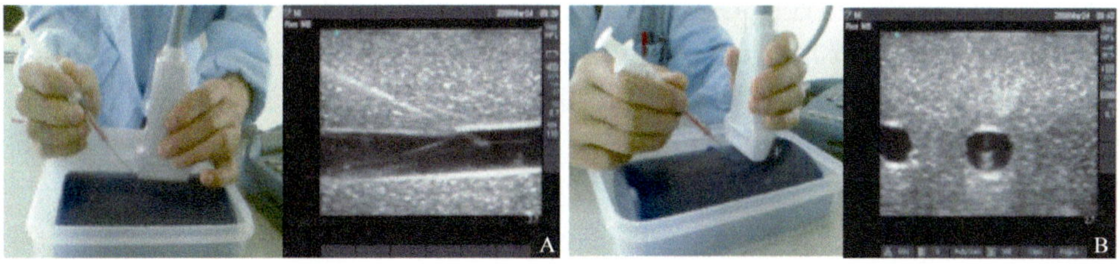

图 15-45　徒手穿刺法

A. 平面内穿刺法：穿刺针与声束平行；B. 平面外穿刺法：穿刺针与声束相交

二、超声引导穿刺的设备、穿刺路径、注意事项

（一）超声引导穿刺的设备

1. 超声诊断仪的选择　超声诊断仪是引导穿刺的必备条件，具有高分辨率、二维成像模式（灰阶+彩色血流成像）即可满足超声引导穿刺的基本需求，高分辨率的超声仪对于清晰显示病灶，提高穿刺准确性有帮助。对于需要治疗后即刻行超声造影来评判疗效者，还需超声诊断仪具备超声造影等功能。

2. 探头的选择　探头分为普通探头和专用介入超声探头两种。临床最常用的普遍探头是超声诊断仪最基本、最重要的组成部分，如经体表使用的常规凸阵探头、线阵探头、小微凸探头以及腔内探头。根据病灶情况灵活选择超声探头。如凸阵探头既可适用于腹部及盆腔病变穿刺，也可用于腹壁等较浅表部位且较大的病灶穿刺。小微凸探头，探头短轴方向较窄，可以放置在人体肋间隙，便于肝脏深部病变穿刺。专用介入超声探头表面设计有沟槽，配合超声穿刺架使用时，进针点显示在声像图中间，使得进针盲区减小，导向和观察更为方便；两类探头均可配备穿刺引导架使用。

总的来说，探头选择的原则以能够清晰显示靶目标及穿刺路径为宜。对声窗大、位置浅的病变宜选用高频线阵探头；声窗小、位置深的病变选用小微凸探头；腹部及前盆腔病变选用普通凸阵探头，盆腔位置深的或阴道病变、前列腺病变或直肠病变宜选用阴道探头或直肠双平面探头。但各种探头的适用范围不是绝对的，操作者应根据病灶实际情况并结合探头各自优势选择合适的探头，或一定范围内交互使用。如线阵探头也可用于引导心包穿刺，凸阵探头也可用于引导浅表脏器穿刺。

（二）穿刺路径及针具选择原则

精准穿刺是介入超声的关键技术，合理穿刺路径和针具的选择对提高穿刺准确率及减少并发症至关重要。

1. 穿刺路径选择原则 恰当的穿刺途径能够缩短穿刺距离，提高穿刺准确率和取材满意率，减少穿刺进针次数，降低并发症的发生。穿刺路径常用的有两种：经皮穿刺和经自然体腔穿刺。经皮穿刺穿刺针经皮肤、皮下组织进入体靶目标内，是最常用的路径，适用于经皮穿刺能够达到的病灶。经自然体腔穿刺包括经阴道、经直肠、经胃肠等腔内途径的穿刺。各种穿刺路径选择的原则为：

（1）清晰显示病灶前提下选择最短穿刺路径原则：选择自进针点至靶目标的最短距离作为穿刺路径，经过正常组织结构最少，可减小对周围组织的损伤。另外，在最短的路径上穿刺针偏移的概率也最小，而穿刺距离越远，针的偏移就越大，因而在保证安全前提下选择最短穿刺路径能够提高穿刺精准性和安全性。但在不同脏器穿刺对最短路径的要求是不同的，如肝脏病变穿刺要求经过至少 1cm 的正常肝组织；肾脏肿瘤、胰腺肿瘤、胃肠壁肿瘤穿刺则要求尽量不经过所在脏器正常实质；胆囊穿刺应经过肝实质选择胆囊颈、体交界区的肝脏胆囊床入路穿刺；对于女性盆腔内的肿物，经腹壁路径时，首选离靶目标近且无肠管遮挡处；对于盆腔深部的靶目标，可采用经阴道或经直肠取最短路径穿刺；当经腹壁和经体腔途径均可用时，应首选经腹壁途径。

（2）穿刺路径避开重要结构原则：无论路径远近、何种角度，穿刺路径必须遵循避开重要结构如大血管、神经、肝外胆管、胆囊、胰管、气管、有张力的胃肠管等的原则。上腹部及肋间穿刺活检或置管时注意肺底至胸膜腔下缘的距离随呼吸变化，深吸气时其距离变化可达 2～3cm，往往突然疼痛会加大患者呼吸程度，此时更需注意避免经过胸膜腔。对于部分特殊位置的穿刺，可超声引导下采用注水隔离技术下分离血管、神经等重要组织后进行穿刺。

2. 穿刺针具选择原则 穿刺的目的是以非手术的微创技术实现疾病的诊断和治疗，因而在保证取材满意的前提下，应首先选择最小直径穿刺针具。

（1）活检诊断时，可重复性使用活检枪（15mm 及 22mm 两档射程可调）/一次性使用活检枪（22mm 一档射程）（图 15-46）、穿刺针规格的选择是根据病灶具体情况而定，国际通用规格是以针管的外径（G）表示穿刺针不同粗细的规格（表 15-4）。通常 18G 切割活检针能满足大多数脏器病变的取材诊断，但在肾病肾炎时由于对肾小球、肾小管取材的需求，可用 16G 活检针；在胰腺等腹膜后深在位置肿瘤穿刺或甲状（旁）腺穿刺，由于解剖结构复杂，当 18G 活检针不够安全时，可选用 19G、20G 切割活检针或者细针抽吸活检针；乳腺病变穿刺部位表浅安全，常常为满足免疫组化检测的要求，可选择 14G～16G 活检针。另外，同轴套管针的使用可减少出血和肿瘤播散，但会增加穿刺针直径，对富血供、大体积等穿刺出血风险较高的肿瘤，或位于近脏器表面、合并大量胸腔积液或腹水、肿瘤播散概率较高的恶性肿瘤，可以优先采用同轴套管针，以减少出血及肿瘤沿穿刺针道种植的概率。

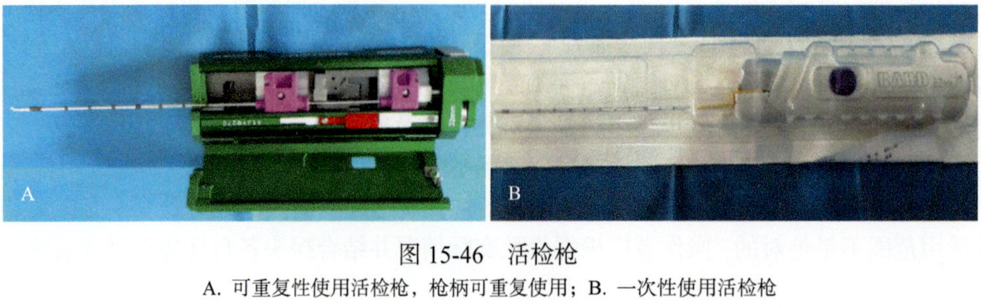

图 15-46 活检枪

A. 可重复性使用活检枪，枪柄可重复使用；B. 一次性使用活检枪

表 15-4　穿刺针国际通用规格

国内规格	6号	7号	8号	9号	10号	12号	14号	16号	20号
国际规格	23G	22G	21G	20G	19G	18G	17G	16G	14G
外径（mm）	0.6	0.7	0.8	0.9	1.0	1.2	1.4	1.6	2.0

注：G 表示不同规格穿刺针，外径≤1mm 为细针，外径＞1mm 为粗针

（2）治疗时，如假性动脉瘤封堵时穿刺应选择 21G 穿刺针，以减少对血管壁的破坏和出血风险。各种囊性病变、胸腹腔、心包积液置管选择 6～8F 引流管，胆管、肾盂引流选择 8F 引流管（图 15-47）可以满足治疗需求，但对脓肿或重症胰腺炎，由于坏死物质多致液体黏稠，建议选用 10～14F 引流管保证引流通畅，尤其是重症胰腺炎常用 14F 引流管。甲状（旁）腺、淋巴结、乳腺等浅表器官肿瘤消融选择 16～18G 消融针或更为纤细的激光光纤，内脏器官病变消融通常选择 15～17G 的消融针，危险部位病灶也可选择激光光纤或 19G 不可逆电穿孔消融针。国际通用规格是以引流管的外径（F）表示引流管不同粗细的规格，一个 F 约等于 0.33mm。

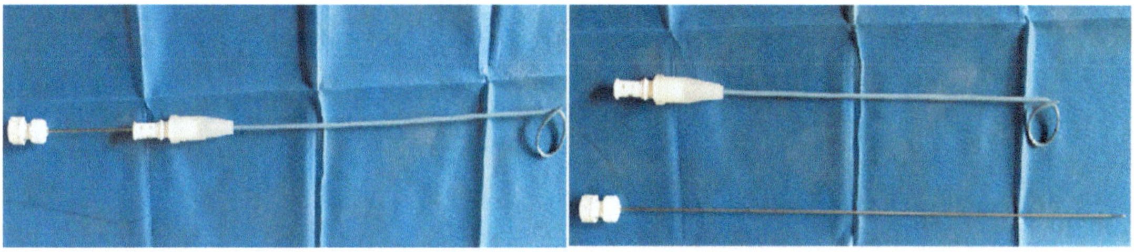

图 15-47　国际通用规格表示不同外径（F）引流管

图上为 8F 引流管，外径约 2.67mm

（三）穿刺注意事项

介入超声的突出价值不仅在于微创，重要在于实时引导下的精准穿刺。穿刺时需要我们严格规范操作步骤，否则所有的介入治疗均可导致失败。因此，高分辨率的超声设备、精确简便的引导穿刺系统、经过严格训练既有理论又有丰富实践经验的超声介入医生是保证介入超声在临床成功应用的主要因素。

1. 穿刺成功的决定性因素

（1）仪器设备因素：超声仪分辨率是对穿刺准确性影响的主要因素之一，高分辨率的超声仪对于清晰显示病灶、提高穿刺准确性有帮助。合理选择穿刺方式及穿刺设备。穿刺方法的选择，对于经验丰富者可选用实时引导徒手穿刺法，初学者为提高穿刺准确性可选用穿刺支架引导穿刺法。穿刺设备的选择根据病灶情况以及临床需要选择合理的、匹配的穿刺针具。

（2）患者因素：呼吸运动造成的靶目标移动是影响穿刺准确性的重要因素。胸或腹部脏器随着呼吸有不同程度的移动。在平静呼吸时，肝脏平均上下移动 2～3cm，肾脏约 2cm，深呼吸时则移动度更大。为了减小这种移动对穿刺的影响，穿刺时应禁止患者做深呼吸，必要时可在穿刺前让患者做控制呼吸的训练，如超声引导下经皮经肝胆管穿刺引流、肾脏穿刺活检等。此外，穿刺皮肤或腹膜时，疼痛刺激可使患者反射性地突然喘气或深呼吸，故局部浸润麻醉应在超声引导下对预设穿刺路线进行麻醉，并且直至腹膜。患者呼吸的控制和操作者穿刺动作的协调配合是完成病灶精准穿刺的重要因素，对于完全无法控制呼吸的患者穿刺应慎重，尤其是肺部病灶和肝脏近肋膈角处的病灶穿刺。

（3）操作者因素：当穿刺针穿刺靶目标（器官）时，穿刺的力量会造成靶目标不同程度的移位，

造成病灶偏离预设穿刺路线，常见于某些活动度较大的脏器和（或）靶目标质地坚硬的情况下，如肺部、肝脏以及甲状腺结节伴钙化时的穿刺。若穿刺针粗钝、进针速度较慢，则更易发生偏离。除采用锋利的穿刺针外，熟练的操作手法可在一定程度上减少此类情况的发生。故在进入临床穿刺前，操作者应接受系统的操作培训，包括仿人体模拟穿刺训练，掌握了基本穿刺方法后再进行人体病灶穿刺。此外，操作者熟悉病变结构周围的解剖关系及影像表现也至关重要，有利于选择安全路径，避免不必要的正常结构损伤。

2. 并发症的预防及处理原则 开展介入诊疗必须严格掌握介入超声诊疗的详细流程及具体内容，严格把握适应证与禁忌证。

（1）术前：应了解患者现病史、既往史，明确患者诊疗目的，评估患者一般状况，完善相关检验评估、检查评估，制订详尽、科学的介入诊疗方案，最后与患者及家属充分沟通，签署知情同意书。对于高风险的患者，应完善相关应急处理流程及物品。介入超声治疗过程中常见突发问题有内出血、过敏反应、迷走神经反射性心动过速，术前应该有相应的急救药物、器械、人员准备。

（2）术中：严格执行既定介入诊疗方案进行穿刺，无论选择何种穿刺方式，穿刺过程中都应做到实时超声引导下清晰显示穿刺针道，若目标不清晰、针尖位置不确定，不可盲目进行活检或治疗操作。同时尽可能做到穿刺一步到位，减少反复试穿。另外，密切观察患者生命体征，关注有无并发症出现，以便及时对症处理。

（3）术后：及时完成患者一般状态的严密观察和评估，做到并发症的早发现、早处理，进而有效地减少并发症的发生。根据不同的治疗种类，观察患者血压、脉搏、呼吸、有无加剧性疼痛、咯血、血尿等异常表现。对穿刺部位也应行超声复查，观察有无异常超声表现；对于胸、腹腔穿刺患者，术后还需复查胸、腹腔有无积液情况等。如有异常表现必须明确原因或进一步诊治，切不可存在侥幸心理。

总之，高分辨率的超声诊断仪、患者的密切配合以及操作者充分准备、规范实施穿刺流程，决定了超声引导下介入诊疗操作的准确度和安全程度，缺一不可，均应予以重视。

三、超声引导穿刺的主要应用价值

介入超声作为现代超声医学的一个重要分支，是1983年在哥本哈根召开的世界介入性超声学术会议上被正式确定的。主要特点是在实时超声的监视或引导下直接到达病灶区域，通过穿刺或置管技术以达到进一步诊断或治疗的目的，一定程度上达到与外科手术相当的治疗效果。因其具有微创、精准、安全及操作简便等优点，使其在临床诊疗中得以广泛应用。介入超声诊疗范围主要包括穿刺活检、置管引流、囊肿硬化、注药治疗、碘-125 粒子植入、消融治疗等。根据介入目的又分为诊断性和治疗性介入超声两大类。

（一）诊断性介入超声

诊断性介入超声的目的是帮助临床对各类疾病明确诊断，其范畴包括：超声引导下各类脏器和（或）病灶的细针或粗针穿刺活检、诊断性穿刺抽液等。超声引导下穿刺活检是获取病理诊断的微创方法，对临床诊断与治疗发挥着重要的作用。具有操作时间短、取材准确、创伤小、无辐射、疼痛轻微、无手术瘢痕的优势。适应全身各部位软组织的活检，如淋巴结、甲状腺、乳腺、皮下和肌肉层内肿块、肝脏、脾脏、腹腔及腹膜后肿块的穿刺活检，具体如下：

1. 超声引导下细针穿刺细胞学检查 主要应用于浅表组织病灶，如甲状腺结节、部分位置特殊的淋巴结等，其中甲状腺细针穿刺细胞学检查（FNA）最为广泛应用，它是在超声引导下采用细针对甲状腺结节病灶穿刺抽吸后获得甲状腺结节内的细胞，并涂片、固定后送病理科进行细胞病理学检查诊断其病理性质（图 15-48）。其技术优势在于无须手术切除即可获得结节的病理诊断，为疾病的诊疗决策提供参考。具有操作安全、简便、精确、创伤小、无放射性、费用相对低廉等优点。适用于所有可疑恶性的甲状腺结节，患者有甲状腺癌的危险因素或要求进一步诊断和治疗的患者。

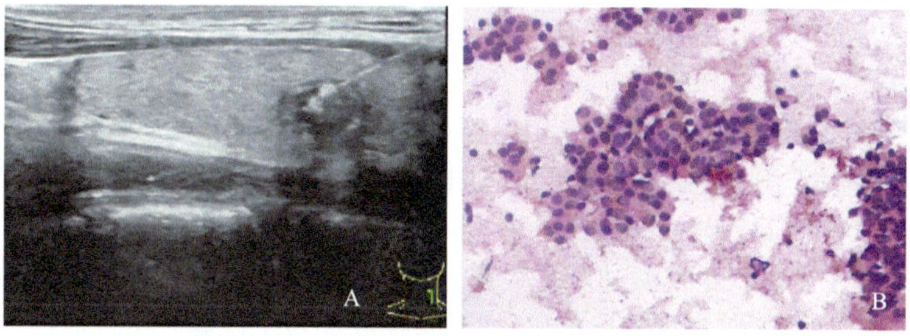

图 15-48　超声引导下细针穿刺细胞学检查

A. 超声引导下对甲状腺左侧叶实性结节行细针穿刺细胞学检查；B. 病理提示甲状腺乳头状癌

2. 超声引导下粗针穿刺组织学检查　超声引导下粗针穿刺组织学检查（图 15-49）可获得较多的病理组织标本，为病理诊断提供更多有价值的帮助。主要适用于以下方面：

（1）颈部甲状腺及淋巴结、乳腺肿物等其他浅表部位肿物的良、恶性病理诊断和鉴别。

（2）前列腺炎、前列腺增生、小结节病变及前列腺癌的早期诊断和鉴别诊断。

（3）多种弥漫性病变（肝炎、脂肪肝、弥漫性肾病等）的病理组织学诊断和分型。

（4）各种腹部脏器肿物（肝、胆、脾、肾、肾上腺肿瘤和腹腔淋巴结肿瘤、淋巴瘤、腹膜后实性肿物等）病理诊断和鉴别。

（5）位置浅表的胸部肿物，需进一步确定其性质为良性或恶性者，包括周围型肺癌、胸壁和胸膜肿物或病变。

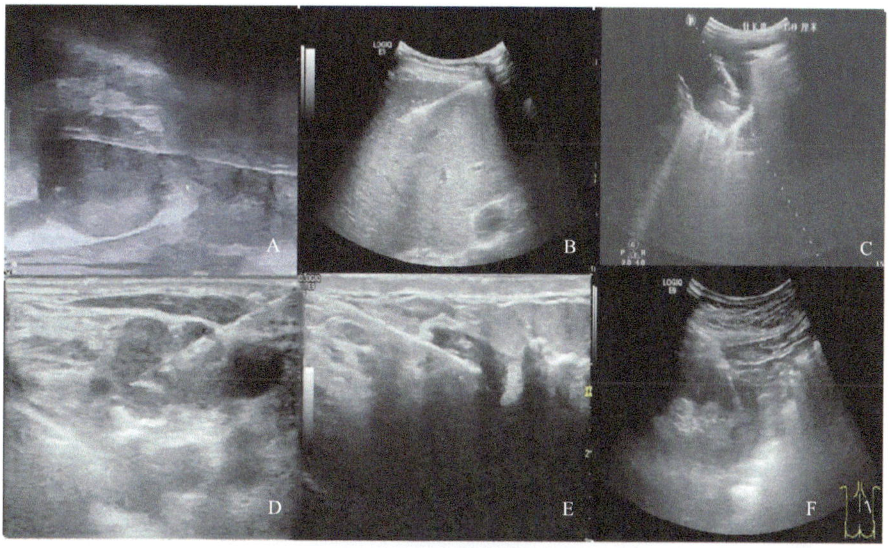

图 15-49　超声引导下粗针穿刺组织学检查

A. 前列腺穿刺活检；B. 肝脏肿瘤穿刺活检；C. 周围性肺肿瘤穿刺活检；D. 颈部淋巴结穿刺活检；E. 乳腺肿瘤穿刺活检；F. 肾脏穿刺活检

3. 超声引导下诊断性穿刺抽液　超声引导下诊断性穿刺抽液可帮助临床在微创、安全、有效的情况下完成对液体性质的判断以及送检培养等，主要适用于原因不明的含液性病变，如胸腔积液、腹水、不典型肝/肾囊肿、血肿和可疑脓肿，治疗前需明确其性质者。

（二）治疗性介入超声

治疗性介入超声通过微创、精准的治疗，对某些疾病达到了与外科手术相当的治疗效果，其范畴包括：超声引导下各类病灶抽液（注药或不注药），置管引流（单纯、冲洗或加注药），药物注入（经外周静脉或腹腔注入），碘-125 粒子置入，消融治疗（射频、微波、核素、冷冻、高强聚焦超声、激光等）等。具体如下：

1. 超声引导下囊肿抽液/硬化治疗 超声引导下穿刺囊肿并抽液，以缓解患者临床症状，或注入无水乙醇、聚桂醇后作用囊壁内皮细胞及间质细胞，使其脱水、凝固、变性、坏死等，从而使其囊壁完全失去分泌作用而起到治疗的目的（图 15-50）。该操作安全、有效、损伤小、临床治愈率较高。主要适用于：①单发或多发囊肿；②囊肿引起明显临床症状者，如肝、胰、脾囊肿出现的上腹部不适、腹胀或腹痛，肾囊肿出现血尿或腰背酸痛，盆腔非赘生性囊肿出现痛经或月经紊乱；③压迫周围脏器引起继发性合并症；④囊肿合并感染。

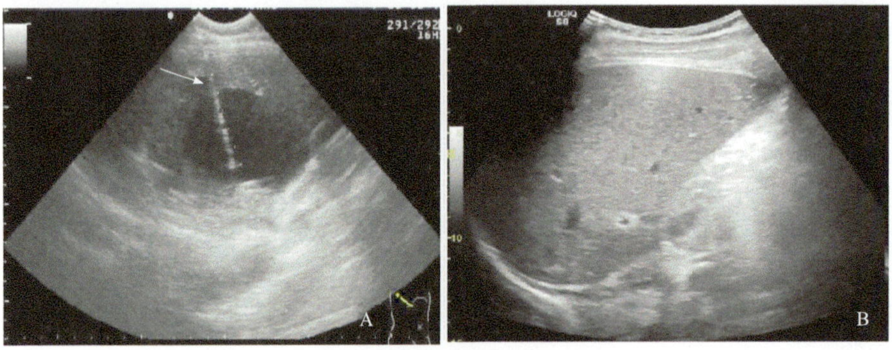

图 15-50 超声引导下肝囊肿硬化治疗前后对比

A. 穿刺硬化治疗中，箭头示穿刺针进入肝囊肿内；B. 硬化治疗 1 年后复查，病灶消失

2. 超声引导下置管引流 疾病、外伤或术后均可导致人体器官内或腔隙内液体积聚，超声引导下置管引流术是在实时超声影像监控和引导下，避开人体重要组织结构，选择最佳置管位置，实施对体内积液的置管引流。可诊断液体的性质，解除积液的压迫症状，缓解梗阻或感染，改善患者脏器功能。具有相对微创、准确、便捷的特点，是临床应用最广泛的经皮引流体内积液的术式之一。主要适用于各种原因引起的胸腔积液、腹水、心包积液、胆道梗阻扩张、脓肿以及重症胰腺炎腹水等的减压、引流。其中有代表性的为超声引导下经皮经肝胆管/胆囊穿刺置管引流（PTCD/PTGD），是指在超声引导下经皮经肝穿刺胆管或胆囊并置入引流管，使胆汁流向体外的一系列技术，主要用于胆道梗阻和急性炎症的治疗，同时胆道引流术也是所有胆道梗阻后续介入治疗的基本技术。胆道梗阻引起胆管扩张及阻塞性黄疸，为本操作的主要适应证，急性化脓性胆囊炎、胆石症，肝移植术后、胆道外科手术后胆管扩张亦可行本操作（图 15-51）。

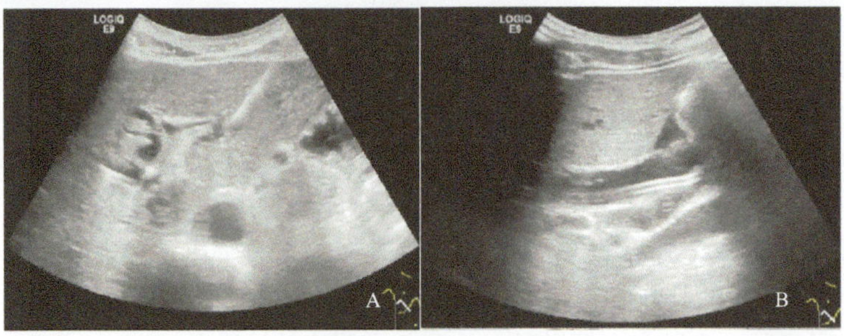

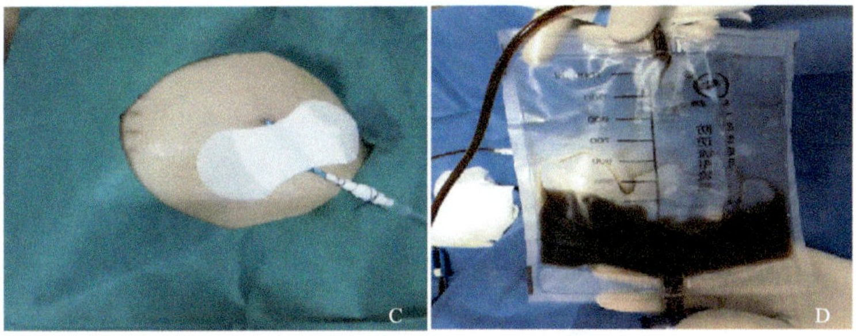

图 15-51　超声引导下经皮经肝胆管穿刺置管引流（PTCD）

A. 引导穿刺中；B. 置管后胆总管可见引流管回声；C. 该术式微创、切口小；D. 引流出墨绿色胆汁

3. 超声引导下肿瘤消融/旋切等微创治疗　近年来，超声引导下的肿瘤介入治疗发展迅速，如肝脏、甲状腺等肿瘤的消融、乳腺肿瘤的旋切术等。消融的方式有：超声引导下微波消融治疗、超声引导下射频消融治疗、高能聚焦超声刀，不同医院选择的方式有所不同。肿瘤旋切术主要应用于乳腺良性包块的治疗，也可帮助完成不明性质肿块的病理取材。此类超声引导下微创治疗的方法具有疗效快、创伤小、安全性高以及复发率低等优点，已被广泛应用于临床。

（1）超声引导下肿瘤消融治疗：通过超声引导下将微波或射频电极置入肿瘤内部，即刻不可逆性坏死，温度可达 60～120℃后，肿瘤区产生类球形凝固，造成肿瘤组织干燥、凝固坏死而达到治疗的效果（图 15-52）。主要适用于：原发性肝癌或手术切除复发者、甲状腺良性肿瘤等；原发性肝癌/甲状腺癌等年老体弱或合并其他疾病，不能耐受手术切除者；女性甲状腺肿瘤自愿选择微创治疗的患者等。消融治疗为不能手术切除的原发性肝癌和化疗、放疗疗效差的转移性肝癌提供了有效而安全的微创治疗手段，对早期肝癌更能取得与手术切除相似的效果。重视规范化治疗方案和操作技术，有助于提高消融治疗肿瘤的疗效。

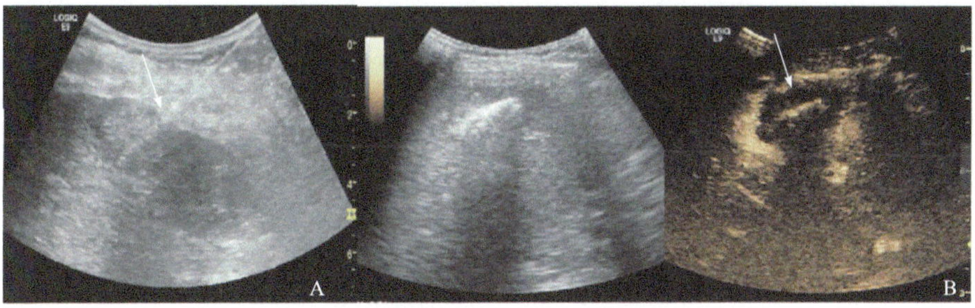

图 15-52　超声引导下肝脏肿瘤微波消融术

A. 超声引导消融针准确进入病灶（箭头）；B. 术后即刻超声造影评估病灶无血供（箭头）

（2）超声引导下乳腺微创旋切术：超声引导下乳腺旋切术是在实时超声监测下对超声检查明确的乳腺病灶利用 Mammotome 旋切系统对病变组织进行微创活检以及完整切除。此手术具有创口小、美观、不留瘢痕、并发症少、复发率低、不需要住院手术切除肿瘤等优点。适用于：乳房良性肿块的切除，如乳腺纤维腺瘤；超声发现未触及的可疑肿块。由于肿块较小，传统开刀手术可能出现术中找不到肿块的情况，而乳腺微创活检系统（ATEC）是在超声实时监测下操作，定位准确，精准切除，副损伤少。同时又能获得准确的病理学诊断，从而指导治疗（图 15-53）。

4. 其他　随着技术的不断更新，介入超声在临床疾病治疗中也发挥着积极的作用，如大隐静脉曲张硬化治疗、超声引导下动静脉内瘘球囊扩张（PTA）、经皮瘤腔注射凝血酶（UGTI）、关节腔药物注射、肿瘤碘-125 粒子置入等均可在超声引导下行精准、有效治疗。

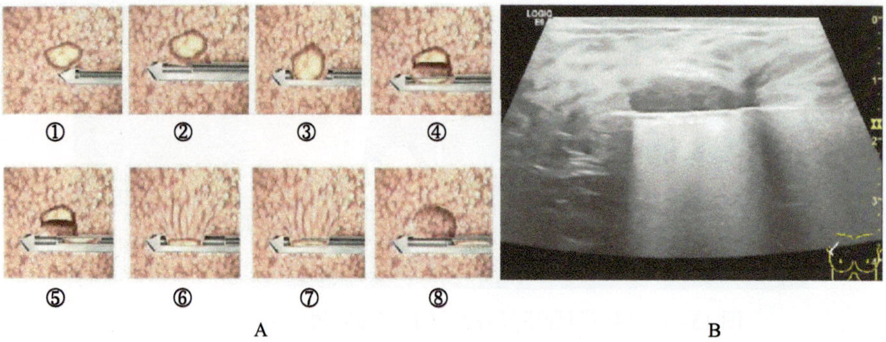

图 15-53 超声引导下乳腺微创旋切术

A. 超声引导下乳腺旋切术过程，①超声引导下旋切针到达病灶后方边缘处；②将旋切针标本收集槽放置于病灶正下方；③病灶被吸入旋切针的收集槽内；④旋切系统完成对病灶的部分切除；⑤调整旋切针方向，继续对病灶逐步切除；⑥⑦位于旋切槽内的标本；⑧重复上述步骤，完成对病灶的全部切除。B. 超声引导下乳腺旋切术

（刘 健 苟 博）

第五节 超 声 造 影

一、超声造影的原理

超声造影（ultrasonic contrast）又称声学造影（acoustic contrast），是利用造影剂的非线性效应和所产生的强烈背向散射显著提高超声诊断的分辨力、敏感性和特异性的一项技术。能够广泛有效地应用于增强心肌、肝、肾、甲状腺、乳腺等实质性器官，反映正常组织和病变组织的血流灌注情况，从而进行疾病诊断及鉴别诊断，成为超声诊断一个十分重要和很有前途的发展方向，被称为是继二维超声和彩色多普勒超声后的第三次超声医学革命。

广义的超声造影主要包括两个方面，一为负性造影，即利用液体造影剂饮入或者注入体腔形成透声窗，从而增加腔室或者管道的显影效果；二是利用含有气体微泡的造影剂注射入血管、管腔或者其他腔隙内，利用其产生的极大的声阻抗差界面，增强后散射强度，从而明显增加回波信号强度，后者即为临床常说的狭义的超声造影。

自 1969 年 Cramiak 首次提出超声对比显影至今，超声造影剂的发展大致分为三个阶段：第一代是以实验用生理盐水、胶体、乳液等为代表的无壳型造影剂，分子量小，微球内的气体受血管内压力影响较大，气体扩散较快不能随血流分布至全身，故通常只用于右心系统显影。第二代超声造影剂以包裹空气的血清白蛋白微泡及糖类空气微泡为代表，可通过肺循环到达左心系统，如 Albunex、Levovist 及 Echovist，该类微泡壳较厚、易破，谐振能力较差且不够稳定，诊断价值有限，故在造影剂市场上仅存留几年时间。第三代造影剂以全氟化碳等高分子气体作为填充物为特征，以意大利的 Sonovue 为代表，Sonovue 是目前在我国注册上市的唯一可应用于临床的超声造影剂，它是一种内包裹有惰性气体六氟化硫的糖蛋白微泡，经外周静脉注入后能够自由通过肺循环到达体循环，但无法透过细胞壁的细胞间隙进入组织间隙，是一种真正的血池造影剂，在低声压的作用下具有较好的谐振特性，便于实时全面地观察组织血流灌注过程。第三代造影剂还包括 Optison、Sonazoid、Sonovist、Definity、AFO15、全氟显及脂氟显等。

超声造影剂也正在向着具备靶向诊断和载药的第四代功能性声学造影剂发展，通过将特定的配体或者药物连接到造影剂表面，运输至靶器官或组织与特异性受体相结合，实现药物、基因等局部转移释放，同时还可减轻全身的药物副作用等，将给超声造影带来更宽广的研究领域。

常规超声成像是利用声波反射原理，当组织中存在声阻抗差异大于 0.1%时即可被超声仪器识别，但近乎相等回声的两种组织却难以区别。超声多普勒技术能评估血流的方向、流速及血流阻力等情况，对于组织微血管的评估却无法实现。超声造影增强成像的病理基础是病灶组织与正常组织的血流灌注不同，这样造影剂向二者填充的方式与时序便存在差异。当超声微气泡造影剂进入人体后，血管中的微气泡作为散射体随血液流遍全身，它们既能提供非线性谐波信号又能产生背向散射，使得血液的回波信号强度增强，便能充分显示目标组织的血流灌注情况，形成肉眼可以识别的图像对比差异。

二、超声造影的临床应用

（一）操作方法及评估

1. 患者准备　患者进行腹部脏器超声造影检查时，应当空腹，避免肠道气体对图像干扰而产生漏诊和误诊。此外，胆囊在充盈良好的情况下有利于胆道疾病的诊断。浅表器官如甲状腺、乳腺等无须做特殊准备。值得注意的是，已知对超声造影剂成分过敏者、伴有右向左分流的心脏病患者、重度肺动脉高压症患者、未控制的高血压患者、成人呼吸窘迫综合征者、孕妇及哺乳期女性及危重的心肺疾病均属于超声造影的禁忌证。

2. 使用方法　常规超声造影剂的注射主要分为团注法、持续灌注法。团注法又称弹丸注射，是临床应用最多的注射方法，被推荐用于除心脏以外的脏器及组织灌注，使用时将造影剂快速注入静脉通道，随后立即尾注生理盐水，此法利于日常临床超声造影对肿瘤强化方式定性检查及对肿瘤组织灌注量的定量分析。持续灌注法主要用于显示评价心肌缺血、脑血管病变、移植肾排斥反应等的血流灌注情况，使用时将造影剂通过微量输液泵控制注射速度及时间持续滴注，从而准确判断组织灌注量，是目前定量分析的经典方法。

3. 造影评估　主要评估增强时相、增强强度及造影剂分布情况等内容。

（1）增强时相：除了肝脏及肺以外，大多数器官具有一套血供系统，一般具有两个增强时相，动脉期：自造影剂到达器官起至 30～50s。静脉期：一般自 30～45s 起，其间增强强度出现一个峰值平台期，然后逐渐减弱直到微泡信号完全消失或者降至噪声水平。

（2）增强强度：实质器官的增强强度需与周围实质或者配对器官做比较，病变呈现相对高增强、等增强、低增强或无增强。对于没有背景组织做对照的组织、器官，如大血管、肠腔或累及整个器官的大病灶，主要观察其相对增强强度、是否增强及增强分布情况。

（3）造影剂分布：主要包括病灶区域增强是否均匀、是否存在未灌注区等。

同时还可观察一些病灶造影剂灌注的特征性表现，如灌注方向（向心性、离心性、弥漫性等）、造影后病灶边界是否清晰以及造影后病灶大小变化等情况。

（二）超声造影的临床应用

1. 在肿瘤定性诊断方面的应用　目前临床使用的超声造影剂为纯血池造影剂，只停留于血管内，经肺排出且无肾毒性，可在操作者的完全控制下实时显影，而 CT 和 MRI 的对比剂会迅速从血池进入细胞外间隙，经肾排出，有肾毒性。

超声造影可显示组织的微血管走行，良、恶性肿瘤内的血管解剖结构及血流动力学均不同，这是多普勒超声及超声造影成像的病理学基础。肿瘤血管缺乏正常的树枝状结构，常可看到血管环、动静脉瘘等，血管走行迂曲，有时伴有管腔的狭窄和阻塞，通过显示肿瘤的血液供应方式以及造影剂在其内的停留时间等血供特点来推断肿瘤的性质，良、恶性肿瘤在造影表现方面会有部分交叉重叠，因此存在一定比例的假阳性和假阴性发生率，以下是超声造影技术在部分部位肿瘤中的应用。

（1）肝脏：CEUS 在腹部器官首先被应用于肝局灶性病变的定性诊断中，也是目前应用最成熟的脏器之一，能够将肝局灶性病变诊断的准确率提高至 89%～92%。由于肝脏具有肝动脉（25%～30%）和门静脉（70%～75%）双重血供，肝脏超声造影在时相上有动脉期（0～30s）、门脉期（31～120s）和延迟期（也称静脉期，120～360s）三个血管期的不同声像图特点。

1）肝脏良性病变：大多数肝脏良性实性病变的超声造影显示门脉相和延迟相持续增强，可以通过动脉相增强模式进一步鉴别诊断。典型的增强模式总结见表 15-5，其中包括血管瘤（图 15-54）、局灶性结节性增生（focal nodular hyperplasia，FNH）（图 15-55）、局部脂肪缺失、局部脂肪变性、再生结节、单纯性囊肿、腺瘤（图 15-56）和脓肿。

表 15-5 肝脏良性局灶性病变的增强模式

肿瘤种类	动脉相	门脉相	延迟相
血管瘤	周边结节状增强，中央无增强	部分/整体向心性填充	整体等增强
局灶性结节增生	早期整体离心轮辐状增强，呈高增强	高增强	等/高增强
腺瘤	整体增强呈高增强	等增强	等/低增强
脓肿	环状增强，中央无增强	环状增强呈高/等增强、中央无增强	环状增强呈低增强、中央无增强
再生结节	等增强	等增强	等增强
单纯性囊肿	无增强	无增强	无增强
局部脂肪缺失	等增强	等增强	等增强
局部脂肪变性	等增强	等增强	等增强

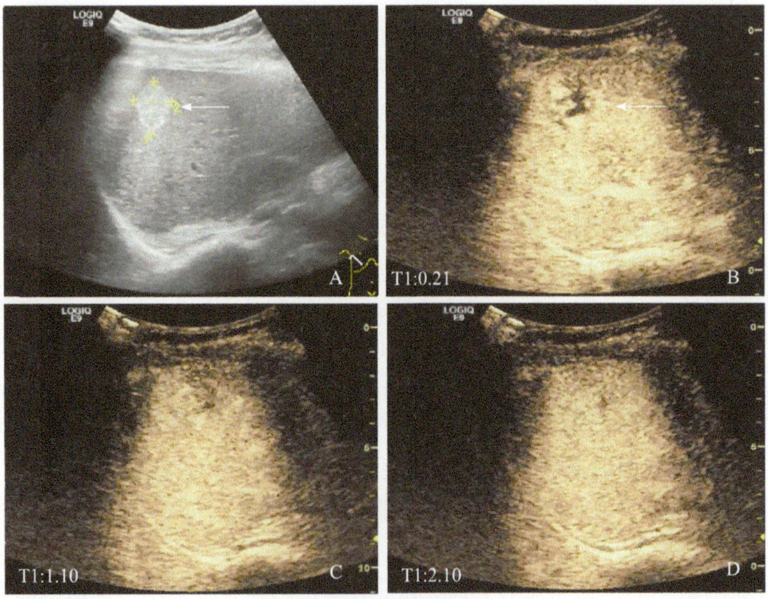

图 15-54 肝血管瘤

A. 常规超声示肝右叶病灶（箭头）呈高回声；B. CEUS 动脉相 21s，病灶周边结节状环状高增强，中央无增强；C. 门脉相 70s，结节内造影剂缓慢向心性填充；D. 延迟相 130s，结节呈整体等增强

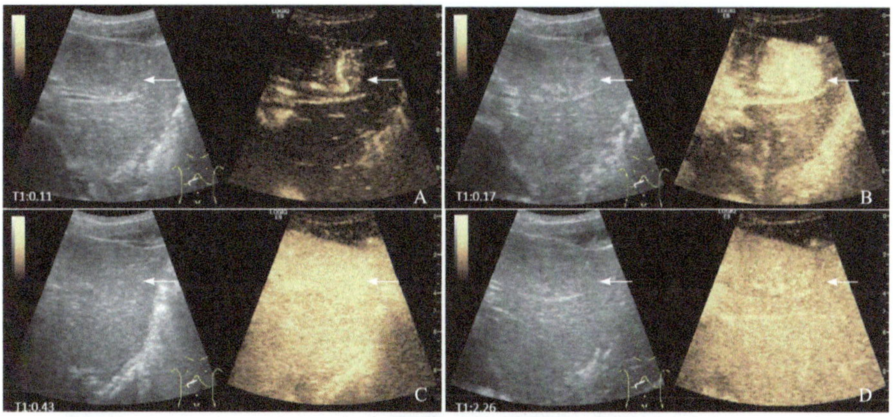

图 15-55　肝脏局灶性结节性增生

A. 肝左外叶病灶呈不均匀中等回声，CEUS 动脉相 11s，病灶开始呈离心轮辐状高增强；B. 动脉相 17s，病灶整体呈高增强；C. 门脉相 43s，结节呈稍高增强；D. 延迟相 146s，结节呈等增强（箭头示结节）

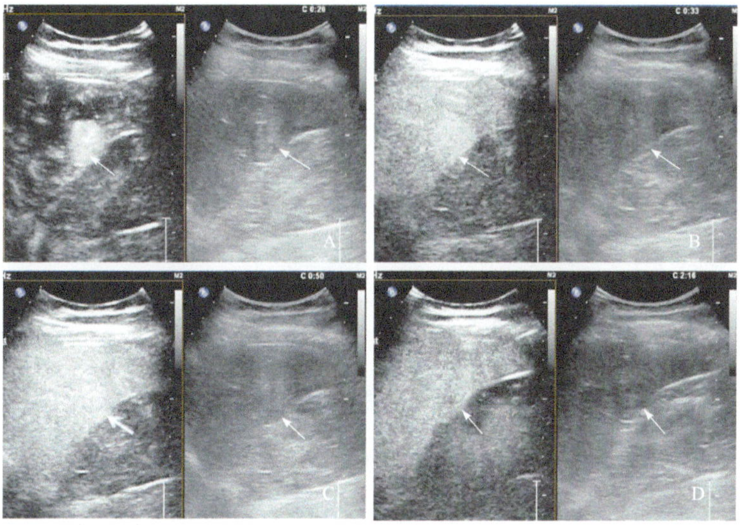

图 15-56　肝腺瘤

A. 肝右后叶靠脏面病灶呈不均匀中等稍低回声，CEUS 动脉相 20s，病灶呈团状高增强；B. 门静脉早期 33s，病灶整体呈稍高增强；C. 门脉相 50s，结节呈等增强；D. 延迟相 136s，结节呈等增强（箭头示结节）

2）肝脏恶性病变：肝脏恶性肿瘤包括原发性肝癌和转移性肝癌（metastatic hepatic carcinoma，MHC），根据欧洲超声联合会颁发的造影剂使用指导原则及临床实践经验（表 15-6），肝细胞肝癌超声造影的典型表现为动脉期病灶快速整体高增强，门脉期和延迟期病灶减退呈低增强（图 15-57）；肝内胆管细胞癌（intrahepatic cholangiocarcinoma，ICC）动脉早期病灶周边呈环状不均匀高增强，呈向心性填充，中央片状无增强区，门脉期增强区消退呈低增强；MAC 的动脉期，乏血供者表现为低增强或环状高增强，富血供者表现为动脉期均匀增强，门脉期和延迟期病灶减退呈低增强或无增强。

表 15-6　肝脏恶性病变的典型增强模式

肿瘤种类	动脉相	门脉相	延迟相
肝细胞肝癌（伴肝硬化）	整体呈高增强，见无增强区	等增强，见无增强区	低/等增强
少血管型转移性肝癌	低增强或环状高增强	低增强	低/无增强

续表

肿瘤种类	动脉相	门脉相	延迟相
多血管型转移性肝癌	整体呈高增强	低增强	低/无增强
肝内胆管细胞癌	不均匀环状高增强，向心性，中央有无增强区	低/无增强	低/无增强
囊性转移性肝癌	部分呈结节样/环状增强	低增强	低增强

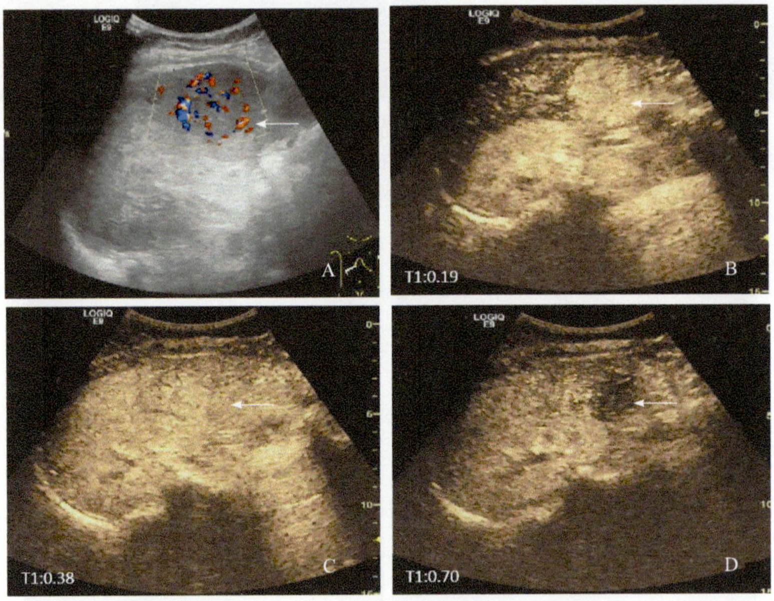

图 15-57 肝细胞肝癌

A. 肝右前叶实性结节，内短棒状血流信号；B. CEUS 动脉相 19s，结节呈团状高增强；C. 门脉早期 38s，结节呈等增强；D. 门静脉中晚期 70s，结节呈低增强（箭头示结节）

（2）脾脏：脾脏血供极为丰富，细针活检时，出现严重腹腔出血等并发症的风险较大，所以应用影像学无创诊断或鉴别诊断脾脏内肿块至关重要，合理地应用超声造影可以提高诊断准确率，并增加超声介入医生对疾病的诊断信心。

脾脏内脾动脉与脾静脉之间是一个大的血窦，在注入超声造影剂后造影剂微泡停留的时间较长，因此脾脏的造影廓清时间较大多数器官长。动脉期：为造影剂注射后即刻至 7～30s；静脉期：31～120s。正常脾实质超声造影表现为早期快速的、瞬间的非均匀增强，注射造影剂约 1min 后表现为分布均匀持久的高增强，后期造影剂缓慢均匀消退。

脾脏良性病变的典型表现为无增强或早期快速灌注、静脉期持久增强，见图 15-58。与之相反的是，动脉期弥漫性或周边增强，紧随快速而明显的廓清，则通常为脾脏内恶性病灶（转移瘤或淋巴瘤）。然而脾脏内恶性与某些良性病变的造影表现常有部分重叠，如脾血管瘤、错构瘤以及一些少见的脾脏病变可有类似恶性病灶延迟期造影剂消退的表现。此外，超声造影还有助于识别异位脾组织及外伤的诊断（图 15-59）。

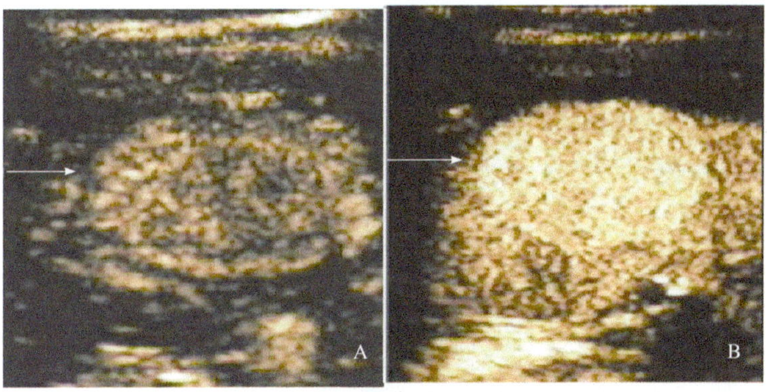

图 15-58 脾血管瘤（箭头示结节）

A. CEUS 示动脉期，脾结节稍快于周边实质呈稍高增强；B. 静脉期，结节呈持续高增强

（3）乳腺：乳腺恶性病灶的典型声像图特征表现为早期向心性不均匀增强，增强水平高于周围腺体（高增强），较大病灶内部因出现坏死可见无增强区，造影后病灶范围较造影前明显增大，边界不清，造影剂廓清时间较周围正常组织长（图 15-60）。出现上述表现主要是由于恶性病灶的新生血管大多增粗、走行迂曲、静脉回流受阻，病灶内新生血管分布不均匀导致整体呈现不均匀增强或者部分增强。

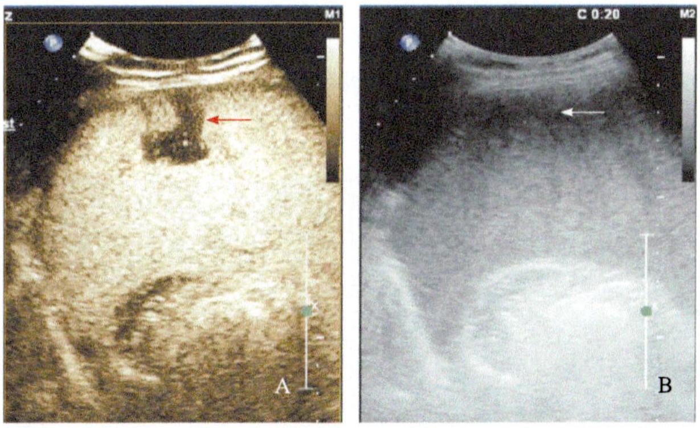

图 15-59 脾外伤（箭头示梗死灶）

A. CEUS 动脉期，脾结节周边梗死灶呈不规则无增强区；B. 常规超声难以分辨梗死灶轮廓

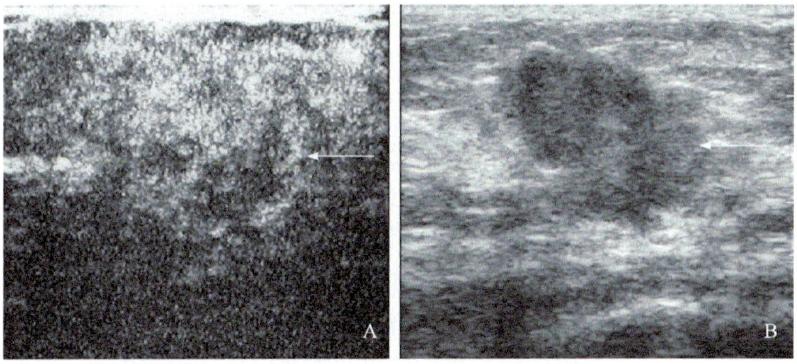

图 15-60 乳腺浸润性导管癌（箭头示结节）

A. CEUS 示注射造影剂后早期乳腺结节呈不均匀高增强，病灶范围大于常规超声显示；
B. 常规超声显示病灶呈低回声，形态不规则

乳腺良性病灶内血管分布规则，静脉回流系统正常，因此不易出现造影剂分布不均或淤滞，典

型造影表现为离心性或弥漫性均匀高增强、等增强和低增强，造影后范围无增大，边界清晰，廓清时间与周围正常组织同步或略早于周围正常组织（图 15-61）。

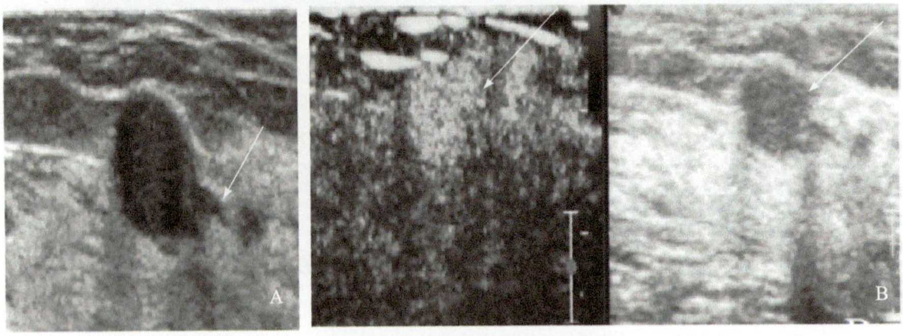

图 15-61　乳腺纤维腺瘤

A. 常规超声显示左乳内上象限低回声结节，边界清晰，部分边缘成角（箭头）；
B. CEUS 示结节呈均匀稍高增强，边界清晰，边缘光整，范围无增大

（4）甲状腺：甲状腺良、恶性结节的增强模式总体上存在差别：恶性病灶的典型超声造影表现为不均匀增强，而良性病灶的典型表现为环状增强或无增强，如典型甲状腺恶性结节血流灌注晚于周围正常甲状腺组织，因新生血管发育畸形导致造影表现多呈不均匀低增强型，而典型腺瘤则表现为结节增强早于周围甲状腺组织，呈周边向中心快速填充，形态规则，有较明显的增强环，见图 15-62。同时应注意，超声造影对于甲状腺滤泡癌和甲状腺良性滤泡病变鉴别作用不大。

对于炎性病变，由于肿块增强后边界不清、肿块增大，与恶性肿瘤增强方式重叠交叉，故诊断时需详细询问病史，结合临床表现进行诊断。

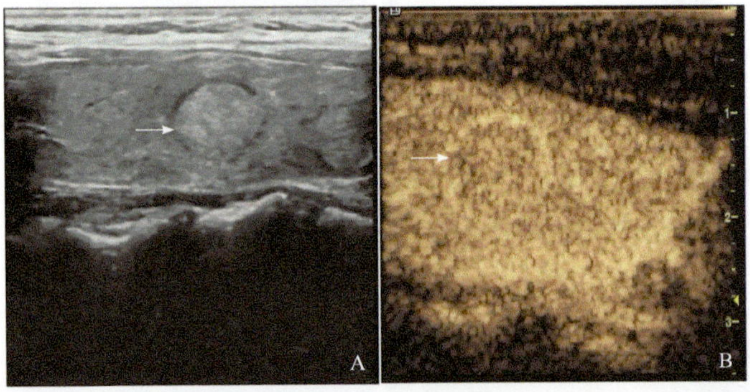

图 15-62　甲状腺腺瘤

A. 甲状腺中份稍高回声结节（见箭头）；B. CEUS 示结节（见箭头）呈等增强，周边可见较明显的增强环

（5）浅表淋巴结：大多数报道认为转移性淋巴结的特征是显示肿瘤样新生血管，表现为远离淋巴门有丰富的血管支穿透淋巴结包膜，呈向心性增强、不均匀增强（图 15-63）。反应性淋巴结的特点是保留了淋巴结的形态及血管解剖特征，即具有含动静脉的单一血管蒂、血管分支规则地走向淋巴结边缘，超声造影表现为由淋巴门向外周呈树枝状增强。超声造影有助于血管解剖特征的显示，但当出现局部转移或者坏死的情况时，分析整个淋巴结的血管分布常不能获得满意信息。

（6）阴囊：临床上对于如何明确区分阴囊少血供与无血供病变较为困难，无血供者在阴囊内则意味着良性病变，多普勒超声无法提供这方面的准确有效信息，超声造影则提供了一种实用而可行的解决手段。目前认为，直径小于 1.5cm 的睾丸肿瘤在彩色多普勒上可不显示血流信号，而易被误诊为良性病变。超声造影在睾丸良、恶性结节的超声增强表现总体上存在差别，研究表明，如睾丸

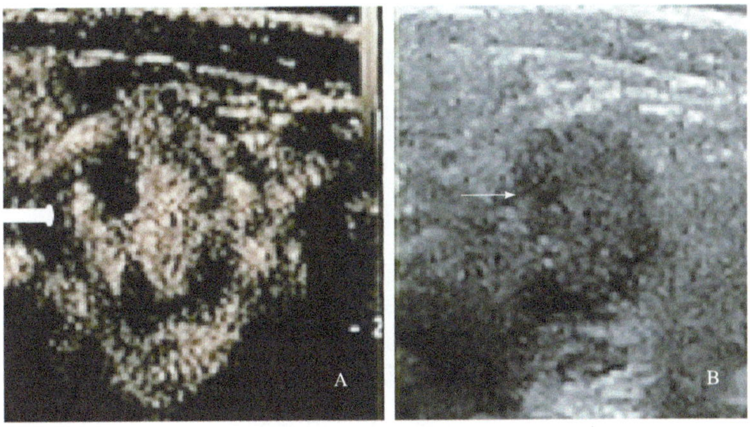

图 15-63　转移性淋巴结

A. 转移性淋巴结 CEUS 表现为不均匀增强，局部合并有充盈缺损；
B. 常规超声显示淋巴结成不规则低回声，淋巴结门消失（箭头示病灶）

精原细胞瘤、畸胎瘤、卵黄囊瘤、绒毛膜上皮癌等恶性肿瘤多数呈整体弥漫性高增强，睾丸淋巴瘤造影均表现为“快进快出”的均匀高增强。

睾丸的良性肿瘤多数表现为无增强，如表皮囊肿或无血供的良性复杂性囊肿。同样超声造影还在睾丸扭转时，对急性睾丸阶段性梗死作出定性诊断，提示存活睾丸组织的范围（图 15-64）。

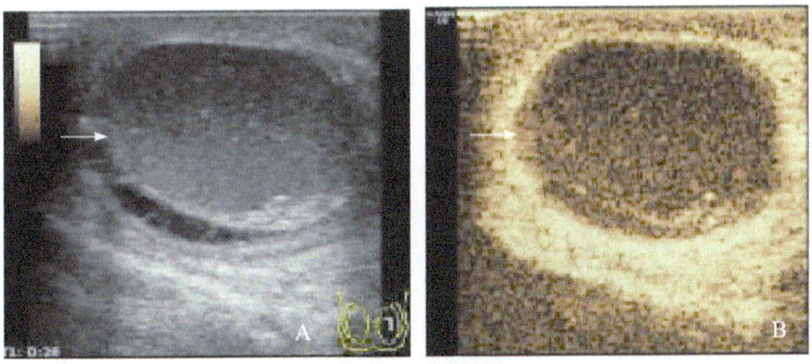

图 15-64　睾丸扭转

A. 常规超声显示睾丸包膜光滑，实质回声尚均匀；B. CEUS 示睾丸内始终未见造影剂充填

2. 心血管方面的应用　主要分为右心声学造影及左心声学造影。

（1）右心声学造影：右心声学造影的应用主要包括卵圆孔未闭的诊断及其封堵术后残余分流的评估、肺动静脉瘘的诊断、永存左上腔静脉和单纯性冠状静脉窦扩张的鉴别、先天性心脏病术后是否存在分流的评估、右心复杂性先天性心脏病的诊断等。

目前国内外常规使用的右心造影剂是振荡无菌生理盐水加自体血液混合成的造影剂，因其产生的气泡直径较大，无法进入肺循环。具体操作方法：将 8ml 0.9%氯化钠溶液混入 1ml 患者的自体血液，并加入 1ml 空气，使用三通管快速来回推注 20 次或以上，使其充分混合成含细小微泡的红色混悬液，即“空气-盐水血液混合物”，制备好后立即经肘前静脉通道以团注法快速推入同时进行超声观察。

右心声学造影不受流速高低限制，能实时动态地显示右心系统的灌注顺序和心脏分流信息，为临床提供丰富的解剖及血流动力学信息（图 15-65）。

（2）左心声学造影：主要包括左心腔声学造影（left ventricular opacification，LVO）和心肌声学造影（myocardial contrast echocardiography，MCE）。

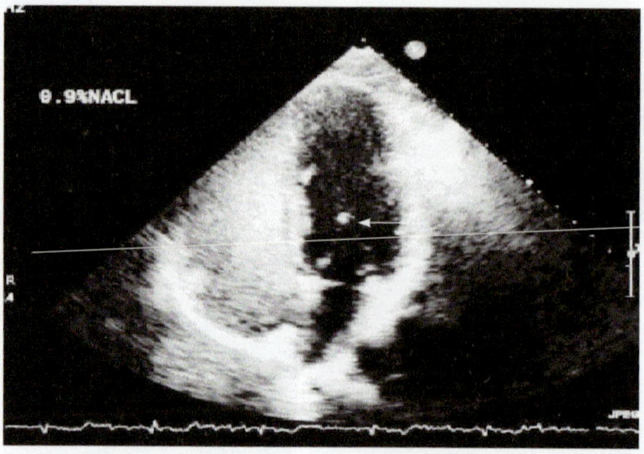

图 15-65 右心声学造影

右心声学造影示左心室内出现少量微泡（箭头），提示存在右向左分流

LVO 检查有利于左心系统心内膜边界与瓣膜的清晰识别，主要用于常规超声心动图图像质量不佳时，通过外周注射，使左心腔内充满造影剂，可以更清晰地勾画出心内膜边界及轮廓，有助于准确测量室壁厚度、室壁运动及射血分数等；有助于对心尖部及心尖段结构异常的识别；协助鉴别心腔内肿块、左心室的心尖肥厚、心肌致密化不全（图 15-66）、心尖血栓、室壁瘤等。LVO 与负荷超声心动图联合使用时，有利于静态和峰值负荷下完整地评估左室壁阶段性运动，提高诊断的准确性和重复性。

MCE 技术有利于提高床旁急性冠脉综合征的诊断准确性，有利于与负荷超声心动图结合提高冠状动脉疾病的检测能力以及诊断的准确性和重复性，有利于心脏良、恶性肿瘤的诊断和评估。

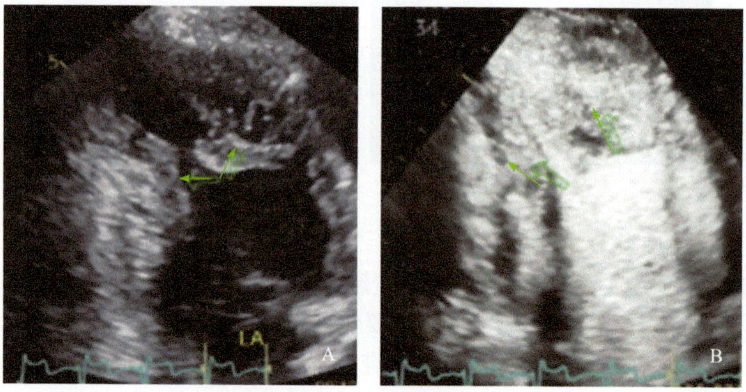

图 15-66 左心超声造影

A. 常规超声显示心肌回声不均匀，疑心肌致密化不全；B. CEUS 示不均匀心肌内出现造影剂充填，提示心肌致密化不全，致密心肌菲薄

（3）血管：主要用于确定血管是否栓塞、栓子性质、通畅程度、动脉瘤等诊断，同时还用于对支架内血栓等术后随访。其中动脉斑块的稳定性和治疗是研究报道的热点，有助于预测和减少脑血管疾病的发生率（图 15-67）。

超声造影可同时显示高速和低速血流，不存在混叠、溢出以及角度依赖等影响，可以提高多普勒超声检测的敏感性，能够进一步改善对困难病例血管管腔边界的界定，清晰显示狭窄段管腔形状以及血栓等，同时提高低回声斑块及溃疡斑块的显示率，还可根据动脉斑块内血流灌注情况反映斑块的新生血管化程度，并对其进行半定量分析。

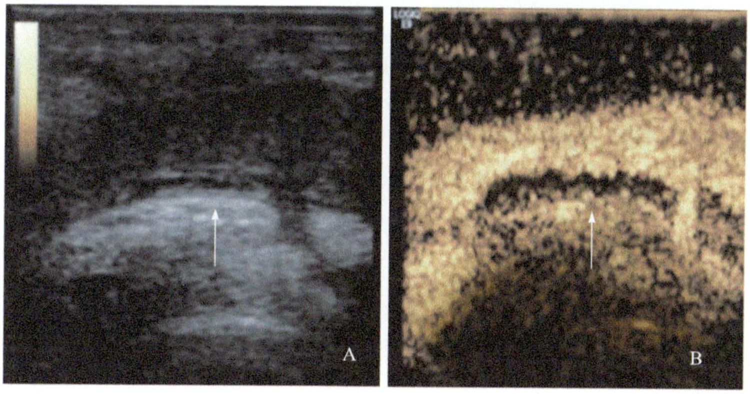

图 15-67　颈动脉斑块超声造影

A. 常规超声显示动脉管腔欠清晰（箭头所示），后壁可见一不均质斑块；B. CEUS 示管腔内血流通畅，后壁斑块内可见造影剂充盈，提示斑块稳定性差

超声造影不仅是评价颈动脉支架术后再狭窄的可靠方法，它在腹主动脉血管内修复术（EVAR）术后支架周围内漏患者的随访中同样具有独特优势，可以更清晰地测量瘤体大小及观察有无附壁血栓。

3. 超声造影在其他方面的应用

（1）超声造影引导穿刺活检：当肿瘤过大或过小、位置不佳、合并变性坏死、取材位置不当或不足均可导致穿刺结果存在假阴性，超声造影在确认肿瘤的活性区域、变性或坏死区域以及发现微小肿瘤的基础上引导血供丰富区域的穿刺活检，可有效提高经皮穿刺的诊断率并减少穿刺次数，确认周边血管分布情况及毗邻关系，准确获得组织病理诊断，使穿刺过程更加安全有效，具有较高的临床应用价值（图 15-68）。

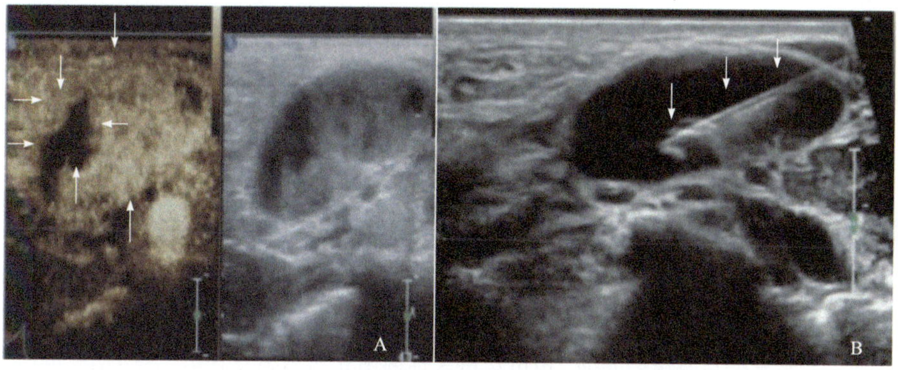

图 15-68　超声造影引导下颈部淋巴结穿刺活检

A. 常规超声显示颈部淋巴结增大，皮髓质分界不清晰，CEUS 示淋巴结周边环状高增强，中央无增强，提示为坏死区域；B. 穿刺取材时对应避开淋巴结内无增强区域穿刺，保证有效取材

（2）器官灌注及器官移植：超声造影主要通过正常组织和病变组织造影增强结果的对比来判断组织、器官中有无局部灌注异常，异常的部位、范围以及病变的性质。局部的缺血、梗死及损伤在超声造影上常表现为无增强，与周围正常组织形成较鲜明对比，对于移植后器官动脉、静脉并发症的判断也有明显价值。

（3）腹部外伤中的应用：能够发现常规超声不能发现的实质脏器损伤变化，确定损伤的实际病变范围，显示肝、脾、肾等脏器被膜损伤确切部位及活动性出血，同时在急诊工作中诊断肾、肠系膜、胰腺等器官损伤及腹膜后血肿等均能较常规超声提供更多准确全面的信息。

（4）非血管腔道的超声造影：要包括输卵管通畅性评价，排泄性超声尿路造影（判断膀胱输尿管反流情况），引流管显像（判断引流管是否在目标管道内），胆道腔内造影（诊断胆瘘、显示胆道解剖形态及梗阻部位判断），唾液腺导管阻塞诊断。通过超声造影可以了解上述生理性及病理性体腔大小及形态，相互间或与其他脏器结构是否相通等。

4. 超声造影的局限性及前景 由于受个体代谢、病灶解剖结构、仪器性能以及微泡直径、分布、浓度等造影剂本身等因素的影响，超声造影研究存在一定的局限性。尽管多普勒信号增强在一定程度上有利于我们对疾病性质的鉴别诊断，但血管数目、走行以及造影后总体血流灌注增强情况及增强模式等参数仍具有较强的主观性，依赖于操作者的手法和评估经验。

在应用前景方面，具备分子影像学成像功能以及纳米靶向超声造影剂的研发以及靶向释放为超声造影在分子领域中开辟了崭新天地，使超声医学的优越性进一步提高。

（刘　健　刘晓玲）

第六节　颅脑超声

20世纪70年代超声成像技术开始应用于新生儿和婴儿颅脑疾病的诊断，尚未完全闭合的前囟、后囟、颞缝为新生儿和婴儿颅脑超声检查提供了条件。颅脑超声检查无X线射线损害，价廉、便捷、快速，相比CT检查成像时间短，用扇形或凸阵探头扫查，通过“小声窗”可以看到“大视野”，颅内结构尽显眼底。颅脑超声检查能动态监测颅内的病情变化，显示颅内病灶具体位置、形态、大小及血流动力学变化，特别是对脑中线周围结构分辨力高，故成为新生儿早期颅内病变的首选检查手段。

一、颅脑超声检查的方法

（一）适应证

所有新生高危儿均应在出生后7天内接受1次扫查，14天后再做1次，所有小于孕34周的新生儿均应进行常规颅脑检查。内容：①颅内出血；②缺氧缺血性脑病；③脑室周围白质软化症；④脑积水（脑室扩张）；⑤先天性囊性病变；⑥先天性脑发育异常；⑦颅内感染性疾病；⑧脑肿瘤；⑨外伤；⑩血管畸形。

（二）检查方法

1. 检查前准备 新生儿或早产儿检查宜在新生儿病房或新生儿监护室进行，操作者应遵守新生儿室消毒隔离制度。2岁以内囟门尚未闭合的患儿均宜在喂饱后安静状态下或睡眠中进行，对于哭闹难以合作的患儿予以适量水合氯醛镇静处理，也可在母亲怀抱患儿适当固定其头部及少运动的条件下进行。

2. 体位 对保温箱内治疗的患儿，取仰卧位，操作者可将手和探头通过保温箱小窗进入舱内，暴露前囟、后囟、乳突囟及颞窗，手持探头，左手适当固定患儿头部进行检查。

3. 仪器条件 采用实时超声诊断仪，选用探头接触面小，扫描角度大，以扇形或微凸阵探头扫查最佳，检查时也可采用线阵高频探头结合扇形或微凸阵探头进行颅脑浅层和深处的检查。侧脑室丘脑前方为主的扫查，探头选用频率为5～12MHz。

4. 检查步骤和方法 常用经前囟扫查法和从颅骨颞侧扫查的轴平面横断扫查法。

（1）经前囟扫查法

1）冠状切面扫查：在患儿前囟部位加耦合剂，轻放探头，使扫描平面垂直于颅顶部正中线进行冠状切面扫查，探头位置由前向后弧形移动，使扫查平面先后通过额叶、顶颞叶和枕叶，至少六个切面。扫查过程中应注意两侧大脑半球实质结构和回声结构比较，检查脑室系统、中线结构的形态和位置的改变（图15-69）。

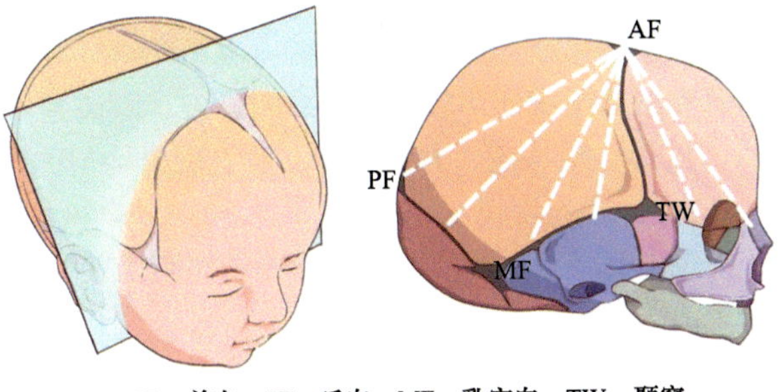

AF：前囟；PF：后囟；MF：乳突囟；TW：颞窗

图 15-69　经前囟冠状切面扫查示意图

箭头示垂直于颅顶部正中线冠状检查平面

2）正中矢状面扫查：在患儿前囟部位加耦合剂，轻放探头，使扫描平面平行于颅顶部正中线进行矢状切面扫查，自正中矢状面（第三脑室所在平面）开始扫查，向一侧大脑半球的颞侧缓慢弧形扫查，至少 5 个切面，双侧最大侧动为 45°左右。观察该脑室形态、大小、内部回声以及脑室周围组织结构的回声特点。然后，再由颞侧逐渐返回正中平面，并继续向对侧大脑半球缓慢弧形移动扫查（图 15-70）。

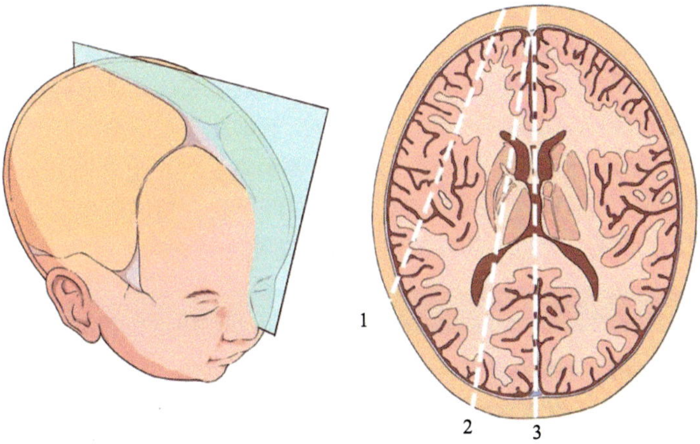

1. 正中矢状平面；2. 正中旁矢状平面(通过侧脑室)；3. 正中旁矢状平面(通过脑岛)

图 15-70　经前囟矢状切面扫查示意图

（2）经颞窗扫查法：轴平面横断扫查，从颅骨颞侧进行水平面超声扫查，外耳道至眼外眦连线所在平面成 10°交角的平面作为基准平面，向上作系列平行的断面扫查。观察丘脑水平、侧脑室体部和颅顶部不同轴平面的断面结构（图 15-71）。

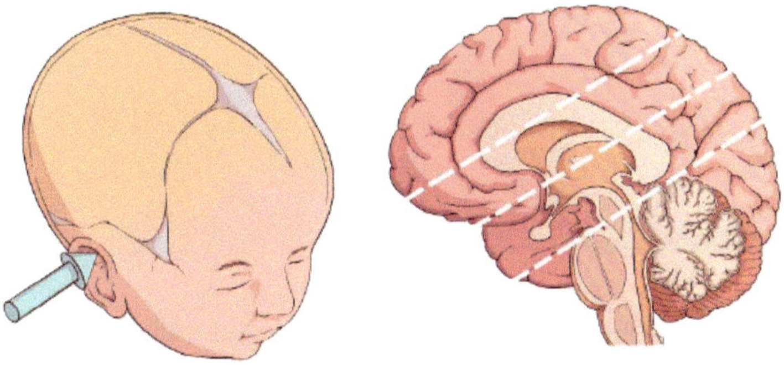

图 15-71　经颞窗扫查示意图

（三）正常颅脑结构声像图

1. 大脑表面软脑膜血管和结缔组织回声较强，沟、回、裂、隙清楚。

2. 脑组织（大脑皮质、丘脑、尾状核、大脑脚）一般表现为均匀弥漫的中低水平回声，小脑表现为均匀较强的回声。

3. 脑室壁边缘光滑，当声束与脑室壁垂直时，易清晰见到脑室壁，脑室内脑脊液呈无回声区。

4. 双侧脉络丛大小一致，为致密的强回声。

5. **大脑镰和大脑中裂** 扫查大脑镰和大脑中裂时，避免声束与大脑镰和大脑中裂平行，冠状断面上宜采用正中旁扫查。

二、颅脑主要疾病诊断要点

（一）颅内出血

颅内出血是新生儿致死或致残的最主要原因之一，尤其对于孕34周以下未成熟儿。高频超声检查是新生儿颅内出血首选的诊断手段，准确性和特异性堪比X线和CT，特别是对于室管膜下出血和脑室内出血。早产是室管膜下-脑室周围出血的主要原因，小于孕32周或出生体重小于1500g需呼吸机辅助时的新生儿，发生率可达 70%。新生儿颅内出血的致残率和致死率与出血的严重程度相关，出血可分为0～Ⅳ级，Ⅳ级颅内出血是造成脑性瘫痪和认知功能障碍等神经系统损伤的主要原因。室管膜下-脑室周围出血超声声像图表现为，于单发或双侧性尾状丘脑沟的前方探及一强回声团块，随着出血的增加，局部可见局限性隆起使侧脑室受到压迫和侧脑室外形发生改变，较大血肿可突入并占据大部分侧脑室腔（图15-72）。出血停止后，超声声像图可观察到强回声团块会逐渐缩小，回声减低，形成一个边界清晰的室管膜下囊肿。

（二）脑室旁白质软化

脑室旁白质软化是深层白质的凝固性坏死导致小胶质细胞的活化、聚集和脑室周围成髓少突神经胶质的弥漫性缺失，好发于侧脑室额角的前区和侧脑室额角和枕角的侧面。此处脑室旁白质位于皮质和脑室发出的穿支动脉的交界区，在未成熟脑中，两组动脉间的侧支尚未建立，缺氧、缺血时白质最易受损而出现凝固性坏死。脑室旁白质软化X线、CT诊断困难。超声声像图表现为双侧脑室周围白质区内出现三角形回声增强区，内部回声呈粗网状，尖部指向脑室，基底部指向脑实质（图15-73）。

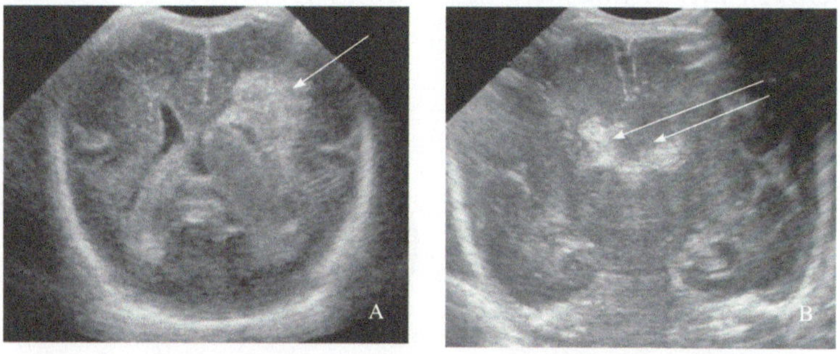

图15-72 室管膜下-脑室周围出血

箭头示出血位置；A. 左侧脑室周围出血；B. 局部局限性出血突入侧脑室腔

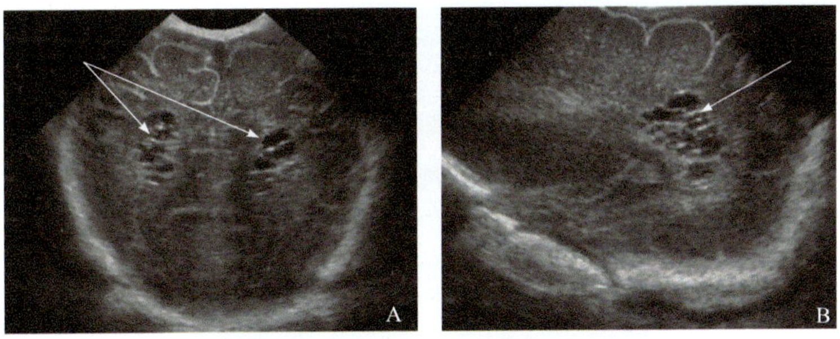

图 15-73 脑室周围白质软化

箭头示左右侧脑室旁白质坏死、囊性变形成囊腔；A. 冠状切面；B. 矢状切面

（三）脑水肿

脑水肿是新生儿缺氧、缺血性脑病的主要表现。早期超声声像图主要表现为局灶性或弥漫性脑实质回声增强，脑室变窄，脑沟脑裂结构显示不清（图 15-74）。随着病程的进展，出现脑萎缩，脑室扩张，脑裂增宽，囊性脑软化，脑组织结构显示不清并伴有脑组织波动征。

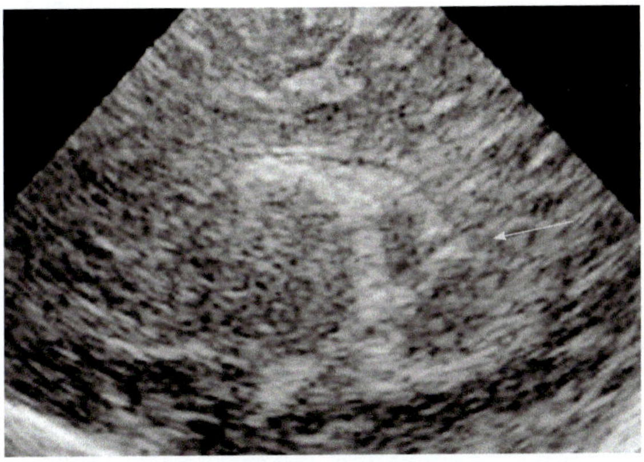

图 15-74 脑水肿

箭头示脑实质回声增强，脑沟脑裂结构显示不清，脑室挤压变窄

（四）先天性脑发育异常

超声检查对于器官形成阶段发生的发育畸形有较高的诊断价值。器官形成不同阶段的脑发育异常包括以下几种。①神经管闭合异常：颅裂（脑脊膜膨出、脑膨出等）、胼胝体发育不全、Dandy-Walker 畸形/变异、颅后窝蛛网膜囊肿及畸胎瘤等。②脑裂形成异常：前脑无裂畸形、视隔发育不全等。③神经元增殖和移行异常：小脑畸形、脑回畸形、灰质异位等。

1. 胼胝体发育不全 包括完全性胼胝体发育不全和部分性胼胝体发育不全，可单独存在也可合并其他颅内畸形。超声声像图表现：①直接征象，中线部分探不到胼胝体；②间接征象，侧脑室分离平行，侧脑室扩张，呈泪滴状，第三脑室升高上抬，脑沟回呈放射状指向第三脑室，呈“日光射线”征，没有扣带回。

2. Dandy-Walker 畸形 即第四脑室正中孔和侧孔发生闭锁，发生第四脑室扩张和小脑半球发育不全。典型 Dandy-Walker 畸形的诊断包括小脑蚓部的发育不全和残存蚓体的头侧旋转，颅后窝囊性扩张与第四脑室相通，颅后窝的扩大导致小脑幕和中央区异常增高。超声声像图表现：第四脑室极度扩张或颅后窝巨大囊肿，大脑半球发育不全，小脑蚓部缺如或遗迹，第四脑室顶部发育不良，颅后窝增大，伴有不同程度的脑积水（图 15-75）。

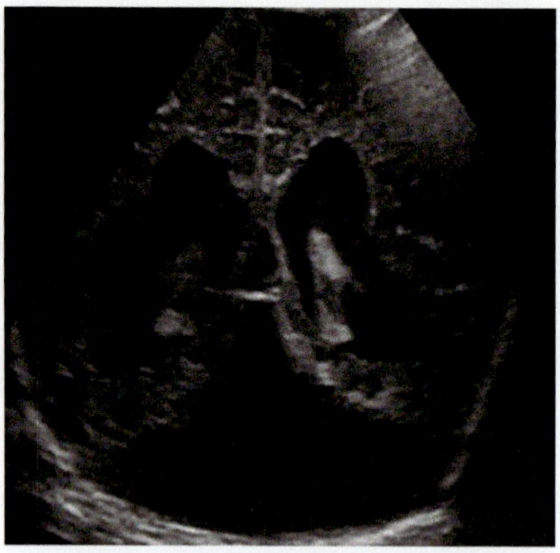

图 15-75 Dandy-Walker 畸形

侧脑室扩张，小脑蚓部缺如，颅后窝极度扩张

3. 前脑无裂畸形 又称为全前脑畸形，是一种严重的中枢神经系统畸形，是由于前脑发育障碍引起的一组复杂的颅脑及面部畸形，常合并其他畸形，预后差，一旦确诊，建议终止妊娠。前脑无裂畸形特征表现为前脑完全或部分未分裂导致不同程度的融合，分为无叶型、半叶型和叶型三型。超声声像图表现（图 15-76）：①无叶型，大脑半球无分裂，大脑纵裂、第三脑室和胼胝体缺如，侧脑室呈马蹄形单个扩张的腔，两侧丘脑和脉络丛融合；②半叶型，大脑正中裂和导水管没有形成，没有分裂，侧脑室扩张，脉络丛压部可能存在，两侧丘脑和脉络丛部分融合；③叶型，侧脑室前角缺如，额叶融合，脉络丛体部和压部存在，大脑镰前部发育不良，两侧丘脑和脉络丛已分裂。

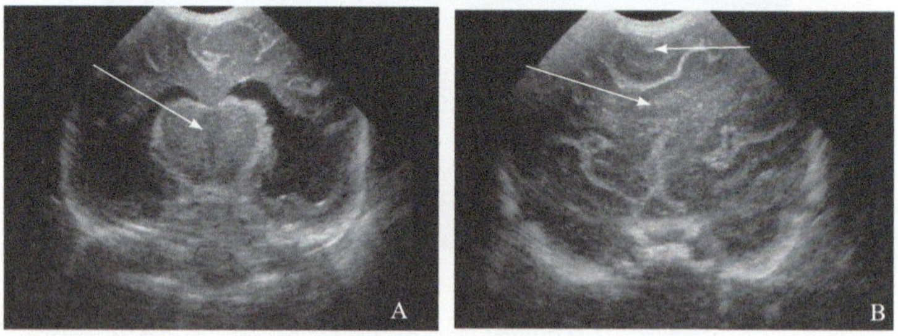

图 15-76 前脑无裂畸形

A. 丘脑融合（箭头所示）；B. 额叶融合（箭头所示）

4. 脑萎缩 孕妇孕期感染、严重妊娠期高血压综合征、早产、出生时窒息和出生后颅内出血等多种原因可引起小儿脑萎缩。超声声像图表现：脑容积缩小，脑裂、脑外间隙增宽，脑回密集，脑沟加深，脑室增宽（图 15-77）。

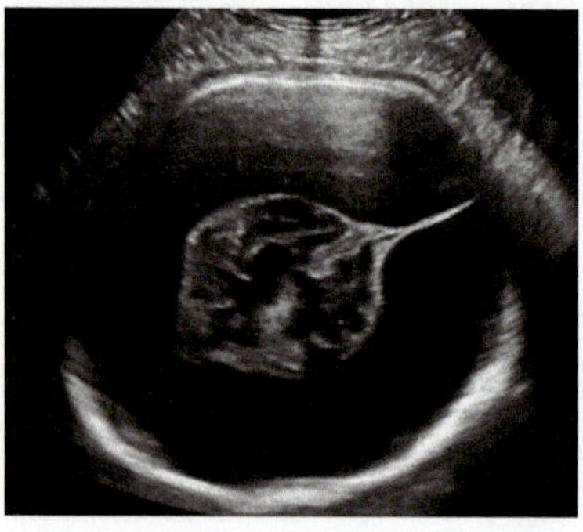

图 15-77 脑萎缩

第七节　超声对外周血容量的监测管理

一、超声指导血容量的管理

危重症患者死亡率高，治疗难度大，准确的容量反应性评估是液体治疗的关键，是避免无效或潜在风险的液体治疗的前提。根据 Frank-Starling 定律，当心室功能处于曲线的上升支时，容量反应性好，增加心脏前负荷可以显著提高心排出量，当心室功能处于心功能曲线平台支时，容量反应性差，改变心脏前负荷难以提高心排血量。过度的液体复苏是导致患者死亡的独立危险因素，不适当的过度补液不仅不能有效提高心排血量，反而可导致肺水肿及组织间质水肿出现，影响组织细胞的供氧，使病情进一步发生恶化。

现代超声影像技术与肺动脉漂浮导管、中心静脉导管等有创血流动力学监测比较而言，具有无创、快速、实时动态、精确和可重复等优势，不仅可进行危重患者瞬息万变的病情评估、动态监测容量状态、容量反应性，还可以指导临床医生实施有效的液体复苏。目前，对容量反应性的常用监测指标有以下几种。①静态前负荷压力指标：肺动脉楔压（PAWP）、中心静脉压（CVP）；②前负荷容积指标：右心室舒张末容积指数（RVEDVI）、持续右心室舒张末容积指数（CEDVI）、胸腔内血容积指数（ITBVI）、全心舒张末容积指数（GEDVI）；③动态前负荷指标：收缩压变异率（SPV）、脉压变异率（PPV）、每搏变异率（SVV）；④心脏超声评估心肺相互作用、心内流量和上腔静脉的扩张变异度等。容量反应性评估的方法有：容量负荷试验、呼气末阻断法、被动抬腿试验，上述参数可通过心血管相应部位的超声检测实现定量、定性评价。

二、上腔静脉容量反应监测和管理

上腔静脉血流阻力较小，受体位及心脏运动影响小，位置相对固定，测量重复性高于其他静脉。上腔静脉周围及前方受到肺部气体干扰，多采用经食管超声心动图方法进行直径测量。与下腔静脉容量反应评估方法相比，上腔静脉容量反应性相对费时费力，难度大，患者不易接受，临床应用中相对较少。目前，上腔静脉测量的指标有上腔静脉的呼吸塌陷率[（D_{max}–D_{min}）/D_{max}]%，该指标能敏感地反映容量反应性，评估血流动力学不稳定患者的容量状态。与此同时，上腔静脉内流量分析和测取上腔静脉直径，可以帮助评估肺动脉高压，该方法在未来可能替代肺动脉导管测量方法。

三、下腔静脉容量反应监测和管理

下腔静脉壁较薄，内无静脉瓣，具有高度顺应性，是机体的容量血管。下腔静脉的内径随血容量而变化，且与右心房压和血容量有良好的相关性，当机体循环血量不足时，下腔静脉回流血量减少，无法保持足够张力致管壁塌陷变形，进而反映机体的容量状态。超声成像技术能较清晰地显示下腔静脉管腔和管壁结构，进行无创性容量反应评估，其相关指标有下腔静脉（IVC）内径、下腔静脉扩张指数、下腔静脉呼吸变异率和下腔静脉塌陷指数（inferior vena cava collapsibility index，IVC-CI）等，目前，临床多用 IVC 内径、IVC-CI 评估患者血流动力学状态和静脉容量。

测量方法：选取心脏或腹部超声探头，在剑突下窗口通过心尖四腔切面找到右心房，然后将探头缓慢逆时针旋转约 90°，直到清晰显示 IVC，以 IVC 进入右心房前 2～3cm 处为测量点，通过 M 型模式测量 IVC 内径及 IVC-CI。IVC 内径随呼吸运动而发生变化，且关系密切，在吸气末，下腔静脉会发生塌陷，正常情况下 IVC-CI 在 15%～40%之间。当血容量不足时，IVC-CI 会显著增加，当血容量过高时，IVC-CI 会显著降低。

IVC-CI=（呼气末 IVC 内径－吸气末 IVC 内径）/呼气末 IVC 内径。

如果以 IVC-CI≥50%作为判断低中心静脉压（CVP）的指标，其敏感性为 91%，特异性为 94%，阳性预测值和阴性预测值分别为 87%和 96%。IVC 内径与 IVC-CI 评估中心静脉压见表 15-7。

表 15-7 IVC 内径与 IVC-CI 评估 CVP

IVC 内径（cm）	IVC-CI（下腔静脉塌陷情况）	估测 CVP（cm H_2O）
＜1.5cm	≥50%（显著塌陷）	0～5
1.5～2.5cm	≥50%	5～10
1.5～2.5cm	≤50%	10～15
＞2.5cm	≤50%	15～20
＞2.5cm 并伴有肝静脉扩张	几乎无塌陷	＞20

四、主动脉容量反应监测

机械通气患者主动脉峰值血流速度呼吸变异率（Δpeak）或主动脉瓣速度时间积分呼吸变异率（ΔVTI）代表了容量反应性变化的幅度，反映了循环系统对前负荷的依赖程度，可以较准确地预测容量反应性。经食管超声心动图获取左室流出道水平吸气时主动脉内最大峰值血流速度和呼气时最小峰值血流速度之差与两者平均值的比率即 Δpeak。经胸超声心动图获取心尖五腔心切面，多普勒取样容积置于主动脉瓣下，取样线平行于血流，测取左心室流出道主动脉瓣速度时间积分（VTI），ΔVTI 为吸气时主动脉内最大 VTI 和呼气时最小 VTI 之差与两者平均值的比率。

$$\Delta peak=(Vpeak_{max}-Vpeak_{min})/[(Vpeak_{max}+Vpeak_{min})/2]\times 100\%$$

$$\Delta VTI=(VTI_{max}-VTI_{min})/[(VTI_{max}+VTI_{min})/2]\times 100\%$$

五、外周动脉与容量反应监测

桡动脉、肱动脉和股动脉等外周动脉对容量反应性的评估作用不断被揭示和应用，外周动脉容量反应变异较小，仅需关注局部肌肉收缩对测量的影响，主要方便运用于无自主呼吸和无心律失常的患者。肱动脉峰值血流速度呼吸变异率预测容量反应性的敏感性和特异性均能达到 90%以上，不次于脉压变异率等动态指标。对于 ICU 机械通气患者，深吸气时股动脉血流峰值速度的呼吸变异率（ΔVpeakCFA），也能准确地预测 ICU 感染性休克患者在进行机械通气时的容量反应性，敏感性可达到 90%和特异性达到 100%。

六、心脏功能参数与容量反应

心脏容积负荷指标在压力变化过程中保持相对独立，不受腹内压或胸膜腔内压变化等因素的影响，被认为比上、下腔静脉和外周动静脉等更能准确反映容量负荷状态。超声成像技术可以对心脏实施动态监测，获取容量反应的各种静态指标和动态指标，对监测病情、指导治疗和判断预后具有很高的价值和很强的实用性。采用经胸和经食管超声可以测量射血分数、左心室射血速度和速度积分、右心室舒张末期容积、左心室舒张末期容积心输出量、等容收缩期心室内压变化速率、肺动脉压力及右心房压力等预测容量反应性相关指标。50%重症患者液体复苏后心脏指数或每搏输出量指数增加≥15%，提示对液体复苏治疗有反应，心脏容积前负荷数值处于正常范围上限或下限时，如 ITBVI

（$<750ml/m^2$或$>1000ml/m^2$）、RVEDVI（$<90ml/m^2$或$>140ml/m^2$）、GEDVI（$<600ml/m^2$或$>800ml/m^2$）、LVEDVI（$<5cm/m^2$或$>20cm/m^2$），提示数值越低，容量反应性越好；数值越高，容量反应性则越差。然而，在中间范围时，基础的前负荷数值不能预测液体容量反应性。

七、被动抬腿试验与容量反应

被动抬腿试验是通过抬高下肢，在重力的作用下增加静脉回流，使血液从腿部和内脏流向胸腔，起到类似自体输血的作用，可以快速增加回心血量 150～450ml，作用可持续 10min 左右，这种前负荷的扩增效应在抬腿早期 2～3min 最为明显，可作为抢救休克早期手段之一。被动抬腿试验实施简单，在重症患者可通过自动升高床来实现。研究证明，超声联合被动抬腿试验评估增加阈值范围（10%～15%）的心输出量（CO，L/min）和心脏每搏量（SV，ml/次），具有很好的容量反应敏感性和特异性。但患者存在腹水或其他腹腔压力高时，下肢静脉回流受限，被动抬腿试验预测容量反应性降低。

综上所述，采用实时超声成像技术监测评估容量反应性具有无创、方便、较准确等优点，目前应用日益广泛。临床工作者在熟悉并掌握容量反应性的评估方法的同时，应清晰了解容量反应性评估方法存在不连续监测、对医生技术要求严格和受仪器限制等缺点，运用哪种参数何种状态下更具有精确容量反应尚需进一步揭示，才能根据患者的实际情况合理地运用容量反应性的评估方法指导实施正确的治疗方法，避免或减少不充分或过度的液体治疗。

（岳文胜）

第八节　重症超声临床应用规范

重症疾病是发病急骤、病情危急、进展迅速和高致死率疾病的统称，对重症患者尽早确诊并针对性抢救治疗，是降低重症患者死亡率的关键。超声成像技术具有安全无创、操作简便、重复性好、分辨力高等优势，在重症医学得到迅速的拓展，重症超声成为超声领域重要的分支。重症超声赋予了超声技术临床应用新的内涵，具有以问题导向为基础、实时实地、多系统整合、多目标流程化实施等特点，评估并指导重症治疗方案的建立和调整，是精细治疗的重要手段，具有重要的临床意义和价值。目前，该领域正逐渐建立较成熟的质量控制与持续提高的临床应用技术规范。

一、重症肺部超声检查

肺部超声检查是重症超声的重要组成部分，肺部超声使肺部病变实现床旁、方便、快捷、实时及可视化定性、定量评估，对疾病的诊断、治疗及病情变化的判断有着重要的作用，建议肺部病变和接受机械通气的重症患者常规行肺部超声检查。随着肺内气体和液体比例改变，肺部可表现为局灶至弥漫性改变，间质性肺水肿、肺泡性肺水肿、肺实变、胸腔积液、气胸等疾病在肺部超声成像表现为系列特征性变化。

（一）肺部超声检查诊断的主要特点

肺部超声检查诊断的主要特点包括：①方便快捷，成为重症或隔离病房进行肺部疾病诊断和评估的重要可靠方法。与此同时，可同步实施远程医疗会诊、图像的规范化存储处理和超声诊断质控管理，实现跨机构、跨区域和跨专科协作。②肺部气-液比例改变是肺部超声成像的基础。当急性呼吸窘迫综合征、多器官功能障碍综合征等疾病状态下导致肺间质综合征、肺实变、气胸及胸腔积液，肺部气-液比例改变，病变累及胸膜，肺部可视声窗打开，超声声像图有不同的表现（图 15-78）。

③肺部超声伪像协助肺部疾病的认识和分析，所有超声征象均起自胸膜线。④超声对肺部疾病的判断应结合呼吸运动动态评估。⑤急性肺部病变多具有表面性、弥漫性和局限性特征。

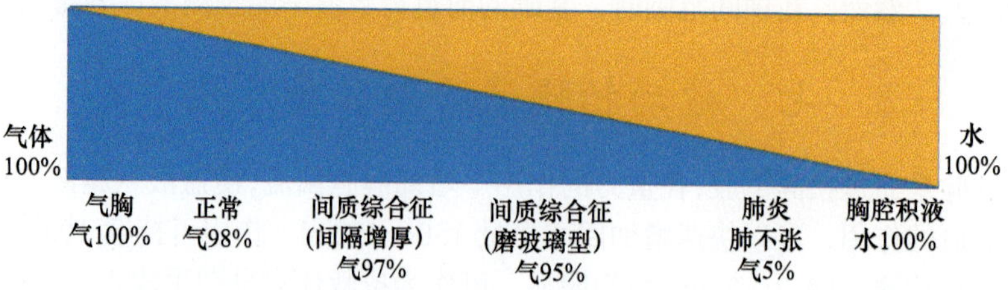

图 15-78 肺部疾病气-液比例

（二）肺部超声检查的方法

1. 仪器 肺部超声采用常规二维超声基本能满足疾病的诊断和评估。但重症患者常需多器官检查，设备须满足精巧、操作界面简洁、图像清晰、功能较为齐全及易于消毒防护处理等要求。便携式超声仪器需配备无线 WiFi 实时或延时传输超声静态或动态图片功能，有利于远程医疗会诊、图像的规范化存储处理和超声诊断质控管理。

2. 检查体位和扫查步骤 肺部超声检查前，为加强质量控制管理，提高病灶准确的定位和分析，应加强检查标准化，对左右侧胸部分区检查，提高检查可重复性。目前，急诊床旁肺部超声（bedside lung ultrasound in emergency，BLUE）流程，应用最广泛，常用于急性呼吸衰竭原因的快速诊断。

患者体位可以采取仰卧位、半卧位、侧卧位或坐立位进行肺部超声检查。肺部超声常规扫查分为四个步骤：

第一步：患者取仰卧位，扫查前胸壁，观察有无气胸或肺气肿。

第二步：患者仍为仰卧位，将扫查范围从前胸壁移到侧胸壁，仔细排查有无胸腔积液和肺部实变。

第三步：患者略呈侧卧体位或略抬高患者的同侧身体，进行背部扫查，排查前两步检查可能漏诊的少量胸腔积液和范围较小实变区。

第四步：患者取完全侧卧位或坐立位检查，观察整个背部有无病变。

3. 肺部超声检查的基本征象 肺部超声诊断主要基于对 12 个正常和异常超声征象进行识别和分析。

（1）正常征象

1）蝙蝠征（bat sign）：患者一般取平卧位，超声探头垂直胸膜，探头长轴与两侧锁骨中线或腋中线平行，与肋骨长轴相垂直。两个肋骨表现为平滑弧形强回声，后方伴有明显声影。超声声像图上下相邻两肋骨和肋骨声影形似蝙蝠的翅膀，中间肋骨下方约 0.5cm 深处胸膜呈线性高回声，胸膜线形似蝙蝠的身体，因此称为蝙蝠征（图 15-79）。

2）胸膜滑动征与沙滩征（seashore sign）：脏层胸膜和壁层胸膜之间在呼吸运动时会有明显的相对滑动。超声实时动态扫查时，可观察到含气肺表面的线状高回声（胸膜线）随呼吸运动产生相对肋骨的上下滑动，往复运动，此征象称为胸膜滑动征；采用 M 型超声观察，胸壁各层结构固定不动随时间描画出静止的平行线，其深方胸膜线下方随呼吸运动产生沙粒样图像，类似海边的沙滩。因此，此征象称为沙滩征。

3）A 线（A-line）：位于胸膜线下方，超声声像图呈一系列与之平行的光滑、清晰、规则的线性高回声，彼此间距相等，回声强度由浅入深逐渐减弱至消失。A 线是因胸膜与肺界面声阻抗差异产生多重反射而形成的伪像，正常肺组织中一般可以显示 2～3 条 A 线，A 线可以出现在正常含气肺，也可以是气胸时的一种特异表现（图 15-80）。

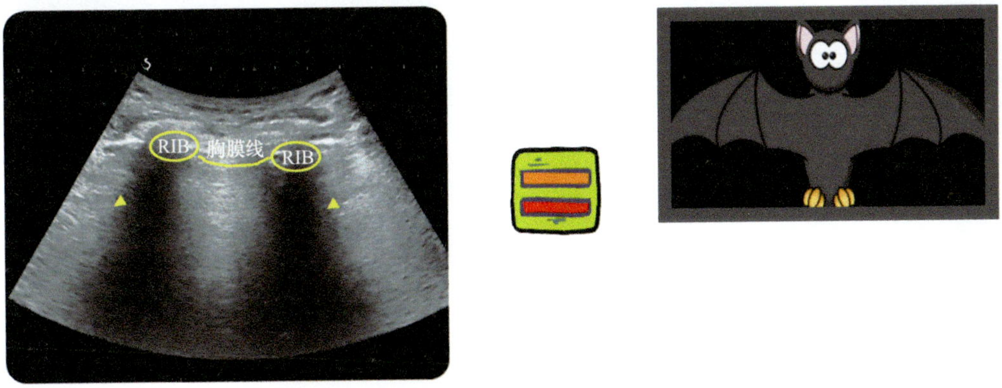

图 15-79　肺部蝙蝠征

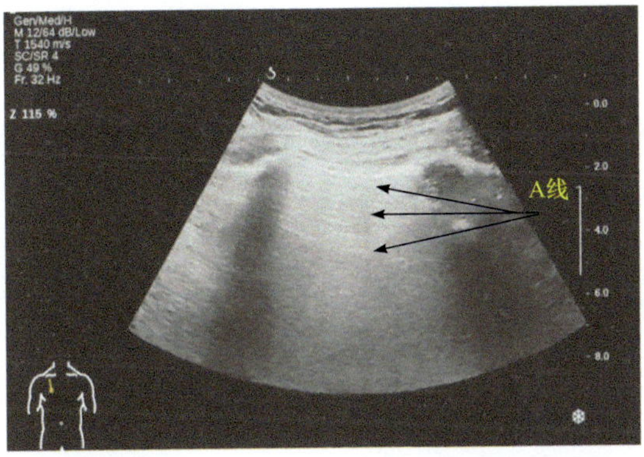

图 15-80　肺部 A 线

（2）异常征象

1）B 线（B-line）和火箭征（lung rockets sign）：当肺组织中液体量增加时，气-液比例改变，超声在气-液局部气体和水的界面上产生强烈混响而被多次反射且放大，形成彗星尾征，即 B 线。B 线的超声声像图特点是起自胸膜线并与之垂直，呈放射状延伸至图像深方而不发生明显衰减的短线层状高回声，随呼吸往复运动（图 15-81）。正常情况下，约有 28%的人膈上最低位两肋间处会显示 1～2 条“彗星尾”。当肺水肿发生，肺部气-液比减小，B 线增多。当 B 线间距为 7mm 时，又叫 B7 线，由增厚的小叶间隔所致，提示间质性肺水肿；当 B 线间距为 3mm，又叫 B3 线，符合 CT 见到的毛玻璃样改变，提示肺泡性肺水肿。单个切面中，两肋间在一个超声视野可以见到多根 B 线，像火箭发射，因此，又称为肺火箭征。肺火箭征是急性肺水肿的声像图特点之一。气胸时，B 线消失，胸膜滑动征消失。

2）肺实变（lung consolidation）和碎片征（shred sign）：肺组织含气量明显减少或消失，气-液比明显降低，大量肺泡被渗出性或漏出性液体填充，超声声像图特征与肝脏、脾脏类似，又称为肺实变。如实变范围较小，局限在肺叶内，与周围含气肺组织的边界不规则，表现为不规则的碎片状强回声，称为碎片征（图 15-82）。

3）支气管充气征（air bronchogram sign）：实变的肺组织内出现的点状或线状强回声，称为支气管充气征。根据其是否具有动态变化可进一步分为动态和静态支气管充气征。其中，动态支气管充气征是实变肺内的气体强回声随着呼吸出现离心性位置变化的现象（图 15-83）。支气管通畅，

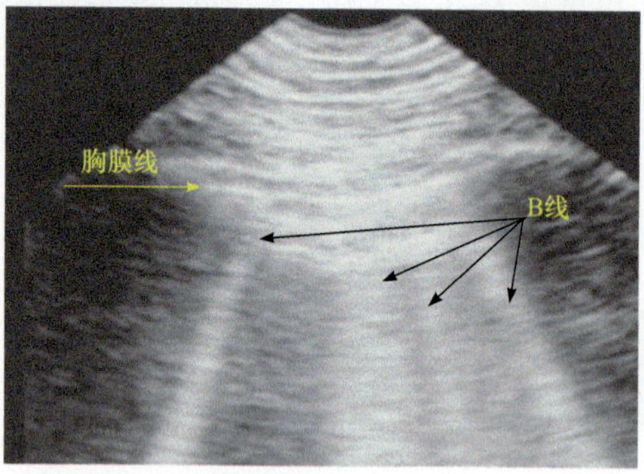

图 15-81　肺部 B 线

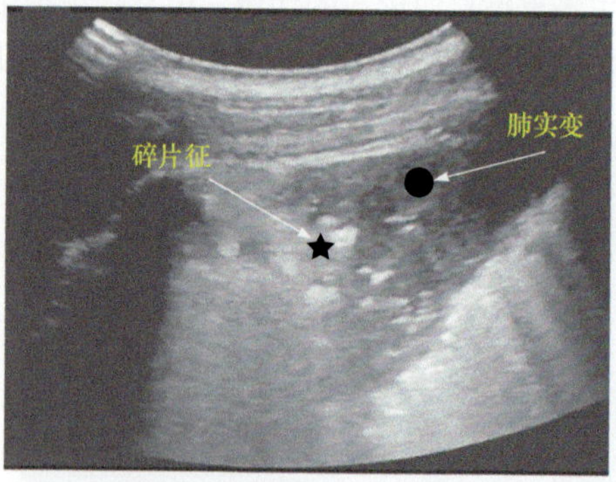

图 15-82　肺实变和碎片征

右箭头（●）示肺实变区，左箭头（★）示肺实变边缘碎片征改变

随呼吸运动，动态观察气体强回声往返运动，超声表现为一暗一明。实变肺内强回声变化距离＞1mm 可以作为判定动态支气管充气征阳性的标准。若支气管不通畅，实变肺内强回声不随呼吸而改变，呈与支气管形状一致的高回声影像，判断为动态支气管充气征阴性，为阻塞性肺不张的重要征象。

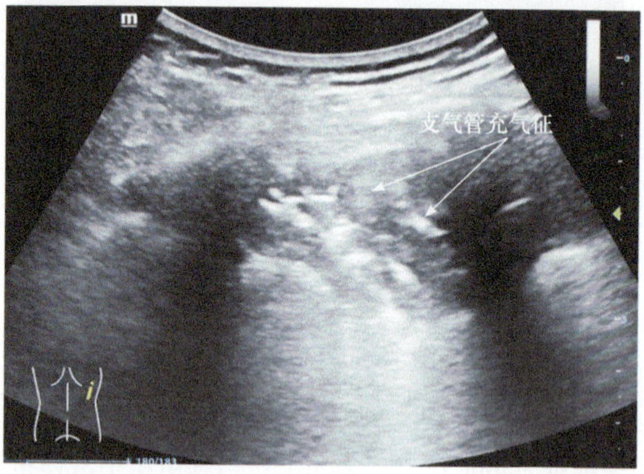

图 15-83　支气管充气征

4）四边形征（quard sign）和正弦波征（sinusoid sign）：四边形征和正弦波征均为少量胸腔积液的特征性征象。四边形征是指少量胸腔积液的静态征象，胸腔积液时积液将壁层胸膜线和脏层胸膜线分离，与上、下肋骨的声影一起构成四边形的形状。正弦波征是指在 M 型超声模式下扫查积液区，呼吸过程中脏层与壁层胸膜间距在吸气相减小、呼气相增加的循环变化的超声声像图，呈类似正弦波样的改变（图 15-84）。

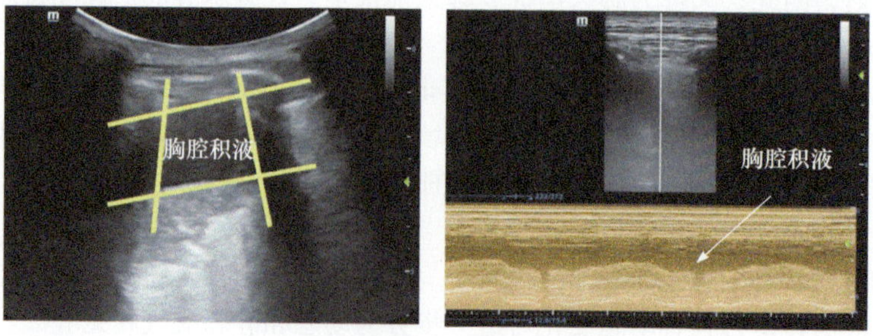

图 15-84　肺部四边形征和正弦波征

5）条码征（bar code sign）或平流层征（stratosphere sign）：气胸时，胸膜腔中含有空气，壁层和脏层胸膜分离，入射超声波被胸膜腔气体反射而无法到达肺组织，不能对脏壁层胸膜运动进行观察，胸膜滑动征消失，B 线不显示，仅存在 A 线。采用 M 型超声动态扫查，胸膜线下方的颗粒样点状回声被一系列平行线所替代，称平流层征或条形码征（图 15-85）。

6）肺点（lung point）：为气胸的特异性征象，是正常肺与气胸的交界点。实时超声下胸膜滑动征存在（胸膜滑动和 B 线存在）与消失（胸膜滑动和 B 线消失）交替出现的分界点称为肺点，吸气时可见正常肺表现，呼气时胸膜滑动征消失，M 型超声呈平流层征或条码征与沙滩征交替出现。临床工作中可以根据肺点的位置初步判定气胸的范围。

7）肺搏动征（lung pulse）：当肺实变范围较大、程度较重或心跳增强时，心脏搏动通过肺组织传至胸壁，在实时 M 型超声下可观察到胸膜线与心脏搏动节律具有一致的搏动，称为肺搏动征。

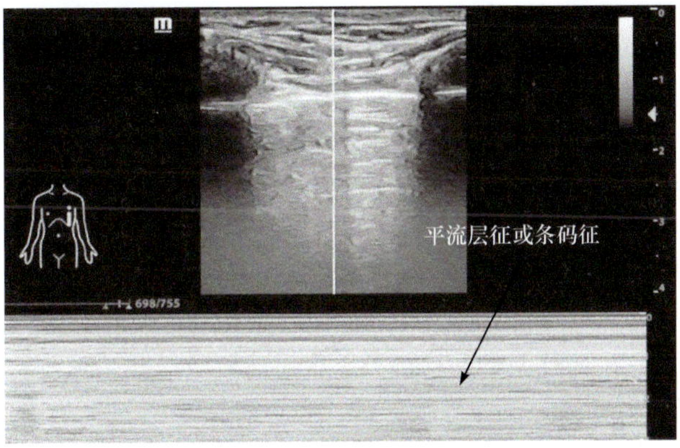

图 15-85 肺部平流层征或条码征

4. 诊断思路和步骤（图 15-86） 首先观察胸膜滑动征。如果胸膜滑动征存在，可见明显的 A 线，下一步需要做静脉系统的检查排除肺栓塞。如果没有，接下来需要在腋中线和腋后线寻找是否存在实变。如存在实变，提示肺炎。如果没有实变，进一步排除慢性阻塞性肺疾病（COPD）或哮喘。如果患者肺部一侧有 A 线而另一侧无，提示一侧肺炎可能。如果患者存在双侧 B 线，下一步需要寻找肺点，如果存在肺点，则提示气胸。如果没有肺点，倾向于优先诊断血流动力性的肺水肿。

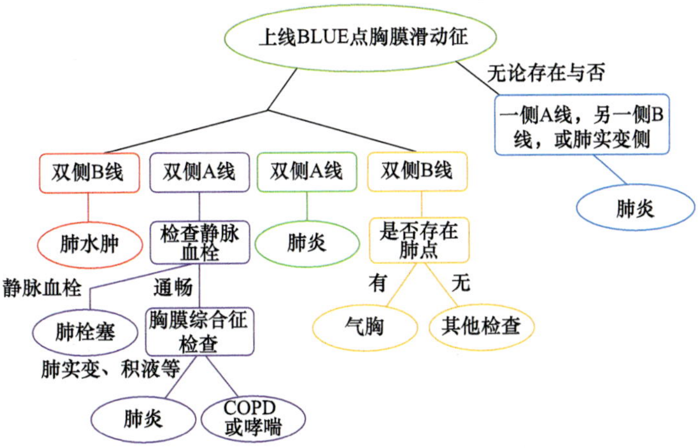

图 15-86 急诊床旁肺部超声流程诊断决策树

二、重症心脏超声检查

超声心动图检查具有无创、安全、实时动态了解心脏情况，及时准确获取心脏诊断信息，目前已成为重症监护病房心脏监测必备的一项辅助检查手段，直接指导临床治疗方案的制订和实施。临床疾病不同治疗方案的选择大相径庭，甚至截然相反，诊断和鉴别诊断非常重要。临床重症患者心脏突发事件具有复杂性，临床诊断除急性冠脉综合征、急性心肌梗死等原因，其他主动脉夹层动脉瘤、肺栓塞、急性心包炎和心包积液等也是导致心脏突发事件的重要因素。上述疾病超声心动图均有较特异的超声表现，及时行床旁超声心动图检查能发现有价值的信息，有助于初步诊断和危险分层。美国超声心动图学会建议检查者应该为训练水平达 2～3 级的高年资医生。

（一）常见的危重症心脏疾病

1. 急性心肌梗死 超声心动图检查可定性和定量分析评价左心室结构形态、收缩功能、舒张功能和节段性室壁运动异常；通过右心室形态大小、三尖瓣环位移、面积变化分数和右心指数评价等，在右心功能评价中，确认有无右心功能受累；能检测左心室室壁瘤和附壁血栓；诊断乳头肌断裂，有无缺血性二尖瓣反流；观察左室流出道有无梗阻，有无左心室游离壁破裂、室间隔穿孔、心包积液和心脏压塞等。

2. 肺动脉主干及大分支栓塞 肺栓塞（pulmonary embolism，PE）为致命性疾病，体循环的各种栓子脱落阻塞肺动脉及其分支，引起肺循环障碍的临床病理生理综合征，最常见的肺栓子为血栓。超声心动图检查能提供 PE 直接征象和间接征象，直接征象包括肺动脉及右心系统血栓，间接征象包括右心扩大、肺动脉压力增高、下腔静脉扩张、左心室受压变小呈“D”字形、室间隔左移且运动低平、三尖瓣反流等。与此同时，超声检查有助于指导及时静脉溶栓治疗，帮助排除其他心血管疾病，结合下肢静脉超声检查排查残留血栓，对 PE 的诊断和治疗有重要指导意义。

3. 主动脉夹层动脉瘤 发病凶险，必须紧急处置，一旦破裂几乎无治愈希望，早期诊断并予以及时干预治疗非常重要。理想确诊主动脉夹层动脉瘤的影像检测方法是具有容易检出、判读的特征性表现，而不需搬动患者，能实施床旁超声检查。经胸和经食管超声心动图能识别动脉瘤破裂入口、出口和撕裂剥脱内膜片，判断是否破入胸腔或心包内，评估左室功能。此外，经胸和经食管超声心动图能检出主动脉瓣是否受累及反流、主动脉瘤和壁内血肿等，诊断效能与 CT 和 MRI 相当。

与食管超声心动图相比，经胸超声心动图只能显示主动脉根部和部分的升主动脉，对于近段夹层，尤其是累及主动脉瓣者显示范围存在局限性，经食管超声心动图弥补了经胸超声心动图的不足，可以观察主动脉根部、升主动脉、主动脉弓和降主动脉胸段，对于疑诊主动脉夹层患者建议首选经食管超声心动图检查。

4. 心包积液 心包短期内出现大量积液，可引起心脏压塞，心脏不能有效舒张，血液回心受阻，心脏收缩时输出量减少，导致低血压、心动过速。如果心输出量显著下降，可诱发急性循环衰竭、休克和猝死等严重危害。超声心动图方便快捷、不受时空限制，是心包积液首选的检查手段，可以第一时间明确心包积液的多少，指导临床干预时机和方案制订，并可全程监测穿刺引流的过程。

5. 感染性心内膜炎 随着我国心脏外科手术中人工心脏瓣膜植入、内科介入操作等导致的菌血症增多，感染性心内膜炎的发病率呈明显上升趋势。感染性心内膜炎病情发展迅速凶险，严重可导致患者死亡。超声心动图能够检出直径大于 2mm 的赘生物，可动态观察赘生物大小、形态、活动和瓣膜功能状态，超声心动图可作为临床早期诊断感染性心内膜炎的重要依据。

（二）诊断思路

心脏超声的定量评估紧扣心脏房室结构功能、容量负荷状态、心输出量、肺动脉压力等重要环节，结合全身情况进行动态评估和综合分析。

1. 心腔大小和室壁厚度等结构异常　可提示患者存在慢性心脏基础疾病，心脏收缩功能的评估可提示患者是否存在心源性的血流动力学异常。

2. 实时动态超声检查　能快速提供有关血流动力学的重要信息。下腔静脉的形态及其内径随着呼吸是否会显著变化，可判断患者是否存在明显的容量反应性。

3. 肺动脉压的测量　可以用来评估肺栓塞及肺动脉高压的严重程度和急性呼吸窘迫综合征相关急性肺源性心脏病的影响。

4. 急性压力过负荷、急性容量过负荷、急性收缩功能下降及急性舒张充盈减低　均会导致急性右心功能不全，ICU 患者心功能评估应从右心开始。超声获取心尖四腔切面，正常情况下 RVEDA/LVEDA＜0.6，当 RVEDA/LVEDA＞0.6 时，出现了右心室扩张，而当 RVEDA/LVEDA＞1 时，可认为右心室存在重度扩张。当患者出现 RVEDA/LVEDA＞0.6 并存在室间隔矛盾运动时，可诊断肺源性心脏病。而当右心室的压力进一步升高超过左心室压力时，室间隔左移，左室腔变小，在胸骨旁短轴超声即可看到“D”字征。

5. 左心房压　可以用来评估患者舒张功能障碍程度，E/Ea 是常用的评估充盈压的指标。当 E/Ea＜8 时，提示患者的左心房压正常；E/Ea＞15 提示左心房的充盈压升高。

6. 评估左心室收缩功能　明确弥漫性室壁运动障碍或节段性室壁运动障碍。节段性运动障碍常见于急性冠脉综合征和应激性心肌病，通常情况下可以通过开通犯罪血管或去除应激因素等方式改善心脏功能。目前，应激性心肌病的发病机制和临床表现与急性冠脉综合征并不相同，急性冠脉综合征与应激性心肌病的处理方式有着很大差异，发现患者存在节段性运动障碍时需区分是否与冠状动脉相关。应激性心肌病的发病可能与各种重症、创伤及神经或精神异常有关，感染、药物、酸中毒等全身因素所致的收缩功能障碍，表现为弥漫性心功能抑制，其心脏功能的恢复常常依赖于全身因素的改善。

7. 动态评估左室流出道梗阻引起的血流动力学异常　是评估重症患者左室流出道动态梗阻及指导准确治疗的必需手段。左室流出道梗阻可见于肥厚型心肌病患者，也可见于非肥厚型心肌病的重症患者，如高血压或主动脉狭窄导致的左心室肥大、前壁心肌梗死、二尖瓣置换或修复及二尖瓣瓣下结构异常、应激性心肌病、S 形室间隔、急性肺源性心脏病或心房颤动等。与此同时，其他方面见于使用具有强心作用的儿茶酚胺类药物患者。

8. 心脏压塞诊断　取决于血流动力学变化，重症患者尤其要警惕局部压塞。心包积液所产生的效应主要与其产生的速度有关，而与积液的量无关。心包腔内的压力升高，高于心房或者心室内的压力，会产生心脏压塞的临床表现，超声主要表现有心腔塌陷，通常见于右侧心腔。

9. 重症超声　在机械通气过程中，重症超声是鉴别心源性脱机困难的重要手段，心脏超声可以通过估测左心室充盈压来发现脱机相关的心源性肺水肿。二尖瓣 E/Ea 值与肺动脉嵌顿压有较好的相关性，可用来估测肺动脉嵌顿压，E/Ea 值与脱机失败显著相关。

三、重症超声在其他脏器中的应用

重症超声不局限于某一特定器官，除了评估肺、心脏、颅脑，还包括肾脏、肌肉、胃肠、血管等的超声评估和疾病诊断。

（一）重症超声有助于对急性肾损伤的管理

重症超声可快速排除急性肾损伤的肾后性因素，提供丰富解剖结构变化信息，鉴别急慢性肾损害。在肾前性损伤因素诊断方面，重症超声通过检测容量指标（下腔静脉内径、左心室舒张末期容积等）和心脏功能指标（如速度时间积分、射血分数等），分析肾血流量和肾灌注压（肾血管阻力指数等）等进行诊断。目前研究结果提示，阻力指数高，急性肾损伤的可逆转概率小。肾脏替代治疗时，超声可动态监测肾脏血流量、压力指标，及时评估疗效并指导治疗方案的调整和监测。在新技术应用中，超声声学造影可实时动态显示肾脏微循环，超声弹性成像可检测肾脏硬度，后期在规范化应用中将进一步拓展分析评价内容和体现新的价值。

（二）重症超声可帮助评价胃肠功能和辅助肠内营养支持

重症疾病状态下，对胃肠道结构和功能影响较大，胃肠道黏膜常是最敏感、最先受累的部位。目前，重症超声对胃肠道的评价采用胃窦单切面法测量胃窦面积与胃内容积，监测胃窦运动，评估胃残余量，辅助筛查重症患者胃肠道结构功能损伤和营养肠道不耐受的胃排空功能延迟具有重要价值。

第九节　术 中 超 声

术中超声技术（intraoperative ultrasonography，IOUS）是指在外科手术进行中利用超声检查仪器在手术台上对患者进行实时超声检查，提供详细的病变部位、结构形态及性质等信息，是指导临床外科进行诊断和治疗的超声医学的一个重要分支。术中超声体现了现代外科的手术特征和发展方向，广泛应用于普外科、神经外科、心脏外科、妇产科手术等领域。术中超声专用探头（笔式探头、I 形探头、T 形探头、腹腔镜探头、穿刺探头等）向微型、多功能、可变频等方向发展，分辨力不断提高，穿透力逐渐增加，结合实时、方便灵活、安全无创、定位准确、费用低廉、可反复检查等优点，术中超声使术中诊断更加准确，术式选择更加合理，手术操作更加精细，引起越来越多外科医生的重视，成为指导手术、协助手术决策甚至协助治疗不可缺少的重要工具。

一、术中超声的优势和临床价值

1. 方便快捷、无创、无辐射、精确、操作简便、便携性好和费用低廉，为临床诊断和治疗提供了全程导航服务。

2. 明显提高术前各种影像学检查未能发现的病变的检出。术中超声探头在脏器表面可直接使用 10MHz 以上的高频探头，可避免盲区、减少对周围脏器的影响，图像分辨力高，能够检出直径 ≥ 1mm 的术前各种影像学难以发现的微小病变。

3. 检出术中视诊、触诊无法发现的深部详细的病变部位、范围以及与周围组织的解剖关系，指导临床手术方法的决策，指导术式的选择及切除范围。

4. 腹腔镜超声在狭窄的手术切口内充分暴露病变及周围组织毗邻关系，很大程度上拓展了手术视野，更大程度上保证了治疗的安全性，为微创手术进行保驾护航。

5. 鉴别病变的性质，确认血管和非血管病变结构和解剖变异。

6. 获取脏器或病变的血流动力学或脑脊液流动的信息。

7. 超声引导下实施精准术中穿刺、抽吸、注药和插管等。

8. 手术结束时评估手术效果，有无残留病变等。

二、术中超声的临床应用

（一）术中超声在普通外科手术中的应用

1. 肝脏　术中超声规避了影响超声成像的不利因素，将体积小、频率高的探头直接置于肝脏表面进行系统性顺序性扫查，丰富了成像切面，大大改善了图像分辨力，提高了对微小病变的显示率。术中超声可对不易触及和术前未诊断的肝小肿瘤定位，提供详细准确的病灶形态、大小、边界、内部回声及血流灌注信息，分析病灶与肝内管道结构的关系，检出肝内转移灶和辨析血管内癌栓分布，指导或更正手术方案的制订，做到既能彻底去除病变又能最大限度地保存非病变组织，有效地保护肝储备功能。在活体肝移植术中，术中超声能明确供肝切除线，为移植供体挑选最佳的肝脏切面，准确地判断吻合口两侧的血流通畅程度。术中超声常需要短时间内完成扫查，术前需具备超声成像知识和具有一定的超声工作经验，熟练掌握超声解剖与术中超声的操作技巧。

2. 胆道系统　术中超声在胆道系统应用时，可准确提供胆管解剖结构、直径、管壁厚度、胆道梗阻位置、程度和取石手术器械的位置等，有助于对胆道肿瘤浸润深度和淋巴结转移判断，有助于对肝内胆管的残存结石的诊断和鉴别诊断，指导手术精准有序地进行。

3. 胰腺　手术治疗胰腺炎和胰腺癌时，术中超声有重要的临床价值。胰腺炎手术时，术中超声能对病变做出全面评估，纠正术前的漏诊和误诊。与此同时，术中超声可以鉴别胰管内结石或胰腺实质内钙化，引导胰腺可疑病变区域穿刺活检和胰腺囊肿、脓肿准确定位引流。术中超声能发现术前漏诊的＜1cm 的肿瘤，弥补术前诊断的不足，有助于修订、完善手术方案，减少患者的并发症，提高患者的生存率。

（二）术中超声在心脏外科手术中的应用

术中超声心动图（intraoperative echocardiography，IOE）包括经食管超声心动图和心外膜超声心动图两种，术中超声心动图比经胸壁超声心动图扫查切面更丰富，给外科医生提供更详实的心脏解剖结构、功能和血流动力学信息，并能在心脏手术中证实或校正术前诊断，进行即刻手术疗效评价和预后判断。①在先天性心脏病手术中，能清楚地显示心脏房室腔、瓣膜、大动脉、肺静脉和心包等的形态结构、功能和血流动力学变化，减少手术并发症的发生率和致死率，成为先天性心脏病手术监测的重要手段；②在大血管手术中，可以清楚显示异常血管的位置，直接指导或校正手术方案的制订，缩短体外循环的时间和减少出血等；③在瓣膜手术中，能很好地评估瓣膜解剖形态结构上的改变，如瓣环的大小、瓣叶的厚度、活动度及钙化等，观察腱索和乳头肌功能状况，指导选择瓣膜成形术或人工心脏瓣膜置换术，帮助选择人工心脏瓣膜的型号，此外能准确定性、定量评估术前反流程度和术后残余反流量，判断有无病理性反流及流出道梗阻的情况（图 15-87）；④能提供

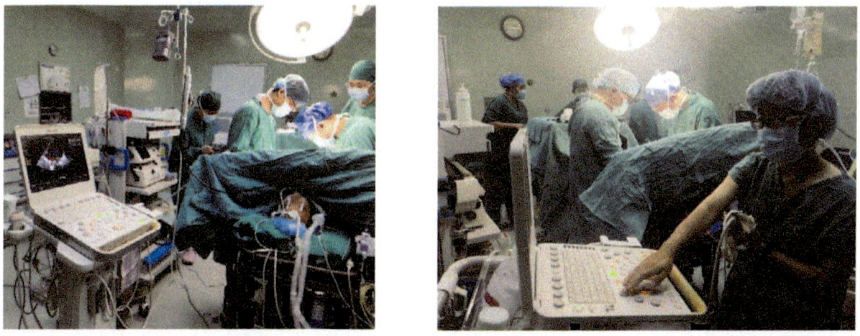

图 15-87　术中超声引导下完成二尖瓣置换术（MVR）+三尖瓣成形术（TVP）

心脏移植和评价冠状动脉搭桥术需搭桥血管部位、远端冠状动脉的完整性，评价搭桥的效果和并发症。术中超声在心脏外科手术的成功，不仅指导心脏结构的矫正和修复，即刻评价手术效果，还能促进修复后心血管功能的改善，寻找低血氧饱和度产生的原因，避免体循环和肺循环的栓塞，减少手术并发症的发生，降低死亡率。

（三）术中超声在神经外科手术中的应用

术中超声能清晰观察到颅内肿瘤的位置、大小、边界和内部影像。彩色多普勒和超声造影均能实时显示脑肿瘤主要血供的滋养动脉，超声造影还能清晰显示肿瘤的微血管床。现代超声造影与超声三维成像技术重建结合，能进一步显示脑肿瘤空间立体分布及血管网密集程度，立体、直观地显示肿瘤周边及内部较完整的新生血管。术中超声指导神经外科医生制订正确的手术方案，协助手术入路的选择，精准并以最小创伤切除肿瘤，缩短手术时间，对减少术中出血和降低术后并发症有重要临床价值。

（四）术中超声在泌尿外科手术中的应用

复杂性肾结石多分布于多个肾盏，既往手术中不能精确定位，取尽结石的成功率很低。术中超声将探头直接置于肾脏表面，无盲区、无死角对肾脏进行观察，排除周围组织脏器干扰，直接精确显示出结石位置、数量，定位准确、快速方便，引导监测结石取出。术中超声具有简便、精确、迅速的优点，减少了术中盲目探查对肾脏的损伤，术后并发症少，恢复快，在泌尿外科手术中逐渐得到临床推广和应用。

（五）腹腔镜超声的应用

腹腔镜超声（laparoscopic intraoperative ultrasonography，LUS）是近年来在腹腔镜外科手术高速发展基础上，为满足术中需要而开发出一种将腹腔镜检查和术中超声检查结合为一体的新型超声诊断技术。腹腔镜手术中将腹腔镜超声专用探头经腹壁标准穿刺套管（10mm）插入腹腔，在腹腔镜视野直视下，探头使用较高超声扫描频率，图像清晰且分辨率高，探头与受检组织、器官表面或内部成像，避开腹壁和肠内气体等对超声波声束的干扰，解决了腹腔镜不可触摸和对深部组织不能探查的两大弊病，可以帮助外科医生手术方案的制订和实时指导手术操作，受到手术医生的重视。目前，广泛应用于肝胆外科、妇产科、脑外科、胃肠外科等学科。

（六）在术中介入超声的临床应用

术中介入超声近年来得到较广泛的应用：①外科医生在术中对可疑病变采用超声引导下穿刺活检，快速获取组织进行病理检查得到定性诊断，指导手术方案的最后决定；②术中超声发现邻近血管和重要组织侵犯的肿瘤，可采用超声引导下物理消融或化学消融治疗；③肿瘤内部的囊性病变或液体，可于切除肿瘤前在超声引导下对其抽吸引流；④无法手术切除的恶性肿瘤，可在术中超声引导下植入放射性粒子进行局部放疗；⑤先天性心脏病房间隔缺损、室间隔缺损患者，在术中超声心动图引导下可行房间隔缺损、室间隔缺损的封堵介入治疗。

三、展　　望

随着精准医疗理念不断深入，微创外科手术技术的应用范围不断拓展，术中超声已成为不可缺少的一部分。术中超声提高了外科手术的精确度和安全性，降低了并发症的发生率，有效缩短了手术时间。为配合微创外科的发展，近年来超声造影、弹性成像等新技术融入术中超声并得到有效应用。超声医生和外科医生的配合经验不断丰富，使外科手术治疗更加彻底，从根本上促进了医学的发展。

第十节　超声远程医疗会诊系统与质量管理

我国各地区经济发展不平衡，城乡医疗差距大。2018 年国务院办公厅出台关于促进“互联网+医疗健康”发展的意见，支持医疗卫生机构、符合条件的第三方机构搭建互联网信息平台，促进医院、医务人员和患者之间的有效沟通，实现远程医疗服务。远程医疗是指医护人员利用现代通信技术实现对各种医学信息的远程采集、存储、处理、传输和查询等，从而利用现代通信技术跨越时空障碍，向更广泛的人群提供医疗保健服务、远程治疗、远程会诊、远程教育、远程咨询等。

远程超声技术是指设置会诊端和远程端，将偏远地区或远程端疑难病例的图像上传，通过网络传输技术到会诊端，会诊专家根据上传的图像提供诊断分析并及时返回远程端医生或患者的一种远程医疗技术。该技术使医疗资源缺乏的偏远地区患者可享受上级医院优质的医疗服务，缓解基层超声医生短缺的困境，为国家分级诊疗制度的推行减轻负担。与此同时，也可为院内不同学科应用超声诊疗过程中，通过通信网络实施实时图像信息的传输进行会诊和质量控制管理。当前，基于 4G 信号的传输通路面临着信号延迟较严重的问题，且带宽较窄不能满足远程实时超声高品质的图像问题，随着 5G 传输技术出现，信号延迟更低（1ms）和带宽更高（10GB/s），可满足快速传输获取高清画面的需求。

一、远程超声的数据传输模式

远程超声按照数据传输的模式分为异步模式（存储转发）和同步模式（实时发送）。远程超声大多使用的是不需要会诊端医生在线等待的异步模式，会诊端系统自动接收远程端上传发送过来的二维超声图像或者三维容积数据，会诊端医生可灵活安排时间去审阅完成会诊诊断并采用异步模式返回诊断意见。异步模式对超声医生的扫查手法依赖性强，图像标准化程度低会影响诊断的准确性。在同步模式下，远程端在进行检查的同时，数据被采集即刻同步实时传输给会诊端医生。会诊端医生可以看到远程端超声设备提供的动态图像和探头的扫查位置，并同时可以与远程端医生进行通话交流，实时指导远程端医生调整患者体位、扫查内容和仪器参数。同步模式下用语音指导远程超声，可以克服缺乏训练的超声医生技术不佳导致的质量问题。然而，这种系统需要良好的通信设施和网络技术传输。近来，市场已经推出 5G 移动通信网络，使广泛开展应用远程超声变为现实。

二、远程超声设备

（一）传统远程超声设备

超声成像技术是国际宇宙空间站上唯一的医学成像手段，远程超声技术首先开始运用于国际空间站，美国国家航空航天局开展了肌肉、骨骼、眼部创伤及创伤远程超声诊断。此后，远程超声技术开始推广至民用，运用于产科和心内科，后来逐步推广到院前评估和偏远地区会诊等。传统意义上的远程超声是异步模式，由会诊端医生给出诊断意见，再按照异步模式反馈给远程端医生执行，缺乏时效性，其准确性受远程端超声医生经验的影响较大。随着现代通讯网络技术的快速发展，目前远程超声技术已允许会诊端医生语音指导远程端医师对患者进行系列操作，实时获取会诊端医生满意的切面超声图像并进行诊断，较好地解决偏远或发达地区缺乏经验超声医生的技术问题（图 15-88）。

（二）远程超声机器人

传统远程超声技术需在远程端配置一位超声医生辅助完成超声检查，然而灾难区、战场或偏远地区，外科手术中缺乏超声专科医生，在此基础上发展起来的现场机器人超声系统和会诊端富有经验的超声医生能完成超声远程会诊诊断。此外，在介入手术过程中，机械臂可以独立地将探头保持在目标位置，以提供准确的穿刺定位。在进行远程超声机器人床旁或现场检查时，在会诊端医生的语音指令或实时视频指导下，不需要受过超声专业培训的医务人员在场，就能进行远程会诊诊断工作。

（三）5G 远程超声机器人

实时 5G 远程机器人技术是借助机器人技术结合现代网络传输技术，在远程端放置机器人的机械臂装置，会诊端医生模拟医生手持常规超声探头，通过虚拟操作杆远程遥控扫查患者，动态获取图像并作出远程会诊诊断。实时 5G 远程超声机器人需要在检查期间对患者进行问诊，不断调整探头位置以找到标准切面最大程度地保证会诊端医生扫查切面的实时动态性及诊断的准确性，使高质量的远程超声会诊成为现实。因此，系统必须实时传输视觉和听觉信息以及超声图像、机器人指令和反馈信息等。在当前无线传输信号下，传统远程超声仍存在较长的时间延迟，远程超声机器人技术需要实时无线传输未压缩无损高分辨率视频。2020 年中国电信网络承载了 4G 时代千倍以上的移动通信量，5G 时代的来临已势不可挡，5G 技术的峰值传输速率可达 10GB/s，延迟低至 1ms，2020 年 5G 技术全面展开进入商业应用，为远程医疗特别是远程机器人的攻克了技术难关，5G 技术的出现使实时远程超声机器人能完全应用，能够保证机器臂的高敏感度和远程实时传输的高清晰度，为推广和临床运用提供了技术基础。

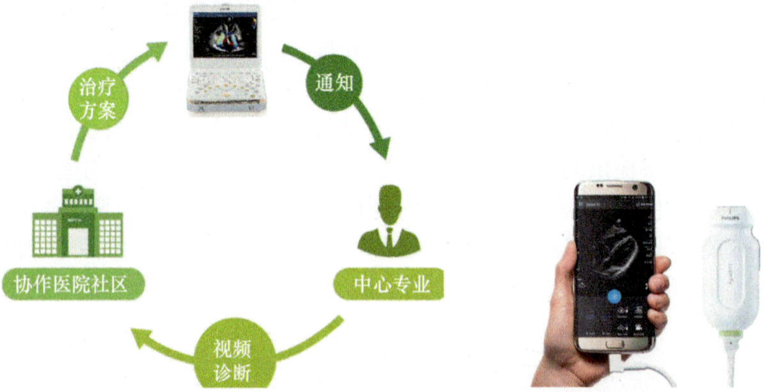

图 15-88　临床便捷式智能化的超声诊疗方案和便携式超声机器

（岳文胜）